皮肤外科学基础与临床

代 涛 赵为民 雷万军 编

科 学 出 版 社

北 京

内 容 简 介

传统的医学概念随着科技的发展和新理念的注入,在分支越来越细的同时,学科间理论与技术的融合已成为分支学科快速发展的基础。本书针对目前我国皮肤外科学发展的现状和面临的工作任务,从一个新的视角叙述了不同于以往其他相关书籍中的概念,更加注重皮肤外科学与其他学科理论知识和技能的有机融合和借鉴,内容新颖、实用、科学性强。为便于读者阅读和查询,内容编排为六篇共计三十二章,构思具有较强的原创性和临床指导参考价值。

本书是国内外从事皮肤科学和相关学科临床医师的重要参考书,也可供从事相关基础研究和教学的人员,以及医学生阅读。

图书在版编目(CIP)数据

皮肤外科学基础与临床 / 代涛,赵为民,雷万军编. —北京:科学出版社,2018.8
ISBN 978-7-03-057998-0

Ⅰ. ①皮… Ⅱ. ①代… ②赵… ③雷… Ⅲ. ①皮肤病–外科学–教材
Ⅳ. ①R751.05

中国版本图书馆 CIP 数据核字(2018)第 130356 号

责任编辑:朱 华 / 责任校对:郭瑞芝
责任印制:赵 博 / 封面设计:王 融

科学出版社出版
北京东黄城根北街 16 号
邮政编码:100717
http://www.sciencep.com

北京华宇信诺印刷有限公司印刷
科学出版社发行 各地新华书店经销
*

2018 年 8 月第 一 版 开本:787×1092 1/16
2025 年 3 月第 三 次印刷 印张:34 1/2
字数:867 000
定价:**298.00 元**
(如有印装质量问题,我社负责调换)

前　言

随着现代医学的快速发展和新理念的注入，在分支学科越来越细的同时，学科间理论与技术的交融已成为医学进步的必然，皮肤外科学就是在以皮肤科学为主的一门涉及众多学科的基础上快速发展起来的分支学科。其基础理论和技术方法包括了皮肤组织的发生、结构与功能、生理与病理、再生与修复，以及麻醉、疼痛、美容、整形、创（烧）伤，尤其是普通外科的基本理论、基础知识和基本技能，同时又融合了很多光学、物理和化学等治疗因素。实践证明，单一学科的理论知识和技能已远远不能适应快速发展的需要。目前这种融合交集发展的趋势，使临床医师感到分支学科相对独立、自成体系、不可相互替代的同时，又感到各相关学科间的渐行渐近，现今这种分化组合的分支学科发展现状，对具有强烈开拓意识的医师来讲，即深感平台越来越大，又深感知识的欠缺和技能的不足。作者编写本书的目的就是，针对目前我国皮肤外科发展的现状和医师面临的知识结构及技能，从一个新的视角和层面叙述、讨论不同于以往其他相关书籍中的概念，更加注重皮肤外科与相关学科理论知识和技能的借鉴及有机融合，有针对性地把通常隐没于普通外科、美容外科、整形外科、创（烧）伤外科及与之密切相关的理论和技术方法兼容并蓄，以促进皮肤外科学快速可持续发展与创新。

为便于读者阅读和查询，全书按六篇共计三十二章进行编排。心肺复苏、过敏性休克、急救止血这种突发的严重威胁生命的紧急情况，应该是皮肤外科医师必须熟悉和掌握的技能，故放在第一篇进行介绍。皮肤美学概念，皮肤老化，皮肤及附属器的发生、结构与功能等，在第二篇进行了详细的叙述，其中对涉及的皮肤生理功能、皮肤与内分泌、皮肤免疫学和皮肤正常微生物群与微生态平衡等，也进行了讨论。第三篇较详细地介绍了皮肤检测与皮肤试验技术、皮肤活检术、皮肤活力检测技术及相关的组织病理学诊断技术、医学影像学与皮肤外科的关系和医学摄影等。第四篇重点讨论了皮肤检查，炎症、皮肤组织病理基本变化与常见皮肤损害，皮肤创伤再生与修复。第五篇为皮肤外科临床基础篇，内容涵盖了皮肤黏膜的消毒、麻醉与镇痛、医用缝针缝线、新型皮肤吻（缝）合器械、新型伤口敷料等，对皮肤外科手术基本操作方法与技巧、皮肤外科手术常见并发症与防治等也进行了较为详细的叙述。第六篇为皮肤外科常用治疗技术与并发症，着重讨论了皮肤及相关移植，其中包括复合皮肤移植、细胞移植、表皮细胞培养及其临床应用研究、组织工程皮肤等。本篇还较全面地汇集了皮肤外科常用的注射技术与方法，重点叙述了常用的激光治疗、电外科治疗、皮肤磨削术、皮肤软组织扩张术、吸脂术等，及其并发症的发生原因与防治措施；除此之外，还较详细地叙述了皮肤局部用药问题、相关接触性皮炎的原因与防治、常用物理治疗技术及瘢痕的发生与防治等。

本书兼顾普及与提高相结合，具有较强的理论性和实用价值，可供从事皮肤外科的医师和相关专业的医师参考,也可供教学、科研人员和医学生阅读。由于水平所限,如有遗漏和取舍不当,敬望同道和读者不吝批评指正。本书引用了国内外一些文献资料,限于篇幅未能一一说明来源,谨致歉意。本书在策划、编写及内容编排等多方面,得到河南科技大学医学与技术工程学院、河南科技大学第一附属医院雷万军老师的指导,特此致谢。

代　涛　赵为民　雷万军
河南科技大学第三附属医院(洛阳东方医院)
2018 年 3 月 29 日

目　录

第一篇　现 场 急 救

第二篇　皮肤美学与皮肤结构和功能

第三篇　皮肤检测与试验技术和相关知识

第四篇　皮肤病理与再生修复

第五篇　皮肤外科临床基础篇

第六篇 皮肤外科常用治疗技术与并发症

第一篇 现 场 急 救

第一章 现场急救技术

现场急救是指对在发病和（或）致伤现场对突发急危症病人（如心搏、呼吸骤停、过敏性休克、急救大出血等）采用的一种紧急医疗救护的措施。其目的在于使病人恢复自主循环和呼吸等，挽救病人的生命，防止病情进一步恶化，给后续救治奠定良好的基础。多数情况下，现场条件差，更没有成套的抢救设备，医护人员若能正确熟练掌握胸外心脏按压、人工呼吸的急救技术与方法，病人就有获救的可能。据统计，我国每年因心源性猝死的人数高达 54 万，心搏骤停的抢救成功率不足 1%，而国外成功率高达 5%～30% 及以上，主要是第一目击者现场施救得当，给心搏骤停者提供了必要的基础生命支持（basic life support，BLS），尤其是高质量的心肺复苏术（CPR）。BLS 又称初步急救或现场急救，可使心搏骤停病人心、脑及全身重要器官获得最低限度的紧急供氧，通常按正规训练的方法可提供正常血供的 25%～40%。据统计，1min 内实施胸外心脏按压，抢救成功率可达 90%，4min 内实施者成功率降至 50%，而迟至 10min 以上者死亡率几乎为 100%。

第一节 心脏复苏术

一、心搏骤停的原因与临床特点

引起心搏骤停的原因很多，包括心源性猝死（以急性心肌梗死最为多见），以及各种突发意外事件（如溺水、自缢、电击或雷击、严重创伤、脑血管意外等）、手术与麻醉意外、药物中毒、严重过敏反应等非心源性猝死。心搏骤停是临床上最为严重的紧急情况，心搏逐渐减弱至完全停跳，临床上两者之间并无明显界限。心搏停止包括心跳无力致搏动无效、心室颤动和心跳完全停止，循环骤停的发生即意味着临床死亡的开始。在常温下若缺氧 4～6min，就会引起脑细胞严重损害，时间越久越剧烈，以至不可恢复。脑供氧中断 10s 内意识丧失；30s 内脑血流图的波变平，呼吸停止；60s 内瞳孔散大。随着时间的推移，进入到生物学死亡。

心肺复苏术主要包括胸外心脏按压、胸内心脏按压、消除心室颤动和心脏复苏药物的应用等。了解心搏骤停的预兆对抢救工作有着重要的意义。①频发性室性期前收缩往往可引起室性心动过速乃至发生心室颤动，因此，对于室性期前收缩＞5 次/分、连续性室性期前收缩、多源性期前收缩等，必须采取积极措施加以制止。②心动过缓特别是心室率＜50 次/分者，也往往会引起心搏停止。③在心搏骤停前还有一些预兆性征象，如意识朦胧、严重的心律失常等。心脏复苏抢救过程中，会遇到各种错综复杂的矛盾，必须密切观察，综合判断，权衡利弊，果断处理。

二、心搏骤停的判断与复苏应急原则

（一）心搏骤停的判断

突然意识丧失，拍击面部或耳边大声呼叫无反应。颈动脉或股动脉搏动消失（颈动脉搏动在甲状软骨与胸锁乳突肌前缘之间或下颌角处深触诊最易摸及，可用右手的示指、中指从气管正中环状软骨划向近侧颈动脉搏动处。股动脉的触诊部位在腹股沟韧带下、髂前上棘和耻骨联合的中点），为诊断的最主要指标；瞳孔散大、呼吸停止、发绀为主要指标。虽然心音消失的准确性高，但不利于早期诊断与急救，心电图能显示心室停顿、心室颤动或心室的自身节律等，但现场往往缺少条件，且操作费时，延误早期诊断、早期抢救。

（二）复苏应急原则

心搏停止后，每一刹那的延误都将减少复苏成功的机会，完全没必要用听诊器反复听心跳、求助心电图检查或等待上级医师的指导，而要立即进行胸外心脏按压术和口对口人工呼吸。胸外心脏按压必须先于人工呼吸。同时，尽早拨打急救电话（120）启动急救医疗服务系统。

三、胸外心脏按压术与注意事项

胸外心脏按压术系通过按压胸骨下端引起胸内压力普遍性增高，间接地压迫左、右心室，使血液流入大动脉和肺动脉，放松时，胸腔内压力下降，静脉血回流至右心，而动脉血因主动脉瓣关闭，反流量甚少，从而暂时建立有效的大、小循环，并为心脏自主节律的恢复创造条件。

（一）按压部位与方法

胸部两乳头连线与胸骨中线交点处为按压区。术者左掌根部置于按压区，五指翘起，右掌交叉重叠于左手背上。按压时双臂伸直，利用体重及肘与臂力，稳健有节律地冲击下压（重力应在手掌根部、着力仅在胸骨处），按压深度为 5cm，应避免超过 6cm（实际应用中，往往过浅而不是过深），压后迅速抬起使胸骨复位，形成胸腔负压，以利于增加回心血量及心室舒张，按压频率为 100～120 次/分。按压幅度和频率是胸外心脏按压有效与否的主要指标。

婴幼儿心脏按压部位为两乳头连线与胸骨正中线交界点下一横指处，可采用双拇指重叠下压或示指、中指按压，下压深度婴幼儿为 3～4cm，儿童为 4～5cm，频率应＞100次/分。

（二）注意事情

1. 心搏骤停一经确诊即刻进行胸外心脏按压，其他措施次之。

2. 按压位置要正确，切忌按压胸骨角、剑突。

3. 压力适当，均匀规则，避免猛压，防止出现胃内容物反流、肋骨骨折等并发症。

4. 病人尽可能放置在地上、硬板床上或较为硬实的平面上，头部应适当放低，以保证按压的有效性和脑血流灌注。

5. 按压和放松的时间应大致相等，并密切观察复苏效果。一般操作 5 个周期判断复苏是否有效（主要检查颈动脉是否有搏动、是否有呼吸音）。

6. 心脏按压必须与人工呼吸同步进行，心脏按压与人工呼吸的比例为 30∶2，若现场仅有一个人抢救，可按（10～15）∶2 交替进行心脏按压和人工呼吸，应同时配合心内复苏药物注射。

7. 心脏自主心律恢复初始阶段，进行与心脏收缩能同步的辅助按压，按压次数一般在 40～60 次/分为宜。

（三）按压有效指标判断

1. 扪及大动脉搏动，血压维持在 60mmHg 以上。

2. 自主呼吸恢复：婴幼儿复苏除参照成人指标判断外，可用手拍击足跟或压眼眶，如有反应或哭泣，则为意识恢复。婴幼儿颈动脉不易触及，可检查肱动脉搏动等。

3. 脑活动恢复：如挣扎动作、肌张力增强、眼睑反射恢复、瞳孔变小、皮肤颜色转红等，表示早期复苏有效，仍需严密观察，防止再度出现心搏停跳。

（四）按压无效及终止复苏

在循环骤停抢救的情况下，由于一些复杂的因素，要准确判断是否脑死亡而终止复苏，有时判断是困难的。通常情况下，若循环骤停时间超过 10min、经心肺复苏达 30～60min，始终无心电活动（心电图呈一直线）者，罕见有复苏成功者，复苏成功的概率也甚微。在抢救过程中，若一直无自主、有效的心搏，即意味着抢救无效。以下指标可作为终止复苏的条件：①心脏按压时摸不到大动脉搏动。②已出现的有效指标又消失。③瞳孔始终散大或进行性散大。④心电图呈直线，呼吸不恢复。

四、胸外心脏按压失败原因、常见错误和并发症

（一）复苏失败原因

1. 时间延误　未能及时进行人工心脏按压和人工呼吸，特别是循环骤停时间超过 8min 而未能获得任何急救措施。

2. 复苏意识不足　缺乏经验或缺乏除颤设备和药物。

3. 操作不当　部位不正确，按压过慢或过快，胸骨下陷程度不够等。

4. 过早放弃抢救。

5. 其他因素　如严重的心脏疾患、肺动脉栓塞、张力性气胸、肺出血、肺不张、内脏破裂和严重颅脑损伤等。

（二）常见错误和并发症

1. 正确的按压是掌部贴近胸骨，若手指也压在胸壁上一并用力、加压时着力点选择不当、方法不正确、骤用暴力，尤其是摇摆，不仅按压无效，而且极易发生肋骨骨折、胸骨骨折并发症。

2. 按压时肘部弯曲，用力不当，即按压深度不够，而放松时，掌根定位点未能充分松弛、胸部仍承受较大的压力，致使血液难以回到心脏，也严重影响复苏效果。

3. 剑突受压折断可导致肝破裂；气胸、血胸可因肋骨骨折所致；而肺损伤或骨髓栓塞主要由胸壁手压后肋弓变形弯曲，造成肋骨和胸骨骨髓腔细小骨折和髓内压力过高，使脂肪或骨髓进入静脉，而形成不同程度的肺脂肪或骨髓栓塞；还包括呕吐或胃内容物反流误入气管；还可发生胃、脾、横结肠、主动脉的损伤和心包积血、心脏填塞等。当胸廓有严重畸形、胸廓严重创伤或心包填塞等情况时，不宜应用胸外心脏按压。

五、心脏捶击术

用拳头捶击心前区的机械性刺激有时可使自主心跳恢复，对于完全性房室传导阻滞所引起的心搏停止，可能效果较好。捶击还能消除急性发生的其他心律失常，如室上性心动过速、室性心动过速甚至心室颤动等。对于心律失常复发再次捶击也有治疗效果。应用时，在心前区用中等力度连续捶击3～5次后即可改为胸外心脏按压术。

六、胸内心脏按压术

（一）适应证

胸内心脏按压术系指开胸按压心脏，心搏骤停或心室颤动（无胸外除颤设备）在胸外心脏按压和人工呼吸、紧急气管插管10min后，心搏仍无复跳征象时，可开胸进行直接心脏按压。张力性气胸、胸内大出血、心脏填塞（临床表现为头颈部静脉怒张、心界扩大、心尖搏动减弱或消失、心音遥远、血压下降等）、胸廓严重畸形或严重损伤者，应当机立断行开胸心脏按压术。

1. 开胸心脏按压术 可直视和触摸心脏，明确判断心脏有无跳动、心室颤动是否存在等，还便于观察心肌色泽、了解心脏张力和施行左心室注射，可避免损伤肺和冠状血管，同时也便于观察心脏复苏和复苏后心跳是否有力，还可避免因胸外心脏按压可能引发的肋骨、胸骨骨折等各种并发症。其缺点在于必须有开胸设备，需要一定时间，以及较高的专业经验和技术，不便于现场急救。心脏直接按压易造成严重的心肌损伤甚或心脏穿孔，若未能取得家属同意可能引发纠纷等。因此，除有明显的胸廓畸形、张力性气胸、心包填塞等不适于胸外心脏按压术时，现场急救应首选胸外心脏按压术。多数情况下，经过及时正确的胸外心脏按压无效时，胸内心脏按压亦往往难以奏效。

2. 操作方法 在紧急情况下不强求皮肤的严格消毒，沿左乳下第四、五肋间隙，自胸骨左缘至腋前线做切口（女性则在左乳房下部的附着处），经皮肤、皮下组织、肌肉到胸膜均依次迅速切开，用分肋器撑开肋间切口经间隙进入胸腔（必要时可切断第四、五肋软骨），胸膜被穿透时可见肺立即回缩，这时人工通气可暂停片刻以免肺受损伤。将右手深入胸腔，摸到心脏，即可迅速判定心跳已停止还是处于心室颤动状态。采用推压法、单手按压法和双手按压法进行心包外或心包内心脏按压。

（1）推压法：是右手伸到心脏后侧，用手指向胸骨的背侧挤压心脏。

（2）单手按压法：将右手拇指和大鱼际紧贴于心脏表面，另四指在后面有节律地间断挤压心脏。

（3）双手按压法：适于心脏较大者，将右手放在心脏后面，左手四指放在心脏前面，双手同时挤压心脏左、右两个心室。

胸内心脏按压的频率，视心脏的充盈程度而定，一般以 80～100 次/分为宜，儿童可稍快些。在按压过程中，如果发现心室颤动，应继续按压，争取时间和条件进行除颤。如果心搏已经恢复但仍无力，仍继续心脏按压。

（二）禁忌证与注意事项

已明确有心、肺、脑等重要器官功能衰竭无法逆转者，如癌症晚期、慢性消耗性疾病致死者，应列为禁忌证。未建立有效的人工呼吸时，不能行开胸心脏按压术。由于胸内心脏按压易产生更为显著的心肌损伤，按压时切忌粗暴，按压接触面要稍加移动，以减轻和避免心肌严重损伤。胸内心脏按压左右心室要同步进行，切忌按压心房，以免引起心脏扭转。若行心包内按压，打开心包时，先用镊子将心包夹起后再用剪刀自心尖部剪切到心底部，应注意避开膈神经和冠状血管（膈神经为一白色细索并伴有血管）。心脏复苏成功后（血压稳定在 70mmHg、心脏没有停跳的倾向性），不要急于关闭胸腔，可在无菌单覆盖下作短时间的观察，待心律、血压较稳定后再关闭胸腔并行胸腔闭式引流。以气体为主的在锁骨中线第二肋间放闭式引流，血胸的闭式引流则在腋中线第七肋间，必要时可同时作气、血、胸闭式引流。

七、电击除颤法

心室颤动约占全部心搏骤停的 2/3，而终止心室颤动最有效的方法是电击除颤。电击除颤是用除颤器以较高的电压、较弱的电流短暂地电击心脏，使所有的心肌纤维完全停止收缩，然后由心脏窦房结或房室交界区自律性的冲动下传，恢复正常心律。电击除颤按电源性质分为直流电除颤和交流电除颤；按电击途径分为胸外除颤和胸内除颤，临床上最常用的为直流电除颤和胸外除颤。胸外电击除颤法需与胸外心脏按压术配合应用。除颤应用越早越好，力争在心搏骤停 3～5min 内进行，如若病人在监护状态下发生心室颤动，力争在 3min 内进行除颤。

（一）胸外电击除颤法

除颤器的电极涂以导电膏以单层盐水纱布包裹放在胸骨两侧，或一个放在右锁骨上窝、另一个放在心尖部，用 220～880V 电压，5A 电流，电击时间为 0.25s，可单次或连续进行。电击后做心电图观察，如心室颤动消失，但心搏停止不动，则应连续进行胸外心脏按压，至心脏恢复正常节律。

（二）胸内电击除颤法

在除颤器的电极板上包裹盐水纱布，将其压紧在左右心室壁上，一次电击时间为 0.1～0.2s，连续电击 1～3 次后，若心室颤动仍未消失，可以 5～8s 的间隔反复施行电击，直至恢复正常的窦性心律为止。若单独用直流电除颤无效且心室颤动波幅大、心率快者，可加用 50～100mg 利多卡因或 0.15～0.30g 盐酸普鲁卡因心内或静脉注射后，再行电击除颤。

（三）影响电击除颤的因素

心搏骤停时间长短、骤停的原因、心脏本身的状态、机体状况及有无其他严重并发症等均直接影响电击除颤的成败。在现场急救时，若无心电图机或不能观察到有无心室颤动时，或在进行胸外人工心脏按压、人工呼吸及心室腔内注射肾上腺素等措施后，未见有效心缩时，不论有无心室颤动，可按心室颤动及早进行电击除颤。

八、药物除颤法

药物除颤法指将药物注入心室腔内达到除颤目的的方法，多用于无电除颤设备或配合电击除颤时应用。常用的除颤药物有以下几种。

1. 利多卡因 常用剂量为 50mg，有时可用至 150mg，必要时与肾上腺素 1～2mg 同用，做心室腔内注射。对于顽固心室颤动者，在除颤成功后，可在 5%葡萄糖溶液 500ml 内加 400～800mg 继续静脉滴注，在应用过程中，可能出现轻度血压下降，可加用少量的阿拉明药物。

2. 溴苄胺 常用剂量为 5mg/kg，稀释于 5%葡萄糖溶液 50ml 内作心室腔内注射或静脉注射，注入后 15min 起效，2～3h 达高峰，持续 8～10h。当除颤成功后，应再行肌内注射稳定其心律。

3. 普鲁卡因酰胺 由于其抑制心肌收缩力和心脏传导功能较明显，故不列为首选，多用于顽固性心室颤动、经应用其他药物或反复电击除颤无效者。常用剂量为 50～100mg 心室腔内注射，或 250mg 加入 5%葡萄糖溶液 40ml 内缓慢静脉注射。

4. 其他药物 包括普鲁卡因、阿托品、氯化钾等。

九、人工起搏器的应用

人工起搏器是一种脉冲发生器，以一定的电流量和频率刺激心肌使其产生有效的收缩，以期维持血液循环。常用的几种起搏法：①胸外起搏法，该法比较简单，但效果不确切。②经静脉导管起搏法，该法效果比较确切，但操作复杂，所需时间较长，不利于抢救。③经胸壁插入起搏法，即将导管电极用穿刺导针经胸壁插入至右心室腔心内膜处，电极导管插入的途径有剑突下插入法和胸骨左缘插入法，该法效果较确切。

十、心内注射与心脏复苏药物的应用

（一）心内注射

心脏复苏药物可促使心脏自主节律的及早恢复，增强心肌收缩力，纠正心律失常，维持有效循环血量及血压。静脉注入法由于药物被稀释，至心脏时其浓度低，影响药物效应，一般多用于巩固和加强复苏成功后的疗效，因此，心室腔注入法为最常用的急救给药途径。药物注入左心室，到达冠状循环的速度较之注入右心室或静脉更快捷。胸外心室腔注入法需用长穿刺针（9 号针头）经第四、五肋间胸骨左缘外 2cm 垂直刺入 4～5cm 即可达心室腔；或采用剑突下刺入法（针头自剑突下刺入向上穿透横膈，并向左后方向进入心脏）。剑突下进针途径较少引起气胸，也避开了大的冠状动脉，但有可能引起严重的心肌损伤。无论采用哪种穿刺注入途径，都必须回抽到血液后才能注入药物，以防药物误注心肌内引起心脏坏死。

（二）心脏复苏药物的应用

常用心脏复苏药物主要包括肾上腺素、异丙肾上腺素、去甲肾上腺素、利多卡因、阿托品等。

1. 肾上腺素　小剂量兴奋 β 受体，大剂量兴奋 α 受体，因此，具有增强心肌收缩力、扩张冠状动脉及升压作用，可改善心肌缺氧，增强心肌的应激性，加速传导，兴奋高位、低位心脏起搏点，有利于心脏复跳。对于心跳恢复后而心肌仍无力时，也有加强心脏功能的作用。常用剂量为 1mg，心室腔内注射，继续心脏按压 3～5min 无效者可重复给予，甚至加大剂量，新生儿剂量为 0.1～0.2mg/次。

2. 异丙肾上腺素　为 β 受体兴奋剂，具有增强心肌收缩力、增加心排血量、兴奋心脏高位起搏点及加强心脏传导的功能，与肾上腺素联合应用可增强其药效，异丙肾上腺素也是强有力的支气管扩张药物，有减轻肺血管收缩的作用。常用剂量为 1mg/次，心室腔内注射，3～5min 内无效者可以重复应用，但每次剂量不宜过大，以免引起心动过速或心室颤动。

3. 去甲肾上腺素　血管收缩作用强，用法为 0.1～0.2mg/次，需要时可每 5～10min 注射一次。

4. 利多卡因　在室性心律失常时特别有用，常有助于清除心室颤动或防止其复发，具体方法见本章"药物除颤法"。

5. 阿托品　可解除迷走神经对心脏的抑制作用，适用于心动过缓、心率<40 次/分的患者，1～2mg/次，心室腔注射，可多次重复应用。

（三）心脏复苏药物联合应用问题

心脏复苏药物联合应用的疗效较单独应用为佳，常用的药物组合：①肾上腺素、异丙肾上腺素各 1mg；②肾上腺素、异丙肾上腺素各 1mg，阿托品 0.5～2mg；③肾上腺素、异丙肾上腺素各 1mg，间羟胺 10mg；④肾上腺素 1mg、利多卡因 50mg（小儿利多卡因 1mg/kg）。

第二节　呼吸复苏术

一、开放气道的技术与方法

心搏骤停迅即而来的是呼吸的停止，畅通呼吸道是进行人工呼吸的首要步骤，为尽量减少胸外心脏按压的中断时间，开放气道速度要快。病人仰卧，松解衣领及腰带，清除口腔污物、呕吐物并取出存在的活动性义齿是首要的，常用的方法有仰头抬颌法、仰头举颌法和托下颌法。

1. 仰头抬颌法　病人仰卧位，抢救者一手放在病人颈后将颈部上抬，另一手以小鱼际侧下按前额，使病人头后仰、颈部抬起。

2. 仰头举颌法　是徒手开放气道最常用的方法，病人仰卧位，抢救者一手置于其前额，以手掌小鱼际侧用力向后压以使其头后仰，另一手的示指和中指放在下颌骨的下方，将颌部同时向前抬起。

3. 托下颌法　适用于头颈部外伤者，抢救者双手放在病人头部两侧，紧握下颌角，用力向上托起下颌。

二、口对口人工呼吸

口对口人工呼吸法是一种最为常用的、操作简单易掌握、能快速有效地向肺部供氧的急救措施，同时又不耽误进行胸外心脏按压术。

术者一手将病人头部托住使之后仰、口张开，托起下颌，另一手紧握病人鼻孔（防止吹入的气体从鼻孔漏出），术者深吸气后用嘴包住病人的口用力吹气（可在口口之间隔一手帕），术者应感到空气顺利进入并可看见病人胸廓较好的扩张或听到明显肺泡呼吸音为有效的标志。吹气频率为16~20次/分，如一个人操作时，应在4~5次心脏按压后进行口对口人工呼吸一次，也可按压心脏15次，吹气2次。两人操作进行口对口吹气时，可稍停心脏按压予以配合，以免引起肺损伤和降低通气效果。如病人已有微弱自主呼吸出现，则人工呼吸应和病人自主呼吸节律一致，待病人完全恢复正常后，方可停止人工呼吸。

三、口对鼻及口对口鼻人工呼吸法

当病人牙关紧闭不能张口或口腔有严重损伤时，可采用口对鼻人工呼吸法，基本操作方法同口对口人工呼吸法，只是在吹气时捏住口唇，气体通过病人鼻孔进入肺内。抢救婴幼儿时，因婴幼儿口鼻较小，位置靠近，可行口对口鼻人工呼吸法。

四、口对气管导管人工呼吸法

若病人已插入气管内导管，可用口直接吹导管外口，效果可靠。

五、面罩和呼吸气囊人工呼吸法

有条件时应用面罩和呼吸气囊人工呼吸法。呼吸气囊携带、使用方便，容易操作，疗效确切，效果好，适用于现场急救应用。呼吸气囊使用新鲜空气而非操作者呼出的气体，病人吸入的氧浓度高，同时又避免了操作者口与病人的身体接触，可提高救治成功率。

六、俯卧压背法

由于病人俯卧体位，舌头能略向外坠出，减轻呼吸道阻塞和防止误吸，但气体交换量小。

七、仰卧压胸法

此方法的气体交换量高于俯卧压背法，但因体位造成病人的舌头后坠，易造成呼吸道阻力加大，影响通气效果，为减少呼吸道阻塞，需将舌头拉出。

八、环甲膜穿刺（切开）术

环甲膜解剖标志容易识别[颈中线甲状软骨下缘与环状软骨弓上缘之间即为环甲膜穿

刺（切开）点]。喉部伤致呼吸道阻塞者，严重呼吸困难来不及行气管切开，或需行气管切开但缺乏必要器械时，应迅速用 14～18 号注射针头做环甲膜穿刺，穿刺出现落空感和接注射器回抽有空气抽出即表示已进入喉腔。环甲膜切开时以左手拇指和中指固定喉头，以示指摸准环状软骨和甲状软骨间的凹陷，右手持刀沿环状软骨上缘做长约 3cm、深约 1cm 的横切口即达喉腔，一般一次即可将皮肤及环甲膜切开。切开后用刀柄插入切口转动扩张，如有气管套管或胶管即可暂时插入，以现场维持呼吸，待病人呼吸困难缓释后，可考虑是否行气管切开术。

九、气管内插管术

气管内插管可有效保持呼吸道通畅，防止胃内容物及胃液反流至气管内，也可避免胃扩张的发生，同时也便于清除呼吸道分泌物，需要的情况下也便于进行机械通气。需要注意的是，在心搏停止后，应首先进行胸外心脏按压术和口对口人工呼吸复苏，以免因气管内插管影响或中断心脏按压而失去宝贵的时间。

十、气管切开术

大多数情况下，气管内插管即可满足急救的需要，但若病情特殊需要或气管内插管效果不满意时，或估计需行数日以上的人工机械呼吸，可考虑气管切开术。紧急气管切开术的适应证：①由于创伤、异物、炎症等造成喉部或喉上部呼吸道急性梗阻。②昏迷、复苏后的病人严重的胸部外伤。③胸部大手术后及肺部严重感染呼吸困难者。

病人取平卧位，肩下垫枕，使颈部处在过伸位置，正常情况下行局部浸润麻醉。术者站在病人右侧，左手固定环状软骨，自其下方 1～2cm 处做纵切口，依次切开皮肤、皮下组织，沿正中线切开颈前筋膜，分开甲状腺前肌群，暴露出甲状腺峡部并将其向上推开暴露出气管，若峡部较大，向上牵引仍不能充分暴露气管时，可用止血钳夹持、切断、结扎，即可清楚地暴露出第三、四、五气管环，固定气管，敏捷地居中挑开第三、四气管环，选择适当大小的气管套管插入，必要时可切除小部分气管软骨扩大切口以便于插入套管。成年男性选用套管直径为 10mm，12～18 岁男性或女性选用 8mm，小儿选用 5～7mm，拔出气管内芯，用布带将通气管扎于颈部牢固固定，依次分层缝合，在通气管与皮肤处放置纱布块覆盖伤口。术后应注意观察病人呼吸情况，有无皮下气肿、气胸及纵隔气肿等。

十一、给氧与呼吸兴奋剂应用

急救现场给氧常用的有鼻导管法和面罩法两种。鼻导管给氧分为单侧鼻导管法和双侧鼻导管法。面罩给氧包括重复呼吸式、面罩瓣装置，呼出的带呼吸瓣面罩、带有侧孔面罩。急救现场缺乏医用氧的情况下，工业用氧的氧纯度虽<98%，仍可作为急救应用。

在施行人工呼吸的过程中，应配合应用呼吸兴奋剂。①洛贝林（山梗菜碱）：选择性地刺激颈动脉化学感受器，反射性地引起呼吸中枢兴奋，作用迅速，但持续时间短。3～6mg 静脉注射，继以 30～60mg 稀释于 5%葡萄糖溶液内静脉滴注。②尼可刹米（可拉明）：对延脑的呼吸中枢有直接兴奋的作用，也可加强心血管功能，0.25～0.5g/次，必要时 10～20min 一次，日总剂量不大于 5.0g。③二甲弗林：直接兴奋呼吸中枢，作用强，8mg 静脉注射或 16～32mg 稀释后静脉滴注。

第三节　过敏性休克急救

一、病原学与发病原理

药物引起的严重过敏反应是一种急性的和不可预知的药源性疾病。过敏反应是由抗原和抗体在致敏细胞上相互作用而引起的，因致敏机体对抗原物质发生强烈的变态反应，导致的急性微循环功能障碍，称为过敏性休克。它的本质主要是由于 IgE 型免疫球蛋白的同型亲细胞性抗体，即反应素的介入而引起的一种免疫学反应。以青霉素为例，当半抗原青霉素 G 进入人体后，与组织蛋白结合而成为全抗原，对过敏体质者可使 T 淋巴细胞致敏，进而作用于 B 淋巴细胞引起分化增殖，转变成浆细胞，产生特异性抗体 IgE，抗体黏附在某些组织，如皮肤、鼻咽、声带及支气管黏膜下等部位微血管壁周围的肥大细胞和血液中的嗜碱粒细胞表面，使机体呈过敏状态。当再次接触该抗原时，抗原即和肥大细胞及嗜碱粒细胞表面的 IgE 相结合而发生作用，导致肥大细胞和嗜碱粒细胞破裂，释放出组胺、缓激肽、5-羟色胺等血管活性物质，这些物质作用于效应器官，使平滑肌收缩、毛细血管扩张、血管通透性增高，从而引起多种多样的症状，如皮疹、哮喘、喉头声带水肿、窒息、血压下降、休克等。

药物是产生过敏性休克最常见的原因，较常见的药物有青霉素、链霉素、破伤风抗毒素、普鲁卡因、细胞色素 c、碘化物造影剂等，其他如血清、生物制剂、预防疫苗、昆虫咬伤等。中草药制剂包括单味中药可能引发的过敏反应甚或过敏性休克也应警惕。

二、临　床　表　现

过敏性休克的发生可在用药数秒钟或数分钟内出现。约 50% 的病人症状出现于接触抗原性物质（包括注射、口服或接触等）5min 内，10% 的病人于 30min 后出现，其余则发生在连续性接触过程中。主要临床表现为面部潮红、气急胸闷、头晕、心悸、四肢发麻，继之面色苍白、发绀、四肢厥冷、出冷汗、脉搏细弱、心跳快而无力、血压下降，对于闪电样过敏休克发生者，即刻会出现神志不清乃至昏迷或呼吸循环骤停。

三、抢　救　措　施

1. 一旦发生过敏性休克，立即进行就地抢救。

2. 肾上腺素是抢救过敏性休克的首选药物，没有绝对禁忌证，对老年患者和既往有心血管疾病的患者利大于弊。肾上腺素具有收缩血管、增加外周阻力、兴奋心肌、增加心排血量及松弛支气管平滑肌的作用。立即肌内注射 0.1% 肾上腺素 0.5～1ml，继以 0.5～1ml 稀释于生理盐水 10ml 内做静脉注射，如症状不缓解，可间隔 30min 再次肌内或皮下注射 0.3～0.5ml，直至脱离危险期。如发生心搏、呼吸骤停，应立即进行心肺复苏术（参见本章心脏复苏术、呼吸复苏术）；或 0.1% 肾上腺素 1ml 心内注射；或肾上腺素、异丙基肾上腺素、去甲肾上腺素各 1mg 心内注射，三者可以阻止具有生物活性物质的释放[通过激活腺苷酸环化酶而增加环腺苷酸（cAMP）浓度，当细胞内的 cAMP 浓度增加后，即可抑制组胺、慢反应物质-A 等的释放]。儿童肌内注射参考计量为 6 个月以下 0.05ml，6 个月至 6 岁 0.12ml，6～12 岁 0.25ml。静脉应用肾上腺素的患者需监控心电图、血压等，以防发生高血压危象及心室颤动。

3. 呼吸抑制时，应立即进行口对口人工呼吸，并肌内注射尼可刹米或洛贝林等呼吸兴奋剂，喉头水肿影响呼吸发生窒息时，可考虑实施环甲膜切开、气管插管或切开。

4. 立即给予氢化可的松 200mg 或地塞米松 5～10mg，加入 50%葡萄糖溶液 40ml 静脉注射，或加入 5%～10%葡萄糖溶液 500ml 中静脉滴注。

5. 根据病情给予血管活性药物如多巴胺或间羟胺等，同时注意纠正酸中毒和应用抗组胺类药物。

6. 其他对症处理。

7. 密切观察生命体征变化，做好病情记录，病人未脱离危险时，不宜搬动。

第四节 急救止血术

一、出血分类及特点

一个成年人的血量为体重的 7%～8%，各种原因所致出血量达总量 20%以上时（＞800ml），即会出现明显的休克症状，失血量达总量的 40%就会有生命危险。因此，急性大出血必须立即采取有效止血措施。出血分为动脉出血、静脉出血和毛细血管出血，出血急救所指的一般为外出血，但由于内出血血液未向外流出，没有给人以紧迫感，极易造成漏诊、误诊而延误处置，危及生命。

紧急情况下威胁生命的主要为动脉出血，动脉出血由于血管内压力较高，出血呈喷射状或搏动式或泉涌式，出血急速，短时间内即可造成大量失血，易引起生命危险，血管断端往往需要结扎才能止血。静脉出血，血色暗红，血液持续缓慢流出，除大静脉需结扎方能止血外，一般仅用压迫填塞即可止血。毛细血管出血，血色鲜红，血液从创口渗出，加压包扎或伤口缝合出血即可停止。现场急救特别需要指出的是，如遇竹杆子、刀、剑等插入体内，切不可在现场拔出异物，常见的如钢筋刺入或贯穿胸、腹部，应将伤口与钢筋包扎固定，若不便移动，可锯断超长部分，立即送医院进一步急救处理，方有可能保全生命，否则迅速大出血或急救心脏压塞均可导致病人猝死，失去抢救机会。

二、止血方法

（一）手压止血法

手压止血法是用手指、手掌或拳头压迫出血区域近心端动脉干暂时性控制出血的方法，压迫点应放在易于找到的动脉径路上，压向骨骼即能奏效。如头颈出血，可指压颞动脉、颌动脉；上肢出血，可指压锁骨下动脉、肱动脉、肘动脉、尺动脉、桡动脉；下肢出血，可指压股动脉、腘动脉、胫动脉等。

1.面部出血 用拇指压迫下颌骨角。面部的大出血，往往需要压住两侧才能有效控制出血，若在颊部、唇部，则可将拇指伸入口内，与其余四指紧捏面颊，压迫伤口下方的动脉干。

2. 颞部出血　用拇指在耳朵前面对着下颌关节上用力即可压住颞动脉。

3. 颈部出血　在颈根部、气管外侧，摸到跳动的血管即为颈动脉，将大拇指放在跳动处向后向内压下。

4. 后头部出血　在耳后突起下面稍往外侧，摸到跳动的血管就是枕动脉，用大拇指压住即可止血。

5. 腋窝、肩部出血　在锁骨上凹处向下、向后摸到跳动处即为锁骨下动脉，用大拇指压住即可止血。

6. 前臂出血　在肘窝处用拇指压迫肘窝的动脉，在上臂肱二头肌内侧压迫肱动脉都可止住前臂出血。

7. 手掌、手背出血　在腕关节内，即通常摸动脉搏动处压迫跳动的桡动脉。

8. 手指出血　用拇指放在手掌里，其余四指紧紧压迫就可止血，手呈握拳姿势也可达到止血目的。

9. 大腿出血　大腿根部腹股沟中点处，用拇指向下压迫股动脉，为增强压力，另一手拇指可重压于上。

10. 脚部出血　在踝关节下侧、足背动脉跳动处压住即可。

（二）加压包扎止血法

加压包扎法是急救技术中常用的方法之一，有压迫止血、保护伤口、固定骨折等作用。现场急救用厚敷料覆盖伤口后，外加绷带缠绕，略施压力（以控制出血而不影响伤部血运为度）。四肢的小动脉或静脉出血、头皮下出血多数均可通过加压包扎获得止血效果。现场急救缺少绷带的情况下，衣服、包布、毛巾、手绢等均可临时代用。

（三）填塞止血法

广泛而深层软组织创伤、腹股沟或腋窝等部位的活动性出血等，可用无菌纱布、纱垫填塞伤口，外加包扎固定。在做好彻底止血的准备之前，不可将填入的纱布、纱垫抽出，以免再度大出血。

（四）止血带法

止血带法尤其适用于四肢外伤较大的血管破裂出血。止血带的选择应该是弹性好、压力均匀、能达到止血目的的、对组织损伤小的材料，首当充气式止血带最佳。现场易得的止血带往往是橡皮管或橡皮带，临时急用还可采用较宽的布带、腰带或绷带等。止血带绕扎部位应在出血的稍上方，标准位置在上肢为上臂上 1/3 处、下肢为大腿上 2/3 处。上臂中下 1/3 处扎止血带极易损伤桡神经，应视为禁区。以往认为，前臂和小腿由于存在骨间动脉，不适于运用止血带，实际应用中，仍能有效达到止血效果。在止血带处裹上一块毛巾或其他棉布类的东西，可减轻对局部组织的勒伤。压力是使用止血带的关键问题之一，若压力不够，只压住静脉，造成血液回流障碍，反而更加重出血；压力过大则会造成血管、神经损伤和肌肉坏死。使用充气止血带时，成人上肢需要 260～300mmHg 压力、下肢需要 300～500mmHg 压力，至于压力的大小，应根据年龄、营养状况和肢体的粗细而定，其松紧度应该以出血停止、远端摸不到脉搏为度，因此压力指标应根据临床情况而定。为避免发生血管、神经的损伤和组织坏死，应尽量缩短上止血带的时间，通常可允许 1 小时左右，最长不宜超过 3 小时，并应该定时放松，一般每隔 30 分钟到 1 小时放松一次，每次放松 1～2 分钟。止血带放松时，对远端明显出血部位应给予加压包扎止血处理。在伤员转运中，应记录上止血带的时间，并建立明显标志并向病人或转运人员交代下次放松的时间。

（五）手术止血法

结扎血管、修复血管或吻合血管等止血效果最理想，但现场抢救难以做到。可先用止血钳夹住喷血的大血管，然后包扎固定，在转运有条件的地方行手术止血。

第二篇 皮肤美学与皮肤结构和功能

第二章 皮肤美学概论

第一节 人体整体观

一、概述

人体与其他一切脊椎动物一样，其结构是两侧对称型（由正中平面分为对称的两半部），有内骨骼作为支架，以脊柱为中轴，可见分节性结构，如椎骨、肋骨、神经节段等；这些结构在发生上及构造上都是循身体纵轴依次排列的。中枢神经系统靠近躯干的背侧，内脏靠近其腹侧，四肢在直立位为上下两对，列于两侧。

人体可分为头、颈、胸、腹、脊柱区、上肢和下肢等部分，各部又分为若干区。对人体整体和各部的描述均是建立在正常人体解剖学姿势之上的。人体标准解剖学姿势是身体直立，两眼平视正前方，足尖向前，上肢下垂于躯干两侧，手掌向前。

在直立位时，头位于最上方。头下方稍细的颈和项，既是头部的支持器官，也是头运动的主要动力。由于人体的直立，上肢由原来支撑和行走为主变成了以服务劳动为主的器官，上肢进化成细长，并垂于躯干两侧；加之肩胛骨和锁骨横架于胸廓上方，使两肩距离明显增宽（女性稍窄于男性），从前后面观，给人以上重下轻的感觉。这种构造形式极大地增加了两上肢的运动范围，为人类所独有。在胸腹交界以下，躯干开始缩细，与自然下垂的两上肢之间保持较宽的距离。由于臀部和大腿根部的肌肉较为发达，加之骨盆的支撑，在髋部，左右距离再次增宽。下肢位于躯干下部，上粗下细，足前后加长，增加了支持面积，保持人体直立的稳固性。下肢的肌肉和骨骼均较上肢明显粗壮，这种构造完全适应了支持体重、走、跑和跳等功能的需要。由于人体上宽下窄，两足的支点比较靠近中线，故静止直立时，两脚需分开一定距离才使人体更稳固和省力（图 2-1、图 2-2）。

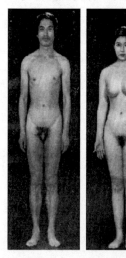

图 2-1 人体前面观

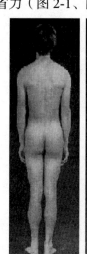

图 2-2 人体后面观

　　经过长期的进化，人体结构已形成了完全适应于人体直立和从事劳动的姿势和功能。人在直立姿势中，躯干和下肢完全伸直，以致身体任何一个节段的重心都能大致地落在一定部位的关节上而得到支持。头部的重心在寰枕关节稍前，但头部的大部分重量仍能得到颈椎的支持。因此，人体结构的进化使人类在维持直立姿势中能够以最少的能量消耗保持平衡。在安静站立（或称舒适站立）时，身体处于自然状态，躯干稍向后仰，髋与膝关节伸直。这时维持站立姿势仅有少量骨骼肌活动，而关节和韧带等被动组织在维持姿势平衡中具有十分重要的作用。

　　从人体侧面观，可见几处明显的弯曲（图2-3）。如果以通过枢椎齿突、髋关节之后和膝关节前方的重力线为基准（图2-4），可见胸上部、臀、小腿凸向后，头、胸中下部、腹和股上部大多位于重力线之前。由于人体大部分重量位于重力线之前，为了维持人体直立的平衡，背部的肌肉必须间歇性地进行收缩活动。脊柱的几个生理弯曲，对人体的这种偏重现象起到了一定的调整作用。

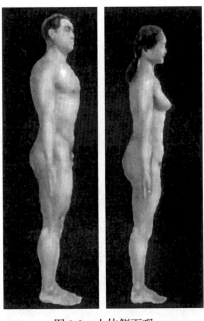

图2-3　人体侧面观

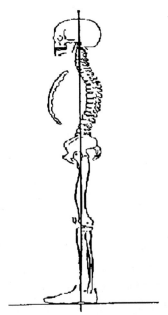

图2-4　人体重力线

　　在身体直立时，人体重心位于第二骶椎前方约7cm处，相当于髋关节额状轴的后方并高于此轴4～5cm。重心的位置可因体内代谢过程如消化、呼吸、循环的影响而出现变化。例如，当吸气时，膈下降，重心下移；呼气时，膈上升，重心又上移，所以，身体的重心位置随呼吸而上下移动，经常在5～10mm。另外，不同年龄、性别及体型的人，重心位置也不同。一般来说，成人的重心低于儿童，女性低于男性（图2-5）。

二、解剖学中常用的轴面和方位

　　表面解剖是通过人体表面的特征性标志来说明内部器官和结构的所在位置，对人体测量，特别是活体测量和关节活动度测量具有重要的意义。本章只介绍与人体测量有密切关系的骨骼与关节的各种结构的体表位置，而不涉及血管、神经及内脏器官的表面解剖。

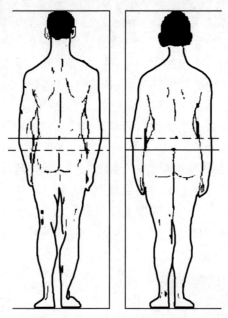

图 2-5 男、女重心位置的差别

人体标准解剖姿势是身体直立，两眼平视正前方，上肢下垂于躯干两侧，手掌向前，下肢伸直，两足并立，足尖向前。

为了正确地描述人体形态结构，现将人体解剖学中常用的轴、面和方位介绍如下：

（一）轴

根据解剖学的方位，人体有相互垂直的三种轴，这在描述某些结构的形态，特别是关节的运动时非常重要。

1. 垂直轴 自上至下垂直于水平面的轴线。

2. 矢状轴（背腹轴） 自背侧面至腹侧面并与垂直轴相垂直的直线。

3. 冠状轴（横轴、额状轴） 左、右两侧同高点之间的轴线，应与水平面平行，并与上述两轴相垂直。

（二）面

在上述三种轴的基础上，人体可以有相互垂直的三种面。

1. 矢状面 于前后方向将人体分为左、右两部分的纵切面，即通过垂直轴和矢状轴的所有平面，如果此面位于人体正中，则称为正中矢状面。

2. 冠状面（额状面） 于左、右方向将人体分为前、后两部分的纵切面，即通过垂直轴和冠状轴的切面。

3. 水平面（横切面） 将人体分为上、下两部分并与上述两面相垂直的断面。

（三）方位术语

按照解剖学姿势，规定了一些相对的解剖学名词，应用这些名词可以正确地描述人体结构的相互位置关系。这些名词都是相应成对的。

1. 上和下 按照解剖学姿势，近头侧为上，远离头者为下。为了与解剖学统一，也可用颅侧和尾侧作为对应名词。

2. 前和后 前又称腹侧，距身体腹面近者为前，距背面近者为后。

3. 内侧和外侧 是描述各部位与正中面相对距离的位置关系的名词，如眼位于鼻的外侧、耳的内侧。在上肢前臂，内侧称尺侧，外侧称桡侧。在小腿，内侧称胫侧，外侧称腓侧。这些名词是根据前臂和小腿的骨（尺骨、桡骨、胫骨、腓骨）命名的。

4. 内和外 是表示与空腔相互位置关系的名词，应注意与内侧和外侧加以区别。即内和外只对管腔的内外而言。

5. 浅和深 是表示与皮肤表面的相对距离关系的名词，即离皮肤近者为浅，离皮肤远者为深。

6. 近侧和远侧 指距肢体根部的远近而言。在四肢，距肢体根部近者为近侧，距肢体根部远者为远侧。

7. 手、足背和手掌、足底 在手部区分为手背和手掌，与之相应的面为手背面和手掌面；在足部区分为足背和足底，与之相应的面为足背面和足底面。

三、美学中人体线条的构成

（一）人体轮廓线

人体轮廓线包括人体正面的和侧面的轮廓线。人体的正面轮廓线是两侧面以脊柱为轴线的对称的双曲弧线。人体的侧面轮廓线是前后不一致的双曲线。这两组曲线是人体美的主要内容，由曲线与直线的变化交错而成。这组线的特征是丰富多变、流转顿挫，表现出线的丰富魅力。人体的轮廓线呈现出的主要是曲线，脊柱和四肢的轮廓线主要是直线。人体的轮廓线，就是由这些多变的曲线和直线刚柔相济所构成的，具有重要的审美意义。

（二）人体动态线

人体运动时，躯干和肢体发生变化，其运动姿态构成不同的人体动态线，对人体运动造型具有重要意义。人体文化中各种人体美的展示，就是这种线的变化和造型。人体处于垂直、水平、倾斜、倒立、弯曲、旋转等不同的运动状态时便形成各种不同弧度的曲线，表现出人体极大的灵活性，人体运动时，先是躯体的形态变化形成主要倾向线，称为主线；由躯干四肢所形成的线，称支线。躯体的主线和支线交错形成形体的基本骨架。这些线既有长短、强弱、急缓、疏密的节奏，又有形态的高低、转折、起伏、跌宕，形成丰富的韵律。

（三）人体脊柱线

脊柱是构成人体躯干的主架结构，也是人体结构和形态的主要特征。人体处于静态时，正面观之，脊柱线和中轴线是一致的，位于躯体正中的垂线上；侧面观之，则是一条优美的曲线，这个曲线有颈曲、腹曲、胸曲和骶曲四个弯曲。颈曲和腰曲向前凸，胸曲和骶曲向后凸；上面两个弯曲势态徐缓，下部两个弯曲势态急峻。脊柱弯曲的生理功能是它可缓解自下肢传来的震动，以保护大脑，使人体的重量平均分配于重心线的前后。人体运动时，从背面观看脊柱线是千变万化的，形成各种具有不同曲度、节奏美的造型，这种线条的变化与体态及动作有着密切的关系。

（四）人体的中轴线和重心线

人体处于静态时，从正面看，中轴线将人体分成左右两半；从侧面看，中轴线将人体划分为前后两半。人体处于静态时，中轴线就是人体的重心线。人体的重心线是躯体重心引向地面的垂线，其支撑面是支撑人体重量的面积。人体各支点之间的距离越大，也就越有利于人体各部分在运动中保持平衡。人体处于静态时，两脚支持的重量相等，则重心线处于两脚之间，侧面看时人体重心线从耳后经第七颈椎垂直于支撑面。重心线对保持躯体稳定起着关键的作用。

第二节　人体发育规律

一、概　　述

人一生中不断地发生着质和量的变化，身体的外表形态也在不断改变之中，且这种改变具有一定规律。在胎儿时期的形态发育是头部领先，其次是躯干，最后是四肢。在童年时期和青春期，身体各部的发育却是四肢先于躯干，下肢先于上肢，呈现自下而上、自四肢远端向躯干的顺序，这种现象称为向心律。在青春期开始阶段，上、下肢增长最快。在下肢的增长中，脚的长度首先加速增长，也最早停止。然后依次是小腿、大腿增长，青春期后期躯干增长再次加快，最后才是胸壁厚度增加。

人在生长过程中，有两次生长发育较快的突增期。第一次由胎儿中期（4～6个月）至2岁。在胎儿中期，身长共增长 27cm 左右，是一生中增长最快的阶段；在胎儿后期体重增长最快，3 个月内可增长 2.25kg，是一生中增长最快的阶段。出生后，增长速度虽开始减慢，但 1 周岁前身长仍增加 20～25cm，体重增加 6～7kg，是出生后增长最快的时期。第二次突增在青春发育期，10～15 岁，女孩比男孩早 2 年开始。突增期后，生长发育的速度逐渐慢下来，到 20 岁左右（女 17 岁，最多 21 岁；男 23 岁，最多 26 岁）基本停止。

与身高相比，体重在青春期增长的时间较长，幅度也较大。青春期体重的增长除与骨骼有关外，还与肌肉和脂肪的增长有关。8 岁时肌肉重量是体重的 1/4，17～18 岁时肌肉重量占体重的 1/2。男性的肌肉发育一直持续到 30 岁才达高峰。

由于先天遗传和后天环境条件的不同，人体在发育的时间和程度上会有一定的差别。正常情况下，不同个体青春期发育开始的时间可以相差六七年。由于发育时间的早晚不同，在体形上也会出现差别，较早发育的儿童身体增长开始早，停止也早，整个生长发育期短，成年后体形多为矮胖形。而晚发育的儿童虽然身体增长开始较晚，但整个生长发育期长，成年后体形多趋于瘦高型。故晚发育的儿童开始时比同年龄早发育的儿童个子矮，但随着青春期发育的开始，可超过早发育的孩子，后来居上。

进入成年后，人的体形基本上不再发生大的变化。一般将体形分为三型（图 2-6）：矮胖型，体态粗壮结实，头大，四肢相对短小，腹围大于胸围，胸腹腔容积大；瘦长型，细长瘦弱，四肢较长，胸围大于腹围；适中型，介于矮胖型和瘦长型之间。体形不同的人，脏器的形状、大小也有相异之处。矮胖的人，一般心脏较大，多横位，肺短，胃宽短、位置较高。瘦长的人则相反，心多呈垂直位，肺长，腹部内脏相对细长，位置低。了解人体的体形不仅对了解其发育情况有帮助，对临床诊断也很有意义。这些体形的差异，一般都属于正常情况，不属于病态。

进入老年后，人体再次发生明显的量和质的变化，体形出现了退行性改变，主要表现为皮肤弹性下降，皱纹明显，面部、颈部尤为突出，毛发花白，牙齿脱落，上下颌变短，骨和软骨有机成分下降，骨质压缩，身长变短，甚至椎体变形而出现老年驼背。一般认为，这些都属于正常的生理性变化，目前尚无理想的措施阻止这种体形改变。

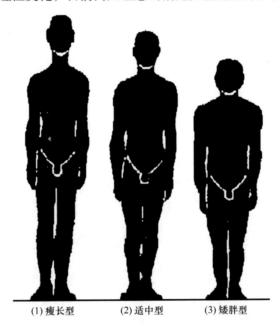

(1)瘦长型　　　　(2)适中型　　　　(3)矮胖型

图 2-6　人体体形分为三型

二、青春期性征有关标志出现的顺序

在青春期以前，男女人体在形态上无明显差别，进入青春期以后，男女出现了明显的性别差异。男性骨骼粗壮，肌肉发达，骨性和肌性标志明显，整体线条粗犷；女性乳房发育，臀部丰满，皮下脂肪增多，整体线条比较柔和。青春期男女的性征变化是遵循一定顺序进行的，见表 2-1。

男女在青春期体内脂肪增长的趋势完全不同。进入青春期后，男性体内脂肪含量不断减少，而女性脂肪却缓慢增加。突增高峰过后，在雌激素的作用下，女性的腰部、大腿、臀部、乳房等处不断堆积脂肪，而且脂肪增加的速度加快，最后女性发展成为肩窄、臀宽的丰满体态；男性则发展成肩宽、高大、肌肉结实的强健体魄。

表 2-1　青春期性征有关标志的出现顺序

年龄（岁）	女性	男性
8～9	身体突增开始	
10～11	乳房开始发育，身体突增高峰，出现阴毛	身体突增开始，睾丸、阴茎开始增长
12	乳房继续增大	身体突增高峰，出现喉结

续表

年龄（岁）	女性	男性
13	月经初潮出现，出现腋毛	睾丸、阴茎继续增大，出现阴毛
14	乳房显著增大	变声，出现腋毛
15	脂肪积累增多、丰满，臀部变圆	首次遗精，出现胡须
16	月经规律化	阴茎、睾丸已达成人大小
17～18	骨骺愈合，停止生长	体毛接近成人水平
19 以后		骨骺愈合，停止生长

第三节 皮肤美学

"冰肌玉骨清无汗""肌如凝脂"是古人对皮肤细腻、白净的欣赏；"光滑细腻有光泽""白里透红与众不同"是现代人对皮肤弹性、色泽的追求。皮肤不仅是人体的第一道防线，具有防御保护、感觉表情、调节体温、吸收、分泌、排泄、参与代谢和免疫等十分重要的生理功能，而且是人体最大的感觉器官和最引人注目的审美器官。它能传递人体美感信息，使人产生美感。人体皮肤美学的特点是通过以下各种基本表征反映出来的。

一、人体的固有色

人体的固有色彩主要是指人的肤色及发色。人的固有色彩有严格的遗传性，不同的人种表现不同的色彩，由于自然环境对人类许多代人的影响，才形成当今世界的白种人、黄种人和黑种人三大人种体系。

1. 人体的肤色 不同的人种对肤色存在不同的审美观。黄种人以肤色黄里透红为美；白种人以白里透红为美；黑种人以棕黑色为美。同一种族之内个体之间由于性别和生活方式不同，肤色也有差异，一般男性的肤色要比女性的深一些。即使是同一个人，体表部位不同，其肤色也有不同，一般是背侧肤色比腹侧深，四肢伸侧肤色比屈侧深，肤色最深的是乳头、阴囊等处，肤色最浅处是手掌及足跖等部位。

肤色的深浅是由毛细血管的密度、血流量和皮肤所含黑色素的数量及分布状况决定的，其中以黑色素最为重要。人体的肤色、发色和眼角膜的颜色都是由黑色素决定的。当黑色素主要集中在生发层时，皮肤表现为褐色，若黑色素延伸至颗粒层时，则为深褐色。反之，如果生发层所含黑色素少而且分布分散，则皮肤颜色浅。在阳光照射下，黑色素在含铜的酪氨酸酶氧化作用下，易使肤色变黑。故皮肤颜色与阳光照射关系密切。皮肤颜色还受毛细血管密度的影响。血管密度大，血流量丰富，皮肤现红色。例如，人在酒后或害羞时满脸通红就是此类例证。在静脉淤血时，皮肤显青紫；反之，如果贫血或休克时，血流量减少，皮肤则呈病态苍白。此外，皮肤颜色还受食物（如胡萝卜）、体内代谢产物（如胆红素）、皮肤表面光滑度等的影响。

决定皮肤颜色有先天因素，也有后天各种因素的影响。虽然不同民族或同一民族不同个体之间存在着肤色深浅的差异，但是一般认为正常或健康的皮肤就是美的。

2. 人体的发色 人的发色也与种族有关。人类的头发以黑色为主，也有棕黑色及金黄色的。人进入老年后头发都会变成白色，这是人体因衰老代谢功能降低，酪氨酸酶减少造成的。头发是人体的自然装饰物，对人体色彩美也有很大影响。美的毛发同样必须是健康的。

二、人体的装饰色

人体装饰色是指人体皮肤和毛发以外的、对人体起修饰和点缀作用的色彩。它包括服饰、化妆、鞋袜及佩带物等的色彩，它是人体色彩美中一个不可分割的部分。

1. 人体的服饰　服装色彩是依据具体的人体体态特点、着装方式而设计的。好的服装色彩搭配，不但能突出和强化人的体态个性，而且还能弥补和调节人体体态的不足之处。服装色彩设计，主要利用人对色彩的视觉，针对具体的人体体态，使用具体的、适当的服饰色彩，使服装色彩美与人体体态美相得益彰，从而产生一种整体的美感。

人对色彩的视觉特征如下：白色、浅色、暖色给人以宽大、膨胀、前进的感受；黑色、深色、冷色会给人以收缩、后退的感觉；黑色、红色、橙色还会使人产生一种沉重的感觉，等等。服装设计时利用人对色彩的错觉配置颜色，就可以扬长避短。例如，体态瘦高的人，男性往往缺少健壮之美和阳刚之气，女性则会缺少丰满之美和阴柔之态。所以，服装色彩不要使用单色调和冷色调，最好选用浅色调、暖色调，可使男性显得健壮和敦厚，女性显得丰满和圆润。

2. 肤色与服饰的配合　人体肤色与服装色彩配合恰当，可以使人体美更具有魅力。服装的色彩，既能对肤色起加强和烘托作用，显示或强化人的个性、气质和美感，也能在体现肤色美的同时衬托出服装色彩的美感。在搭配服装色彩时，肤色与服装色之间有下列三种情况：

（1）肤色和服装色统一调和：适合于肤色偏白的人。若人体固有色为黄色或米黄色，则宜选用暖色调的服装。

（2）肤色和服装色类似调和：这种调和关系可使肤色和服装色既具有调和感又具有适当的变化。例如，某人穿上一件近似脸部肤色又不过于明亮的服装，就会使他的眼睛显得引人注目；如果所穿服装色彩过于明亮，势必会使眼睛黯然失色。

（3）肤色和服装色对比调和：这是一种以变化为美的异质调和。如果人的肤色为黄色，则不宜选用黄色的、草绿色的和紫色的服装，而只宜选用某些复色的或人体固有色的补色服装。一般来说，服装色应略深于肤色，避免使用无彩色、褐色或灰色。

三、皮肤的色泽

皮肤的色泽是视觉审美过程的重要特征，所谓"一白遮百丑"就是肯定了女性白皙晶莹的皮肤给人带来的视觉美感。但单纯追求白皙的肤色而忽略了皮肤应有的血色则会显得苍白、憔悴，给人一种病态感。皮肤的色泽往往随着民族、性别、年龄、职业等的差异而不同。例如，黄种人的肤色正常情况下应是微红稍黄的；而黑种人则是黝黑透亮的。

皮肤的色泽也是反映人体健康的晴雨表。比如重症肝炎或胆道阻塞病人的皮肤往往呈现金黄色；而发生在颞颧区呈特殊形态的色素斑则往往是人体罹患一些妇科疾病的特殊临床表现。

四、皮肤的质地与弹性

皮肤的质地包括皮肤的细腻与滋润与否，它反映了皮肤的生机与质量，体现了皮肤的生理功能和结构特征。细腻、有光泽、滋润、毛孔细小，小而平整的皮丘，带有柔嫩、光滑、润泽感的皮肤就是质量好的皮肤，给人以美感，是皮肤美学特点的重要表征之一。

健康的皮肤具有弹性、坚韧、柔嫩、富有张力。皮肤弹性首先取决于皮肤内弹性纤维的多少；其次是由皮肤的含水量及脂肪含量决定的。弹性良好的皮肤表明皮肤的含水量及脂肪含量适中，血液循环良好，新陈代谢旺盛，它展示的是具有诱人的性魅力的质感与动感，展示了人体美的神韵并传达出无尽的美感信息。随着年龄的增长，人的皮肤弹性纤维断裂，皮肤含水量及脂肪含量减少，加之肌肉和骨骼发生萎缩引起皮肤深层组织下垂使皮肤出现皱纹松弛等衰老的征象。

第四节　皮肤美学与亚健康皮肤

一、皮肤美学意义

人体美的前提是健康。健美的皮肤，是人体在结构形式、生理功能、心理过程和社会适应能力等方面都处于健康状态的标志。而人体的结构形式、生理功能、心理过程和社会适应能力等又是生命存在的高级形态。可以说，健康是人体皮肤健美的根本所在，只有健康，人体皮肤才会容光焕发、红润柔嫩、光滑细腻、富有弹性而充满生命活力，这正是人体皮肤自然美的最高表现形式。当皮肤这种自然的属性发生了变化，就会出现各种类型的皮损，如形态各异、颜色不同的色素斑疹；大小、稀疏不一的丘疹、脓疱、结节、囊肿与瘢痕等病理表征传递人体病理信息，影响人体皮肤的审美。

皮肤的美感信息，可以通过其肤色、光泽、质感、动感、体味和表情来释放。皮肤美感信息的释放，一般依其性别、年龄、职业、民族和情感而各异。在性别差异上，女性的皮肤较男性的皮肤更为细腻、光泽、柔嫩和圆润，蕴涵着女性的温柔与亲切、善良与娴熟，它体现的是一种阴柔之美的生命美感信息；而男性的肌肤则起伏强烈、血管充盈、体块坚实，充满着无限强悍的生命内张力，使人感到一股无穷的威慑力，这正是男性阳刚之美的生命美感信息的释放。在年龄上，少女的肌肤柔嫩润滑而富有弹性，丰满的乳房高耸挺拔而展示魅力，使得体态婀娜多姿，表现出一种崇高的、青春的、自然美的生命美感信息；但中老年人深邃的皱纹和丝丝闪亮的银发，并不是一个消极的过程，而是在新的层次上的展开与回归，它是丰富的人生阅历随着成熟与衰老通过"内化"而成为更富于精神性、更令人倾倒的一种精神面貌和风度，是人格魅力的升华，是文化素养的结晶和外化。因此，中老年人展示的是丰富的内涵美与成熟美的生命美感信息。

情感是人的一种心理活动，是人对客观世界的特殊反映方式。也就是说，是人对客观事物是否符合审美需要而产生的态度和体验。情感是以需要为主体的，因此，情感具有很高的主观色彩和很强的个性特点。不同的人蕴藏和创造着不同的情感，对不同的事物也表现出不同的情感和不同的情感状态。情感是大脑皮质与皮质下"情感中枢"协同作用的结果。在客观事物的刺激下，大脑皮质在进行整合分析后，同时向丘脑、丘脑下部及边缘系统（情感中枢）发出信息，通过交感神经活动而引起功能的变化，这种体内变化又通过传入神经反馈到中枢并产生特殊的情感。情感的构成，有积极与消极两类情感。在美好情感的刺激下，人体皮肤会因微循环被激活而显得红光焕发，富有弹性，充满生命活力，给人一种美好人生的特殊生命美感信息。然而，人不可能超脱世界而进入一个纯精神的自由状态，也不可能沉溺于现实而进入浑然的自然之中，因而，往往会表现出寂寞与无奈、忧伤与悲哀、激昂与愤怒……这些心理情感就是通过肌纤维的收缩、皮纹的牵拉、肤色的改变等而表现出来的。

二、皮肤美学特点

人体皮肤的健美是形式美组合规律的最佳体现。如对称、均衡、和谐、色调、状态等均反映在健美的皮肤上。而机体的内部结构和生理功能状况又会以正相关的关系在皮肤上反映出来。例如，风湿性心脏病患者可因二尖瓣膜损害而发生二尖瓣狭窄或关闭不全，甚至导致心功能不全，使颧部皮肤出现毛细血管扩张而呈紫红色的特殊病容；颞颧部点状色素斑的出现，多与乳腺增生、生殖器和其他部位肿瘤有关；而面瘫则是颅神经受损的表现。

健美的皮肤是人体形式美的一种外在表现形式，人体的形式美与气质美密切相关。气质是遗传、社会、环境等因素的综合体，它通过一个人的深刻社会认知能力、渊博的知识储存、广泛的兴趣爱好、感人的个性特征及亲和的人际吸引力等行为方式来反映其高雅的气质。一个人的气质美总是通过一定的外化形式表现出来的。例如，宽阔的额头闪耀着智慧的灵光；精神的内涵性体现在炯炯有神的双眼；口唇的变化可生动地表现出温柔的性格、端庄的神情、内心的赞叹和悲喜的情态。

健美的皮肤具有肤色红润、光泽细腻而富有弹性等共性特征。但不同的民族、阶级，不同的历史时期，会有不同的皮肤美学观。例如，在西方浅肤色的女性被视为有教养、懂规矩、温柔善良，而深肤色的女性给人的印象是泼辣大方、性格外向、热情如火的感觉。在中国，浅色皮肤表明生活条件优越、工作环境良好，是地位、身份的象征，而深色皮肤则意味着常年风吹日晒的结果，在传统意义上往往是体力劳动者的象征。在当代，随着女性地位的提高及审美观念的变化，女性也以黝黑皮肤为美而成为一种时尚。

三、皮肤健康与美学要素

（一）肤色

皮肤的色泽是视觉审美的重要特征。皮肤色泽的变化，可以引起视觉审美心理的强烈反应。皮肤的色泽往往随着民族、性别、年龄、职业等的差异而不同。例如，黄种人的肤色在正常情况下，微红稍黄是最健美的肤色。若皮肤黄染则是重症肝炎或胆道阻塞疾病的表现；若皮肤出现色素沉着，特别是颞颧部出现特殊形态而且不融合的色素斑的女性患者，可能与妇科肿瘤存在某种联系：发生在颧部呈点状、对称并且相簇成团、边界清楚的褐色斑疹，往往是子宫疾病与肌瘤的特殊临床表现。而发生在颧部、颞颧部呈点状或点片状、对称分布的褐色斑疹，应警惕卵巢功能的改变及肿瘤的存在。颞颧部若出现网状或点片状、对称分布的褐色斑疹可能是乳腺疾病及肿瘤征象；若面部出现蓝灰色或铅灰色斑，可能是长期使用含重金属的化妆品等而引起的皮肤慢性中毒；若鼻翼两侧或面颊部出现对称蝶翼状褐色斑片则可能是黄褐斑的表现。

（二）润泽

润泽是指皮肤湿润和光泽的程度，健美的皮肤应是湿润有光泽。正常皮肤表面覆有一层皮脂膜，由皮脂腺分泌的脂质和汗腺分泌的水分乳化而成，正常皮肤含水量应在10%～20%，水油平衡。皮脂膜含有的脂类能滋润皮肤，使皮肤有光泽，它与天然保湿因子等物质能使皮肤保持适度的湿润，这是皮肤健美的象征。如水分及皮脂不足则皮肤会失去光泽，变得干燥、粗糙和皱缩，这是病态或衰老的表现。外用劣质化妆品、采用不正规美容及患某些损容性皮肤病如痤疮、皮炎湿疹、鱼鳞病、激素性皮炎等都可使皮肤脱屑、灰暗、失去光泽。美容的目的在于通过合理选择护肤品，采用正确的美容手段，维护皮脂膜，积极治疗皮肤病来保持皮肤正常的润泽。

（三）细腻

皮肤细腻主要由皮肤纹理决定，健美的皮肤质地细腻，毛孔细小。真皮中纤维束的排列和牵引，使皮肤形成许多沟和嵴，皮沟与皮嵴构成皮纹。皮沟将皮肤表面划分为许多三角形、菱形或多角形的皮丘，皮沟的深浅随部位、年龄和性别不同而有差异。皮肤细腻是指皮肤具有皮沟浅而细、皮丘小而平整的纹理.这种皮肤能给人以质地细腻的美感。日光或其他因素都会使真皮纤维发生变性、断裂，引起皮肤纹理加深，如光老化引起的项部菱形皮肤、长期搔抓导致的皮肤苔藓样变、痤疮患者毛孔粗大如橘皮样，都会影响美观。美容的目的在于通过防晒、保湿，科学治疗皮肤病，使皮肤达到纹理细小，毛孔不明显，给人以美感。

细腻的皮肤无论是从视觉还是从触觉的角度来讲，都给人以无限的美感。细浅的皮沟、小而平整的皮丘、细小的汗腺孔和毛孔、多姿多彩的皮纹，给人体披上了美丽的霓裳。细腻而光洁的皮肤，传递着青春、传递着美丽、传递着生命美感的信息。细腻的皮肤是皮肤美学特点的重要表征之一。

（四）弹性

具有弹性的皮肤，坚韧、柔嫩、富有张力。它表明皮肤的含水量适中、血液循环良好、新陈代谢旺盛，它展示的是具有诱人魅力的质感与动感。质感是通过触觉、视觉去判断皮肤的软硬度，是一个具有高层次美的意识，是人体形态美的神韵。而动感则是运动的升华，包括皮肤的运动与动势。动感体现了人体皮肤自然力学的平衡达到了一定的完美境态，动感也是人体皮肤各种力量的一种合力。动势，是一种视觉感受，通过皮肤的动势信号，引起大脑枕叶视觉皮质中枢的移行区将信号传递给颞叶听觉皮质中枢或其他感觉中枢而产生的感觉，为人体增添了无尽的美感信息。当皮肤的结构发生改变，如长期使用某些化妆品和糖皮质激素而引起皮肤萎缩，使得皮肤变薄、胶原纤维及弹力纤维减少并可伴有毛囊、皮脂腺和汗腺的萎缩或减少，或因炎症浸润、组织增生等病理改变而使皮肤的弹性降低，就会影响人体皮肤的审美。

（五）体味

体味是指人体散发出来的种种气息。体味主要是由皮肤的分泌物所产生的，有的也可由呼吸道、消化道、尿道、阴道等的分泌物或排泄物所产生。人的体味是这些气息的总合。

体味往往因人而异，不同的体味传递着不同的人体信息。根据特点，将其分为生理性、病理性、情感性三类。人体的生理性体味是人体健康的信息反映，例如，女性在月经期、妊娠期时顶泌汗腺分泌活跃，分泌物的气味也最浓；人体的病理性气味则是人体疾病状态的信息反映，例如，糖尿病病人往往释放一种"烂苹果"的气息、消化不良者往往会释放出一种酸性气息、肝昏迷病人则释放出"肝腥味"、而尿毒症病人释放出的是"氨"气味；但有时人的体味也可因某些特殊的情感交流而变化，在情绪高昂时，分泌物会释放更多、更浓烈，人的体味美也是一种生命信息的传递、人体情感的流露和人体语言的交流，笔者试称这类体味为"情感性体味"。所以在生活中，人们常常利用香味的原理在自己的身上或环境中喷洒一些令人陶醉的香水，以创造宜人的气氛。

（六）结构与功能

人体皮肤的结构与功能的完美，是自然事物发展到最高阶段的人体之美，是人体皮肤所具有的自然属性，皮肤的结构美，体现着人体旺盛而强健的原本生命力。皮肤的功能美，蕴涵着人的优美与崇高的本质力量。健康的皮肤，其结构与功能必须是完整、有效和相互协调的，因为它担负着保护皮下组织和器官免受外界伤害、调节体温、吸收水分及脂溶性物质、分泌汗液和排泄皮脂、参与机体代谢及传递人体皮肤美感信息等生理功能和审美功能。应该说皮肤的结构与功能美，是审美对象的感性形式和精神内涵的完美统一。

在结构方面，具体到男女不同性别，男性躯干呈倒三角形，隆起的胸大肌、分节的腹直肌、圆突的三角肌及富有轮廓的斜方肌和背阔肌等，充分体现出男性的阳刚之气；女性躯干呈哑铃形，挺拔呈半球状的乳房构铸胸部特有的曲线，丰满而微微上翘的臀部构铸侧面特有的曲线，两侧柔滑的双肩、收缩的腰肢，构成两侧柔美的曲线，这些曲线组成女性特有的体态美。国际审美委员会推荐的选美标准，对"三围"的要求是胸围 90cm，腰围 60cm，臀围 90cm。

在功能方面，健康的皮肤，除了保持红润、光滑细腻而有弹性的外观外，还必须具有保护、感觉、调节体温、吸收、分泌、排泄、代谢及免疫等重要的生理功能，并且这些功能是完整、有效和相互协调的。

（七）毛发

毛发是人体的重要附属器，除掌跖、指趾末节腹侧、唇红部、乳头、龟头等部位外，几乎全身都有毛发。毛发露出皮面部分称毛干，在毛囊内的部分称毛根。毛根下端膨大部分称毛球，其下方向内凹处为毛乳头。毛乳头有丰富的血管和神经末梢，为毛发的生长提供必要的养分。毛球基部含有大量黑素细胞，它产生的黑素，维持着毛发的正常色泽。毛囊周围有许多皮脂腺，其排泄的皮脂，滋润着头皮和毛发。皮脂与皮肤表面的汗液所形成的乳化脂膜对皮肤有保护作用。

四、影响皮肤健美的因素

皮肤是人体的最外层组织，外界环境的变化对皮肤有着直接的影响，不同的职业、性别、年龄、文化背景、饮食习惯等都可引起皮肤的病理改变。作为机体的一部分，人体内部组织器官发生病变时，又往往以不同的形式反映到皮肤上来。总的来说，影响皮肤健美的因素主要有内源性与外源性两大类。

（一）内源性因素

1. 遗传因素 皮肤的健美与否与遗传因素密切相关。有的人先天就有白嫩、光洁的皮肤，而有的人天生就是粗黑黯淡的皮肤。一些皮肤病如鱼鳞病、银屑病、毛囊角化病等，也是由遗传引起，而影响皮肤的健美。

2. 年龄因素 人在中年以后逐渐出现皮肤老化现象，并随着年龄增长而日渐明显。

首先，皮肤内部组织发生变化。皮肤表皮变薄，角质层通透性增大，真皮层结缔组织减少，胶原性物质浓厚、变硬且弹性减弱，弹力纤维变性、缩短甚至增厚成团。

其次，皮肤外表发生变化。皮纹加深，皮肤松弛，弹性减弱，皱纹增多，同时皮肤干燥、脱屑。特别是进入老年期即 60 岁后皮肤外表每况愈下，除了以上变化的加剧外，老年人的皮肤还会出现以表皮增生为主的老年疣及老年血管瘤。

3. 病理生理因素 机体各器官的病变都可通过皮肤的色泽、斑疹等形式表现出来。如肝肾疾病可表现出常见的黄褐斑；妇科肿瘤可在颞颧区出现对称性的点状色素斑等。

4. 情绪与心理因素 心理因素和情感的变化受到中枢神经系统的控制。它通过影响皮肤的代谢而引起皮肤的改变，影响皮肤的健美。人在忧愁悲伤、情绪低落时可影响皮肤色素的代谢而导致皮肤灰暗、色素斑出现或颜色加深等，或影响皮脂的代谢而引发痤疮；还可使面部相应的表情肌持久地收缩而形成皱纹。急躁易怒、身心疲惫、过度紧张、性生活不和谐、家庭不和睦、精神委靡等因素都会直接或间接对皮肤产生不利影响，导致皮肤早衰；反之，在良好情绪刺激下，皮肤的色素代谢被激活而使皮肤红光焕发、富于弹性，充满青春活力。

5. 营养与饮食因素 暴饮暴食或偏食甜食或肉类易使皮肤失去弹性，而过度节食减肥也会令皮肤缺乏营养，失去弹性而松弛。食物中缺乏铁质、维生素等会使人体患上贫血症而使皮肤老化。不良的饮食习惯与嗜好如酗酒、吸烟、喜食辛辣及刺激性食物如咖啡等会加速皮肤的老化。

（二）外源性因素

外源性因素包括生物学因素、物理化学因素和光老化因素。

1. 生物学因素 人体皮肤常受到形形色色生物体的困扰，如被虫咬、蜂蜇后产生虫咬皮炎；有的人与某些植物接触后可产生荨麻疹；细菌可引起疖、痈、毛囊炎及脓疱疮；杆菌可引起麻风和皮肤结核；病毒可引起带状疱疹；螺旋体可引起梅毒；真菌可致癣等。

2. 物理化学因素 皮肤位于人体最外层，经常与外界物理、化学因素接触，比其他器官更易受损伤。如过冷、过热因素导致局部冻伤、烧伤；过度日光照射产生的日光性皮炎；放射线可引起放射性皮炎；长期慢性压力刺激可产生鸡眼、胼胝；一些药物、化学原料或美容化妆品等可引起接触性皮炎等。

3. 光老化因素 日光中的紫外线，特别是中波紫外线（UVB290～320 nm）可导致皮肤老化。光老化的皮肤表现为松弛、肥厚及深粗的皱纹，局部色素过度沉着、毛细血管扩张等，犹如"饱经风霜"外观，在接受日光照射较多的地区可常常看到。过度日光照射还可产生日光角化病、鳞状细胞癌和恶性黑色素瘤等。

五、健康与亚健康的基本概念

健康是指一个人在身体、精神和社会等方面都处于良好的状态。传统的健康观"无病即健康"已经过时，现代人的健康观是整体健康观，包括躯体健康、心理健康、心灵健康、社会健康、智力健康、道德健康、环境健康等。世界卫生组织（WHO）给健康下的一个比较标准规范的定义是拥有健康必须具备几个条件：①有足够充沛的精力，能从容不迫地应付日常生活和工作的压力而不感到过分紧张；②处事乐观，态度积极，乐于承担责任，事无巨细不挑剔；③善于休息，睡眠良好；④应变能力强，能适应外界环境的各种变化；⑤能够抵抗一般性感冒和常见病；⑥体重适当，身体匀称，站立时，头、肩、臀位置协调；⑦眼睛明亮，反应敏锐，眼睑不易发炎；⑧牙齿清洁，无空洞，无痛感，齿龈颜色正常，无出血现象；⑨头发有光泽，无头屑；⑩肌肉皮肤富有弹性。

亚健康的概念早在 20 世纪 80 年代中期，由苏联教授布赫曼先生通过研究而提出来。所谓亚健康，指机体无临床症状和体征，或者有病症感觉而无临床检查证据，在身心情感等方面过早表现出活力降低、适应性减退，是介于健康与疾病之间的边缘状态。一般来说，亚健康状态由四大要素构成，即排除疾病原因的疲劳和虚弱状态，介于健康与疾病之间的中间状态或疾病前状态，在生理、心理、社会适应能力和道德上的欠完美状态，以及与年龄不相称的组织结构和生理功能的衰退状态。亚健康的表现形式主要有慢性疲劳综合征、信息过剩综合征、神经衰弱、肥胖症等若干种。据 WHO 一项全球性调查结果表明，全世界有 75% 的人处于亚健康状态，真正健康的人只占 5%。美国约有 500 万人，俄罗斯约有 25% 的人，日本高达 60%～70% 的人处于亚健康状态。而对于我国，处于亚健康的人群逐渐增多，尤其是从事脑力劳动的工作者和都市白领人士，尤以高级知识分子、企业管理者严重，城市发生率为 10%～20%，知识分子、企业领导、领导干部发生率达 70% 以上，甚至在某些单位可达到 90% 以上。亚健康状态已成为当今全球关注的医学及社会课题。

在我国的人群分布中，处于亚健康状态的人群超过 1/3，且在 40 岁以上的人群中比例陡增。他们的表现比较错综复杂，可为慢性疲劳或持续的心身失调。从临床检测来看，城市里的这类群体比较集中地表现为"三高一低"倾向，即存在着接近临界水平的高血脂、高血糖、高血黏度和免疫功能偏低。

（一）亚健康的原因

亚健康状态是由于心理、生理、社会三方面因素导致机体的神经系统、内分泌系统、免疫系统整体协调失衡、功能紊乱而致。

1. 紧张的工作导致超负荷压力的影响 激烈竞争和工作紧张程度过高使人精神高度紧张，精疲力竭，身体运动不足，头脑透支；心理上紧张、冲突、焦虑、抑郁等消极情绪增加会出现心身过度疲劳；工作过量，且终身需学习，掌握新知识，适应社会发展需要；人际关系因各种利益冲突变得复杂，使每个人建立和处理人际关系时变得更加谨慎和困难；另外加上机械化、形式化的生活、工作和学习等多方面的影响，使得长期刺激导致人体器官出现严重功能紊乱，免疫功能下降而致病。

2. 不良生活方式的影响 人类不健康行为和生活方式直接诱发了亚健康状态。①思虑过度：高度激烈的竞争，错综复杂的各种关系素不宁心，引起睡眠不良，改变神经体液调节和内分泌调节，进而影响机体各系统的正常生理功能；②饮食不合理：现代人饮食往往热量过高，营养素不全，加之食品中人工添加剂过多，造成很多人体重要的营养素缺乏和肥胖症增多，机体的代谢功能紊乱；③逆时而作：人体在进化过程中形成了固有的生物钟，逆时而作时会破坏这种规律，影响人体正常的新陈代谢；④练体无章：练体强身应该是个体性很强的学问，如练体无章、练体不当，必然会损坏人体的健康；⑤乱用药品：用药不当不仅会对机体产生一定的副作用，而且还会破坏机体的免疫系统，如稍有感冒，就大量服用抗生素，稍感疲劳，就大量服用温阳补品等；⑥内劳外伤：外伤劳损、房事过度、琐烦穷思、生活无序最易引起各种疾病；⑦休息不足，特别是睡眠不足，起居无规律、作息不正常已经成为常见现象；⑧人体老化：由于人体的老化，表现出体力不足、精力不支、神经的适应能力降低。中医学认为亚健康状态的主要病因也归结于此：饮食不节、起居无常、情志不遂、劳逸无度、年老体衰。

3. 人际关系紧张，社会交际受限的影响 有良好社会关系的人，能较好地应对和处理应激，以及防止心身障碍。亚健康状态的人因为缺乏亲密的社会关系和友谊，表现为无助感、烦恼感、孤独感、无聊感等。

4. 环境因素影响 室内、大气、土地、水、食、噪声、光、电磁波化学物质和放射性物质污染的危害等，加上随着科技发展和工业进步，车辆增多、人口增加、高楼林立、房间封闭，这些因素均导致亚健康状态发生增加。同时，受自然界六气的影响，即风、寒、暑、湿、燥、火是四季气候变化中的六种表现，简称六气，如果六气过盛，也会导致亚健康的发生。

5. 生物学因素 疾病的传染与流行、易感基因或致病基因的存在与内外环境相互作用，会引导亚健康状态与疾病的易感性。

（二）亚健康状态的表现

以 WHO 给出的健康概念为依据，将亚健康的表现分为心理、生理、社会及思想道德四大方面。对其症状进行概括，可将亚健康的症状概括为"一多三少"，"一多"指疲劳多，"三少"即三种减退：活力减退、反应能力减退、适应能力减退。

1. 心理亚健康 主要表现为脑力上：脑力疲劳、精神不振、反应迟钝、记忆力减退、注意力不集中、思维紊乱、白天困倦等症状；情绪上：情绪低落、情感障碍、抑郁寡欢或急躁易怒等特征；在生活上：易受惊吓、恐慌、焦虑、冷漠、孤独、轻率自卑及神经质，非常在乎别人对自己的评价，易为小事生气而又后悔不已，易遇事慌张。

2. 生理亚健康 主要表现为不明原因或排除疾病原因的体力疲劳、虚弱、头昏、头沉、头痛、心律不齐、心慌、心悸、胸闷、周身不适、食欲缺乏、腰腿酸软、性欲减退、易感冒、活动易出大气、精神紧张时易缓泻，易有饥饿感，但无胃口，饭后经常心慌恶心，经常便秘。

3. 社会亚健康 不能较好地承担相应的社会分工工作、学习困难，人际关系紧张，交际面和社会面受限，家庭关系不和谐，亲朋好友疏远，难以进行正常的社会交往。

4. 思想道德亚健康 主要表现为世界观、人生观和价值观上存在着明显的损人害己的偏差。思维方法不科学，想法古怪、做事不考虑道德因素制约，甚至表现为逆反行为等，其后果不利于自己和社会。

六、亚健康皮肤

亚健康的状态不仅体现在身体功能上，也同样体现在皮肤的表现上。WHO 曾发表调查报告：在黄种人中，面部皮肤处于健康状态的不到 10%，处于病态的超过 20%，而处于健康与病态之间的亚健康皮肤竟然占据了 70%。皮肤亚健康虽然不是病态，但却是导致皮肤问题出现的重要因素，甚至会发展成各种严重的皮肤疾病或恶性病。如今"皮肤亚健康"已经引起国家有关部门的高度重视。

（一）亚健康皮肤的概念

WHO 指出，健康的肌肤应该具有以下特征：光滑柔嫩、细腻透明、润泽无瑕、富有弹性。而生活环境中的不少因素会导致皮肤组织功能低下，使皮肤介于"第一态"健康与"第二态"疾病之间的一种状态，即皮肤亚健康，又称皮肤次健康或皮肤第三状态。亚健康的皮肤平时看来无明显的标致，但细胞的新陈代谢、微循环、水电解质已出现障碍时，经常表现为皱纹、干燥、脱屑、脆硬、皱缩、肤色不均匀等；成年人长出青春痘、红血丝、皮肤亮度、皮肤光泽度受损、脱发、断发增多；老年人表现为血管瘤、老年斑的出现和增多等，均为皮肤亚健康状态。

（二）造成皮肤亚健康的原因

导致皮肤亚健康的因素有许多，除了我们不能避免的外界因素，如长时间风吹雨淋、干燥和粉尘等环境因素的影响外，还受经常加班、工作压力、精神压力及作息不规律等内在因素和不良因素的影响，都是造成皮肤亚健康的原因。

（1）外在因素：包括环境污染、紫外线辐射、工作压力、肌肤缺水缺脂等。环境外在因素的影响对皮肤亚健康有着首要和直接的影响。空气污染、电磁辐射、工作压力等诸多影响因素，加上身体和精神上的压力等方面，都会给皮肤带来很大的压力和影响。皮肤吸附空气中更多的粉尘和污物，造成毛细孔被粉尘等污物阻塞，细胞老化无法如期脱落，皮肤松弛，毛细孔扩大。承受着恶劣环境压力的肌肤，会在短时间内失去 25% 的水分，增加 60% 以上的皱纹，正如苹果切开不久之后会长"锈"一样，养分流失，脆弱而不堪一击。

（2）内在因素：包括细胞氧化、代谢紊乱、内分泌失调、遗传因素、年龄因素等。机体的内在因素，特别是随着年龄的影响，是造成皮肤亚健康的重要方面之一。随着年龄的增加，体内毒素的侵蚀，血液循环逐渐不顺畅，毛细血管开放减少影响细胞的新陈代谢、微循环、水电解质平衡时，致肌肤营养支持系统紊乱，皮肤缺乏营养，代谢低下，功能障碍，造成皮肤松弛老化、粗糙、毛孔粗大和缺乏弹性等表现。

（3）不良因素：包括吸烟酗酒、暴饮暴食、夜生活过度及无有氧运动等。在生活当中，吸烟酗酒、暴饮暴食、夜生活过度及熬夜等不良因素是造成皮肤亚健康的重要因素。这些不良因素的影响，使得皮肤产生缺氧的威胁，细胞缺氧会加重细胞的压力从而导致黑色素的加速生成，也会让细胞内的废物很难代谢出体外，从而使得肌肤细胞中毒，出现一系列的"美丽杀手"。

（4）保养因素：包括不保养或过度保养及滥用化妆品引起的肌肤问题等，特别是化妆品使用不当的表现尤为突出。如今化妆品的种类日益增多，充斥着人们的日常生活，应用范围也覆盖到肌肤的各个部位。化妆品所致皮肤亚健康状态的原因很多，一是化妆品的质量问题，化妆品由香料、防腐剂、乳化剂、色素、避光剂、染发剂、添加剂等成分组成。其中很多成分是化学合成的，有的有直接刺激性，有的是致敏原，有的接触皮肤后可能出现光敏反应或光毒反应；有的内含类固醇激素导致皮肤色素改变；有些不合格产品甚至内含重金属（如铅、砷、汞、钛等）；有些化妆品没有严格按照国家标准组织生产，存在许多违规等诸多问题，是目前导致皮肤亚健康的重要原因之一。二是化妆品使用不当，最为常见的有以下几方面原因：①化妆品选择不当，未弄清自己的皮肤类型前，盲目选用化妆品，如油性皮肤者选用脂类美容品；②使用不当，过多过厚使用油霜类化妆品，致使毛孔堵塞，引发痤疮；③化妆品混合使用，使用化妆品种类多、品种杂，也不注意及时清洁，不同品牌或不同种类的化妆品混合在一起会发生化学反应，形成有毒有害的物质，造成对皮肤的损害；④使用化妆品时发生过敏反应，使用者肤质敏感，使用化妆品易造成皮肤过敏反应，尤其是使用成分复杂的高级进口化妆品，致敏机会较多。

（三）皮肤亚健康的好发人群

（1）长时间使用电脑、长时间在写字楼工作的人群（白领人士、公务员等）：生活在写字楼中的办公人员，受办公室空气污染、电磁辐射、空调干燥风的侵害，再加上作息极度不规律等原因，特别是电脑辐射的影响，使我们周围充满静电，静电的作用使我们的皮肤吸附空气中更多的粉尘和污物，也使得人体内分泌系统受到一定影响，引发面部毛孔堵塞、色素沉着、肌肤水油不平衡、粉刺、暗疮等症状。

（2）工作繁忙、生活节奏快、压力大的人群（科研人员、公司职员等）：据调查，受都市工作压力的工作人群在逐年增加，工作压力来自于工作繁忙、生活节奏快等外部因素。承受压力的不仅仅是身体和精神，肌肤也会跟着"受压"。例如，长时间的加班加点、熬夜等，皮肤的状况会变得较差，会在短时间内失去25%的水分，增加60%以上的皱纹。整个身心负担过重的危险信号，也影响着个人的生物钟等作息时间表，造成内分泌系统紊乱、体积激素分泌不平衡等危害，使得皮肤承受着相应的内在因素压力。

（3）户外作业人员（从事记者、销售、市场类工作的人群）：长期在干燥缺水的户外工作的人群，如记者、农民、运动员及从事市场销售类工作的人群等，由于长期将皮肤暴露在日光下和受到环境污染等因素的影响，使得皮肤处于亚健康状态，常见的表现为皮肤肤色不均、色斑、暗黄、老化、皱纹等。皮肤老化是最为突出的表现，90%是日光作用的结果。皮肤老化最为常见的表现为面部的"菱形皮肤"，皮肤松弛、肥厚，并有深而粗的皱纹，局部色素过度沉着及毛细血管扩张，呈现出一种"饱经风霜"的外貌。此类人群如果平时不注意防护，皮肤可发生各种良性的、癌前期或恶性的肿瘤，如日光角化病、鳞状细胞癌、间质癌及恶性黑色素瘤等。

（4）粉尘作业人员（沙漠地带的工作人员、煤粉作业人员、教师等）：长期在充满粉尘的干燥环境中工作的人群，由于受到环境中粉尘的影响，造成毛细孔被粉尘等污物阻塞，引起毛细孔扩大，皮肤的表皮基底层不断地制造细胞，并输送到上层，待细胞老化之后，无法如期脱落，皮肤松弛老化，致使毛细孔扩大。同时，这一类人群的肌肤长期处于干燥、缺水状态，皮肤代谢能力下降，造成皮肤松弛老化、粗糙、缺乏弹性等症状。

（5）中老年人：随着年龄的增加，体内毒素的侵蚀，胆固醇、脂质沉积等影响，使得血液循环逐渐不顺畅，皮肤的皮下组织脂肪层也因而容易松弛、缺乏弹性，出现动脉硬化，毛细血管开放减少，致皮肤缺乏营养，代谢低下，功能障碍，如果再没有给予适当的保养与护理，日益加速老化，毛细孔自然也越加扩大。

（四）皮肤亚健康的表现

皮肤亚健康的表现经常反映在以下几个方面：

（1）肤色不均匀：由于皮肤受到日晒、辐射、压力和肠胃问题等诸多因素的影响，使得肤色光泽度受损，变得暗沉，总像罩了层纱般晦暗不明，毫无光彩，经常出现色斑、雀斑、黑眼圈、眼袋、色素斑和晦涩发黄面容等特征。

（2）毛孔增大：毛孔粗大，是肌肤弹性明显减弱的紧急预警信号。而出现此类肌肤问题深层次的矛盾即是脏腑功能明显减退，从而导致内分泌失调，肌肤营养支持系统紊乱。长期带妆和清洁不彻底等问题都会导致毛孔粗大的结果。

（3）水油不均：受机体饮食不均衡、睡眠不足、吸烟、饮酒等不良的生活习惯的影响，特别容易造成皮肤的水油分布不匀，表现为脸颊干燥、脱屑、脆硬、皱缩，三角区泛油。

（4）细纹显现：由于频繁加班、出差、不规律的工作和生活为肌肤留下了岁月的痕迹，使得细纹显现，面部轮廓松弛，缺乏弹性，双颊、下巴、鼻子和下颚等皮肤下垂，缺乏健美美感。

（5）痤疮频发：当人体的生命历程已过青春期，而经常出现痤疮，皮肤敏感红肿，这是肌肤在亮出亚健康的"红灯"，提示你的皮肤需要呵护处理。

（6）敏感泛红：不是因为吹风、海鲜、花粉或其他致敏因素，使得皮肤经常发生敏感泛红，是由于肺脏虚弱敏感，透支过度，没有能量保证毛细血管的自然舒张，疲惫虚弱的肌肤无力维持肌肤免疫系统的正常运转，造成皮肤亚健康的表现。

（五）皮肤亚健康的治疗

专家指出，皮肤亚健康与身体亚健康一样，必须引起足够的重视。如果不加保养、调理，使之达到平衡状态，就极可能使肤质进一步恶化，逐渐转变为皮肤内环境紊乱的病态皮肤。要解决皮肤亚健康，就要解决和减少对皮肤有害的损伤因素。平时注重适当调节和合理的运动，再加上有效的皮肤护理，亚健康皮肤是完全可以调理好的。针对皮肤亚健康要遵循的原则如下。

（1）抗氧化：是对抗皮肤亚健康的有效武器，也是抗老的基础。纵观各大护肤品牌，几乎都有抗氧化的产品。抗氧化治疗是对皮肤进行由内到外调理的基础，如维生素 A、维生素 C、维生素 E、维生素 B$_6$、多酚、茄红素等抗氧化成分，是亚健康皮肤人群首选的方法之一。抗氧化成分可以从内部加强肌肉的防御系统，对付色素沉积，破坏自由基活性，促进血液循环。所以，亚健康皮肤的人要多吃新鲜蔬果，每天喝一杯清香的绿茶。

（2）防晒隔离疗法和皮肤的清洁、有氧运动的结合：紫外线是引起肌肤氧化的元凶，无论什么情况都要做好防晒功课，彻底阻隔紫外线，能避免 70% 的肌肤氧化问题。小部分肌肤氧化，还来自于脏空气、粉尘和电脑辐射等。因此，隔离霜是必需的，尤其是一些粉类产品，还可以起到物理上的遮挡作用，避免外界不良环境对肌肤的侵袭。在应用防晒隔离保护的同时，皮肤的清洁工作和有氧运动也是必不可少的。最简单有效的办法是利用手指按摩疗法，同时，敷面疗法，给脸部肌肤做有氧运动，促进表皮淋巴循环通畅，加速新陈代谢和废弃元素的排泄。一定要彻底清洁皮肤，每周去一次角质，当然配合相关的保养品会使效果更为显著。

（3）调整作息习惯，提高睡眠质量：有助于亚健康皮肤的恢复。皮肤的疲劳程度与睡眠质量呈正相关，为此，保证充足的睡眠时间和质量对亚健康皮肤的治疗有着很好的疗效。尽量在晚上 11 点之前入睡，因为这段时间皮肤细胞新陈代谢最旺盛，有助于受损皮肤的恢复还原。

（4）另外，每天保持愉悦的心情，对于皮肤健康也是非常重要的。

第五节　皮 肤 老 化

衰老是生命过程中的必然规律，是生物界最基本的自然规律之一，是一个渐进的过程，是机体随着年龄增长而缓慢地、进行性地退化时，功能下降及功能紊乱的综合表现，涉及全身多系统、多器官的功能与形态改变，以及环境变化的适应能力和机体代偿功能的减退，是一个复杂的生物学过程。衰老导致机体所有器官的功能减退和储备能力的下降，衰老发生在细胞水平，同时反映了一个基因的程序和环境造成的损害，这是无法避免和逆转的。

皮肤覆盖体表，是机体与外界接触的器官，它在外界刺激因素或内源性因素的影响下，是最早出现老化的器官。皮肤的衰老同机体的衰老是同步进展的，同时皮肤位于机体的最外层，更多地受到外源性因素的影响，因此皮肤衰老是内源性因素和外源性因素共同作用的结果。

一、皮肤老化的原因

衰老是机体的自然衰变过程，皮肤衰老是人体的外部表现，皮肤老化是自然因素或非自然因素造成的皮肤衰老现象，皮肤衰老由多个因素所致。如年龄、遗传、阳光、吸烟、精神因素、营养因素、环境因素、某些疾病和机体代谢障碍、社会职业因素、人体的激素水平、用药不当、个体和种族等。

从胎儿起，皮肤的表皮即一直进行一种天然连续成熟变老的过程，表皮从基底层转移到表面，最终角化而死亡。在生命后期，又有另外一种衰老过程，即表皮细胞增殖率减低。随着年龄的增加，表皮变薄，钉突消失，引起衰老。目前研究认为皮肤衰老的因素主要归结成三大类：

1. 遗传因素　遗传是皮肤和全身衰老的最主要原因。人体衰老的特点是一种萎缩性改变，包括全身器官的萎缩，皮肤变薄，胶原等基质分泌减少。这种现象的产生主要是细胞染色体中 DNA 合成抑制物基因的表达增加，使许多与细胞活力功能有关的基因受抑制而不能表达所致。同时基因表达调控的改变是引起衰老的原因之一。在衰老过程中，基因组 DNA 甲基化总的水平下降，随着年龄增长，DNA 甲基化水平明显下降。随着细胞的衰老，氨基酸的左旋镜像体逐渐消旋为右旋镜像体，蛋白质特异性改变，组织蛋白质总合成量下降 70%。尽管蛋白质合成随着年龄增长而急剧下降，但由于蛋白质降解相应减少，结果使胶原老化。过氧化脂质等氧自由基在衰老过程中起着非常重要的作用，超氧化物歧化酶（SOD）含量的降低可以直接导致皮肤的老化。

人类表皮细胞连续分裂，虽然其转换时间较短，而生命期相当长，但最终发生基因决定的变老，如白发、老年性雀斑等。真皮的变化与产生各种真皮成分的成纤维细胞的改变有关。皮肤老化一般从 30 岁左右开始，这是唯一的不可避免的自然因素，其余诸因素均可改变。

2. 环境因素 对人类皮肤的变老有深远的影响，主要为日晒和强光的干燥作用。环境中的 X 线、放射性同位素和宇宙线的辐射，对细胞都有明显的影响。照射皮肤能引起多种不良反应，如细胞膜损伤、核酸化学的变化和胶原的交联度增加及强直。损伤的细胞核的 DNA 引起突变，以致产生异常子细胞系，出现早老或者恶化。黑色素能够保护表皮和真皮不受日光照射的损伤，但不习惯于强烈日光照射的人们，在日晒后容易发生早老和恶性退行性变化，如日光性角化病。

阳光是引起皮肤衰老的主要环境因素之一。随着年龄增长和超量紫外线的照射，皮肤弹力纤维逐渐变性、增厚，胶原含量逐渐减少。光老化对于青年人来说，皮肤呈增生性改变；对于中老年人，则呈萎缩及变薄的状态。阳光对皮肤的损伤主要是强烈的紫外线照射引起皮肤细胞的损伤、染色体基因的改变及胶原的破坏。人体长期暴露在紫外线下可引起皮肤粗糙、皱缩、色素沉着，使皮肤松弛、毛细血管扩张并引起皮肤癌变等。在生活中人们离不开阳光，无论是日常生活还是工作环境，接受阳光和紫外光源的机会明显增多。尤其是各种高强度人工光源的出现和光化学疗法的普遍使用，当使用不当时就会造成对皮肤的损害。在人体的暴露部位如面部、颈部及双手比非暴露部位接受光照射的强度要多得多，故长期在户外活动或工作的农民、渔民、牧民、伐木工、地质工作者、战士等暴露部位的皮肤比室内工作者明显地衰老。

长期阳光暴晒，风吹雨淋，在干燥寒冷的空气中久留而未注意防护，或海水过度浸泡，皮肤均易衰老。工业生产及汽车排放废气都是空气的污染源。另外，吸烟也可污染空气，烟草是环境污染的来源之一。污浊的空气含有挥发性有机化合物、一氧化碳、一氧化氮、二氧化碳及含硫化合物等，容易造成皮肤接触后的反复过敏性反应，因而也加速皮肤的老化。由于职业接触的工业化学品或因原发性刺激损伤皮肤，或因过敏而损害皮肤健康更是屡见不鲜。多种损伤长期迁延或不适当处理之后均会继发皮肤衰老。

环境因素除了日光中的紫外线照射外，还有很多因素。例如，不正确的生活方式如不注意卫生、缺少预防性皮肤护理、不正确的皮肤护理方法、使用劣质的护肤品等。使用不适当的治疗药物或化妆品易使皮肤老化。长期使用劣质或金属含量过高的化妆品和含有激素的药品都会使皮肤细胞受到损害，变得粗糙。化妆品中的油脂、蜡、白油、凡士林等易被细菌污染，若使用变质的化妆品将会损伤皮肤。同时化妆品的品种繁多，成分各异，使用不当可引起各种类型的不良反应发生，如接触性皮炎、过敏性皮炎、化妆品色素改变等。使用化妆品时不宜浓妆艳抹，也不宜多种叠加，可影响皮肤的新陈代谢，削弱皮肤的防御功能，长此下去也会导致皮肤老化，故化妆品必须根据皮肤性质选用。过敏体质的人，其皮肤对化学品比较敏感，也要慎用化妆品，更不能用化妆品来治疗皮肤病。

3. 健康因素 身体健康是皮肤健美的基础，因此要想延缓皮肤老化，保持健康的体魄是第一位的。

法国科学家发现内分泌紊乱会严重影响皮肤的健康导致老化。老年动物中，睾酮和孕甾酮对表皮的厚度、有丝分裂活性和柠檬酸循环的呼吸酶有明显的作用。但由于老年动物中雌性激素和雄性激素分泌减少，垂体功能和胰岛素分泌功能下降，以致真皮中葡糖胺聚糖和含水量减少，组织的蛋白质和纤维成分相对增加，使皮肤失去弹性而变为更纤维化。

当女性卵巢产生雌激素的功能降低时，皮肤衰老的进程可加速进行。因为激素中雌二醇的缺乏降低了表皮基底层的活性，减少了胶原和弹性纤维的合成，而这正是维持皮肤弹性不可缺少的物质。内分泌失调还会导致损容性皮肤病（如痤疮、黄褐斑等）的发生。

患肝病、肾病、妇科病等慢性消耗性疾病时，皮肤易老化。用脑过度、思虑过多、心情烦闷，皮肤易老化。据报道，人体皮肤的每平方厘米真皮内神经纤维长达1000m，人的精神状态可由大脑皮层通过神经纤维作用于皮肤。心情沉闷，精神委靡或者紧张、恐惧、压抑都会对人体产生很坏的影响，造成血液循环不良，使皮肤苍白、发黄，产生皱纹，过早趋向衰老。T细胞介导和抗体介导的免疫功能降低及自身抗体的异常增多，并与人体的一些功能调节紊乱有关，免疫力下降容易造成痤疮、疱疹等损容性皮肤病，因此情绪的变化对皮肤的好坏至关重要。

由于咀嚼不良和胃肠功能衰退，营养失调或饮食中缺乏蛋白质和各种维生素时，皮肤易老化。皮肤是由许多细胞组成的，时时刻刻都在进行新陈代谢活动，皮肤的营养主要通过两个途径获得：一是食物，二是护肤品中的营养物质渗入皮肤的细胞。总之，要想保持皮肤健康，必须保持合理饮食以供给皮肤充足的营养。

熬夜、过度疲劳、抽烟、饮酒等不良的生活习惯均可使皮肤衰老加速。因为皮肤的新陈代谢主要在夜间进行。夜间人体副交感神经兴奋性增高，血管扩张而分泌旺盛，血液循环增强，皮肤及全身各部位营养充分供应，废物和外来有害物质的排泄也增加，有利于皮肤的修复。入睡后人体各器官都处于休整状态，而皮肤却在进行旺盛的新陈代谢当中，将白天堆积在毛孔中的尘垢及代谢产物排泄出来，使老化及损伤的皮肤细胞得到修复，新皮肤细胞进行再生。皮肤进行修复及再生的最佳时间一般为晚上10点至凌晨4点。因此最好在晚上10点以前睡，最迟也不能迟于夜间12点，睡眠时间要保证6～8h，以求最佳的皮肤保健效果。科学研究表明，吸烟是面部皮肤多皱纹的重要影响因素，香烟中所含的尼古丁具有显著的促进皮肤衰老的作用。

二、皮肤老化的程度分级

目前，医学上将皮肤老化的程度划分为三大等级：

Ⅰ度：为轻度皮肤老化，通常表现为面部肌肉活动时可见浅细皱纹，静止后消失。病理改变主要见真皮乳突层弹性纤维网减少，乳突层平坦，表皮层松弛。

Ⅱ度：为中度老化，通常表现为面部活动及静止时均可见皱纹，但牵拉伸展皱纹两侧时消失。

Ⅲ度：为重度皮肤老化，通常表现为皱纹粗深，牵拉时也不消失。皮肤组织学变化已不可逆，表现为真皮胶原纤维、弹性纤维断裂。

三、皮肤老化的发生机制

皮肤老化是由内因和外因多种因素共同作用的结果，其老化的发生机制目前并未完全揭示，从已有的科学研究结果中发现，无论是内源性还是外源性老化过程都对皮肤胶原纤维和弹性纤维的数量与质量产生影响。自然老化和光老化都有胶原纤维的缺乏，然而，两者胶原合成和降解的平衡失调导致胶原缺乏的机制是不同的。自然老化中，胶原合成减少的同时基质金属蛋白酶表达增加；在光老化中，因紫外线照射使胶原纤维合成减少。另外，大量胶原降解使基质金属蛋白酶的表达明显增加。胶原纤维是皮肤主要的组成结构，它的改变和缺失是老化皮肤上皱纹形成的主要原因，可以从以下几个方面洞察皮肤老化的发生机制。

（一）内在因素

皮肤老化的内在因素主要影响皮肤的自然老化。

皮肤在自然老化中，因水是角质层中重要的塑形物质之一，角质层中水分含量为 10%~20%，水的相对恒定主要依赖于自然保湿因子，包括氨基酸、乳酸盐、尿素、尿酸、肌酸和磷酸盐等。随着年龄的增长，皮肤角质层中自然保湿因子含量减少，致使皮肤水合能力下降，仅为正常皮肤的 75%。同时皮肤的汗腺和皮脂腺数目减少、功能下降，导致皮肤表面的水脂乳化物（HE）含量减少。HE 为汗腺所分泌的汗液及皮脂腺所分泌的皮脂在皮肤表面形成的一层乳化物，具有保护角质层柔润、防止皮肤干裂的作用。另外自然老化的皮肤多有皱纹，使皮肤表面积增加，水分丢失增多，因此自然老化皮肤经常处于干燥状态。

由于表皮细胞增殖能力减弱，表皮更新减慢，使表皮变薄。在真皮层成纤维细胞逐渐失去活性，使胶原的合成减少，同时胶原溶解性降低，其稳定性随老化而增加。在青年人 Ⅰ 型胶原占皮肤胶原的 80%，Ⅲ 型胶原占 15%，随着老化，Ⅲ 型胶原与 Ⅰ 型胶原的比例发生明显的改变。70 岁以后，弹性蛋白合成明显减少，加之弹性纤维分解退化，使弹性纤维数量减少，因此自然老化的皮肤可出现皱纹，但这种皱纹大多是细浅的，通过伸展容易消失。由于老年人进食量减少及脂肪重新分配，常使皮下脂肪细胞容量减少，导致真皮网状层下部及筋膜的纤维性小梁失去支撑，造成皮肤松弛。在老年人毛囊数目明显减少，造成秃发，尤其以头皮秃发为主。由于毛囊母质黑素细胞总数随年老而进行性减少，剩余黑素细胞的黑素原活性也降低，导致毛发灰白。

随着现代细胞生物学和分子生物学的发展，目前对于皮肤老化的研究已经达到细胞水平和分子水平，使人们对皮肤老化的认识更加深入、客观和具体。对于皮肤角质形成细胞、成纤维细胞、黑素细胞等的体外培养研究表明，随着年龄的增长，这些细胞的生长逐渐缓慢，有丝分裂的能力逐渐消失，并失去对外来有丝分裂原的应答性，集落形成变小而少，自分泌和旁分泌细胞因子的功能减退，具代表性的是白介素-1β 产生减少。同时还发现成年人的 KC 对干扰素（IFN）生长抑制作用的反应远较新生儿的 KC 敏感。因此，目前普遍认为与年龄相关的 KC 生长低下有两个方面的发生机制：对有丝分裂原的反应性下降和对生长抑制因子的反应性增高。

皮肤成纤维细胞在老化过程中其增生潜能和产生胶原的能力都明显减退，代谢活性低下反映在其细胞膜表面针对特异性生长因子的高亲和力受体丧失，细胞内信号转导功能缺陷。

许多研究已经发现基因对皮肤的衰老起着调控作用，目前已检测出三类与皮肤衰老有关的调控基因：①原癌基因，包括 c-myc 和 c-fos 等，是影响细胞分裂的主要基因，可被分裂原刺激而表达。c-fos 还可以因紫外线的照射、细胞分化信号等诱导表达；②表皮生长因子受体（EGFR）基因，当 EGFR 被 EGF 结合或发生信号转导反应时，该基因即被诱导表达；③生长停止和 DNA 损伤基因 GADD153，其在生长停止或者发生细胞内 DNA 损伤时表达，同时还对生长因子缺乏信号的诱导发生反应。

在体外实验中应用生长因子刺激观察其前后过程中各种基因表达水平的改变，发现了一些有意义的规律。

新生儿皮肤角质形成细胞 c-fos mRNA 表达水平在刺激前为弱阳性，刺激之后迅速而且明显上升；成人非暴露部位的角质形成细胞，刺激因子对 c-fos 有类似的诱导反应，但表达水平较新生儿低；而成年人暴露部位的角质形成细胞，在刺激之前就已有高水平的 c-fos 表达了，对生长因子的刺激物反应明显，这说明 c-fos 在细胞对生长刺激的应答过程中起重要的调控作用，随着老化的发生，其反应能力逐渐下降。同时也提示 c-fos 表达的差异是皮肤自然老化在基因水平上的最好注解。

c-myc 基因在各年龄段的角质形成细胞中都较容易被检测到，新生儿和年轻人的表达水平高于 40 岁以上的人群。生长刺激因子可使 EGFR mRNA 水平在本已较高的基础上进一步升高，在新生儿角质形成细胞尤为显著，随着年龄的增加这种升高幅度逐渐降低。GADD153 基因在刺激作用前表达明显，刺激作用之后 24h 内显著下调，在新生儿更为突出。刺激后 14h 达到高峰。这一现象说明各种因素引起的细胞生长迟缓状态在生长刺激因子的作用下由 GADD153 基因的活化而被解除，细胞转而进入活跃增生状态。这一状态持续时间的长短与角质形成细胞供体的年龄相关，较年轻者持续时间较长，而老化则使其持续时间缩短。在分子水平上，随着老化的发生，数种基因协同作用使皮肤细胞编码有丝分裂蛋白的基因稳定期 mRNA 合成水平下降，引起细胞对外部刺激的反应性降低，从而导致了一系列皮肤老化的细胞核分子生物学表现。

有研究对出生 3 天至 33 岁不同年龄人的皮肤成纤维细胞培养物中分离出来的 mRNA 进行印迹杂交，显示弹性蛋白 mRNA 水平相对恒定，而在 61 岁人的培养物中弹性蛋白 mRNA 的水平仅是出生后 3 天、15 岁、33 岁三组平均值的 12%，这表明在老年人弹性蛋白的基因表达骤然下降，其原因可能为功能性弹性纤维减少。除弹性纤维外，其他细胞外间质成分亦有所改变，通过放射性羟脯氨酸合成或脯氨酰羟化酶的测定，可见胶原产生的速度随年龄的增长而减少。蛋白多糖和透明质酸是结缔组织大分子，与真皮水合作用密切相关，在老年人的真皮组织中蛋白多糖和透明质酸浓度降低，致使真皮水合能力减弱。

在皮肤的自然老化中基因的表达起着决定性的作用，同时一些内源性的因素，包括营养、内分泌和免疫等也通过整个机体的作用而对皮肤衰老产生影响。

（二）外在因素

外在因素中，最主要的是日光，特别是日光中的紫外线（UV），另外还有其他因素，如寒冷、污染、化妆品等。有人认为暴露部位皮肤的老化外貌 90% 是日光所致的"光老化"作用的结果。研究表明，日光中的紫外线部分，特别是中波紫外线（UVB 290～320nm）与皮肤光老化的发生密切相关；长波紫外线（UVA 320～400nm）虽然生物学活性不如 UVB，但 UVA 大量存在于日光中，尤其是夏天的日光中可以是 UVB 的 1000 倍，且具有较深的穿透力，可对成纤维细胞和结缔组织产生影响，同时研究表明 UVA 有加强 UVB 的作用。因此 UVA 在皮肤的光化性损伤中的作用不可忽视。

1. 紫外线伤害 紫外线是引起皮肤老化最重要的外在因素，因此，外在因素引起的皮肤老化也称光老化。紫外线直接损伤 DNA，DNA 在 260nm 附近有极大吸收峰，因此 DNA 能吸收 UVB 紫外线而起光化学反应。UVA 对皮肤的损伤更大，UVA 从太阳的放射量是 UVB 的 10 倍，且可以穿透表皮到达真皮。使角质层中的尿苷酸（咪唑丙烯酸）受紫外线照射后从反式转变为顺式，使皮肤免疫功能减退，真皮内胶原减少，细胞更新减缓。紫外线照射后促进黑素细胞刺激激素（MSH）和内皮素等分泌，酪氨酸活化使色素增加，出现色素沉着。

基因背景在老化的总体发生率和个体的生活中起到了一定作用，因为即使同样的环境对不同基因背景个体所产生的作用也是不尽相同的。人种的不同可能决定形成不同形式的皱纹，研究发现亚洲人的皱纹和白种人不一样，这种不同的原因有待更深入的研究。而且即使是一个种族，在同样的危险因素下有些人皱纹严重，有些人轻，这就说明可能有一种和皱纹相关基因或者在某些基因中有单核苷酸的多态性，如胶原纤维、弹力纤维或者基质金属蛋白基因。光老化基因的深入研究可了解种族和个体对皮肤皱纹易感性的不同。

UVA 和 UVB 是通过何种机制造成皮肤损伤的呢？目前在理论上认为，UVA 和 UVB 照射皮肤后可产生高度反应的自由基，这些自由基通过氧化或交联作用，使 DNA 受到损伤，同时与蛋白质、脂类及辅酶起反应，造成 DNA 复制错误、细胞膜受损及一些细胞酶类，如 SOD、过氧化氢酶（CAT）等破坏。并且 UVA 和 UVB 可诱导抗原刺激反应的抑制途径，使皮肤的免疫功能受到抑制。上述各种因素的综合作用导致了皮肤内各种细胞的损伤、突变和恶性转化。真皮上部浸润的炎症细胞可分泌弹性纤维酶及胶原酶，同时损伤的表皮细胞可释放细胞因子及花生四烯酸的代谢产物，造成真皮层中胶原蛋白的降解及弹性纤维的变性。慢性 UVA 和 UVB 辐射对人类表皮内黑色素细胞具有增殖活化作用，在暴露部位表皮内黑色素细胞密度是非暴露部位的 2 倍，同时紫外线使黑色素细胞的多巴胺反应增强，使得暴露部位皮肤表现为色素沉着过度。皮肤的光老化与自然老化不同，如果采取合理的光防护措施，可阻断 UVA 和 UVB 对皮肤的作用，达到预防皮肤光化性损伤的目的。综合起来，皮肤光老化的发生机制一般认为有以下五点：

（1）光老化发生机制中的信号转导通路异常：关于紫外线引起光老化的结论已被广泛接受。在长时间受到紫外线损伤的皮肤中，胶原的合成受到明显抑制。基质金属蛋白酶（MMP）介导的胶原破坏，可以大部分解释在光老化过程中结缔组织的损伤，而 MMP 的产生和胶原的降解又涉及多条信号通路。

如图 2-7 所示，首先，紫外线辐射在皮肤组织中生成了大量活性氧簇自由基（ROS），后者能激活大量细胞因子，如表皮生长因子（EGF）、白介素-1（IL-1）、胰岛素、角质形成细胞生长因子和肿瘤坏死因子-α（TNF-α）的膜受体，这些受体的激活同时又是部分通过 ROS 抑制蛋白酪氨酸磷酸酶-K 活性而实现的。膜受体的激活又可以进一步导致压力相关有丝分裂原激活蛋白激酶 P38（P38MAPK）和 C-jun 氨基末端激酶（JNK）的激活。这些激酶的激活介导了核转录复合体激活蛋白-1（activte protein-1，AP-1）的转录。

最近的研究发现，AP-1 的活性还能被半胱氨酸富集 61 蛋白（CYR61）所诱导，CYR61能激活降解细胞外基质成分的酶，如 MMP-1。CYR61 最终通过 AP-1 增强 MMP 的量和活性，特别是 MMP-1、MMP-3 和 MMP-9。紫外线辐射还能激活核转录因子-κB（NF-κB），后者介导了前炎症因子，如 IL-1、IL-6、血管内皮生长因子、TNF-β 和 MMP 的表达。此外，紫外线介导的胶原降解通常是不彻底的，并导致了部分降解的胶原片段在真皮中的积聚，而这同样也导致了皮肤结构完整性的破坏。此外，大的胶原降解产物也在一定程度上又抑制了新胶原的合成。

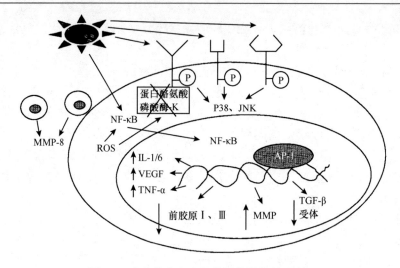

图 2-7　光老化发生中的信号传导机制示意图

最近的研究表明,紫外线诱导的 MMP 参与的信号转导及级联反应在光老化的发病机制中发挥了重要作用。紫外线对皮肤的辐射导致了由转录因子 AP-1 驱动的基因表达包括 MMP,如组织间隙的胶原酶和 92kDa 明胶原酶,通过含有一系列激酶的信号转导途径。这些 MMP 通过长期重复地损伤降解胶原从而导致胶原缺乏,进而产生皱纹。近年来研究表明,紫外线照射引起细胞如角质形成细胞、成纤维细胞和炎症细胞分泌的 MMP,引起过多基质降解,造成了在光老化过程中结缔组织的损伤。UVB 可以在活体的正常表皮中引起 MMP-1、MMP-3 和 MMP-9 的表达。UVA 可以引起由表皮成纤维细胞分泌的 MMP-1 的表达和培养物中 MMP-1、MMP-2、MMP-3 的表达。这些结果表明,在长期光损伤皮肤中的胶原缺乏,是由不断增加的重复的胶原降解引起的,而这种降解又是由紫外线诱发的 MMP 引起的。

（2）光老化发生机制中的线粒体损伤:有研究表明,线粒体 DNA 的自发突变频率约是细胞核 DNA 的 50 倍。在许多退行性疾病患者和老年人的细胞内,有一段约 4977bp、编码部分呼吸链蛋白的线粒体 DNA 始终缺失,这种 DNA 缺失被称为"共同缺失"。在紫外线损伤的皮肤细胞内,"共同缺失"的发生率约是正常细胞的 10 倍。研究发现,在接受 2 周生理剂量 UVA 照射后,光暴露部位真皮成纤维细胞的"共同缺失"出现率也比未曝光部位的成纤维细胞更高,而这种损伤似乎在停止紫外线照射后仍能持续存在。研究者认为,紫外线造成的线粒体 DNA 初始损伤使得线粒体功能减退,而这更使得其 DNA 易受后续产生的 ROS 氧化损伤,从而造成细胞功能持续下降,进而促使细胞进入衰老状态。线粒体 DNA"共同缺失"现象与光损伤严重程度吻合,提示线粒体 DNA"共同缺失"可以作为光损伤的分子标志。

（3）光老化发生机制中的蛋白质氧化损伤:研究发现蛋白质易受氧化损伤的影响。有证据表明,在受紫外线损伤的皮肤上层真皮蛋白质中,有较多 ROS 造成的损伤,ROS 促使 DNA 形成嘧啶二聚物。紫外线还可以使真皮胶原和弹力纤维发生交联。研究表明,氧化性蛋白损伤可能导致蛋白质活性丧失或增强、失去结构蛋白功能并易于或难于降解。体外实验表明,UVA 是皮肤蛋白氧化的主要因素,细胞中氧化蛋白的聚集抑制了溶酶体的功能,同时也限制了细胞成功降解更多损伤蛋白的能力。此外,随着自然衰老的发生,脂褐素（一种高度交联并经变易的蛋白质聚集体）在细胞聚集也会进一步抑制溶酶体的功能。

（4）光老化发生机制中的端粒缩短：端粒主要控制与老化有关的基因表达和细胞增殖能力。在活体组织中细胞端粒的长度与个体的生理年龄相反，老年人的端粒长度比年轻人的短小。当端粒短到一定程度时，细胞就进入了增殖衰老期，这样端粒就作为一个生物钟，提示细胞是年轻还是衰老。最近的研究表明，端粒的功能不仅仅是由它的长度所决定的，皮肤的内源性老化主要依赖于在一系列的细胞分裂中不断进行的端粒缩短，而光老化又加重了紫外线辐射对皮肤的影响。紫外线能引起 DNA 形成嘧啶二聚体，大部分发生在胸腺嘧啶核苷部位，细胞代谢或者紫外线引起的 DNA 氧化损伤，大部分情况下发生在鸟嘌呤残基，也显示出加速端粒缩短。有趣的是，TTAGGG 端粒悬挂的重复序列 1/3 是胸腺嘧啶核苷，一半是鸟嘌呤残基，因此，紫外线照射和（或）氧化损伤被认为是导致更多端粒损伤的原因。的确，通过 p53 途径的信号传导发生在紫外线照射后和氧化导致的 DNA 损伤后，都与 3'-端粒的暴露有关。这一假定的机制也解释了光老化和自然老化的临床相似的原因。

（5）水通道蛋白的劣化：当皮肤经常暴露于紫外线时，其保水能力和角质层的水合作用将会大大降低，皮肤易变得干燥、出现皱纹。目前国外研究已证实，皮肤水转运是通过水通道蛋白（AQP）实现的，其中最重要的是 AQP3，从而确认了细胞膜上存在转运水的 AQP3 的理论，紫外线通过 ERK 细胞传导通路，诱导 Haca T 细胞中 AQP3 的表达下调，是加剧皮肤干燥脱水和光老化的主要原因。

2. 环境损害 寒冷、酷热和过度干燥的空气会影响皮肤正常呼吸，使皮肤过多散失水分，皮肤老化；空调或集中采暖会使皮肤脱水，产生脱皮、起皮屑现象。污染、有毒清洁剂使灰尘过度黏附在皮肤表面，刺激皮肤、堵塞毛孔，易引起皮肤过敏及皮脂分泌降低。

3. 药物损害 市场上的化妆品品种繁多，普通消费者通常得不到科学的指导，不少爱美人士因选用化妆品不当反而引起不良效果，如果不慎使用了劣质化妆品，更会给肌肤带来极大的伤害。

四、皮肤老化的表现

健康的皮肤是红润有光泽，柔软细腻，结实而富有弹性和活力。皮肤老化的特征有皮肤缺乏弹性、皱纹增多、肤色黯淡、色素沉着斑、瑕疵、黑眼圈、眼袋、血管破裂、干燥、毛孔粗大、皮肤亮度及皮肤光泽度受损等。

（一）皮肤老化的临床征象

1. 皮肤 自 25 岁起前额和下睑出现最初的皱纹，30 岁从外睑向外出现鱼尾状细皱纹；35 岁耳前出现纵的皱纹，40 岁耳前皱纹增多，颈前自颏向下出现纵皱纹，45 岁下睑皱纹更明显，唇红开始变窄（薄）。50 岁面部皱纹加深，手背皱纹增多，鼻梁、耳前、颊部也出现皱纹，颈前明显纵皱褶，如鸡颈状。55 岁开始出现老年斑，60 岁以后口周放射状皱纹，75 岁时唇红变得非常薄，手背皮肤如薄皱纹纸样。

2. 毛发 30～40 岁头部开始有白发，首先是头两侧，随后是前部、后部。男性出现白发比女性早。男性秃发从 30 岁开始，与雄激素有关，从额部上方或头顶开始，两侧对称。至 60 岁以上，大部分男子都有秃顶；女子则 50 岁以后头发渐变稀，但比男子缓慢。

3. 眉毛　35 岁后开始出现异常发育，有的特别长，呈丛状或刷状，50 岁以上男子大都可见到，而女子 70 岁才渐出现长眉。白眉则 50 岁后才出现。

4. 指甲　30 岁起开始出现甲纵纹，50 岁以下几乎都可见到。指甲厚度随着年龄而加厚，老年足趾甲常显著增厚并向下弯曲。

5. 小汗腺　老年人腺体萎缩，功能降低，汗液分泌少，手掌足底干燥易裂，四肢、背部易发生瘙痒症，特别是冬季，称老年性瘙痒症或冬季瘙痒症。

6. 大汗腺　40 岁后大汗腺活动性降低，但有些白人 60～70 岁仍有腋臭。

7. 皮脂腺　皮脂腺分泌功能降低，故背部、四肢皮肤更显干燥。但头皮、面部脂溢性皮炎往往较重，可能与继发糠秕孢子菌或毛囊虫感染有关。

8. 皮肤萎缩　包括表皮、真皮和皮下脂肪都可发生萎缩，故血管明显可见。面部毛细血管扩张，面部皮肤往往呈乌黑色，这是因基底层黑色素增加所致。组织学上可见暴露部位皮肤的真皮嗜碱性变化，弹力纤维碎裂，故皮肤弹性降低。真皮的组成也有变化，儿童皮肤真皮间质以透明质酸为主，还有少量硫酸软骨素，在成人两者含量相等，老年人则透明质酸明显减少。

9. 皮肤含水量　随着年龄而减少，吸附水与自由水比例也有变化。青少年自由水多，吸附水少，而老年人则吸附水增加，自由水减少，皮肤显干燥，而且皮肤散热量减少，因此调节体温的功能差。

10. 触觉　老年人触觉、痛觉减退，故对外界刺激的防卫反应减弱。

（二）皮肤老化的生理改变

1. 形态变化

（1）表皮的变化：表皮突减少，乃至消失，但被覆部皮肤表皮的厚度随着年龄增长仍保持一定的平均厚度。表皮厚度和各个角质形成细胞的大小不规则。角质形成细胞间隙增大，表皮-真皮接合部基底板和锚纤维复合体重复，基底细胞伸向真皮的微绒毛消失。Tezuka 指出，越是高龄，颗粒细胞层形成也越降低，角质形成细胞的分化即角化过程也越容易出现异常。此外，随着增龄，单位面积内活性黑素细胞数减少；从青年到老年，朗格汉斯细胞约减少 50%。

（2）真皮的变化：真皮的厚度变薄并缺乏细胞和血管成分。老年与青年比较，真皮乳头内肥大细胞约减少 50%，血管约减少 30%，尤其是垂直血管裶减少乃至消失，毛囊、大小汗腺、皮脂腺周围血管网明显减少。Braverman 等发现，老年皮肤动脉侧毛细血管壁增厚，后毛细静脉壁变薄，这可能与存在于血管周围的幕细胞活性增强或减弱有关。弹力纤维随年龄增长而变粗，分布不规则。真皮乳头消失，此处垂直分布的弹力纤维减少乃至消失。胶原纤维变细，而且粗细不等。成纤维细胞内次生溶酶体增加，出现脂褐质样物。

（3）皮肤干燥、粗糙化：水是角质层重要的塑形物之一，角质层内保持水分是皮肤表面润泽、柔软、健美的重要因素之一。角质层的水分含量为 10%～15%。角质层从表面向内，水分呈梯度分布，使表皮角质成为一层柔软的薄膜。角质层具有吸湿性与保湿性，前者是指将干燥的离体皮角质层浸渍在水中，干燥后失去柔软性的角质层因能吸收水分而又恢复其柔软性。保湿性是指角质层内含多种吸湿性物质，这些可溶性低分子物质可称为"天然保湿因子"，如游离氨基酸类、吡咯烷酮羧酸、乳酸盐、尿素、尿酸、肌酸等，使角质层具有保持一定浓度水分的能力。老化皮肤保水物质减少，角质层保水能力差，经常处于水分散发状态，因此皮肤干燥、粗糙。

　　角质层内的水分以结合态与游离态的形式存在。结合态水在角质层内与离子类、氨基酸及蛋白质等结合，呈分子状态。结合态水中，原生结合态水与角质结合牢固，即使在干燥环境下也难以与角质分离。这种原生结合态水在角质层内约占 5%。如果角质层内只有原生结合态水则不能使角质层柔软。角质层内还有次生结合态水，在正常情况下，次生结合态水重量约占 30%。角质层因有原生与次生结合态水才不至于呈硬脆状态而保持柔软状态。但是次生结合态水呈过饱和状态时，或环境干燥的情况下易解离，会从角质层的间隙向外渗，成为游离态水向体外蒸发，所以，水分由角质形成细胞向角质层内移动的速度、水分自角质层向体外蒸发的速度、角质层的保湿能力三个方面决定了角质层的水合状态。

　　皮肤衰老后，多出现皱纹，使皮肤的表面积增加，水分蒸发量相对增多，再加上老化皮肤中自然保湿因子含量减少，使得老化皮肤角质层难以保持正常水分含量，其皮肤水合能力比正常皮肤低，仅为正常皮肤的 75%，所以皮肤更加干燥。另外，老年人皮肤中脂腺、汗腺的分泌均减少，皮肤表面缺乏皮脂乳化膜，使皮肤的柔软性及防裂功能受影响，而且皮肤中和碱性物质的能力大大降低，这种变化不仅加重了皮肤干燥的严重程度，还使变硬的角质层易形成裂口，皮肤表面也变粗糙。如果使用碱性皂清洗或洗浴过勤，可使皮肤干燥程度加重并易患瘙痒症。

　　（4）皮肤松弛、多皱、萎缩：真皮胶原纤维和弹力纤维的改变决定了皮肤出现皱纹、皱襞、松垂、萎缩、毛细血管扩张等老化外貌的发生和发展。

　　皮肤真皮层的主要成分是大分子的纤维状蛋白，其胶原约占皮肤蛋白干重的 70%，主要为Ⅰ型与Ⅲ型胶原，弹性蛋白只占 1%～13%。胶原在真皮中形成致密的束状与皮肤表面平行，胶原纤维束的波动完全依赖弹力纤维的弹性作用，老年人因弹力纤维变性及丧失功能，使胶原纤维束失去其生理性弹回效能而变直，从而导致皮肤松弛。

　　由于老年人进食量减少及脂肪的重新分配，常使皮肤脂细胞容量减少，皮下组织中连接网状真皮下部与筋膜的纤维性小梁失去支撑作用，使真皮的依托受到影响，也促成皮肤松弛。

　　胶原的组成改变也是致皮肤衰老的重要因素，Ⅲ型与Ⅰ型胶原的比值随年龄而增加，因此造成皮肤变薄。老年皮肤胶原之间通过胶原键而形成交联增加，交联后的胶原增加了对胶原酶的抵抗能力，胶原纤维重新组合成稳定的纤维束，使结构变得坚固并缺乏弹性，同时形成皱纹。再加上地心引力的长期作用，使松弛的皮肤下垂，形成皱襞，如老年人眼睑下垂，出现有膨大的眼袋，颈及下颌等部位皮肤形成皱褶。

　　真皮内的血管数量随着皮肤的衰老而减少，加上动脉硬化，血管壁增厚，使血循环受影响。老年人与青年人的皮肤相比，真皮内血管约减少 30%。衰老皮肤表浅静脉及毛细血管壁还因失去周围胶原纤维的支持作用而发生毛细血管膨胀和扭曲。

　　皱纹为皮肤老化最初的一种表现，是由于弹力纤维逐渐老化，皮肤水分和皮下脂肪减少，使皮肤失去张力和弹性，受到皮下肌网的牵拉而形成的。皱纹有大皱纹和小皱纹之分，大皱纹一经形成，难以用非手术方法消除；小皱纹则可通过及时的护肤美容疗法而逐渐舒展。青春期由于皮肤水分含量较多，脸上不易出现皱纹，若皮肤过度失去脂肪，也可使皮肤干燥，形成暂时性的皱纹，有人称之为假性皱纹，经皮肤养护后可以消失。到中年期后，由于皮肤日趋老化，可形成永久性皱纹，也称真性皱纹。其发生的顺序是额部、眼角、耳前、口角、颊部和颌部。良好的皮肤护理可延缓皱纹的发生，而固定的大皱纹可通过美容外科方法消除。皱纹的形成往往与遗传、人种类型等先天因素，以及皮肤护理和情绪等后天因素有关。白种人较黄种人及黑种人面部更易形成皱纹。良好的皮肤护理和营养可延缓皱纹形成；同样，良好的心理状态也可以推迟面部皱纹的形成。

鱼尾纹为分布在眼角外侧皮肤的皱褶长线，由于其形态类似鱼尾翼纹线，故称鱼尾纹，根据形成的原因，鱼尾纹可分成两类，一是由于皮肤衰老、松弛而形成的老年性鱼尾纹。鱼尾纹是面部皮肤衰老中最早出现的征象，同时也是最主要的标志之一。二是由于做某种表情时所形成的表情鱼尾纹。通常人们笑时，眼角均要形成自然的鱼尾纹。对美容医学工作者来说，区别这两种鱼尾纹十分重要，因为老年性鱼尾纹可以用医学的方法或其他办法去除，而表情鱼尾纹则是社会交流中一种十分重要的表达感情的方式。美容医生常遇到这样一类妇女，她们讨厌眼角的鱼尾纹，但又常常把两种鱼尾纹混淆，倘若医生也弄不清楚，而去除必要的鱼尾纹，就等于剥夺了她们社会交流中表达情感的方式，如同人们消除了词汇中所有的形容词。

（5）附属器的变化：随着老龄化，毛囊数逐渐减少，残留毛变细。毛球部黑素细胞逐渐减少，乃至最后消失而产生白发。黑素细胞胞质内有空泡形成，黑素小体部分黑素化，故黑素产量减少，继之，黑素细胞消失。躯干部小汗腺平均减少 15%，但头部尚保持不变。小汗腺和大汗腺内脂褐质逐渐增多。皮脂腺功能降低，但其大小和数目无变化。另外，Pacini 小体和 Meissner 小体于 20～90 岁约减少 1/3。

2. 功能变化

（1）增殖和修复能力：30～80 岁，表皮细胞更替率降低 30%～50%。老年与青年比较，毛和甲的直线生长减少 30%～50%。皮肤修复能力降低，如胶原纤维的增殖力、水疱膜去除后表皮的再生能力等均降低。Gilchrest 等报告，用 3 个最小红斑量的紫外线照射 24h，老年皮肤（与青年皮肤比较）较少出现红斑、水肿，也较少发生表皮和真皮的组织学变化，组胺和前列腺素 E 的释放减少或延缓，组织损伤的恢复延迟。

炎症反应因年龄不同而有所不同，这可能与青年和老年皮肤组织学的差异有关。如老年皮肤内肥大细胞减少，组胺释放减少，真皮乳头内静脉减少，故不易出现红斑和水肿。此外，随着年龄的增长，增殖调控因子消失，遇有不当的增殖性刺激，便产生过度的反应，所以，因增龄而易罹患皮肤肿瘤（良性、恶性）。

由于老年人的表皮细胞更新率降低，70 岁时的更新率比 30 岁时降低约 50%。真皮成纤维细胞的寿命缩短，胶原合成减少，再加上真皮内血循环欠佳，使年老皮肤的修复能力下降，以致伤口愈合变慢。

（2）屏障功能和水分的移行：随着年龄的增长，正常角质的屏障功能降低。经表皮吸收的物质从真皮清除的能力也降低，这可能与血管床和细胞外基质变化有关。

老年人皮肤干燥主要因为：①角质细胞丧失保水能力（水分保持能力）而导致脱水状态；角质层水防御带破坏，经表皮丧失水分；②真皮水分含量减少而不能充分补给表皮充足的水分。

田上对青年和老年前臂伸侧及背部皮肤的经表皮失水（transepidermal water loss，TEWL）作了检测，证明老年皮肤 TEWL 明显降低。但是，Tezuka 等的检测表明老年 TEWL 高于青年，另证明老年足背和小腿皮肤角质层保水功能于冬季降低，而夏季几乎不降低，所以，田上等认为老年皮肤干燥与汗液量和皮脂分泌减少有关。

（3）表皮-真皮结合力：老年皮肤表皮-真皮结合力减弱，而有易剥脱和水疱形成的倾向，如老年易发生水疱性皮肤病。

（4）免疫功能：皮肤免疫系统由朗格汉斯细胞、T 细胞、组织巨噬细胞、角质形成细胞、肥大细胞、中性粒细胞及血管内皮细胞组成。随着年龄增长，前五种细胞数目减少并伴有功能障碍，如表皮中的朗格汉斯细胞数目或减少 20%～50%。朗格汉斯细胞在防止皮肤感染性和增殖性疾病中起着作用，因此老年人皮肤易患病毒性皮肤病如带状疱疹及细菌性感染疾病。由于朗格汉斯细胞减少，使老年人皮肤接触性超敏感反应降低，变应性接触性皮炎发病率低，但因为老年人的真皮对异质性物质的清除能力降低，使易引起刺激性反应的物质在皮肤内积累，因此原发性刺激性皮炎发病率增加。

角质形成细胞在免疫调节中的作用主要在于它们能够产生具有多种功能的 IL-1。由于老年皮肤中 IL-1 不足，直接削弱了皮肤免疫网络系统通过连锁反应迅速清除外来抗原和异常内生抗原物质的能力，从而使老年人皮肤易遭病原微生物侵袭，并易发恶性肿瘤。老年人皮肤中组织巨噬细胞及 T 细胞的减少也促进老年人细胞介导的皮肤局部免疫力下降，从而使皮肤癌发生率增加。

免疫功能随着增龄而降低，尤其细胞免疫最受影响，如 T 淋巴细胞减少和功能降低。具体体现在皮肤移植片排斥反应时间延迟、二硝基氯苯致敏反应低下、结核菌素及其他皮肤反应弱化、淋巴细胞转化降低、T 淋巴细胞依赖性体液免疫反应降低。此外，对外源性异物抗原的特异性抗体产生能力也降低；反之，对内源性抗原的自身抗体的产生则增加。

（5）皮肤生物化学变化：皮肤内水分以幼儿期为最多，成年期稍有减少，而老年期再度增加，故呈浮肿状。钙、钠、镁和钾等略有增多，氧减少。皮肤内不溶性胶原与可溶性胶原之比降低，胶原分子交键增多。中性盐提取的新生胶原无变化，但由胃蛋白酶消化而游离的总胶原比例则随着增龄而减少（30 岁约为 25%，75 岁约为 10%）。

随着增龄，弹性硬蛋白的交键增加和钙沉着。Labella 等报告，老化的弹力纤维内极性氨基酸、荧光物、色素、崩解产物等增多。Tsuji 报告，幼儿、青年和老年真皮弹力纤维无结构物用弹性硬蛋白酶消化所需时间随着增龄而延长（年龄越高，时间也越长），而且老年组尚存在未消化部分。基质中硫酸黏多糖类，尤其硫酸软骨素、硫酸皮肤素和硫酸肝素减少。鸡汤富含硫酸软骨素，是美容上品。

老年人由于维生素 D 摄取量减少，加之日光照射不足而易产生维生素 D 缺乏。在一般情况下，表皮和真皮受中波紫外线（290～320nm）或日光照射，7-脱氢胆固醇转化为前维生素 D_3。后者进而转化为维生素 D_3。维生素 D_3 与特殊蛋白结合，并入血，在肝和肾内进行羟化，生成 1，24-(OH)-维生素 D_3，进入各组织内，调节钙代谢。Liolick 等报告，青年和老年之间（18～85 岁）表皮单位面积内 7-脱氢胆固醇水平约降低 75%，是故老年皮肤内维生素 D 产生能力低下而导致维生素 D 缺乏并产生骨质疏松或骨软化，后两者是老年易发生骨折的原因。

（6）皮肤物理性质的变化：Daly 等发现，皮肤做细长切线并沿长轴向两端轻牵拉，可拉长到一定长度。拉长延伸率（延伸长度/拉长前长度）随增龄而降低；至一定延伸长度后，拉长力的强度与延伸率的关系所描绘的曲线无年龄差异。这提示开始牵拉所产生的延展与弹力纤维有关，继之牵拉所产生的延展与胶原纤维有关。以上说明，皮肤衰老时弹力纤维功能发生变化，而胶原纤维不发生明显变化。对切除的皮肤由上施加压力时，皮肤厚度复原时间延长，即黏弹性回复（viscoelastic recovery）所需时间延长，这种现象可能与基质有关。

（7）老年斑：随着年龄的增长，皮肤中对抗自由基的防护性酶如 SOD 及谷胱甘肽过氧化物酶等活性均降低，使人皮肤抵抗自由基损伤的能力下降。自由基是带不成对电子的原子，它们很不稳定，极富有活性。当自由基过多时，会自动寻找另外的电子进行反应，形成细胞受到损害的连锁反应。自由基可导致脂质过氧化，过氧化脂质和变性蛋白质的复合物为脂褐素，它是由 50%脂质（75%为磷脂）、30%蛋白质、10%耐水解酶树脂样物质组成的褐色多价不饱和物质。随年龄增加，脂褐素在心肌、脑、肾上腺皮质、肾、睾丸、卵巢巨噬细胞和肝脏等组织中积聚，脂褐素在皮肤组织内的积聚即为老年斑。所以，脂褐素形成的老年斑与皮肤衰老有关。

3. 皮肤色素　皮肤色素变化及毛发变化在成年人的表皮中，酶活性黑色素细胞数目每 10 年减少 10%～20%。这种改变在暴露与非暴露部位均能观察到。约 70%的老年人 50 岁以后在四肢及躯干上有散在分布的圆形或不规则形色素脱失斑，为老年性白斑。这种白斑边界清楚，直径数毫米，小白斑的数目随着年龄而增多。另外，老年人暴露部位皮肤由于黑色素细胞与角质形成细胞间相互作用发生改变，黑色素细胞分布不均匀或局限性丧失而出现老年性花斑状色素沉着。

老年人毛囊数目大为减少，故引起秃发。50 岁后，头发变细，如再伴秃发者则毛发更加减少。毛囊母细胞黑色素细胞总数随着年龄也进行性减少，毛干内色素量减少乃至消失而形成白发，在白发毛球的毛母细胞黑素细胞内常含有空泡或黑色素小体，黑色素化欠佳，甚至缺乏黑色素细胞。白发起始的年龄与遗传因素有关，但随着年龄的增长毛发终将越来越白，所以老年白发也是衰老的征象之一。

4. 皮肤感觉功能减退　老年人皮肤的感觉功能常常减退，尽管阈值变化不大，但缺乏明显的知觉，如对疼痛感觉变得迟钝，以致易受烫伤及外伤。

（三）皮肤自然老化的临床表现

自然老化是皮肤及其附属器与机体衰老同步出现的临床上、组织学上及功能上的减退和变化。皮肤的自然老化因年龄的不同表现有很大的差别，临床上常表现为皮肤粗糙、干燥、脱屑增多，敏感性和脆性增加；皮肤松弛、弹性降低、皱纹增多，皮肤萎缩、血管突显、真皮透明度增加而使皮肤发亮，但一般能维持其整体几何图形外观，修复功能减退，毛发数目减少，形成秃发，且毛发变细，常呈灰白色。它是由内在因素决定的，不受或很少受外来因素的影响，可发生在身体的任何部位，属生理功能的退行性改变。随着年龄的增长，皮肤逐渐出现干燥，起皱纹、松弛并出现一些良性肿瘤，这种结构与功能的变化归纳于表 2-2。

表 2-2　皮肤衰老的结构与功能变化

1. 结构变化
（1）表皮：真表皮连接变平，表皮厚度及细胞大小、形状发生改变，偶见不典型核，黑素细胞、朗格汉斯细胞减少
（2）真皮：萎缩，成纤维细胞、肥大细胞及血管均减少，血管祥变短，神经末梢出现异常
（3）附属器：脱发，毛发色素减少，终毛转变为细毛，甲板异常，腺体减少
2. 功能变化　细胞更替、创伤修复、屏障功能、感觉功能、免疫应答、体温调节、汗液、皮脂分泌及维生素 D 的合成等均下降

（四）光老化的临床表现

光老化实际上是发生在皮肤自然老化的基础上的，临床上常表现为暴露部位皮肤松弛、肥厚、弹性丧失、粗深皱纹、结节、皮革样外观，色素斑增多、毛细血管扩张，原有几何图形外观明显改变或消失，肤色常呈灰黄色，可发生各种良性、癌前期或恶性肿瘤如日光角化病、鳞状细胞癌、间质瘤及黑色素细胞瘤等，如长期户外工作者颈后区可见菱形皮肤，有局部色素过度沉着及毛细血管扩张，呈现出一种"饱经风霜"的外貌。它主要受外来因素的影响，尤其是日光的照射，其严重程度取决于患者对日光的敏感程度及日光损伤后的恢复能力。慢性日光照射还会引起皮肤微循环的改变，早期可表现为毛细血管扩张，晚期皮肤营养性小血管减少，毛细血管网消失，使皮肤无光泽。皮肤自然老化之后降低了对紫外线的屏障作用，容易发生光老化，而后者又加速了皮肤老化，两者互相促进，容易发生一些光线皮肤病，如多形日光疹、慢性光化性皮炎、类网织细胞增生症、雀斑、黄褐斑、痤疮、红斑狼疮、皮肌炎、基底细胞癌、鳞状细胞癌等。早先由于对光老化的病理生理学知之甚少，光老化通常被误称为"衰老""早衰""衰老过快"。光损伤皮肤的临床及组织学改变见表 2-3。

表 2-3 光损伤皮肤的特征

临床改变	组织学异常
干燥（粗糙）	角质层异常
日光性角化病	核不典型，角质形成细胞成熟紊乱，表皮不规则增生或发育不良，偶见真皮炎症
色素沉着异常	
雀斑	多巴强阳性的黑素细胞增多或减少
黑子	表皮突延长，黑素细胞数目增多，黑素合成增多
特发性点状色素减少症	病变部位黑素细胞数目减少
持续性色素较少	多巴阳性的黑素细胞数目增多
出现皱纹	
细纹	未发现异常
深沟	皮下脂肪层隔膜收缩
星状假瘢	表皮色素透视，真皮胶原异常
弹性纤维病（小结节或粗糙）	真皮乳头处纤维聚集成无定形物质
无弹性	真皮弹性纤维异常
毛细血管扩张，静脉湖	血管扩张伴管壁萎缩
紫癜	红细胞外渗
粉刺	毛皮脂腺毛囊的表浅部分扩张
皮脂腺增生	皮脂腺向心性增生

（五）皮肤老化的组织学表现

表皮、真皮与皮下组织的厚度变薄，一般会增加角质层的厚度，皮脂腺与毛囊萎缩，皮肤线条或皱纹出现萎缩，着色与纤维不良，综合导致皮肤变薄。

皮脂分泌降低或因洗澡过勤而过度脱脂，表皮脱水，皮肤营养因为生发层细胞中毒出现问题，综合导致皮肤干燥。

弹力纤维变质、皮下脂肪减少等综合导致皮肤弹性降低。

皮肤老化后，外观呈苍黄而有皱纹，因皮肤和深层组织的进行性萎缩、松弛，在重力等作用下使皮肤下垂形成皱纹，颊部鼻唇沟进行性加深。约 30 岁时开始有上、下眼睑皮肤松弛：表情肌收缩可出现笑纹、眉间垂直皱纹及眼袋等，外眦等部位出现鱼尾纹，鼻唇沟明显。以后随年龄的增加，各处皮肤松弛和皱纹明显加深，主要表现为线条和皱纹加深，膨胀浮肿在双眼周围与下边出现，皮肤的层面加深，保留液体的能力降低。

（六）自然老化的组织学表现

自然老化的皮肤表皮变薄，表真皮连接处变平，导致表真皮之间的黏附能力下降。真皮细胞的活性降低；组织巨噬细胞、T 淋巴细胞、肥大细胞、朗格汉斯细胞、黑素细胞计数减少；真皮结构中重要的组成部分弹性纤维变细、数量减少，常断裂呈碎片状，胶原纤维变直，结构疏松；蛋白聚糖减少；组织之间的血管减少，小血管管壁变薄，小动脉弹性纤维变性，垂直毛细血管减少；角质形成细胞增大，一些角质形成细胞出现角化不全，细胞轮廓不清；成纤维细胞皱缩变小。同时可出现毛囊、腺体减少，甲板异常，皮下脂肪层变薄等变化。

（七）光老化的组织学表现

光老化皮肤的组织学改变因表皮层损伤程度不同，可从良性增生、发育不良到恶性改变。光老化的皮肤表皮多数增厚，表真皮连接处扁平。真皮层炎症细胞浸润，弹性纤维增粗或聚集成团块，并大量过度生长，真皮上部的大部分胶原被其取代；真皮细胞的活性增加；朗格汉斯细胞、黑素细胞计数同样减少；弹性纤维增多、增粗，排列紊乱，而胶原纤维减少、嗜碱性变，纯一化变性，并出现异常沉积；蛋白聚糖增多；血管屈曲扩张、管壁增厚。可伴有毛囊扩张、皮脂腺萎缩等损害。光损伤早期真皮乳头层改变明显，晚期则扩展至网状层。透射电镜观察：光化性损伤的皮肤早期改变是弹性纤维的微纤维成分增加，严重损伤者皮肤弹性纤维则瓦解为含有均一性包涵物的微粒基质组成的电子致密物质，弹性纤维已不具有弹性特征。其他组织学改变有局部黑色素细胞增多，皮肤毛细血管扩张、扭曲，管壁增厚并发生弹性纤维变性（表 2-4）。

表 2-4　皮肤光老化与自然老化的区别

区别点	皮肤光老化	皮肤自然老化
发生年龄	儿童时期开始，逐渐发展	成年后开始，逐渐发展
发生原因	紫外线照射	固有性，机体老化的一部分
影响因素	职业因素，无防晒措施	机体健康水平，营养状况
皮肤表现	皮肤皱纹粗，呈橘皮、皮革状，不规则色素斑如老年斑，皮肤毛细血管扩张、角化过度	皮肤皱纹细而密集、松弛下垂，可有点状色素减退，无毛细血管扩张、角化过度
组织学特征	表皮不规则增厚或萎缩，血管网排列紊乱，弯曲扩张，Ⅰ型胶原减少，网状纤维增多，弹力纤维变性、团状堆积，皮脂腺不规则增生	表皮均一性萎缩变薄，血管网减少，胶原含量减少，真皮萎缩，弹力纤维降解、含量减少，所有皮肤附属器均减少、萎缩
并发肿瘤	可出现多种良、恶性肿瘤	无
药物治疗	维 A 酸类、抗氧化类、保湿剂类有效	无效
预防措施	防晒化妆品及遮阳用具有效	无效

五、延缓皮肤衰老的一般原则

皮肤是人体最大的器官，也是人体的天然屏障，是人与外界接触的第一道防线，不仅具有保护、感觉、调节体温、吸收、分泌、排泄、参与代谢及免疫等生理功能，而且由于表皮的坚韧性、真皮的弹性及皮下组织的软垫样作用，形成和维持着人体健美的外形。而皮肤老化是一个既定的无法避免的过程和结果，虽然不能避免和阻止，但通过适当的方法和注意细节保健，可以延缓皮肤老化的进程。皮肤老化的快慢，固然与身体和皮肤的先天素质有关，但与全身健康情况、营养情况、皮肤的卫生与保护及各种皮肤疾病的防治也有着密切的关系。需要提醒的是：延缓皮肤衰老进程最重要的却是自然健康的生活方式，处于平和宁静的心态与生活态度，而非单纯的皮肤保养。以下是一些供参考的延缓皮肤老化的原则。

（一）良好的生活习惯

1. 心情舒畅，情绪稳定 皮肤的性状受神经系统的控制，心情舒畅，情绪稳定，能抑制副交感神经兴奋使色素生成减少，血管扩张，皮肤血流量增加，皮肤显得红润、白皙。长期的情绪不稳定，悲观忧愁可影响胃肠功能，抑制营养的摄取，造成营养不良，使皮肤干燥、面容憔悴。因此在日常生活及工作中应保持良好的情绪，增强信心，减轻负担。俗话说："笑一笑，十年少""笑口常开，青春常在"；笑可以驱除疲劳、排除忧虑、消除烦恼，可使心情舒畅、精神振奋、情绪乐观、充满信心，说明良好的精神情绪对推迟衰老、皮肤青春常在有积极作用。

2. 饮食合理 皮肤所需要的营养成分仍是蛋白质、脂肪和糖类，若长期供应不足，或者膳食不平衡，则不能使皮肤保持正常的生理功能。维生素、微量元素能维持皮肤正常代谢，因此，饮食要多样化，避免偏食；摄入适量的水、蛋白质、维生素及微量元素，多吃水果、蔬菜能有效预防皮肤衰老；油性皮肤应少吃糖、脂肪、香辣食物。

这些机体营养品中，多数来自水果、蔬菜，故特别讲究膳食平衡。要多食水果、蔬菜，少食辛辣油腻类食物，各种营养素均衡，才能增强皮肤弹性，延缓皱纹出现。尤其可多食用富含维生素 A、维生素 B、维生素 C、维生素 E、硫酸软骨素和核酸类的食物。

维生素 A 有抗氧化及抗角化作用，是抵抗皮肤衰老的良方，动物肝脏、鱼肝油、胡萝卜、南瓜、杏、牛奶等食物中较多。

维生素 B 有抗氧化、积蓄骨胶原的作用，还可以保持人体细胞活力，产生滋润皮肤的效果。食物中以豆类、瘦肉、鸡蛋、鱼、坚果、酸奶、奶酪、蔬菜等为多。若缺乏 B 族维生素则会导致皮肤早老、脱屑，口腔溃疡，以及易疲劳等症状。

维生素 C 可以促进骨胶原合成，修复伤口，防止皮肤老化、清除色素沉着，水果中一般都含有大量的维生素 C。

维生素 E 具有氧化作用，可以使皮肤保持年轻。植物油、鱼、豆、菜花、麦芽、卷心菜、坚果等食物中有较多的维生素 E，可以防止皮肤松弛及出现皱纹、黄褐斑等。

硫酸软骨素可强化弹性纤维的构成，可以保持皮肤弹性，防皱去皱。鸡皮、鱼翅、鲑鱼头、鲨鱼软骨等食物中硫酸软骨素含量高。

核酸能延缓衰老，健肤美容。富含核酸的食物有鱼、虾、动物肝脏、酵母、蘑菇、木耳及花粉等。同时服用维生素 C 或新鲜蔬菜、水果，有利于核酸的吸收。

加强营养，平衡合理的膳食，可改善皮肤代谢，增加皮肤营养，延缓皮肤老化，维持良好的肌肤状态。

3. 睡眠充足 晚上睡眠时（夜间 10 点至凌晨 2 点）是皮肤基底层细胞更新最旺盛的

时间，充足的睡眠对皮肤细胞的正常更新、行使正常功能起重要作用，睡眠是维护皮肤健美的重要环节。睡眠是神经系统处于保护性抑制作用的手段，当大脑皮层受抑制，疲劳才能被消除、精力才能恢复，皮肤才能出现光泽、红润。因此，成年人要保持每天晚上 6～8h 充足的睡眠。经常熬夜，过度劳累失眠者，使皮肤不能得到正常的修复、养护，皮肤色泽暗淡。

4. 锻炼身体 生命在于运动，运动是生命和健康不可缺少的内容，皮肤的健康也离不开运动。人体是一个整体，保持和维护好全身的健康至关重要。皮肤与内脏各种器官之间有着极为密切的联系，彼此互相影响。可以说皮肤是一面镜子，能反映出内脏各种器官的健康状态。因此，要想保持皮肤的健美，不仅要积极防治各种皮肤病，还要防治各种内在疾病，平常要注意锻炼身体，特别是体力劳动，劳逸结合，能增强皮肤代谢、促进呼吸、吸收较多的氧气、排出更多的二氧化碳、有良好的血液循环，有益皮肤的健康。

5. 防止有害因素 外界自然因素如风、沙、寒冷、热的刺激易造成皮肤老化，特别是日光、紫外线的照射是皮肤衰老的重要因素。因此，应尽量避免风、沙、冷、热对皮肤的刺激。晒伤是皮肤过早衰老的重要原因，日光对皮肤的损伤是日积月累的，最好自幼即注意防晒，至少从青年期注意防晒，如皮肤已出现皱纹才开始防晒，这时往往已难以挽回，特别是从 24 岁起应力求避免晒伤。防光的方法有衣着和遮光用具用品（如伞、帽子、面纱、手套等）、回避日光辐射和外用防光制剂。衣着等是最方便的遮光品，但不是所有纺织原料都有良好的遮光性。所以，条件允许时，应对纺织原料做紫外线防护性能的定量评价。此外，材料的结构和织法也决定纺织品的防光性能，因为光线通过其孔隙散射或传递到皮肤。一般以棉纤维品（棕或黑色）为首选。潮湿的紧身纺织品防光性不如干而宽松的外衣。外用遮光及保湿类化妆、遮光剂可以减缓、阻止光老化的发生。保湿剂如凡士林、甘油、维生素 E 制剂等可以起到滋润皮肤、延缓衰老的作用。外用防光制剂或制品的防护效果通常用防光指数（sun protection factor，SPF）表示。在选择时，应注意该制剂或制品 SPF 的大小。用于防护皮肤光化性衰老时，SPF≤8 者使用价值不大，但也无须超过 15，因为每日辐射剂量不超过 15 个最小红斑量（除特殊情况外），一般以 SPF 13～15 为宜。如 5%对氨基苯甲酸（PABA）乙醇液 SPF 为 15、二氧化钛氧化锌滑石霜 SPF 为 7、兽用红凡士林氧化锌霜（膏）SPF 为 10。

随着工业生产的大发展，与职业有关的各种职业性皮肤病愈趋普遍。它不仅妨碍工作，也是加速皮肤老化、损害美容的重要因素。因此对从事化学、化工、橡胶、油漆、水泥、采石、炼焦、制药等职业的工人，要注意加强劳动保护，采取有效措施，防止环境有害因素对人体皮肤的损伤与破坏。同时，还必须使皮肤免受严寒、高温、烈日、强风、潮湿等物理因素的伤害，免受各种化学物质、霉菌、寄生虫的伤害。

调节生活习惯，改变大笑、皱鼻、皱眉、眯眼等不良动作，尽量少或者不吸烟饮酒。吸烟使皮肤晦暗干燥，因尼古丁可使皮肤血流量和供氧减少。

嗜酒易使面部血管扩张，易患酒渣鼻、脂溢性皮炎，吸毒更使面容憔悴枯瘦。紧张焦虑都可以加速皮肤老化，这与免疫功能、血管状态等有关，因紧张可使皮肤小血管收缩影响皮肤新陈代谢，并可使免疫功能失调。焦虑可以加速皮肤老化，这与免疫功能、血管状态等有关，因紧张可使皮肤小血管收缩影响皮肤新陈代谢，并可使免疫功能失调。

（二）皮肤保健

除了良好的生活习惯能够延缓皮肤的衰老进程外，对皮肤的日常保健也是不容忽视的有效措施，需要注意以下几方面：

1. 皮肤清洁　暴露于外界的皮肤表面，极易黏附各种灰尘、污垢、微生物及伴有较多的皮脂和汗液，若不及时清洗，堆积于皮肤会影响皮肤的新陈代谢。因此，必须经常保持皮肤清洁，选择好水及洁肤用品。一般应选用软水，硬水含钙盐和镁盐较多，容易对皮肤产生刺激。水温以 35～38℃ 为宜，过热或过冷的水对皮肤会产生不良刺激。洁肤用品的选择应注意皮肤性状，油性皮肤选用弱碱性的硬皂、洁肤液、护肤液、收缩液；干性皮肤最好选用多脂皂，如婴儿皂、洁肤霜及护肤霜；中性皮肤适用含碱量在 0.2% 以下的软皂，如香皂、洁肤霜及护肤霜；敏感性皮肤最好不选择肥皂，需使用洁肤润肤霜时，应做斑贴试验。面部皮肤常暴露在外，一般应早晚各清洁一次；沾染灰尘、污物后的手应随时尽快洗净；热天可每天洗澡一次；冬天 3～6 天洗澡一次。注意清洗次数不应过多，否则物极必反使皮脂膜含量减少，丧失对皮肤的保护和滋润作用，反而使皮肤过早老化。

2. 正确使用化妆品　护肤品使用得当，能增加皮肤所需要的营养成分，使皮肤健美，延缓皮肤的衰老，如果使用不当则适得其反。护肤品的选择应根据皮肤的类型、护肤品的剂型及内容来进行选择，并注意化妆品经皮吸收的特点。

（1）化妆品的选择：干性皮肤，选用乳剂（油包水）、软膏，成分包含营养、保湿、抗皱、抗衰老、防晒等成分；油性皮肤选用粉型、溶液、凝胶，成分包含祛脂、清凉成分；中性皮肤，夏季时的选择同油性皮肤，而冬季时的选择同干性皮肤；混合性皮肤在化妆品选择时应按不同部位分别对待，中央部位选择同油性皮肤，边缘部位选择同干性皮肤；敏感性皮肤用化妆品时则须更谨慎，不要随便更换化妆品种类，在使用一种新的化妆品时，可用少量样品作斑贴试验，阴性者方可使用。

（2）选择化妆品注意事项：禁用含铅、汞的化妆品，防止造成面部色素沉着；禁用含有糖皮质激素的化妆品，以防皮肤出现激素依赖性皮炎；应选择优质的化妆品，品质细腻、色泽鲜艳、气味纯正，禁用过期，有异味、色泽污暗的劣质化妆品。

除了了解化妆品的选择要点外，还要知晓化妆品经皮吸收的特点即影响化妆品吸收的主要影响因素：①取决于化妆品的理化性质，特别关注化妆品成分中的分子质量与分子结构，分子质量最好在 1000Da 以下，易吸收；能电解的，饱和水溶液中 pH 为 5～9 的易吸收。②因年龄、性别、部位而异，吸收能力：婴儿＞成人，女性＞男性，躯干、四肢＞掌跖，屈侧＞伸侧，阴囊黏膜＞其他部位。③受温度影响，皮肤表面温度下降，立毛肌收缩，毛囊口、汗腺口闭合，故经皮吸收减少，因此，外涂化妆品时，应按摩皮肤让局部皮温升高，使吸收增加。④周围血液循环状态，周围血管扩张，血液循环加快，药物吸收增加，可在化妆品中加入樟脑、薄荷、冬青油等扩张皮肤血管。⑤皮肤的状态，当角质层水合程度增强时，药物吸收增加。临床采用蒸汽、外用药包封、硬膏剂、涂膜剂等促进吸收，当皮肤炎症或破损时吸收增加。⑥透皮促进剂，在化妆品中加入一定量的透皮促进剂，使吸收增加，如二甲基亚砜、果酸等。

3. 皮肤护理　除了皮肤保健是不错的延缓皮肤衰老的措施外，还应适当增加皮肤护理的环节。皮肤的养护原则是清洁、润泽、"营养"和保护。年过 22～23 岁，尤应注意保持皮肤润泽，防止皮肤干燥。在这方面，角质层的水合状态和皮脂膜的完整性是两个重要因素，不可忽视。季节变换、年龄增长、乱用化妆品或用法不当、不适当的美容法等影响皮脂膜生成或破坏其完整性，使皮肤丧失润泽而变干燥，应及时给予人工补充。香皂、收敛性化妆水、炉甘石洗剂、香粉类均能使皮肤干燥并导致小皱纹，应引起注意。

在养肤方面，宜应用生物活性物质，如维生素（A、D、E、F）、激素和合成代谢物质。生物活性物质能改善皮肤组织的生物学过程，可制成膏霜，亦可用作面膜成分。很多天然或培植的植物和药草，如人参、北五味子、芦荟、甘菊、问荆、款冬、胡萝卜、黄瓜、大麦等均含有生物活性物质。它们的提取物也常用作养肤品的组成成分。

特别是要强调面部、颈部和手部皮肤的护理，因这三部分经常性处在暴露状态之中，受到外界长期的刺激伤害是最大最频繁的。

（1）面部皮肤护理

1）中性皮肤护理：这类皮肤皮脂分泌和所含水分适宜，既不干燥又不油腻，不易出现皱纹和早期老化，对此类皮肤护理一般以美白、保养为主，可使用蒸汽配合面部按摩、营养面膜进行护理。

2）油性皮肤护理：该型皮肤皮脂分泌旺盛、毛孔粗大，由于皮脂过剩，常有污垢附着皮肤，易合并微生物局部感染，部分患者好发痤疮，对于此类型皮肤护理常以除垢、抑制皮脂分泌、防止局部感染为主，对已有感染的皮损应以抗感染为主。故在护理时应对痤疮与非痤疮皮肤区别对待。常使用真空吸管、喷雾仪、高频率电疗仪、粉刺挤压器、磨刷帚等辅助进行行倒膜、面膜护理。

3）干性皮肤护理：该类皮肤皮脂分泌少，水分含量低，易脱屑，对外界异物抵抗力较差，对此类皮肤护理常以保湿，增加皮肤含水量为主。常使用温和、油脂成分较多的营养型美容品，使用阴阳离子仪进行营养导入疗法，配合营养面膜护理。

4）敏感性皮肤护理：这类皮肤容易对外界刺激产生反应，出现红斑、肿胀、瘙痒。对这类皮肤护理应以收缩血管、减轻肿胀、止痒、安抚、保护皮肤为主，常使用冷喷机配合冷膜进行护理。

（2）颈部皮肤护理：由于人们在日常生活中常做低头动作，致颈阔肌完全处于松弛、不活动状态，易致皮肤衰老、肌肉松垂，出现网状皱纹；有些疾病也常导致皮肤颜色改变。为延缓皮肤衰老，晨间洗脸时可将颈部皮肤洗一洗，对于干燥型皮肤，外涂润肤膏，10min后用毛巾抹去；一般皮肤扑香粉亦可，香粉颜色应和肤色相同。平时应注意运动保养，加强颈部按摩，可延缓颈阔肌部皮肤皱纹产生。由于颈部有粗短、细长之分，故在选择服饰、佩戴首饰及发型设计时应注意与自己的颈部相适合，以尽量减少日晒风寒的刺激。

（3）手部皮肤护理：在日常生活中，手常常接触各种物质，其中不乏有害病菌和物质，可引起手部皮肤的感染或过敏。因此，手部护理首先是注意手的清洁，应及时清除和避免接触各种有害物质。在工作和劳动中，注意防止外伤和各种腐蚀性物质如硫酸、氢氧化钠、过氧化氢溶液等。冬季由于气温低、湿度高，对于末梢循环较差者，易致冻疮发生，故应注意保暖、干燥，外用一些油性护肤品。由于手掌和指腹部皮肤无皮脂腺，而且冬季汗液分泌减少，皮肤干燥、弹性差再加上手活动较多，易致皲裂形成，故应擦些保湿的滋润膏。为保持皮肤健康，还应注意营养合理充足，做些必要的手部运动和手部按摩，以促进局部循环良好。

第三章 胚胎皮肤的发生

第一节 表皮的发生

一、外胚层的早期分化

表皮来源于外胚层，早期胚胎的外胚层是一层立方形上皮，它形成一个临时性的保护性上皮层。人胚在第4周前，这层立方形上皮与其下方的疏松间充质之间被基膜分隔。上皮细胞朝向羊膜腔的游离面有少量微绒毛，侧面偶见不完善的桥粒连接。这层高度通透性膜介于胚胎与羊水之间，起着物质交换作用。第4周起上皮增生变成两层：外层称为周皮（periderm）或皮上层，由稍扁平、富有糖原的细胞组成，起着保护作用。内层称生发层或基底层，由立方形细胞组成，为将来生发表皮各层及附属器之始基。

第8～10周，生发层细胞不断分裂，向上产生出一不连续的细胞层，位于周皮和生发层之间，称为中间层（stratum intermedium），此时来自神经嵴的黑素细胞开始见于生发层。周皮细胞胀大，游离面突出，其厚度几乎占整个上皮的一半，细胞间出现较多的桥粒。同时，周皮细胞仍在分裂，其形态逐渐变圆，游离面出现大量微绒毛。约第12周，表皮变成复层，其深面是一层较高的生发层细胞，中部是2～3层多角形的中间层细胞，最表面是一层具有泡状突出的周皮细胞。

胎儿第20～26周，周皮细胞中央含核部分向表面呈球形隆起，表面有较发达的微绒毛，微绒毛表面覆盖着一层黏多糖外衣。此时的周皮细胞具有摄取羊水中葡萄糖及分泌羊水的作用。以后，周皮细胞的分泌功能被羊膜及脐带上皮代替，周皮细胞的球形隆起脱落消失，细胞恢复为扁平状并向原纤维样转化，出现核固缩，最后约在第6个月时胎儿表皮角化完全，周皮的残留部分脱落。脱落的细胞与胎儿皮脂腺的分泌物混合形成白色黏稠的胎脂，覆盖于胎儿表面以防止羊水浸渍破坏。

二、表皮的角化与成熟

胚胎第16周，周皮细胞停止分裂，表皮细胞之间出现大量桥粒，中间层细胞内形成密集的张力微丝，是角化开始的象征。中间层细胞又增殖分为数层，形成棘细胞层。由中间层细胞向角化细胞分化的过程中，发生了张力微丝（束）的增多，透明角质颗粒与角蛋白的形成，细胞膜的增厚，细胞间连接复合体的形成与改变，以及细胞的脱水、变性与死亡等一系列变化。第17周后生发层细胞成柱状，外层周皮细胞的细胞核逐渐消失，首先在口、鼻、眼周围（尤其毛囊口）表皮较厚的中间层细胞中有透明角质颗粒出现，形成了颗粒层、角质层，开始了表皮角化。自此，表皮由一通透性薄膜发展成为非通透性的屏障层。

胎儿第4个月末，基底层已增殖分化成若干层，最深层为表皮终生都存在的基底层即生发层，向浅层推移，依次可见棘细胞层、颗粒层、透明层及角质层。在第5～6个月时，表皮几乎完全由复层扁平上皮组成。在胎儿期内，角化的表层细胞不断脱落，并与皮脂腺分泌物、胎毛和羊膜的脱落细胞混合形成胎脂。约在第 6 个月末，皮肤已发育成熟，直到足月时基本不变。此时，表皮包括一层由柱状细胞构成的基底层、数层多角形细胞构成的棘细胞层、具有 2～3 层扁平细胞的颗粒层、其胞质内含有透明角质颗粒和数量不等的糖原，最表层是有 5～6 层角化细胞构成的角质层。28 周以前的胎儿皮肤呈红色，这是由于通过较薄的表皮可看到其下方的表浅血管，以后随表皮变厚，骨骼肌的发育和皮下脂肪逐渐增多，皮肤由红转白。需要指出的是，皮肤的发育速度依部位而有所不同，表皮的厚度也随躯体不同部位而变化（图 3-1）。

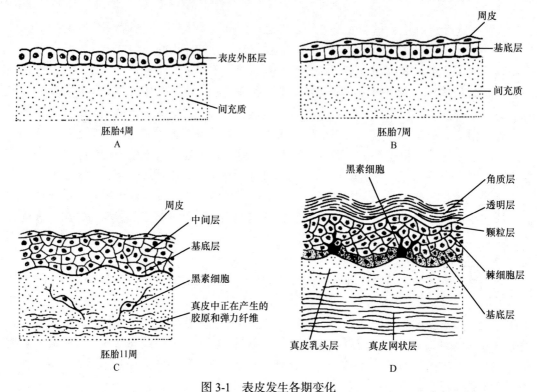

图 3-1 表皮发生各期变化

近年来，通过对表皮分化时重要成分基因表达的研究发现，具有较大分子间距（40～68kDa）的角蛋白族在表皮的不同层次和发育的不同阶段具有一定的表达顺序：基底细胞所表达的 50kDa 与 58kDa 角蛋白和基底上层细胞内的 56.6kDa 与 67kDa 角蛋白被看成是表皮复层化与角化的标志。在胚胎发育中，随着中间层的出现，开始有高分子间距的角蛋白形成。至 24 周前后，原来普遍存在于胎儿表皮的 40kDa 与 52kDa 角蛋白消失，而高分子间距的角蛋白（65kDa 与 66kDa）出现。在某些异常角化的表皮（如鱼鳞病）中，会出现新的角蛋白和胚胎角蛋白的再表达，其中48kDa 与 56kDa 蛋白被认为是过度增生的标志。

三、表皮内非角质形成细胞的发生

1. 黑素细胞（melanocyte） 从胚胎第 8 周起，来自于神经嵴的原始黑素细胞逐渐移至表皮，分化成黑素母细胞而后变成黑素细胞，此时黑素细胞内有前黑素小体。第 3 个月后期，头部表皮中的黑素细胞中的黑素小体内开始合成黑色素，而其他部位表皮内的黑色素合成出现于第 4 个月。第 4～6 个月时，黑素细胞逐渐分化成长胞突形状，这些胞突穿行在其他角质形成细胞之间。当细胞开始产生黑素后，即通过胞突将黑素送入邻近的角质形成细胞中。至胎儿晚期，体内黑素细胞在功能上均已成熟，但不同种族间黑素的产生、输送和数量分布有所不同。当皮肤发育完备后，黑素细胞仅位于基底层。

2. 朗格汉斯细胞（Langerhans cell，LC）　普遍认为它们起源于骨髓，朗格汉斯细胞和黑素细胞大致同时出现于表皮中，在人胚第 6 或 7 周时，在表皮内应用 ATPase 染色可辨认 LC，此期 LC 较少，很少有树突状突。在第 14 周时它已分化成具有胞突和有明显胞质特殊颗粒（Birberk granule，球拍状小体）的细胞，但它与邻近细胞间不形成桥粒连接，细胞内也不产生角质形成相关产物（微丝与角质颗粒）。LC 存在于基底层和基底上层内，偶尔也可在真皮中发现。另外，在口腔、食管、阴道等复层上皮中及淋巴结、胸腺、脾等器官也可看见 LC。应用此种细胞所具有的特殊表面抗原 （如 HLA-DR 抗原）和受体（Fc，C_3 受体），以及 Mg^{2+}-ATP 酶的免疫组化反应，能在第 10～12 周时在表皮内发现 LC。

3. 麦克尔细胞（Merkel cell）　其发育迟于前两种细胞，约在第 4 个月时才出现于指尖皮、无毛皮的表皮和甲床中，它们主要分布在基膜上方的角质形成细胞之间，并与后者形成桥粒连接。其胞质内含有角蛋白性质的中间微丝，排列疏松而不形成束。胞质具有特征性的直径 80～200nm 的致密芯颗粒，与含单胺的神经内分泌颗粒相似，故认为它们属于 APUD（amine precursor uptake and decarboxylation）系统。有人认为它们起源于神经嵴并通过真皮移入表皮中。然而,应用角蛋白 18 免疫组化和电镜对胎儿跖皮的研究显示,Merkel 细胞是来自胚胎表皮的某些细胞，其意义尚不清楚。

第二节　真皮的发生

真皮是由表面外胚层下方的间充质分化而成。腹部及躯体两侧真皮和皮下组织来自胚胎体壁的中胚层，其他大部分来自体节腹外侧部的生皮节（中胚层）。在胚胎第 2 个月时，真皮由疏松排列的间充质细胞和无纤维的基质组成。约 11 周时，间充质细胞开始合成胶原蛋白，表现为嗜银性的网状纤维出现并日益增多。随着网状纤维聚集成束，遂失去嗜银性而形成胶原纤维，间充质细胞也分化为成纤维细胞。14 周后，成纤维细胞日益增多。人胎儿真皮含有较多的Ⅲ型与Ⅴ型胶原，Ⅰ型胶原的比例少于成人。约 22 周时，真皮内才开始出现弹性纤维，随着表皮向下形成表皮突，胶原与弹性纤维明显增多。32 周时，真皮网状层与乳头层内的弹性纤维网已很发达。肥大细胞在胎儿第 4～6 个月时出现，此时来源于骨髓的巨噬细胞也到达真皮内。

第三节　表皮与真皮的连接

胚胎早期第 1～2 个月，表皮与真皮交界面平坦。在第 3～4 个月，真皮向表皮内形成突起，称为真皮乳头，同时表皮因基层细胞的规则-间歇性增殖向下突入真皮，形成隆起成为初级表皮嵴。约在 17 周时，初级嵴之间又形成更多更小的增生区，从而产生一些向真皮突入的次级表皮嵴。在皮肤表面也形成与初级表皮嵴相对应的嵴与沟。约 6 个月时，皮肤表面的嵴与沟形成非常规则的具有个体特异性的排列，尤其在手掌、手指与足掌、足趾腹面更为明显，这就是皮纹。皮纹一旦形成，终生不变。皮纹千差万别，人各有异。

第四节　皮下组织的发生

在胎儿第 5 个月内，脂肪细胞开始出现于真皮下方的皮下组织中。真皮下间充质细胞小叶开始分化成一种类似成纤维细胞的梭形细胞，其胞质内出现小脂滴，随着脂滴的增多，细胞变圆，称为多泡脂肪细胞。随后这些细胞的脂滴变大并互相融合，使多泡脂肪细胞转变成单泡脂肪细胞。随着脂肪的增多，核被挤向胞质的一侧，细胞体积不断胀大，成为一个大的球状成熟脂肪细胞。约 6 个月时，胎儿某些部位皮下脂肪组织开始形成，并在最后 2 个月内迅速增多，新生儿的脂肪组织可达体重的 16%，致使胎儿外形变得丰满。

第五节　皮肤附属器的发生

一、毛发的发生

胚胎第 8 周末，眼睑、唇与颊等处开始出现毛囊分化的征象，但在 20 周前胎儿全身并无毛发出现。胚胎进入第 4 个月，面部与头皮处表皮增厚并向真皮伸入，形成一个向下突入真皮间充质到达皮下脂肪的上皮细胞柱，称毛胚芽。此胚芽倾斜向下生长，毛芽的末端凹陷，其下方有一群间充质细胞聚集，称为未来毛乳头。毛乳头中有血管和神经末梢。毛胚芽最深部的细胞迅速增生、膨大，称为毛球。毛囊即由毛球及其上方与表皮相连的上皮细胞柱构成。第 4~5 个月，毛球下方的间充质突入毛球，称为毛乳头。毛囊胚在充分发育后，紧接着形成毛囊索，呈柱形，其末端形成毛囊母质细胞，并逐渐包绕毛乳头，共同组成球形毛囊索。毛乳头的间充质与毛囊周围的间充质相连续，后者变成将来成为毛囊周围鞘的纤维细胞。毛母质细胞不断增生分化，向上产生一锥形幼稚细胞团，称为毛锥。毛锥通过毛囊中央向表面推进，其周围的毛囊细胞构成上皮性的内根鞘，内根鞘细胞呈管状包绕毛发，该细胞含软角蛋白，它由嗜酸性物质转化而来。内根鞘只限于毛囊的起始部，至皮脂腺发出处消失。毛囊壁外周的细胞与表皮延续变成中空的管状即为外根鞘，在毛囊底部它与生长基直接相连。毛母质增生所形成的毛锥细胞在第 5 个月时变扁并角化，分化成毛的皮质、髓质和最表面的毛小皮。当毛锥细胞增殖时，就把最上面的细胞向上推移，毛发长长。毛发的毛小皮和皮质细胞不形成透明角质颗粒而直接转变为硬角蛋白，细胞也不会自然脱落。胎儿第 4~5 个月时，由神经嵴移来的黑素细胞侵入毛球，并产生黑素，以胞吐方式进入毛母质细胞及毛干皮质细胞，使毛发着色。毛发增生并突出毛囊，出现于表皮上方。

在第 3 个月末时，眼眉区及上唇处即可发现毛发。第 5~6 个月，胎儿全身披满细软色浅的胎毛，胎毛约在第 8 个月时开始脱落。生后数月，胎毛脱落处重新长出丛密细软的毫毛。在青春期，腋窝、耻骨部及男性面部等处长出粗毛，这些粗毛与头发、眉毛统称为终毛。

毛囊的生长具有周期性，其增生、静止及退化持续终生，从而造成毛发周期性脱落与再生。在毛发分化时，在斜行的毛囊钝角侧出现两个增生区，上方一个为皮脂腺原基，下方一个贴近毛乳头，称为上皮芽，后者迅速增生，使毛囊不断变长。紧邻皮脂腺原基的下方，间充质聚集并分化出一束平滑肌，即为竖毛肌，其下端附着于皮脂腺下方的毛囊结缔组织鞘上，上端附着于真皮乳头层。在某些部位，毛囊壁在皮脂腺原基上方出现第三个隆起，即顶泌汗腺原基，以后形成顶泌汗腺（图3-2）。

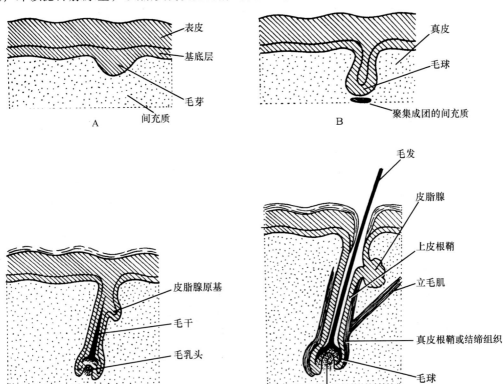

图 3-2　毛发及皮脂腺的发生

A. 胚胎 12 周；B. 胚胎 14 周；C. 胚胎 16 周；D. 胚胎 18 周

二、皮脂腺的发生

皮脂腺原基大部分是毛囊原基一侧的上皮性外根鞘增生并突入间充质所形成。胚胎第 13～15 周，由毛囊漏斗部和峡部交界处的外根鞘向旁侧长出上皮性的皮脂腺腺芽，腺芽长入周围的结缔组织中并分支形成若干腺泡的原基及其相连的导管。第 16～17 周，腺泡中央部分细胞胀大，胞质内出现众多脂滴，外周部分是一层较小的基细胞。充满脂滴的中央部细胞退化，充满脂质的细胞膨胀并碎裂，排出其脂性分泌物。这些分泌物通过与外根鞘相连接的导管排出至体表，构成胎脂。这种分泌方式称全浆分泌。少数皮脂腺，如上睑、鼻前庭、外阴部及肛门周围的腺导管不依附于毛囊，其导管直接开口于皮肤表面。

三、汗腺的发生

第 15～16 周时，最早的小汗腺原基首先出现于手掌、足底与指（趾）腹面。第 5 个月时在腋部出现。它们是由初级表皮嵴生发层细胞向下面的间充质内长出圆柱状细胞索。开始其发生形成类似毛囊但其原基窄细，此细胞索继续变长并到达皮下疏松组织，其远端弯曲并盘绕成球形，因而形成汗腺的分泌部。第 18～20 周，细胞索内的部分细胞退化变性，出现腔隙，而较直的导管部上皮细胞内出现空泡，并互相融合成导管。稍后，两处的管腔互相沟通。第6个月时，围绕管腔的上皮细胞分化为外层的肌上皮细胞，内层形成清晰细胞和暗细胞。小汗腺胚芽也穿过表皮向上增长形成螺旋状汗管。随后，末端螺旋状汗管的管腔和周围汗孔细胞发生角化，出现透明角质颗粒。

顶浆分泌汗腺的形成开始于胎儿第4个月，出现于腋窝、会阴及乳晕区。自毛囊侧壁顶泌汗腺原基长出实性上皮索，并向下长入毛囊周围的间充质中。当上皮索的末端长至皮脂腺隆起的水平面时，其导管腔开始出现，并与毛囊相通，开口到皮脂腺上方的毛囊中。其分泌部在青春期才开始发育成熟并分泌（图3-3）。

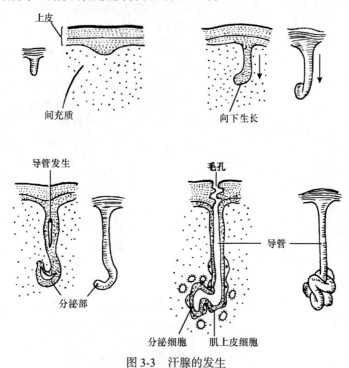

图 3-3 汗腺的发生

四、甲 的 发 生

胚胎第 10 周，覆盖在指（趾）端背表面的表皮出现增厚的斑区，称为原始甲床。此斑区不断增殖扩大，并向真皮侵入。其两侧与近端表皮相对隆起，形成皱褶，分别称为侧甲襞与近端甲襞，使原始甲床的边缘更明显。原始甲床不断扩大，增厚并向甲襞下方嵌入。第4个月时，近端甲襞的生发层细胞增生、角化与变硬，形成甲板，其近端甲襞增厚的生发层为甲母质。随着甲母质深部细胞的继续增殖和分化，使正在形成的甲板被推出甲襞，并逐渐沿指端背面向远端推移。此时甲板下方原有的表皮称为甲床。胎儿晚期甲板生长加快，约32周时指甲已长到手指末端，而趾甲在36周时才到达脚趾末端。当甲板发生之初，其最表面仍覆盖着甲床表皮称为甲上皮，至胎儿晚期，这一覆盖在甲板表面的角质层大部分消失，使甲板暴露于外，只有甲的近端与游离的远端下方还残留部分角化层称甲下皮。由表面观察，靠近甲根处的甲板有一个新月形的白色区，称为指甲弧影，其形成原因还不清楚 （图3-4）。

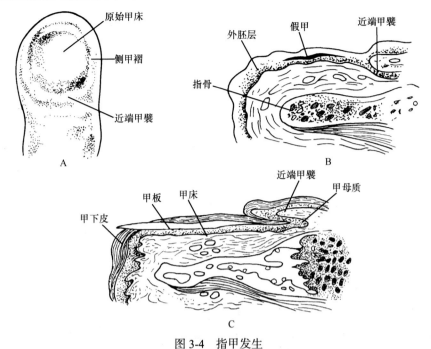

图 3-4 指甲发生

A. 约 10 周时指端背面观；B. 约 14 周指末端矢状切面；C. 足月时指的矢状切面

第六节 皮肤肌肉、血管和淋巴管及神经的发生

一、皮肤的肌肉

皮肤的肌肉多为平滑肌，除汗腺的肌上皮细胞来源于外胚层外，其余平滑肌均由中胚层生肌节的间充质演变而成。间充质细胞在将形成肌组织的部位聚集，向一个方向伸长，逐渐变成梭形，形成肌母细胞，肌母细胞胞质中出现肌原纤维，形成平滑肌细胞。

二、皮肤的血管和淋巴管

在胎儿第 3 个月后期，真皮乳头出现后不久，间充质中形成毛细血管袢，形成真皮内血管和淋巴管网，直到第 7～9 个月，才见特殊分支的动脉、静脉丛。

三、皮肤的神经

皮肤的末梢神经来源于外胚层的神经嵴，自脊神经节细胞的轴索突起伸长而成。神经顺着肢芽突起和体壁伸长至浅表的肌膜，以后与整个分节系统相配合，移行至皮肤。在第 4～7 个月胎儿的指节中，可见表皮下神经的分支。胎儿第 4 个月时，趾部产生 Merkel 触觉小体。第 6 个月前后胎儿产生 Meissner 触觉小体。在第 5 个月末，指部形成 Krause 小体。环层小体在胎儿第 5 个月时发生，在第 6 个月时数目较多，形态增大，末端感觉神经出现分支。

第四章　皮肤的结构与功能

第一节　概　述

皮肤（skin）是人体最大的器官，覆盖于整个人体体表，在腔孔（如眼、口、鼻、外生殖器及肛门等）部位表现为黏膜。成人皮肤总面积为 1.6~2.0m²，新生儿约 0.21m²。皮肤的总重量约为 4kg，占体重的 16%。

皮肤的结构精细而复杂，裸眼或用放大镜观察，皮肤表面宛如月球的表面，凸凹不平，有丘状隆起，称皮嵴（皮丘），线状沟纹，称皮沟。皮嵴和皮沟错综交织，形成三角形、菱形或多角形网目，称皮野（也称纹理）。指、趾纹和掌、跖纹为特殊的皮肤纹理，具有个体特征性（皮纹图学）。毛囊口和汗管口开口于皮野内，两者一并称为皮孔；1cm² 皮肤有皮孔 9~28 个，约集聚 600 万个细胞。

皮肤由表皮（5%）、真皮（95%）和皮下组织三部分组成，附有从表皮衍生的毛发、皮脂腺、汗腺和指（趾）甲等附属器，分布着丰富的神经、血管、淋巴管和肌肉（图 4-1）。角质形成细胞（keratinocyte）是表皮层的基本细胞成分，呈多层重叠排列；真皮为不规则的致密结缔组织，分为乳头层和网状层，含有丰富的毛细血管、淋巴血管和神经纤维；皮

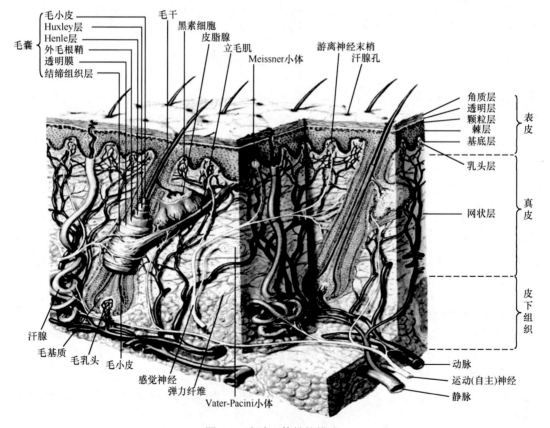

图 4-1　皮肤立体结构模式

下组织为脂肪组织或疏松结缔组织，使皮肤与深部组织相连，这三部分的结构成分和结构形式各具特色，赋予皮肤轻柔性、弹性、防水性、自身修复性、可洗而耐用性等种种特殊性，以适应皮肤在身体上不同部位的功能要求。

皮肤厚度因种族、年龄、性别和体表部位而异，成人一般为 0.5～4.0mm（去皮下组织），2.0～2.2mm，新生儿平均只有约 1.0mm。由于人体结构的差异，身体各处的皮肤厚薄不等，背部和四肢伸侧面的皮肤比腹部和屈侧面的厚，胸部皮肤自正中线向两侧渐薄，全身皮肤自上而下渐薄，以眼睑皮肤最薄，头皮最厚。一般表皮厚度为 0.2～1.4mm，真皮厚度为 0.4～2.4mm。小儿皮肤一般较成人薄，女性较男性薄。老年人皮肤又比其青壮年时期薄，表现为表皮变薄和真皮乳突层变平。

皮肤颜色因种族不同而有白、黄、黑和红等。肤色的深浅主要取决于皮肤内黑色素和类胡萝卜素含量的多少，也与真皮内血液供应情况、表皮厚薄及生活环境中接触紫外线照射的多少有关。黑色素在表皮和真皮细胞中呈现黑色或棕色颗粒，类胡萝卜素存在于真皮和皮下组织中，是皮肤呈现黄色的因素。表皮血管内所含的氧合血红蛋白使皮肤呈现红色。在不同人种、不同个体和部位及不同生理状态和生活环境下，皮肤呈现不同的肤色。同一种族、同一个体，肤色深浅有部位差异，如乳晕、眼睑、阴部肤色比其他部位深；毛发稀少的部位黑素多，肤色深，毛发多的部位黑素少，肤色浅。皮肤具有一定的透明度。透明度高的肤色鲜艳、美丽。皮肤透明度与皮肤充实性、角质层或表皮的厚度和性质、表皮内黑素量、真皮内水分量、皮下脂肪量及睡眠和身体状况等很多因素有关。皮肤亦具有一定的反光性。肤色越白，各种光线的反射量也越多。大体上，女性皮肤的反射率高于男性5%～6%。

在人体各种器官中，唯独皮肤兼具多种生物学功能，主要功能有表现、保护、体温调节、分泌和排泄、吸收、感觉、参与机体的代谢和免疫监视等。皮肤能够表现人的种族、性别、年龄、健康状态、情绪、健美和化妆美等。皮肤是人体最大而且最重要的保护器官，保护体内组织和器官不直接受外界的各种刺激和损害，特别是其表皮角质层，是防止机械性损伤和病原体入侵的重要屏障。表皮再生能力很旺盛，损伤后能迅速修复。表皮内黑色素细胞中的黑色素，能保护人体不受过多紫外线的伤害。同时皮肤又是一个感觉器官，凭借其各种感受器感受外界的机械、冷热、光线和化学等的刺激，使人体由此做出相应的反应以适应周围环境。皮肤的体温调节作用主要表现在：热时皮肤通过血管扩张和排泄汗液来散发热量；冷时皮肤通过血管收缩来控制热量散发，维持体温的相对恒定。皮肤也是一个排泄器官，能够排泄含有代谢产物的汗液和分泌皮脂。此外，皮肤还具有吸收功能，能吸收某些物质透过表皮进入真皮脉管。在生理和病理条件下，皮肤的形态结构和功能与身体其他部分之间有密不可分的联系。

第二节　表　皮

表皮（epidermis）来源于外胚层，是人体最外面的一层组织，属于复层鳞状上皮，厚薄因所在部位而不同，主要含有角质形成细胞（keratinocyte）和树突状细胞（dendritic cells），如黑素细胞、朗格汉斯细胞（Langerhans cell）和麦克尔细胞（Merkel cell）等，此外还有少量淋巴细胞。正常人表皮通过表面角质鳞片的剥落和细胞的分裂增殖达到平衡状态，从而稳定维持一定的厚度。

一、表皮化学元素

对人及动物的表皮进行的分析表明，在表皮含有大量固醇、肌醇、尿素和维生素 C 等，其中固醇类和尿素含量最多，前者每克干重含 2471μg，后者每克湿重含 770μg。皮肤亦是电解质和微量元素的主要储存器官，如氯、钠、钾、钙、镁、铬、铜、铁、镍、硫、磷、铅、锌等，总计占皮肤总重量的 0.6%～1%，机体内除骨骼、牙齿外，以表皮含钙量最多。氯和钠是细胞外液的主要电解质，主要功能是维持渗透压和细胞外液的容量。钾主要分布在细胞内，主要功能是调节细胞内渗透压和维持酸碱平衡，同时也是许多酶的激活剂，并有拮抗钙的生理作用，钙与细胞膜通透性和细胞间的黏着性有一定的关系。镁是细胞内的阳离子，是某些酶的激活物，并具有抑制兴奋的作用。磷是细胞内的主要成分，参与能量储存和转换。硫在角质层和甲的角蛋白中含量较多。各种微量元素中与皮肤关系最密切的是锌和铜，锌在体内参与 20 多种酶如碱性磷酸酶、碳酸酐酶、乳酸脱氢酶、DNA 聚合酶和 RNA 聚合酶的活性，为酶的组成成分或激活剂。锌对成纤维细胞的增生和上皮形成时胶原的合成均极为重要。铜与糖酵解有关，又是色素形成过程中所需的酪氨酸酶的主要成分之一，在角蛋白形成过程中，对巯基转变为二硫键的过程起一定的作用。皮肤能合成糖原，成人皮肤内含糖原约 80mg，主要分布于颗粒层，糖尿病时皮肤含糖量增加，故易受细菌及真菌感染。真皮结缔组织中基质的主要成分是蛋白多糖，其糖链交织成网，糖链上带有负电荷，通过静电结合作用，与细胞外液中的钙、镁、钾、钠等结合，使皮肤成为人体电解质的储藏库之一。

二、表皮分层结构

角质形成细胞（keratinocytes）又称上皮细胞（epithelial cells），约占表皮细胞的 95% 以上，代谢活跃，能连续不断地进行细胞分化和更新。在其分化和成熟的不同阶段，细胞的形态、大小及排列均有不同。根据角质形成细胞各发展阶段的特点，将表皮分为五层，反映在角质形成细胞的有丝分裂和合成的特性，以及分化的阶段。

1. 厚表皮　以手掌和脚掌皮肤为例，由内向外依次分为基底层、棘层、颗粒层、透明层和角质层五层（图 4-2），反映了表皮细胞在角质化过程中的演变，其中前两层又合称为马氏体（Malpighi）层。

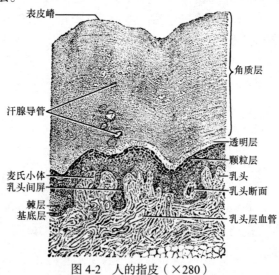

图 4-2　人的指皮（×280）

（1）基底层（stratum basalum）：即基底细胞层，是表皮的最底层。细胞呈单层圆柱形或立方形，与基膜带垂直排列呈栅栏状。细胞核卵圆浓染，核仁明显，有 1～2 个，常见核丝分裂象，含有丰富的游离核蛋白体，细胞质嗜碱性，含有角蛋白张力丝（tonofilaments）。细胞含有粗面内质网和滑面内质网、高尔基复合体和 5～10nm 的微丝。这些微丝富含脯氨酸、胱氨酸和甲硫丁氨酸。细胞间通过桥粒连接，与基膜带则以半桥粒连接。基底层是表皮中分裂增生能力最强的一层细胞，每天 30%～50% 的基底细胞进行核分裂，分裂周期约为 19 天，产生的新细胞向上推移进入棘层，所以基底层也称为生发层。基底细胞层 pH 为 6.8～6.9，呈弱酸性。约 10 个细胞为一组垂直重叠成柱状，有次序地向上移行，形成所谓表皮增殖单位（epidermal proliferation unit）。其基底部中心为干细胞，位于表皮下部，周边为短暂增殖细胞，上部是各层分化的细胞。基层及其上方各层处以缝管连接，而在基底细胞的侧面很少。基底层细胞增生的细胞向表皮层不断推移，逐渐分化为其他各层。在皮肤创伤愈合中，基底层细胞具有重要的再生修复作用。

（2）棘层（stratum spinosum）：位于基底层之上，由 4～10 层多边形、体积较大的棘层细胞组成，也有分裂增生能力，但仅限于深层接近基底层的细胞。棘层深部细胞呈多边形，越向浅层越扁平。细胞核呈球状或卵圆形，位于细胞中央，有明显的核仁，胞质呈弱碱性，游离核糖体较多，具有旺盛的合成功能。棘细胞合成的角蛋白（keratin）形成角蛋白丝束，从核周呈放射状延伸至桥粒内侧，合成的外皮蛋白沉积在细胞膜内侧，使胞膜增厚。细胞间连接主要靠桥粒，也称细胞间桥。非桥粒处细胞膜回缩使桥粒处呈棘突起，故称为棘细胞。细胞之间有一定的间隙便于物质交流。此外，胞质内还形成一种卵圆形电子致密、含脂质的分泌颗粒，在电镜下呈明暗相间的板层状，故称板层颗粒（lamellated granule）或膜被颗粒（membrane coating granule），颗粒直径为 0.2～0.5μm，外包质膜，内部充满与颗粒长轴相垂、直厚 2nm 的板。板层颗粒主要分布于棘细胞周围，并以胞吐方式将脂质排到细胞间隙，形成膜状物。棘细胞层 pH 为 7.3～7.5，呈弱碱性，细胞间含有外被多糖（glycocalix），具有亲水性和黏合作用，还含有糖结合物、天疱疮受体、糖皮质激素、肾上腺素及其他内分泌受体、HLA-DR 抗原和表皮生长因子受体等。

（3）颗粒层（stratum granulosum）：位于棘细胞层浅部，一般由 3～5 层扁平细胞或梭形细胞组成，是进一步向角质层细胞分化的细胞，常见于掌、跖表皮内，细胞厚度可达 10 层。由于它在正常表皮细胞和死亡角化细胞之间过渡，因此也称过渡带。颗粒层细胞核为卵圆形，着色较淡，胞核固缩，细胞质内含强嗜碱性透明角质颗粒（keratohyaline granule），故称颗粒层。这些颗粒由核糖体蛋白聚合而成，沉积于张力微丝束内及其周围。

生物化学研究表明，颗粒内富含组氨酸蛋白。与张力原纤维相反，颗粒不含硫氢基，颗粒层中含有矿物质，以钙最多，镁次之。有学者曾认为，颗粒的嗜碱性是由核糖蛋白引起的，在发现颗粒表面附着的金属离子后，推断颗粒的强嗜碱性是由金属离子的媒染作用导致的。颗粒层上部细胞内的"膜被颗粒"向细胞间隙释放磷脂类物质，使邻近细胞间不易分离，成为防水屏障，使体表水不易渗入，也阻止体内水外渗。

（4）透明层（stratum lucidum）：是角质层前期，由 2～3 层扁平细胞组成，无胞核，仅见于手掌和脚底的表皮。HE 染色呈嗜酸性，切片上呈波形带状弯曲，有强折光性，故名透明层。胞质中透明角质颗粒液化成均质性透明角母蛋白。电镜下，细胞界限不清，但紧密相连，胞质内含有 7～8nm 的微丝和疏水性蛋白结合磷脂，具有防止水、电解质与化学物质通过的屏障作用。在静电上，颗粒细胞层为荷阴电荷带，透明层为荷阳电荷带，构成表皮的重要防御屏障。

（5）角质层（stratum corneum）：在最外面与外界环境接触，是表皮的最外层，由多层角质细胞和角层脂质组成。角质细胞扁平无核，在多数部位是5～15层，而掌跖部可达40～50层。细胞结构模糊，胞膜增厚，胞间充填膜被颗粒形成的脂质，胞内充满张力丝和角蛋白。由于角质化细胞中溶酶体膜的通透性增加或破裂，大量的酶进入细胞质中，使细胞核和其他细胞器消失，角质细胞无活性，水分也大量丢失，只有约10%。角质层细胞上下重叠排列，紧密结合成垂直形细胞柱（cell column），相嵌排列呈板层状结构，非常坚韧，能抵抗外界摩擦，防御致病微生物的侵入，也阻止水分和电解质的通过，对一些理化因素如酸、碱、紫外线有一定耐受力，因此构成人体重要的天然保护层。

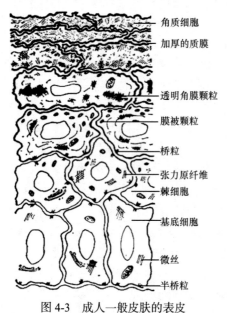

图4-3　成人一般皮肤的表皮

角质细胞
加厚的质膜
透明角膜颗粒
膜被颗粒
桥粒
张力原纤维
棘细胞
基底细胞
微丝
半桥粒

角质层细胞的桥粒逐渐消失，角质细胞由互相紧密结合到细胞松解，细胞不断脱落成为皮屑，而深层生发层细胞不断产生新的角质细胞相继补充，这种新陈代谢使表皮的厚度保持相对稳定状态。

表皮由基底层到角质层的结构变化，反映了角质形成细胞的增殖、迁移、逐渐分化为角质细胞、然后脱落的过程，并伴随有角蛋白及其他成分合成的量与质的变化。干硬坚固的角质细胞赋予表皮对多种物理和化学性刺激有很强的耐受力，表皮细胞间隙中的脂质膜状物，可阻止外界物质透过表皮和组织液外渗。

2. 一般皮肤的表皮　较薄，它的生发层和厚表皮的生发层相似，而棘层较薄。含透明角质颗粒的细胞不一定形成连续完整的颗粒层，只线性分散出现，意味着颗粒层仍存在，没有透明层，角质层相当薄（图4-3）。

三、表皮内细胞间的关系

成人的表皮主要由角质形成细胞（keratinocyte）组成，另外还有黑色素细胞、朗格汉斯细胞（Langerhans cell）和麦克尔细胞（Merkel cell）参与。角质形成细胞由于能形成角质而得名。黑色素细胞与黑色素形成有关，它与朗格汉斯细胞同称为树突状细胞（dendritic cell）。麦克尔细胞的功能至今尚未完全肯定。

（一）细胞间隙

表皮内没有血管，细胞的营养和代谢依靠细胞间隙中物质的扩散来传递。细胞间常以凹凸不平的表面互相连接，相邻的质膜外有宽约20nm的间隙，其中偶见小泡状扩大。体外应用硝酸镧作为示踪物质，显示细胞间隙是一个由基底层下的基板向上到角质层的连续系统，将各个细胞互相隔离开，细胞之间由桥粒和缝管连接。在体内应用细胞色素c或辣根过氧化物酶作为示踪物质注射到真皮内，发现能迅速透进该连续系统，包括桥粒在内。但用颗粒较大、直径8～12nm的钍胶造影剂（thorotrast）注入时，则只能由基板下缓慢释放到细胞间隙中，不能穿过桥粒，而只出现在桥粒周围，间接地证明桥粒只是相邻两细胞接触的斑块。

　　一些水溶性的分子沿细胞间隙向上，最高可扩散到颗粒层浅部水平，这一水平正好符合黏合小体的板层物质或由其转变成的物质在细胞间隙中填塞的高度。这个水平高度在人中最初是用辣根过氧化物酶被证实的。即使像硝酸镧这样小的示踪分子也只能向上透过到这个水平。虽然有人认为在颗粒和角质层两层交界处有闭锁小带，但应用各种示踪物质都不能在几种哺乳类动物表皮中证明屏障是由这种闭锁小带造成的。

　　用钌红（ruthenium red）作电镜染色时，发现细胞间隙内呈现电子致密的物质，相当于相邻角质形成细胞质膜上的表面衣。这种细胞间质富含葡糖氨基聚糖和唾液酸，能延伸至桥粒和缝管连接处。它存在于细胞间隙内不影响间隙的高度透过性，允许水溶性物质的迅速流过。液态物质的扩散不仅在表皮细胞之间，也可进入细胞内，因为内质网不但与核周隙连接，而且一定条件下还与细胞间隙连接，从而在核膜和细胞间隙之间形成一条通道，利于物质或信息的传递。

（二）桥粒

　　自 Odland 在 1958 年系统描述人表皮细胞间关系的超微结构以来，关于桥粒的结构已渐为人所熟知。随着冰冻蚀刻技术的发展，使人们对表皮内桥粒的大小、形状、空间结构及在角质形成细胞表面上的分布和桥粒彼此间的关系等有了一个清晰的认识。角质层中桥粒发生了相应的变形，在相邻细胞的两个质膜增厚区之间，不是电子致密度小的细胞间隙，而是一个含有嗜锇物质的致密带。桥粒只存在于角质形成细胞之间，而不存在于它们和朗格汉斯细胞或黑色素细胞之间。用蛋白酶作用桥粒的超薄切片，发现角质形成细胞桥粒的不同成分对消化有不同的敏感度。在某些疾病如天疱疮时，桥粒的细胞外成分首先消失，继之两相邻细胞的质膜分离，最后附着斑和与之结合的张力微丝也消失。有学者对胚胎皮肤发育和创伤愈合时的桥粒形成过程作过详细研究，结合表皮组织培养，发现在细胞质膜上某些特定部位对桥粒形成的环境影响起重要作用。

　　用胰蛋白酶消化法研究早期鸡胚盘时，发现桥粒裂开，单片的斑块保留在细胞表面上，以后这些斑块陷入细胞内部，与邻近部分的质膜共同形成胞质内小泡。对豚鼠、大鼠等的角质形成细胞的实验也得到类似的结果。在用胰蛋白酶消化的角质形成细胞中，可见对称的两半桥粒发生在塌扁的胞质内小泡里。这是否由于原来相邻的两个桥粒的各半现在联合起来形成一个完整的桥粒，还是半个桥粒作为模板在其对立面上诱导出另一半新生的桥粒作为补充，尚不清楚。在一定条件下，角质形成细胞能够形成细胞内桥粒（图4-4）。细胞内桥粒产生的小泡衬以单位膜，内有低电子密度的衣被覆盖。

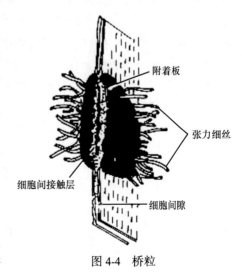

图 4-4　桥粒

（三）缝管连接

　　缝管连接常位于桥粒旁，是相邻细胞间导电电阻低的部位，细胞间隙为 2～3nm，电镜下呈四暗夹三明的七层结构，有助于控制表皮同步生长和分化。

表皮细胞之间既相隔离，又通过黏合小体的分泌物及桥粒和缝管连接相互联系。炎症浸润时细胞间隙变宽，细胞间的联系依靠桥粒而存在；相反，在异常情况下，桥粒消失，细胞间联系则依靠细胞间质来维持。

四、表皮角质化

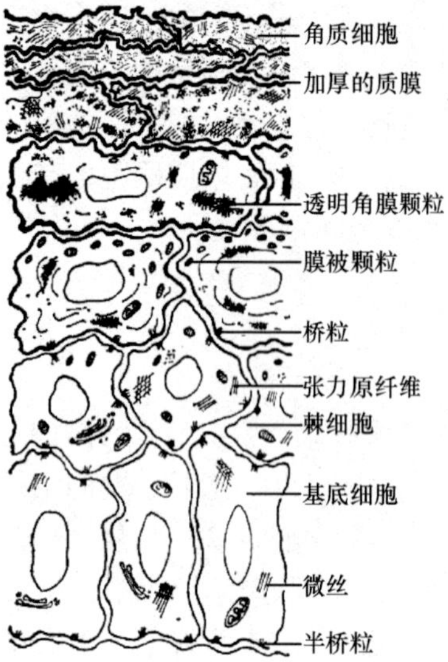

图 4-5　表皮角质形成细胞分化过程

表皮的角质化是表皮细胞由深向浅移位中进行的一种特殊分化过程（图 4-5），在此分化中主要是角蛋白的形成。分化的特殊性在于，在完成角化的角质细胞中，细胞核和一切细胞器都已消失，细胞完全丧失其正常的生理功能。这种死亡细胞排成多层，对皮肤起保护功能。

正常情况下，角质形成细胞按照一定的程序进行分化，如果提前死亡，则会干扰角蛋白的产生。如果表皮深层中的死亡细胞像其他组织内的死亡细胞一样进行自溶和吞噬，就会破坏正常表皮的分化层次。

关于角质形成细胞分化的观点过去和现在有所不同。早先认为有生发能力的细胞，其张力原纤维含—SH 的纤维性 α 蛋白，推测抵抗力高的角蛋白是由这种蛋白中—SH 基转换为—SS 基形成的，这种转变被认为对角化过程起关键作用。而近来研究表明，表皮的角质化分为合成阶段和降解阶段，最后形成一种具有保护功能、包括微丝和基质的复合物质，即角蛋白，其中含有—SH 基的微丝浸没在富含—SS 基的基质中。包被这种复合物质的细胞膜内含有无定形蛋白，不能被常规方法分解为大分子，表明它除含有充足的双硫键外，还可能存在抵抗力更强的键使之巩固。在角质层细胞的间隙内充满双极脂质，该脂质来自膜被颗粒释放出的板层。电镜观察发现，在合成阶段中分化出的微丝、膜被颗粒和透明角质颗粒相继形成，并越来越多和逐渐增大。微丝和透明角质颗粒中的蛋白在核蛋白体参与下合成，推想内质网和高尔基复合体可能对合成与积累膜被颗粒有一定的作用。在降解阶段，溶酶体释放水解酶对细胞器进行破坏，而微丝和透明角质颗粒能抵抗其作用。同时，细胞质膜也因富含双硫键的蛋白而加厚，使物质难以透过。同样来自透明角质颗粒的富含双硫键的无定形蛋白，与其他无定形成分共同形成角质细胞中的基质，把含—SH 少的微丝包埋起来，形成角蛋白。

保护性角质层具有可折性和弹性，是由于它含硫少的纤维 α 蛋白存在产生的。角质层具有稳定性，是由于它含有的无定形基质的双硫键能结合到角质细胞膜上。角质细胞保留其完整性，则完全归因于它具有加厚的细胞膜。

除上述含硫蛋白外，表皮中还有富含组氨酸的蛋白，但不含胱氨酸残基，认为它也参与角质细胞基质的形成。应用组织化学技术，发现组氨酸在颗粒层中含量很高，推测颗粒层可能是合成富含组氨酸蛋白质的场所。真皮内注射氚标记的组氨酸，6h 后通过放射自显影观察，发现带标记的组氨酸分子出现在透明角质颗粒的中心区，而颗粒四周为未标记的组氨酸，是因为后来合成的蛋白累积在已摄取的标记分子周围。之后，标志物在角质层中出现，是富含组氨酸的蛋白转移到基质中的原因。

关于角蛋白的形成，目前仍存在不同的观点：一种观点认为从基底细胞就已经形成参与角蛋白的微丝，进而形成张力原纤维、透明角质颗粒和角质细胞内角蛋白的微丝，均属于 X 线衍射的 α 型纤维蛋白；另一种观点则认为基底细胞中的微丝不能因其表现有 α 型 X 线衍射性质就认为是角蛋白的成分，因为这一性质并非角蛋白所特有，如各型细胞常见的肌动蛋白也是 α 型，而应把真正角蛋白归属于 α 蛋白中的 KMF（Kerotin myosin fibrjn）或 KMEF（Keratin myosin epidermin fibrinogen）一类。近年来研究发现，角质形成细胞并非绝对固定，它们在一定范围内能够移动和吞噬，推测角质形成细胞可能含有肌动蛋白型、能收缩的成分。然而最近的报道认为角蛋白微丝是三股合绞的二聚体，二聚体的每个节段长 20nm，区别于肌动蛋白分子，因此认为基底细胞中可能有两种纤维蛋白并存。

角蛋白有软硬之分，其中含有双硫键基质越少，角化结构越柔软。人表皮的角蛋白属于软角蛋白，与毛发和甲的硬角蛋白相比，除硬度不同外，软角蛋白较易着色，含有较少的硫和较多的脂质。

角蛋白在降解阶段由残留的胞质产生，角质形成细胞溶解损失越严重，角蛋白的形成越少。例如，人面部表皮细胞在角化过程中胞核和大部分细胞器都消失，仅余下少量蛋白在细胞周围，而其余大部分则充以脂肪和磷脂。脂肪和磷脂一部分来自溶解的细胞内含物，另一部分来自皮脂腺的分泌物，它们和水分共同形成乳糜化的物质。相反，人手掌和足底处的表皮细胞在角化过程中仅丧失胞核，而胞质中的物质经过降解和重新组合，形成的角蛋白仍占有整个细胞体。在牛皮癣处，整个角质形成细胞（包括细胞核和细胞器）都未受到水解，但影响到整个角质化过程。

五、角质层的特性及水合状态

（一）角质层的特性

角质层是皮肤的最外层，主要由角蛋白构成，在角质细胞间填充着脂质、黏多糖、天然保湿因子等成分。表皮角质层具有吸湿性和保湿性，两者密切相关。这两种性质是人体生存在大气中不可或缺的，在皮肤的屏障功能和保持皮肤柔软性上起着重要作用。当角质层缺乏保湿性时，即使吸收水分，也会迅速丧失。角质层虽然很薄，一般不超过 20μm，但是，从表面向内，水分呈梯度分布，使表皮角质成为一层柔软的薄膜。掌、跖部角质层最厚，可达 500μm，与其他部位的角质层虽无质的差异，但也有一定的特性，如①对水的屏障功能欠佳；②经皮失水率高；③导电率极低。因此，掌、跖部易失水变干燥，并易发生皲裂。

（二）角质层的水合状态

皮肤在机体水代谢上有重要作用。新生儿皮肤含水率约80%，至成年期，皮肤含水率约为70%，70 岁以上老年人皮肤虽然外观呈干燥状态，但皮肤含水量并不减少，反而有所增加。皮肤虽不是含水最多的组织，但其功能完备，当全身处于脱水状态时，皮肤为之提供水，而其他脏器水过多时，皮肤则能储存水。真皮内，尤其结缔组织内含水量较多，其中约 40% 为结合水。另外，表皮颗粒细胞层和棘细胞层含水率高于角质层，后者含水率约10%。在角化过程中角质形成细胞在合成角蛋白的同时丧失大量水分，但角质层可从外界、汗液和皮肤不觉蒸发获得水分。角质层最下层的屏障带是水的储藏场所，含水率为10%～47%。角质层含多种吸湿（保水）性物质，如游离的氨基酸，故角质层具有保持一定浓度水分的能力。老年人保水物质少，角质层经常处于水分散发状态，皮肤显得干燥。

角质层内，水分存在的形式有两种，即结合水和游离水。结合水在角质层内与离子、氨基酸和蛋白等结合，呈分子状态。若结合水超过饱和状态，于角质层微细的间隙内出现微小的水滴，成为游离水。角质层的柔软性与结合水有密切关系。游离水存积时，可造成过水合状态，导致表皮结构破坏、脆弱，外观上呈浸软状态。

结合水中，原生结合水与角质结合牢固，即使在干燥环境下也难与角质分离，加热160℃，3min，方开始释放。在正常角质层和病变角质层内，其重量约占5%。若只有原生结合水，角质层则呈硬脆状态。次生结合水结合力弱，在干燥环境下易解离，与角质层柔软性密切相关。

角质层水合状态取决于三个因素：水分由角质形成细胞向角质层内移动的速度（比率）、水分自角质向体外蒸发的速度、角质层的保湿能力。

角质层内保持水分是皮肤表面润泽、柔软和健美的重要因素之一。在化妆品上，除注重制品的化妆效果外，尚应考虑到制品在增强角质层保水功能上的性能，或为角质层补充水分的性能（润泽或保湿效果）。

影响角质层的水合状态的外部因素有三类：①湿度，空气湿度越大皮肤含水量越多，如室温经常保持在23～25℃，在相对湿度为20%的冬季和相对湿度为85%的夏季，前者角质层水分保持状态为后者的1/50～1/20。②衣着，衣着与皮肤之间存在空气层，互相配合，使体表与外界隔离，可减少水分蒸发，故被覆部皮肤含水量多于暴露部位。但去掉衣着1～2min，皮肤含水量几无部位差异。③外用制剂，外用含水制剂，如亲水软膏、含保湿剂的制剂和油脂，能在皮肤表面形成薄膜，在一定程度上能抑制水分的蒸发，起阻断效果，使水分潴留。

六、表皮的色素形成

在决定皮肤颜色的因素中，最主要的是表皮细胞中黑色素含量的多少，而不完全取决于表皮中黑色素细胞的数目。黄色、白色和黑色人种正常时其黑色素细胞的数目相当稳定。黑色素细胞出现在表皮基底细胞之间、下方及其上层，也见于毛囊中。

（一）黑素细胞的胚胎学

黑素细胞起源于神经嵴，神经嵴是哺乳动物胚胎发育早期的瞬时性结构，包含黑素前体细胞在内的多种前体细胞。在胚胎发育的特定阶段，黑素细胞干细胞从神经嵴出发，沿不同的路线，至皮肤、毛囊、眼、耳蜗、软脑膜定居，形成黑素细胞、毛囊黑素细胞、脉络膜细胞等。神经嵴细胞受周围环境或者某些信号影响，发生定向移行并分化成黑素母细胞和黑素细胞。

原始黑素细胞最早出现于皮肤的时间大约在胎儿8周，这时的黑素细胞几乎不产生黑素。除皮肤的一些特殊部位（如乳头、外生殖器、毛囊的球部）在出生前就产生丰富的黑素外，其他的黑素细胞是在出生后才开始完全发挥其功能的。

（二）表皮黑素细胞

表皮黑素细胞是合成与分泌黑素颗粒的树枝状细胞，来源于神经嵴，位于表皮基底层与毛基质等处，占基底细胞的 4%～10%，面部、乳晕、腋窝及外生殖器部位数目较多。细胞核较小，无桥粒和张力细丝，细胞质透明，含有大量黑素颗粒，多巴（dopa）反应阳性，嗜银染色能显示细胞体及细胞质突。每个细胞借助自身细胞质突形成的树枝状突与大约 36 个角质形成细胞相连接，形成表皮黑素单位（epidermal melanin unit），黑素细胞就是通过树枝状突将黑素颗粒输送到基底细胞与毛基质细胞中，伞形聚集于胞核上部。黑素颗粒可吸收或阻挡紫外线，保护基底细胞核和朗格汉斯细胞免遭紫外线损伤。

黑素颗粒的形成由酪氨酸酶将酪氨酸羟基化成多巴（3，4-二羟基苯丙氨酸），再使多巴氧化成多巴醌，聚合成黑素颗粒（图 4-6）。这些颗粒的生成受诸多因素调控：①垂体中促黑素细胞激素能使黑素形成增多；②表皮中硫氢基（—SH）能与酪氨酸酶中的铜离子结合而产生抑制酶的作用，因此任何使表皮内硫氢基减少的因素均可使黑素形成增多，如紫外线或皮肤炎症；③微量元素中铜离子和锌离子参与黑素形成过程。某些重金属（如铁、银、汞、金、铋、钾）可与硫氢基结合，使酪氨酸酶活性增加，皮肤色素加深；④雌性激素能使皮肤色素增加；⑤肾上腺皮质激素与褪黑激素（melatonin）可影响皮肤黑素的形成。

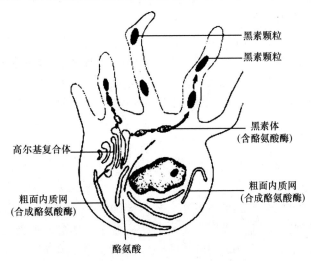

图 4-6 黑素细胞与黑素颗粒形成模式

面部黑素细胞分泌黑素颗粒的多少，可直接影响容貌。色素增加性皮肤病如黄褐斑、太田痣、雀斑、瑞尔黑变病等和色素缺少性皮肤病如面部白癜风、无色素性痣、白化病等的发生病因复杂，但均与黑素细胞功能异常有关。

七、朗格汉斯细胞和麦克尔细胞

（一）朗格汉斯细胞

朗格汉斯细胞（Langerhans cell）是一种来源于骨髓的免疫活性细胞，1868 年由德国学者 Paul Langerhan 用氯化金染色首先在皮肤表皮中发现的呈星状多突细胞，故名 Langerhans 细胞。朗格汉斯细胞是皮肤中一种具有特殊免疫刺激能力的抗原呈递细胞

（antigen presenting cell，APC），占上皮细胞的 3%～8%，位于棘层，属单核-巨噬细胞系统，具有很强的识别、摄取和呈递外源性抗原的功能，在人体的防御系统中起着极为重要的作用。

1. 朗格汉斯细胞的形态结构　　朗格汉斯细胞为间质性树枝状细胞，细胞形态呈多角形，核较小呈分叶状，细胞质透明。在胚胎期经血液移居并终生聚居在特定组织内，如复层鳞状上皮，包括表皮、皮肤附属器、口腔黏膜、食管、阴道等，也存在于淋巴样器官（脾、胸腺和淋巴结）及真皮内。人体内，朗格汉斯细胞数目为 460～1000 个/mm^3。在皮肤内，朗格汉斯细胞分布于表皮颗粒细胞层、棘细胞层、基底细胞层和皮肤附属器内。在一定区域内，其数目和分布保持相对恒定，占表皮细胞总数的 3%～4%。朗格汉斯细胞有活跃的细胞周期，能进行自我复制，以补充衰老或损伤的细胞。细胞体无桥粒和张力原纤维，多巴反应阴性，氯化金染色有 1～2 个树枝状细胞质突起，延伸范围较大，上达颗粒层，下至基膜带。朗格汉斯细胞具有吞噬功能，并识别、处理与传递抗原，参与多种异体移植的排斥反应，对机体有重要防御功能。

2. 朗格汉斯细胞的功能　　朗格汉斯细胞是免疫系统的一种辅助细胞，能捕捉、处理和呈递抗原给淋巴细胞，参与机体的免疫应答。朗格汉斯细胞的功能主要有：

（1）免疫监督作用：朗格汉斯细胞能提呈病毒和肿瘤相关抗原，故朗格汉斯细胞在消除表皮肿瘤性细胞和阻止皮肤病毒感染的扩散上起重要作用。

（2）致敏 T 细胞作用：朗格汉斯细胞参与免疫 T 淋巴细胞抗原的识别、摄取和提呈。各种接触物，尤其化学性半抗原能与绝大多数朗格汉斯细胞结合，但只有携带 Ia 的朗格汉斯细胞能修正或处理变应原，将适当的决定簇提呈给 T 淋巴细胞，从而引起致敏。

（3）移植排斥反应：Ia 阳性朗格汉斯细胞还参与移植物排斥反应。

（二）麦克尔细胞

麦克尔细胞（Merkel cell）是 1875 年由德国学者 Friedrich Merkel 在表皮基底部与神经纤维相邻的部位发现的，故而得名，又称触觉细胞。麦克尔细胞来源于神经嵴或外胚层，有绒毛状细胞质突，细胞呈卵圆形或圆形，核为卵圆形或分叶状，单个散在于基底层，多位于手部、毛囊、口腔、外生殖器等处，毛盘和窦毛尤为丰富，聚集呈特殊的结构，称为"触盘"（tactile discs），细胞顶部伸出几个较短粗的突起伸到角质形成细胞之间。

在常规 HE 染色切片内，麦克尔细胞难与角质形成细胞、黑素细胞等区别。与其他非角质形成细胞一样，麦克尔细胞胞质染色淡，胞质"刺"突向角质形成细胞，以桥粒与之连接，胞核分叶。麦克尔细胞同黑素细胞和朗格汉斯细胞一样，在表皮中位置较为固定，并不随角质形成细胞迁移和脱落，但其机制尚不清楚。麦克尔细胞胞质内含有核蛋白体、线粒体、溶酶体、糖原、空泡等细胞器和神经内分泌颗粒及神经组织相关的酶，如乙酰胆碱酯酶和三磷酸核苷酶等，因此目前认为麦克尔细胞是一种皮肤神经内分泌细胞，能产生神经介质，它与其上附着的感觉神经纤维共同构成细胞轴突复合体，是慢适应 I 型物理性感受器，感受触觉。

八、未定类细胞

未定类细胞（indeterminate cell）位于基底层，有树枝状细胞质突，来源与功能未定。

以前认为它可能向朗格汉斯细胞或黑素细胞分化，故称未定类细胞。近来发现未定类细胞一般结构与朗格汉斯细胞相似，且具有相同的表面标记，因此尽管未发现朗格汉斯细胞颗粒，也无桥粒、张力纤丝和黑素小体，因其大多数为 Ia 抗原阳性，目前仍然将其列于朗格汉斯细胞种系。

第三节　表皮干细胞

人表皮有两类增生的角质形成细胞，一种是短暂倍增细胞（transit-amplifying cells），几轮分裂后注定要终末分化；另一种是有高度增生潜能的干细胞（stem cell）。干细胞是指具有自我更新、高度增殖和多向分化潜能的一类细胞。在更新组织中，普遍存在着未分化的干细胞群。表皮是一类具有自我更新能力的组织，其干细胞为组织特异性干细胞，在胎儿时期主要集中于初级表皮嵴，成人时分布在表皮基底层，对皮肤再生和损伤修复起决定作用。在形态学上，表皮干细胞具有细胞体积小、核大、胞内细胞器稀少、核浆比例大、细胞内 RNA 含量低的典型非成熟细胞的特征。表皮干细胞生物行为的典型特征是：①慢周期性，表现为活体细胞分裂缓慢；②自我更新能力强，表现为体外培养时细胞呈克隆状生长，可进行多次分裂；③对皮肤基膜（basement membrane，BM）的黏附，主要通过表达整合素来实现，是干细胞维持特征的基本条件。

一、表皮干细胞的定位

表皮干细胞在胎儿时期主要集中于初级表皮嵴，到成人时呈片状分布在表皮基底层。表皮干细胞在基底层中占 1%～10%，不同发育阶段的人皮肤表皮干细胞的含量不同。表皮干细胞在皮肤损伤时的修复能力表现为完全修复和不完全修复两种。

通过对多种组织干细胞的大量研究，认为任何组织的干细胞其生存的微环境均应是非常稳定的，有着良好的血液及神经营养供应，且受到良好的保护，干细胞在其中保持着很低的分裂增殖速率，以保证细胞在 DNA 复制过程中有着最低的基因突变率及出错率，人们将这一微环境命名为 "niche"，亦被称为干细胞龛。表皮干细胞在皮肤组织中的定位也必定有着同样的特点。通过对鼠背部表皮细胞的研究，Potten 首次提出了表皮增殖单位模型（epidermal proliferative unit，EPU），认为表皮干细胞位于基膜细胞层的最底层，并被其产生的短暂扩增细胞及其他附属细胞包围着，共同构成一个表皮增殖单位。一个 EPU 中只含有一个表皮干细胞，EPU 均匀地分布在表皮的基膜上。此后人们通过同位素活体标记的方法，对小鼠进行 ^{3}H-胸腺嘧啶脱氧核苷（^{3}H-thymidine）或溴脱氧尿苷（bromodeoxyuridine，BrdU）连续注射，经过长期追踪观察，在表皮细胞中发现了标记保留细胞。在对其分布特点的研究后发现，仅有少数标记保留细胞分布于基膜层，而大多数则分布于小鼠毛囊上段的隆突处，该部位不仅符合 "niche" 的特点，且这部分细胞具有很强的增殖潜能。最近，Morris 等的研究结果显示，在固有表皮层中存在较原始的表皮细胞，其生物学特征与隆突处标记保留细胞相似，这与表皮增殖单位的假说相一致。因此目前认为，毛囊的隆突处及 EPU 的最底层是鼠表皮干细胞的两个主要分布区。

对人类皮肤组织中的表皮干细胞而言，由于不能进行体内同位素掺入及追踪实验，因此也就无法用标记保留细胞进行干细胞定位。加之缺乏明确的细胞表面标志物，使长期以来关于人类表皮干细胞的组织定位一直存在争议。有学者通过分析不同区段毛囊细胞的克隆形成能力，在人类毛囊隆突处也发现了具有高度增殖能力的细胞，首次证明了在人类毛囊的隆突处存在着表皮干细胞。但人类体毛的分布远较鼠类或其他哺乳类动物稀疏，且手掌及脚掌等部位缺乏毛囊的分布，被广泛用于皮肤干细胞分离研究的新生儿包皮也没有毛囊，但这些部位肯定有表皮干细胞的存在，它们可能是表皮的固有干细胞。大量研究表明，表皮基膜镶嵌在真皮层内的部分，即钉突，具有类似"niche"的作用，理论上是表皮干细胞最佳的位置所在。此处的角质形成细胞具有较原始的超微结构及形态，与短暂扩增细胞最邻近，且具有较高的克隆形成能力。研究还发现，此处的角质形成细胞表达低水平的 β_1 整合素，而位于表皮浅层的细胞却表达高水平的 β_1 整合素，只是形态上已明显趋于分化细胞，且克隆形成能力较低。Jensen 等通过对全层表皮细胞染色特点的分析发现，在空间上所有的 β_1 整合素高表达的细胞均被低表达的细胞所包围，其空间分布不连续。据此，他们提出了人类皮肤增殖单位的模型，认为干细胞及其存在的微环境即"niche"位置应是相对稳定的，迁移能力较差。干细胞通过产生短暂扩增细胞来完成角质形成细胞向表皮浅层的迁移，同时增殖单位的分布是集散状的，即表皮干细胞及其最新产生的短暂扩增细胞（约40个）聚集成一个增殖单位，这些增殖单位的分布不均匀和不连续，但在空间上通过短暂扩增细胞形成一个相互连接的网。这一模型与鼠的 EPU 模型的不同之处主要有两点：一是每一个增殖单位包含不止一个干细胞；另一点是干细胞产生的子代细胞分布的区域更为广泛，可相互交叉重叠，即在表皮的基膜层和表皮浅层均可出现不同分化阶段的细胞交叉分布。

二、表皮干细胞特异性标志物

根据细胞的不同分裂增殖能力，表皮细胞可分为三种状态，即干细胞、短暂倍增细胞和终末分化细胞。表皮干细胞具有单一潜能性，为不对称分裂细胞，具有高度自我更新的能力和终末分化低的特征。短暂倍增细胞为干细胞分裂后的子细胞，经历有限几代分裂后即形成终末分化细胞。虽然目前对表皮干细胞的表面标志物的研究已经取得了一定的进展，但仍然缺乏具有特异性的表面标志物。到目前为止，对表皮干细胞表面标志物的研究主要集中在 β_1 整合素、K15、K19、p63、E_2-钙黏素、角蛋白、CD71、CD34 和连接蛋白43 等，它们仅作为表皮干细胞鉴定的参照。

1. β_1 整合素（beta 1 integrin） 研究发现，表皮细胞可表达多种黏附分子，包括 $\alpha_2\beta_1$、$\alpha_3\beta_1$、$\alpha_5\beta_1$、$\alpha_6\beta_4$ 及 $\alpha_v\beta_5$ 等，且几乎所有的基膜细胞均可不同程度地表达 β_1 整合素。当细胞离开基膜向上移行分化时，其 β_1 整合素的表达水平亦随之降低。IV型胶原是 β_1 整合素的配体，在体外培养条件下，有少数表皮细胞可与IV型胶原发生快速贴附，这种细胞具有很高的克隆形成能力，被认为是干细胞。体内研究表明，β_1 整合素的高表达区域与目前认同的表皮干细胞的所在区域一致。也有证据表明 β_1 整合素与维持角质形成细胞的未分化状态有关，当角质形成细胞在悬浮培养时，它们很快会向终末状态分化，但在加入 β_1 整合素的配体（如 fibronectin）后，这种分化活动即被抑制。但也有学者对 β_1 整合素在维持角质形成细胞未分化状态方面的作用持不同观点，原因是在所有基底层细胞中，β_1 整合素高表达的细胞可达 20%～40%，而这其中仅有不到 10%的细胞可能是干细胞。此外，虽然表皮干细胞的 β_1 整合素表达水平明显高于短暂扩增细胞（2～3 倍），但在光学显微镜下尚不能

依靠 β_1 整合素阳性强度对这两种细胞加以区别。如果利用激光共聚焦显微镜，将组织切片进行 1μm 的断层扫描，在单层细胞水平上观察，则可以分辨出干细胞与短暂扩增细胞表达 β_1 整合素阳性强度的差异。因而单独利用整合素并不能作为识别干细胞的特定标志。

2. 角质形成蛋白（keratin） 即角蛋白，是表皮细胞的结构蛋白，它们构成直径为 10 nm 的微丝，在细胞内形成广泛的网状结构。随着分化程度的不同，表皮细胞表达不同的角蛋白，因而角蛋白也用来鉴别干细胞与分化细胞。表皮干细胞角蛋白 15（keratin 15，K15）的阳性表达区域多位于毛囊隆突处及基膜钉突附近，且角质形成细胞在分化过程中，K15 的表达量逐步降低。实验证明，表皮基底层中 K19 的高表达区域多与 β_1 整合素的高表达区一致，均为阳性标志保留细胞，具有干细胞的慢周期性。但这两者由于缺乏明显的特异性，因此对鉴别表皮干细胞只能起辅助作用。一般认为毛囊隆突部的干细胞及胎儿、新生儿表皮基底层干细胞均表达 K19，成人无毛发皮肤如复合皮移植手掌、脚掌部位基底层的干细胞 K19 表达阳性，但有毛发皮肤基底层中的表皮干细胞中 K19 则表达阴性。又有实验发现 K15 表达减少比 K19 表达减少早，说明 K15 阴性而 K19 阳性的细胞可能是"早期"短暂扩增细胞，故 K15 可能较 K19 在鉴别毛囊的隆突部表皮干细胞更有意义。

3. α_6 整合素（alpha 6 integrin） 是角质形成细胞桥粒结构的重要组成部分，介导细胞与基膜的黏附。研究表明，基膜中 α_6 整合素高表达且转铁蛋白受体低表达的细胞具有相对静止、保持长期增殖的特点，被认为是干细胞。

4. *p63* 与肿瘤抑制基因 *p53* 同族。在体外培养条件下，*p63* 的表达只出现在具有高度克隆形成能力的表皮细胞中。而 *p63* 基因缺失的纯合子小鼠则不能形成复层结构的表皮，推测可能与皮肤中缺乏干细胞有关。但是，表皮细胞 *p63* 基因的阳性表达是否与 β_1 整合素及 α_6 整合素的高表达及转铁蛋白受体的低表达相关或一致，目前尚未有报道。

5. 连接蛋白 43（connexin 43，Cx43） 可以作为阴性标志物来对表皮干细胞进行鉴定及筛选。该蛋白属于缝隙连接蛋白，存在于人类及鼠的表皮基膜中。Matic 等的研究结果显示，Cx43 阴性的表皮细胞仅占表皮细胞总量的 10%，与干细胞的数量相似，且细胞多为均一的小型细胞，具有较高的核浆比，更为重要的是绝大多数标记保留细胞均为 Cx43 阴性细胞。

6. 其他 有学者结合 α_6 整合素与增殖有关的表面标志 10G7,检测发现 α_6 阳性而 10G7 阴性的细胞处于静息状态，在体外培养中具有很强的增殖潜能，证实为干细胞。而 α_6 与 10G7 均阳性的细胞是短暂扩增细胞，体外培养证实其增殖能力有限。α_6 阴性的细胞其角蛋白 K10 则呈阳性表达，表明是有丝分裂后终末分化细胞。因此，可以利用 α_6 整合素与 10G7 的单抗来区分表皮干细胞、短暂扩增细胞和分化的表皮细胞。

还有人借鉴其他组织干细胞的鉴定方法来寻找新的表皮干细胞标志物，发现血液系统及骨骼肌组织中的干细胞可将某些用于细胞染色的染料如 Hoescht 或 rhodamine123 等泵出细胞外。利用这一特点结合流式细胞仪技术，人们在鼠表皮干细胞的筛选方面进行了初步尝试并取得了一定的进展。也有人试图通过分别培养 β_1 整合素高表达及低表达的人类表皮细胞，并对比两种细胞的 cDNA 差异，来寻找短暂扩增细胞的标志物。但由于该项技术本身所存在的不足，加之细胞纯化及培养过程中的分化等问题尚未得到很好的解决，往往使实验结果不能达到人们的预期水平。

到目前为止，无论是人类还是鼠的表皮干细胞，虽然均未找到特异的分子标志物或基因方面的显著差异，以便将其与短暂扩增细胞区分开来。因此，对表皮干细胞在组织学定位、细胞的分化调控及其自身的发生发展过程的深入研究和探索仍在继续。

三、表皮干细胞的增殖分化及其调控

近年来有关表皮干细胞的另一个研究热点就是其增殖分化调控的分子机制。正常情况下，表皮干细胞按一定的概率与方式进行增殖分化。目前普遍认为表皮干细胞的分裂方式是不对称式分裂，即一个干细胞分裂时产生一个子代干细胞和一个短暂扩增细胞，并由后者完成表皮细胞的倍增及最终分化。在病理情况下，干细胞的增殖分化方式会发生改变以适应机体的需要。干细胞的增殖与分化行为一方面为细胞本身所预先程序化，另一方面又受细胞周围环境即干细胞所处的微环境，又称干细胞龛的调控。微环境的主要功能成分包括生长因子、细胞因子和细胞外基质分子等。这些成分在传递细胞与细胞外基质之间、细胞与细胞之间的信息中起重要作用，也控制着表皮干细胞这种特殊的分裂方式，决定着干细胞向短暂扩增细胞及终末分化细胞的转化。目前的研究表明，至少有以下几种因素在此过程中起着重要作用：

1. 整合素 在表皮干细胞的调控中，整合素具有重要的作用。当干细胞微环境发生改变，胞外的信息可通过整合素 $\alpha_5\beta_1$、$\alpha_v\beta_5$、$\alpha_v\beta_6$ 传递给干细胞，以触发跨膜信号转导，调控细胞的基因表达。这一过程不仅可以改变干细胞的分裂方式，还可激活干细胞的多潜能性，使干细胞产生一种或多种定向祖细胞以适应机体的需要。因此，整合素 $\alpha_5\beta_1$、$\alpha_v\beta_5$、$\alpha_v\beta_6$ 也被称为创伤愈合过程中的应激受体。高水平表达整合素是维持干细胞群落所必需的条件。人们发现，β_1 整合素在介导角质形成细胞与基膜之间的黏附及细胞分化等方面起着重要作用。研究亦显示，转染成功的干细胞表面 β_1 整合素水平及细胞与Ⅳ型胶原的黏附性明显降低。研究发现，当角质形成细胞悬浮培养时会在 24h 内向终末状态分化，但这一过程可被 β_1 整合素的配体所抑制。Levy 等通过分析不同的 β_1 整合素突变方式对这一过程的影响发现，β_1 整合素介导的信号传导过程并不直接引起细胞的分化，而只是一个阳性的刺激信号，且其强弱决定于 β_1 整合素与相应受体结合的绝对数量。

2. MAPK Zhu 等在研究 β_1 整合素和细胞分化的关系时发现，细胞 β_1 整合素表达水平的降低可减少分化细胞的数量，同时发现 MAPK1 的表达量也随之下降，同样，MAPK 表达量的减少也可引起 β_1 整合素表达水平的下调；反之，MAPK 的持续表达则可引起相反的结果。因此他们认为，β_1 整合素和 MAPK 在维持表皮干细胞的稳定方面有着协同作用。

3. β-catenin 表皮干细胞可表达较高水平的 β-catenin，而短暂扩增细胞则不能，此外在体外培养条件下，β-catenin 的过度表达可维持表皮干细胞的比例在90%左右；反之，在 β-catenin 不表达时则可促使短暂扩增细胞克隆的形成。

4. c-myc 是一种 DNA 结合蛋白，具有刺激细胞增殖、抑制细胞分化、诱导细胞凋亡及导致新生物形成等作用。近来的研究显示，c-myc 是 β-catenin 的下游靶位，且两者可能存在一种自动反馈调节机制。在几乎所有细胞中，c-myc 的下调均是与细胞的分化相伴随的，但对于表皮干细胞，c-myc 的过度表达并未引起细胞的增殖及凋亡，相反在 β-catenin 过度表达时，激活 c-myc 可促使干细胞向短暂扩增细胞分化，下调 c-myc 表达是细胞向终末分化的先决启动条件。因此目前认为它属于表皮干细胞的分化启动基因。c-myc 能选择性地作用于表皮干细胞，使其朝短暂扩增细胞的方向发展，导致表皮生发层提早分化，表现为 c-myc 诱导伴随表面整合素水平的下降，促使细胞对基膜脱黏附。

5. β-连环蛋白 在细胞的黏附上起着信号转导作用，激活时可促进细胞的增殖。对体外培养的角质形成细胞而言，增加 β-连环蛋白的表达，不影响细胞间黏附，又可激发细胞的增殖能力。β-连环蛋白作为激活 Tcf/Lef 的转录因子，在表皮干细胞内较短暂扩增细胞更丰富，它的超表达可增加干细胞在体外的比例，在体内可致角化细胞转分化进入多潜能状态；但转基因鼠肠上皮 β-连环蛋白的超表达，则刺激细胞同时发生增殖与凋亡。β-连环蛋白与 Tcf/Lef 间的相互作用同时发生，亦可引起 c-myc 的表达。

6. Notch 及 Delta Notch 是一种跨膜受体，与相邻细胞上跨膜蛋白配体 Delta 结合调控细胞分化。Notch 表达于出生后的表皮全层，Delta 则主要存在于表皮基底层，尤其是 $β_1$ 整合素阳性细胞聚集处。Delta 在真皮乳头层的浅层即所谓干细胞的聚集区有高表达，同时可刺激角质形成细胞间的相互黏附。有人通过反转录病毒转染使原始角质形成细胞表达 Delta，来观察其对干细胞的影响，发现干细胞脱离其克隆区域并开始分化，该实验同时也表明干细胞本身就是 Delta 信号的主要源泉。Notch 及细胞钙黏附分子在调控干细胞和短暂扩增细胞间转化过程中发挥重要作用。Delta 在表皮干细胞中的高表达具有以下作用：阻断 Notch 信号保护干细胞；加强表皮干细胞簇的黏附，弱化与周边细胞的作用；传递信号使干细胞周边细胞进入短暂扩增状态。

7. 细胞因子 在干细胞龛中，众多的细胞因子以自分泌和（或）旁分泌方式调控着干细胞的分裂、增殖、分化与迁移。酸性纤维母细胞生长因子（aFGF）、碱性纤维母细胞生长因子（bFGF）、EGF、KFG 及其受体在皮肤的层状结构发生上起重要作用。EGF 受体在表皮成层期方能检出，并随胚龄延展而表达增多，因此 EGF 是培养表皮干细胞必不可少的培养基添加物。由成纤维细胞分泌的 KGF 与受体 KGFR 的结合也可促进受体二聚化和自身磷酸化，通过经典的酪氨酸激酶受体后的 GPT 结合蛋白 MAP-KKK/MAPKK/MAPK 信号级联传导系统，调节早期的基因表达，促进表皮细胞分裂增殖，因而成纤维细胞对细胞的分化提供了重要的微环境。基底层角质形成细胞产生的 TGF-β 具有抑制表皮干细胞分裂增殖的作用，但对已分裂增殖的表皮细胞具有促分化和成熟的作用。巨噬细胞炎性蛋白-lα（MIP-lα）也具有抑制表皮干细胞增殖的作用，表皮中的 MIP-lα 主要由表皮层中的朗格汉斯细胞细胞产生，提示朗格汉斯细胞细胞在表皮干细胞表型的维持中发挥一定作用。

此外，新的调控分子也在不断被发现，如 NF-κB、14-3-3α、α-catenin 等，这使得人们对表皮干细胞的分子调控机制的认识在不断加深。但另一方面，这些研究多是在体外条件下对单一的表皮干细胞的研究，且仅涉及目前已知的几种重要的调节分子。对于干细胞在体内条件下的调控机制，如真皮层细胞对它的影响，"niche" 对它的作用，与邻近细胞的相互关系，与基膜及多种黏附分子、生长因子的相互作用等，目前均知之甚少。即使对于表皮干细胞在体内如何分化形成短暂扩增细胞这一最初的重要过程，目前仍是一无所知。

四、表皮干细胞与皮肤附件

皮肤的附属结构有毛发、皮脂腺和汗腺。人体除手脚掌面外均有毛发和皮脂腺，大部分皮脂腺与毛囊上皮相连，并开口于毛囊。人体除极少部位外均有汗腺分布，汗腺为曲管腺，腺的分泌部为丝球状，位于真皮和皮下组织中，排泄管经真皮开口于皮肤表面。

对于皮肤各组成结构中是含有自身特有的干细胞，还是由同一种干细胞因微环境的不同而分化形成表皮、毛囊或皮脂腺等结构，目前尚有争议。有学者认为皮肤中含有多种独立的干细胞群，即表皮干细胞和毛囊干细胞并存。表皮干细胞专一产生一种细胞，即角质形成细胞，而毛囊干细胞则可以多向分化，并形成毛囊各组成结构。在某些因素影响下，两者可相互作用。毛囊干细胞在向表皮迁移的过程中，部分细胞可能成为表皮细胞的祖细胞。如外界物质刺激或皮肤损伤的情况下，毛囊干细胞向上迁移可使表皮增厚或形成新的表皮，从而促进伤口的愈合，提示毛囊干细胞为有毛表皮提供了额外的祖细胞。黏附分子在表皮与毛囊的生长分化中发挥着重要的调节作用，它在毛囊干细胞与表皮干细胞中有类似的表达，说明两者之间关系紧密。在胚胎期，毛囊的发生开始于表皮向内凹陷形成的毛芽。同时有研究表明，表皮的角质形成细胞在毛乳头细胞的诱导下可分化形成毛囊。同样，将已标记的表皮细胞注入到鼠的囊胚中，标记细胞可出现在新形成的毛囊中，暗示表皮干细胞同样也是毛囊上皮细胞的来源。

但也有学者认为表皮、毛囊和皮脂腺起源于共同的干细胞群，并将三者统一为表皮毛皮脂腺单位，即所有细胞群均直接或间接来自毛囊隆突区的干细胞，分裂产生一系列短暂扩增细胞，并由后者最终形成皮肤结构中的各种上皮细胞。这一观点的基础主要有：①表皮、毛囊和皮脂腺的上皮细胞形态相似，组织结构相延续；②位于毛囊隆突处的干细胞与基膜层的干细胞均属于标记保留细胞，表达相似的细胞膜蛋白，体外培养时均具有较原始细胞结构及很高的克隆形成能力；③表皮和毛囊上皮在一定条件下可以相互转化。

例如，在深Ⅱ度烧伤患者的创面愈合过程中常可以看到，在表皮基膜被完全破坏的情况下，残存在真皮层的毛囊上皮细胞通过不断向上及向外迁移和扩增，逐步形成表皮并最终完成创面的覆盖。而当把表皮层中的角质形成细胞移植到无毛发区时，这些细胞在真皮乳头层细胞的诱导下也可以参与形成新的毛囊及其上皮。该多能干细胞分化途径的不同是由其各自所处的微环境决定的，而不是被提前界定的，通常认为这些细胞自干细胞群体中分化出来后即沿着某一特定的方向进行其最终的分化过程，但证据显示，这些细胞也可以出现分化，并形成不同的细胞系，这种分化似乎是由单一局部微环境因素所决定的。

（一）毛囊

1. 毛囊的结构形态　毛囊本身的结构十分复杂。一个完整的毛囊包括真皮部分（真皮乳头层及真皮鞘）及表皮部分（至少包括 7 种不同的细胞系，有外根鞘、内根鞘、鞘小皮、毛发皮质和髓质）。由角质形成细胞构成的内外根鞘包裹着毛干，皮脂腺开口于毛囊的上段，毛囊及其附属的皮脂腺共同构成一个毛囊皮脂腺单位。毛囊的发生发展可分为三个阶段：进化期（anagen）、退化期（catagen）和静止期（telogen）。一般认为，进化期受成纤维细胞生长因子信号的刺激而启动，进而随着基质细胞增殖能力的减弱而过渡到退化期，在退化期毛干长度不再伸长且毛囊下段开始退化，至静止期毛囊不再出现形态上的任何变化。毛囊的生长具有周期性，而毛囊真皮细胞成分在诱导和维持毛囊的生长、再生及毛干增长方面具有很重要的调节作用，因而毛囊是一个研究真皮细胞与表皮细胞间相互作用的良好模型。

2. 毛囊干细胞的定位和分化　毛囊干细胞的定位目前普遍认为是毛囊上段的隆突区。毛囊干细胞是毛发中角质形成细胞的原始细胞，其分化过程经历毛囊干细胞、短暂扩增细胞和有丝分裂后分化细胞三个阶段。毛囊干细胞在光镜下呈立方形，细胞体积小，核浆比大，表面光滑，皱褶少，又被称为非锯齿形细胞。毛囊干细胞具有慢周期性，在体内多处于静止状态，而在体外培养或内环境作用下则表现出惊人的增殖及克隆形成能力，可通过不断的有丝分裂及分化来维持组织在细胞数量和功能上的稳定。

通过对鼠毛囊干细胞的研究，Sun 等在 1991 年首次提出了隆突激活假说，该假说包括以下几个主要内容：①毛囊干细胞位于毛囊的隆突处；②毛囊隆突处的细胞受到来自毛乳头细胞的信号刺激而出现增殖，并启动毛囊发展的进化期；③隆突处细胞的大量增殖是整个毛囊上皮细胞的来源，它在向下移行的过程中可生成毛囊基质细胞；④毛囊基质细胞是短暂扩增细胞，它的增殖周期可能决定毛囊进化期的长短；⑤在退化期，毛乳头细胞向上移行，对重建毛乳头-隆突间的细胞关系有重要作用，可诱导产生新的一轮循环。

在绝大多数实验中慢周期细胞见于隆突区，对标记保留细胞的研究发现，在鼠的毛囊隆突处存在具有高度增殖能力的干细胞群，即毛囊干细胞。同时发现在人类毛囊的相似位置也存在着有高度增殖能力的细胞群。在体外培养条件下，来自于毛囊上段的角质形成细胞比表皮细胞具有更高的增殖能力，并能产生更多的克隆形成细胞。在对新生小鼠的皮肤研究中发现，毛囊隆突细胞不仅可以生成毛囊，也可以参与形成固有表皮层，在成年鼠的创面愈合模型中也观察到了相同的现象。同时，有证据显示隆突处的干细胞在接受来自真皮乳头层细胞的刺激信号后即从干细胞群中分离出来，沿外根鞘向下移行至毛球部，并在此形成内根鞘及其他毛囊前体细胞，这也是毛囊在毛球损伤后仍可再生的原因。此外，有数据表明角蛋白 15 和 19 阳性的细胞也多聚集于隆突处，且此区的细胞在毛发的进行期有活跃的增殖现象，与皮肤肿瘤方面的研究结果相一致。

毛囊干细胞是如何分化形成毛囊结构中的其他细胞，Taylor 等认为毛囊干细胞可能存在两个独立的迁移分化途径，即隆突区表皮途径和隆突区毛发途径。用 BrdU 标记皮肤并连续观察 8 周后发现，具有红斑核的阳性细胞仅仅见于毛囊隆突区，而真皮层、毛囊上段及皮脂腺均未见，继续追踪观察 2 周后，见多数毛囊下段细胞含有红斑核。这为隆突区细胞参与毛囊的再生提供了直接证据，而且红斑核出现于外根鞘、毛母质、髓质等处也进一步说明隆突区细胞具有多向分化能力。Oshima 等利用微嵌合体技术置换毛囊隆突区，通过对嵌合小鼠的观察发现，供体隆突区特征性标志物表达逐渐出现在毛囊周围，包括表皮、皮脂腺及毛囊自身的结构中，从而进一步证实了毛囊干细胞的迁移规律。因此，Taylor 和 Oshima 提出了干细胞迁移假说。该假说认为，在毛囊周期性生长过程中，隆突处的细胞在受到某些刺激信号后向下迁移，到达毛球部时停止，并转化成增殖的毛母质细胞，再由后者开始向上、向内增殖分化形成新毛发。当隆突部细胞接收到某些未知信号而停止产生新的干细胞迁移时，生长期停止。该假说并未对毛囊干细胞迁移进入表皮的相关调节机制作进一步的解释。

（二）汗腺

1. 汗腺的发生和来源 从胚胎发生机制来看，皮肤附属器中的汗腺来源于胎儿期外胚层衍生的表皮嵴中的生发层细胞，这些细胞在多个独立部位紧密排列，并呈灶性聚集形成小丘状，初级表皮嵴生发层细胞的灶性聚集，标志着汗腺原基的出现。到胎龄 18～20 周时，这些细胞形成圆柱状细胞索向深层切入，可达真皮网状层或皮下脂肪层，至胎龄 24 周时，细胞索末端部分形成袢状，表现出成熟汗腺的特征。初级表皮嵴生发层细胞的灶性聚集明显晚于胚胎期表皮干细胞的出现时间，且表皮干细胞存在于汗腺发生的全过程。因此认为汗腺的发生实质上是胚胎发生期由某种或多种因素诱导表皮干细胞定向分化为汗腺细胞的过程。从理论上来讲，汗腺在损伤后也应与表皮一样具有再生的能力。目前对其形态发生、生长调控及相关基因表达等机制尚未完全阐明。

2. 汗腺的发生机制　对于大面积深度烧创伤患者来说，虽然创面组织完成了解剖修复，但由于伤后增生性瘢痕的形成和汗腺及毛囊等组织结构的破坏，皮肤的排汗功能存在严重阻碍。轻度烧伤时，汗腺导管细胞可通过其真皮深层未受创伤部分为模板，通过细胞的增殖分化形成它特有的三维结构，从而达到组织结构的完全修复。但在大多数深度烧创伤创面的愈合过程中，汗腺与毛囊结构的再生并非像表皮那样能够在一定程度上完成解剖修复过程。因此，了解汗腺发生的机制及创面愈合过程对其再生修复的影响，是人们实现皮肤功能性修复所面临的一个重要课题。

许多学者先后通过体外分离培养汗腺的导管细胞、分泌细胞或肌上皮细胞及在体动物实验观察等方法，试图重建汗腺的组织结构及功能，以提高大面积深度烧伤创面的修复质量。理论上，由于汗腺导管部细胞与表皮基底干细胞同源，两者相互转换，互为补充，因此汗腺的再生与表皮的再生过程相类似，即干细胞在增殖分化过程中受其周围环境的精细调节，主要涉及细胞与细胞（包括成纤维细胞、肥大细胞、黑色素细胞与朗格汉斯细胞等）的相互作用，以及细胞与细胞外基质间的相互作用等。细胞因子在其中起重要作用，包括白介素、集落刺激因子、表皮细胞生长因子、成纤维细胞生长因子、转化生长因子等。此外，皮肤感觉神经末梢分泌的神经肽类如 P 物质、降钙素基因相关肽等对表皮细胞的分化行为也起重要作用。细胞外基质成分如纤维结合蛋白、层粘连蛋白、不同类型的胶原等参与了这一过程的调控。但在严重烧创伤后，以上干细胞自我更新的微环境发生了明显改变，如细胞的种类与数量均与正常皮肤不同，除了成纤维细胞外，其他细胞如黑色素细胞、朗格汉斯细胞等均较正常皮肤明显减少。细胞因子的分泌途径及数量也发生改变，严重影响了组织的再生修复过程。但另一方面，由于汗腺管往往可深达真皮的深层甚至在真皮下，因此在严重创烧伤创面的愈合过程中也存在汗腺的修复过程。之所以在创面愈合后及瘢痕形成中未能重建汗腺的功能，推测可能存在两种原因：一是瘢痕组织中的细胞成分发生改变，成纤维细胞增生异常活跃，使瘢痕的形成速度远远超过汗腺的再生速度；另一方面是成纤维细胞分泌胶原的能力增强并导致胶原的异常沉积，从而形成一个组织屏障，阻碍了汗腺及其导管的向外生长。有研究证明，在瘢痕组织中存在有汗腺导管，只是汗腺导管向表皮方向的生长受到阻止，说明大面积严重烧创伤创面在愈合过程中同样存在汗腺的再生问题。因此，如何在体加速汗腺再生速度和消除瘢痕组织中屏障因素对汗腺再生的影响，可能是加速汗腺再生从而最终达到生理性修复的基础，值得深入研究。

第四节　真　　皮

真皮（dermis）来源于中胚叶，由结缔组织组成，含有毛发、毛囊、皮脂腺、汗腺等结构。真皮与皮下组织之间界限不明显，故真皮的精确厚度不易计算。以颈部、肩部、背部等处的真皮最厚，其余较薄，肢体伸侧面比屈侧面的真皮厚，眼睑和包皮处最薄，女性真皮一般比男性薄。真皮可分为浅在的乳头层和深在的网状层，这也是人类皮肤的特点。

一、乳　头　层

乳头层结缔组织向表皮突起形成乳头，扩大表皮和真皮的接触面，有利于两者的密切结合。乳头中富含毛细血管和感受器，来自毛细血管的组织液透过基膜与表皮内的组织液相通。毛细血管的扩张和收缩有助于体温调节，感受器感受作用于皮肤的外界刺激。乳头在手掌和足底处多而高起，排列成行，行行顺列，推起表皮，显出嵴纹，嵴间是沟，肉眼可见。垂直嵴的方向做皮肤切片，成对的乳头共同推起一个表皮嵴。两嵴之间，表皮向深处生长，称乳头间屏。有时一个乳头上端可分成两三个次级乳头。表皮最薄的地方，乳头缺少这样的规律排列，皮肤表面也无平行的嵴和沟出现。

乳头层在乳头以下的部分很薄，称乳头下层，向下过渡到网状层，两层纤维连续，但仍可辨认。乳头层的纤维细而疏松，近似疏松结缔组织，有疏松结缔组织的细胞类型。乳头层毛细血管丰富，除具有乳头的作用外，一部分还有小静脉性质，形成乳头下方的网丛。而网状层毛细血管稀少，仅多见于毛囊和汗腺周围。

二、网　状　层

一般说真皮是致密结缔组织，在人类主要是指网状层。该层胶原纤维集成粗壮的束，有分支并交织成网，束的走向大都平行于真皮表面，胶原纤维分层排列，相邻纤维方向交成角度以适应各方的拉力。少数分支较松的纤维垂直下行，进入皮下组织，参与皮下组织纤维支架的组成，构成真皮与皮下组织的联系，称为皮肤支持带（retinaculum）。网状层中弹性纤维较丰富，在毛囊和腺体周围，弹性纤维比较细密。除基质因素外，由于纤维的数量多和特殊排列，使真皮具有很大的韧性和一定的弹性。

网状层中含有血管、淋巴管、神经束、神经末梢、感受器、毛囊和腺体等，此外还有少量平滑肌。平滑肌出现在立毛肌及乳房的乳头、乳晕、阴茎、阴囊、肛门周围等处皮肤中，收缩时使毛竖立，乳头耸出，皮肤皱起。立毛肌另一端止于乳头层。真皮中属于骨骼肌的在人类仅有面部表情肌和须肌。

三、真皮结缔组织的特点

真皮结缔组织主要由三种纤维组成，包括胶原纤维（collagenous fiber）、弹力纤维（elastic fiber）和网状纤维（reticulum fiber），在这些纤维之间是基质。各种纤维和基质都是由成纤维细胞（fibroblasts）所合成。在真皮中这三种纤维以胶原纤维最为丰富，起着真皮结构的支架作用，并使真皮具有韧性。弹力纤维使皮肤具有弹性。网状纤维表现为纤细的胶原纤维。

（一）胶原纤维

光镜下，由胶原纤维所组成的纤维束的直径（2～15μm）差别很大，具有细致的波浪形的网络或为粗的束状结构。前者见于真皮的乳头层，包括在表皮钉突之间的表皮下乳头内的波形网络和在乳头下方在表皮钉突与乳头下血管之间形成的窄条带。此外，毛囊-皮脂腺单位（pilose-baceous unit）和汗腺及大汗腺也都被薄的胶原纤维网络所包绕。因此，真皮乳头和皮肤附件周围的真皮被视为一个解剖学单位，即外膜真皮（adventitial dermis）。

真皮组织中所有胶原纤维内原纤维束主要由Ⅰ型和Ⅲ型胶原组成，正常成人皮肤中的Ⅰ型和Ⅲ型胶原的比例为 6:1。Ⅰ型胶原（直径 70~140nm）比Ⅲ型胶原（直径 40~65nm）的胶原纤维粗。真皮乳头层和真皮网状层分别以Ⅲ型胶原和Ⅰ型胶原为主，因而真皮浅层结构疏松、胶原纤维纤细，而真皮网状层结构致密。皮肤中胶原微纤维直径约 600nm，在皮肤平面上分散排列，维持皮肤的弹性。胶原微纤维上每间隔 640~700nm 具有横纹，这是由于组成胶原微纤维的原胶原分子上每隔一定距离即有易于染色的极性部位存在，因而在电镜下胶原纤维呈现特征性周期条纹。

胶原作为皮肤结缔组织内重要的结构蛋白，发挥极其重要的生理功能：①作为细胞和细胞间的黏合剂，让细胞能固定在皮肤组织上，构造出皮肤的形状，同时保持皮肤组织的结构完整性和稳定性。②可以提供皮肤组织所必需的养分，改善皮肤细胞生存的环境和促进皮肤组织的新陈代谢，使其富有弹性与光泽，有利于美容、消皱、养发，延缓衰老。③胶原蛋白具有独特的修复功能，与周围组织的亲和性好，能够帮助伤口愈合与组织复原，修复皮肤瘢痕。④胶原蛋白分子中含有大量的亲水基，因此具有良好的保湿功效，能够保持真皮层内的水分，达到保持肌肤润泽的目的。⑤胶原蛋白可以调节和稳定 pH，有乳化胶体的作用，有助于减轻各种表面活性剂、酸、碱等刺激物质对皮肤、毛发的额外损害。

生理状态下，由于年龄、生活压力、饮食失调、物理及化学外部刺激等多种因素的共同作用，导致胶原蛋白变性及含量减少，失去原有功能，就会使皮肤失去光泽和弹性，暗沉、色斑、干燥、松弛等皮肤衰老现象便随之而来。同时，在某些病理状态下，由于胶原蛋白损伤、变性及含量改变，造成皮肤组织结构破坏和功能异常，就会出现诸如瘢痕疙瘩、硬皮病、反应性穿透性胶原病等许多胶原性疾病。

（二）弹性纤维

弹性纤维占真皮总体积的 2%~4%，其作用是维持皮肤具有一定弹性。弹性纤维位于胶原纤维束之间，光镜下，组织切片常规染色看不到弹性纤维。弹性纤维比胶原纤维束细（直径 1~3μm），呈波浪形。在真皮的下部分弹力纤维较粗，与体表相平行，越靠近浅层，直径就越细。在真皮乳头层，弹力纤维形成与表皮-真皮交界面平行、较细的伸展纤维的中间丛，再由该丛向上发出终止于 PAS 染色阳性的基膜带上。与胶原纤维相反，弹力纤维是有伸展性的，且伸展后仍能恢复原状。

（三）网状纤维

网状纤维在常规染色的切片中无法看到。它具有嗜银性，银浸染色时可被染成黑色。网状纤维是一种特殊类型的细胶原纤维，直径 0.2~1μm。网状原纤维可能主要来自Ⅲ型胶原，形成的原纤维纤细，也有周期性的横纹。

四、真皮的细胞成分

真皮细胞主要存在于乳头部，包括成纤维细胞（fibroblasts）、组织细胞（histiocytes）、肥大细胞（mast cells）和真皮树突细胞（dermal dendrycytes）等。

（一）成纤维细胞

在正常皮肤中成纤维细胞最多见，位于胶原纤维附近。HE 染色时胞质边界不清，核着色淡，呈纺锤形，越成熟越细长，散在分布于胶原、弹性蛋白及其他的细胞外基质中。电镜下可见其细胞质中含有丰富的粗面内质网和线粒体、高尔基体、小泡和微丝，胞体附近有由该细胞所合成的胶原蛋白及弹性蛋白。其主要功能是合成各种胶原、弹性蛋白及其他的细胞外基质成分，同时还产生分解这些成分的酶类，从而维持其代谢平衡。在受到刺激时，成纤维细胞能够进行迁移、增殖及加速合成细胞外基质，这些作用对于创伤愈合等组织修复十分重要，但其过度增生和合成细胞外基质过多，则可形成病理性纤维增生等。

（二）组织细胞

组织细胞属于游走细胞，胞核较大，呈卵圆形、圆形或肾形，具有强的吞噬能力，通常存在于真皮毛细血管周围及胶原纤维束间，发生炎症时移向病灶部位，也能产生网状纤维，可以变为成纤维细胞。

（三）肥大细胞

肥大细胞呈梭形或立方形，胞质中有嗜碱性颗粒，核为卵圆形。在皮肤中肥大细胞以最大的密度存在于真皮的乳头层、靠近表皮真皮交界处，存在于表皮内含组织的鞘和乳头下丛的血管和神经周围，数量不多，也常见于皮下脂肪层。用 Giemsa 染色能将肥大细胞胞质内的颗粒染成紫色。

（四）真皮树突细胞

真皮树突细胞是一类固定结缔组织，细胞呈星状的、树突状或纺锤形，具有高吞噬细胞性。这些细胞在真皮乳头层和网状层的上部特别丰富，常见于乳头下血管丛附近，也存在于真皮网状层的血管周围和皮下脂肪层中。

此外，真皮中还有噬黑素细胞、浆细胞和淋巴细胞等。

第五节 皮 下 组 织

一、皮下组织的结构

皮下组织属于间叶组织，主要组成成分为脂肪细胞、纤维间隔和血管。此外，皮下组织内尚分布有淋巴管、神经、汗腺体、大汗腺体及毛囊（乳头部）。脂肪细胞为圆形或卵圆形，平均直径约为 94μm，大者可达 120μm。细胞质内充满脂质、少数线粒体和较多游离核糖体，胞核挤向边缘且变扁平。脂肪细胞聚集，形成大小不一的脂肪小叶，其间以纤维间隔为界（脂肪小叶间隔）。皮下组织内富有血管，由小叶间隔内小动脉分支形成毛细血管，伸入脂肪小叶并围绕每个脂肪细胞。毛细血管基膜与脂肪细胞胞膜紧密接触，有助于血液循环和脂质的输送。皮下组织分布于真皮和肌膜之间，上方与真皮、下方与肌膜密接，广布于体表，形成所谓脂肪层，占体重的 18%。其厚度因体表部位、年龄、性别、内分泌、营养和健康状态等而有明显差异。

脂肪细胞内所含脂质主要为中性脂肪（甘油三酸酯），由棕榈酸、硬脂酸和油酸等脂肪酸组成，还含有<2%的胆固醇、10%～30%的水。皮下组织内富有血管，由小叶间隔内小动脉分支形成毛细血管，伸入脂肪小叶并围绕每个脂肪细胞。毛细血管基膜与脂肪细胞胞膜紧密接触，有助于血液循环和脂质的输送。

和其他脊椎动物一样，人体尚存在另一种脂肪——棕色脂肪（brown fat），形态和功能均不同于上述脂肪组织。棕色脂肪细胞很小，直径为 25～40μm，呈多角形，细胞质呈颗粒状，含多数小的脂质滴。在胚胎期，棕色脂肪主要分布于肩胛间区。人体冬眠瘤（hibernoma）细胞颇似棕色脂肪细胞。在啮齿动物和冬眠动物体内，棕色脂肪可能是一种产热组织。有资料报道，长期在寒冷区劳动生活的成年人体内有褐色脂肪组织再生的现象。

二、皮下组织的功能

皮下组织在结构和功能上是一种特殊器官。皮下组织的主要功能有：①对外来冲击起衬垫作用，缓冲冲击对身体的伤害；②热的不良导体和绝缘带，防寒和保温；③高能物质（如脂质）合成、储存和供应的场所。储藏脂质主要由甘油三酸酯组成，需要时（如饥饿）可分解，以提供能量。其消耗、利用和储备保持平衡；④特殊的网状内皮组织，参与机体防御反应；⑤表现女性曲线美和青春丰满美。

在相当长的一段时期，脂肪组织被人们单纯地看作是能量储备和调节的组织器官。然而随着一些脂肪细胞分泌因子被人们发现，脂肪细胞的其他重要生理学功能被逐渐发掘出来。尤其是 1994 年瘦素（leptin）的发现和克隆，使研究者们开始关注脂肪组织的内分泌和旁分泌功能。近 10 年来，人们对脂肪组织和它在生命有机整体中所起的作用有了更深入和全面的认识。由于发现脂肪组织所起的生物学作用非常广泛并且重要，有的科学研究人员将这一新兴的研究领域称为"脂肪生物学"（Adipobiology）。

脂肪组织不仅是能量的储备器官，也是一个重要的内分泌器官。它协同神经系统和其他内分泌器官维持机体的内平衡。近年来，一些研究表明脂肪组织与免疫反应有着密切的联系。人们发现脂肪细胞分泌的瘦素不仅调节机体的能量代谢和控制脂肪的积累，还参与调节单核细胞、巨噬细胞和淋巴细胞的免疫功能，是一种作用广泛的细胞因子。脂肪细胞分泌的其他因子如脂联素也有免疫调节作用。免疫刺激还会作用于淋巴结周围的脂肪组织，引起这些脂肪细胞发生脂解作用。脂肪组织与免疫系统的相互作用，进一步表明生命是由各系统组成的一个有机统一体。随着对这一领域的研究不断深入，可能为某些疾病的治疗提供新的途径。

脂肪细胞损伤产生病理反应。脂肪细胞一旦遭受损伤、缺血或受附近的炎症性病变的影响，易发生渐进性坏死或坏死并因之而引起一系列非特异性反应，主要为吞噬反应。一般而言，脂肪细胞坏死始于细胞膜，淀粉酶和卵磷脂酶分别作用于细胞膜的碳水化合物和卵磷脂，细胞发生破坏并由细胞内释放脂酶。局部脂酶活性增强，使脂质分解为脂肪酸和甘油酯，成为刺激物而引起"异物"反应。坏死的脂肪细胞受到组织细胞的攻击，脂质滴为巨噬细胞和异物巨细胞所吞噬或包围而发展为噬脂性肉芽肿。在很多情况下，皮下组织损伤（炎症）的原因可以不同，但组织反应则具有共同的反应型式：以白细胞浸润和脂肪细胞变性、坏死为主的急性炎症，以淋巴细胞浸润为主的亚急性炎症和以组织细胞、多核巨细胞为主的慢性炎症。后者极易演变为肉芽肿性炎症，并以纤维化作为修复的结局。炎症过程可以主要累及脂肪小叶（小叶性脂膜炎），或主要累及小叶间隔（间隔性脂膜炎），还可导致血管反应即血管产生瘀血状态而导致脂肪细胞坏死。

第六节　皮肤的神经

皮肤是很重要的感觉器官，含有丰富的神经，皮肤的神经（nerves of the skin）按功能分为感觉神经和运动神经两种（图4-7），它们的神经末梢和特殊感受器广泛地分布在表皮、真皮及皮下组织内，以感知体内外的各种刺激，引起相应的神经反射，维持机体的健康。皮肤有六种基本感觉，即触觉、痛觉、冷觉、温觉、压觉和痒觉。

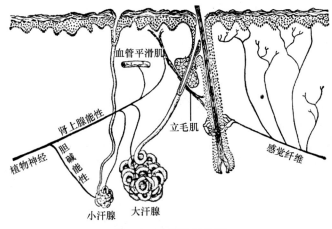

图 4-7　皮肤神经分布

一、皮肤的感觉神经

皮肤的感觉神经为有髓神经，除头部外均来自脊髓，有髓鞘，达真皮乳头层及进入终末器官后则失去髓鞘。神经在皮肤中以两种形式出现：

1. 进入皮肤后逐渐分支，在真皮乳头处失去外鞘，然后以游离神经末梢（free nerve ending）形式分布于表皮中甚至达到透明层下。在毛囊的皮脂腺导管入口下也有感觉神经网围绕。

2. 有一些感觉神经的末端形成特殊的神经末梢感受器，这些感受器分别接受和传递特殊的感觉，如感觉神经末梢表皮下部的麦斯纳小体（Meissner corpuscles）和麦克尔感受器（Merkel）接受触觉。麦斯纳小体又称触觉小体（tactile corpuscles），主要分布于掌、跖、阴茎、阴蒂、手足背侧及乳头等处，呈卵圆形，直径为 20~40μm，长 80~150μm，长轴与皮肤表面垂直，扁平的施旺细胞（Schwann cell）则按横轴方向排列，整个小体被包在结缔组织囊内，有 2~9 条有髓神经从小体基部或旁侧进入小体内，失去髓鞘，并分成较细的神经纤维，以螺旋形式盘升到小体顶部。麦克尔感受器在神经纤维接近表皮时其末梢扩张，呈扁平盘状，与麦克尔细胞紧密接触，厚皮肤中的麦克尔细胞上的神经末梢为慢适应的触觉感受器。表皮下部的克劳泽小体（Krause corpuscles）接受冷觉，克劳泽小体与麦斯纳小体相似，为球形或卵圆形小体，被囊由不规则排列的施旺细胞组成，分布在口角、结膜-角膜边缘和无毛皮肤。卢菲尼小体（Ruffini corpuscles）接受温觉，呈梭形，外有被膜包绕，位于皮肤真皮乳头下层。环层小体接受压觉，呈圆形、卵圆形或筒状，体积较大，大小约 0.5mm×2.0mm，常集合成群，位于光滑皮肤，特别是手指、外生殖器和乳房的真皮深层，也见于皮下组织。小体外周由几十层结缔组织扁平细胞疏松排列，形成同心板层被囊。被囊的表面有一层富于弹性纤维的鞘膜包裹。一条粗的有髓纤维进入被囊失去髓鞘，分出两至多个平行支，末端被扁平细胞的片状的胞质板紧密环抱，形成中央无结构的圆柱体，称为内棍。被囊内的神经纤维又分为三部分：终末前段的有髓部分、扁平的终末端和膨大的最终末段。皮肤浅层和毛囊周围游离神经末梢接受痛觉。近年研究表明，皮肤神经纤维的粗细、有无髓鞘、传导速度与神经传导的性能有关。如直径＜5.5μm、无髓鞘、传导速度 1m/s 的神经纤维与烧灼样痛、不舒服的瘙痒感的传导关系密切。较粗、有髓鞘、传导速度 10～20m/s 的神经纤维对轻触觉、轻压觉、针刺痛、温度变化、自觉痒感传导较好。

二、皮肤的运动神经

运动神经为无髓神经，属自主神经，来源于交感神经系统，无髓鞘。进入真皮及皮下组织后，其神经末梢均呈细小树枝状分布，不进入表皮。除面部的表情肌由面神经控制外，交感神经的肾上腺能性纤维可调节皮肤血管、立毛肌、血管球体及顶浆分泌汗腺和小汗腺的肌上皮细胞的舒缩功能。交感神经的节后胆碱能性纤维控制小汗腺细胞的分泌功能。皮脂腺无运动神经支配，其功能由内分泌调节。

第七节　皮肤的血管、淋巴管和肌肉

一、皮肤的血管

皮肤的血管依其大小、结构的不同，有小动脉、微动脉、毛细血管、小静脉及血管球，分布于真皮及皮下组织内。除毛细血管外，各种血管的管壁可分为内膜、中膜和外膜三层。表皮内无血管，真皮及皮下组织中有大量的血管丛，由真皮毛细血管渗透来的组织液供表皮进行新陈代谢。皮肤血管的主要功能是调节人体的热量、血压及供给皮肤营养。

皮肤血管在真皮和皮下组织内形成的血管丛，由深到浅分为五个（图4-8）：

（一）皮下血管丛

皮下血管丛位于皮下组织深部，是皮肤内最大的血管丛，分支大而多，动脉多，主要供给皮下组织、真皮及表皮的营养，皮下血管丛发出动脉分支，逐渐形成四个血管丛，在脂肪细胞间形成毛细血管网。

应用皮瓣修复创口时，须将这一层血管丛切入皮瓣内，以保证皮瓣的血供和成活率，使所植皮瓣有理想的色泽和弹性。

（二）真皮下部血管丛

真皮下部血管丛位于皮下脂肪组织浅部，该丛血管来自脂肪小叶间动脉分支，主要供给皮肤内汗腺、汗管、毛乳头和皮脂腺的营养。

（三）真皮中部血管丛

真皮中部血管丛位于真皮深部，静脉较多，主要调节皮肤附件及其他血管丛的血液循环，供给皮脂腺、汗管、毛囊和皮脂腺导管的营养。

（四）乳头下血管丛

乳头下血管丛位于乳头层下部，又称网状层血管丛，具有储血功能，血管方向多与皮肤表面平行。该层血管较乳头层血管稍粗，数目亦较多，对皮肤颜色影响很大。

（五）乳头层血管丛

乳头层血管丛位于真皮乳头层的顶端，该丛血管多呈袢状，主要供给乳头及表皮营养。小动脉进入乳头内，再发出毛细血管形成毛细血管圈，与小静脉衔接，每一乳头包含几个圈，此圈接受动脉的新鲜血液，供给周围组织的营养，并由静脉送回含有废物的血，且含有上皮肌细胞，遇冷收缩，将血液压入内部以减少散热。表皮的营养供给主要依靠此层血管。

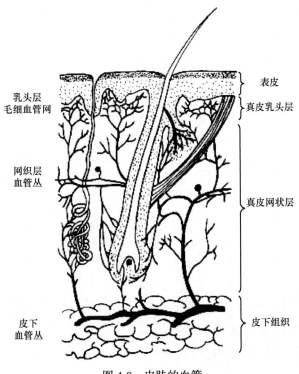

图 4-8 皮肤的血管

皮肤小动脉从皮下丛向真皮方向上行，逐渐变细，管壁变薄，到达毛细血管只有一层内皮细胞，外围一薄层结缔组织，内有少数组织细胞。有人认为毛细血管周围还有一种多突分支的细胞称膜细胞，也称周细胞（pericyte），或称 Rouget 细胞，它可能是一种变异的平滑肌细胞，有收缩能力。

皮肤动脉管壁内膜的管腔面由一层扁平的内皮细胞组成，内皮外有一薄层结缔组织称内皮下层，再向外为弹力膜。中膜由多层环绕的平滑肌束组成，束间有结缔组织。外膜主要由纵行的结缔组织组成，偶有散在的平滑肌和弹力纤维。外径＜2mm 的小动脉，管壁肌层及外膜结缔组织较薄。

皮肤静脉多与动脉伴行，管壁也分三层，中膜较薄，外膜相对较厚，管腔较同行动脉大，有时多见静脉瓣。

在指、趾端及甲床有一种特殊的血管结构称血管球，是动静脉间的特别辅助装置，称动-静脉吻合，见于掌、跖、耳及面部中心，是小动脉和小静脉之间的一种特殊短路结构，其间无毛细血管。血管球的动脉段壁厚腔窄，有一层内皮细胞及内皮下网状纤维，无内弹力膜，中膜由数层密集的血管球细胞构成，血管球细胞较大，细胞质透亮，似上皮样细胞。静脉段腔大壁薄，血液由静脉段汇入乳头下小静脉，然后经小静脉再回流入深层静脉。通过血管球的血液，可由动脉端直接到静脉端，无须通过毛细血管，最后向下垂直汇入较深的血管丛内。血管球在指（趾）末端最多见，位于真皮深层，与循环及体外调节有关。

皮肤血管通过与皮肤内受体局部（轴突）反射和血管平滑肌的肌原性反应来调节血管的阻力。下丘脑调控核心温度。血管收缩性受交感神经调控，而血管运动性则受中枢神经系统调控。此外，体内的一些介质，如儿茶酚胺、肾上腺素或去甲肾上腺素、缓激肽、组胺、5-羟色胺和前列腺素等也影响皮肤血管的紧张度和皮肤血流。儿茶酚胺、肾上腺素和去甲肾上腺素为血管收缩介质，血管内存在此等介质的受体（α 和 β 受体）。肾上腺素能活化血管内 α 和 β 受体，减少血液流向皮肤和皮下组织。缓激肽、卡里定、组胺、二氧化碳和乳酸等为血管扩张介质，可致血管明显扩张，增加微循环的血液灌注，增强内皮的通透性。

二、皮肤的淋巴管

真皮和皮下组织均含有丰富的淋巴管，与几个主要的血管丛平行（图 4-9 ）。表皮的棘细胞间隙和真皮胶原纤维间均有淋巴液循环相通。皮肤的淋巴系统是一种辅助性循环系统（毛细淋巴管与小血管的区别见表 4-1 ）。乳头淋巴管内的淋巴液，首先流入乳头下层的毛细淋巴管丛，然后深入皮下组织，汇入附近的毛细淋巴管形成的较大淋巴管，进而在皮下组织内随静脉而行。毛细淋巴管的管腔经常闭合，皮肤淋巴水肿时或注入对比液体后易显出。毛细淋巴管仅有一层内皮细胞，管腔不规则，不含红细胞。真皮深层及皮下组织的较大淋巴管，其内皮细胞外有一层结缔组织，内有胶原纤维、弹性纤维和平滑肌，有时可见瓣膜，管壁较静脉薄。皮肤中的组织液、游走细胞、病理产物及细菌等可进入淋巴管，有害物质在淋巴结内被吞噬。

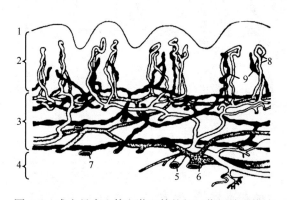

图 4-9 成人足底血管和淋巴管的相互作用关系模式
1. 表皮的基底面；2. 真皮乳头层；3. 真皮网状层；4. 皮下组织；5. 动脉；6. 静脉；7. 淋巴管；8. 毛细血管；9. 淋巴毛细管

表 4-1　毛细淋巴管与小血管的区别

	毛细淋巴管	毛细血管、小静脉
管腔	形不规则，一般较大	圆
内皮细胞	薄、富有突起，伸向管腔外方	有厚有薄，突起少
接合部	常开大	常闭合
伴随细胞	无	有
结缔组织部分	纤维直接附着于内皮细胞，有时存在弹力纤维	纤维不直接附着于内皮细胞，无弹力纤维
基膜	缺如或缺乏，常伴有半桥粒	连续性
连续切片	形态急变	不急变
分布	只存在于真皮-乳头交界处	乳头层全部
第 8 因子相关抗原（PAP 法）酶组织化学	−	＋
碱性磷酸酶	±	＋＋
过氧化物酶	−	＋
氨基肽酶	−	＋
酸性对硝基苯磷酸酯酶	−	＋

　　在真皮乳头层以下切口，将阻断原有的淋巴循环，造成局部组织水肿，需要 10～14 天皮肤水肿才逐渐消退，约 2 个月水肿完全消退。这种水肿在眼部美容手术时尤为突出，眼周围组织为疏松结缔组织及很薄的皮肤，容易造成全皮层的切断，导致严重水肿。因此，必须操作精细，切口合理，术后加压包扎，以利于淋巴循环，早日恢复。

三、皮肤的肌肉

　　皮肤内肌肉主要有平滑肌（smooth muscle）和骨骼肌（skeletal muscle）两种。平滑肌的特点是缺乏横纹，胞核位于肌细胞中心，每个肌细胞有嗜银性网状纤维环绕。骨骼肌的肌纤维具有横纹，胞核位于肌纤维边缘、肉膜之下，以纤维膜为界。

（一）平滑肌

　　皮肤的肌肉主要是平滑肌，也称不随意肌，肌纤维成束，HE 染色红染，核居中，在纵切面上不见横纹，胞核呈杆状，顺肌纤维长径平行排列，核染色质较少，见于立毛肌、阴囊的肉膜及乳晕区肌纤维。此外，血管壁、汗腺周围、泪囊、眼睑等处亦有平滑肌。立毛肌的一端止于真皮乳头下结缔组织内，另一端在皮脂腺下方附着于毛囊，参与皮脂腺的排泄。收缩时，牵拉毛囊，使之垂直，产生毛周性隆突（“鸡皮疙瘩”）。此外，立毛肌收缩的压力还可将皮脂压挤到皮肤表面。神经功能紊乱可影响立毛肌的功能，也影响皮脂腺的排泄功能，导致皮脂淤滞在皮脂腺内产生粉刺和寻常性痤疮等。

（二）骨骼肌（skeletal muscle）

　　特殊部位的皮肤内有骨骼肌，也称随意肌或横纹肌，肌束呈圆柱状，HE 染色红染，纵切面可见横纹，胞核位于肌纤维的边缘部，主要见于颈部的颈阔肌及面部的表情肌。口轮匝肌形成致密轮。骨骼肌经皮下组织延伸到真皮深层。

第八节　表皮与真皮的连接和再生关系

表皮-真皮连接处（dermal-epidermal junction，DEJ），又称表皮基膜带（basement membrane zone，BMZ），由表皮的下突部分（表皮突或皮钉）和真皮乳头互相镶接，呈波浪状起伏，是连接表皮和真皮之间的重要组织结构。表皮-真皮连接分为四部分：①基底层细胞的基底浆膜及半桥粒；②透明板（lamina lucida）；③致密板；④致密板下带。

对表皮-真皮连接处形态结构和功能的了解将有助于阐明脱细胞真皮基质移植后基膜重塑的机制。

一、表皮-真皮连接处光镜形态学结构

在光学显微镜下，常规苏木素-伊红（HE）染色显示表皮-真皮连接处波浪起伏的真皮乳头和表皮钉结构，但不能观察到表皮基膜带结构。过碘酸-Schiff（PAS）染色在表皮-真皮连接处可见一窄条均匀无纤丝的致密带形区，厚 0.5～1.0μm，提示此处含有中性黏多糖。采用硝酸银染色在真皮乳头层，最上层可见有纤丝的网状纤维网。用地依红（orcein）、雷琐辛品红（resorcin-fuchsin）和醛品红（aldehyde-fuchsin）染色，在真皮乳头层上部可见 elaunin 纤维。PAS-地依红复合染色可见耐酸纤维（oxytalan fiber）垂直地进入 PAS 阳性的基膜区。目前多采用 PAS 染色来显示光镜下的基膜。

二、表皮-真皮连接处的功能

不同的细胞和细胞外基质（ECM）构建不同的组织，由不同的组织组成功能独特的器官，再由功能各异和协调作用的器官组装成结构和功能统一的生命体。因此，在探讨皮肤创伤修复或复合皮的结构和功能时，不能只关注细胞内信号分子的活动，要从细胞-细胞外基质-多肽信号分子三者之间的相互作用关系方面，充分认识由组织器官组成生命体的复杂性。后者的复杂性要远远超出离体细胞培养所能认知的程度。

（一）真皮-表皮连接处的生理功能

表皮-真皮连接处的功能主要包括通透屏障、细胞-基质之间的相互作用、表皮-真皮黏附和参与细胞信号转导四个方面的作用。

1. 通透屏障　表皮-真皮连接处在真皮和表皮之间起一个通透屏障作用。从真皮来的有生物活性的可溶性物质必须通过表皮和真皮连接的基膜才能进入表皮层，对表皮细胞发生作用。大分子物质往往不能通过基膜，如 IgM，但 IgG 能够通过基膜进入表皮。现已证实，基膜中带负电荷的阴离子区的作用是能选择性地抑制或允许可溶性物质的通过。表皮-真皮连接通过这种通透屏障作用来影响表皮细胞的生物活性。

2. 细胞-基质之间的相互作用　表皮细胞和表皮-真皮连接中的大分子间的接触可影响表皮细胞的生物学行为。如依赖表皮生长因子增殖的上皮细胞和基膜（Ⅳ型）胶原发生接触时，对表皮生长因子的需求明显降低。伤口边缘的角质形成细胞在移经创面床重建表皮-真皮连接及再上皮化覆盖创面等创伤愈合过程中，结缔组织分子（包括弹性蛋白、真皮蛋白多糖、纤维结合蛋白、间质性胶原、Ⅰ型和Ⅲ型胶原）可能对角质形成细胞的移动产

生重要影响。Woodley 证实，在纤维结合蛋白或胶原存在时，角质形成细胞的移动加强，而当层粘连蛋白存在时，移动则受抑制。在无创伤的情况下，角质形成细胞与表皮、真皮连接中层粘连蛋白紧密接触。Clrak 等进一步证实，在伤口愈合过程和表皮-真皮连接重建中，新形成的表皮-真皮连接中层粘连蛋白出现较晚，这时角质形成细胞已停止移动。角质形成细胞和结缔组织分子之间的细胞-间质相互作用除了对愈合伤口有一定影响外，还对器官发生、组织转换和维持起重要作用。例如，Gipson 等发现基膜能诱导表皮细胞产生半桥粒。当角质形成细胞和缺乏锚原纤维的基膜接触时不产生半桥粒。当角质形成细胞与含有锚原纤维的基膜接触时，附近的角质形成细胞迅速合成半桥粒。因此半桥粒形成过程是由基膜来调节的，并且需要含有锚原纤维的基膜。

3. 表皮-真皮黏附 表皮-真皮连接对表皮与真皮间黏附起重要作用。基膜的主要生物化学成分（IV型胶原、层粘连蛋白、硫酸乙酰肝素蛋白多糖、BP 抗原、EBA 抗原）都可由表皮细胞合成。层粘连蛋白有专门的区域连接细胞、基膜（IV型胶原和硫酸乙酰肝素蛋白多糖）。集中在透明层中的层粘连蛋白，连接表皮细胞与表皮-真皮连接致密层中的IV型胶原和蛋白多糖。表皮-真皮连接中像层粘连蛋白一类的大分子与细胞和其他局部结缔组织成分之间的亲和力，对维持表皮-真皮连接的完整性及表皮和其下方结缔组织的黏附可能具有重要意义。

4. 参与细胞信号转导 ECM 可通过调节 β_1 整合素表达和活化、基膜成分的变化及干细胞微环境中分泌因子的浓度影响表皮干细胞的分布和分化方向。整合素家族（integrin）是介导干细胞与 ECM 黏附的最主要受体，它通过与配体结合直接激活胞内的信号传导，同时调节多种生长因子活性，为干细胞增殖提供适当的环境，控制干细胞区域的大小。当皮肤发生损伤或 ECM 成分发生改变时，胞外信息可通过整合素 $\alpha_5\beta_1$、$\alpha_v\beta_5$、$\alpha_v\beta_6$ 传递给干细胞，以触发跨膜信号转导，调控细胞的基因表达。这一过程不仅可以改变干细胞的分裂方式，还可激活干细胞的多潜能性，使干细胞产生一种或多种定向祖细胞，以适应机体的需要。表皮干细胞高表达 β_1 整合素，而 β_1 整合素可介导干细胞与 ECM 黏附，从而抑制其分化的发生。若 β_1 整合素失去功能，则可导致上皮干细胞脱离微环境的制约，分化为终末细胞。所以干细胞对基膜的黏附是干细胞维持其特性的基本条件，干细胞对基膜的脱黏附是诱导干细胞脱离干细胞群落，进入分化周期的重要调控机制之一。研究证实，丝裂原激活的蛋白激酶（MAPK）在 β_1 整合素调控表皮干细胞增殖分化的信号转导通路中起着重要作用。

此外，ECM 还可能通过调节 β_1 整合素的表达和激活调节基膜成分的变化和干细胞微环境中分泌因子的浓度，从而影响表皮干细胞的分布和分化方向。在体研究证明，表皮干细胞有较其他表皮基底层细胞更强的对基膜黏附的特性。Bickenback 等比较鼠表皮干细胞与表皮基底层细胞对基膜的黏附性后认为，表皮干细胞不仅有对IV型胶原更快、更强的黏附特性，而且在IV型胶原上生长较好。表皮基底细胞分化后进入棘层，棘层细胞之间的黏着依赖细胞-细胞间型黏附连接的桥粒。细胞-细胞间型黏合连接与细胞-基质间黏合连接的区别在于前者含钙黏素，不含整合素，后者含整合素 $\alpha_2\beta_1$、$\alpha_3\beta_1$ 和 $\alpha_6\beta_1$ 等，但不含钙黏素。半桥粒结构在棘细胞层消失，为桥粒结构取代。在表皮细胞与基膜之间的黏附连接对应的基质成分为层粘连蛋白、纤连蛋白和胶原等。

（二）基膜结构异常与细胞间相互作用

正常皮肤的真皮-表皮间存在结构正常和波浪起伏的表皮基膜带，是表皮-真皮连接维持正常的通透性、细胞-基质之间的相互作用和表皮-真皮黏附的重要条件。表皮基膜带结构的完整性是表皮细胞与真皮间质细胞之间相互作用保持平衡稳定的关键因素。表皮基膜带形成的微环境的破坏，是表皮-真皮之间相互作用异常和多种皮肤疾病发生发展的重要原因。在皮肤炎症、创伤修复、病理性瘢痕增生和慢性溃疡等病变组织中，表皮基膜带结构丧失或异常，不仅直接破坏表皮-真皮连接的通透屏障和表皮-真皮黏附等作用，而且促使表皮与间质细胞直接发生作用，由此引起皮肤组织中多种细胞、ECM 和多肽细胞因子发生异常改变。

三、基膜的生物化学成分

基膜主要由胶原性蛋白质和非胶原性糖蛋白组成。前者主要为Ⅳ型胶原和Ⅶ型胶原，后者有层粘连蛋白、蛋白多糖、纤连蛋白（fibrorectin）、获得性大疱性表皮松解症（epidermolysis bullosa acquisita antigen，EBA）抗原、大疱性类天疱疮（BP）抗原、整合素 $\alpha_6\beta_4$、网格蛋白（plectin）等。

（一）胶原蛋白

参与真皮-表皮连接的胶原蛋白主要有Ⅳ、Ⅴ和Ⅶ型胶原蛋白。

1. Ⅳ型胶原 为基膜的主要结构成分，位于致密层，是连接表皮和真皮的主要要素。

2. Ⅴ型胶原 分布在细胞周围以及Ⅰ型胶原的周围，可能在基膜和结缔组织之间起着桥梁作用。

3. Ⅶ型胶原 属于胶原蛋白，是由三条 α 链组成的三螺旋结构，分子质量为 290kDa。它不同于Ⅰ、Ⅱ、Ⅲ、Ⅳ型胶原之处在于胶原的三螺旋结构中有一些非胶原区的插入，增加了它的可伸屈性。Ⅶ型胶原主要由角质形成细胞合成，少数真皮内的成纤维细胞也可合成。分泌出的Ⅶ型胶原通过 C 端重叠形成反向二聚体，由二硫键彼此连接，以二聚体形式组成锚原纤维，其 N 端与层粘连蛋白 5（laminin 5）和致密板下的锚斑相连。采用抗Ⅶ型胶原的单克隆抗体，通过免疫电镜显示其位于基膜致密板下带。Ⅶ型胶原是 EBA 的自身抗原。其基因（COL7A1）突变与营养不良性 EBA 的发病有关。

（二）糖蛋白

1. 层粘连蛋白 是主要的非胶原性基膜糖蛋白，存在于所有人及动物组织的基膜带中，免疫电镜可见它位于基膜的透明层。其中，层粘连蛋白 5 是锚丝（或锚状纤丝）的主要组成部分。它的一端与半桥粒的组成蛋白整联蛋白 $\alpha_6\beta_4$ 连接，另一端则与真皮内锚纤维中的Ⅶ型胶原连接，从而在连接表皮与真皮间起重要作用。层粘连蛋白 5 基因发生突变可导致Ⅳ型交界性大疱性表皮松解症的发生。

2. 蛋白多糖 分子质量为 750kDa，具有等量的蛋白质和共价结合的硫酸乙酰肝素。现在认为所有基膜都含有蛋白多糖，其中有些可与层粘连蛋白、纤连蛋白及Ⅳ型胶原的不同部分相互作用。免疫电镜显示，蛋白多糖位于致密层的表皮及真皮侧。

3. 纤连蛋白 是一种分子质量为 240kDa 的糖蛋白，有高度的生物活性；具有细胞结合区和专门对抗原、肝素和转谷氨酰胺酶表现亲和力的区域；广泛存在于许多组织中，特别是成纤维细胞表面和结缔组织基质中；在血清和血浆中含量丰富，在皮肤中仅限于真皮，而表皮中缺失。过去认为纤连蛋白仅由成纤维细胞产生，而表皮细胞无此功能。最近研究证明角质形成细胞不但能合成纤连蛋白，而且角质形成细胞的生物活性可受其调节。

4. EBA 抗原　是人皮肤表皮-真皮连接基膜的固有成分。因它首先在 EBA 患者血清中用循环抗体检出，故称为 EBA 抗原，位于致密层或致密层下区，透明层中缺失。在人表皮-真皮连接中，EBA 抗原的位置与纤维结合蛋白并行。EBA 抗原具有对纤维结合蛋白具亲和力的胶原结合区，在纤维结合蛋白和 EBA 抗原之间存在的这种亲和力对表皮和真皮在致密层下区内黏附可能起一定作用。抗 EBA 抗原的自身抗体可破坏 EBA 抗原和纤维结合蛋白之间的连接，导致皮肤脆性增加和水疱形成。

5. BP 抗原　几乎只限于复层鳞状上皮的基膜，也见于尿道、膀胱、支气管和胆囊的上皮基膜。BP 抗原是存在于桥粒的桥斑蛋白。研究证实，BP 有两个抗原成分，其中 BP 抗原-1 位于基底细胞的半桥粒内，BP 抗原-2 则是一个跨膜蛋白，它跨过基底细胞浆膜穿越透明板，终止于致密板。BP 抗原分细胞内和细胞外 BP 抗原，在细胞内与半桥粒有关，在细胞外与透明层有关。

6. 整合素 $\alpha_6\beta_4$　是参与半桥粒形成的一种跨膜蛋白。$\alpha_6\beta_4$ 是一个异二聚体，由 α_6 和 β_4 两个亚单位组成。$\alpha_6\beta_4$ 通过其 β_4 亚单位的尾部在基底细胞半桥粒外板与网格蛋白相互作用。它与网格蛋白、BP 抗原-1、角蛋白中间丝构成网络样结构，共同使基底细胞稳固地连接在基膜上。$\alpha_6\beta_4$ 胞外区与层粘连蛋白 5 连接，与 BP 抗原-2 共同参与基膜透明板的形成。$\alpha_6\beta_4$ 还具有通过传递信号来调节表皮角质形成细胞的分化、增生与迁移的作用。

7. 网格蛋白　属于斑蛋白（Plakin）家族，是多功能细胞骨架相关性蛋白，在多种组织中有表达，包括上皮和间质。它在基底细胞中形成二聚体，位于半桥粒的内板，与角蛋白中间丝相连接，将基底细胞通过半桥粒连接于基膜，并稳定半桥粒内板。该基因突变可导致迟发性肌肉萎缩的大疱性表皮松解症。

（三）角蛋白

角蛋白是表皮和皮肤附属器的主要结构蛋白。角蛋白 5（CK5）和 CK14 是表皮增殖性蛋白标志，分属于 Ⅱ 型（CK1～CK8）和 Ⅰ 型角蛋白（CK9～CK22）。两者能特异性表达于表皮基底细胞。角蛋白构成角质细胞的骨架，终止于半桥粒或桥粒。近年研究证实，若编码角蛋白 CK5 或 CK14 的基因发生突变，将分别导致其结构蛋白发生改变，这是单纯性大疱性表皮松解症发生的重要机制。

四、表皮和真皮再生的关系

在表皮再生的同时，真皮和皮下组织中成纤维细胞分裂活跃，毛细血管生长，生成富有血管的新生结缔组织，即肉芽组织。由于肉芽组织的生长，逐渐将其上方的表皮向外推移，使损伤面新生表皮与周围的表皮平齐，完成创伤愈合。如皮肤损伤面积较大较深时，表皮修复较慢，常需采取植皮的方法，以帮助创伤修复。愈合之后，至少在一个长时间内伤区的表皮是比较薄的，而且表皮下面平坦，缺少真皮乳头。

表皮的营养物质直接来源于真皮，故真皮也影响着表皮生理性再生过程。另外，真皮对表皮类型起着决定性作用，应用"再结合法"实验证明，不论是来自脚底、耳朵或躯干的表皮，当它与真皮再结合后移植到组织能相容的受体上时，都将依照真皮的来源而决定其性质。来自脚底的真皮，其上表皮即生长为脚底表皮；来自耳朵或躯干的真皮，其上表皮即生长为耳朵表皮或躯干表皮。

第九节　皮肤的超微结构

一、表皮的超微结构

人正常表皮由终末分化的复层鳞状上皮（stratified squamous epithelium）组成，主要有角质形成细胞和树突状细胞。角质形成细胞发生和分化的最终阶段是形成含有角蛋白的角质细胞。树突状细胞主要包括黑素细胞、朗格汉斯细胞和麦克尔细胞。

（一）角质形成细胞

角质形成细胞是表皮的主要成分。由基底细胞分裂后，向浅层移动时，它们的形态和内部结构逐渐变化，最后变成充满角蛋白扁平形的角质细胞而脱落。在皮肤屏障功能中角质形成细胞起主导作用。根据角质形成细胞的不同发展阶段和特点，将表皮层分为五层，从表皮基底到表面分别为基底层、棘层、颗粒层、透明层和角质层。

1. 基底层　又名生发层，是基底层中分裂增生能力最强的一层，位于表皮最深处，由单层圆柱状细胞所组成，排列成栅栏状，细胞的长轴与基膜垂直。电镜下，基底细胞内有很多纤细的纤维，称为张力原纤维（tonofibril），由角蛋白细丝或称张力微丝（tonofilament）组成。胞内有线粒体、核糖体、内质网、高尔基体、中心体、溶酶体及吞饮小泡等细胞器，有明显的核仁。细胞内含有黑素体，多位于胞核上方。

基底细胞之间及基底细胞与其相邻的棘细胞之间借助桥粒相联。基底细胞附着在表皮与真皮之间的基膜上，基底细胞的真皮侧可见半桥粒，与真皮紧密衔接。电镜下，桥粒为圆形或椭圆形的盘状小体，直径为 $0.2 \sim 0.5 \mu m$。连接处两胞膜平行，细胞间隙宽 $20 \sim 30 nm$，内含低密度细丝状物，间隙中央为电子致密的中央层，中央层的中央可见一条更深染的间线，中央层的黏合物质为糖蛋白。桥粒处相邻细胞膜的内侧各有一电子致密的盘状附着板，长 $0.2 \sim 0.3 \mu m$，厚约 $30 nm$。有许多直径为 $10 nm$ 的张力微丝呈袢状附于附着板上，其游离端均分布于胞浆中，附着板上的细丝从内侧钩住张力微丝袢。附着板处还有一些较细的丝，伸入细胞间隙与中央层的细丝相连，该细丝称为跨膜细丝或膜横连接丝。基底细胞底部与基膜相邻处的胞膜内侧有附着板，其上也有张力微丝附着并折回胞质与该处的细胞膜形成半桥粒，与此相对应的基膜上则无半桥粒。

电镜下，基膜带由基底细胞膜及半桥粒、透明层、致密层和致密层下区四层组成：

（1）半桥粒：位于基底细胞基底面浆膜内侧，由局部增厚的致密斑和胞质内与致密斑连接的角蛋白中间丝构成，将基底细胞固定于基膜。中间丝是基底细胞骨架系统的重要成分。含有酸性的角蛋白 14 和碱性的角蛋白 5，通过自身组装形成 $10 nm$ 的张力微丝。半桥粒的致密斑含有几种特殊蛋白，主要是 BP 抗原和整合素 $\alpha_6\beta_4$。

（2）透明层：是直接位于基底细胞膜下方的一个电子透明区，厚 $20 \sim 40 nm$，在有半桥粒的部位，透明板上有致密斑，并可见锚丝自半桥粒穿行插入致密层。透明层的主要成分是板层素及其异构体。目前证实在透明层锚丝中含有三种与板层素有关的结构蛋白，即板层素 5、板层素 6 和糖蛋白复合物表皮整联配体蛋白（epiligrin）。

（3）致密层：为厚 35～45nm 的电子致密带。在半桥粒的下方致密层较厚、较密。Ⅳ型胶原分子聚合形成稳定的三维网格是致密层的主要结构。Ⅳ型胶原是基膜稳定的支持结构。某些皮肤病，如红斑狼疮，其致密层可成倍增厚。

（4）致密层下区：是结缔组织，为成纤维细胞的产物，由网状纤维交织形成。锚纤维位于基膜致密层下方，与致密层的Ⅳ型胶原或致密层下区的锚斑结合，并与真皮胶原纤维交织在一起，维持表皮细胞与结缔组织的固着。

2. 棘层　位于基底层的上方，由 4～8 层逐渐成熟的多角形细胞所构成。电镜下，棘细胞中有丰富的细胞器，胞质中有时可见黑素颗粒，但多见于位处深层的细胞中。胞质中角蛋白丝丰富，分子质量也增大为 56～65kDa。角蛋白丝常集合附着于桥粒上成为张力丝，张力丝在基底细胞内排列比较疏松，而在棘细胞内则聚集，致密而丰富，在附着于桥粒的细胞质面，张力丝排列成束，而在细胞内的其他部位则排列不规则。细丝的直径一般为 5～10nm，长短不一。棘细胞的胞膜呈绒毛状突起，与相邻细胞的突起以桥粒相连，在桥粒之间，细胞膜则呈不规则的折叠状。

电镜下，棘细胞与基底细胞的不同之处在于，棘细胞张力微丝的数量增多，且胞质中出现无数被膜颗粒或称板层颗粒，为圆形、表面光滑、厚壁的颗粒，直径为 100～300nm。内有横向平行排列的致密板层和透明板层，致密板层厚约 3nm，透明板层厚约 5.5nm，两者交替排列。板层颗粒包含糖蛋白、糖脂、磷脂和许多酸性水解酶。颗粒形成后，与细胞膜融合，以胞吐方式将其内容物释放到细胞间隙中。较多的研究认为，颗粒释放的脂类和糖蛋白成为板层状充填在细胞间隙中并涂敷在细胞膜外表面，使细胞增厚，是组成表皮屏障的重要部分，能增强对角质溶解剂的抵抗，阻止水分和多种大分子物质透过表皮。

3. 颗粒层　位于棘层之上，细胞呈梭形或扁平形，通常由 1～3 层组成。颗粒层细胞核固缩、裂解和退化，胞质中充满许多较大的强嗜碱性致密颗粒的透明角质颗粒，颗粒大小不等，直径可达 5μm，形状不规则，呈致密状均质，无膜包被。主要由一种电子致密的原聚角蛋白微丝蛋白和角蛋白中间丝组成，HE 染色呈深蓝色。胞质中还含有板层颗粒和丰富的角蛋白丝束，其分子质量为 63～67kDa，可穿入透明角质颗粒中。

4. 透明层　位于角质层之下，由 2～3 层较扁的细胞组成，但细胞界限不清。仅在手掌和足跖等角质层肥厚的表皮中见到。电镜下，胞质呈均质状，并有强折光性，胞质内充满角蛋白丝，细胞核和细胞器已退化，用茶红染色可见此层的细胞内有滴形的角质母蛋白及含磷脂类物质，可能系透明角质的衍生物，有防止水分及电解质通过的作用。

5. 角质层　为表皮的最外层，由多层已死亡的扁平的角质细胞组成，没有胞核，厚约 0.5μm，宽 30～40μm。角化细胞相当大，其表面积为 800～1100μm^2。角质层在掌跖部位最厚，为 40～50 层。细胞内容物致密，含大量直径 8～10nm 的角蛋白丝。张力原纤维紧密交织成网状，包埋于无定形低电子密度的基质中。细胞膜内面有一层厚约 12nm 的致密物质，由几种高度交联的化学惰性的蛋白组成，此层物质紧贴于细胞膜的胞质面，为细胞的一层硬壳，是角蛋白丝的附着物，称为角化层包膜或边缘带。细胞间隙中充满脂类，仍有少数桥粒残留，但已趋于解体，最后脱落，脱落的原因可能与膜被颗粒释放的脂酶活化有关。

（二）树突状细胞

1. 黑素细胞　黑素体是黑素细胞的特征性细胞器。具有卵圆形膜包裹的结构和树枝状突起，主要功能是黑素生成和将黑素小体分泌入角质形成细胞。黑素体结构的四个不同时期与黑素形成的程度相关：①Ⅰ期：黑素小体中酪氨酸酶较多，未出现色素；②Ⅱ期：黑素小体呈卵圆形，内部结构已形成，仍未见色素；③Ⅲ期：黑素小体内有一些色素沉着；④Ⅳ期：为电子致密的卵圆形小体，充满色素。

在透射电镜下，黑素细胞位于基底细胞之间，胞质电子密度低而易于发现，以 5000 倍以上的条件观察可见黑素小体。黑素细胞核不规则，胞质内无张力细丝，有发达的粗面内质网、线粒体及高尔基复合体，黑素小体主要位于细胞上部的周边。黑素细胞与角质形成细胞之间无桥粒结构，在其周围的角质形成细胞间可见较多含黑素小体的树枝状突断面，基底面可见完整的基膜（透明板、致密板、致密板下带），与相邻的角质形成细胞基膜相连接。

黑素细胞中的黑素小体依其色素沉着的多少可分为四期，在 50 000 倍左右下观察，Ⅰ期黑素小体为囊泡，直径约 0.3μm，中央有细丝，无黑素沉着，生化显示其酪氨酸酶活性非常强，并沿细丝集中。免疫电镜证明，其结构蛋白在粗面内质网合成，在高尔基复合体赋予酪氨酸酶后游离出来，所以Ⅰ期黑素小体多见于高尔基复合体的囊样结构附近。Ⅱ期黑素小体常呈椭圆形或圆形，长轴约 0.8μm，沿长轴有弹簧样细丝，开始出现黑素沉积。Ⅲ期黑素小体也以椭圆形为主，体积多小于Ⅱ期黑素小体，有明显的黑素沉积。Ⅳ期黑素小体多为圆形，已完全黑素化，电子密度非常高，周围可见完整包绕的单位膜。从Ⅰ期至Ⅳ期黑素小体，其酪氨酸酶及相关蛋白的活性从强到弱直至消失，而能降解黑素小体的酸性磷酸酶自无到有直至很强。

2. 朗格汉斯细胞　细胞呈多角形，多位于棘层中、上部的棘细胞之间。在透射电镜下，朗格汉斯细胞不含角蛋白丝及黑素小体，无桥粒结构，最重要的特点是胞质中有特征性的网球拍状朗格汉斯颗粒（Langerhans granule），亦称佰贝克颗粒（Birbeck granule），颗粒长 15～30nm，宽约 4nm，它是在膜结合的抗原靠胞吞作用，由细胞的质膜内陷形成。细胞核呈分叶状或弯曲状，有较多的线粒体、发达的高尔基复合体、内质网，并有溶酶体。朗格汉斯细胞细胞有吞噬作用，但吞噬能力比巨噬细胞弱。

3. 麦克尔细胞　电镜下，麦克尔细胞为圆形或卵圆形，位于基底层细胞之间，基底紧贴基膜，靠桥粒与角质形成细胞相连接，但桥粒比角质形成细胞间的桥粒少而小，核呈分叶状，细胞器丰富。麦克尔细胞的基底部与脱去髓鞘的神经轴索末梢接触，轴索的末端呈较大的扁盘状，形成麦克尔细胞-轴索复合体。在超微结构水平上，麦克尔细胞基底面与盘状的感觉神经末梢接触，细胞与神经末梢相接触的部位形成典型的化学性突触，基部细胞质含有许多由单位膜包裹、有致密核心、80～130nm 的神经分泌颗粒，这些颗粒多聚集在细胞与神经末梢接触的一侧，也常成群位于突起中。其他细胞器较丰富，中间丝较多，但不聚集成束。

二、真皮的超微结构

真皮由成纤维细胞产生的胶原纤维、网状纤维、弹力纤维及基质所组成。真皮不仅将表皮与皮下组织连接起来，还是血管、淋巴管、神经及其他皮肤内含组织等的支架，并为皮肤代谢物质交换的场所及参与皮肤的免疫反应。

（一）胶原纤维

胶原纤维占真皮纤维组织的95%～98%，胶原纤维成束，越接近皮下组织，纤维束越粗大，到真皮浅层则变细小，在乳头层内不交错，在网状层中胶原纤维直径大，通常结合成束，纵横交错，与皮肤表面平行排列。构成胶原纤维的超微结构单位为胶原原纤维，其间有微量的黏合质。在电镜下，胶原原纤维为具有64～70nm明暗相间的周期性横纹。构成原纤维的胶原分子，是由三股多肽链呈螺旋形缠绕而成的绳索状长分子，大小为300nm×1.5nm，平行聚合成胶原原纤维。

（二）网状纤维

网状纤维主要由Ⅲ型胶原构成。电镜下，网状纤维直径为40～65nm，交织成网状，横纹周期约为64nm。免疫组织化学的方法证实网状纤维主要由Ⅲ型胶原构成。因此，网状纤维也具有胶原纤维所具有的超微结构，是一种未成熟的胶原纤维。

（三）弹力纤维

电镜下，弹力纤维由无定型的弹力蛋白和直径为10～12nm电子致密的原纤维组成。弹力纤维直径为1～3μm，呈波浪状缠绕在胶原纤维之间，使皮肤具有一定的弹性。

（四）基质

基质为成纤维细胞产生的一种无定形胶样物质，在电镜下，基质为宽20～30nm的细纤维物质和20～70nm的颗粒状物质。蛋白多糖（proteoglyean，PG）和氨基葡聚糖（glycosaminoglycan，GAG）是包围和包埋纤维性成分的基质分子，占真皮干重的0.2%。此外，基质中还含电解质、蛋白质及水分等。基质是一种充填物质，真皮的各种纤维、细胞成分及其他皮肤内含组织均分布于其中。基质为亲水性，是各种水溶性物质及电解质等代谢物质的交换场所，对细菌的侵袭有屏障作用。

三、皮下组织及皮肤内含组织的超微结构

（一）皮下组织的超微结构

皮下组织也称浅筋膜，由真皮下部延续而来，由疏松结缔组织及脂肪小叶构成，结缔组织组成疏松的网，其间有脂肪小叶。组成皮下的疏松结缔组织称蜂窝组织，纤维分布比较疏松，基质较多。胶原纤维和弹性纤维交织在一起，使器官和组织的形态和位置相对固定。基质呈均质胶状，主要为黏蛋白和水。皮下组织中可见毛囊末端膨大成的毛球。皮下组织厚薄因个体营养状态、年龄、性别及部位不同而异，受内分泌的调节。腹部和臀部皮下组织厚，可达3～5cm，而眼睑、阴茎、阴囊、小阴唇等部位很薄，且不含脂肪。口唇、外鼻、耳廓等处脂肪含量极少。皮下组织与真皮无明显界限，下与肌膜等组织连接。皮下组织中含有分布到真皮的较大的血管、淋巴管和神经，某些部位还含有肌组织，如头面部的表情肌等。

（二）皮肤内含组织的超微结构

皮肤的内含组织即皮肤附属器，包括毛发（hair），皮脂腺和汗腺等皮肤腺，以及指（趾）甲等附属器。

1. 毛发 毛发的结构从外向内分为四个部分：毛干、毛根、毛球和毛乳头。毛根末端与毛囊共同形成毛球。结缔组织突进毛球基底面的部分为毛乳头。毛由髓质、皮质和毛小皮构成，毛根主要由表皮转变成的毛囊包围着。毛囊外附着有立毛肌的一端，附着处的毛囊高起，称为毛床（图4-10）。

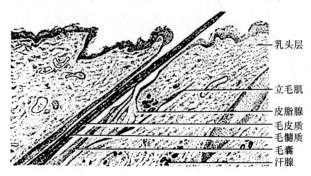

图4-10　人头发的毛及毛囊纵切（×70）

在偏光显微镜和电镜下，毛髓质由1～2排立方形未完全角化的上皮细胞组成，细胞内含有核残迹和色素。毛根下部皮质细胞杆状核在移向毛尖时逐渐消失，胞质内充以角蛋白。角化中不出现透明角质颗粒或毛透明颗粒。

毛囊分为根鞘和玻璃膜。根鞘由表皮转化而来，分为内根鞘和外根鞘。内根鞘相当于表皮的角化层，在皮脂腺开口于毛囊的上方内。玻璃膜与其周围致密的结缔组织由真皮转化而来。在外根鞘和玻璃膜之间有基板，与表皮的基板相延续。毛囊的超微结构显示，细胞质内含有大量的游离核糖体而缺乏角蛋白纤维，细胞表面存在少许微绒毛，细胞核有卷曲，染色质分布弥散，明显不同于周围的细胞，这些形态均表现出原始细胞的特征。

2. 皮脂腺 位于毛束和竖毛肌之间，为分枝或不分枝的泡状腺（图4-11）。腺体外周有基膜和薄层结缔组织，皮脂腺分泌部位的周围为较小的基细胞，胞质含较多游离的核蛋白、光滑内质网和高尔基复合体。除掌跖外，皮肤各处皆有皮脂腺，为泡状腺，无腺腔，越近腺泡的中心，细胞所含脂滴越多越大，故中心部分的细胞大而透明，呈多角形，细胞核很小，呈溶解萎缩状态，位于细胞的中央。这种充满脂滴的细胞成熟时，整个细胞解体连同所含脂滴一起排出，经导管排泄入毛囊。导管壁与外根鞘相连，由复层扁平上皮构成。每一皮脂腺由数个小叶组成，小叶周边为一层强嗜碱性的立方细胞，为腺细胞的生发层，小叶内层细胞大，呈圆形或多边形，细胞质含有脂滴，多呈泡沫状，胞核渐退化、破碎，细胞破裂后脂滴游离形成皮脂。电镜观察其分泌方式有五种：①全浆分泌；②巨顶浆分泌；③微顶浆分泌；④萌出性分泌；⑤透泌性分泌。

3. 汗腺 人体汗腺有小汗腺（eccrine glands）和大汗腺两种。大汗腺又称顶泌汗腺（apocrine glands），源于毛囊最上方的芽状突起。最初为实性条索，以后中间出现腔，开口到皮脂腺上方的毛囊中（图4-12）。胚胎期大汗腺在全身分布较广，此后逐渐退化，大部分消失，到成人期仅见于腋窝部、乳晕、乳头、外生殖器、会阴及肛门周围，偶见于胸腹及头向部，女性较多见。

　　小汗腺发生于胚胎表皮生发层的小汗腺胚芽。最初为表皮基底层生发细胞的灶性聚集，然后垂直以细长的上皮细胞柱向下进入真皮，向上通过表皮。当细胞柱接近皮下组织时，其远端盘曲成球状，将来发育成为汗腺的分泌部。

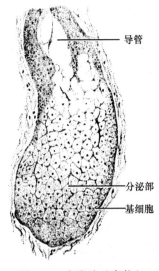

图 4-11　皮脂腺（高倍）

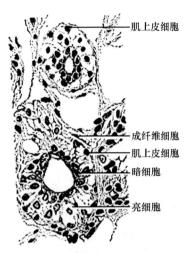

图 4-12　成人腋窝汗腺分泌部（×280）

第十节　皮　脂　腺

一、皮脂腺的发生

　　皮脂腺（sebaceous gland）是一种合成和排泄皮脂的全浆分泌腺。人体的皮脂腺除手掌、足跖和趾末关节背面外遍布全身，但以头面部、胸背部较密集。因体表部位不同，皮脂腺的大小、形态、分布密度和活动性等有差异。此外，即使部位相同，其大小和形态也有个体、年龄和性别的差异。一般而言，皮下脂肪少的部位，皮脂腺数目多；皮下脂肪少，防寒力弱，因而通过分泌皮脂起防寒保温效果。就整个皮肤而言，皮脂腺数目约为 100 个/cm^2，颜面、头皮约为 800 个/cm^2，四肢约为 50 个/cm^2，大致为头部的 1/16。

　　皮脂腺原基是由位于毛囊原基一侧的上皮性外根鞘增生并突入间充质形成的。在胚胎第 13～15 周，由毛囊漏斗部和峡部交界处的外根鞘向旁侧长出上皮性的皮脂腺腺芽，腺芽长入周围的结缔组织中并分支形成若干腺泡的原基及其相连的导管。第 16～17 周，腺泡中央部分细胞胀大，胞质内出现众多脂滴，外周部分是一层较小的基细胞。充满脂滴的中央部细胞退化，充满脂质的细胞膨胀并碎裂，排出其脂性分泌物。这些分泌物通过与外根鞘相连接的导管排出至体表，构成胎脂。这种分泌方式称全浆分泌。

　　多数皮脂腺的导管开口于毛囊上部，腺体位于竖毛肌和毛囊的夹角之间，竖毛肌收缩，促使皮脂腺排出。由于皮脂腺在发生和功能上，与毛囊密切相关，因此，两者构成的结构单位称毛囊皮脂腺单元。一般来说，如为粗毛，皮脂腺小；倘为细毛，则皮脂腺大。颜面皮脂腺多而大，呈多叶状，但毛囊小，毛漏斗粗大，呈管状，内充以细毛和角质。颜面（额、眉间、鼻、鼻唇沟、颊）、头皮、前胸（尤其胸骨部）、后背（肩脚间）、腋窝、脐周和外阴等部位皮脂腺丰富、发达，称皮脂溢出区。另特将前额、眉间、鼻及其附近称颜面 T 字区。此外，人体皮肤和黏膜内尚存在与毛囊无关、而直接开口于表面的皮脂腺，称独立皮脂腺（单纯性皮脂腺），分布于口唇、颊黏膜（Montgomery 结节）、乳晕、肛门、小阴唇、包皮内叶（Tyson 腺）等。睑板腺（Meibom 腺）及颊黏膜和口唇的 Fordyce 斑也都属于独立皮脂腺。

二、皮脂腺的结构

皮脂腺由腺体和排泄管两部分构成。

（一）腺体

腺体由多层腺细胞聚集，形成多房性腺小叶，以增大接触面积。其周围和附近有丰富的毛细血管，能为皮脂腺提供营养物质。腺细胞与表皮角质细胞相似，也具有一系列生活周期。为适应脂质合成，在分化过程中发生结构和形态变化，由未分化的细胞、分化的细胞向完全分化成熟的细胞转化，最后生成脂质和细胞解体，一并成为皮脂。

1. 未分化细胞 排列于腺体外周，胞体较小，胞质较少，但线粒体比较丰富；胞核大，占细胞的大部分。由于受到腺体中心部细胞的压挤、伸展而成为扁平细胞。可见到核丝分裂征象，以补充新的腺细胞。腺细胞解体和增殖保持着一定的平衡。

2. 分化细胞 细胞体积增大，胞质比例增大（与胞核比较）。分化细胞具有以下重要特征：①细胞内存在多数脂滴，后者的形状、数目和大小不一，由界限膜分隔成小滴；随细胞继续分化，向腺体中心移动，脂滴逐渐增大、融合，界限膜消失，最后则充满脂滴；在同一个细胞内，脂滴生成时期不同（非同步），故其大小不一。②胞质内高尔基复合体发育较良好，在扩大的高尔基囊、高尔基板层和高尔基小泡内均有脂滴形成。③滑面内质网发育良好；以滑面内质网为中心起膜结构作用，将生成的脂质运送到高尔基复合体，进行浓缩、集聚而形成脂滴。线粒体也较多，为脂质合成所需的能源。糖原颗粒和游离核糖体明显，提示脂滴可能由糖原颗粒生成。

3. 成熟细胞 完全分化的成熟细胞分布于腺体中心部和前排泄管部。胞体颇大，胞质变形，充满大小不一的脂滴、线粒体和压缩的小泡状滑面内质网。脂滴增多，增大，融合，大部分界限膜消失并将其所含水解酶释放入胞质内，导致细胞自体解体。胞核也随着细胞成熟而浓缩、均质，受脂滴压迫而呈星形，保持着完全自体脂化状态。在前排泄管内，细胞解体，胞核、线粒体和内质网等浓缩、破坏。脂质和细胞崩解物一并通过排泄管和毛囊漏斗部排泄并弥散于皮肤和毛发表面。

（二）排泄管

皮脂腺排泄管由复层鳞状上皮细胞构成，向上与外毛根鞘或表皮基底细胞、向下与外毛根鞘连续；独立皮脂腺则与表皮或黏膜基底细胞连续。胞质内存在脂滴（小，不融合）、核糖体、线粒体、高电子密度小体和糖原颗粒等。另尚存在张力原纤维、角质透明颗粒和板层颗粒，显示与角质形成细胞类似的角化机制。接近毛囊漏斗部的管腔可见数层完全角化的角质细胞。可见，排泄管部细胞兼具角质形成细胞和腺体细胞的性格即角化和脂质生成。排泄管是皮脂输送的通道。如导管口因细胞角化过度而受阻，使皮脂排泄不通畅，皮肤表面可向外突出，出现小丘疹。在皮脂腺丰富的面部、胸前部、背部、肩脚部便形成痤疮。

三、皮脂的合成和排泄

皮脂腺是全浆分泌腺。腺细胞的分化过程就是脂质合成过程（自体脂质化过程）。皮脂腺小叶周缘的细胞进行分裂，子细胞在向小叶中心移动过程中，于细胞内合成脂质。脂质聚积，细胞体积增大，可高达 150 倍。同时，细胞内磷脂合成亦增强，以适应细胞体积增大、胞膜膨大所需的磷脂。在腺细胞分化成熟、细胞破裂前，所有细胞结构包括细胞器消失，核酸、蛋白和磷脂等崩解。磷脂脂肪酸可转化为蜡酯，少部分可能与细胞膜释放的胆固醇发生酯化，生成皮脂的胆固醇酯。在脂质合成过程中，腺细胞崩解而损失的细胞由腺体边缘部未分化的细胞和排泄管部细胞分裂、增殖加以补充并与崩解细胞保持一定的平稳。从细胞分裂到细胞破裂的整个过程约需 14 日。在此期间，每个细胞都经历一个脂质生成活性的高峰，大约在细胞分裂后 6 日和最后崩解并向皮肤表面释放皮脂前 8 日。

在皮脂腺内，皮脂生成所产生的压力，排泄管的虹吸现象及皮肤活动和压缩等均能促进皮脂的排泄和弥散。皮脂排泄是间断的，达到一定量时便暂时停止排泄而贮留于腺内。成年人一日排泄量约为 2g，儿童约为成年人的 1/3。

四、皮脂腺功能活动的调控

（一）皮脂合成过程的调控

1. 食物　糖和脂肪是皮脂合成的原料。其摄取量影响着皮脂量。皮脂腺细胞摄取血中葡萄糖，以五碳糖循环为主途径进行水解，生成 α-甘油磷酸，血中食物性甘油三酸酯在腺细胞膜上受脂蛋白脂酶作用分解为甘油和脂肪酸并被摄入腺细胞内，在还原型辅酶 II（NADPH）存在下，与葡萄糖生成二羟丙酮磷酸一起生成 α-甘油磷酸。以后由脂肪酸生成甘油二酸酯，最后生成甘油三酸酯。

血中葡萄糖和甘油三酸酯是皮脂合成的素材，但血中甘油三酸酯因食物成分不同，其脂肪酸部分亦不同。所以，食物成分的变化影响着皮脂组成成分和皮脂物理化学性质的变化，而且也涉及皮脂向皮肤表面排泄的难易。

2. 激素　很多激素对皮脂腺的功能活动或起促进作用，或起抑制作用。

（1）雄激素：是皮脂腺功能活动的促进因子。雄激素和睾酮（5a-羟基睾酮）能增强腺细胞的更替，使皮脂腺肥大，皮脂产生增加。此外，动物实验证明，雄激素也影响皮脂组成的比例，如给鼠投予雄激素。碳脂肪酸的比例增加，18-0、碳与 18-1 碳脂肪酸的比率降低；长链脂肪醇（22～26 碳）减少，短链脂肪醇减少；醇和脂肪酸的比例也有变化。另一些事实也表明雄性素与皮脂腺功能活动有密切关系，诸如青春期皮脂量多，老年期皮脂量逐渐减少，男性比女性皮脂量多；青春期前男、女性使用雄性素时，可导致皮脂腺肥大；青春期前去势者或宦官症者不发生皮脂溢出症或痤疮，但投予少量睾酮，亦可发生痤疮；局部外用睾酮霜可导致皮脂腺肥大。

（2）雌性素：是皮脂腺功能活动的抑制因子。如给人或动物投予多量雌性素时，可抑制皮脂腺发育；局部涂搽高浓度雌性素溶液时，该部位皮脂产量降低；痤疮患者使用雌性素治疗，有效。雌性素的作用可能在于阻碍皮脂合成所需的酶类，或为促性腺激素的抑制物而抑制雄性素的合成。另外，雌性素也能减少腺细胞的更替。

（3）孕酮：在动物实验上，给去势鼠大量孕酮，可导致皮脂腺肥大，投予生理量时，则无变化。在人体，大都认为孕酮对皮脂腺无影响。

（4）考的索：投予肾上腺皮质激素，可抑制肾上腺功能，肾上腺源雄性素量减少，皮脂量亦减少。在这种情况下，男性皮脂量无变化，因未影响睾丸的分泌功能；女性皮脂量减少。但是，实际上库欣综合征或肾上腺皮质激素所致痤疮样皮疹乃因毛囊角化所致，皮脂量并不增多，皮脂腺发生继发性萎缩。所以，考的索是否直接作用于皮脂腺尚有疑问。

（5）促肾上腺皮质激素（ACTH）：去势鼠摘除肾上腺后投予 ACTH 时，能促进包皮腺发育，可能与雄性素的作用有关。

（6）促皮脂激素：Lorincz 等主张，脑垂体分泌一种促皮脂因子，直接刺激皮脂腺，但尚未得到证实。

3. 种族、性别　黑人比白人皮脂量多，可能与饮食内容、激素分泌量不同及遗传因素等有关。男、女皮脂量的差异（男多于女）不仅在于雄性素量的不同，也应考虑到遗传因素。

4. 年龄　胎儿出生后，皮脂排泄多（新生儿痤疮），以后皮脂量减少。至青春期皮脂腺肥大且为多叶，皮脂量增多。进入老年期皮脂量减少，男性比女性尤甚。另外，皮脂组成比虽不因年龄增长而有明显变化，但甘油三酸酯的分解度有明显差异。

5. 体内节律　女性于月经周期内皮脂量有增减，月经前半期皮脂量减少，黄体期则增多，而行经前又减少。皮脂量的周期性变化与激素分泌的变化和皮脂腺排泄管水肿所致的排泄障碍有关。此外，皮脂量的增减尚存在"生物钟"节律，即一日内皮脂量有规律的增减。这种节律因人而异，虽非同步，大多于午前达高峰。

（二）皮脂排泄过程的调控

1. 皮脂的理化性质　物质由上施以压力（对压）可阻碍毛囊内皮脂排泄于皮肤表面。倘用有机溶剂拭除皮肤表面的平时皮脂，毛囊内蓄积的脂质于 2～3h 内急速向皮肤表面排泄并可恢复到原有皮脂的厚度（恢复皮脂）。洗脸后，蓄积脂质也向皮肤表面排泄。除对压因素外，皮脂排泄的难易尚取决于皮脂的熔点。在一定温度（体温）下，皮脂熔点高皮脂易固化，较难排泄，因而皮肤表面皮脂量减少；反之，皮脂熔点降低，皮脂量液化，容易排泄。

2. 自主神经和温度　自主神经虽不直接支配皮脂腺，但可使皮肤温度上升，皮脂量增加，皮脂液化，对压降低，因而有利于皮脂排泄。Cunliffe 等观察，体温波动 1℃，皮脂量变动 10%。这种变动是于 90min 内观察到的，故为蓄积皮脂的排泄。另外，抗乙酰胆碱剂连续外用 4 周，也见有皮脂的变化，而且其变化开始的时间与腺细胞更替时相符合。当皮肤温度上升，血流量增加，激素等亦增多，故皮脂量增多。冬季时外界温度降低，皮脂固化，对压上升，因而皮脂排泄减少。这可能是皮肤干燥、皮脂缺乏症、冬季瘙痒症等的原因之一。反之，夏季时外界温度上升，皮脂液化，对压降低，从而促进皮脂排泄。

3. 皮脂的分解酶　已如前述，在皮脂分解过程中，角鲨烯（squalene）不分解，蜡酯（wax esters）分解为高级醇和高级脂肪酸。甘油三酸酯的分解酶为来自皮脂腺排泄管上皮和常栖菌释放的脂酶，将其分解为脂肪酸和甘油。脂酶量的变动与常栖菌的种类和数量有关，并决定着甘油三酸酯的分解程度和脂肪酸量，而脂肪酸总量及其构成又决定着皮脂总体黏度。

4. 紫外线 实验观察证明，人体背部皮肤用中波紫外线照射（2个最小红斑量）1～2周后，皮肤表面的表皮性脂质增加，皮脂减少。这可能因紫外线照射，表皮产生角化不全，堵塞毛囊所致，提示身体暴露部分受日光照射，皮脂的排泄速度不同于其他部位。

五、皮脂的组成与生物学意义

人体皮肤表面的脂质主要来源于皮脂腺合成的脂质（通常称皮脂，sebum），另有少量来自表皮细胞的脂质（表皮脂质，epidermal lipids），两者混存，称皮表脂质。皮肤表面平常存在的脂质（平时脂质）与水分乳化，生成薄膜，称皮脂膜。当皮肤表面保持适量脂质时，皮脂腺合成的脂质便贮留在毛囊内（蓄积脂质）。倘用有机溶剂拭除平时脂质，于2～3h内向皮表排泄新的脂质，称恢复脂质。恢复脂质来自蓄积脂质。

（一）脂质的组成

1. 皮脂腺脂质的组成 皮表脂质量受多种因素的影响，而且有明显的部位差异（表4-2）。近20余年来，检测技术和方法的进步促进了对皮脂腺脂质的分析。现已证明，皮脂腺脂质主要由甘油三酸酯（约60%）、角鲨烯（10%）和蜡酯（20%～25%）组成（表4-3）。

表4-2 皮表脂质量的部位差异

部位	总脂质量	
	$\mu g/(cm^2 \cdot 3h)$	$\mu g/(cm^2 \cdot 12h)$
前额	160	288
颊	104	144
前胸	59	122
后背	38	84
前臂（屈侧）	30	76
侧胸	29	57
下肢（屈侧）	19	57

表4-3 人体皮表脂质的组成

脂质组成	范围（重量百分比）	平均值（重量百分比）
甘油三酸酯	15.9～49.4	41.0
甘油二酸酯	2.3～4.3	2.2
脂肪酸	7.9～39.0	16.4
角鲨烯	10.1～13.9	12.0
蜡酯	22.6～29.5	25.0
胆固醇	1.2～2.3	1.4
胆固醇酯	1.5～2.6	2.1

（1）甘油三酸酯和脂肪酸：占皮脂组成的大部分，利用葡萄糖而合成，由于糖酵解，由 G-6-P 主要经五碳糖循环生成二羟磷酸。后者受脱氢酶作用转化为 α-甘油磷酸。另一方面，受还原合成所需的酶类（异柠檬酸脱氢酶、苹果酸脱氢酶）作用而产生多量脂肪酸。皮脂腺腺细胞内脂质合成终了，细胞自溃并将其内容物由排泄管经毛囊排泄于皮肤表面。在此过程中，甘油三酸酯分解为甘油二酸酯—甘油单酸酯—甘油。后者对皮肤、毛发起润滑作用。分解来源于：①皮脂腺排泄管上皮释放的脂酶；②皮肤常栖菌（葡萄球菌、痤疮棒状杆菌、糠球孢子菌等）释放的脂酶。皮肤表面的油脂主要来自皮脂中甘油三酸酯和蜡酯的分解。脂肪酸的构成虽有个体差异，但均以 14、14-1、15、16、16-1、17-1 和 18-1 碳者占多数。其中 16 碳（棕榈酸）、16-1 碳（十六碳烯酸）和 18-1 碳（油酸）的总合约占 60%。偶数碳多以 2 碳单位进行合成和分解。奇数碳（酸）可能因常栖菌的作用而生成。

（2）角鲨烯：人体皮脂约含 5.5%。在体内，角鲨烯由异戊二烯合成，其闭环时，生成固醇环而合成胆固醇。青春期前，皮肤表面角鲨烯量少，而进入青春期和以后，角鲨烯量则增多；皮脂溢出部位，其含量多，而皮脂腺少的部位，尤其掌、环部位，其含量少，说明角鲨烯是皮脂腺细胞代谢的终产物。

（3）蜡酯：至青春期，与皮脂排泄平行，皮表蜡酯增多。皮脂中的蜡酯是高级脂肪酸与高级醇（蜡醇、脂肪醇）的酯。高级脂肪酸为 28～38 碳或更多，含偶数和奇数。高级醇颇复杂，为直链、支链与饱和、不饱和醇的组合，已知的直链醇为 18～72 碳。蜡酯在排泄中也被分解，生成高级脂酸和蜡醇等。蜡醇增多，皮表脂质总体熔点升高，皮脂有固化倾向。参与蜡酯分解的酶类尚不很清楚。

2. 表皮脂质的组成 表皮脂质占表皮干重量的 10%～15%，主要由甘油三酸酯、脂肪酸、胆固醇、酸基鞘氨醇（ceramide）、磷脂质及其他复合脂质等组成。此等成分的构成比因表皮角化过程（表皮各层）和表皮细胞膜的种类不同而异。根据表皮脂质的亲水性而分为极性脂质和非极性脂质。极性脂质包括磷脂质、鞘糖脂和硫酸胆固醇。非极性脂质包括碳水化合物、甘油三酸酯、游离脂肪酸、胆固醇及其酯、酰基鞘氨醇等。

（1）甘油三酸酯：约占表皮总脂质的 9%。其构成脂肪酸有油酸、十六〔碳〕酸（棕榈酸）、十八碳二烯酸（亚麻二烯酸）和十六碳烯酸等，约占 95%。另尚有少量甘油二酸和一酸酯。

（2）固醇：人每天从皮肤排出固醇约为 88mg，虽有个体差异，但每个人无日差。此外，高胆固醇血症者与正胆固醇血症者之间无差异。这提示胆固醇是在表皮内新合成的。固醇中胆固醇占 76%，大部分为游离型，但随着角化，其酯型则增多。除胆固醇外，尚有轻固醇、羊毛固醇、β-谷固醇。7-脱氢胆固醇受紫外线作用转化为维生素 D_3，大部分被吸收到血液中，残留部分则转化为胆固醇。

（3）磷脂质（磷酸甘油酯）：除甘油磷脂质外，尚有鞘髓磷脂（20.8%）、卵磷脂（38.5%）、磷脂酰乙醇胺、缩醛磷脂乙醇胺（后两者共 19.1%）、磷脂酰肌醇（9.5%）、磷脂酰丝氨酸（3.8%）、心脂质（3.6%）和磷脂酸（2.4%）等。组成氨基酸因磷脂质的种类不同而异，如磷脂酰乙醇胺、卵磷脂以十八碳二烯酸为主，前者也存在较多甘碳四烯酸（花生烯酸）。鞘髓磷脂中以饱和脂肪酸为主，多为 20 碳以上者。磷脂质是生物膜的主要构成成分。没有磷脂质，就没有生物膜。棘细胞层存在多量磷脂质，角质层内含微量磷脂质。X 线照射、创伤治愈过程、角化异常症等时，表皮细胞更替加快，磷脂质增多。

（4）糖脂质：表皮内约存在 10%鞘糖脂质，多在细胞膜内。鞘糖脂质是葡萄糖以糖貳键结合于酰基鞘氨醇的羟基而生成。其脂肪酸部分以 24～30 碳者为主，约占 50%以上，另也有含氧酸（具有极性）及分子式为 $C_{35}H_{66}O_4$ 的特异脂肪酸，占 50%（后者仅见于表皮，极性最低）。葡萄糖部分的脂肪酸以十八碳二烯酸为主。十八碳二烯酸是皮肤不觉蒸发的重要调节因子。具有含氧酸的鞘糖脂质在缺乏磷脂质的角质细胞内对脂质双重层膜起稳定作用。另外，角质层内存在较多酰基鞘氨醇，可能是鞘髓磷脂、鞘糖脂质的分解产物，也具有同样的生物学意义。

（二）皮表脂质的生物学意义

1. 保护　对外，防御有害物质的侵入；对内，防止水分蒸发，减少经皮失水。皮脂又为热的不良导体而有保温防寒效果。

2. 乳化　在皮肤表面，脂质与水以胆固醇为乳化剂生成乳化物（乳化脂质膜），能防止皮肤和毛发干燥，赋予皮肤和毛发以润滑性和弹性，并在一定程度上能防御水和有害物的侵入。

3. 润滑　在正常角化过程中向皮表释放的胆固醇和某些脂肪酸有保湿效果，以防止皮表水分不觉蒸发。皮表脂质作为润滑剂有两大效果：①物理的润滑性、摩擦性和延（伸）展性；②保持角质层适宜的水合状态。因此，在外用药物制剂的基质组成上和某些化妆品的配方上均应力求符合皮表脂质的组成。

4. 缓冲　在皮肤表面，由脂肪酸参与，形成膜（所谓"酸外套"），对 pH 3～7 有强力缓冲效果。

5. 抑菌　脂肪酸中 18-1 碳（油酸）、18-2 碳（亚麻二烯酸）和 18-3 碳（亚麻三烯酸）等具有抗皮肤丝状菌作用。青春期，皮脂排泄增多，头部白癣可自愈，而皮脂少的部位易患皮肤癣菌病如汗疱状手、足癣。

6. 排泄　皮脂腺能排泄溶于皮脂的物质。近些年随着公害问题的发生，皮脂腺的排泄毒物作用重新引起了重视。例如，体内存在的聚氯化联苯（PCB）等有机氯化合物只有溶于皮脂方能排出体外。氯化联苯中毒者用桑拿浴治疗的原理乃在于发汗，以促进其排泄。

六、影响皮脂分泌的因素

许多因素影响皮脂腺的分泌功能：

1. 年龄　人的一生中皮脂腺分泌呈双峰现象，即刚出生时为第一次高峰，此时受母体激素的影响，皮脂腺分泌旺盛，容易发生脂溢性皮炎和新生儿痤疮；随后皮脂腺分泌逐渐减少，至儿童期皮肤干燥，容易罹患单纯糠疹、特应性皮炎等皮肤病；青春期内分泌变化尤其是雄性激素的刺激，皮脂腺的分泌再次达到高峰；以后随着年龄增长、老化皮脂分泌逐渐下降，皮脂腺萎缩。

2. 性别　一般情况下各年龄段男性比女性皮脂分泌多，尤其是老年组，女性在绝经期后皮脂分泌急剧下降，而老年男性直至 70 岁仍有一定的皮脂分泌。

3. 人种　资料较少。有色人种尤其黑人皮脂分泌比白人多一些。

4. 药物　长期服用糖皮质激素可促进皮脂腺增生，分泌增加；外源性雄性激素可直接刺激皮脂腺增生，雌激素则有抑制皮脂腺分泌的作用；口服维 A 酸类药物可抑制皮脂腺的分泌，利尿药螺内酯因竞争结合雄激素受体也有类似作用。

5. 其他　如膳食营养、环境湿度、温度等对皮脂腺的分泌也有一定影响。

第十一节　小　汗　腺

一、汗腺的发生

小汗腺（eccrine glands）是局部分泌腺，合成和分泌汗液。人体有 300 万～500 万个小汗腺，除唇红、鼓膜、甲床、乳头、龟头、包皮内板、阴蒂和小阴唇外，其他部位均有小汗腺，而以掌跖、腋窝、前额等处较多，其次为头皮、躯干和四肢。人体小汗腺的总数，现有报告不一，为 160 万～400 万个，平均为 130 个/cm²。其分布密度有部位差异。成年人小汗腺最多的部位为足跖（约 620 个/cm²）。一般而言，手掌、足跖小汗腺数为头部、手背、足背的 2 倍，上肢约为下肢的 2 倍，躯干前侧为背侧的 2 倍。

最早的小汗腺原基于第 15～16 周时首先出现于手掌、足底与指（趾）腹面。第 5 个月时在腋部出现。它们是由初级表皮生发层细胞向下面的间充质内长出圆柱状细胞索。开始其发生形成类似毛囊但其原基窄细，此细胞索继续变长并到达皮下疏松组织，其远端弯曲并盘绕成球形，因而形成汗腺的分泌部。第 18～20 周，细胞索内的部分细胞退化变性，出现腔隙，而较直的导管部上皮细胞内出现空泡，并互相融合成导管。稍后，两处的管腔互相沟通。第 6 个月时，围绕管腔的上皮细胞分化为外层的肌上皮细胞，内层形成清晰细胞和暗细胞。小汗腺胚芽也穿过表皮向上增长形成螺旋状汗管。随后，末端螺旋状汗管的管腔和周围汗孔细胞发生角化，出现透明角质颗粒。

小汗腺腺体位于真皮深层及皮下组织，由单层细胞排列成管状，盘绕如球形，外有肌上皮细胞及基膜带。腺体分泌细胞有两种，即透明细胞（clear cells）和暗细胞（dark cells）。前者稍大，分泌水分、电解质和糖原；后者较小，分泌黏蛋白。小汗腺导管由两层立方形细胞构成，螺旋状上升开口于皮嵴，汗液即由此排至皮面。汗液呈酸性（pH 4.5～5.5），无色、无味、低渗，99%为水分，其余是溶质，如钠、钾、氯化物、尿素等。小汗腺的分泌细胞受胆碱能交感神经支配，肌上皮细胞受肾上腺素能交感神经支配。室温条件下排汗量少，称不显性出汗；气温高时（>30℃）出汗量多，称显著出汗。小汗腺无休止地分泌汗液。一个人每小时可排汗数升，一日排汗约 10L，远高于其他外分泌腺如唾液腺、泪腺、胰腺。排汗可调节体温，有助于机体代谢产物的排泄，并与皮脂混合成乳状脂膜，有保护和润泽皮肤的作用。

二、小汗腺的结构

小汗腺系由盲管构成的管状腺，根据管的走向而形成丝球腺。也有少部分小汗腺不呈丝球状而呈撑状。在结构上分为腺体和汗管两部分。

1. 腺体　为分泌部，由腺细胞、肌上皮细胞和基膜构成，盘曲成丝球状，位于真皮深层皮下组织内。

（1）腺细胞：有两种为暗细胞（黏液细胞）和透明细胞（浆液细胞）。两者数目大致相等。暗细胞为立方形或倒置锥体形，围绕腺腔，近腺腔的表面有刷样小皮缘，胞核位于基底部，细胞质内有较大的空泡和很多嗜碱性颗粒，故染色深暗。每个细胞有楔状细胞质突，穿过透明细胞之间伸向基膜或肌上皮细胞。透明细胞位于基膜或肌上皮细胞上，细胞底部宽而顶部尖圆，细胞质内空泡小，无嗜碱性颗粒，故染色淡而透明，细胞间有分泌细管与腺腔相通。

（2）肌上皮细胞：为梭形，其长轴与腺细胞的长轴垂直。细胞内富有肌原纤维并与分泌管稍呈平行排列，故肌上皮细胞具有收缩能力，有助于汗腺将汗液排入汗管内。

（3）基膜：位于肌上皮细胞的外围，硝酸银染色染成不均匀的黑色，PAS 反应阳性。

2. 汗管　为汗液排泄和钠重吸收部，由两层立方形细胞构成，内层细胞的腺腔面亦有微绒毛和张力原纤维构成的小皮缘，外层为基底细胞。近腺体部导管为分泌部延续的曲管，上行之，而呈直管，至表皮内则呈螺旋状上行，终端开口于皮肤表面（汗孔）。

汗腺分泌部生成的汗液为等渗性或稍高渗性（前驱汗），在曲管内，钠、氯、水等被重吸收而汗液成为低渗性（终汗）。

三、小汗腺的分泌和排泄

在功能活动上，小汗腺可分为活动性和非活动性汗腺。在室温条件下，只有少数小汗腺处于活动状态，多数处于非活动状态。当环境温度升高到 31～32℃或以上时，活动性小汗腺数目增多，排汗量亦增多。

小汗腺的分泌方式为漏出分泌（局泌性，merocrine），即汗液通过腺体细胞完整的细胞膜分泌到细胞外，不包含细胞质的全部成分。腺体暗细胞分泌一种黏液（含黏多糖），而透明细胞则分泌钠离子和水分等。这些物质在腺体管腔内混合成类似血液的等渗性或稍高渗性液体，称前驱汗。

前驱汗排入曲导管内，其部分钠离子被临导管重吸收，汗液成为低渗性液体（终汗）。在排汗率低时，水分亦被重吸收，但重吸收量很少。钠离子的分泌和重吸收保持着动态平衡，称钠重吸收常数。

按刺激因素不同排汗有温热性排汗（体内、外温度升高）、精神性排汗（精神紧张、情绪激动）和味觉性排汗（进食辛味品）。

四、影响小汗腺分泌活动的因素

1. 温度　小汗腺的分泌活动受体内、外温度的影响。汗液不间断地排出，通常以气体通过角质层散发，肉眼看不到 $1cm^2$ 皮肤于 1h 内约蒸发水分 0.2mg （不觉蒸发），安静状态下，蒸发量约 900ml，消耗热量 600kcal（1cal＝4.184J）。温度升高，高度排汗时，气体在皮肤表面液化并伴有排汗，1 日可达 600～800ml，气温由 15℃上升到 30℃时，则倍增，夏季气候炎热、激烈活动时，可达 10L。

2. 精神　大脑皮层的兴奋或抑制影响汗腺的分泌活动，如紧张、激动、惊恐时，手掌、足跖、手背、颜面、颈，甚至前臂、小腿和躯干等部位排汗增多。

3. 药物　乙酰胆碱可使小汗腺分泌活动增强，排汗增多（胆碱能性排汗），用抗胆碱制剂可起拮抗效果。肾上腺素也可引起排汗（肾上腺素能性排汗），可能与其作用于肌上皮细胞有关。

4. 饮食　热食品和辛辣食品刺激口腔和舌黏膜的神经末梢和味觉感受器而引起口周、

鼻、颜面、颈和胸部排汗。

五、汗液的组成

小汗腺汗液为水样液体，主要成分为水，另含固形物及其他物质（表 4-4），pH 为 3.8～5.6，呈酸性，相对密度为 1.001～1.006。

表 4-4　汗液成分

成分	含量
水	99%或以上
固形物	0.5%～1%（无机和有机各半）
氯化钠	0.2%～0.4%
尿素	44.9mg/100ml
尿酸	0.25mg/100ml
氨	2.5～3.5mg/100ml
氨基酸	4.9～11.6mg/100ml

六、出汗的生物学意义

1. 蒸发散热　皮肤散热的机制有辐射、对流、传导和蒸发。当环境温度等于或高于皮温时，则以蒸发方式进行散热。皮肤蒸发散热主要在于出汗（不显汗和显汗）。

2. 柔润角质　不显汗有助于维持角质层的水合状态，以柔润角质，防止角质层干燥。

3. 酸化皮面　主要通过汗液维持皮肤表面呈酸性反应。

4. 皮脂膜的组分　在皮肤表面乳化性皮脂膜的形成上，汗液主要作为水相与皮脂乳化，生成薄膜。

5. 替代肾功能　人体皮肤内有汗腺 200 余万个，在排泄代谢产物和保持水和电解质平衡上具有重要意义，其导管可再吸收钠和盐，以维持盐的平衡。所以，可将汗腺视为特殊形式的肾脏。当皮肤发生广泛性损伤时尤应时刻注意肾功能。

第十二节　大　汗　腺

大汗腺也称顶浆分泌汗腺（apocrine gland）。人体大汗腺主要分布于腋窝、脐周、乳晕、外阴和肛周等部位。外耳道的盯聆腺、眼睑的麦氏腺（moll gland）及乳晕的乳轮腺属于变形的大汗腺。大汗腺的数目、大小和形态因部位、个体和种族不同而有明显差异。同一种族，女性大汗腺数目比男性多。大汗腺兼具小汗腺和皮脂腺的特点。大汗腺腺细胞在分泌过程中，表现有周期性顶浆分泌型的变化，腺腔特别大，相当于小汗腺的 10 倍，其分泌部存在于腺腔内，此点与分泌汗液的小汗腺不同。肌上皮细胞、基膜及导管部分的组织结构与小汗腺相同，但导管开口于毛囊的皮脂腺开口之上部，少数直接开口于表皮。

大汗腺的形成开始于胎儿第 4 个月，出现于腋窝、会阴及乳晕区。自毛囊侧壁顶泌汗腺原基长出实性上皮索，并向下长入毛囊周围的间充质中。当上皮索的末端长至皮脂腺隆起的水平面时，其导管腔开始出现，并与毛囊相通，开口于皮脂腺上方的毛囊中。其分泌部在青春期才开始发育成熟并分泌。

一、大汗腺的结构

大汗腺为大管状腺，分为腺体和导管。

1. 腺体 即分泌部，位于皮下组织内，由腺细胞、肌上皮细胞和基膜构成。腺细胞位于腺管的最内层，规则地排列成一层。腺细胞形态不一，大致为圆柱形、立方形和扁平形。其形态和大小因部位不同而稍有差异，也因腺体功能活动而发生改变，分泌旺盛时，细胞较高；反之，则较低。腺细胞游离面有刷样小皮缘，其下为胞质构成的壳质（壳层，不含线粒体和分泌颗粒），此层 PAS 染色阳性，但是，用淀粉酶处理而不消失。各个细胞游离面均有闭锁堤，但细胞相互接触面之间无细胞间分泌微管。腺腔宽大，约为小汗腺腺腔的10 倍。腺细胞的高度影响着腺腔的大小。腋窝大汗腺腺体丝球最发达，而肛周者结构最简单。另外，还存在少量异型大汗腺。一种是细腺细胞，规则地排列成一层，分泌颗粒粗大，但数目少，也进行顶浆分泌样分泌活动；一种是小腺细胞，圆柱形或立方形，胞核小，核仁多为 2 个以上，颇似小汗腺，但腺细胞为一列，排列规则，而且导管开口于毛囊上部。腺体肌上皮细胞和基膜与小汗腺相同。

2. 导管 即排泄部，由两层细胞构成，开口于毛囊（皮脂腺排泄管开口的上方）。

二、大汗腺的神经调节

大汗腺主要受肾上腺素能纤维调控，与体温调节无关。大汗腺的分泌分两个阶段，细胞把产物先分泌到腺腔，此腔有相当大的储备能力；然后在肾上腺素能神经的刺激下肌上皮细胞收缩，迫使其内容物排出到体表。大汗腺处也存在胆碱能纤维，但胆碱酯酶反应弱，提示受此途径的调控较弱。另外，大汗腺的分泌也受情绪和应激等因素的影响。

三、大汗腺的分泌方式

大汗腺的分泌方式有三种：裂殖分泌、顶浆分泌和全浆分泌。以腺细胞高尔基器为中心合成分泌物。后者迅速形成由界限膜包裹的颗粒结构。其大小、形态和电子密度不一，在向细胞顶端移动中，丧失界限膜而崩溃，形成小泡状分泌颗粒并不断改变体积，移向细胞膜，最后经开口将其内容物分泌到细胞外（裂殖分泌）。另一些高电子密度的物质呈微粒状经壳层贮留于细胞顶端并成为细胞突起而膨出，最后分泌到细胞外（顶浆分泌）。此外，大汗腺与皮脂腺相似，腺细胞的崩解物与分泌物一并排出（全浆分泌）。

四、大汗腺汗液的组成

大汗腺汗液由液体和固体物组成，稍浊白，含脂褐质而略呈黄色，pH 6.2～6.7。新鲜的大汗腺的分泌物为无臭的乳状液，含有蛋白质、碳水化合物、脂类（中性脂肪、脂肪酸、胆固醇和类脂质）、铁（大汗腺是铁排泄的主要场所），并含色原（如吲哚酚）和脂肪酸（如辛酸），排出后被某些细菌（如类白喉杆菌）作用，产生短链脂肪酸、氨和其他有特别气味的物质。

五、大汗腺的功能

人体大汗腺也被视为第二性征的一种表现——体臭。儿童期，大汗腺不显示功能活动，青春期伊始，便显示功能活动。在儿童中，男孩和女孩的体臭相同，即均为"童子臭"。在老年人中，体臭也难分男女，均为相同的"老年臭"。唯独从青年期到壮年期，男、女体臭截然不同，而体臭又与性生活有关（注：这里所用"体臭"指人体"气味"而言，故借用"臭"字）。

动物大汗腺的功能比人体大汗腺更为重要。其主要生物学意义有：①散发气味，起性引诱、领地标志和警告信号等效用；②增加摩擦阻力和触觉敏感性；③增强蒸发散热（热调节性排汗）。

第十三节　指（趾）甲

一、甲 的 发 生

甲是指、趾末端背面的一种硬角蛋白性坚实的覆盖结构。甲由排列紧密而坚实的角化上皮增厚而来，相当于皮肤的角化层，盖于末节指（趾）端背侧 1/2 处，呈向背侧隆起的四边形。

胚胎第 10 周，覆盖在指（趾）端背表面的表皮出现增厚的斑区，称为原始甲床。此斑区不断增殖扩大，并向真皮侵入。其两侧与近端表皮相对隆起，形成皱褶，分别称为侧甲襞与近端甲襞，使原始甲床的边缘更明显。原始甲床不断扩大，增厚并向甲襞下方嵌入。第 4 个月时，近端甲襞的生发层细胞增生、角化与变硬，形成甲板，其近端甲襞增厚的生发层为甲母质。随着甲母质深部细胞的继续增殖和分化，使正在形成的甲板被推出甲襞，并逐渐沿指端背面向远端推移。此时甲板下方原有的表皮称为甲床。胎儿晚期甲板生长加快，约 32 周时指甲已长到手指末端，而趾甲在 36 周时才到达脚趾末端。当甲板发生之初，其最表面仍覆盖着甲床表皮称为甲上皮，至胎儿晚期，这一覆盖在甲板表面的角质层大部分消失，使甲板暴露于外，只有甲的近端与游离的远端下方还残留部分角化层称甲下皮。由表面观察，靠近甲根处的甲板有一个新月形的白色区，称为指甲弧影，其形成原因还不清楚。

指、趾甲处于外露部位，极易因突然的碰撞、锐器或重物的打击而损伤或造成残缺。因职业关系而经常接触有腐蚀作用的化学制剂或涂料的人员，甲板也易损伤，常失去光泽、变薄或软化。不少疾病会在甲上有所表现，如贫血病人指甲苍白，心肺功能不全、瘀血病人甲呈紫色。B 族维生素或某些微量元素（如锌、铜）缺乏时甲可软化变形。银屑病病人甲板常增厚变黄，并出现点状凹陷等。

二、甲 的 结 构

指、趾甲类似毛发而不同于表皮，由甲皱襞、甲上皮、甲母质、甲床和甲下皮等部分构成。甲板近心侧向前方呈新月形乳白色部分称甲半月，是未被甲后皱襞被覆的甲母质远端部分，完全被覆时，则不见甲半月。有谓甲半月能决定甲板游离缘的形状。甲半月也被视为健康状态的标志。一般而言，脑力劳动者的甲半月不如体力劳动者明显。胃肠疾病和心脏病等患者甲半月不明显。甲板远端即甲板从甲床分离处可见宽 0.5～1.5mm 的淡黄白色带，呈弓形横行线条状，称甲黄线（甲真皮带），此处甲板与甲床不密着。甲黄线近心侧，沿甲黄线尚存在桃红色部分，宽 0.5～1.0mm。甲下皮与指、趾腹皮肤交界处可见沟隙，称远端分界沟，胎儿时明显，成年人则不明显（图 4-13）。

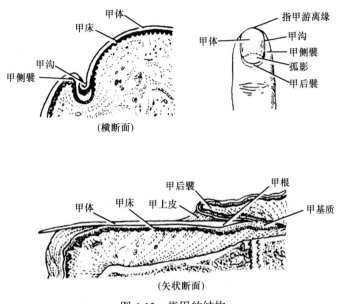

图 4-13 指甲的结构

1. 甲皱襞 甲皱襞是紧密包围甲板的皮肤。其近心侧称甲后皱襞，侧缘称甲侧皱襞。甲后皱襞内无毛囊，背侧有发育良好的真皮乳头并存在汗腺；腹侧无真皮乳头形成，亦无汗腺，其表皮的性质与皮肤表皮无异，基底部角质形成细胞为圆柱形，随其向上移动而变成立方形，进而扁平化，经颗粒细胞层而角化。另尚存在黑素细胞和朗格汉斯细胞。

由近于甲后皱襞游离缘腹侧的角质形成细胞形成甲上皮（甲小皮），紧密附着于甲板近心部分的表面。随着甲板向离心方向生长、移动，甲上皮超过甲后皱襞游离缘后，其大部分自甲板剥离、脱落，有时残留 2～3 层角质。甲后皱襞是各种甲病的最好发部位，并影响新形成的甲板，如发生凹点或沟纹等。

2. 甲母质 与甲后皱襞腹侧表皮连接的表皮称甲母质。其远端与甲半月远端一致，另端稍超过甲板潜在缘而达于甲板被覆部。甲母质是甲的生长区，甲母质区域细胞增生能力强，先分化为棘细胞，再变成坚硬的角化细胞，通过连续角化，分化为甲板内的细胞。甲母质由 10～28 层角质形成细胞构成。最下层细胞为圆柱形，其纵轴与基膜垂直。其上为立方形细胞，并列，再上层为扁平细胞，最上层为 5～12 列角化不全的扁平细胞（角化移行带），逐渐转化为甲板角质细胞。甲母质角质形成细胞的角化不经过颗粒细胞层，但在病理情况下则产生颗粒细胞层。角质形成细胞向上层移行而呈立方形，接着逐渐变扁平；张力原纤维致密、集聚成束；细胞体内出现板层颗粒。角化移行带内，张力原纤维凝缩，电子密度增强，成为前角蛋白索。角化继续进行，前角蛋白索致密集合，完全角化，最后充满整个细胞。

3. 甲床 是从甲母质远端向甲下皮移行之间甲板紧密附着部分。甲床由表皮的生发层和真皮构成,含有丰富的毛细血管网。甲床表皮内无颗粒细胞层。正常情况下,甲床角质形成细胞不活跃,几乎不发生角化。在病理情况下,甲床的部分表皮也出现颗粒细胞层而形成角质。此时形成的角质与甲板角质不同,与皮肤形成的角质相同,即所谓甲下角化过度。有时,也可发生角化不全,也可不出现颗粒细胞层而发生角化过度,形成不同于甲板角质的嗜酸性角质。

甲床基底部角质形成细胞为圆柱形,其上层为立方形,再上层的部分细胞变扁平,呈嗜酸性。胞体内张力原纤维逐渐增多。细胞之间以桥粒和缝隙相互接合。

4. 甲下皮 从甲床远端到末端分界沟之间为甲下皮。甲下皮内出现颗粒细胞层,发生角化。其近心部形成的角质添加于甲板下面,其他部分形成的角质被覆于甲下皮表面,成为角质,堆积于甲板游离缘之下。另外,此部分内可见真皮乳头,也存在汗腺。甲下皮也是疾病的好发部分。

5. 甲板 由硬角蛋白构成。正常甲板为透明板状,略呈长方形,远端为游离缘,近心端为潜在缘,不露于外,即甲根部。X线衍射和电镜研究表明,甲板细胞中的角蛋白丝与表面平行排列,并与生长方向垂直,这种排列方式可能是甲板不发生纵裂的原因。角化细胞之间有高度发达的不发生退化的紧密联结,这可能是角化细胞彼此连接牢固而不脱落的原因。甲角化细胞内的纤维性角蛋白富含胱氨酸,提供了牢固的二硫键,使指(趾)甲具有硬度和张力。

甲板呈粉红色是因为其下的甲床有丰富的血管。肉眼观察,甲板平坦,光滑;扫描电镜观察,甲板为扁平细胞呈屋瓦状叠积并有极多数细小的凸凹。在楔状断面标本上,甲板分为三层:背侧和腹侧的张力原纤维呈纵向分布,中间层则呈横向走行。用 HE 染色,甲根部角化细胞可见胞核,但随其向远端方向移动,胞核逐渐消失。远端部分内,形成甲板背侧的角质细胞比甲板腹侧的角质细胞更为扁平。甲板的形成有两种学说,一为同源说,即由甲母质生成;另为异源说,即甲板背侧由甲母质背侧、中间层由甲母质腹侧、甲板腹侧由甲床生成。

三、甲的理化性质

甲板和毛发一样,主要由蛋白和脂质(5%)构成。蛋白为 α-纤维蛋白,纤维与甲面平行排列并呈垂直方向,以适应甲板的生长。

甲板蛋白含硫量高。其氨基酸组成见表 4-5。甲板遇水,可迅速水合,其弥散系数高于表皮 100 倍。这说明,甲板为多孔性结构。甲板和甲母质的另一特点是缺乏尿刊酸(urocanic acid)。此点很类似其他表皮性附属器,如汗腺、皮脂腺和毛发。表皮含多量尿刊

表 4-5 甲的氨基酸组成(%)

名称	组成	名称	组成	名称	组成
精氨酸	10.4	胱氨酸	12.4	缬氨酸	5.5
半胱氨酸	1.1	蛋氨酸	1.0~2.0	谷氨酸	13.2
赖氨酸	3.7	苏氨酸	5.7	天冬氨酸	7.9
酪氨酸	5.3	丝氨酸	6.8	甘氨酸	9.7
色氨酸	1.4	亮氨酸	8.0	脯氨酸	4.0
苯丙氨酸	4.0	异亮氨酸	4.8		

酸，与组氨酸脱氨（基）酶活性高有关。正常成年人指、趾甲含痕迹量钙，而老年人的指、趾甲钙含量较高，约为 1%。甲损伤后，钙含量明显增多。钙与甲板的硬固性无关，而与细胞内结构成分机化和细胞间物质沉着有关。

指、趾甲一直处于持续不断的生长期。甲母质基底细胞持续不断失去胞核，变扁平、角化，充填于已形成的硬固性甲板。指甲生长速度为平均每日 0.1mm，当指甲受伤脱落或手术拔除后，新甲从甲根部生长到完全恢复正常形态约需 100 天。指甲的生长在各指间也有差异，一般是指头越长，指甲长得越快，因此从快到慢依次为中指、示指、环指、拇指和小指。拇指甲生长速度为 0.10～0.12mm/d，男性为 0.108mm/d，女性为 0.104mm/d。趾甲的生长速度为指甲的 1/3～1/2，为每天 0.035～0.05mm，趾甲从基底长到游离缘需要 6～9 个月。青年（20 岁左右），甲的生长速度最快，以后则稍减慢。甲的生长速度有家族性倾向，另也有季节性倾向，夏季生长加快，冬季生长减慢。

许多全身性疾病可致甲生长速度减慢或甲板变薄并出现沟纹。饥饿时，甲生长缓慢。妊娠、咬甲、创伤、撕裂后，甲再生时，其生长速度加快。甲的生长亦与营养有关，蛋白质缺乏时，甲生长缓慢。甲母质细胞的生长需要包括硫氨基酸在内的氨基酸的持续供给以形成角蛋白。此外，在内分泌调节方面，甲状腺和甲状旁腺是对甲生长最重要的内分泌器官，甲状腺功能减退时，甲薄而脆；甲状腺功能亢进时，甲厚而有光泽。甲状旁腺可能与甲的钙化有关。

甲板的厚度与生长速度无明显关系，而与生发细胞群的大小有关。甲板变薄可能在于：①甲母质长度缩短；②甲母质一段细胞分裂停止或分裂速度减慢。甲母质长度增加可导致甲板厚度增加。

四、甲 的 功 能

甲外露于四肢末端，具有装饰和保护手指与足趾的作用，是人们从事持重劳动和精细动作的重要器官之一，也是观察人体健康状况的一面镜子。

甲板坚硬，能保护指、趾末端。指甲能协助手指抓挤小物体，而动物爪甲则是进攻和防御的工具。在一定意义上，人的指甲也是一种进攻和防御的工具。

甲也是健康状态和某些疾病的外部标志。手指是人体健康状况的"指示器"，许多全身性的疾病均可在指甲上反映出来。正常的甲具有光泽，呈淡红色，疾病、营养状况、环境、生活习惯和年龄的变化，可影响甲的颜色、形态及生长的速度。如凸状甲多见于结核患者，凹状甲多见于肝肾功能不全患者，横沟甲多见于肺病病人等。

在美容上，甲起装饰效果，是重要的美饰对象。如将指甲留长、指甲染色、在指甲上绘画等，能很好地衬托出纤纤玉手和美足，成为女性的潮流时尚。

第十四节 毛 发

一、毛发的发生

胚胎第 8 周末，眼睑、唇与颊等处开始出现毛囊分化的征象，但在 20 周前胎儿全身并无毛发出现。胚胎进入第 4 个月，面部与头皮处表皮增厚并向真皮伸入，形成一个向下突入真皮间充质到达皮下脂肪的上皮细胞柱，称毛胚芽。此胚芽倾斜向下生长，毛芽的末端凹陷，其下方有一群间充质细胞聚集，称为未来毛乳头。毛乳头中有血管和神经末梢。毛胚芽最深部的细胞迅速增生、膨大，称为毛球。毛囊即由毛球及其上方与表皮相连的上皮细胞柱构成。第 4～5 个月，毛球下方的间充质突入毛球，称为毛乳头。毛囊胚在充分发育后，紧接着形成毛囊索，呈柱形，其末端形成毛囊母质细胞，并逐渐包绕毛乳头，共同组成球形毛囊索。毛乳头的间充质与毛囊周围的间充质相连续，后者变成将来成为毛囊周围鞘的纤维细胞。毛母质细胞不断增生分化，向上产生一锥形幼稚细胞团，称为毛锥。毛锥通过毛囊中央向表面推进，其周围的毛囊细胞构成上皮性的内根鞘，内根鞘细胞呈管状包绕毛发，该细胞含软角蛋白，它由嗜酸性物质转化而来。内根鞘只限于毛囊的起始部，至皮脂腺发出处消失。毛囊壁外周的细胞与表皮延续变成中空的管状即为外根鞘，在毛囊底部与生长基直接相连。毛母质增生所形成的毛锥细胞在第 5 个月时变扁并角化，分化成毛的皮质、髓质和最表面的毛小皮。当毛锥细胞增殖时，就把最上面的细胞向上推移，毛发长长。毛发的毛小皮和皮质细胞不形成透明角质颗粒而直接转变为硬角蛋白，细胞也不会自然脱落。胎儿第 4～5 个月时，由神经嵴移来的黑素细胞侵入毛球，并产生黑素，以胞吐方式吐入毛母质细胞及毛干皮质细胞之中，使毛发着色。毛发增生并突出毛囊，出现于表皮上方。在第 3 个月末时，眼眉区及上唇处即可发现毛发。在胎儿第 5～6 个月，胎儿全身披满细软色浅的胎毛，胎毛约在第 8 个月时开始脱落。生后数月，胎毛脱落处重新长出丛密细软的毫毛。在青春期，腋窝、耻骨部及男性面部等处长出粗毛，这些粗毛与头发、眉毛统称为终毛。毛囊的生长具有周期性，其增生、静止及退化持续终生，从而造成毛发周期性脱落与再生。在毛发分化时，在斜行的毛囊钝角侧出现两个增生区，上方一个为皮脂腺原基，下方一个贴近毛乳头，称为上皮芽，后者迅速增生，使毛囊不断变长。紧邻皮脂腺原基的下方，间充质聚集并分化出一束平滑肌，即为竖毛肌，其下端附着于皮脂腺下方的毛囊结缔组织鞘上，上端附着于真皮乳头层。在某些部位，毛囊壁在皮脂腺原基上方出现第三个隆起，即顶泌汗腺原基，以后形成顶泌汗腺（图 4-14）。

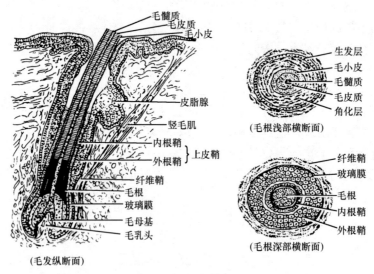

图 4-14　毛的结构

二、毛　干

毛干是露出皮肤之外的部分，即毛发的可见部分，由角化细胞构成。组织结构可分为表面结构、毛小皮、毛皮质及毛髓质，以毛皮质为主，有些毛发没有毛髓质。毛皮质由紧密交错的梭形细胞组成，这些细胞的长轴与毛发的长轴平行。毛皮质的外面是毛小皮，由6～8周扁平细胞组成，呈叠瓦状排列。人的终毛中央含有髓质，由特殊的细胞组成，其间存在着空隙。

1. 表面结构　哺乳动物毛发的最外层有一薄层的外膜，厚度约为2.5μm。过去认为外膜覆盖着整个毛发的表面，但目前认为外膜是细胞膜复合物的一部分，其化学成分与细胞间的连接物质有关。

2. 毛小皮　人的毛发被6～10层毛小皮细胞所包绕，毛小皮细胞由薄片样成分组成，每层细胞厚0.2～0.5μm，所以近端毛发最外层被1μm厚的毛小皮所包绕。毛小皮细胞相互重叠，在毛发表面呈叠瓦状。毛小皮在毛发表面的游离长度取决于毛发本身的直径，例如，毫毛可见3/4的毛小皮细胞游离，即毛小皮细胞近端有1/4被另一毛小支细胞覆盖。而在终毛，毛小皮细胞相互覆盖面积增大，所以外观上显得毛小皮细胞靠得较近。相邻毛小皮细胞间、毛小皮和其下方毛皮质细胞的连接通常是扁平的，但也可见不连续的规则折叠，这种结构可使毛小皮承受一定的拉力。

3. 毛皮质　皮质是毛发的主要成分，能使毛发具有一定的抗机械拉力。相邻的皮质细胞排列紧密，并且与毛发的长轴平行，每个细胞直径为3～6μm，长100μm，其细胞核在横断面上呈星形。皮质细胞内的主要结构是紧密排列的巨原纤维。巨原纤维是由直径约7mm的棒状微原纤维组成的，彼此间呈螺旋状排列，埋于无结构的微原纤维间的基质中。巨原纤维间有数量不等的基质成分和黑素颗粒，基质成分类似于外层毛小皮，内含残余的细胞器。一般人的毛皮质都是由形态相似的毛皮质细胞组成的。

4. 毛髓质　在人类，只有终毛中存在髓质，可以连续，也可以不连续，甚至没有。连续分布的髓质可分成格子状和单纯型两种，不连续分布的髓质分成片段状和梯状两种。所有角蛋白纤维中的髓质结构均与皮质类似，海绵状的角蛋白支持着薄层外鞘，其中无定形的物质形成了大小不等的空隙。

三、毛囊及其周围结构

毛囊位于皮肤内，生长于表皮和真皮之间，生长期毛囊可深达皮下组织。成熟的毛囊，又称毛囊皮脂腺单位或pilary复合体。毛囊是一复杂的组织，由若干同心圆状的细胞层呈柱状排列。毛囊由许多亚结构组成，这些亚结构在解剖上和功能上既彼此独立，又有着密切的联系。

1. 外毛根鞘　是毛囊的最外层，其各层细胞均起源于毛球的毛母质，由一系列呈袖套样排列的细胞组成，包裹着其他细胞层，并与表皮相连接。毛囊从顶部到底部其外毛根鞘的厚度不一，顶部有几层细胞，向下逐渐变细至毛球部仅为一层细胞厚。一般将外毛根鞘分成上、下两段：下段包绕着毛球，上段从毛球颈部到皮脂腺导管开口处。位于毛囊开口处的外毛根鞘，其结构和生化特性与表皮十分相似。一般认为外毛根鞘相对较稳定，细胞很少移动。

2. 内毛根鞘　由三层不同的细胞层组成，由外到内依次为亨勒层、赫胥黎层和鞘小皮，包绕着生长中的毛干，所有这三层细胞均起源于毛球周边的毛母质细胞。其中鞘小皮只有一层细胞，赫胥黎层有多层细胞。鞘小皮与毛小皮细胞镶嵌排列，连接紧密。内毛根鞘的三层细胞分化方式相同，但分化顺序却存在着一定的差异。亨勒层最先分化，其后为赫胥黎层，最后为鞘小皮；但晚期硬化最先发生在亨勒层，其后为鞘小皮，最后为赫胥黎层。并且内毛根鞘的分化和硬化发生在毛发成熟之前。内毛根鞘的主要功能是参与毛发的塑形，毛小皮与内毛根鞘紧密连接，所以毛发的形状取决于内毛根鞘、外毛根鞘及其外的结缔组织鞘。

3. 毛球部　为毛囊下端膨大的部分。毛球部上皮细胞的特点是高核浆比。毛球部下段和邻近毛乳头的上段毛球内存在着具有分裂能力的细胞，这些细胞从上段毛球逐渐迁移到完全角化的区域，并且进一步分层、角化、硬化。毛母质位于毛球内，是由几层具有旺盛分裂活性的细胞组成，它们更新迅速，经历反复细胞分裂而完成毛发生长。毛乳头周围的细胞是毛干的前体，面向外的毛母质细胞则形成内毛根鞘。一般认为，毛囊各层细胞的结构在其整个生长周期的过程中是不同的，即从毛母质细胞形成开始，到分化直至最后角化死亡，再排出毛囊。

4. 髓质细胞　毫毛和胎毛不含髓质，甚至一部分终毛也不含髓质或者只含有少量的髓质细胞。髓质位于皮质的中心，由固化的细胞组成，其细胞数量及排列方式依物种不同而变化。髓质细胞通常呈柱状，作为"大梁"。而皮质内层的变形细胞突出构成"小梁"结构，这些小梁不是髓质的一部分。毛囊内髓质细胞是由邻近毛乳头顶部的毛母质细胞形成的，高尔基体可以形成不规则的致密颗粒，这种致密颗粒的生化特性类似于内毛根鞘的一种蛋白质，且数量十分有限，髓质细胞分化过程中合成毛透明蛋白，这些蛋白在胞质中沉积成为颗粒。目前，人们还不清楚髓质细胞内颗粒的具体功能。

5. 皮质细胞　呈纺锤形，100μm 长，最宽处 5～10μm，以叠瓦状方式沿皮质长轴排列，能够产生大量的细胞质细丝，其走向与细胞的长轴和毛囊相一致，并且这些细丝可以进一步聚集成致密的 α-角蛋白纤维。基质是皮质的组成成分，其数量和组成易变化。皮质区能够发生角化，具有较强的蛋白合成功能，也含有许多多聚体。

6. 毛小皮细胞　毛囊内毛小皮细胞由毛球上方不断地向上延伸，体积变大，而且在细胞分化的过程中，细胞与细胞之间将发生重叠。该细胞可以产生张力原纤维，细胞间也存在着桥粒，但在细胞内并未见到 α-角蛋白纤维。随着细胞进一步硬化和角化，蛋白合成逐渐增加，细胞内出现了致密的颗粒。

7. 硬化区（角质发生带）　在细胞完全角化和死亡之前，毛发即从毛小皮和皮质获得了一定的长度和韧性。一旦完全角化，毛发的直径可以减少达 25%，这可能是由于细胞通透性增加后，导致细胞内水分减少和角蛋白收缩。

8. 毛囊周围结构　毛囊周围有一层透明膜，该膜上 2/3 段较薄，下 1/3 段较厚，而且下段透明膜的外周还有两层胶原纤维，内层与毛囊的长轴平行，外层与其垂直。以上结构与皮脂腺及真皮的乳头层相连续，同时也借茎与毛囊的毛乳头连接。毛囊的血液供应主要来自真皮下的动脉丛和毛乳头的毛细血管丛。从这些血管丛衍生出无数分支，从而为下 1/3 段毛囊提供血液供应。毛囊含有丰富的神经，这反映出毛囊是敏感的触觉感受器，因此也可以很好地解释为什么一部分人受疾病或药物的影响后全部毛发发生脱落。毛囊除了含有感觉神经纤维外，还含有调节立毛肌收缩的自主性传出纤维。所有毛囊均受神经支配，而且通常为几种髓鞘纤维。立毛肌一端附着在皮脂腺导管开口处的下方，另一端一直被认为是附着在毛囊膨出部。

四、不同部位毛囊生长周期及密度深度（表 4-6）

表 4-6 不同部位毛囊生长周期及密度深度

部位	静止期（%）	生长期（%）	静止期时间（月）	毛囊密度（个/cm²）	毛囊深度（mm）
头发	13	85	3～4	350	3.0～5.0
胡须	30	70	2～3	500	2.0～4.0
上唇	35	65	1.5	500	1.0～2.5
腋下	70	30	3.0	65	3.5～4.5
躯干	70	30	2.5	70	2.0～4.5
会阴	70	30	2～3	70	3.5～4.5
手臂	80	20	2～4	80	
腿部	80	20	3～6	60	2.5～4.0

五、毛 乳 头

被毛球包绕的结缔组织称毛乳头，毛乳头在毛囊发展和维持生长期毛发生长及毛囊生长周期中起着重要作用。一般认为，毛乳头和毛球的大小直接与其产生的毛发的粗细有关。生长期的毛乳头借一狭窄的茎与其底部的结缔组织紧密连接。较小毛囊的毛乳头内很难见到血管，但终毛的毛乳头内都有数量不等的血管。处于生长期的毛乳头细胞内含有丰富的高尔基体和粗面内质网，即使到了退行期，细胞质仍然很明显。在生长期开始时，毛乳头细胞内 RNA 显著增加，这与毛乳头细胞和毛球基质细胞的分裂紧密相关。毛乳头的毛细血管内皮细胞在生长期也要进行分裂，但晚于毛球的基质细胞。在人的生长期毛囊中，毛乳头细胞与毛球基质细胞的比例大约是 1∶9。

六、毛发的生长与调控

毛囊的活动周期受各种内、外因素的影响。新生儿于生后数日内大多数毛囊由生长期向休止期过渡，数周内胎毛便脱落。罹患发热性疾病或慢性消耗性疾病及精神紧张等均可导致休止期毛囊增加而产生脱毛。

毛发与激素有密切关系，如雄性素能促进胡须、体毛和阴毛的发育；肾上腺皮质激素可引起多毛；甲状腺激素缺乏时，毛发变干燥、粗糙，而甲状腺激素过多时，毛发细而柔软。

从青春期开始，阴毛、腋毛、胡须和体毛均为雄性素依赖性。阉割能减少胡须生长，粗发密度降低，毛发覆盖面缩小；雄激素能刺激去（无）睾者和老年男性颜面毛生长。男性随着性成熟而出现阴毛，与睾丸激素有密切关系，而女性阴毛的出现先于生殖器的发育，提示与肾上腺皮质有关。睾丸性、肾上腺皮质性和卵巢性雄性素均参与阴毛、腋毛、胡须和体毛的生长，但毛囊对雄性素的反应阈值有很大的个体、部位和年龄差异。

（一）毛发生长周期

毛发生长周期是指毛发从生长到脱落的一系列循环的过程。毛囊的生长阶段称为生长期，随后的退行阶段和静止阶段分别称为退行期和静止期。各期的长短受个体的年龄、部位、局部和全身的因素影响。在正常成人，头皮毛囊的密度为 200～300 个/cm^2，整个头皮有 100 000～150 000 个毛囊。假定有 85% 的毛囊处于生长期，每年整个头皮一共可长出 9000m 的头发。正常情况下，每人每天可以脱落 100 根头发。但是，毛发周期在不同的种族有较大的差异。不过，在毛发生长周期过程中所有的毛囊结构变化都是一样的。

1. 生长期 生长期毛囊的发育在某种程度上类似于胎儿时毛囊的发育。生长期变化很大，通常为 2～7 年。

2. 退行期 当毛母质细胞的有丝分裂活性逐渐降低并最终完全丧失时，毛囊即进入退行期。此时，毛干继续角化，末端呈棒状。由于在进入退行期之前，毛发就停止合成黑色素，所以导致毛干末端的棒状结构不含有黑色素。在此阶段，大多数毛囊外毛根鞘的下端部分发生程序性退化，同时毛囊的基底部和毛干的棒状末端一起向上迁移至立毛肌附着处。毛球为一上皮细胞囊所包被，之间由角蛋白纤维连接。另外，外毛根鞘的基膜高度增厚且皱褶，但真皮乳头则仍与毛囊的基底部密切作用。退行期大约持续 3 周。

3. 静止期（休止期） 是毛发循环中的休止阶段，毛球隐藏在上皮细胞囊中，直至下一个循环周期开始，但通常会超过一个循环周期。与毛囊基底部密切作用的真皮乳头丧失了血液供应，退行期出现的细胞外基质开始聚集成紧密的细胞球状结构。在静止期末，毛发自发进入下一个新的生长期，拔除静止期的毛发也可诱导毛发进入生长期。休止期一般持续 2～3 个月。

不同部位、不同年龄及不同个体的毛发形态存在较大差异：儿童的生长期/休止期毛发比例超过 90%；成人的生长期/休止期毛发比例为 80%～95%，如果休止期毛发的比例超过 25%，则认为是异常。

一般认为，所有的毛囊均具有其固有的生长周期特点。某些哺乳动物，其毛囊的生长周期伴随着真皮水分和胶原含量的变化，以及表皮和真皮厚度的变化而变化。在成人头皮，每个毛囊的活动是独立的，彼此参差不齐，人在出生时，毛发生长周期通常表现为同步，但在出生后不久毛发生长周期就变得不同步，即所谓马赛克式的生长方式。

人的毛发生长会随季节发生轻微的变化，但这种现象在临床上却很难被注意到，虽然有不少人发现自己的头发在夏季长得较快，而且斑秃也表现出一定的季节性。系统性因素会影响毛发生长，如妊娠后发生的休止期脱发，怀孕期间生长期毛囊的比例及较粗毛囊的比例均相应增加，但毛发生长的速度会稍微减慢。分娩以后，休止期毛囊的比例大大增加，结果 2～3 个月后头发大批脱落，这很可能与妊娠时激素水平的变化有关。此外，心理因素也可以引起脱发；女性的头发较长，可能与生长期较长有关。

（二）调控毛发生长的因素

1. 激素

（1）雄激素：是调控毛发生长最重要的系统性因素之一。研究发现从青春期开始，在雄激素的作用下毫毛和胡须可以转变成终毛，并且这种作用将一直持续到以后的几十年。身体不同部位的毛囊对雄激素的反应不同，其中阴毛和腋毛发育最早，30 岁时达到高峰，以后逐渐减慢；胡须在 40 岁时生长达到高峰，而且以后基本维持在这个水平；胸部毛发的发育高峰则更晚；鼻部和外耳道的终毛是中老年的一个特征。头发的生长并不依赖雄激素，但是雄激素确实与脱发有关。不同部位的皮肤对雄激素的反应不一，提示了雄激素作用的特异性是由局部皮肤决定的。雄激素不仅能够改变毛囊的大小和毛干的粗细，而且还能够调节毛囊的生长周期。因为毛囊的大小是由毛乳头所决定的，毛乳头细胞的细胞核内存在着雄激素的受体，研究提示雄激素可以通过原发性作用于毛乳头来调节毛发的生长。

（2）甲状腺激素：头皮和体表的毛发稀疏是甲状腺激素缺乏的一个重要特征之一。有研究发现将甲状腺激素水平低下病人枕部和顶部头发拔出时发现，休止期毛发的比例明显增加。应用甲状腺激素替代治疗 8 周后，休止期毛囊的比例恢复到了正常。另外，低甲状腺激素血症的病人毛发直径变细，类似于女性的雄激素性脱发。

（3）生长激素：正常青春期发育依赖于睾酮和生长激素，有证据表明睾酮在皮肤发挥雄激素源性效应需要同时存在这两种激素。与单缺少性激素相比，同时缺少性激素和生长激素时，需要更高浓度的睾酮才能诱导腋毛的生长。睾酮和垂体激素可以协同作用于皮脂腺，这已被证实，可能它们也是通过相同的机制调控毛发的生长。

2. 调控毛发生长周期的内在因素　毛囊及其周围组织通过自分泌和旁分泌的方式产生一些特异性可溶性的因子，从而对毛发生长发育和周期发挥作用。对毛囊有直接作用的生长因子和细胞因子很多，大致可分为四类：①表皮生长因子（EGF）家族，如 EGF 和转化生长因子（TGF-α）；②成纤维细胞生长因子（FGF）家族，包括 aFGF、bFGF、FGF_5 和 FGF_7 或角质形成细胞生长因子（KGF）；③转化生长因子-β（TGF-β）家族，如 $TGF-\beta_1$；④其他因子，如肝细胞生长因子（HGF）、血管内皮细胞生长因子（VEGF）、甲状旁腺相关蛋白（PTHrP）、胰岛素样生长因子-1、白介素-1（IL-1）、白介素-2（IL-2）、白介素-6（IL-6）、白介素-8（IL-8）。

3. 神经及神经营养因子　周围神经对皮肤有着重要的营养作用。皮肤神经纤维有感受器的功能、调控血管舒缩的功能、控制外分泌腺活动的功能及效应器的功能。临床上发现，周围神经损伤和由于炎症、中毒或变性造成的神经功能障碍都会引起皮肤萎缩、溃疡和皮肤附属器功能的损伤和丧失。皮肤神经对毛囊的营养作用机制可分为两类：一是神经通过对血管的作用而对毛囊进行营养调控，如因神经的损伤或神经过度分布，引起毛囊局部血液供应的改变，从而影响毛囊；二是皮肤神经通过分泌一些因子作用于毛囊，从而调控毛囊的增殖、分化和凋亡。但在体内很难区别毛囊萎缩是由于周围神经损伤、血管舒缩障碍、皮肤灌流不足，还是由于神经分泌的直接营养生长的刺激因子缺乏所致。在毛囊的生长周期中，表皮中和毛囊间真皮中的神经分布密度也随之呈周期变化，生长期早期密度最高，休止期密度最低。毛囊既分泌神经营养因子又是神经营养因子的靶器官。

4. 真皮乳头的作用　利用鼠触须重组试验发现，真皮乳头对胎儿毛发的形成和毛囊生长周期至关重要。将触须毛囊中毛乳头去除后，毛发停止生长，当真皮鞘的迁移重新形成毛乳头后，毛发又开始生长；拔除毛球（包括毛乳头、毛母质和下段的真皮鞘）后，毛发也同样停止生长。如果取出不超过 1/3 的毛囊，真皮鞘还可以形成毛乳头，外毛根鞘也可以形成上皮基质，从而形成新生的毛发；如果去除超过 1/3 的毛囊，那么不能再形成毛乳头和上皮基质，但是分离的毛乳头与毛囊的下段残端作用后仍可诱导外毛根鞘形成上皮基质，从而形成新生的毛发；如果将分离的毛乳头移植到缺乏毛囊的阴囊皮肤中，也可以诱导形成毛囊。该试验说明毛乳头是诱导毛母质上皮分化所必需的。下段的真皮鞘有其特殊的功能，在体内可以形成真皮乳头。

5. 免疫学机制　毛囊内不同部位 MHC-Ⅰ类抗原的表达并不一致。毛囊上段恒定区的外毛根鞘与表皮一样，能够高效地表达 MHC-Ⅰ类抗原，但对人生长期的毛囊而言，立毛肌附着处以下的毛囊 MHC-Ⅰ类抗原表达减少甚至不表达。免疫机制在调控毛发生长周期中的作用已越来越受到人们的关注，如应用免疫抑制剂环孢素 A 能够刺激毛发的生长。

6. 毛囊干细胞　在生长期的开始，毛囊干细胞可被来自于真皮乳头的生长刺激信号所唤醒，此时的真皮乳头与毛囊膨出部紧密接触。子代细胞可以形成毛囊的下段，包括毛球基质的增殖细胞，与过度放大细胞一样，基质细胞的有丝分裂活性也比较有限，所以当这些细胞耗尽时，毛囊即开始进入退行期。在体外，已经从人毛囊中成功地培养出具有人毛囊干细胞特性的细胞，这些细胞主要位于毛囊中段立毛肌附着处以下，但不包括毛球。

七、毛发的定型与定性

（一）毛发定型

头发的形状是区分种族的重要标志之一。根据马丁氏分类法，可分为三种基本类型，每一基本类型又可分为若干亚型。

1. 直发　包括：①硬直发；②平直发；③浅波发。

2. 波发　包括：①宽波发；②窄波发；③卷波发。

3. 卷发　包括：①稀卷发；②松卷发；③紧卷发；④松螺旋形发；⑤紧螺旋形发。

在鉴定头发的形状时，可自头顶部分出一小绺头发，从发根观察至发梢。必要时，还应剪下几根，放在纸上仔细观察。过短的头发和人工变形的头发不能用于发型鉴定。

头发各亚型的形态特征如下：

（1）硬直发：发绺的方向自始至终很少变化。将头发放在纸上时，不论如何转动，均与纸面相接触。

（2）平直发：头发紧贴在头上，单根头发在平面上有不甚明显的弯曲。

（3）浅波发：与前者的区别在于弯曲较为明显，但在 4～5cm 长的范围内，通常只有一个弯曲。

（4）宽波发：头发不完全贴在头上，在 4～5cm 长的范围内，弯曲不少于二或三个。

（5）窄波发：在 4～5cm 长的一段头发上可能有四或五个弯曲，甚至更多；发的末梢往往成环形。在儿童，此型发的末梢有二或三个小环。

（6）卷波发：头发在头上贴得更不紧，在 4～5cm 长的一段头发上有更多的弯曲，发的末梢的小环数目更多，在五或六个以上。

在卷发中，有人将最后两种——松螺旋形发和紧螺旋形发单独列为一类——羊毛状发。

（二）毛发定性

毛发一般可分为中性、油性、干性三类。

1. 中性头发　此型头发柔滑光亮，不油腻，也不干枯，没有烫发、染发或漂白，头发定型没有困难，容易吹梳整理。

2. 油性头发　此型头发油腻发光，毛囊皮脂腺分泌旺盛，皮脂供过于求，发干直径细小，柔软无力，容易粘在一起，造型困难，洗发后头发很快变得油腻，容易变脏。

3. 干性头发　头发皮脂分泌少，没有油腻感，头发表现为粗糙、僵硬、无弹性、暗淡无光，发干往往卷曲，发梢分裂或容易缠结成团，梳理困难，易断裂、分叉和折断，已经化学处理，如烫发、漂白和染发。日光暴晒、狂风久吹、空气干燥、强碱肥皂等，均可吸收、破坏头发上的油脂并使水分丧失。含氯过多的游泳池水及海水均可漂白头发，导致头发干燥受损。

八、毛发的化学组成和生化

毛发是由完全角化的角质细胞所形成的一种非常复杂的纤维结构，由形态不一的成分组成，是不同化学成分相互作用的整体结构。毛发的化学组成会随其含水量的多少发生一定改变。其中，蛋白质是最主要的一种化学成分，占整个毛发重量的65%～95%，研究发现毛发中的蛋白质是角蛋白，为氨基酸的浓缩性多聚体。其他的一些化学成分包括水、脂质、色素和微量元素等。

1. 蛋白质　毛发中绝大多数能够被提取的角蛋白都来自皮质细胞，但是最重要的蛋白质却位于毛小皮中。髓质中的蛋白质为不溶性的，能够抵抗蛋白水解酶，在毛发中的作用不完全明了。人的毛小皮中含有较多的胱氨酸、半胱氨酸、脯氨酸、苏氨酸、异亮氨酸、蛋氨酸、亮氨酸、酪氨酸、苯丙氨酸和精氨酸，而且这些氨基酸的含量要比整个毛发中的高。通常情况下，毛小皮细胞内的氨基酸比例要高于整个毛发。皮质无论是体积还是重量均占毛发的绝大部分。对整个毛发的研究在一定程度上还要依赖皮质的化学组成。髓质中的蛋白质高度不溶，因此很难分离，至今还没有对其进行完整而广泛的研究。

2. 水　毛发中约有20%的空隙易吸收水分，如果将头发浸入水中，含水量会增加12%～18%，且吸收过程十分迅速。其中，氨基酸和胍类物质是角蛋白能够吸收水分的主要成分，尤其是在低湿度的环境中。肽键是发生水合作用的常见部位，在相对湿度较低（<25%）的情况下，水分子通过氢键结合到亲水基上。随着湿度的增加，越来越多的水分被吸收，水与蛋白结合的能力随之相应减少。如果相对湿度超过80%，那么水的吸收就显得十分重要。

3. 脂质　毛发的脂质主要是皮脂，成分大多是游离脂肪酸和中性脂肪，具体包括酯、甘油、蜡和乙醇等。

4. 微量元素　毛发中的微量元素可检测的达20余种，有内源性和外源性两种来源。内源性的主要包括基质、结缔组织、毛乳头、皮脂腺、小汗腺、顶泌汗腺和表皮。环境因素尤其是污染，如工业和护发品，也是一个十分重要的来源。常见的如铁、锌、铜、碘、氟、硒、砷、钴、钛等。这些元素的含量大大高于在血、尿中的浓度。在许多情况下，头发中微量元素的含量已经被认为是在测定性别、鉴别污染、诊断疾病、测定用药量及检测血型等方面的一个重要指标。一般来说，男性头发的含氮量比女性高；山区居住的人头发中含碘量比沿海地区低；电镀工人头发中铬的含量较高；身材矮小、食欲不振的儿童头发中含锌量较正常儿童低。有趣的是，科学家通过对头发的检测，揭开了百余年前拿破仑的死亡之谜。研究发现，拿破仑遗体中头发的砷含量高于正常人40倍，从而证实了他的真正死因是砷中毒。

5. 其他还包括氨基酸如胱氨酸、半胱氨酸、精氨酸和瓜氨酸等，碳水化合物，核酸酶等。

九、毛发的物理学特性

毛发的物理特性可分成弹性变形、密度、摩擦和静电。弹性变形包括拉伸、弯曲、强直、扭转、横切和形状等特点。

1. 毛发的弹性　弹性是毛发的最主要的物理特性，借此，毛发可以抵抗一定的外力，从而使其形状、体积和长度不发生改变。另外，弹性也可以使毛发在外力作用解除后恢复至原先的状态。每一种弹力物质受到外力作用后，总存在着一种尽可能使其恢复正常的抗外力作用。最常见的外力有拉伸、压缩、剪切、弯曲和扭转。每一种拉力和长度的变化均有一个系数，即长度与拉力的比值。现在被广泛认可的用于毛发研究的系数是 Young 创立的，可以用来衡量毛发的弹性，其计算方法为：

$$FL/al=达因/单位面积（cm^2）$$

其中：F，单位面积横断面上所受的外力（达因）；a，横断面的单位面积；L，拉伸前毛发纤维的长度（1 达因$=10^{-5}$ 片）；l，拉伸后毛发纤维增加的长度。

2. 拉伸后毛发的结构　纺锤形的皮质细胞受到外力的拉伸后，长度增加。由于相邻细胞间存在着紧密的细胞膜交叉连接和粘连的物质，所以看上去细胞再发生相对移动是不可能的。X 线衍射实验发现，拉伸可以改变细胞内角蛋白的结构。在毛发断裂之前，基质中的二硫键会被破坏，细胞膜也发生断裂。而且毛发弹性回缩后，在角蛋白分子的特定部位还可能再重新形成二硫键。

3. 毛发的弯曲和硬度　毛发的硬度是指其抵抗弯曲的能力，人毛发的强度主要是由皮质决定的，因为皮质中含有一种复合结构，不连续的角蛋白纤维埋于富含硫的基质中。如果将毛发弯曲成弓形，那么会形成三个纵向的结构，其中最外层被拉伸，最内层被压缩，而中间层则既没有被拉伸也没有被压缩。有学者认为，弯曲力可以损伤正常毛发和节状毛发弓形外侧的毛小皮结构。另外，念珠状发的横断和破坏可能是由于直径较细的毛发不能很好地耐受弯曲力。

4. 毛发的密度　角蛋白纤维的绝对密度很难测量。在相对湿度为 60%时，密度约为 1.32，与羊毛纤维相同。一般毛发漂白和烫发不会影响到毛发的密度。

5. 毛发直径的变化　最常用于比较研究的是毛发的长度和直径。如果把毛发看作是圆柱状，那么就可以很容易地计算出毛发的体积、横截面面积、半径及表面面积。单根毛发横截面大小的测量有多种方法，包括直线密度（linear density）、光镜显微分析、振动观察器（vi-brascopy）、直径测器、激光扫描，而离心可以分析毛发的多种相关指标。头发的直径在不同种族中为 40～120μm，其中白种人的头发直径为 50～90μm，而蒙古族人的较粗，约为 120μm。随着相对湿度的增加，毛发的长度和直径都轻度增加，但毛发的直径增加较大。在相对湿度<60%时，受牵拉的毛发的膨胀要远远小于未受牵拉的毛发。

6. 毛小皮的物理特性　毛发受到线性拉伸后，皮质的结构会发生改变，这要早于毛小皮的损坏。在毛小皮中，细胞可以在相邻的细胞表面移动，因为毛小皮中相互重叠的扁平细胞不像皮质中的细胞那样紧密嵌合。这种重叠的细胞层使毛发表面比较粗糙，从而能够很好地耐受外界的摩擦作用。毛发显示出一定的方向摩擦力，因为从毛发的近端向远端移动要比从远端向近端移动容易。研究发现，摩擦力与毛发的直径或温度无关；毛发漂白和烫发可以增加 u_k，而洗发香波和外用的一些乳膏则会降低 u_k；湿摩擦力均大于干摩擦力；人为地破坏毛小皮的结构，并不明显影响毛发的弹性。

7. 毛发的静电特性 干燥的毛发导电性很差，但潮湿的毛发具有很好的导电性。如果在适当的环境中梳理干燥的头发，就可能产生静电，这是由于头发不断地飘动时部分电子或离子产生移动。由摩擦产生的电称为摩擦电，毛发比较容易产生摩擦电。相对湿度升高后，绝缘能力降低，因此就不容易产生摩擦电。实验研究进一步证实温度升高时绝缘能力降低。毛发相互摩擦时能够产生摩擦电，与摩擦的方向有一定关系：外用乳膏和香波由于降低了毛发梳理时的 u_k，所以可以减少毛发的静电。此外，增加毛发的湿度也可以使其绝缘能力降低。

8. 毛发的含水性 正常健康的头发发干里含有少量水分，用以滋润头发，使头发不干燥。其中的水分很少从毛皮质逸出，这是由于毛皮质外有致密排列的毛小皮覆盖，有防水层的作用。但当受到化学烫发、热吹风、摩擦等因素作用时，可致毛小皮翘起、脱落、甚至完全剥蚀，则其保护作用丧失，毛发水分易丢失；洗发、染发时易使水分或染发剂进入毛皮质，使发质肿胀；反复的肿胀、干燥，最终可导致发干脆弱易断。

十、毛发的颜色与影响因素

人类的头发有许多种颜色，如黑、白、红、黄、灰、褐等，还可通过染发将头发染成多种多样的颜色。黄种人和黑种人的头发绝大多数为黑色，而白种人则有较多种颜色。头发之所以会有不同的颜色，是因为头发内黑素分布的数量不同所致。黑素颗粒数量多，密度大，头发则呈黑色，反之头发颜色则浅淡，在日光下就会呈现不同的颜色。皮肤中的黑素细胞分成两大类：毛囊黑素细胞和表皮黑素细胞。虽然这两类黑素细胞的黑素合成的生化步骤是相同的，但毛囊黑素细胞还有一些不同于表皮黑素细胞的特性。另外，黑素不是单一类型的分子，而是由大小不同的多种分子聚合而成的聚合物，这些分子有着不同的理化特性。随着现代分子生物学的飞速发展，黑素形成和分布的调控机制研究取得了很多进展。

（一）毛囊黑素细胞

黑素母细胞起源于神经嵴，遍布身体各个区域。它们从真皮进入表皮，分化成有活性的黑素细胞。黑素母细胞和活性黑素细胞均由表皮迁移而来，在毛球处汇聚。因而黑素母细胞和活性黑素细胞的增殖、迁移和分化对于皮肤中色素细胞系统的胚胎发生是很重要的。

1. 黑素细胞在毛囊中的分布 成人头皮的毛囊总数大约为 10 万个，随着年龄增长，毛囊数目明显减少。根据活化黑素细胞和失活黑素细胞的分布，毛囊可被分为四个部分：黑素沉着部分 A 和 D 分别位于毛囊的上部，外周管壁含黑素细胞，毛球上部与乳头上部相连；B 部分构成毛囊的中部和下部，沿着外毛根鞘壁含有无黑素的黑素细胞（多巴朗性）；C 部分是毛球的无黑素的外毛根鞘部分。在 X 线照射、皮肤磨削术、暴露于紫外线下和口腔光化学疗法等情况下，可在毛囊的中部和下部的外毛根鞘中发现活化的、多巴阳性的黑素细胞。

2. 黑素细胞和毛发周期 黑素细胞在毛囊中分布毛囊的活性呈周期性。在生长期末，头皮毛囊的毛干下段逐渐变细且颜色变淡，毛球上部的黑素细胞树突和黑素逐渐消失，与基质细胞难以区分。一旦进入毛囊退行期，结缔组织鞘增厚，伴随毛母质细胞特征消失和毛乳头细胞压缩变小。随后毛干移向皮肤表层上方，与此同时新的毛胚在其下方形成。当下一个毛发周期开始时，该毛胚再次延长，底端向内凹陷，形成毛乳头，并产生充满黑素细胞的新毛球。对人毛囊的研究发现，毛球部黑素细胞仅在毛发生长的特殊阶段具有活性，即生长期Ⅲ-生长期Ⅵ，然而酪氨酸酶的合成则在生长期的早期进行。生长期早期的典型超微结构改变为细胞质量增多，树突增多，高尔基体和粗面内质网发达，最终黑素细胞的大小和数量增加。退行期和休止期中无酪氨酸酶的合成，在退行期、休止期，黑素细胞胞质含量少，高尔基复合体不发达。

3. 毛囊的黑素单元及其与表皮黑素单元的关系 毛囊的黑素细胞有着与表皮黑素细胞相同的生物功能。它们在黑素小体内合成黑素，然后以相似的方式将黑素小体转运至上皮细胞。在毛囊，黑素颗粒主要存在于皮质，长轴平行于毛发表面。在外毛根鞘的上部，黑素小体的分布同表皮。在毛囊的其他部位则看不到或很少看到黑素小体。通过类似表皮的黑素系统将一个毛囊的黑素细胞及从这一黑素细胞获得黑素的毛囊上皮细胞一起称为毛囊黑素单元。然而，毛囊黑素单元与表皮黑素单元还有一些不同。毛囊黑素单元的主要特点是毛囊黑素细胞的活性、增殖与毛囊周期相关联。除此之外，毛囊黑素小体比表皮黑素小体大 2～4 倍，通常是单个转运，与种属无关。暴露于紫外线后毛囊黑素单元活性不变或仅细微变化。临床发现正常色素沉着的头皮部头发会随着年龄的增长而变白；在有白斑损害的个体中，其完全脱色的皮肤上，体毛仍保持正常颜色，这些临床现象都提示皮肤和毛囊的黑素细胞在生物学特性上有所不同。但是这两种黑素细胞可以发生转换，它们并没有完全分离，尤其在一个部分被诱导发生改变或完全被破坏后，毛囊内的黑素细胞可以外移填补表皮中的黑素细胞。如皮肤摩擦术后，外毛根鞘中无黑素的黑素细胞分裂，并由多巴阴性变为多巴阳性。这些细胞首先迁移至漏斗部，随后再迁移至周围愈合的表皮基底层。同样在通过人工吸引疱破坏表皮后及白癜风经口服光化学疗法后，白斑皮肤再次色素沉着，这些情况下均发生上述黑素细胞的迁移。

总之，皮肤中的黑素细胞是两个系统，分为毛囊和表皮两部分。主要的差别是毛囊黑素细胞的活性、增殖与毛囊周期相关，而表皮黑素细胞的活性主要受暴露于紫外线的影响。表皮黑素细胞通常不发生增殖，然而这两部分间可能发生移行。值得指出的是，毛囊的黑素细胞迁移至表皮后即失去其特征性的行为，其活性亦受曝光程度的影响。因此，毛囊和表皮黑素单元间的不同可能主要是由环境影响造成的，而不是黑素细胞本身间有何本质的区别。来源于毛乳头和毛囊角质形成细胞的化学信号可能截然不同于来源于表皮角质形成细胞和真皮上部的化学信号。

4. 毛囊中的黑素和黑素小体 毛发的颜色取决于黑素的生化性质，在遗传控制下合成数量不等的各种不同的黑素。无论毛发是何种颜色，通常人毛囊同时含有真黑素和棕黑素，两者呈不同的比例组合。毛发黑素的生化特性与毛发的颜色并不总是一致的。除了生化性质外，核素生成的超微结构，如黑素小体的大小和分布都影响毛发的颜色。

（1）黑素生成的代谢通路：根据黑素的颜色和可溶性可将其分为两类。真黑素为黑色至棕色，不溶于任何溶剂，真黑素是多巴醌所有衍生物组成的异多聚体，主要成分是 DHI，其次是 DHICA；棕黑素为红棕色，可溶于碱，由含半胱氨酸和含硫多巴经氧化和聚合后形成。由酪氨酸生成各种黑素，其代谢通路依赖于调节因子的整体平衡。黑素生成的前两步对于所调控因子，它位于 11 号染色体。酪氨酸酶催化酪氨酸发生羟基化反应，生成左旋巴（DOPA），DOPA 再氧化生成多巴醌，多巴醌聚合成黑素，然后黑素生成分两条途径进一步进行。酪氨酸酶活性决定了毛囊黑素细胞中黑素生成的水平。人们越来越意识到毛发颜色的不同可能与个体间酪氨酸酶活性不同有关，如红发毛囊中酪氨酸酶活性最高，金发与黑发、棕发相比毛囊中酪氨酸酶水平及活性相同或稍高。

（2）黑素小体及其转运黑素的生物合成发生在黑素小体，黑素小体是一高度组织的椭圆形膜性细胞器。毛发中的黑素小体体积是表皮黑素小体的 2～4 倍，通常是分散存在的，因此黑素颗粒通常包埋在角质蛋白中。黑素小体的形成是一复杂的过程，通过这一过程，这些颗粒的结构性蛋白和酶性蛋白聚集起来。在毛囊中，黑素小体由黑素细胞转运至角质形成细胞，转运方式同表皮中的黑素转运，有四种方式：①插入的黑素细胞树突尖端的夹断；②黑素细胞与角质形成细胞间的膜融合；③黑素小体释放至细胞间；④直接灌输。

（二）影响毛发颜色的因素

毛发颜色受遗传控制，基本上依赖黑素细胞所含黑素量，黑素产生颜色包括灰色、黄色、褐色、红色和黑色。调节黑素及黑素生成的因素对毛发的颜色均有一定影响，如 MSH 刺激毛囊黑素细胞，使浅发变黑；妊娠期间表皮色素沉着增加，提示孕激素和雌激素可能使毛发颜色变深；MSH 外的激素对毛发着色的作用尚未阐明。

1. 黑素

（1）红发：在含棕黑素的红发中，黑素细胞含棕黑素小体，主要合成棕黑素。另一些红发人中，黑素细胞同时合成真黑素和棕黑素。大部分黑素细胞产生棕黑色小体和嵌合黑素小体，其他则产生真黑素小体。

（2）金黄发：黑素细胞产生真黑素小体，同时合成真黑素和棕黑素。黑素小体没有被完全黑素化，与黑发研究对象相比，黑素颗粒较小，数量也较少。通常，淡色毛发是由于黑素小体的数量减少，黑素化减少。

（3）黑发和棕色发：不论是何种族背景，毛囊黑素细胞都产生真黑素小体。其超微结构特点为高加索人和黑种人的表皮黑素小体相同，浅棕色毛发含较少的黑素小体。

（4）老年灰发和白发：随着年龄增长，头发变灰、变白，这在个体间有很大差异。毛发变灰、变白是由于毛囊中黑素细胞减少。在老年灰发中毛球的黑素区域内黑素细胞的数量正常或略减少，但色素细胞仅含极少量的黑素小体，且没有活性；在老年白发中，黑素细胞罕见且多巴阴性或完全没有黑素细胞。毛球中无具免疫活性的酪氨酸酶抗原，然而，通过检测酪氨酸酶 mRNA，表明在外毛根鞘中可能存在无黑素的黑素细胞。毛囊中黑素细胞的数量减少导致头发变灰，可能与黑素合成中氧化还原调节作用缺陷有关，这一缺陷可能增加了色素细胞中某些代谢介质的自发细胞毒性。

2. 其他因素

（1）微量元素：头发中微量元素的含量不到 1/300，黑色头发中含有铜和铁；金黄色头发中含有较多的钛；红褐色头发中含有较多的铜、铁、钴。头发中镍含量逐渐增多时，头发就变成灰白，这可能是老年人头发变灰白的原因之一。

（2）年龄：不同年龄毛发颜色有一定差异，胎发无色素，白皮肤者毫毛也无色素，青春期后毫毛可有色素沉着。

（3）部位：不同部位体毛颜色有差异，睫毛通常最黑，头发通常比阴毛色淡，阴毛常呈微红色，某些个体可呈褐色；阴部下面及阴囊侧面毛发颜色较阴阜处色淡。除红头发个体外，腋部毛发红色最常见。

（4）日光暴露部位的毛发可被阳光漂白，黑发首先变为红褐色，但即使强烈阳光照射也极少变为金色；棕色毛发可变为近白色。

十一、毛发的颜色与眼色、肤色的关系

1. 毛发的颜色 毛发的颜色是由毛发皮质中黑素颗粒的种类和数量决定的。头发可有黄色、红色、棕色、黑色或白色等，与种族和遗传有关。毛发的颜色在人类并无生物学的功能，它不能保护毛发不受日光的损伤。黑素的颗粒有两种：即真黑素（eumelanin）和褐黑素（phaeomelanin）。真黑素为深色素，为黑发及浅黑色发中的主要色素颗粒；褐黑素为淡色素（黄红色），多见于红发及黄发中，红发中几乎全部为褐黑素。白发完全不含黑素，其白色是由于其反射光线而产生的视觉效果。发的颜色可因年龄及某些疾病等因素的影响发生变化，如老年头发由黑变灰或变白，其发生的基础是由于毛球中酪氨酸酶活性逐渐丧失致黑素产生逐渐减少或完全不能形成。头发颜色的深浅和不同也与它所含微量元素有关。例如，黑发中含较多的铜和铁；金黄色头发中含有钛；红棕色的头发中含有铜和钴；含镍过多的头发可呈灰白色。黑发不会因受精神创伤而突然变白，因为黑素颗粒本身无生物活性而不会很快被破坏掉。

2. 眼色 是指虹膜的颜色。眼色不仅由棕褐色的颗粒状黑色素数量的多寡来决定，而且取决于色素在虹膜中所在的位置。虹膜为一环形的膜，位于角膜后方、晶状体前方，内含血管、神经、色素细胞及平滑肌等。虹膜本身由五层组织，即内皮、前缘层、血管层、后缘层和色素上皮层组成。色素存在于色素上皮层及后缘层中，也存在于血管层的结缔组织基质中。除白化病病人外，正常个体的虹膜后缘层及色素上皮层中总含有一定数量的色素。在前缘层及血管层中可能没有或仅含有极少量的色素，因此深层色素透过浅层组织而呈现蓝色或天蓝色等。如前缘层及血管层中具有色素时，则依据其数量的多寡而呈现黄色、褐色等。当色素分布不均时，则出现各种混合色调。总之，虹膜的颜色多种多样，不是由于它含有不同种类的色素细胞，而是由于黑色素的多寡及分布情况决定的。

3. 肤色 人类学的研究证明，各种肤色是由黑色素数量的多寡和分布状态（颗粒状或溶液状）来决定的，绝不是由不同种类的色素所造成的。此外，肤色还和血液在毛细血管中的充盈状态、皮肤粗糙程度及皮肤湿润程度有关。肤色的个体差异无论有多大，也无论如何受外界环境条件的影响，种族间的差异总是极为有限的。因此，肤色是人族分类的最重要标志之一。

4. 肤色、发色和眼色之间的关系 三者都是由一种色素——黑色素决定的，由于黑色素在皮肤、毛发和虹膜中的数量和分布状况不同，使这些器官呈现不同的颜色。

在人类学上，毛发的颜色与眼色、肤色一样，也是区别种族的重要标志。毛发的颜色与眼色、肤色有密切的关系。就全世界范围来说，浅肤色人种常伴以浅的发色和眼色，而深肤色人种常伴以深的发色和眼色。例如，北欧人，皮肤是白色的，头发是金黄色的，眼睛是碧蓝色的；而黑色人种，无论肤色、发色和眼色都是黑的。

十二、不同部位毛发的特点

人体只有掌跖、指（趾）屈面、指（趾）末节伸面、唇红区、龟头、包皮内面、小阴唇、大阴唇内侧及阴蒂等处无毛发分布。

头发是身体各部分毛发量最长的一种，一般为 10～100cm，有时可达 150cm，头发直径为 75～100μm，头发的形状和硬度与它的横切面的形状和大小有关，一般来说，头发越硬越直，其横断面越圆面积也越大，头发的密度与粗细、年龄均有关系。一般来说，头发越细密度越大，年龄越老密度越小。发色受年龄、健康状况影响颇大，中年以后，部分头发可变白。

胡须较头发粗大，是人体最粗的发，毛干断面常近似三角形，直径为 12～159μm，胡须在族群间和地区间有很大的差别。以中国人来讲，西北地区的回族和维吾尔族等的胡须，一般比汉族和西南地区少数民族发达。胡须随年龄而变化，一般在 40 岁以上逐渐增多，至老年期则更发达。

体毛的发达程度，总的说和胡须发达程度相适应，而且也有地区间的差异，体毛的发达程度，通常以胸毛的发达程度为标志。

阴毛长度为 3～6cm，呈 S 形弯曲或螺旋状，但也有直的，色黑褐、黄褐或灰白，毛干断面常呈椭圆形，直径男性为 99～125μm，女性为 105～150μm，男性阴毛呈正三角形分布，女性阴毛一般分为浓密型、适中型、稀疏型，呈倒立三角形分布。也有资料根据阴毛的分布范围及密集程度将女性阴毛分布分为五种：①倒三角形，此型阴毛密集，分布于耻骨区及大阴唇，呈典型倒三角分布，阴毛粗直；②无毛型，此型阴阜及大阴唇区基本无阴毛；③少毛型，此型阴毛极少，只在阴阜中央有少量分布，不能形成片状，阴毛多为细软毛；④条带型，分布于阴阜中央至大阴唇，呈条带状，阴毛粗直，排列密集；⑤稀疏型：阴毛分布范围较大，呈倒三角形分布，排列稀疏，阴毛多为卷曲毛。

腋毛长度多为 1～5cm，多呈弯曲形，但较阴毛直，毛尖较钝，呈黑褐色、赤黄色或灰白色。毛干断面呈椭圆形，直径男子为 79～102μm，女子为 76～96μm，腋毛表面附着有腋大汗腺的分泌物，呈黏胶状。

眉毛和睫毛平均长度为 1cm，微弯曲，较粗大，毛尖突然变细，表面光滑，眉发的发达程度可分为三级：①稀少，眉毛不能完全盖住皮肤；②中等，眉毛几乎完全盖住皮肤，但眉间无毛；③浓密，眉毛完全盖住皮肤，眉间有毛，甚至连成一片。睫毛以上睑的较长而且根数较多，为 100～150 根，稍向上方卷曲，下睑的睫毛较短而且较少，为 50～70 根，并稍向下方卷曲，因此在闭眼时，上、下睫毛并不互相交织，睫毛的色泽一般较头发黑，至老年也多不变白。睫毛在青春期比较长，从睫毛长出毛囊至生长成熟要用 10 周时间，再经过 5 个月左右即脱落。

十三、毛发生长评估方法与检查技术

（一）评估方法

到目前为止，已经有多种对毛发生长的评估方法，这些方法为研究者客观地评价毛发生理病理变化提供了依据。由于各自的侧重点不同，皮肤科医生和患者所关心的毛发生长的参数也不同。皮肤科医生更看重毛干直径、毛发密度及毛发所处的生长期等指标；而患者往往只关心自己毛发脱落的数量、毛发的色泽及毛干的粗细变化等。此外，毛发的黑素含量也是一个重要的参数，当毛发生长受抑制时，毛发的黑素含量往往也随着降低。目前，在毛发生长测量方面还没有找到更好的参数组合来同时满足不同的要求。但随着促毛发生长药物如米洛地尔等的不断出现，已迫切需要一种更可靠、重复性更高的方法来评估毛发的生长情况，以及对药物的疗效进行监测。理想的测量方法是无创、易操作、可重复性强、经济，而且能够将所有毛发生长基本生物学参数反映出来，为病人和医生提供各自需要的信息。

1. 无创性方法

（1）问卷调查表法：是一种用于观察雄激素性脱发病人的问卷调查表。这个问卷调查表是由 Merck Research Laboratories 开发出来的，能准确地反映病人对疾病的主观评价，并且已经用于非那雄胺临床疗效的评价。该调查表从脱发区变化、毛直的外观、减缓毛发脱落的效果、毛发外观的满意程度等五个方面询问病人对毛发生长的感受。研究显示，该调查表最后的评分和病人毛发的数量呈中等程度的相关。这个调查表是针对男性病人设计的，女性病人使用时需适当改动。

（2）研究者评价法：研究者用标准的七分等级法评估毛发的生长情况。七分等级是将病人每次就诊的毛发情况与实验开始时的基础情况比较，显著减少：−3 分；中度减少：−2 分；轻度减少：−1 分；没有变化：0 分；轻度增加：1 分；中度增加：2 分；显著增加：3 分。这种方法在评估非那雄胺临床疗效的研究中普遍使用。

（3）脱落毛发计数和称重法：每天手工收集、计数和称重脱落毛发的方法也可用于跟踪观察毛发的脱落情况。在生理状态下，每人每天脱落的毛发大约是 100 根。但健康青年人每天脱落的毛发数量低于这个数值。该方法的缺点是费时费力，而且需要将收集方法和毛发护理技术标准化。如果要真正将该技术用于临床试验，还需要进一步将毛发所含水分和皮脂两个因素标准化，以排除其对毛发重量的影响。

（4）照片法：毛发照片的采集多采用可放大 4 倍以上的特殊照相系统，因此可精确记录患者头发的整体情况，更客观地反映脱发程度。该照相系统配有高质量立体定位装置，可以精确定位摄像部位，便于前后对比。另外，毛发照片的高重复性还与毛发的梳理方式及光线情况等有关，在拍摄前后一定要保证毛发相同的梳理方式和尽可能一致的光线照射强度。最初该方法只采用头顶部摄片，现在大多数学者提倡从四个不同角度同时拍照（头顶、正中、前额和颞部），以获得更多的不同角度的毛发信息。目前这种方法已经在国内外广泛使用。

（5）描点计数法：首先在头顶脱发区内用刺青方法标记一小点，然后以小点为中心画一直径约 2.5cm 的圆形区域，该圆形区的脱发情况即代表整个头皮脱发的情况。将该区域内所有毛发剪短（约 1mm 长），然后用配备特殊放大镜的相机对该区域进行摄片，并保证每次拍摄时所用的胶片、外界光线、曝光参数等保持不变。由经过训练的技师将透明胶片放在照片上，根据照片上毛发的分布情况在透明胶片上描记相应的点，用计算机辅助成像系统计算透明胶片上的描记点，从而计算出毛发的数量。这种方法在非那雄胺的研究中也被广泛采用。

（6）等级判定法：1951 年 Hamilton 首先提出根据男性脱发的形态将雄激素源性脱发再细分为 I～Ⅷ型，1975 年 Norwood 将该分类系统作了修改，增加了四种中间等级：Ⅲa、Ⅲvertex、Ⅳa 和 Va。尽管 Norwood-Hamilton 等级分类法在临床毛发评估中被广泛采用，但该类方法在评价上比较粗略，不能准确地反映药物的疗效。该法只适用于脱发严重程度的初步判断，不能用于精确的临床疗效判定。

（7）皮肤镜：是临床上用于诊断色素性皮肤病的工具，近年来，人们将皮肤镜经过适当改进后用于毛发生长的定量测量。图像的采集使用专门为 ELM 设计的放大 4 倍的摄像机完成。测量区域为 14mm×13mm；毛发密度分为 1（毛发少于 4 根）到 6（毛发多于 40 根）六个等级；毛发直径分为 1（细）、2（中等）、3（粗）三个等级；毛发直径的变异度分为 0（<20%的毛发直径变异）和 1（>20%的毛发直径变异）。研究发现毛发直径变异>20%，往往提示存在毛囊微小化的改变。因此，该方法对诊断雄激素源性脱发具有一定的价值。但由于该方法在分级上略显粗糙，限制了其更广泛的使用。

（8）染发标记法：是用染料将要测量部位的头发染色，使之与周围的正常头发形成对比，可以用来测量毛发的线性生长速度，通过计算新长出的没有染色的毛发的长度除以两次测量间的时间来得到（mm/d）。由于只有处于生长期的毛发才能生长，因此根据毛发的生长与否可以计算出生长期和休止期毛发的比例。这种方法在测量时要求染色毛发和新生长未染色毛发之间有足够的对比度，以增加观察的准确度。

（9）标尺测量法：标有刻度的标尺可用于测量毛发的生长。将标尺放在已经剪过的毛发旁边，其末端轻贴在头皮上，可每天测量一次或者间隔更长的时间。

（10）其他测量方法：如放射性自显影法，在间隔一定时间，分别在头皮内注射放射性标志物氚，让放射性标志物进入毛发，然后用放射性自显影技术进行观测。tri-chogram 法，首先剃掉一小块毛发，同时用无齿镊拔出 50～100 根头发。10 天后检查剃毛部位的毛发情况，以评估毛发的生长速度；拔出的毛发进行毛球部镜检，以判断毛发所处的生长周期并得出生长期/休止期的比值；用带有刻度的目镜对放大 60 倍的毛发图像对毛发的密度和毛发的直径进行评估。近年来出现的计算机毛发图像分析技术，使毛发的评估更科学、有效、准确。

2. 有创性方法

（1）组织切片法：可采用头皮活检的方法，通过垂直组织病理切片分析，了解到毛囊的组成，毛囊的长度，生长期、休止期和退行期毛发之间的比例。同时采用水平组织切片和垂直切片能提供更多有价值的诊断信息，包括毛发的密度、直径、生长期和休止期的比例、终毛和毫毛的比例等资料，用专用的软件自动分析这些参数。通常认为正常人终毛和毫毛的比例为 6～8：1，有人提出这个比例<4：1 就可以诊断为雄激素源性脱发。

（2）测量毛囊体积法：毛囊的体积是毛发生长的另一个组织学参数。在动物的研究中表明，毛囊的体积和终毛的体积直接相关，但这项技术还没有被应用于评估雄激素源性脱发病人对治疗的反应。

在研究毛发生长的方法中，这些有创性方法的主要局限是不能在头皮的同一部位反复取样，而且 4mm^2 大小的头皮样品通常不能代表整个头皮的状况。总的来说，尽管很多学者进行了大量的研究，现在还没有一种重复性强、经济有效、无创的毛发生长评估方法。

（二）检查技术

判定毛发的生长、发质和性能是否正常及毛发病的诊断，除根据临床症状外，如脱发、断发及毛发再生不良等，需要时还应进行特殊的毛发检查技术，为毛发病的诊断及选择正确的养护和治疗方法提供依据。

1. 毛发牵拉试验 用拇指和示指夹住头顶部约 20 根头发，轻微用力牵拉，若拔出休止期发（棒状发）少于 2 根为正常，2 根以上则可能有休止期头发异常脱落。因为正常人的头发 10%～14% 在休止期。做此试验前，被检者若洗头或梳头可出现假阳性。

2. 拔毛试验 从顶部拔出一定数量的毛发，计算生长期与休止期毛发的比例。若休止期毛发计数 >25% 是休止期秃发的诊断指标，>20% 可能存在异常。此试验可引起被检者不适，一般无必要时不做。

3. 毛发弹性试验 取下顶部头发 2～3 根，将其向两边轻轻拉长，记录拉长前后的长度，并观察头发是否能恢复到原来的长度。弹性好的毛发可延长 20%～30%，且能恢复到原来的长度。

4. 卷曲性试验 取一根较长的头发，左手固定住一端，右手将头发从拇指和示指的指甲中拉过，可见头发呈螺旋状卷曲，再将其拉直，过几秒钟再松开，观察头发的变化。如果还能重新卷曲，说明其发质较好；若不能或少部分卷曲，说明发质很差或欠佳，需注意很好地养护。

5. 检查发的表层结构性能 取一根头发，将两端拉紧，用指尖在发上轻轻地来回滑动。若手指有粗糙感或鱼鳞状感，说明发的表层完整性差或有明显损伤，需注意很好地保护，近期内最好不要烫发或染发。

十四、毛发的功能与美学观

1. 毛发的生理与功能 毛发是人体的重要附属器，除掌跖、指趾末节腹侧、唇红部、乳头、龟头等部位外，几乎都有毛发。人类的毛发，其长短、质地和色泽因人而异，种族间亦有较大差异。在同一人身上，随部位不同，可将毛发分成长毛、短毛及毫毛。毛发露出皮面的部分称毛干，在毛囊内的部分称毛根。毛根下端膨大部分称毛球。其下方向内凹处为毛乳头。毛乳头有丰富的血管和神经末梢，为毛发的生长提供必要的养分。毛球基部含有大量黑素细胞，它产生的黑素，维持着毛发的正常色泽。毛囊周围有许多皮脂腺，其排泄的皮脂，滋润着头皮和毛发。皮脂与皮肤表面的汗液所形成的乳化脂膜，对皮肤有保护作用，并能调节头皮细胞的代谢速度。

毛是哺乳动物的特征之一。它能御寒、遮光、防摩擦，温血哺乳动物的毛又起热的绝缘作用。人体毛发又是第二性征的表现，体现男性和女性气质，是重要的美容器官。所以，毛发的心理功能的意义是无法估量的。

2. 毛发的美学观 在讲究健康和美的现代生活中，匀称健壮的身材，端庄美丽的容貌总是人们渴望拥有的。一头浓密乌黑而润泽的秀发，能给人以朝气蓬勃、奋发向上的感觉，可使人容光焕发而倍增风采。如果不注重毛发护养，使其过早脱落，外观稀疏干燥而枯黄，即使赋予时髦发式，也难使容颜生辉，由此可见头发在容貌美方面占有多么重要的地位。

头发健美的标志体现在哪些方面，目前尚无统一意见，归纳起来应具备几个条件：整齐清洁皮屑少，外观乌黑有光泽，不粗不细不分叉，数量适中分布匀。为了保持头发质地优良，首要条件是保持身体健康，加强饮食中的营养；其次是经常进行合理的护养，注意防治头皮和毛发疾病。

第十五节 皮肤的线和纹

皮纹是指由皮肤表面很多自然的细小隆起和凹陷所形成的纹理。隆起的皮纹称为皮嵴，凹的皮纹称为皮沟或皱襞。皮嵴部常见许多凹陷的小孔为汗孔，是汗腺导管开口的部位。皮沟将皮肤表面分为无数三角形和菱形的皮野。

皮肤表面的纹理亦反映皮肤下面肌肉纤维的走向，这对临床外科手术中选择手术切口具有重要参考意义。不同部位的皮纹，其明显程度不一样，这些皮肤纹理都是由遗传因素决定的，个体之间均有差异，在法医学上有重要指导意义，对于某些遗传性疾病的辅助诊断亦很有帮助。此外，随着皮肤的老化，皮肤表面出现皱纹，使原来正常形态的面部发生变化，影响容貌的形态美，研究皮肤表面皱纹线对医学美容学有重要作用。因此研究皮肤的纹理很有意义。随着人们生活水平的提高，人们越来越关注皮肤的健美，因此本章将着重介绍与美容相关的皮肤纹理。

一、轮 廓 线

轮廓线是人体表不同器官不同部位之间交界处由于受光线折射不同，在人的视觉中产生的明显的分界线。在临床手术中，沿分界线切开，切口多不明显。临床上常用的轮廓线有发际线、唇线、眉周边、耳根、鼻侧缘及乳房下皱襞等。

二、皮纹与皮肤朗格线

人体皮纹走向线，与皮肤大部分弹性纤维的走行方向一致。1834 年，Duputren 偶然发现，用圆锥子穿刺尸体皮肤后，发现其创口不呈圆形，而呈线状的裂缝，裂缝的宽窄也不一样，皮肤菱形裂缝的长轴在不同部分呈固定的方向排列，将其连接起来便形成了皮纹。后来，维也纳解剖学家 Langer 重复了 Duputren 的试验，于 1878 年，绘出了第一张人体皮肤裂线图，指出皮肤裂线的排列方向是依赖于皮肤真皮内纤维的排列方向，并经显微镜观察证实了这一点。后人称此线为皮肤朗格线（Langer 线，见图 4-15。朗格皮肤裂线肉眼观察不到，即属于一种不可见的皮肤内特征。

关于朗格裂线产生的机制，Langer 认为，皮肤张力决定了皮肤裂线的走行方向。许多研究证明，皮肤张力的产生和大小，又是由真皮内结缔组织纤维特别是胶原纤维的走向、排列和多少所决定的。靳仕信等研究了胎儿颌面部的朗格线后发现，胎儿皮肤裂线的走行方向会随着胎儿的不断生长而不断发生改变，但胎儿出生之后则一直保持不变。因此认为，在胎儿时期，皮肤裂线方向不断改变是由于胎儿身体各部生长速度、各器官的大小比例和位置都在不断发生变化，致使皮肤张力也不断改变，从而使其皮内的胶原纤维走向重新排列。而胎儿离

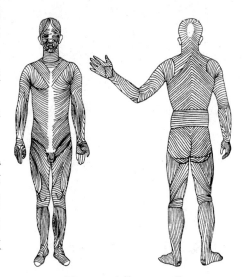

图 4-15 人体 Langer 线

开母体出生后，肢体各部、各器官大小比例和位置均不再发生大的变化，真皮内纤维走向恒定，皮肤张力方向不变，皮肤裂线也就不再改变了。

朗格线对手术的切口取向有重要指导意义。早在 1892 年，一位瑞士外科医生就提出，做外科手术时，切口应平等于朗格线。由于朗格线与真皮内胶原纤维和弹性纤维的走向基本一致，而且与皮下小动脉走向也一致，因此认为，沿朗格线向做手术切口，可最大程度地减少弹性纤维的切断量，皮肤的弹性回缩力较小，缝合时张力较小，切口愈合后，瘢痕增生也就不明显，外表美观，达到微创目的。但目前也有学者研究认为，朗格线的走向与胶原纤维呈不规则的交叉排列，两者之间存在着 39°43′的夹角；朗格线下的弹性纤维走向呈与朗格线一致和垂直交叉两种方向排列。因此认为，不应按朗格线方向作切口，以免切断较多的纤维。宋连生等认为，应按皱纹线的走向做手术切口，因为皱纹线的走向与真皮内胶原纤维的走向一致，两者的夹角为 0°，且皱纹线下的弹性纤维排列与表皮垂直，这种切口对两种纤维均可做到只有少数被切断，因此创口张力小，愈后瘢痕小（图 4-16）。

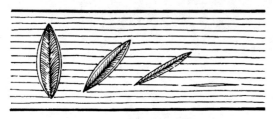

图 4-16 手术切口与皮肤张力方向

三、皮纹与皮肤褶皱线

除张力线以外，皮纹还有因皮肤自然屈伸或表情肌反复的习惯性收缩所造成的皱褶，称皮肤褶皱线，如颈部及颞颌关节等部位皮肤松弛所形成的褶皱，面部由表情肌反复和习惯性收缩形成的褶皱。皱纹线是皮肤衰老后出现的皱褶，随年龄增长而逐渐变深。皱纹是皮肤在生命过程中逐步形成和加重的，从某种意义上讲，皮肤的皱纹对人体健康和长寿并无大碍。然而，对于美容和人体外部形象却有着直接影响，因此，人们仍然希望了解皱纹的成因，以帮助解决皱纹出现的烦恼和问题。

一般皮纹和皱纹的方向是大致符合的。由于面颈部皮肤薄而柔嫩，且面部皮肤是表情肌的止点，表情肌收缩时牵动皮肤，使面部形态出现丰富多彩的变化，所以面颈部的皱纹线最明显，常可见有呈条、带状的皱纹线。但面部表情肌多，功能复杂，故形成的皱纹线也较复杂而且不一。按其发生性质，可分为自然性皱纹、动力性皱纹、重力性皱纹和混合性皱纹四大类（图 4-17）。

（一）自然性皱纹线

自然性皱纹线又称体位性皱纹，这种皱纹线是随体位的不同而出现的皮肤皱纹线。在人体，为适应肢体完成各种生理运动，凡是运动幅度较大的部位都有宽松的皮肤。这些充裕的皮肤在处于松弛状态时，即自然形成宽窄、长短和深浅不等的皱纹线；当皮肤被拉紧时，皱纹线随即消失；当体位发生改变时，皱纹线出现的部位亦发生改变。此纹与生理皮纹一致。

体位性皱纹均出现在关节附近，人出生时就已存在，

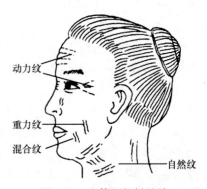

图 4-17 人体面部皱纹线

并非皮肤老化表现，而是正常生理现象。例如，颈部、肘部和膝部的横行皮肤皱纹线生来有之，随关节的屈伸状态的不同（即体位的不同），皱纹出现的侧别（前、后、内、外侧）和程度亦不相同，但皱纹总是出现在皮肤松弛的一侧。但随着人们年龄的不断增加，全身生理功能逐渐降低，皮肤弹性逐渐减退，纹间皮肤松弛，致使体位性皱纹线逐渐加深和增多，这就是皮肤老化的表现。如果出现在面颈部，会有碍于美容，严重时需进行整形手术，切除多余的皮肤。

（二）动力性皱纹线

动力性皱纹线（图 4-18）的产生是由于面部表情肌收缩牵拉皮肤的结果。当表情肌收缩时，肌纤维缩短，牵引皮肤形成与肌纤维长轴相垂直的皮肤皱纹线。此线一旦形成，即使该部表情肌未收缩，皱纹线也不会完全消失。因此，动力性皱纹线的出现，亦为老化的征象。对个人来说，这类皱纹线出现的时间早晚和轻重程度均可不同，常与个人的体质、情绪、工作环境等有关，瘦者或体弱者出现较早，胖者或体健者出现较晚，女性较男性出现要早。但经常夸张性的面部表情可以加速此类线的提早出现或程度的加深。若皱纹明显加重，则更应视为老化的表现之一。

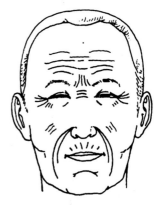

图 4-18　面部皮肤动力性皱纹线

动力性皱纹线的形成与表情肌相关，而表情肌数量多，结构精细，功能灵巧，各肌或肌群之间舒缩运动配合完美，从而使动力性皱纹线在形态和程度上也表现出多样性。

额肌收缩是产生前额皱纹的主要原因，皱眉肌与眉间垂直皱纹的形成有关。

眼周表情肌主要为眼轮匝肌，呈同心圆分布于眼周及眼睑。眼轮匝肌分为三部分：①睑部，环绕睑裂，主要作用为眨眼，保持角膜湿润；②眶部，环绕眶部，主要作用为闭眼，防止强光和灰尘进入；③泪部，作用为扩大泪囊，使泪液流通。当三部分同时收缩时，可使睑部紧闭，并使皮肤出现皱纹。30～35 岁之后，这些皱纹成为永久性皱纹，其中最为明显的是鱼尾纹。

鼻周表情肌包括降眉肌、鼻肌和降鼻中膈肌。降眉肌是与额肌相绕的一小块肌肉，其从前额鼻根区下降止于鼻背区，与鼻根区的横形皱纹的形成有关。

（三）重力性皱纹线

重力性皱纹线多发生在骨骼较突出处和肌肉较多处，是由于骨骼萎缩、肌肉松弛和皮肤弹性减弱，皮下脂肪逐渐减少，在重力作用下，皮肤松弛下垂所致。重力性皱纹出现的时间较晚，多在 40 岁以后逐渐发生。随着年龄的不断增长，皮肤老化越来越严重，重力性皱纹线也越来越多和越来越深。所以，在正常情况下，重力性皱纹线的出现是老化的征象之一。但重力性皱纹线也会在体弱多病和重症营养不良的情况下出现，使皮肤呈现出"小老头""小老太"的征象，这种情况是病态，不应视为老化的表现。面颈部的重力性皱纹线有如下特点：

在额部，由于颅顶骨（包括额骨）的萎缩，额肌和帽状腱膜松弛；额部皮肤弹性减弱而下垂所致的重力性皱纹线已融于动力性皱纹线，使额部皱纹加深。在眉部，当额肌和皱眉肌萎缩松弛时，眉间皮肤下垂可加重鼻根横纹。在睑部，由于皮肤薄，皮下组织疏松，脂肪较少，当眼轮匝肌和额肌（额肌的少部纤维交错止于眼轮匝肌）松弛时，上睑皮肤即逐渐下垂，形成"三角眼"；在下睑，还因眶隔萎缩，眶内脂肪疝出，致皮肤臃肿下垂，形成所谓的"睑袋"。在颧、颊部，因颧骨萎缩和口周辐射状肌松弛，颊脂体缩小，致使颧、颊部皮肤一并下垂。由于口角皮肤较固定，故下垂皮肤在口角外侧明显臃肿，甚至与松弛的下颌皮肤共同形成"重下颌"。在颈部，由于皮肤本来就较松弛，随年龄的增长，颈部皮下组织和颈阔肌也逐渐萎缩，加之皮肤弹性下降，皮肤更加松弛下垂。特别在颈前部，常沿颈阔肌内侧缘形成两条纵行的蹼状皮肤皱褶，俗称"火鸡颈"，此皱褶可从下颌下缘下垂至胸锁关节处。

（四）混合性皱纹线

混合性皱纹是上述多种原因造成的，产生机制较复杂，其典型表现是鼻唇沟皱纹和口周皱纹。

四、面部皱纹线与朗格线区别

过去多认为朗格线与皱纹线是一致的。长期以来，一些教科书和参考书也对皱纹线和朗格线的描述混淆不清，概念模糊。近来研究表明，两者是完全独立的两种线，不能混为一谈。实际上，皱纹线和朗格线各自产生的机制和表现形式都是不同的，是完全独立、互不相干的两个概念（表4-7）。

在面部，朗格线的走行方向与表情肌收缩的合力方向基本上是垂直的，它与弹力纤维和胶原纤维的走行方向一致。额部、眉间、颧颊部和上、下唇部的皱纹线与朗格线走行基本一致；而鼻背部皱纹是纵行，朗格线是横行；外眦部皱纹变异较大，约24%与朗格线一致，62%与朗格线不一致，约有8%皱纹走行无规律，6%无皱纹。

表 4-7　皱纹线与朗格线的区别

比较项目	皱纹线	朗格线
肉眼观察	可见（皮肤外特征）	不可见（皮肤内特征）
新生儿	无或不明显	有（潜在性）
与体态的关系	密切相关	无关
生后变化	大	无
与年龄的关系	随年龄增长而加重	终生不改变
性质	活体上的动力线	尸体上的静止线
形成时间	生后逐渐形成	胎儿期逐渐形成
形成原因	皮肤松弛	皮肤张力
自然人体	有	无
形成过程	自然生理发展形成	人为穿刺所致
与真皮纤维的关系	纤维萎缩、断裂	纤维排列方向
与皮肤老化的关系	密切相关	无关
与骨、肌肉的关系	密切相关	无关

五、皮肤纹理和皱纹观察评价方法

皮肤老化是一种持续渐进性的生理过程，直接影响皮肤的外观与功能。皱纹是皮肤老化的一种标志。皮肤纹理与皱纹的测定对皮肤老化的诊断有重要的指标参考意义，对防衰老抗皱类护肤品的功效评估，也一直是皮肤衰老与抗衰老研究的一个重要方面。目前，有关皱纹形态的评价方法很多。在已建立的皮肤纹理和皱纹测定方法中，由于纹理和皱纹直接观察评价方法是非创伤性检测技术，因此颇受生物医学与化妆品科学家的青睐。这些评价方法大致可分为半定量评分系统与客观量化评价系统两类。

1. 半定量评分系统　包括直接肉眼评分、照片等级评分和显微镜皮肤硅模评分三种方式。

（1）直接肉眼评分法：简单易行，不需要任何设备，是相对较主观的评价方法。一般需先制订统一的评分标准，研究人员直接对受试者面部各解剖部位的皱纹进行目测分级、打分，由分值对皱纹形态进行分析评价。该方式适合大规模流行病学调查研究。

（2）照片等级评分法：一般在统一的标准条件下拍摄皮肤图片或组织图像，按预先制订的标准对图像上的皱纹进行观察并初步分级评分，利用分级评分结果进行统计学分析评价，结果有一定的可重复性，但需熟练的评分人员。该方法适合回顾性对比研究，但只能观察皮肤皱纹的二维结构，且易受拍片条件和技术的影响。

（3）显微镜皮肤硅模评分法：先制作皮肤纹理的硅模，用显微镜（×10）观察皮肤硅模表面纹理，按等级评分法对其皮肤纹理的粗细和皮丘的大小进行半定量评分。本方法将皮肤的结构放大，使研究者能更细致地观察，但仍然是用肉眼测量，只能进行等级评分。在此基础上，近年发展了多种可用于直接观察活体皮肤纹理的皮肤镜。

2. 客观量化评价系统　半定量方法虽然经济简便，但易受主观因素影响，且主要适用于面部皱纹观察，对皮肤纹理变化、皮肤的粗糙度、皮肤质地难以分辨，得出的结果较粗糙，难以进行数据定量分析。

随着现代科技的发展，使用专门的皮肤轮廓材料仪器和计算机数据处理技术为皱纹评价提供了客观量化的手段。基于机械、光学原理研制的皮肤轮廓仪能对皮肤硅模甚或活体皮肤进行扫描，且精度与灵敏度都越来越高。随着对皮肤的表面结构进行深入研究，并对其平面结构和立体三维结构进行定义，可以实现用计算机图像数据分析系统对扫描图像进行数据化处理，不仅能对皮肤皱纹，而且能对肉眼不能分辨的沟纹进行三维立体数量化评价，是今后皮肤表面三维立体结构研究的发展方向。

常见皮肤轮廓测量技术有械性皮肤轮廓测量技术（mechanic profilometry）、光学皮肤轮廓测量技术（optical profilometry）、激光皮肤轮廓测量技术（laser profilometry）、干扰条纹光投影技术（interference fringe projection）、共聚焦激光扫描显微镜技术（confocal scanning laser microscope）、透视皮肤轮廓仪（transparency profilometry）等。

3. 其他　此外，可依据皮肤老化的成因和皮肤老化特征进行皱纹评价。嫩肤抗皱化妆品的功效评价时多使用这种评价方式。能用于这种评价方式的方法很多，如可测定皮肤的保湿功能和水分流失屏障功能的实验；可测定真皮基质成分的酶联免疫吸附实验；可观察化妆品对表皮细胞增殖分化能力、表真皮组织及功能的影响的细胞体外培养实验；应用可进行立体皮肤试验的放射性标志物实验等。通过这些实验，可测定化妆品使用前后皮肤水分、组织等的变化，衡量皮肤衰老特性的变化，从而评价嫩肤抗皱化妆品的功效。

六、皱纹与皮肤等级

可以根据皮肤的皱纹情况，来判断皮肤的老化情况，对皮肤进行等级分化。皱纹与皮肤等级分化情况见表4-8，该分级是基于Glogau对皮肤老化分级基础之上的。轻度皱纹保养可恢复，而对重度皱纹只有利用医学美容手段才能缓解。

表4-8　皱纹与皮肤等级

分级	皱纹和皮肤状况
Ⅰ	面部肌肉活动时可见细而浅的皱纹，活动停止皱纹也随之消失轻微的弹性组织变性、轻度结构改变和皮肤纹路轻度加深
Ⅱ	面部不活动时已能看到皱纹，当牵拉和伸展皱纹两侧皮肤时，皱纹消失中度弹性组织变性（在光线直射下有可见的半透明黄色丘疹）和轻度皮肤色素异常
Ⅲ	静止时有大量轻到中度的深皱纹，活动时有非常深的皱纹严重的弹性组织变性（光线直射下有密集的黄色丘疹，触诊有粗糙感），有较多的色素异常病变

七、手纹与脚纹

肤纹（dermatoglyphics）是真皮乳头层中真皮乳头突向表皮生发层而表现于手掌和脚底皮肤表面的波浪状凹凸皱襞。一般来说，肤纹包括手纹和脚纹，手纹包括指纹（finger print）、指节纹（phalanx print）、掌纹（palm print）、脚纹包括趾纹（toe print）、跖纹（sole print）。肤纹具有以下特性：

1. 稳定性　从胚胎6个月时，肤纹就已经完全形成，此后肤纹的基本特征终身不变，而且病理的及人体外界的机械的、热的因素，除非极其严重，均不能引起肤纹的显著改变。

2. 特异性　大量的实际观察和理论研究表明，世界上不存在两个指纹完全相同的人。

3. 遗传性　人类遗传学的研究证明，肤纹的基本结构是遗传的，而且有的具有较强的遗传性。

由于手纹和脚纹具有这些特性，因而在人类学、医学、遗传学研究及司法部门获得广泛的应用，特别是其中的指纹由于采集方便而倍受重视。

（一）手纹和脚纹的采集

手纹和脚纹的采集较常使用油墨拓印法（ink method），首先以胶辊在调墨板上调好油墨，使胶辊表面均匀地沾上一薄层油墨，然后再滚印在捺印板上，需捺印的手或脚先在捺印板上轻轻按下，以均匀地涂布上油墨，最后在拓印纸上印下肤纹。这是一种常用而方便的拓印方法。此外还可使用无墨拓印法（inkless method）采集，如印相纸法等，但操作复杂，不适宜大规模采集，因此不常被研究者采用。

（二）指纹

指纹系指手指末节掌面的嵴纹。人的指纹各不相同，并终身不变。指纹具有重要的法医学意义。

1. 指纹的基本特性　指纹形成较早。胚胎3～6个月时，表皮隆线逐渐形成，到第6个月时指纹全部形成。外力或病理因素破坏真皮乳头深部的皮肤时，指纹可被破坏。接触石灰、石膏，以及清洗盘碗和洗刷工作者，因经常与这些碱性物质或水接触，指纹的隆线变得模糊、中断，但指纹的花纹类型仍可辨认。一旦脱离此项工作，又可显现出清晰指纹。麻风病病人的皮肤可有不同程度的破坏，若损坏较轻、表浅，则原有的皮纹特征仍旧保存；如果病损较深，受累处皮肤可产生永久性改变。若将手指置于 X 线下照射，暴露时间过久，可导致同样的损害。此外，腐蚀剂及创伤，如果损害不深，不足以破坏乳头，则不产生永久性改变。切伤和挫伤可使指纹隆线部分产生不同程度的变化。

由于指纹具有极高的特异性，在现代社会还可以用来作为个人身份鉴定识别的标志。此外指（趾）纹排列完全不符合正常排列，即提示染色体或胚胎发育可能出现异常，应加以注意。对于指纹异常的人，可做进一步检查以确定为何病，并能在早期发现某些遗传异常，如 DOWN 综合征或子宫中病毒或感染产生的畸形（如风疹病毒感染）等。

2. 指纹的分类 根据指纹中央区的纹线（又称内部纹线）排列的情况，形成弓形、箕形、螺形、曲形或混合形（杂形）。根据形态的不同，可将指纹分成弓形纹、箕形纹和斗形纹三种基本类型（图 4-19），在此三种基本类型之下，又有多种不同类型（图 4-20）。

（1）弓形纹：由平行的弓形嵴纹组成，纹线由指头一侧开始作弓形隆起走向另一侧，无三叉点（由皮肤纹理行走方向不同而形成的小三角形区）。由于弓形纹线弯曲的程度不同又分为：①弧形纹，其特点是弓形线中部轻微隆起；②帐形纹，中部突起特高，如尖山状，中央有尖角或垂直线。

（2）箕形纹：又称蹄形纹，嵴纹从一侧发出后向上弯曲，又转回到原来一侧，形似簸箕，有一个三叉点。根据箕口的方向又可分为两种：①箕口对着小指者为正箕；②箕口对着拇指称反箕。

（3）斗形纹：又称蜗形纹。中心区纹线由一条以上的环形线或螺形线或曲形线所组成，可分为环形斗、螺形斗、束形斗、绞形斗、偏形斗、变形斗六种。

1）环形斗：嵴纹走向呈同心圆环状。

2）螺形斗：嵴纹走向呈螺旋形的。

3）束形斗：中心有环或螺形结构，纹线呈椭圆形，向外延伸似束状。

4）绞形斗：由两组箕纹组成，两箕头互相绞着，箕口方向相反，各有一个三叉点。

5）偏形斗：两个箕形纹的箕头重叠倒装，两箕纹线向同一方向延伸，亦有两个三叉点。

6）变形斗：由箕形纹和斗形纹混合组成同，结构奇特，具有 2～3 个或 3 个以上三叉点。

其中，绞形斗、偏形斗又称双箕斗。

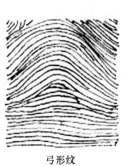
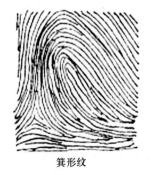
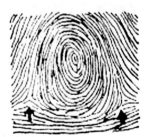

弓形纹   箕形纹   斗形纹

图 4-19 指纹的三种基本类型

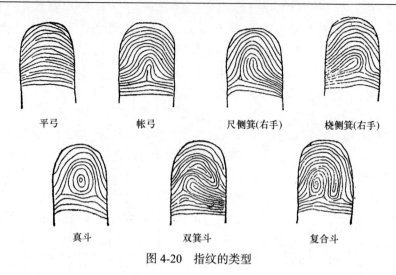

平弓　　　　　帐弓　　　　尺侧箕(右手)　　桡侧箕(右手)

真斗　　　　　　双箕斗　　　　　　复合斗

图 4-20　指纹的类型

（三）指节纹

除末节指节外，其他各指节的掌面嵴线均为指节纹（phalanx print）。指节纹基本形态有四种，即直线形、钩形、波形和弓形。由这四种基本形态构成了几种复合类型，如角形、弓角形、双弓形、双弓角形、罩形、羽毛形和偶然形（图 4-21）。

（四）掌纹

掌纹（palm print）是手掌面的嵴纹。

（五）趾纹和跖纹

趾纹是表现于脚趾末节跖面的嵴纹。趾纹通常分成四种类型，即弓形纹、腓侧箕型纹、胫侧箕形纹和斗形纹。弓形纹包括平弓和帐弓。斗形纹可分成真斗、双箕斗和复合斗。这种分类方法是与指纹相对应的，其基本结构与分析方法亦与指纹相同。跖纹是脚掌跖面的嵴纹，由于脚掌跖面上有较多的三叉，所以花纹更加复杂。

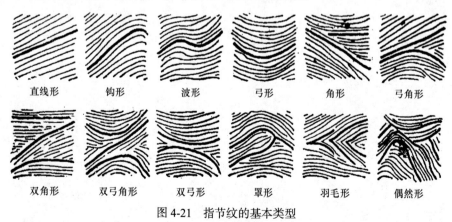

直线形　　　钩形　　　波形　　　弓形　　　角形　　　弓角形

双角形　　双弓角形　　双弓形　　　罩形　　　羽毛形　　偶然形

图 4-21　指节纹的基本类型

八、皮纹与萎缩性疾患的鉴别

皮肤由表皮、真皮、皮下组织、皮肤的内含组织四部分组成。皮肤萎缩病（atrophoderma）

是指皮肤的真皮厚度变薄，有时伴有表皮萎缩。伴随有皮下组织萎缩的皮肤萎缩称全萎缩（panatrophy），如 Werner 综合征、儿童早老症、颜面偏侧萎缩等。皮肤萎缩时，皮肤变薄，变亮，皮肤表面纹理消失或异于正常，在本节只介绍几种典型的病症。

（一）斑状萎缩

斑状萎缩是一种界限性皮肤松弛，又称皮肤松弛症（anetoderma），系局限性真皮浅层萎缩。其特点是皮肤以圆形或卵圆形斑状变薄，稍凹陷，表面具有皱纹纸样细皱纹为特征。斑状萎缩有继发性和特发性之分。

1. 继发性斑状萎缩 主要为继发于某些皮肤病而产生的萎缩性瘢痕，诸如结核、梅毒、麻风、红斑性狼疮、扁平苔藓、慢性萎缩性肢端皮炎等。

2. 特发性斑状萎缩 原因不明，临床上有以下几种类型：

（1）Jadassohn 型：较常见，Jadassohn 于 1891 年首先记载，好发于腰背、侧腹、四肢，尤其上肢的伸侧或肩部，偶见于面、颈部。初期为边缘清晰的铅红色至紫红色斑，呈圆形、椭圆形或不规则形，皮损直径为 0.5～1.0cm，1～2 周内呈离心性扩大，色泽变淡，可达 2～3cm 或更大，通常为多发性，但不融合（炎症期或红斑期）。几周或几个月后，损害逐渐褪色，呈苍白色，形成表面光滑、干燥、微皱、微凹的萎缩斑片，境界清楚（斑状萎缩期）。

组织病理显示早期损害时真皮水肿，血管及附属器周围有淋巴细胞浸润，以后炎症反应消退，出现萎缩。表皮明显萎缩，基底层色素减少；真皮萎缩，从乳头层开始由表及里地弹力纤维变性、断裂、减少乃至消失；胶原纤维也变性。在陈旧性损害中，汗腺、皮脂腺与毛囊也萎缩。

（2）Schweninger-Buzzi 型：好发于躯干，始终无炎症表现，损害为多发性小萎缩斑，正常肤色或淡褐色，呈疝样隆起，压之凹陷。由于皮肤萎缩、变薄，其下的血管明显可见。

（3）Pellizari 型：风团样红斑出没，后产生多发性萎缩斑。

（4）Alexander 型：有水疱形成。

（二）线状萎缩

线状萎缩又称膨胀纹（striae distensae），白线发生于妊娠时期称妊娠纹（图 4-22），系真皮弹力纤维断裂变性，皮肤过伸而出现的萎缩变化。皮肤损害初起呈淡红或紫红色、微隆起的线条状改变，境界清楚，宽数毫米，长数厘米，数目不一，并行排列，其长轴几与切线方向一致；以后损害色调减淡，渐变平坦或微凹陷，表面平滑，柔软萎缩，可有细微皱纹，透过表皮可见微血管，长期不易消退，无自觉症状。本病好发于四肢膝肘、腋下、腹股沟、大腿内侧、臀部、腹部、乳房等处，多见青春期、妊娠期、哺乳期身体增长过快、库欣征及长期应用皮质激素者。

组织病理显示早期有炎症变化，如表皮水肿、血管周围淋巴细胞浸润。晚期可见表皮萎缩，真皮厚度变薄，甚者为正常厚度的 1/2。胶原纤维互相分离不成束，损害中心弹力纤维消失，边缘处呈卷曲和团块状。陈旧损害可见再生较直的胶原纤维束

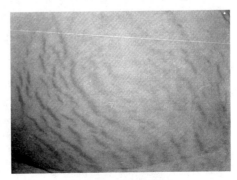

图 4-22　皮肤妊娠纹

及纤细弹力纤维，此区域下方无弹力纤维残留。此病尚无有效疗法，无须治疗，避免诱发因素，防止继续扩大。

（三）颜面偏侧萎缩

颜面偏侧萎缩亦称 Romberg 病及进行性面部半侧萎缩症，是一种少见的皮肤、皮下组织及面肌发育障碍的进行性萎缩病。初发时于颜面一侧颊、额、下颌开始出现不规则的色素增多或色素减退斑，或偶尔见局部毛发变白，肌痉挛或神经痛，以后出现萎缩，进行性发展。经数月或数年，向深层发展，局部皮肤、皮下组织、肌肉、舌甚至骨骼相继发生萎缩，皮肤出现色素沉着，毫毛或皮脂腺、汗液减少或消失。皮肤干燥，变薄，部分呈瘢痕样。严重者颜面偏斜呈畸形，瘦削下陷，皮肤菲薄，可透见毛细血管。萎缩常限于三叉神经的某一支分布区，或限于半侧颜面，不超越中线，与正常侧形成鲜明对比。病变累及头皮时可导致脱发、白发，也可并发带状硬皮病（剑伤状硬皮病），偶可累及半侧身体（同侧或对侧）。此外，本病可伴有中枢神经系统疾病，如癫痫样发作、脑动脉硬化症、脊髓空洞症等。

本病病因尚不明了。其病因学说认为本病可能与三叉神经、颈交感神经功能紊乱而导致血管运动、营养功能障碍，或内分泌功能失调有关，抑或与颅脑外伤、颈部外伤、感染或胎儿期损伤有一定关系。本病目前尚无有效疗法。

（四）虫蚀状萎缩

虫蚀状萎缩又称网状红斑性毛囊炎（folliculitis ulerythematosa reticulata），一般在 5～15 岁发病。双侧颊部和耳前区发生红斑和针头大小的毛囊性角栓，角栓脱落后迅速形成网状萎缩，外观颇似"枯木虫蚀"状。典型损害为无数密集的虫蚀状萎缩性小凹，直径约 2mm，深约 1mm，形状不规则，对称分布。小凹之间有狭窄的正常的皮肤相隔，使局部呈蜂窝和筛孔状外观，萎缩处皮肤稍硬，有蜡样光泽，局部颜色不均匀，可有毛细血管扩张性红斑。病变可局限或扩展至额、颏和耳前。头皮一般不受累，有的病人于四肢可并发毛孔性苔藓或弥漫性脱发。本病可分为三型：

1. 具有毛囊炎或粉刺型 红斑性丘疹色调减淡后形成瘢痕样苍白斑（相当于 Unna 痤疮样瘢痕性红斑）。

2. 伴有红斑型 虫蚀样萎缩斑，周围有持久性红斑，无粉刺或毛孔扩大（Pautrier 型）。

3. 无粉刺型 缺乏粉刺、毛囊炎及持久性红斑（Pernet 型）。

组织病理显示，表皮有不同程度的萎缩，变平坦。毛囊扩张、扭曲，角质充塞，表皮性囊肿形成。后者有的开口于毛囊，有的独立存在。伴栓塞和形成角质囊肿，皮脂腺稀少，皮脂腺萎缩。于早期，真皮内可见毛细血管扩张、管壁水肿，血管和毛囊周围性炎症性细胞浸润，晚期则发生真皮萎缩。本病的发生可能与遗传有关（常染色体显性遗传）。虫蚀状皮肤萎缩的病因不明，但有明显的家族易患倾向，可与先天性心脏阻滞或其他心脏异常、神经纤维瘤病、智力发育不全或 Down 综合征伴发。另也有人认为本病属于痣。本病尚无有效疗法，可外用维 A 酸或其他角质溶解药物制剂（膏霜）。

（五）眉部瘢痕性红斑

眉部瘢痕性红斑多见于青年男性，表现为持久性网状红斑和微小的毛囊性丘疹。丘疹中央有纤细的眉毛穿过，易于折断。典型损害只累及眉弓的外 1/3，也可累及颊、额及头皮，无毛细血管扩张，病变消退后残留点状萎缩（凹陷）性瘢痕和永久性眉毛脱落。一般不出现头皮的瘢痕性秃发。本病可与 Noonan's 综合征及心-面-皮肤综合征伴发。

（六）皮质激素性萎缩

长期全身应用皮质激素制剂可导致全身尤其四肢皮肤变薄且易出血（类固醇紫癜），也常发生线状萎缩。频繁外用强效类固醇激素制剂可致局部皮肤萎缩、脱屑和毛细血管扩张。对全身应用类固醇激素所致之皮肤萎缩病人应力求控制使用该制剂。外用所致者应停止使用，或改用弱效制剂并减少使用次数，或用非类固醇抗炎药物制剂。

（七）口周放射状瘢痕

口周放射状瘢痕表现为口周围皮肤呈放射状沟样凹陷。其发生可能由于幼儿期口周发生炎症，波及皮肤深层，随口唇运动发生皲裂，最后形成线状凹陷。另外系统性硬皮病也可见该症状。本病在组织学上并非真正的瘢痕，而主要表现为弹力纤维萎缩。本病易与先天梅毒的 Parrot 沟混淆，两者的区别在于：①本病患者梅毒血清反应阴性，不具有先天梅毒的体征；②凹沟不呈现环状走向，而呈非锯齿状直线型；③变化程度轻，故口唇外翻倾向少；④一般缺乏由口唇向上方走向的线条，偶亦有之。

（八）皮下脂肪萎缩

皮下脂肪萎缩有继发性和原发性之分。前者为高度消耗性疾病（如恶性肿瘤、结核等）引起的全身性皮下脂肪萎缩，以及脂肪组织炎症（脂膜炎）所致的局限性皮下脂肪萎缩。后者为病变累及皮下脂肪而致其萎缩乃至消失，并呈现特殊的临床表现，如全身性脂肪萎缩、局限性脂肪萎缩、小儿腹壁离心性脂肪萎缩等。这里我们主要介绍原发性的皮下脂肪萎缩。

1. 全身性脂肪萎缩（total lipoatrophy） 全身皮下脂肪消失，包括 Seip-Berardinelli 综合征和 Lawrence 综合征。

（1）Seip-Berardinelli 综合征：这种隐性遗传的先天性全身脂肪萎缩较常见，患者父母常为近亲婚配，男女发病概率相等。在婴儿期即可有脂肪萎缩，缺乏肾脏周围、腹膜后及臀部脂肪。皮下脂肪萎缩使甲状腺和周围静脉显露。除全身皮下脂肪消失外，患者伴有智力发育障碍、第三脑室畸形和精神障碍。其他特征包括生长加速、骨龄提前、肌肉肥厚（引起所谓"大力士"体征）、肢端肥大症样面容、皮肤变厚、手足肥大、外生殖器肥大、肝大、黑素瘤、多毛、高脂血症、抗胰岛素性糖尿病、高基础代谢率（BMR）和中枢神经障碍等。

（2）Lawrence 综合征：又称脂肪萎缩性糖尿病，由 Lawrence 于 1946 年首次报道，其临床表现为全身性脂肪萎缩、胰岛素不敏感，但无酮症。此综合征无家族遗传史，多发生于女性，无外生殖器肥大和生成迅速。通常于儿童期或青春期发病，约 4 年后出现糖尿病，伴肝大或肝硬化。动脉硬化加速可使患者较早发生冠状动脉硬化。尚无有效疗法。

2. 局限性脂肪萎缩（partial lipoatrophy） 亦称 Barraquer-Simons 病，病因尚不明了，女性更易发病。皮下脂肪消失始于颜面，进展之，上半身皮下脂肪呈对称性消失，腰以下脂肪常正常或增加，偶尔脂肪萎缩可累及下半身或其他部位。另可合并肾炎、肾病、肾盂肾炎、中枢神经障碍、智力迟钝、肝大、高脂血症、糖尿病等。此综合征可能是全身脂肪萎缩中较轻的变异型，局部脂肪萎缩发展为全身脂肪萎缩者罕见，但在同一家庭中此两型可同时存在。尚无有效疗法。

3. 小儿腹壁离心性脂肪萎缩（lipodystrophia centrifugalis abdominalis infantilis） 原因尚不清楚，多发于 3～4 岁以下女孩。先发生皮下脂肪组织炎症而致脂肪萎缩乃至坏死；下腹、腹股沟部可见皮肤凹陷，境界清楚，周缘稍发红，呈离心性逐渐扩大，可延及上腹部、胸部。而后病变停止扩延并显示缓解倾向。本病无须治疗，可自然缓解。

第十六节　皮肤的生理功能

皮肤的生理功能主要包括屏障作用、调节作用、自稳作用及免疫功能。人体皮肤处于开放的环境中，外界环境的许多物质都能直接与人体皮肤接触，所以皮肤正常生理功能的发挥对健康非常重要。

一、屏　障　作　用

广义的皮肤屏障功能不仅仅指其物理性屏障作用，还应包括皮肤的色素屏障作用、神经屏障作用、免疫屏障作用及其他与皮肤功能相关的诸多方面。从细胞分化和组织形成的角度来看，皮肤的物理性屏障功能不仅仅依赖于表皮角质层，而且依赖于表皮全层结构，从生化组成和功能作用方面来讲，表皮的物理性屏障作用不仅和表皮的脂类有关，也和表皮的各种蛋白质、水、无机盐及其他代谢产物密切相关，这些成分的任何异常都会影响皮肤的屏障功能。狭义的皮肤屏障功能常指表皮尤其是角质层的物理性或机械性结构，本节仅对此进行重点讨论。

（一）对机械性损伤的防护

表皮有一层致密的组织细胞形成角质层，角质层细胞致密连接，对外来刺激有防护作用。真皮主要由胶原纤维和弹力纤维等构成，真皮下方是富有弹性的皮下组织，这样的结构使得整个皮肤组织既坚韧又柔软，具备一定的抗拉性和弹性，在短期外力如压力、摩擦、牵拉等刺激后才能保持完整，在外力解除后又能较迅速地恢复原状。真皮的坚韧纤维组织，能抵抗牵拉作用。皮下组织中有柔软的脂肪，可缓冲外界给予的冲击力。而长期机械性刺激又可使皮肤产生保护性增生，如见于足跖部的胼胝质形成等。

（二）对物理性损伤的防护

皮肤角质层对光线有吸收和反射作用，使人体免受外界光线的损伤。角质层不仅能反射光线而且能吸收短波紫外线，棘细胞和基底细胞能吸收长波紫外线，但主要是其所含的黑素颗粒发挥作用。表皮的角质层可将大部分日光反射回去，也可滤去大部分透入表皮的紫外线。日晒后角质层增厚，就是皮肤对紫外线照射的自然反应。角质层较薄的部位，或新近愈合的创伤经日晒后容易发生红肿及刺痒。正常表皮细胞各层交错排列，可使透入表皮的紫外线发生散射，减轻直接照射造成的损害。表皮中的黑色素对紫外线有较好的吸收和遮断作用，故颜色较深的皮肤比较白的皮肤对紫外线和日光有较好的耐受性反应。作为人体对紫外线的防御机制，黑素细胞在受到紫外线照射后会产生更多黑素，亦是人体对外环境生理性适应反应的一个表现。

皮肤角质层含水分较少，电阻较大，对低压电流有一定的抵抗力，故皮肤干燥时不易受电击。皮肤在吸水后导电性能明显上升，电阻减小，易遭受电击。

皮肤也能在一定程度上防御热损伤。角质细胞不易传热，受热以后，皮肤血管扩张，血流增加，可加大散热能力。如果外界温度过高，达45～55℃时，皮肤就可受伤，随温度升高受伤程度亦加重。此外，在气温约20℃时角质层含水量为10%～20%，寒冷季节因角质层含水量下降故而易发生皲裂。

（三）对化学性损伤的防护

人体皮肤角质层呈酸性，棘层呈弱碱性，故而对酸性和碱性物质均有一定的缓冲作用，再加上角质形成细胞的胞膜，胞质、紧密的桥粒连接及细胞内的角蛋白都对化学物质构成了一定的屏障作用，当然这种屏障作用是相对的，任何原因引起的表皮细胞损伤或细胞间连接被破坏都将大大削弱它对化学性物质的屏障作用。皮肤表面的角质层可防止水分及化学物质的侵入，皮肤分泌的皮脂能防止化学物质的侵蚀。通过放射性同位素示踪，观察化学物质对真皮的渗透作用显示出：越在角质层的浅部，渗透量越多，越到深部，渗透量越少，故整个角质层对防御化学物质的渗透均起很重要的作用。掌环部的角质层可厚达0.5mm以上，与眼睑部相比（仅75～150μm）明显增厚，因此抵御化学物质侵蚀的能力也显著增高。

（四）对生物性损伤的防护

首先是致密的角质层及角质形成细胞间借助桥粒连接可机械性地阻挡部分微生物的入侵；其次是因为角质细胞处在一个不断更新脱落的过程中，可排除某些微生物；皮肤表面弱酸性环境及干燥不利于微生物的生长及繁殖；正常皮肤表面一些常驻真菌和细菌互相拮抗，甚至它们还能产生一些抗菌物质来抑制致病微生物的繁殖；研究发现，皮肤表面的一些常驻菌，如痤疮丙酸杆菌、糠枇孢子菌具有产生酯酶的特性，能将皮脂中的三酰甘油分解，产生非酯化脂肪酸，而这些非酯化脂肪酸不仅可以润泽皮肤而且对某些致病性真菌和细菌还能发挥一定程度的抑制作用。

（五）防止体内营养物质的散失

前面已经提到角质形成细胞的致密结构及紧密连接等对外界化学物质的入侵具有一定的屏障作用，同样它可以更好地避免和防止体内营养物质的丧失，对人体器官正常功能的发挥无疑具有更重大的意义。

（六）限制体外物质的透入

体外有害物质、药物等经皮肤吸收均通过角质层细胞，即角质形成细胞间隙、毛囊、皮脂腺及汗腺四个部位。通过角质层细胞吸收是最主要的途径，角质层越厚，吸收作用越差，所以阴囊皮肤通透性最强，而手掌则除水分外大多数物质均不能透过。研究显示，因细胞中含有的蛋白质可吸收水分，故水溶性物质可通过蛋白质吸收，而脂溶性物质主要通过细胞膜脂质进入人体，因而只是吸收方式不同而不能单独理解为对脂溶性物质不通透。

另外，因为角质层细胞处于一个不断更新的动态过程中，加之外界条件如湿度、温度等不断发生变化，故而不同的时间环境条件下，这种限制外界物质透入的功能大小是不同的。另外，值得提及的是，过去认为的新生儿及婴儿比成人皮肤通透作用强已被否定。实际上是物质的浓度越大，接触时间越长，透皮吸收的量将越大，但亦应不同情况具体对待。

二、调 节 作 用

（一）体温调节

人体的体温是相对恒定的，只有相对恒定的体温才能保证人体各脏器功能的发挥。而人体又处于一个不断变化的外界环境中，故而体温的调节显得尤为重要。这种调节是通过很多脏器功能协调来完成的，而皮肤的作用仅仅是一个方面。皮肤对体温的调节作用主要是通过血管舒缩、汗液蒸发、热辐射、对流、传导来完成的，其中也离不开神经和化学物质的调节作用。皮肤血管的解剖结构显示皮肤的动脉在乳头下层形成了丰富的动脉网，还有它的毛细血管异常弯曲，以及丰富的静脉丛形成，再则在耳、鼻、手、足、唇等末梢部位存在的丰富的血管球等结构特点，决定了皮肤的血流量可以起很大的变动。当外界温度或由于疾病导致体温升高时，皮肤及内脏的感觉神经末梢产生的神经冲动和血液温度作用于下丘脑的体温调节中枢，使交感神经紧张性下降，皮肤血管扩张，血管球体关闭，流经皮肤的血流量大大增加，通过增加热辐射、传导、对流及汗液蒸发而带走大量热量，从而不致使体温升高过快；相反，当外界温度降低时同样通过上述途径使交感神经紧张性增加，皮肤血管收缩，血管球体开放，流经皮肤的血流量大大减少，从而使皮肤热辐射、对流、传导、汗液蒸发减少，达到了保温的目的。夏季出汗多，冬季出汗少就是这个道理。当然，这种调节是有限度的，过高的外界温度或某些先天性汗腺发育不良的疾病都可因体温调节障碍而出现体温异常升高，夏季易中暑就是一个例子。

人体的散热作用可随环境条件而变化，主要有以下几种方式：辐射、蒸发、对流及传导。在正常室温下（15～20℃），当机体静坐裸露时，其热量散失的大致比例为辐射约占60%，蒸发占25%，对流占12%，传导至其他物件仅占3%。

1. 辐射 热辐射指电磁波中能产生热效应的辐射线。辐射散热即指由人体向周围环境传出的辐射热，主要为红外线热。辐射是人体在常温下的主要散热方式，受体表温度及周围物体的表面温度影响。如人体温度高于周围环境，大量热自人体辐射至周围物体，反之则人体受到辐射加热。人体表面非常易于吸收这种红外线热。

2. 传导 仅少数热量从身体表面传导至身体所接触物件如桌子或椅子等，但即使在正常情况下仍有相当热量传导至皮肤周围空气层。一旦皮肤周围空气层热量等于体表温度时，就不再有热量传导，除非皮肤周围有空气流动。

3. 对流 利用空气流动以散失皮肤表面热量称为对流散热。如上所述，热量必须自皮肤表面先传导至周围空气层，然后经对流散失。对流散热量一般与风速的平方成正比。例如，每小时 4m 风速的冷却作用约 2 倍于每小时 1m 的风速，但当风速达到一定程度时（如每小时 10m 以上）冷却作用的增加就不明显了。

4. 蒸发 当周围环境温度超过体温时，人体主要依靠蒸发散热。蒸发有两种：一种是深部组织或体液中水分在皮肤及肺泡表面蒸发；另一种是汗腺分泌的汗液在体表蒸发。经皮肤和肺蒸发的比例又随气温而变动。当每克水分从体表面蒸发时，可有 0.58kcal 热量散失。从皮肤和肺泡表面不知不觉蒸发的水分每天约达 600ml，致使每小时有 12～18kcal 热量连续不断从体内散失。随气温的增高，皮肤蒸发的比例上升而肺蒸发减少。在气温不高的情况下，蒸发散热可不断进行，使体表为一层温度较低的空气层所包围，提高人的耐高温能力。当高温、高湿同时存在时，蒸发作用大为减少甚至停止，人体虽然大量淌汗但散热作用不大，反易导致失水。空气对流也影响蒸发散热。当接近皮肤表面层的空气保持稳定不动，而很少与周围新鲜空气进行交换时，蒸发散热发生困难。对流可使皮肤表层空气经常调换，不致因湿度饱和影响蒸发散热。

（二）感觉作用

皮肤中感觉神经及皮肤黏膜中的神经末梢感受器可将外来刺激传至大脑皮层中央后回而产生痛觉、触觉、压觉、热觉、冷觉等感觉，并通过神经反射，保护机体免受外界的不良刺激。感觉神经的神经末梢和特殊感受器广泛分布于皮肤中，可以感受体内外各种刺激，引起相应的神经反射，维持各种内外环境的相对稳定，以维护身体的健康。前面提及的通过皮肤温度感受器调节体温就是一个例子。感觉的定位因不同个体而有差异，一般而言，触觉的定位较其他类型感觉更准确。另外，值得指出的是，感觉亦有适应性和后感觉现象的存在，前者指的是刺激未消退时感觉可消退，最常见的是对冷热的适应，而后者指的是刺激停止后感觉仍持续一段时间的现象。

痒觉是皮肤的一种特殊感觉，一般认为皮肤浅部的神经末梢受到刺激时可产生痒感，腋窝、足底等部位对痒觉较为敏感。很多皮肤病的自觉症状表现为瘙痒，瘙痒是皮肤或黏膜的一种引起搔抓欲望的不愉快的感觉。其产生的机制仍不清楚，有人认为痒和痛由同一种神经传导，或痛的阈下刺激产生瘙痒。皮肤的某些变态反应产生的痒感可能为体内外各种刺激引起组胺和激肽等化学介质增多的缘故，但也有人认为激肽或某种溶蛋白酶可使表皮细胞或神经末梢释放某种致痒物。另有人认为表皮细胞、毛细血管内皮细胞、细菌或真菌等微生物可以释放出内肽酶而引起皮肤发痒。此外，内脏有疾病时，也可引起体表某个部位的疼痛，称为牵涉痛。总之，皮肤的感觉作用对人体适应外界环境的各种变化具有重要的意义，丧失这些能力则人体很难回避外界的不良刺激和伤害。

（三）吸收作用

皮肤表面有一层由氨基酸、尿酸、尿素、乳酸、氨、脂肪酸、蜡醇类、固醇类、磷脂类、多肽类等物质构成的薄膜，可以妨碍外界物质的吸收，但皮肤并不是绝对严密而无通透性的组织，某些物质可以选择性地通过皮肤，而被真皮吸收，一般有三条途径：①透过角质层细胞膜进入角质层细胞，然后通过其他各层吸收；②大分子及不易渗透的水溶性物质只有少量可以通过毛囊、皮脂腺和汗腺导管而被吸收；③少量物质可通过角质层细胞间隙渗透进入人体。

皮肤虽然具有防护功能，但还是可以通透一些物质的。这也是外用药物治疗皮肤病的基础所在，吸收方式前已述及，这里主要提到的是影响皮肤吸收作用的因素。

1. 皮肤的结构和部位　不同部位角质层厚薄不一，故不同部位吸收能力差异也很大，一般按吸收能力大小次序排列为阴囊吸收能力最大，其次为前额、大腿内侧和屈侧、上臂屈侧、前臂等，掌跖吸收能力最小。黏膜无角质层，吸收能力强。皮肤受损伤时，屏障作用减弱，吸收能力加强。外用药物治疗时，应多加注意。此外，外界物质透过充血、发红及血管扩张的皮肤可能比通过正常皮肤较容易。

2. 皮肤角质层的水合程度　浸渍发生时皮肤吸收功能增强，这也是封包治疗的理论基础。患者处于脱水状态时，皮肤角质层水合程度降低，外用药物吸收减少。

3. 外界环境　环境温度越高，湿度越大，皮肤越易吸收。

4. 物质的理化性质　皮肤在完整状态下只能吸收很少的水分和微量气体，电解质吸收量则很少，水溶性物质，如 B 族维生素、维生素 C、葡萄糖等不易被吸收，而脂溶性物质如维生素 A、维生素 D、维生素 K、糖皮质激素等可经毛囊、皮脂腺而被吸收；油脂类物质吸收较好，其中羊毛脂吸收最强，其次分别为凡士林、植物油及液状石蜡；某些物质，如汞、铅、砷等的化合物可能与皮脂中的脂肪酸结合成脂溶性物质而易被皮肤吸收，这一点应引起注意。

皮肤科外用疗法中常使用一些增加皮肤渗透性的物质来增加对药物的吸收作用，如二甲基亚砜、丙二醇、氮酮、氯仿等。外用药物中有时也添加表面活性剂，其主要作用是湿润、乳化和增湿，湿性药物与皮肤接触更紧密，从而可以增加吸收率。另外值得一提的是，药物剂型同样影响其吸收，一般的硬膏和软膏吸收最强，其次为霜剂，水剂和水粉剂则很少被吸收。

（四）分泌及排泄作用

皮肤的分泌主要通过汗腺，而排泄主要通过皮脂腺来完成。

1. 小汗腺的分泌作用　汗腺的分泌活动主要受交感神经调节，同时又受体液调节，在正常室温条件下仅部分小汗腺有分泌功能，大部分处于休眠状态，此时没有出汗的感觉，称为不显性出汗，当外界温度处于 30℃ 以上时，分泌性小汗腺明显增多，人体亦具有出汗的感觉，称为显性出汗。

人体的自主神经系统和视丘下部温度调节中枢支配着汗液的分泌。感觉神经及血液温度升高将热信息传至中枢神经，引起中枢神经兴奋，传出的神经冲动由脊髓灰质侧角中的神经细胞接受后，经节前纤维传至交感神经节，然后由节后纤维传至汗腺，神经末稍释放出化学介质刺激汗液的分泌。感觉神经及血液温度升高将热信息传至中枢神经，引起中枢神经兴奋，传出的神经冲动由脊髓灰质侧角中的神经细胞接受后，经节前纤维传至交感神经节，然后由节后纤维传至汗腺，神经末稍释放出化学介质刺激汗液的分泌。汗液排出后可与皮脂结合而形成乳状脂膜，而起到保护皮肤的作用。因汗液呈酸性（pH 4.5～5.5）故而可抑制某些细菌生长，更为重要的是前面述及的通过汗腺分泌来调节体温，即汗液分泌主要受体内外温度变化的影响。当然，在大脑皮层活动性增加，如兴奋、恐惧时也可出现发汗增多，称为精神性发汗；食用辛辣刺激性食物时出汗亦可增加，称味觉性发汗。

2. 大汗腺的分泌作用　大汗腺常见于腋窝、腹股沟、阴部等处，分泌物中除水分外可有脂肪酸、中性脂肪、胆固醇和类脂质。大汗腺（顶泌汗腺）的分泌晨间较高，而夜间较低，有少数人大汗腺可分泌一些有色物质，呈黄、绿、红、黑等，临床称为色汗症。腋窝的大汗腺分泌物受细菌分解后产生特殊的臭味，称狐臭。虽然大汗腺分泌在情绪激动时有所增加，但其与神经纤维是否直接联系尚未确定，在调节体温中作用不大，对人类的真正意义尚不十分清楚。

3. 皮脂腺的排泄作用　皮脂腺分泌直接受内分泌的调节，与神经并无联系。雄激素和肾上腺皮质激素可促进皮脂腺增生，分泌增加，而雌激素则作用相反。皮脂腺的排泄物——

皮脂是多种脂类的混合物，包括三酰甘油、蜡酯、鲨烯、胆固醇脂、胆固醇和非醋化脂肪酸等。皮脂初次分泌后，其中并不含有非酯化脂肪酸，它主要是由三酰甘油经皮肤表面痤疮丙酸杆菌及糠枇孢子菌产生的酚酶分解形成的。皮脂具有三方面的作用：①它可以抑制皮肤表面某些细菌的繁殖；②润泽皮肤防止干裂；③其所含的非酚化脂肪酸参与了痤疮的发生。

皮脂腺分泌皮脂受年龄和性别的影响。新生儿因受体内雄激素的影响，皮脂分泌较多，随着体内此种激素的减少，皮脂分泌也逐渐减少。青春期后，性腺及肾上腺产生的雄激素增多，皮脂腺增大，皮脂分泌增多。妇女停经后皮脂分泌减少。皮脂腺分泌的皮脂中含有油脂、软脂、脂肪酸及蛋白质，也含有少量的 7-脱氢胆固醇，其通过紫外线的照射转变成维生素 D 而吸收入体内。

皮脂的排出受两种因素影响，首先皮脂在皮脂腺内积聚，使导管内压力增加，从毛囊口排出。皮脂排出到皮肤上，与汗液和皮肤表面的水分形成一层乳化膜，根据乳化膜的厚度和皮脂的黏稠度，可以产生抗皮脂排出的反压力，这两种压力的相互作用，影响着皮脂的排出。若去除皮肤表面的皮脂，数小时后，又可见新的皮脂排出。皮脂黏稠度与皮肤和外界温度有关，温度越高，皮脂黏稠度越低，也越容易排出。皮脂腺越丰富的部位，如面部、头皮、胸背部，皮脂的分泌量就越大。

（五）反馈作用

反馈作用主要表现在两个方面：①对外界环境改变的信息反馈，如前面已述及的外界各种理化因素、生物学因素的不良刺激，都可以通过皮肤提供反馈信息，使人体免受再伤害；②对内环境变化提供反馈信息，有许多内脏系统疾病都可能出现皮肤改变，如白血病时可出现皮下出血、恶性肿瘤患者出现黑棘皮病等，有时往往成为首发表现，常常能给临床诊断提供很重要的信息。

三、自稳作用

皮肤的自稳作用是指皮肤保持自身正常生理稳定状态的能力。

1. 细胞分裂增殖 各种细胞固有的分裂速度是维持自稳状态的前提正常情况下，表皮基底细胞约 50%进入分裂象，表皮更新时间为 41～75 天，当异常情况出现时，根据作用的时间强度，皮肤做出相应的调节，一方面有可能回复到原来状态；另一方面重新产生新条件下的平衡或者出现皮肤疾病的发生。短时间小量紫外线照射（如从温带地区短期滞留亚热带或热带地区）后皮肤黑素细胞产生黑素增加，皮肤色泽加深以抵御紫外线对人体可能造成的伤害，而重新回到原来的生存环境后皮肤又会慢慢恢复到以前状态。但如果紫外线辐射过于强大，往往又易诱发皮肤癌变。

2. 修复创伤 人体处于复杂的外界环境中，难免受到各种物理的、化学的和微生物学的损伤，一旦创伤发生，则细胞外液渗出或血液渗出于创面，后者亦可启动外源性凝血机制使局部血液凝固，加之流动空气的干燥作用或外用药物等使创面有痂皮形成，一方面它可暂时替代缺损组织；另一方面亦可发挥有限的屏障作用，一旦新生组织形成，则痂皮会自行脱落。是否有瘢痕的形成完全依赖于损害的深度，如果创伤造成基底细胞全部破坏，则修复主要由真皮结缔组织增生完成，同时亦会有瘢痕产生。瘢痕组织虽然不如正常皮肤结构致密，但毕竟维护了皮肤的完整性同时亦可发挥有限的保护作用。

3. 皮脂在自稳中的作用　前面已经提到，皮脂可与表皮表面的水分结合形成乳状脂膜，具有润泽皮肤毛发的作用，另外还可防止水分的蒸发。皮肤中的非酯化脂肪酸可发挥抑制微生物生长的作用。过频的洗涤或接触碱性物质可使皮肤表面皮脂减少，水分丧失，而易使皮肤干燥甚至皲裂。

四、免 疫 功 能

皮肤是机体免疫系统的重要组成部分之一。许多皮肤病的发生和发展都有免疫学的参与。随着对皮肤免疫功能的研究深入，人们逐渐认识了到各种与免疫相关的细胞与分子。

（一）与皮肤免疫系统有关的细胞

1. 角质形成细胞　角质形成细胞的数量在表皮中占主导地位，能表达 MHC-Ⅱ类抗原，并能产生多种细胞因子，其中主要有 IL-1、IL-6、IL-8、IL-10、IL-12、TNF-α 等在皮肤局部免疫中发挥重要作用。此外，角质形成细胞尚具有类似于巨噬细胞的吞噬功能，能粗加工抗原物质以利于朗格汉斯细胞的摄取。

2. 皮肤淋巴细胞　皮肤淋巴细胞主要为 $CD4^+$ 淋巴细胞，其次为 $CD8^+$ 淋巴细胞，主要分布于真皮乳头毛细血管后小静脉丛周围，通过白细胞介素的作用分化成熟，参与免疫反应。

3. 朗格汉斯细胞　主要起摄取处理和递呈抗原的作用，也能分泌细胞因子，调节淋巴细胞的迁移，同时参与多种免疫过程，如免疫监视、免疫耐受、移植排异等。

4. 血管内皮细胞　参与血管内外物质交换及合成、分泌、炎症、损伤修复等过程，在皮肤病发病和恢复中占有重要地位。

5. 肥大细胞　位于真皮乳头血管周围，表面有 IgE 的 Fc 受体，能与 IgE 结合参与Ⅰ及Ⅳ型变态反应的发生。

6. 巨噬细胞　主要位于真皮浅层，参与处理、调节和呈递抗原，在炎症修复中具重要作用。

7. 真皮成纤维细胞　可产生大量次级细胞因子以维持皮肤免疫系统的自稳状态。

（二）与皮肤免疫系统有关的分子物质

1. 细胞因子　包括由角质形成细胞、朗格汉斯细胞、淋巴细胞、血管内皮细胞、巨噬细胞及成纤维细胞等产生的多种细胞因子，在细胞分化、成熟等方面发挥巨大作用。

2. 免疫球蛋白　皮肤表面分泌型 IgA 在局部免疫中通过阻抑黏附、溶解、调理、中和等参与抗过敏及抗感染过程。

3. 补体　通过溶解细胞、吸附、杀菌、释放过敏毒素等发挥免疫作用。

4. 神经肽　皮肤神经末梢受外界刺激后可释放神经肽参与局部免疫细胞趋化及炎症反应。

五、皮肤的生物化学

皮肤是人体最大的器官，与其他器官一样，也在进行各种各样的代谢过程。但皮肤与外界直接接触，解剖结构也有一定的特殊性，所以它的生物化学又有自己的特点。

（一）水代谢

皮肤是人体的储水库，皮肤的含水量占人体水分总量的 18%～20%，水分的 75%主要位于真皮内细胞外，它不仅是皮肤各种主要生理作用的重要内环境，而且对整个机体水分起着重要的调节作用。水主要储存于真皮，乳头层内水分比网织层多。皮肤的水分随人体全身水代谢活动而变化。急性脱水时，皮肤可提供 5%～7%的水分以补充血循环。当体内水分过多时，皮肤水分也增多，易形成皮肤水肿。人体排泄水分的途径主要是通过肺、肾、肠道及皮肤，皮肤总排水量为 300～420g/24h，比肺高 50%。常温条件下经不显性出汗排泄的水分占皮肤总排泄量的 1/10，其余经角质层排出。

（二）糖代谢

皮肤中糖类主要以三种形式存在：糖原、葡萄糖及黏多糖。糖原主要分布于颗粒层，皮脂腺边缘未分化的腺细胞内及汗管的基底细胞内。

葡萄糖则存在于表皮各层中，含糖约为血糖的 2/3。皮肤的葡萄糖可通过三条途径分解，即无氧酵解、有氧氧化和磷酸戊糖途径。磷酸戊糖途径在表皮上层内进行，保证缺氧时也能顺利进行氧化反应。皮肤的糖酵解途径特别旺盛，人体表皮每天可产生 14～17g 乳酸。这种无氧酵解的形式分解提供能量，也对皮肤表面酸性环境的维持有一定作用。表皮中糖含量增高，如糖尿病时，有利于病原微生物繁殖而增加了感染的机会。葡萄糖除了供能之外可作为黏多糖、糖原、脂质、核酸、蛋白质等的生物合成底物。

人体表皮细胞具有合成糖原的功能，主要分布于外毛根鞘、小汗腺、大汗腺及表皮基底细胞内，这显然和它的功能活动密不可分。糖原主要通过磷酸葡萄糖或糖醛途径合成。

黏多糖主要位于真皮，是真皮基质的主要成分，黏多糖主要包括透明质酸、硫酸软骨素 A、硫酸软骨素 B 及硫酸角质素四种，其中的透明质酸常以游离状态存在，无定形，呈胶样物质，黏性很强，可黏着细胞，保存水分，发挥增加皮肤弹性和韧性的作用。黏多糖的合成和降解主要通过相应的酶来催化。某些非酶类物质亦可降解一些黏多糖，如透明质酸可被氢醌、维生素 B_2、维生素 C 等降解。某些内分泌因素亦可影响黏多糖的代谢，如甲状腺功能亢进时皮肤中的透明质酸、硫酸软骨素升高，可出现胫前黏液水肿。

（三）蛋白质代谢

皮肤内的蛋白质分纤维性蛋白质和非纤维性蛋白质。纤维性蛋白质主要包括角蛋白、胶原蛋白、弹性蛋白等，角蛋白至少有 30 种，各种角蛋白都是角质分解细胞和毛发上皮细胞的代谢产物和主要成分。胶原蛋白分为 I、III、IV、V 型四种，真皮内胶原纤维主要含有 I 型和 III 型胶原蛋白；而网状纤维则主要含有 IV 型胶原蛋白；基膜带含有 IV 型和 V 型胶原蛋白。弹力蛋白是真皮内弹力纤维的主要成分。此外，在真皮的基膜带和基质中尚含有非纤维性蛋白质，但它常以复合物形式存在，如与黏多糖类物质结合构成黏蛋白，非纤维性蛋白质尚可见于多种细胞内的核蛋白及细胞内外酶类。在皮肤中尚含有多种氨基酸，在表皮中主要是酪氨酸、胱氨酸、色氨酸及组氨酸，而真皮内主要是脯氨酸、羟脯氨酸、丙氨酸及苯丙氨酸等。蛋白质的合成、分解代谢在皮肤组织的新老更替、黑素合成等方面起着非常重要的作用。

1. 角蛋白 由大约 18 种氨基酸多肽链形成连接的角蛋白分子。角蛋白的形成部位现在认为在颗粒层的高位处，是表皮角质形成细胞增生、分化的最终产物。因此，影响表皮细胞增生和分化的因素都可影响角蛋白的形成，如表皮生长因子（EGF）可直接刺激表皮细胞的增生和分化，促进角蛋白的形成；肾上腺素、表皮抑素则能抑制表皮细胞的分裂，抑制角蛋白的形成。

2. 张力细丝 主要位于表皮细胞内及细胞间，其化学成分及结构与角蛋白相似。在皮肤中，它的功能主要是维持细胞内及细胞外的张力。

3. 胶原纤维 是真皮的主要成分之一，也是基膜的重要成分，由成纤维细胞产生。胶原分子由三条肽链组成，呈三股螺旋构型，结构非常稳定，不为一般蛋白酶水解，唯有胶原酶能降解胶原三股螺旋结构。目前已知胶原至少有五型，其中 Ⅰ、Ⅲ、Ⅳ 和 Ⅴ 型胶原蛋白存在于皮肤。

4. 网状纤维和弹力纤维 网状纤维主要位于真皮，由成纤维细胞产生，其含量较少，主要分布于小汗腺、皮脂腺、毛囊和毛细血管等周围。弹力纤维的特性是可以伸展为自身长度的 2 倍，分子结构由 20 种左右氨基酸组成，其中约有 1/3 是甘氨酸。

5. 肽链内切酶和外切酶 这两种蛋白质水解酶一方面参与了皮肤细胞内外蛋白质的正常分解代谢，另一方面也参与了病理过程如皮肤炎症反应和恶性细胞的转移与入侵，引起了趋化性肽的释放、血管通透性增高、结构蛋白质降解与周转、细胞的分离和对细胞的细胞毒作用。如真皮中胶原蛋白酶可使基膜下皮肤裂解。皮肤血管壁与皮面脂质中的纤维蛋白溶解酶可激活纤溶酶原使纤维蛋白降解。汗腺中的激肽释放酶可释放血管活性肽，使血管通透性升高。

（四）脂肪代谢

皮肤脂类包括脂肪和类脂质，类脂质又可分为磷脂、糖脂、胆固醇和固醇酯等。脂肪主要作为能源，类脂质（磷脂、糖脂、固醇、固醇酯）是构成生物膜的主要成分。

在脂肪代谢中最值得讨论的是皮肤脂质代谢，因为它不仅是皮肤生理的一个重要方面，同时也可能参与了许多疾病的发生。如高脂血症和血清蛋白异常可使脂质沉着于真皮引起皮肤黄瘤损害。临床上将其区分为皮脂腺脂质和表皮脂质，两者的脂肪含量均在 60% 左右，可以游离和脂化形式存在。皮脂主要由以下成分组成：①皮面脂膜，构成皮肤表面的脂质，由皮脂腺，表皮内源性脂质以及细菌、真菌、化妆品等外源性脂质提供，包括游离脂肪酸、蜡酯、类固醇酯、角鲨烯、三酰甘油等；②皮表脂质，作为能源和生物膜成分，包括三酰甘油、脂肪酸、类固醇、磷脂和维生素 D 的前体——7-去氢胆固醇等；③皮脂腺的脂质，有三酰甘油、蜡酯、角鲨烯及少量胆固醇；④真皮脂质，主要是脂肪酸；⑤皮下组织的脂质基本上是三酰甘油，有少量不饱和脂肪酸及类固醇如胆固醇、7-去氢胆固醇、脂色素等。皮脂腺的脂质代谢中，皮脂是腺体脂肪细胞最后分化的产物，皮面脂质中游离脂肪酸较多，完整的皮脂腺腺体及细胞中含量则极少。皮面脂质中及粉刺内的游离脂肪酸来自皮脂腺的三酰甘油，经毛囊皮脂腺内的细菌尤其粉刺棒状杆菌分泌的脂肪酶作用形成。皮脂腺细胞的分化和皮脂转运入毛囊内的过程中，固醇类的酯化不断增加，皮脂腺脂质中所特有的蜡酯和鲨烯是皮脂细胞在脂质发生过程中所特有的固有成分。

表皮脂质虽然在全层表皮细胞中均可见到，但含量却各有不同，从基底细胞向上，固醇含量增高而磷脂减少。表皮的脂代谢中，不同细胞分化阶段内脂质组成不同。随着分化进行，固醇类含量增高，磷脂逐渐缺乏，角层中有蜡酯和脑酰胺。因此，表皮脂质代谢的特点是磷脂的水解和角化末期的中性脂质聚集，这一特点对发挥皮肤屏障作用至关重要。病变皮损中的脂代谢异常，使该作用明显受损。另外，角质层中尚可见到较多蜡酯和脑酰胺，其主要作用是对人体电解质发挥屏障作用。

表皮中可见到丰富的必需脂肪酸，主要是亚油酸和花生四烯酸。表皮中的亚油酸和花生四烯酸两种必需脂肪酸参与正常皮肤的屏障功能，也作为一些重要活性物质的前体。如花生四烯酸可合成前列腺素这一介质，细胞损伤时本身也可作为趋化性物质，其代谢产物在锌的运转中起重要调节作用，最终参与了各种生物调节过程。另外值得指出的是，在表皮中存在的 7-脱氢胆固醇可经紫外线照射后合成维生素 D，在钙调节和防治软骨病中起重要作用。真皮和皮下组织中主要存在的脂类物质是中性脂肪，有隔离保温、缓冲及发挥能量储存库的作用。

（五）电解质代谢

皮肤是人体电解质的重要储存库之一，包括钠、氯、钾、钙、镁、磷、铜、硫等，氯和钠是含量最高的电解质，主要存在于细胞间液，起着维持酸碱平衡和渗透压的作用，在某些炎症性皮肤病中，钠、氯离子和水含量升高，适当限制食盐有利于疾病恢复。钾主要存在于细胞内，维持细胞内渗透压和酸碱平衡，钾还是某些酶的激活剂，并兼具有拮抗钙离子的作用。镁也是某些酶的激活剂，并有兴奋抑制作用。磷是许多代谢物质和酶的重要成分，参与能量的储存和转换。皮肤内的钙与细胞膜的通透性及细胞间黏着密不可分。铜在皮肤内含量很少，但它是酪氨酸酶的成分之一，在黑素形成中具有重要作用。另外它也参与了糖酵解和角质形成，铜缺乏时可出现角化不全及毛发卷曲。与三大代谢有关的多种酶中含有锌元素，锌缺乏时可导致多种物质代谢障碍。硫在皮肤中含量较多，主要存在于角蛋白中。

（六）角蛋白的生物化学

角蛋白是指存在于表皮角层的蛋白质（由纤维状蛋白和无定形基质形成的角蛋白复合体）或从基层至角层细胞中的纤维状蛋白（角蛋白细丝中的内含物）。角蛋白由多肽链组成，分子质量为 40 000~70 000Da，从基底层细胞向角层细胞的分化过程中，角蛋白分子量呈现扩大之势，因此角蛋白多肽可以作为细胞分化的一个标志。表皮、毛发、甲的角蛋白化学组成相似，但胱氨酸（含硫氨基酸）含量不同，表皮角蛋白含硫量为 1.4%，而毛发角蛋白含硫量为 4.5%。甲角蛋白含硫量为 3.2%。毛发角蛋白对由表皮角蛋白制备的抗体间无交叉反应性，反之亦然。

角蛋白异常包括异常角蛋白细丝、透明角质颗粒或被膜颗粒的质与量异常。如寻常型的银屑病、鱼鳞病和毛囊角化病中角蛋白细丝减少，聚集减弱，直径改变，皮损中表皮角蛋白的分子质量为 67 000Da 的多肽消失，出现表皮角化过度或不全等病理改变。

（七）表皮代谢的生化调节

1. 环鸟苷酸（cGMP）及环腺苷酸（cAMP） 来源于 ATP 和 GTP 经腺苷或鸟苷环化酶作用后的产物。两者为主要的环核苷酸，其中 cAMP 可抑制表皮细胞有丝分裂和增殖，由 ATP 经腺苷酸环化酶作用而生成，存在于整层表皮中，同能影响该酶的激活的因素均可间接影响表皮细胞的分化增殖。cGMP 的作用与之相反，由鸟苷酸环化酶作用产生，组胺及表皮生长因子可刺激该酶活性，故可间接促进表皮增生。

2. 花生四烯酸 由细胞膜磷脂经磷脂酶 A_2 作用产生，再经环氧合酶作用转换为前列腺素，前列腺素又可经脂氧合酶作用产生白三烯等一系列转换过程。业已证实前列腺素 E 可升高表皮 cAMP 水平，同时也能加速 DNA 合成。白三烯同样具有后一种作用，在表皮增殖中具有重要意义。

3. 钙调蛋白 对 cAMP 具双重作用，一方面能活化腺苷酸环化酶，促使 cAMP 生成，另一方面又可加速它的分解，使 cAMP 转变为 5'-AMP。钙调蛋白同时还可激活磷脂酶 A_2，使花生四烯酸等不饱和脂肪酸增加，加快前列腺素及白三烯的产生。此外，还可通过调节酶促进 DNA 合成。

4. 多胺与鸟氨酸脱羧酶 鸟氨酸脱羧酶的活性升高可导致大量多胺产生，后者有促表皮细胞增殖的作用。其在银屑病等慢性增生性皮肤病中活性明显增加。

5. 皮质类固醇激素 对表皮生长分化具有以下三种功能：①直接抑制有丝分裂；②抑制磷脂酶 A_2 活性；③增强腺苷酸环化酶的活性。

6. 蛋白酶 有促表皮细胞增殖的作用，它可能通过去除细胞间相互作用而起效。

7. 抑素 通过提升腺苷环化酶的活性抑制表皮细胞有丝分裂，从而抑制细胞增殖。

8. 表皮生长因子 表皮细胞具有该因子受体，可促使表皮增生，加速有丝分裂，增加细胞 DNA 与 RNA 成分、二硫键成分和酪氨酸脱羧酶与鸟苷酸环化酶活性。

（八）皮肤黑素代谢

黑素呈黑色或褐色，是一种蛋白质衍生物，来源于黑素细胞，黑素细胞在酪氨酸酶的作用下经过一系列的生物学过程最终形成黑素体。成熟的黑素体通过黑素细胞的树枝状突起转运入邻近的角质形成细胞及其间隙，随着角质形成细胞的分化，不断向表皮浅层转运，最终脱落于皮肤表面。黑素体的大小、数目及类型、分布决定着人类的皮肤颜色。

表皮黑素单位是由一个表皮黑素细胞与其邻近的约 36 个角质形成细胞构成的，具有在结构和功能上的合作关系。黑素细胞形成黑素体，角质形成细胞将其摄取并转运，合成与清除过程在局部基因调控和内、外源调节因子作用下处于动态平衡之中。不同部位有活性的表皮活素单位数目不同，皮肤色素因此具有差异。黑素细胞主要分布于表皮基层和毛球部位，具有形成和分泌黑素的能力，其合成的酪氨酸酶使酪氨酸氧化成多巴，并使多巴进一步氧化黑素体之后完成黑素化过程。黑素体是黑素细胞中的一种色素颗粒，其形成过程为核糖体中合成的酪氨酸酶经内质网到高尔基体内聚集成有膜状外廓小囊的球形细胞器即第 I 期黑素体。其内膜结构充分发育并有许多膜状细丝的细胞器时始有黑素沉积，沉积不断增加，至第 IV 期时内部结构无法辨认，充满黑素时完成了黑素化过程，之后被角质形成细胞及毛皮质细胞摄取，并在胞内进行黑素体的转运、降解或排除。

黑素可分为黑褐色的真黑素和黄红色的褐黑素，是一种结构紧密的与蛋白质相结合的有吲哚与醌等基本结构的高分子聚合物。其生成与酪氨酸酶、酪氨酸和分子氧浓度有关，速度及量受到多种因素控制。多巴、巯基、微量元素铜和锌等均可促进其合成，铁、银、汞、金铋、砷等重金属可使皮肤色素加深；垂体分泌的垂体肽如黑素细胞刺激素（MSH）可促进其合成，而肾上腺皮质激素抑制 MSH 分泌，雌激素和甲状腺素可促进其合成；副交感神经可使之增加，交感神经作用相反；酪氨酸、色氨酸、赖氨酸等氨基酸和泛酸、叶酸、生物素、对氨苯甲酸等维生素参与黑素形成，其量的多少直接影响到黑素生成的多少。

1. 黑素的合成　是一个复杂的生物学过程，简单图示如下（图 4-23）：

$$酪氨酸 \xrightarrow{酪氨酸酶} 多巴 \xrightarrow{酪氨酸酶} 多巴醌 \xrightarrow{Zn^{2+}}$$

$$醌式吲哚 \xrightarrow{再聚合} 高分子醌式吲哚 \xrightarrow[结合]{蛋白质} 黑素蛋白$$

图 4-23　黑素的合成

2. 黑素的调节　多巴可以加速上述反应。表皮中的巯基能与酪氨酸酶中的铜结合而抑制其活性，即巯基减少，黑素合成增加，紫外线即具有此作用。酪氨酸酶中含有铜离子，多巴醌聚合需要锌参与，锌、铜缺乏可以减少黑素合成，重金属可以结合巯基，间接增加黑素合成。垂体前叶分泌的黑素细胞刺激素可以促进黑素的合成。

第十七节　皮肤与内分泌

人体的内分泌在人的生理功能中占有非常重要的地位，与人体的生长、发育、生殖、代谢等均有密切的联系。内分泌系统包括全身各种内分泌腺及分散存在于身体其他部分的内分泌细胞。它们所分泌的高效物质被称为激素。激素是调节人体内促酶反应和其他化学反应的物质，机体内任何重要的代谢过程，几乎都离不了其原发或继发作用的影响。皮肤是机体最大的器官，处于机体和外界环境之间。激素与皮肤的健美具有直接的关系。只有机体里面的激素保持平衡才会有良好的皮肤。

一、内分泌激素对皮肤的作用

人体内激素种类繁多，来源和性质各异，作用途径及范围也各不相同。本节主要叙述与皮肤，尤其与美容有关的一些激素。

（一）性激素

由性腺所分泌的激素称为性激素。性激素除主要来自性腺（男性的睾丸或女性的卵巢）外，还有少部分是由肾上腺和胎盘分泌的。性激素是维持人类性别的物质。可将其分为雄性激素和雌性激素两类。两类性激素对皮肤具有重要作用。

1. 雄性激素（androgen）　主要由男性睾丸合成，女性卵巢和肾上腺也分泌雄性激素，但量很少。其主要作用是促进男性器官发育并维持其正常功能。从化学角度而言，雄激素是一类含有 19 个碳原子的甾体激素，是所有雄性激素的总称，其代表物为睾丸分泌的睾酮。而肾上腺分泌的脱氢表雄甾酮（dehydroepiandrosterone，DHA）；女性肾上腺、卵巢分泌的 DHA、44-雄甾烯二酮（androstenedione）、44-雄甾烯二酮，是合成睾酮的前体，最终转化为睾酮。

关于睾酮的代谢，动物实验证明，在前列腺内，来自血液的睾酮被摄入细胞内，一部分代谢为 44-雄甾烯二酮，大部受核（膜）和其附近微粒体内存在的 5α-还原酶的作用转化为二氢睾酮（dihydrotestosterone，DHT）。DHT 比睾酮具有更强的生物学活性，与胞质受体结合后，摄入胞核内，发挥生理作用。但是，睾酮并不单是 DHT 的前体物，其也具有自体直接作用。

皮肤是雄激素的靶组织。但皮肤内睾酮代谢有部位差异。外阴部皮肤包括包皮、阴囊、大阴唇、阴蒂，睾酮利用率高，5α-还原酶活性强。皮肤成纤维细胞不仅能使睾酮转化为DHT，而且能保持皮肤内睾酮代谢的部位差异。与非外阴部皮肤成纤维细胞比较，外阴部皮肤成纤维细胞内睾酮代谢活性强，而且 DHT 结合量多。17β-羟类固醇脱氢酶的活性也会影响到皮肤内睾酮的代谢。腋窝皮肤内与颜面、额及头皮内 5α-还原酶的活性无差异。但腋窝皮肤内 17β-羟类固醇脱氢酶的活性比颜面、额和头皮更占优势，在这些部位，44-雄甾烯二酮向睾酮方向转化。

雄激素在体内最后生成 17-酮固醇（17-KS），从尿中排出。检测尿 17-KS 可推测雄激素量。大致的正常值：男性日排泄 6.5～11.9mg（60～70U），女性 5.4～9.6mg（40～50U）。

雄性激素对皮肤的主要功效有：

（1）促进 DNA 及蛋白质的合成，减少尿氮的排出，使肌肉发达，刺激细胞增生，加速骨骺闭合，使骨骼粗壮，身体有刚健的男性美。

（2）直接刺激皮脂腺细胞产生皮脂。动物实验显示，雄激素能使未分化的皮脂腺细胞分裂增加，腺体增生及腺细胞分化，从而增加皮脂产生；成年动物阉割 12h 后，皮脂腺的DNA 合成停止，若给此种被阉割的动物注射雄激素，则皮脂腺又恢复活动。而给予青春期前的儿童雄激素，可引起皮脂腺增大，增加皮脂的分泌。皮肤发生寻常性痤疮与雄激素有密切的关系。

（3）使青春期的大汗腺充分活动。

（4）对黑色素的形成亦有影响，如男性面部、胸部、乳晕等处皮肤比女性要黑。

（5）能抑制头顶及前头部头发的发育，引起早秃，但对阴毛、耳毛、鼻毛、胸毛的发育有促进作用，可使第二性征处的毫毛转变为长毛。

（6）使皮肤胶原纤维增加，皮肤肌纹粗糙。Ford 等研究提出雄激素在皮肤瘢痕疙瘩形成过程中起着主要的或至少是辅助性的作用。

（7）对交感神经有紧张作用。

2. 雌性激素（estrogen） 主要由卵巢分泌。此外，胎盘、肾上腺和睾丸也能分泌少量雌性激素。雌性激素的主要作用是促进女性器官及第二性征的发育。与同龄男性相比，女性皮肤洁白、细腻、富有弹性和光泽，这应当归功于女性特有的雌性激素。雌性激素可分为雌激素（卵泡激素）和孕激素（黄体素）两种。皮肤是雌激素非生殖器官中最大的靶器官，也是雌激素起效最快，最明显的靶器官。

（1）卵泡激素：又称雌激素，由卵巢和胎盘合成，男性睾丸合成微量，是具有 18 个碳原子的四环化合物——雌烷结构类固醇激素，其基本结构特点是在分子总有 17 位氢的功能存在。如在 17 位碳原子上羟基置换氢原子称为雌二醇，而在 16 及 17 位碳原子上的氢被置换称为雌三醇，在 17 位碳原子上的氢被置换称为雌酮。其他雌烷类的碳氢化合物均系这三种雌激素的衍生物。这三种雌激素的活性差别大，其中以雌二醇的活性最强，雌酮次之，雌三醇最弱。一般认为雌二醇为卵巢所分泌，其他两种为代谢产物。

在体内，雌激素的代谢产物有多种，但主要为邻苯二酚雌激素，包括 2-羟雌激素、4-羟雌激素、16α-羟化物，它们具有很弱的雌激素作用。目前认为，体内 2-羟化物与 16α-羟化物的比例与个体生理状态有关，肥胖女性，16α-羟化物占优势，而厌食者以 2-羟化物占优势。雌激素主要在肝脏代谢，代谢产物与硫酸盐、葡萄糖醛酸盐结合后分泌入胆汁。在小肠，多数硫酸盐复合物被小肠菌群分解，经肝肠循环重吸收。肾脏则将最终的代谢产物经尿排出体外。

雌激素对皮肤的主要功能有：

1）使皮脂减少，限制皮脂分泌，调整表皮角化现象，使皮肤滑泽。其作用不是直接作用于皮脂腺，而是通过抑制垂体前叶促性腺激素及抑制雄激素合成而起作用。

2）能扩张毛细血管，增加皮肤的血液供应，使皮肤肌纹细嫩，增强皮肤功能，使皮肤具有张力，呈现青春美。

3）可以增强成纤维细胞的活性，促进胶原合成，加速胶原成熟，抑制胶原降解，提高基质中胶原的含量，促进动物及人类皮肤伤口的愈合。

4）该激素尤能促进男、女性头发的发育。

5）具有保水保钠作用，使细胞外液增多；并可促进肌肉蛋白质的合成，加强钙盐沉着等。亦可促进真皮透明质酸产生，提高真皮含水量，降低老年性皮肤干燥发生率。

6）对副交感神经有紧张作用。

血中雌激素主要是雌二醇和雌酮，在月经周期中有明显波动。因此很多女性的皮肤好坏也随月经周期有明显波动。

（2）黄体素：又称孕激素，主要由卵巢的黄体细胞分泌，胎盘、睾丸、肾上腺合成微量，以孕酮（黄体酮）为主。孕酮含 21 个碳原子，为孕烷衍生物，3 位为酮基，4、5 位具有双键，这种结构是孕酮发挥生物活性所必需的，孕酮在血液中与一种球蛋白结合后成为水溶性，并失去活性。天然孕酮的合成过程：首先，需胆固醇在细胞的线粒体内经裂解酶作用，转化为孕烯醇酮（pregnenolone）（孕烯醇酮是合成孕激素、雄激素和雌激素的前体）；然后孕烯醇酮通过 3β 羟甾脱氢酶使 C3 上的羟基氧化为酮基；再经 Δ5-4 异构酶使 C5-6 位的双键，转为 4-5 位，即形成孕酮。

孕激素在体内会经代谢转化为雄激素。除了转化为雄激素，孕激素在体内还有其他几种代谢途径：5α 和 5β 还原，20α 和 20β 还原，以及 6β、16α、17α、21α 羟化。大约 50% 在肝脏代谢，50% 在肝外代谢。以往认为 5β 还原是孕酮代谢的主要途径。而目前认为 5α 还原作用更占优势。5β 还原作用主要发生在肝脏，肝细胞将孕酮 A 环还原为 5β 构象，随后将 3，20-酮基还原为 3α，20α-羟基。后者与葡萄糖醛酸结合后释放入血，很快从尿中排出，主要为孕二醇葡萄糖醛酸盐。5α 还原作用可在肝内或肝外进行。目前通过分子克隆技术发现有两种不同的 5β 还原酶基因，一种主要使孕酮还原为雄激素，约占孕酮代谢的 50%；另一种使孕酮还原为二氢孕酮，后者经 3α 还原后，与硫酸盐结合，进入胆汁，最终从粪便中排出。

一般来说，黄体酮往往是在雌激素作用的基础上产生效应的，其功能主要有：

1）抑制排卵，促使子宫内膜增生，以利于受精卵植入，并降低子宫肌肉兴奋度，保证妊娠的安全进行。

2）促使乳腺发育，为泌乳做好准备。

3）提高体温，使基础体温在排卵后升高 1℃ 左右，并使血管和消化道平滑肌松弛。

4）使皮肤分泌旺盛，皮脂分泌增多，容易引起青春痘，且易形成黑色素，容易吸收紫外线。

5）另尚有蛋白分解和抗雄甾酮作用。黄体激素本身，如孕酮、羟脱水孕酮几乎不用于美容上，但其中间产物如孕烷二醇、孕烯醇酮等可配成霜剂外用，使皮肤具有张力，表现青春美。

通过以上介绍，可以看出，男性和女性体内均存在雌、雄两种性激素，只不过其含量存在明显差异而已。在男性体内，雄激素占绝对优势；而在女性则以雌激素占多数。两类激素对维持人体皮肤的健美都起着重要作用。

（二）脑垂体激素

脑垂体位于颅底骨隐窝中，是身体内最复杂的内分泌腺，不但与身体骨骼和软组织的生长有关，且可最影响其他内分泌腺，如甲状腺、肾上腺、性腺的作用。脑垂体有前叶、中叶和后叶之分，是人体激素分泌的主宰。

1. 脑垂体前叶 合成和分泌多种重要激素，分泌的以下激素对皮肤有影响：

（1）生长激素：与人体生长发育有关。该激素不必通过靶腺而直接发挥作用，可决定骨发育的比例、身长和四肢之间的相称性，决定女性娇柔外貌的肌肉的形成；可影响皮下脂肪组织的数量、分布和积存，并赋予女性好看的椭圆形，如果成人生长激素产量下降，皮肤营养失调，皮肤就会出现萎缩，变得苍白、发凉、干枯，汗和皮脂腺分泌物减少，出现细小的皱纹，皮肤的弹性和滋润性丧失；可促进骨骼生长、蛋白质合成，减少蛋白质分解的作用，因而使肌肉发达；加速脂肪分解，减少糖的消耗和增加机体对重要无机元素的摄取利用，有利于机体的生长、修复等功能。儿童生长激素分泌过少可引起侏儒症；分泌过多可引起巨人症。成人生长激素分泌过多可引起肢端肥大症，皮肤增厚起皱，色素增加，皮脂腺、汗腺分泌过多，多毛（晚期可稀少），指甲宽而平。

（2）催乳素（即生乳素）：主要作用是促进乳腺生长发育，引起并维持泌乳，并参与应激反应和卵巢功能的调节；促进乳腺发育，刺激乳汁分泌，刺激黄体，促进前列腺、精囊腺发育）。

（3）促肾上腺皮质激素（ACTH）：可刺激肾上腺皮质分泌皮质激素。若垂体受损（如产后大出血），可引起席汉症，皮肤轻度黏液水肿样，皮肤苍白，毛发稀少，汗腺、皮脂腺分泌减少，指甲变薄；可刺激肾上腺皮质合成和分泌类固醇，增加血流量，增强脂肪酸代谢，促进胰岛素分泌、黑素沉着。

（4）促性腺激素：包括卵泡刺激素和黄体生成素，对性腺的发育和分泌功能起促进作用。在两性的垂体中生成的促性腺激素并无本质差异，只是分别到达卵巢和睾丸后，发挥不同的作用，可调节性腺激素的分泌、促进性腺的发育，并与皮肤有密切关系。

（5）促甲状腺激素：是一种糖蛋白，可调节甲状腺的分泌，促进脂肪分解。

由上述可见，脑垂体前叶激素参与调节全身代谢，尤能促进生殖腺的发育，刺激女性性周期，诱发性的发情，以及调节皮肤血管运动神经和自主神经的功能，抑制皮肤过敏，促进毛发生长。腺垂体的活动，一方面受下丘脑分泌的促甲状腺素释放激素、促肾上腺皮质激素释放激素、生长素释放激素等多种与垂体激素对应的神经激素的调节控制，另一方面又受到甲状腺素、肾上腺皮质激素等靶腺激素的反馈性调节。

2. 脑垂体中叶 合成和分泌 MSH，可使血液中铜的含量增加，皮肤黑色素增多。

3. 脑垂体后叶 分泌加压素和催产素，有抗利尿、血管收缩、血压上升、子宫收缩、乳汁分泌、输卵管蠕动增强等作用。

（三）肾上腺激素

肾上腺位于肾的上方，左右各一，分为皮质、髓质两部分。皮质占整个肾上腺重量的90%，分泌皮质激素；髓质占10%，分泌肾上腺素及去甲肾上腺素。

1. 肾上腺皮质激素　肾上腺皮质主要分泌两种皮质激素，即糖皮质激素和盐皮质激素。

（1）糖皮质激素：由皮质中层分泌，其特征是具有21个碳原子的典型的固醇结构，其代表是皮质醇（如可的松）。正常人体每天皮质醇的分泌量约20mg，由下丘脑-垂体轴（HPA）通过促肾上腺皮质激素控制，具有24h的生物节律，凌晨血浆内浓度最低，随后血浓度升高，上午8点左右血浓度最高。皮质激素与生命的关系极为密切。切除双侧肾上腺的动物，如无适当治疗，1～2周内即死亡，说明肾上腺皮质对维持生命很重要。

1）糖皮质激素对糖、蛋白质和脂肪代谢均有作用：

a. 对糖代谢的作用：它促进蛋白质分解，使较多的氨基酸进入肝，同时增强肝内与糖异生有关酶的活性，致使糖异生过程大大加强。如果糖皮质激素分泌过多（或服用此类激素药物过多），可引起血糖升高，甚至出现糖尿；相反，肾上腺皮质功能低下病人（如肾上腺皮质功能不全），则可出现低血糖。

b. 对蛋白质代谢的作用：糖皮质激素促进肝外组织，特别是肌肉组织的蛋白质分解，加速氨基酸转移至肝生成肝糖原。糖皮质激素分泌过多时，由于蛋白质分解增强，合成减少，将出现肌肉消瘦、骨质疏松、皮肤变薄、淋巴组织萎缩等。

c. 对脂肪代谢的作用：糖皮质激素促进脂肪分解，增强脂肪酸在肝内的氧化过程，有利于糖异生作用。肾上腺皮质功能亢进时，糖皮质激素对身体不同部位的脂肪作用不同，四肢脂肪组织分解增强，而腹、面、肩及背的脂肪合成有所增加，以致呈现面圆、背厚、躯干部发胖而四肢消瘦的特殊体形。

此外，当机体受到各种有害刺激，如低氧、创伤、手术、饥饿、疼痛、寒冷、精神紧张和焦虑不安等应激反应时，血中糖皮质激素也相应增多。而当去掉肾上腺皮质时，机体应激反应减弱，对有害刺激的抵抗力大大降低，严重时可危及生命。

2）其与皮肤有关的功能

a. 抗炎作用：非特异性，对各种类型（感染、过敏、物理）炎症及不同阶段的炎症均有作用，并被用于治疗荨麻疹、湿疹等皮肤疾病。

b. 抗过敏及免疫抑制作用：抑制组胺及其他炎性介质的释放，如天疱疮与免疫功能过强有关，可用激素治疗。

c. 抗毒作用：可保护机体细胞及亚细胞结构，缓和机体对各种内毒素的反应，减轻细胞损伤，缓解毒血症症状。

d. 抗休克作用：主要在于其抗炎、抗过敏及缓解毒血症等作用，并有血管解痉作用，可解除微循环进出路的血管痉挛，同时对休克的缺氧细胞有保护作用。

e. 抗核分裂和萎缩作用：可使创口或病灶修复过程延迟（抑制DNA合成，阻止细胞分裂），造成纤维细胞、肉芽组织和新生毛细血管形成受抑。

一般大剂量或长期应用糖皮质激素后，易出现不良反应。对皮肤而言，主要可造成皮肤萎缩，伤口愈合延迟，红斑，多毛，口周皮炎，诱发痤疮、紫纹和毛细血管扩张等，而具体不良反应取决于剂量和时间。

（2）盐皮质激素：由皮质最外层分泌，包括醛固酮和去氧皮质酮（DOCA），醛固酮是主要成分。醛固酮是调节机体水盐代谢的重要激素，能促进肾远曲小管及集合管重吸收钠、水和排出钾，即保钠、保水和排钾作用。当醛固酮分泌过多时，将使钠和水潴留，引起高血钠、高血压和血钾降低。相反，醛固酮缺乏时则钠与水的排出过多，血钠减少，血压降低，而尿钾排出减少，血钾升高。另外，盐皮质激素与糖皮质激素一样，能增强血管平滑肌对儿茶酚胺的敏感性，且作用比糖皮质激素更强。

2. 肾上腺髓质激素　肾上腺髓质分泌的激素主要为肾上腺素。肾上腺素有刺激交感神经系统、血管收缩、血压上升、强心、支气管扩张、胃肠蠕动缓慢等作用。肾上腺素用于皮肤，可使毛细血管收缩；用于眼结膜，使血管收缩，消除充血，赋予眼的美感。此外，肾上腺髓质还分泌少量的去甲肾上腺素，生理功能与肾上腺素大致相同，对血管有强烈的收缩作用。

（四）甲状腺激素

甲状腺位于喉前的颈上，是人体内最大的内分泌腺，其分泌的激素为甲状腺激素。甲状腺素中包含有碘，可加强机体内的氧化过程，调节新陈代谢，保持身体的恒温，使皮肤润泽、艳丽。

甲状腺功能亢进时，中枢神经系统的兴奋性增高，病人消瘦，怕热多汗，心跳加速，眼球突出，蛋白质分解增多，易产生肌肉无力，体温偏高。皮肤变得比较热，发红。表皮薄，但无萎缩。毛发结构改变，可见散在的脱发。其他皮肤改变包括全身瘙痒、慢性荨麻疹、斑秃。

甲状腺功能低下时，病人基础代谢率降低，中枢神经系统兴奋性降低，出现记忆力减退，说话和行动迟缓，淡漠无情与终日思睡，而且使皮肤变得干燥、发凉、肥厚、皱纹增多、粗糙，出现小鳞片，指甲发育不良，毛发脱落。

（五）唾液腺激素

唾液腺在口腔内，分泌唾液的同时，尚作为一种内分泌器官而分泌唾液腺激素（腮腺激素）。该激素能促进细胞的生长和分裂，加速细胞内核糖核酸、脱氧核糖核酸和蛋白质的合成，特别是促进肌肉、牙齿、骨骼、眼睛和关节等间叶组织的发育，延缓人体功能的衰退，尤能防止因衰老而发生的皮肤变化，使皮肤保持润泽、艳美，也稍能减少皱纹。

二、皮肤内激素受体的生物学

激素对靶细胞的调控必须通过特异性受体来介导。受体是位于细胞表面或细胞内，结合（识别）特异激素并引发细胞响应的蛋白质。

受体的主要特征：①饱和性，细胞或组织内受体数目有限，故与配体（能与受体呈特异性结合的生物活性分子）结合的量也有限，当配体足够多时，即出现饱和。②特异性，一种特定受体只选择性地与特定配体结合，产生特定生理效应，而不被其他生理信号干扰。受体与配体的结合通过反应基团的定位和分子构象的相互契合来实现。③可逆性，受体与配体以非共价键结合，当生物效应发生后，配体即与受体解离。受体可恢复到原来的状态，并再次被利用，而配体则常立即灭活。④高度亲和力，无论是膜受体还是胞内受体，它们与配体间的亲和力都极强。

激素受体有三种类型：①靶（组织）细胞浆膜表面的肽激素、儿茶酚胺和释放因子的特异性受体；②细胞质内类固醇激素受体（受体结合类固醇后而变体，附着于靶细胞的染色质上）；③靶细胞染色质内甲状腺激素受体。

受体以不同的亲和性，同一种天然的、合成的激素结合，并表现出部分增效或拮抗的活性。能激活受体的配体称为激动剂，阻断受体活性的配体称为拮抗剂或阻断剂。具有拮抗活性的激素与受体结合并竞争地抑制具有增效活性的激素与之结合。

（一）类固醇激素受体的生物学性质

1. 类固醇激素受体　类固醇激素为一类对机体的生长、发育、分化、生殖及免疫等重要生理过程具有调节作用的激素。类固醇激素家族本身是一些化学结构相似的脂溶性小分子，分子质量在 300Da 左右。由于它们是疏水性小分子，所以并不像一般水溶性小分子那样，可与细胞膜表面受体结合后耦合进入细胞。大都认为类固醇以弥散的方式经细胞膜进入细胞内。在弥散过程中，激素与细胞膜产生快速、高效能、非特异性缔合，然后是较为缓慢的内化过程。另外也有研究认为，某些靶细胞具有类固醇特异的输送系统。而细胞摄取的类固醇量则与类固醇的亲脂性之间有密切的相关性。

类固醇激素受体是类固醇激素发生作用的关键。类固醇激素受体存在于细胞质中。这些受体都具有共同的框架：一个 DNA 结合域、一个激素结合域和一个调节转录域。其中前两个域具有受体的特异性。激素与受体通过激素结合域结合，形成类固醇-受体复合物后向细胞核转移。关于类固醇-受体复合物移位于胞核的问题尚了解不多。据推测，类固醇激素-受体复合物与胞核受体位（为保持完整，需 DNA 和染色质蛋白）相互作用并结合于受体，导致染色质结构的变化。此过程可能伴有某些胞核非组蛋白的磷酸化，继特异性 mRNA 转录的变化而改变 RNA 聚合酶的出发位的数目。胞核内受体位的数目超过细胞质性受体位的数目。受体和类固醇在胞核内发挥作用后，两者便从胞核内消失，受体再进入细胞质内并再继续重复上述过程。除受体再循环外，细胞质内受体数也是可以调整的，而激素本身就可能参与其受体的调节。

类固醇-受体复合物与 DNA 集合引发一系列活动，最终引起明显的生物学反应结果。但是，反应的方向、程度及其对特异性基因表达的效果则受细胞代谢和分化状态的制约。而激素与细胞质受体的结合则是激素向细胞核转移产生生物学效应的必要条件。

皮肤是类固醇作用的复合场所。在皮肤不同区域内都有雄激素、雌激素、孕激素和糖皮质类固醇激素等特异性结合位，但不存在盐皮质类固醇的结合位。在皮肤细胞质内，受体与激素的结合能力因解剖部位不同而异，孕酮受体水平最高，其次为糖皮质类固醇，而雌激素和雄激素受体水平较低。

2. 雄激素受体　雄激素受体在人体组织中分布很广泛，除了在前列腺、精囊等生殖器官外，在中枢神经组织、骨骼肌及其他器官中也有存在，Takede 等用免疫组织化学方法在大鼠和小鼠的实验中发现，除了脾脏以外，在前列腺、精囊、肾上腺、肾脏、肝脏，以及雌性小鼠的子宫内膜、卵巢器官中都发现雄激素受体，可是在靶器官前列腺，精囊中雄激素受体分布要比非靶器官多，着色要强。在人类的肿瘤中，前列腺癌、肝癌、大肠癌、软组织肿瘤和黑色素瘤都有雄激素受体。最近几年，由于分子融合技术的发展，已经能制备抗雄性激素受体的单克隆抗体。

就皮肤而言，人体各解剖部位的皮肤都拥有雄激素受体。在皮肤内，雄激素代谢可将脱氢表雄甾酮转化为睾酮。而在 5α-还原酶的作用下，睾酮又可迅速转化为更具生物活性的雄激素——二氢睾酮。睾酮和二氢睾酮的作用受雄激素受体蛋白介导。睾酮和二氢睾酮都能结合于雄激素受体，但后者对受体的亲和性强于前者。其他性激素如雌激素和孕酮也能结合于雄激素受体，但与受体的亲和性弱于睾酮和二氢睾酮。

雄激素受体分子要与配体结合，需要进行磷酸化。蛋白激酶 A 刺激剂（即脂分解剂）对雄激素受体磷酸化的抑制使该受体对基因转录的调节作用降低。实验证实，雄激素配体，如脱氢睾酮或 β-雌二醇，刺激雄激素受体表达和磷酸化，是雄激素协同剂或不完全协同剂。相反，雌二醇氮芥抑制雄激素受体的磷酸化，是雄激素拮抗剂。

在皮肤内，雄激素受体蛋白存在于皮肤胞液和皮肤成纤维细胞内。另外，存在于皮肤胞液内的睾酮-雌二醇结合球蛋白（TeBG），也能以同样的亲和性和较高性能结合雄激素。研究发现，雄激素受体浓度在生殖器部位较非生殖器部位的皮肤高，在颈部、腹部和腕部的皮肤浓度较低。且脱发病人脱发区皮脂腺雄激素受体含量高于非脱发区。

雄激素细胞性受体不受循环雄激素调节。男性和女性，包括循环睾酮水平不同的青年男性（青春期前、青春期和青春期后）外阴皮肤成纤维细胞内受体浓度无差异。妇女阴部皮肤胞液内受体浓度比男性高，可能与女性内源性类固醇水平低有关。多毛妇女阴部皮肤的胞液内受体浓度低于正常妇女，但与正常男性无明显差异；而多毛妇女血浆睾酮浓度低于正常妇女 8～10 倍，也提示胞液受体浓度与循环雄激素之间无相关关系。

3. 雌激素和孕酮受体 雌性激素可分为雌激素和孕激素两类，其作用的发挥依赖于雌激素受体（ER）和孕激素受体（PR）的介导。雌激素和孕激素受体在种族和组织间未发现差异，凡是哺乳动物靶组织中的受体蛋白，它们的分类与性质基本相似。

雌激素和孕酮受体均属类固醇类受体，因此在氨基末端的 DNA 结合区富含半胱氨酸，孕酮受体在此区内的氨基酸排列顺序与雄激素受体有很多的相似性。在羧基末端有一类固醇激素结合区，各种不同的类固醇激素受体在此区内的氨基酸的组成和顺序有很大的差别。磷酸化是雌激素受体发挥功能的一个重要机制。大量证据表明，雌激素受体在结合配体后发生过度磷酸化。在雌激素受体发挥其调节靶基因转录活性的过程中，雌激素受体的关键氨基酸——丝氨酸残基及一或多个酪氨酸残基的磷酸化起着重要的作用。它们的磷酸化提高了蛋白质在某个区域的负电荷和酸度，因而改变同一时间内，不同区域的雌激素受体，其磷酸化程度是不同的，这一点能解释其对靶基因转录活性调节的某些差异。

雌激素受体也存在于皮肤中。表皮细胞也能主动地代谢雌激素。但皮肤内雌性激素受体水平较低，其中面部皮肤浓度最高，而乳房和大腿部皮肤浓度最低。雌激素受体对雌激素具有较高的亲合力和特异性。孕酮受体存在于全层皮肤的胞液组分内，但其水平因解剖部位不同而有差异，如胸部皮肤胞液内最高，其次为耳后区，耻骨部皮肤内最低。

在正常月经周期时，皮肤内雌激素受体浓度与血清雌二醇或孕酮水平之间无相关关系，提示细胞性雌激素受体水平同雄性激素受体相似，不受血浆雌激素和孕酮水平调节。男、女性痤疮患者雌激素水平增高。

4. 糖皮质类固醇受体 糖皮质类固醇激素具有调节糖、脂肪和蛋白质的生物合成和代谢的作用。临床上，糖皮质类固醇已广泛地用于治疗多种皮肤病。现有的研究充分地表明，它对皮肤的所有成分几乎都有影响，如表皮细胞的复制和分化、真皮成纤维细胞的增殖和基质成分的合成（如胶原和氨基葡聚糖）等。长期使用该激素则会引起诸如皮肤变薄等的不良反应。

和其他靶组织一样,皮肤对糖皮质类固醇的反应也介导于一种特殊的蛋白-糖皮质类固醇受体。该受体是可溶性单链多肽组成的磷蛋白,分子质量为 94 000Da,其沉降系数为 4S~9S。这种受体和几种其他蛋白质(包括热休克蛋白 90、热休克蛋白 70、亲免疫蛋白)结合组成复合体而处于非激活状态。这些蛋白质所起的作用是帮助糖皮质激素受体维持一定的构型和处于未被激活状态。因此该类受体有四种存在形式:激活的与非激活的分别未与配体结合的糖皮质类固醇受体;激活的与非激活的分别已与配基结合的糖皮质类固醇受体。

糖皮质类固醇受体代谢活跃,半衰期为 3.5~9.5h,人肝、脾、肾小管、胎盘及外周血白细胞,包括淋巴细胞、单核细胞、中性粒细胞、巨噬细胞有糖皮质类固醇受体。人表皮、真皮及皮肤成纤维细胞中也含有糖皮质类固醇受体,未结合的糖皮质类固醇受体主要位于细胞质中。

人皮肤组织中的糖皮质类固醇受体与其他组织中的相似,主要位于胞质中,与糖皮质激素具有高亲合力。但糖皮质类固醇受体在皮肤中分布的数量存在差异,人皮肤 90% 以上的结合蛋白在真皮,而表皮中不到 10%,在 $1cm^2$ 的人皮肤表面有 12.0×10^{10} 个受体,其中 11.0×10^{10} 个受体在真皮,0.95×10^{10} 个受体在表皮,真皮的糖皮质类固醇受体为 1706 位点/细胞,表皮为 1214 位点/细胞。而在不同的解剖学部位,糖皮质类固醇受体的分布有所不同。Leiferman 等发现不同解剖部位完整皮肤内每个细胞受体位数量有很大差异,腹部皮肤为 294 位点/细胞、面部皮肤为 3200 位点/细胞、包皮皮肤为 5133 位点/细胞。所以,与临床上所见身体不同部位皮肤对糖皮质激素的敏感性不同是一致的。

血管对糖皮质类固醇疗法很敏感,将糖皮质激素涂于皮肤,可引起血管收缩。血管收缩也是糖皮质类固醇受体介导的一种效果。糖皮质类固醇受体也存在于血管结构的细胞(内皮细胞和平滑肌细胞)内。其他类固醇如雌二醇和睾酮不能阻断糖皮质类固醇所致的血管收缩反应,而糖皮质类固醇的拮抗物则能阻断之。

糖皮质激素的大部分作用是通过与细胞质中的糖皮质激素受体结合,经过复杂的信号转导,增加或减少靶基因的表达来实现的。因此,这类作用有一定的潜伏期。此外,糖皮质激素也有若干快速表现的作用,不能用影响基因转录的机制来解释,提示糖皮质激素还有别的机制介导其作用。如大剂量糖皮质激素的抗过敏作用常常在用药几分钟内发生,这显然与其基因效应不符合。现已证明细胞膜上还有类固醇受体,糖皮质激素的快速非基因效应与细胞膜类固醇受体密切相关。目前这一受体的主要结构已清楚,并已被克隆。对糖皮质激素快速效应及膜受体的新认识,使激素的作用机制得到了新阐明,也为临床应用提供了更好的理论依据。

糖皮质类固醇受体具有高度特异性,该受体对其他类固醇激素无亲合力或亲合力极低。

(二)肾上腺素能受体的生物学性质

1. 肾上腺素能受体的生物学意义 在接受交感神经节后纤维支配的各种器官中存在着与肾上腺素、去甲肾上腺素起反应的受体,称为肾上腺素能受体。现已证明,肾上腺素能受体可分为 α 和 β 两类。其中 α 受体又分为 $α_1$ 型和 $α_2$ 型,β 受体又分为 $β_1$ 型和 $β_2$ 型。

在体内,α 受体主要分布在小血管的平滑肌上,尤其是皮肤、肾脏和胃肠等内脏血管,也有的分布在子宫平滑肌、胃肠道括约肌和瞳孔扩大肌上。β 受体分布范围较广，除骨筋肌舒血管和腹腔内脏血管的平滑肌外，还广泛分布于心肌、胃肠道平滑肌、支气管平滑肌、子宫平滑肌及膀胱逼尿肌等部位。得注意的是，不同的效应器上分布的肾上腺素受体种类有所不同，有的效应器仅有 α 受体或仅有 β 受体分布，而有的效应器既有 α 受体又有 β 受体分布，如心肌细胞上除有 β 受体外，还有 α 受体。因此，当交感神经节后纤维兴奋时，有的效应器表现兴奋，有的则表现抑制，而另一些效应器既有兴奋性效应，又有抑制性效应。

在细胞而言，肾上腺素能受体分布于细胞膜的外面。当受体因与某种促效物结合而受刺激时，信号经浆膜传入细胞内，激发细胞做出反应。α 和 β 受体的信号传递机制各不同。

当 β 受体因促效物结合受到刺激时，并不直接进入细胞，而是首先通过鸟嘌呤核苷酸结合蛋白（G 亚单位或 Ns 蛋白）使细胞膜内侧面的膜结合腺苷环化酶活化，而后，细胞内的三磷腺苷（ATP）在腺苷环化酶的催化下，转化成环-3′, 5′-磷酸腺苷（cAMP）。cAMP 对 β 肾上腺素能刺激起"第二信使"作用。它能激活胞液中 cAMP 依赖性蛋白激酶（蛋白激酶 A），该酶可将 ATP 末端的磷酸基转移于特异性蛋白的丝氨酸或苏氨酸残基。在一系列磷酸化和脱磷酸化中，有些酶因磷酸化而活化，而另一些酶则较少活化或完全不活化，从而调节着特异性代谢途径的活化。在这方面，受体受激素刺激能导致酶活化和灭活过程的急剧变化，能极大地增强（放大）信号的激素性传递。

当 α_2 肾上腺素能受体与促效物结合受到刺激时，通过分布于浆膜的鸟嘌呤核苷酸结合调节蛋白（Ni 蛋白）为中介而抑制腺苷环化酶，从而拮抗 β 肾上腺素能刺激。而对于 α_1 受体，其在信号传递上则不受 cAMP 的约束。研究认为，α 类肾上腺素能受体与激素结合后细胞内不是 cAMP 而是 Ca^{2+} 的浓度有明显增加，这可能是由于膜上 Ca^{2+} 通道开启，使细胞外 Ca^{2+} 进入细胞引起的。Ca^{2+} 能与钙调蛋白结合并引起一系列反应，因而有人认为 Ca^{2+} 也是一种第二信使。

2. 表皮内肾上腺素能受体　临床观察和细胞或组织培养均证明表皮内存在肾上腺素能受体。如对异位性皮炎的生理药理学研究显示，患者白细胞和表皮细胞对 β 肾上腺素能性激动剂的反应迟钝，所产生的 cAMP 水平及抑制表皮细胞核分裂的功能降低，β 肾上腺素能受体与 β 兴奋剂亲和力下降，α 肾上腺素能受体比率增高。对银屑病病人的研究显示，其表皮细胞膜 β 肾上腺素能受体活性降低，皮损内缺乏 cAMP 抑制表皮细胞分裂，保持细胞生长和消失之间的平衡。另外，长期使用 β 受体拮抗剂可使病人皮肤发生多种不良反应，诸如银屑病样发疹、剥脱性皮炎、血管炎、口周皮炎、大疱性扁平苔藓、湿疹、色素沉着等。表皮细胞的增殖紊乱是最主要的变化。

许多细胞培养实验结果显示，当细胞内 cAMP 水平升高时，细胞增殖受到抑制，而 cAMP 水平低则增强细胞的增殖。cAMP 水平高可刺激表皮分化，抑制有丝分裂活性，并有助于增强糖原合成，保持细胞生长和消失之间的平衡。所以，根据 β 肾上腺素的代谢机制，临床观察和生物学研究实验的发现可推测，在皮肤内，β 肾上腺素能受体对表皮细胞增殖和分化起重要的调控作用，主要是通过细胞内 cAMP 水平的变化实现的。

β 肾上腺素能受体存在于表皮角质形成细胞膜内，每个细胞约有 7000 个受体分子。

3. 真皮内肾上腺素能受体　关于真皮成纤维细胞内是否存在肾上腺素能受体，研究结果不一致。在体外真皮成纤维细胞培养时，使用儿茶酚胺刺激腺苷环化酶，并未获得肾上腺素能受体存在的证据。而真皮内微血管床具有肾上腺素能的反应性。血管收缩和血管扩

张分别是皮肤对 β 和 α 肾上腺素能刺激的反应。

4. 皮下组织内肾上腺素能受体 皮下组织内存在 α 和 β 肾上腺素能受体。这两种受体同时存在对脂肪细胞代谢起拮抗性效果。对 β_2 肾上腺素能受体的研究显示，该受体广泛分布于脂肪细胞。其与受体激动剂(儿茶酚胺)结合后激活腺苷酸环化酶(AC)，使细胞 cAMP 生成增多，进一步激活蛋白激酶 A 作用于多种糖脂代谢相关的酶类、离子通道及转因子，从而促进脂肪分解，在机体的能量代谢中发挥重要作用，因而决定其功能和性状的 β_2 基因多态性是目研究肥胖成因的热点之一。

β 受体刺激能增强脂质的动员率，而 α_2 受体刺激对此则起拮抗效果。但是，这种双重调控机制的生理意义尚不清楚。此外，天然儿茶酚胺能同时刺激 α 和 β 受体。

(三)其他受体的生物学性质

除以上介绍的受体外，还有许多其他受体。本节主要叙述膜结合激素受体、甲状腺激素受体及维生素 D_3 受体等。

1. 膜结合激素受体 除甲状腺激素外，其他含氮激素(肽类和蛋白质激素)的受体均在细胞膜上，称为细胞膜受体或膜受体。膜受体一般为镶嵌糖蛋白，其分子结构可分为三部分：细胞外区、跨膜区和细胞内区。细胞外区含有许多糖基，是识别激素并与之结合的部位；跨膜区是一次或多次跨膜形成一个或多个跨膜 α-螺旋结构；细胞内区含有许多丝氨酸和酪氨酸，是发生磷酸化的部位，受体的磷酸化是实现受体功能的关键步骤。

各种激素的作用受存在于细胞表面的膜结合激素受体所介导。但在激素与受体结合后，其作用方式则有差异：①胰岛素之类的激素，激素与受体结合后，细胞对激素立刻发生反应；②儿茶酚胺、组胺、前列腺素、腺嘌呤等，则是引起腺嘌呤环化酶系统的变化，从而对细胞产生影响；③表皮生长因子、低密度脂蛋白、α_2-巨球蛋白、胰岛素等，激素-受体复合物受细胞内化后激素方产生作用。在人体表皮细胞膜上有四种表面受体-腺嘌呤环化酶系统，与儿茶酚胺、组胺、前列腺素和腺苷起反应。激素-受体的相互作用导致腺嘌呤环化酶活化，在细胞内有其活化位并引致 cAMP 水平增高。这种环核苷酸能刺激 cAMP 依赖性特殊蛋白激酶的活化，后者反而刺激蛋白磷酸化。表皮细胞内 cAMP 系统的主要作用之一是调节细胞增殖。

与皮肤密切相关的表皮生长因子(EGF)受体是膜结合受体。EGF 是由 53 个氨基酸组成的多肽，分子质量为 6045 Da，分布于多种体液中，如唾液、尿、胰液、乳汁、羊水等。体内多种组织可以合成 EGF，但在孕妇及胎儿体内其主要来源还未明确。EGF 的主要作用是促进多种上皮及间质细胞增生和分化，促进细胞成熟。

EGF 与受体结合后可引发一系列细胞内变化，最终使细胞发生分化或增殖。EGF 受体是一种受体酪氨酸蛋白激酶。这一类蛋白酪氨酸激酶为跨膜蛋白，其胞外部分为配体结合区，中间有跨膜区，胞内部分含有蛋白酪氨酸激酶的催化结构域。蛋白酪氨酸激酶受体与配体结合后往往形成二聚体，继而发生酶活性的增高，使受体胞内部分的酪氨酸磷酸化增强，磷酸化的受体酶活性进一步增强。此外更重要的是，磷酸化的受体可以幕集含有 SH_2 结构域(由约 100 个氨基酸组成，介导信号分子与含磷酸酪氨酸蛋白分子的结合。这种结合依赖于酪氨酸残基的磷酸化及其周围的氨基酸残基所构成的基序)的信号分子，从而将信号传递至下游分子。

EGF 刺激信号传递到细胞核内的最主要途径为受体酪氨酸蛋白激酶→Ras(低相对分

子质量 G 蛋白是 Ras)→MAPK （属于蛋白丝/苏氨酸激酶，是接受膜受体转换与传递的信号并将其带入细胞核内的一类重要分子，在多种受体信号传递途径中均具有关键性作用）级联途径。这个途径由以下成员组成：EGF 受体→含有 SH_2 结构域的接头蛋白（如 Grb_2）→鸟嘌呤核苷酸释放因子（如 SOS）→Ras 蛋白→MAPKKK（如 Rafl）→MAPKK→MAPK→转录因子等。具体为表皮生长因子与受体结合后，可以使受体发生二聚体化，从而改变受体的构象，使其中的蛋白酪氨酸激酶活性增强，受体自身的酪氨酸残基发生磷酸化，磷酸化的受体便形成了与含 SH2 结构域的蛋白分子 Grb_2 结合的位点，导致 Grb_2 与受体的结合。Grb_2 中有两个 SH3 结构域，该部位与一种称为 SOS 的鸟苷酸交换因子结合，使之活性改变，SOS 则进一步活化 Ras，激活的 Ras 作用于 MAPK 激活系统，导致 ERK 的激活。最后 ERK 转移到细胞核内，导致某些转录因子的活性改变从而改变基因的表达状态及细胞的增殖与分化过程。

EGF 受体存在于表皮角质形成细胞和真皮成纤维细胞内，而且在 EGF 生理浓度的范围内具有结合亲和性。当角质形成细胞进行分化时，便丧失与 EGF 结合的能力。

2. 甲状腺激素受体　甲状腺激素几乎对机体的所有器官、组织都具有广泛的生物学作用。甲状腺激素有三碘甲状腺原氨酸（T_3）和四碘甲状腺原氨酸（T_4），它们在血液循环中大部分与蛋白结合，以结合形式存在和转运，同时与游离甲状腺激素（FT_3、FT_4）处于动态平衡状态。甲状腺激素受体存在于胞核内。只有游离的激素才能以被动扩散的形式或通过特异性载体主动转运进入细胞膜和胞质，在细胞内与特异性的细胞核受体结合。T_4 在细胞内经 5'-脱碘酶转化为 T_3，提示 T_4 是一种前激素，而 T_3 才是甲状腺激素的活性形式。当类固醇类刺激其受体与染色质结合时，染色质则刺激甲状腺激素受体，使之与活性激素（T_3，而非甲状腺素 T_4）结合。目前已经克隆出 T_3 的核受体，它是受体家族成员之一，与糖皮质激素、盐皮质激素、雌激素、孕激素、维生素 D_3 及维生素 A 的核受体相似。

人类甲状腺激素受体有两个基因：α（TRα）和 β（TRβ）。TRα 基因位于 17 号染色体上，TRβ 基因位于 3 号染色体上。每个基因至少编码两种产物：$TR\alpha_1$ 和 $TR\alpha_2$ 及 $TR\beta_1$ 和 $TR\beta_2$。每个受体均有三个区域：N 端的配基独立结构区、具有 2 个半胱氨酸锌"指"的中央高度保守的 DNA 结合区、C 端的配基结合区。这三个区域分别代表受体的三个主要功能：调控目的基因的转录、与目的基因上应答元件的特异反应、亲和性高及特异性强地与配基结合。值得注意的是，$TR\alpha_2$ 并不与 T_3 结合，其作用可能是抑制 T_3。每种受体在组织中的浓度随不同组织及不同的发育阶段而不同。例如，脑组织中主要为 TRα，而肝组织中主要为 TRβ，心肌组织中则两者均有。

皮肤内存在甲状腺激素受体。在培养的人体皮肤成纤维细胞内证明存在这种受体，每个胞核约有 2500 个结合位，而且对 T_3 有高度亲和性和结合力。因此甲状腺疾病可影响表皮的复制和代谢活性。甲状腺功能减退患者使用外源性甲状腺素时，可导致表皮复制和蛋白合成增强，甲状腺中毒症患者使用 carbimazole 时，可导致真皮复制降低。

3. 维生素 D_3 受体　体内的维生素 D3（VD_3）主要由皮肤中 7-脱氢胆固醇经日光中紫外线照射转化而来，也可由动物性食物中获取。VD_3 无生物活性，它首先需在肝内羧化成 $25-OH-VD_3$，然后在肾脏又进一步羟化变成活化产物骨化三醇[1, 25-$(OH)_2D_3$]。

骨化三醇不仅是一种维生素，而且是一种激素，其生理作用为：①促进小肠黏膜上皮细胞对钙的吸收。②对骨钙动员和骨盐沉积均有作用，一方面促进钙、磷的吸收，增加血钙、血磷含量，刺激成骨细胞的活动，从而促进骨盐沉积和骨的形成；另一方面，当血钙浓度降低时，又能提高破骨细胞的活性，动员骨钙入血，使血钙浓度升高。骨化三醇对免疫细胞有一系列的作用，主要体现在免疫抑制作用。骨化三醇在 10^{-8}mol/L 时对人异体混合表皮细胞淋巴反应试验产生最强的抑制作用，可抑制激活 T 淋巴细胞的分化。

活性型 VD_3 参与钙、磷代谢，但需在靶组织内与细胞内受体结合方能发挥其效果。肠、肾、骨是其主要靶器官。皮肤中也已检出 VD_3 受体，人类表皮角质形成细胞和皮肤成纤维细胞培养物中也检出 VD_3 受体。骨化三醇在生理浓度下能抑制培养角质形成细胞增生，增强其形态学及生物化学分化作用。骨化三醇引起细胞内钙浓度迅速增加可能对角质形成细胞分化起到重要作用。另外，正常皮肤中 50%～60%朗格汉斯细胞、单核细胞和 T 淋巴细胞也表达 VD_3 受体。这些发现提示，表皮角质形成细胞和皮肤免疫系统细胞也可能是骨化三醇的靶细胞。皮肤内的特异性受体对 VD_3 衍生物的结合能力依次为 1, 25-（OH）$_2$-VD_3 ＞25-OH-VD_3＞1α-OH-VD_3＞24（R），25-（OH）$_2$-VD_3＞VD_3。

三、女性生理周期皮肤与内分泌的关系

女性特有的"性周期"与皮肤有密切的关系。但因每个人的皮肤状况不同，故影响力也有差异，经过分析调查发现，皮肤分泌旺盛且容易发生各种问题的时期是分泌期及月经期（生理期），相反皮肤状态保持最佳的时期是生理期后开始算起，至排卵日左右为止。

雌激素是影响女性皮肤的重要因素，由生理期后开始至排卵日逐渐旺盛起来，此时以基础体温来说是属于低温期，至排卵日基础体温最低。低温期的激素分泌抑制皮脂的产生，保持细胞里的水分，是皮肤保持最佳状态的时期。分泌期黄体酮大量分泌，基础体温升高，渐渐进入高温期。皮脂分泌旺盛，易引起粉刺、面疱，且易形成黑色素，是特别要注意的时期，具体分析如下：

1. 分泌期　此期要注意清洁、防晒、防止斑点的增加。月经前与月经中，排卵日前后是皮肤最敏感的时期，这个时期应尽量避免刺激性的化妆品，可以考虑使用敏感肌肤用的化妆品。

2. 月经期前　此时情绪低下或不稳定，容易引起便秘，产生皮肤粗糙现象：黄体酮支配着身体的分泌，容易分泌油脂，皮肤的透明感消失，此时应注意皮肤的清洁，使用柔细的化妆品，让皮肤恢复光滑与滋润。

3. 月经期　脸色深沉或有浮肿现象，再加上生理前所产生的分泌物残留在皮肤中，处在这种不良皮肤状况下，应让皮肤充分休息。在这期间要注意使用乳液或保养品量要少。

4. 月经过后　皮肤逐渐进入安定状态，仔细观察自己的皮肤若已进入最佳状态，主张大胆使用高营养单位的营养品，增加皮肤的滋润与光滑。这段时期也是进行脸部特殊护理的最佳时期。

女性妊娠期皮肤变化和皮疹很常见，成为一些患病孕妇的焦虑点。皮肤的变化可从几乎所有的孕妇均发生的皮肤改变到与妊娠无关的一般皮肤病，以及与妊娠密切相关的皮肤病。

妊娠时有以下几种激素水平改变：人绒毛膜促性腺激素（HCG）、人胎盘促乳素（HPL）、人生长催乳激素、人绒毛膜促甲状腺激素、类固醇激素、黄体素和雌激素。这些激素对妊娠皮肤变化有作用，但具体机制尚不清楚。

四、各年龄阶段男女皮肤与内分泌的关系

（一）儿童期（0～10岁）

男、女无明显差别（血中雄激素水平很低），可使用任何保养品，特别是含动物油脂较多的，因儿童内分泌系统尚未完全成熟及发育，皮肤吸收能力差，保养品只是在皮肤表面起了保护的功能。

（二）青春期（10～20岁）

男、女性激素大量分泌，第二性征发育。男性喉结突出，声音变粗、肌肉发达，由于雄激素的关系，皮脂腺增大到成人大小，分泌旺盛，若保养清洁不当，容易发生青春期痤疮，发生率为女性的 4～5 倍。一些容易患痤疮的女性雄性激素也略有增高。这个时期，应首先注意清洁保养，避免紧张，保证睡眠。

（三）成人期（20～30岁）

各器官发育成熟，内分泌达到高峰，是皮肤最成熟、光滑、滋润的时期，此时应注意清洁、滋润及保养。

（四）壮年期（30～45岁）

这期间皮肤水分逐渐流失，胶原、弹性纤维逐渐减退。女性尤其要注意，因为这时女性结婚、生育，体内内分泌变化较大，激素分泌容易紊乱，皮肤易出现黑斑、老化现象。

（五）更年期（45～55岁）至老年期（55岁以上）

此期尤以女性变化为大，大多数妇女 45～50 岁绝经，绝经过程需要 2～3 年，就身体而言是开始衰老的时期，雀斑和皱纹开始增加，白发开始增多，皮肤敏感，透明感消失，呈现干燥状态，脂肪开始蓄积，有些人出现双下巴或产生较深的皱纹，因而这时应特别注意按摩、滋润，同时注意清洁、保养，以延缓皮肤的老化速度。

五、皮肤是内分泌器官

（一）皮肤是大型的内分泌器官

皮肤能产生许多重要的内分泌和外分泌物质（表 4-9）。特别值得一提的是，脂肪细胞能够分泌瘦素、脂蛋白脂酶（lipoprotein lipase，LPL）、抵抗素（resistin）、血管紧张素原（angiotensinogen，AGT）、脂联素（adiphonectin），又被称作 GBP28，能增强胰岛素敏感性，中止炎症反应。载脂蛋白 E（apolipoprotein E，ApoE）是血浆中主要的载脂蛋白之一，具有多型性，主要由肝脏合成和代谢，在血浆脂蛋白代谢、组织修复、抑制血小板聚集、免疫调节和抑制细胞增殖等病理过程中有重要作用。已经确定，瘦素参与内分泌功能、炎症反应、具有促血管和肉芽组织形成及再上皮化的潜能，是创伤修复过程中一个新的重要因子。脂肪细胞因子作为炎症因子也参与血管内皮功能调节。

（二）皮肤作为内分泌器官在组织修复与再生中的作用

皮肤的神经内分泌系统包括局部产生神经-内分泌介导子（neuro-endocrine mediators），与相应的特异性受体通过旁分泌和自分泌产生作用。肾素-血管紧张素系统（renin-angiotensinsystem，RAS）是调节机体功能的重要激素系统之一，与血管紧张素 Ⅱ（angiotensin Ⅱ，AT Ⅱ）一起产生经典内分泌作用。在皮肤中，局部或组织 RAS 影响细胞的增殖与分化。另外，脂肪细胞还可分泌其他一些肽类和非肽类因子，在血管紧张素原/AT Ⅱ/前列腺素（angiotensinogen/AT Ⅱ/prostacyclin）轴中起作用，影响血管舒缩、生长。因此，在创面愈合过程中，AT Ⅱ可促进毛囊根部表皮干细胞、创面及创周的细胞增殖、细胞外基质产生及新血管的形成，改变愈合的进程。

表 4-9　皮肤内各种细胞所产生的主要激素及其受体

细胞类型	激素	激素类受体
角质形成细胞	PTHrP，CRH，ACTH，α-MSH，corticotropin，androgens，atRA，elcosanoid	TSHR，CRH-1R，MC-1R，M-1R，VPAC-2，IGF-ⅠR，GHR，GR，AR，PR，THR，ER-β，RAR，RXR，VDR，PPAR-α/β/γ
麦克尔细胞	estrogens	ER
朗罕细胞	GRP，PACAP，α-MSH，POMC	GRPR，PACAPR Ⅰ/Ⅱ/Ⅲ，MC-1R/5R
肥大细胞	POMC	MC-1R 仅 mRNA 水平，非蛋白水平
黑色素细胞	PTHrP，CRH，Ucn，ACTH，α-MSH，epinephrine，IGF-Ⅰ	TSHR，CRH-1R，MC-1R，2R，MR，M-1R，5-HTR，GHR，ER-β，RXR-α，VDR
成纤维细胞	ACTH，α-MSH，IGF-Ⅰ/Ⅱ，IGFBP-3，estrogens	PTHR，TSHR，CRH-1R，MC-1R，M-1R，GHR，AR，THR，ER-β/α，RX
脂肪细胞	Leptin，LPL，resistin，AGT，ApoE	IR，GR，GHR，TSHR，Gastrin/CCK-B R，GLP-1R，AngⅡ-R，VDR，THR，AR，ER，PR，LR
血管内皮细胞	CRH，Ucn，ACTH，α-MSH	MC-1R，VPAC-2，RAR-2，GHR，AR，ER-β，RAR，RXR，PPAR-γ
汗腺细胞	Ucn，androgens	MC-1R/5R，VPAC-2，GHR，AR，PPAR-γ
皮脂腺细胞	CRH，androgens，estrogens，atRA，calcitiol，eicosanoids	CRH-1R/2R，MC-1R/5R，μ-opiete-R，VPAC-2，GHR，AR，ER-β/α，RAR，PPAR-α/β/γ

激素的全称与缩写：甲状旁腺激素相关肽（parathyroid hormone-reloated protein，PTHrP）；促肾上腺皮质素释放激素受体（corticotropinreleasing hormone，CRH）；α-黑色素细胞刺激素（melanophore stimulating hormone，α-MSH）；糖皮质激素（corticotropin）；全反式视黄酸（all-trans retinoic acid，atRA）；花生四烯酸（elcosanoid）；Urocortin（Ucn）是一种 CRH 相关肽；载脂蛋白 E（apolipoprotein E，ApoE）；垂体腺苷酸环化酶激活多肽（pituitary adenylate cyclase activating polypeptide，PACAP）；胃泌素释放肽（gastrin releasing peptide，GRP）；促阿黑皮素原（proopiomelanocortin，POMC）；雄激素（androgens）；雌激素（estrogens）；神经降压肽（neurotensin）；胃泌素释放肽（gastrin releasing peptide，GRP）；催乳素（prolactin）。

激素受体的全称与缩写：促甲状腺激素刺激激素受体（thyrotropic-stimulating hormone receptor，TSHR）；促肾上腺皮质素释放激素受体（corticotropin releasing hormone receptor，CRH-1R）；黑皮质素-1 受体（melanocortin-1 receptor，MC-1R）；褪黑激素-1 受体

（melatonin-1R，M-1R）；血管活性肠肽-2 受体（vasoactive intestinal peptide receptor-2，VPAC-2）；胰岛素样生长因子受体（insulin-like growth factor receptor，IGF-ⅠR）；生长激素受体（growth hormone receptor，GHR）；糖皮质激素受体（glucocorticoid receptor，GR）；雄激素受体（Androgen receptors，AR）；孕酮受体（progesterone receptor，PR）；甲状腺激素受体（thyroid hormone receptor，THR）；雌激素受体 β（estrogen receptorβ，ER-β）；肾素血管紧张素受体（renin angiotensin receptor，RAR）；维 A 酸受体（retinoid X receptor，RXR）；维生素 D 受体（vitamin D receptor，VDR）；过氧化物酶体增生物激活受体 α/β/γ（peroxisome Proliferator-activated receptorα/β/γ，PPAR-α/β/γ）；甲状旁腺激素受体（parathyroid hormone recetpor，PTHR）；胰高血糖素样肽受体 1（glucagon like peptide-1 receptor，GLP-1R）；褪黑素受体（melatonin receptor，MR）；糖皮质激素受体（glucocorticoid receptor，GR）；胆囊收缩素-B 受体（Gastrin/CCK-B receptor，Gastrin/CCK-B R）；瘦素受体（Leptin receptor，LR）；白介素 6 受体（interleukin-6 receptor，IL-6R）；肿瘤坏死因子 α 受体（tumor necrosis factor α receptor，TNF-αR）

激素水平对下游细胞和组织学的影响，包括细胞因子信号通路的级联和交互，靶蛋白的正性、负性调节等方面正逐渐吸引人们的注意。性激素维持器官发育、再生和组织代谢，包括影响正常皮肤的真、表皮厚度，有丝分裂能力和血管化水平，以及弹性蛋白的特征和胶原组织的含量，是创面愈合过程中的重要因素。目前认为雌激素通过与其受体的结合，通过活性蛋白 1（activator protein 1，AP-1）的作用影响基因的表达，可以下调肿瘤坏死因子 α（tumor necrosis factor α，TNF-α）增加基质的沉积，刺激毛囊角质形成细胞增殖并增强角质形成细胞生长因子（keratinocyte growth factor，KGF）表达，对上皮再生产生影响。另外，雌激素通过对炎症反应、基质沉积、再上皮化和瘢痕成熟等环节影响皮肤愈合与再生。研究显示，皮肤中表达的雄激素受体（androgen receptors，AR）同样通过参与炎症反应、细胞增殖和基质沉积影响愈合。总之，皮肤作为性激素作用的终末器官，当遭受损伤进行修复和再生时必定受其影响。甲状腺激素也对创面愈合和再生有很大的影响。雄激素、雌激素、皮质激素及它们的信号在愈合中的生理、病理信号途径十分重要。弄清彼此间信号通路所级联的反应，特别是与免疫相结合，真正了解其在创伤愈合中充当的角色对创伤愈合机制的阐明有着极其重要的意义。

第十八节　皮肤免疫学

一、皮肤固有免疫系统

皮肤固有免疫系统包括免疫细胞和免疫分子两部分，它们形成一个复杂的网络系统，并与体内其他免疫系统相互作用，共同维持着皮肤微环境和体内环境的稳定。1986 年 Bos 在皮肤相关淋巴组织基础上提出了皮肤免疫系统（skin immune system，SIS）的概念，SIS 由细胞和体液两大部分组成。细胞成分有角质形成细胞、朗格汉斯细胞、组织细胞（树突状细胞、巨细胞等）、T 淋巴细胞、粒细胞、肥大细胞和内皮细胞等。体液成分有抗微生物肽类、纤维蛋白激酶、花生四烯酸、补体、免疫球蛋白和细胞因子等。

1993 年 Nickoloff 提出"真皮免疫系统"，进一步补充了 Bos 的观点。皮肤是一个具有免疫功能并与全身免疫系统密切相关的外周淋巴器官，皮肤内的免疫反应主要发生于真皮。真皮免疫系统的细胞包括树突状细胞、T 淋巴细胞、内皮细胞、肥大细胞。正常皮肤中，上述各类细胞集中分布于以表浅真皮微血管丛为中心的区域，围绕血管形成"套袖"样结构，据此，Sontheimer 提出了真皮微血管单位的概念，它包括真皮微血管内皮细胞、真皮血管周围 T 淋巴细胞、真皮血管周围树突状细胞、真皮血管周围肥大细胞。另外，真皮组织中还存在一些抗原物质，如酶类、胶原蛋白、弹性蛋白、纤维连接蛋白等。

（一）皮肤固有免疫系统的组成部分

1. 角质形成细胞　参与免疫应答的主要机制，是通过产生细胞因子和对细胞因子产生应答来实现的。角质形成细胞可将外界某种有害刺激变为细胞因子信号，然后将这种信号传递至皮肤免疫系统和免疫系统的其他细胞。

2. 朗格汉斯细胞（LC）　在表皮内能摄取、处理和呈递抗原，为表皮内主要的抗原呈递细胞。LC 多见于表皮，在遇到炎症刺激时可离开表皮，进入真皮淋巴管及局部淋巴结。LC 分泌许多 T 淋巴细胞反应过程所需的细胞因子，如 IL-1 等，并能控制 T 淋巴细胞的迁移。此外，LC 还参与免疫调节、免疫监视、免疫耐受、皮肤移植物排斥反应和接触超敏反应等。

3. 淋巴细胞　是白细胞的一种，由淋巴器官产生，是机体免疫应答功能的重要细胞成分。淋巴细胞分为 B 淋巴细胞和 T 淋巴细胞。定居在表皮的树突状 T 细胞（dendritic epidermal T cell，DETC）与大多数 T 细胞不同，DETC 不表达 CD4 或 CD8 抗原，DETC 亦不同于 LC，其不表达 MHC Ⅱ类抗原（Ia 抗原）。DETC 能识别表皮抗原，分泌 IL-2，可应答于热休克的角质形成细胞。DETC 可通过识别表皮微环境中转化的或受伤的角质形成细胞所表达的抗原，而发挥免疫监视和免疫调节作用。

在真皮乳头有毛细血管后静脉和深部血管周围分布的 $CD4^+T$ 淋巴细胞，其次为 $CD8^+T$ 淋巴细胞。$CD4^+T$ 淋巴细胞系特异性抗原呈递细胞（APC），能与Ⅱ类 MHC 产物起反应。Ⅱ类 MHC 抗原仅在少数细胞上有表达，如树突状细胞、巨噬细胞、单核细胞、B 细胞、活化 T 淋巴细胞和内皮细胞。CD4 细胞被称为辅助性 T 淋巴细胞，其产生的淋巴因子具有调节整个免疫系统的功能。$CD8^+T$ 细胞与Ⅰ类 MHC 产物起反应，Ⅰ类 MHC 产物在所有有核细胞的表面均有表达。CD8 细胞由抗原特异性细胞毒 T 细胞、对抗原特异性 B 细胞与 T 细胞反应有抑制作用的 T 细胞组成。大部分 CD8 细胞毒细胞从非细胞毒前体细胞增殖而来，但必须由活化的 CD4 辅助 T 细胞参与才能完成。T 淋巴细胞具有亲表皮性，且能再循环，可在血循环和皮肤器官之间进行交换，传递不同的信息。在正常人的皮肤未报道有 B 细胞的存在，所有淋巴细胞均是 T 细胞。

4. 内皮细胞　皮肤中的内皮细胞在调节白细胞外渗方面起着重要作用。内皮细胞具有许多生物合成活性，合成细胞外物质成分如纤维连接蛋白、Ⅳ型胶原和构成基膜的酸性黏多糖；产生多种凝血因子，合成和分泌血管扩张物质和血管收缩物质。内皮细胞还合成成纤维细胞和内皮细胞生长因子，产生肝素样生长抑制剂和不同的生长因子。内皮细胞还积极参与合成、分泌、炎症、修复和免疫过程。内皮细胞形成的内皮转移通道在内吞、外排和物质交换中起重要作用。内皮细胞是机体中唯一直接与血流接触的细胞，由于这一特性，它能结合某些循环激素，以改变内皮细胞的功能，与循环抗体、抗原或免疫复合物接触，调节这些物质进入血管外组织，因此内皮细胞涉及免疫反应的起始阶段。

5. 巨噬细胞　单核吞噬细胞主要包括血液中的单核细胞和组织中的巨噬细胞。皮肤中的巨噬细胞主要位于真皮浅层，主要作用：①吞噬作用，吞噬各种微生物、肿瘤细胞及体内衰亡细胞等，而且可因抗体或补体的增加而加强；②处理抗原，呈递抗原信息，引起 T 细胞和 B 细胞的免疫应答；③分泌多种生物活性物质，如 IL-1、各种酶、补体、花生四烯酸、干扰素等，因此皮肤中巨噬细胞不仅是免疫效应细胞，而且是启动、调节免疫应答的细胞。

6. 肥大细胞 分布于真皮乳头层血管周围，其表面有 IgE Fc 受体、C_{3a} 受体、C_{5a} 受体及某些激素和内源性麻醉肽受体。免疫性刺激和非免疫性刺激均可导致肥大细胞活化，如 IgE Fc 受体能与 IgE 结合，C_{3a}、C_{5a}、磷脂酶 A、磷脂酶 C、糜蛋白酶、放射线、昆虫毒素、物理性刺激、诊断和治疗药物均可导致肥大细胞释放介质，如组胺、花生四烯酸代谢产物（白三烯）、血小板活化因子、趋化因子、酶类、蛋白质、葡聚糖等，参与机体的生理或病理过程。肥大细胞不仅参与 I 型变态反应，还参与迟发型超敏反应。

7. 真皮成纤维细胞 成纤维细胞是间质性细胞，分散于真皮纤维束之间和纤维束表面，连接蛋白是成纤维细胞表面基质的一种组成部分，通过连接蛋白使成纤维细胞附着于纤维性基质。成纤维细胞具有积极的合成和分泌功能。同一个成纤维细胞能同时合成胶原蛋白和弹性硬蛋白。

近年研究发现，真皮成纤维细胞与角质形成细胞的细胞因子相互作用，对于维持皮肤免疫系统的自稳具有重要作用。成纤维细胞在初级细胞因子的作用下可产生大量次级细胞因子，而且成纤维细胞还是角质形成细胞生长因子的主要产生细胞之一，尤其在创伤愈合及 IL-1 存在时，其产生的角质形成细胞生长因子明显增多。UVB 照射后皮肤中大部分 TNF-α 也是由成纤维细胞而不是由角质形成细胞产生的。另外，成纤维细胞在合成的同时也能降解纤维性和非纤维性结缔组织基质蛋白，还能合成和分泌胶原酶和明胶酶，以裂解和降解胶原原纤维。

（二）皮肤免疫系统的分子

1. 细胞因子 皮肤中的细胞因子分为六大类：①白介素（IL），由白细胞产生的可溶性介质，主要作用于白细胞之间。目前发现的白介素已达 17 种。另外许多其他类型的细胞也都能产生白介素；②干扰素（IFN），包括 α-IFN、β-IFN 和 γ-IFN，α-IFN 和 β-IFN 可抑制病毒复制。γ-IFN 主要由激活的 T 细胞分泌，也称免疫干扰素。γ-IFN 具有促进 MHC-II 类抗原的表达、激活巨噬细胞、抑制病毒复制的作用；③肿瘤坏死因子（TNF），包括 TNF-α 和 TNF-β，后者也称淋巴毒素（LT），TNF-α 具有广泛的生物学活性；④生长因子（GF）与转化生长因子（TGF），TGF-β 由 5 个基底产物组成，包括 β1、β2、β3、β4 和 β5。TGF-β 具有多种多样的生物学功能，可抑制许多类型细胞的生长，也可刺激某些类型的细胞生长，因此 TGF-β 对免疫反应起负性调节，但也有某些正性调节作用；⑤趋化因子，包括 α 亚家族及 β 亚家族。α 亚家族主要是中性粒细胞趋化因子，而 β 亚家族则吸引多种白细胞包括单核细胞、T 细胞、嗜酸粒细胞、嗜碱粒细胞；⑥克隆刺激因子（CSF），是能刺激造血前体细胞克隆形成的一类细胞因子，包括粒细胞、巨噬细胞克隆刺激因子（GM-CSF）、粒细胞克隆刺激因子（G-CSF）及巨噬细胞克隆刺激因子（M-CSF）。

2. 免疫球蛋白 具有抗体活性（与抗原特异性结合）及无明显抗体活性但化学结构与抗体相似的球蛋白，统称为免疫球蛋白（Ig）。根据 Ig 的结构和抗原性不同，可分为五大类：IgG、IgA、IgM、IgE、IgD。皮肤组织及分泌液中主要含有分泌型 IgA（SIgA），SIgA 是皮肤黏膜表面主要的抗体，在局部免疫中阻抑黏附、介导、调整、吞噬、中和等参与抗感染及抗过敏作用，在皮肤生理、病理过程中起重要作用。

3. 补体　是存在于人与动物体液中的一组具有酶活性并与免疫有关的球蛋白。补体激活后有多种活性，在抗体或吞噬细胞参与下，发挥更大的抗感染作用。补体由巨噬细胞、肠壁上皮细胞及肝脏、脾脏等产生。补体成分大多是 β 球蛋白，少数为 α 或 γ 球蛋白。补体激活后裂解的产物具有生物活性作用。补体作为抗体免疫防御抑制的重要组成部分，对消除外来抗原的侵害，维护机体内环境具有重要作用。另外，在一些非免疫因素刺激下，补体系统的活化可以产生炎症反应，并可影响溶血及纤溶系统，导致机体正常组织和细胞的损害。所以补体既是生理性防御物质，又是造成病理性损伤的介质。

4. 黏附分子　是指介导细胞与细胞间或细胞与基质间相互接触或结合的一类分子，大多为糖蛋白，少数为脂糖，分布于细胞表面或细胞外基质中。黏附分子以配体-受体相对应的形式发挥作用，导致细胞与细胞间、细胞与基质间或细胞-基质-细胞之间的黏附，参与细胞的信号传导与活化、细胞的伸展和移动、细胞的生长与分化、炎症、血栓形成、肿瘤转移及创伤愈合等重要的生理和病理过程。

5. 神经肽　是泛指存在于神经组织并参与神经系统功能作用的内源性活性物质，是一类特殊的信息物质。皮肤神经末梢受外界有害刺激后释放感觉神经肽。神经肽包括降钙素基因相关肽（CGRP）、P 物质（SP）、神经激酶 A 等。CGRP 可导致中性粒细胞在皮肤中积聚。P 物质对中性粒细胞和巨噬细胞有趋化作用，促进它们黏附于内皮细胞，并导致溶酶体酶释放。

（三）真皮组织中的主要抗原物质

1. 皮肤中的酶类　蛋白质化学、酶学及细胞化学技术证实，在皮肤中含有多种酶蛋白分子，并发挥着极其重要的生物功能。在表皮细胞、真皮纤维细胞及内皮细胞中都具有溶酶体酶作用的羧基蛋白酶，它参与细胞蛋白的分解和细胞胶原纤维的降解。酪蛋白水解酶可使粒细胞聚集。糜蛋白酶，也称肥大细胞蛋白酶，可使肥大细胞释放组胺。胰蛋白酶，使皮肤血管通透性显著升高，基膜裂解。平滑肌细胞及成纤维细胞中含有类弹性蛋白酶，参与对弹性蛋白的降解。纤溶酶存在于皮肤血管壁和皮肤表面脂质中，是纤维蛋白酶原的激活剂。在人汗腺中，还存在使血管通透性升高的激肽释放酶。

2. 胶原蛋白　是人与动物体内蛋白质含量最多的成分，占体内蛋白质总量的 1/3～1/4。骨基质、肌腱、真皮、角膜及软骨等各种结缔组织均以胶原为主要蛋白质组成成分，其中皮肤中干重的 70% 为胶原。这些胶原都以胶原纤维的形式存在。胶原是一个大家族，至少有 20 种。这些胶原蛋白虽有共同的结构特征，但有不同的性质和功能。在大多数组织中，往往含有多种类型的胶原，共同发挥作用，共同组成特有的细胞外间质，维持了各组织特有的性状与稳定。

3. 弹性蛋白　弹性纤维广泛存在于结缔组织之中，其主要物质是弹性蛋白（elastin）。弹性纤维的核心是弹性蛋白，周围包围着糖蛋白。弹性蛋白是一类不溶性蛋白。可溶性弹性蛋白是组成不溶性弹性蛋白的基本单位，称为原弹性蛋白（tropoelastin）。原弹性蛋白合成过程与胶原蛋白类似，在粗面内质网合成原弹性蛋白及微纤维蛋白的前体，原弹性蛋白进入内质网腔进行少数脯氨酸残基的羟化，几种微纤维蛋白则进行糖化，并通过高尔基体转运及囊泡形式分泌到细胞外。

4. 纤维连接蛋白（FN）　广泛分布于成纤维细胞、单核细胞及上皮细胞的表面，也是结缔组织的主要组织成分之一。免疫电镜分析观察到，FN 位于皮肤的基膜带（BMZ）的透明层、真皮乳头及血管周围。但目前认为 FN 是 BMZ 的相关抗原分子，而非真正的 BMZ 成分。FN 能分别与胶原、肝素及透明质酸结合，同时又可与多种细胞结合，不仅维持了细胞外环境的稳定，而且能将结合的细胞分散在细胞外间质网中，调节一些细胞的功能，说明 FN 是一种多功能的蛋白质。

5. 蛋白多糖（proteoglycans） 是糖结合物中的巨分子，是由蛋白质与透明质酸（hyaluronic acid）等糖胺多糖（glycosaminoglycan，GAG）共价结合形成的一类糖蛋白。在生理条件下，这些重复的二糖结构构成糖类的核心，具有较高的负电荷。

6. 神经肽和 S-100 蛋白 神经肽（neuropeptides，NP）是一组由氨基酸组成并具有生物活性的肽类或蛋白质，由于存在于神经系统而得名。迄今发现正常人皮肤组织神经纤维中至少含有十几种 NP，其中包括 P 物质（SP）、血管活性肠肽（VIP）、降钙素基因相关肽（cGRP）、生长抑素（SOM）、神经肽 Y（NPY）等。

S-100 蛋白抗原是近年来在人体皮肤神经轴突、施万细胞、腺泡、导管及肌上皮细胞发现的一种酸性蛋白质，因可溶于低 pH 的 100% 硫酸铵溶液中而得名。S-100 蛋白是一个二聚体结构，由 α 和 β 链构成。由三种生物活性类似的蛋白组成的混合物，分别为 S-100a（α-β 链）、S-100b（β-β 链）和 S-100ao（α-α 链）。不同种属间 S-100 蛋白有免疫学交叉反应。

7. 皮肤组织中的外来抗原及免疫球蛋白 皮肤是人体与外环境相接触的第一道防线，具有重要的屏障作用，常常受到病原微生物及人工被动免疫微生物的侵袭感染，因此亦常存在细菌、病毒或植物花粉的各种抗原。在人的汗液中可发现三种（IgG、IgA 及 IgD）免疫球蛋白。在小汗腺的导管及细胞内有分泌型 IgA（SIgA）。研究表明在人体皮肤组织的汗腺周围发现少数 SIgA 细胞，毛囊周围炎症渗出物中含有 SIgA 的浆细胞，在正常人真皮细胞中含有产生免疫球蛋白的淋巴细胞或浆细胞。实验也证实，在接受大剂量破伤风毒素治疗者的汗液中可检测到特异性抗破伤风毒素的抗体。在皮脂腺和大汗腺的分泌物中可测到溶菌素及 IgA、IgG 两类免疫球蛋白。在痤疮患者的黑头粉刺分泌物中发现有白蛋白、IgG、IgM、IgA 及特异性抗痤疮杆菌抗体，而脓疱疮部位则含有类似免疫球蛋白及补体 C3。

二、皮肤免疫监测功能

角质形成细胞在免疫功能中起相当的作用。已发现角质形成细胞能合成和分泌几种对免疫功能起促进作用的物质，这些物质有胸腺激素类似物（thymus-like hormone）、干扰素、前列腺素和粒细胞-单核细胞集落刺激因子等。

角质形成细胞能产生许多细胞因子，如 IL-1、IL-6、IL-8、IL-10、IL-12 和 TNF-α 等。最近发现，IL-10、IL-12 在皮肤免疫应答中起重要作用。IL-12 促进 Th1 细胞发育成熟，而 IL-10 通过干扰抗原呈递细胞抑制 Th1 的发育。角质形成细胞通过选择性分泌 IL-10 或 IL-12 使皮肤局部 Th1 或 Th2 细胞占优势。角质形成细胞可产生正性和负性调控的自分泌因子，维持一定的表皮厚度。虽然角质形成细胞不能产生表皮生长因子（EGF），但可以表达 EGF 受体，即 ErbB-1 酪氨酸激酶，此受体可与角质形成细胞本身产生的 EGF 样分子相连接，如 TGF-α，肝素结合 EGF 及双调蛋白，进而促进角质形成细胞增殖、分化。目前发现具有负性控制角质形成细胞生长的细胞因子主要有 TGF-β、TNF-α、IFN-γ、TNF-β。

朗格汉斯细胞为一种树突状细胞，主要分布于棘细胞间，占表皮细胞的 3%～5%。氯化金染色可见树枝状突起，s00、CD1 及 Atp 酶染色阳性，DOPA 染色阴性，无桥粒。电子显微镜下可见其细胞质中有呈网球拍状的颗粒（birbeck granule）。其表面具有 C3b 和 IgG、IgE 的 Fc 受体，携带 HLA-DR、HLA-DP 和 HLA-DQ 抗原。现已证实它起源于骨髓而进入表皮，属于单核-吞噬细胞系统，与移植排斥、原发接触致敏和免疫监视等许多免疫反应密切相关，是一种重要的、有吞噬作用并能加工及递呈抗原的免疫活性细胞。

在光学显微镜下观察淋巴细胞，按直径不同区分为大（11～18μm）、中（7～11μm）、小（4～7μm）三种。周围血液中主要是中小型细胞。根据淋巴细胞的发育部位、表面、抗原、受体及功能等不同，可将淋巴细胞分为 T 淋巴细胞和 B 淋巴细胞等多种。有人还将其分为抗体依赖性细胞毒细胞、双重阳性细胞及裸细胞等。

T 淋巴细胞（又名 T 细胞）和 B 淋巴细胞（又名 B 细胞）都起源于造血干细胞。T 细胞随血循环到胸腺，在胸腺激素等的作用下成熟，B 细胞则在脾脏或腔上囊发育成熟。然后再随血循环到周围淋巴器官，在各自既定的区域定居、繁殖。受抗原激活即分化增殖，产生效应细胞，行使其免疫功能。T 淋巴细胞激活后，分化增殖形成多种具特殊性的效应 T 淋巴细胞株。其中"细胞毒性"T 淋巴细胞（TC）是具有调节功能的 T 淋巴细胞，可促进或抑制 B 淋巴细胞或 T 淋巴细胞的增殖与免疫功能，分别称作辅助性 T 淋巴细胞（TH）和抑制性 T 淋巴细胞（TS）。T 淋巴细胞的免疫功能，主要是抗胞内感染、瘤细胞与异体细胞等。在特定条件下，T 细胞可产生迟发型过敏反应。T 淋巴细胞产生的这种特异性免疫反应，称作细胞性免疫。

角质形成细胞、朗格汉斯细胞和具有免疫潜能的淋巴细胞共同为皮肤提供了免疫监视作用。

三、皮肤的防御机制

皮肤对感染的防御机制分为非特异性防御机制和特异性防御机制。

（一）非特异性防御机制

1. 皮肤结构的特点　皮肤被覆于机体最外层，对外环境与内环境起隔离作用而成为防御感染的一部分。

（1）角化、脱屑：在基底细胞分裂、分化、角化、脱落过程中使入侵的异物向外界排除。炎症时，上述过程加快也有助于排除异物。

（2）表皮细胞间联结、紧密：通过桥粒和其他连接结构使表皮细胞互相联结，以防外力损伤。倘其完整性遭受破坏，则易发生感染。

（3）朗格汉斯细胞：散在分布于表皮内，对外源性异物能捕捉、处理，并向真皮内输送，经淋巴管到达淋巴结，抗原信息在此传达于免疫细胞。

2. 皮肤的生理特点

（1）汗液：pH 4.5～5.5，能抑制微生物的发育。夏季高温、高湿度时，pH 近于中性，抑菌效果降低，是易发生感染症的原因之一。此外，乳酸化合物的生成也有抑菌效果。

（2）脂肪酸：皮脂中的脂肪酸有抗微生物作用。

（3）酸性皮脂膜：能阻止微生物的侵入。

（4）皮肤菌群：能阻碍病原性微生物的定居和繁殖。

（5）屏障层：皮表为酸性，表皮内为弱碱性，其间，相当于角质层的深部存在中性部分，称移行层。此层的外侧为阳电荷，内侧为阴电荷，电解质溶液与皮肤接触时，阳电荷与阴离子相吸引，与阳离子相斥，阻碍吸收。

（二）特异性防御机制

1. 初感染微生物侵入表皮内时由朗格汉斯细胞进行捕捉，同时中性粒细胞向入侵的微生物聚集，进行吞噬、杀菌、溶菌。倘菌数少，可恢复常态；菌量多，则有巨噬细胞、淋巴细胞聚集，与异物接触，具有识别异物性。另一方面，捕捉入侵微生物的郎格罕斯细胞经真皮移行到所属淋巴结，将抗原信息传达给 T 和 B 淋巴细胞。后者分别增殖并分散到全身。

由上可见，经皮肤免疫的建立是按向心途径和离心途径进行的。

2. 免疫成立后再感染微生物入侵时朗格汉斯细胞立即进行捕捉。因已识别抗原，溶菌酶类被活化，部分漏出并产生趋化作用而有淋巴细胞、巨噬细胞聚集，以细胞免疫为中心按序形成感染防御机制。

四、皮肤病中常见的超敏反应

超敏反应（hypersensitivity），又称变态反应（allergy）或过敏反应（anaphylaxis），是机体受同一抗原物质再次刺激后产生的一种异常或病理性免疫反应。超敏反应主要表现为组织损伤和（或）生理功能紊乱，免疫反应则主要表现为生理性防御反应。诱发超敏反应的抗原称为变应原（allergen）或过敏原（anaphylactogen），它们可以是完全抗原，也可以是半抗原（half-antigen）。超敏反应的发生，一方面与进入机体的变应原的物质与数量有关，更重要的是取决于个体的免疫状态。通常根据免疫反应的发生机制和临床特点，将其分为四型：即 I 型、II 型、III 型、IV 型。

（一） I 型超敏反应

I 型超敏反应，又称过敏反应或速发型超敏反应，是临床上最常见的超敏反应，多数为速发性，具有明显的个体差异和遗传倾向。

1. 发生机制

（1）致敏阶段：变应原进入机体后，可选择诱导变应原特异性 B 细胞产生 IgE 抗体应答。IgE 类抗体与 IgG 类抗体不同，它们可在不结合抗原的情况下，以其 Fc 段与肥大细胞和嗜碱粒细胞表面相应的 IgE Fc 段受体结合，而使机体处于对该变应原的致敏状态。表面结合特异性 IgE 的肥大细胞/嗜碱粒细胞，称为致敏肥大细胞/嗜碱粒细胞，简称致敏靶细胞。通常靶细胞致敏状态可维持数月甚至更长，如长期不接触变应原，致敏状态可逐渐消失。

（2）激发阶段：指相同变应原再次进入机体时，通过与致敏肥大细胞/嗜碱粒细胞表面 IgE 抗体特异性结合，使之脱颗粒，释放生物活性介质的阶段。多价变应原与致敏靶细胞表面两个或两个以上相邻 IgE 抗体结合，使膜表面 FcεRI 交联，是触发致敏靶细胞脱颗粒，释放及合成生物性介质的关键。通过 Fc 段构型改变，抑制细胞膜上腺苷环化酶的活性，使细胞内 cAMP 减少，在 Ca^{2+} 存在下，多数细胞脱颗粒，释放多种生物活性介质。

（3）效应阶段：是指生物活性介质作用于效应组织和器官，引起局部或全身反应的阶段。根据效应发生的快慢和持续时间的长短，可分为即刻/早期相反应和晚期相反应两种类型。即刻/早期相反应通常在接触变应原后数秒钟内发生，可持续数小时。该种反应主要由组胺引起。晚期相反应发生于变应原刺激后 6～12h，可持续数天。该种反应主要由新合成的脂类介质、白三烯、血小板活化因子和某些细胞因子引起。此外，嗜酸粒细胞及其产生的酶类物质和脂类介质，对晚期相的形成和维持也起一定作用。

生物活性介质：①组胺，是引起即刻相反应的重要介质，其主要作用是使小静脉和毛细血管扩张，通透性增强；刺激支气管、胃肠道、子宫、膀胱等处平滑肌收缩；促进黏膜腺体分泌增强。②激肽原酶，可作用于血浆中激肽原（α_2-球蛋白）使之生成具有生物活性的激肽，其中缓激肽的主要作用是刺激平滑肌收缩，使支气管痉挛；使毛细血管扩张，通透性增强；吸引嗜酸粒细胞、中性粒细胞等局部趋化。③白三烯（LT3），是花生四烯酸经脂氧合酶途径形成的介质，通常由 LTC4、LTD4 和 LTE4 混合组成。它们是晚期相反应的主要介质，其主要作用是使支气管平滑肌强烈而持久收缩，毛细血管扩张，通透性增强；促进黏膜腺体分泌增强。④前列腺素 D_2（PGD_2），是花生四烯酸经环氧化途径形成的产物，其主要作用是刺激支气管平滑肌收缩，使血管扩张，通透性增加。⑤血小板活化因子（PAF），是烃基化磷脂在磷脂酶 A_2 和乙酰转移酶作用后形成的产物，它们参与晚期相反应，可凝聚和活化血小板，使之释放组胺、5-羟色胺等血管活性胺类物质，增强和扩大 I 型超敏反应。⑥细胞因子，如 IL-4 和 IL-3 可扩大 $CD4^+Th2$ 细胞应答和促进 B 细胞发生 IgE 类别转换；IL-3、IL-5 和 GM-CSF 可促进嗜酸粒细胞生成和活化。

2. I 型超敏反应的特点

（1）发病迅速，可在再次接触变应原后数秒钟至数十分钟内发病。

（2）IgE 参与反应。

（3）有明显的个体差异。

（二）II 型超敏反应

II 型超敏反应又称细胞毒型变态反应，是由 IgG 或 IgM 类抗体与细胞表面相应抗原结合后，在补体、吞噬细胞和 NK 细胞参与作用下，引起的细胞溶解或组织损伤为主的病理性免疫反应。

1. 发生机制

（1）靶细胞及其表面抗原：正常组织细胞、改变的自身组织细胞和被抗原或抗原表位结合修饰的自身组织细胞，均可成为 II 型超敏反应中被损伤的靶细胞。靶细胞表面抗原主要包括：①正常存在于血细胞表面的同种异型抗原，如 ABO 血型抗原、Rh 抗原和 HLA 抗原；②外来性抗原与正常组织细胞之间具有的共同抗原，如链球菌胞壁多糖抗原与心脏瓣膜、关节组织糖蛋白之间的共同抗原；③感染和理化因素所致改变的自身抗原；④结合在自身组织细胞表面的药物抗原或抗原抗体复合物。

（2）细胞溶解或破坏由以下三种方式引起：①激活补体，与靶细胞表面抗原结合后，可通过激活补体传统途径或通过补体裂解产物 C3b 介导的调理作用，使靶细胞溶解破坏；②促进吞噬，IgG 抗体与靶细胞特异性结合后，还可通过其 Fc 段与效应细胞（巨噬细胞、中性粒细胞和 NK 细胞）表面相应受体结合，对靶细胞产生吞噬和破坏；③激活 K 细胞，IgG Fc 段激活 K 细胞，产生 ADCC 作用（抗体依赖性细胞介导的细胞毒作用），引起细胞溶解。同时抗细胞表面受体的自身抗体与相应受体结合，可导致细胞功能紊乱，表现为受体介导的对靶细胞的刺激或抑制作用。

2. Ⅱ型超敏反应的特点

（1）细胞性抗原，抗原、抗体在靶细胞上发生反应。

（2）抗体为 IgG 或 IgM。

（3）补体、吞噬细胞、K 细胞参与反应，结果使靶细胞破坏。

（4）多有个体差异。

（三）Ⅲ型超敏反应

Ⅲ型超敏反应又称免疫复合物型或血管炎型超敏反应。由中等大小的可溶性免疫复合物沉积于局部或全身毛细血管基膜后，通过激活补体和血小板，在嗜碱粒细胞参与下，引起的以充血水肿、局部坏死和中性粒细胞浸润为主要特征的炎症反应和组织损伤。

1. 发生机制

（1）中等大小免疫复合物的形成：可溶性抗原与抗体特异性结合时，两者的比例不同，形成免疫复合物分子也不相同。比例适宜时形成大分子不溶性复合物，易被吞噬细胞吞噬清除，不引起病变。当抗原量大大超过抗体时，形成小分子可溶性复合物，可通过肾小球滤过，随尿排出，也不致病。只有在抗原量稍多于抗体量时，形成中等大小可溶性免疫复合物，它既不易被吞噬，也不能被肾小球滤除，从而较长时间在血流中循环。

（2）免疫复合物的沉积：由于免疫复合物激活补体释放过敏毒素 C3a、C5a 作用于嗜碱粒细胞，使之释放组胺，以及激活血小板释放血管活性胺类，可引起血管内皮细胞收缩，内皮细胞间隙增大，从而使原来不能沉积的可溶性中等大小免疫复合物嵌入内皮细胞间隙，沉积于血管基膜而不被血流冲走。沉积的部位多为血管径小、迂回曲折、血流缓慢的微血管壁，如肾小球、关节滑膜、心肌、皮肤等处微血管壁基膜。

（3）免疫复合物的致病作用：免疫复合物可以传统途径激活补体系统产生过敏毒素 C3a、C5a，使嗜碱粒细胞和肥大细胞脱颗粒，释放组胺等炎症介质，引起局部水肿，同时吸引中性粒细胞集聚在免疫复合物沉积的部位，引起组织损伤。同时聚集的中性粒细胞在吞噬免疫复合物过程中，可通过释放蛋白水解酶、胶原酶、弹性纤维酶和碱性蛋白酶等，使血管基膜和周围组织细胞发生损伤。免疫复合物和 C3b 可使血小板聚集并通过激活凝血机制形成微血栓，造成局部组织缺血进而出血，从而加重局部组织细胞的损伤。

2. Ⅲ型超敏反应的特点

（1）可溶性抗原与抗体在血循环中形成中等大小分子的复合物，随血流沉积于血管壁，引起炎症。

（2）抗体以 IgG、IgM 为主。

（3）补体参与反应。

（4）有个体差异。

（四）Ⅳ型超敏反应

Ⅳ型超敏反应是由效应 T 细胞与相应抗原作用后，引起的以单个核细胞浸润和组织细胞损伤为主要特征的炎症反应。此型超敏反应发生较慢，当机体再次接触相同抗原刺激后，通常需经24～72h方可出现炎症反应，因此又称迟发型超敏反应。此型超敏反应发生与抗体及补体无关，而与效应T细胞和吞噬细胞及其产生的细胞因子或细胞毒性介质有关。

1. 发生机制

（1）效应T细胞和记忆T细胞的形成：引起Ⅳ型超敏反应的抗原主要有胞内寄生菌、某些病毒、寄生虫和化学物质。这些抗原性物质经抗原递呈细胞（APC）加工处理后，以抗原肽-MHCⅡ/Ⅰ类分子复合物的形式表达于APC表面，使具有相应抗原受体的CD4⁺Th细胞和CD8⁺CTL（细胞毒性T细胞）细胞活化。这些活化T细胞在IL-2和IFN-γ等细胞因子的作用下，有些分化增殖为效应T细胞，即CD4⁺Th1细胞（迟发性超敏反应性T细胞——T$_{DTH}$）和CD8⁺效应CTL细胞（细胞毒性T细胞），有的成为静止的记忆T细胞。

（2）T细胞引起的炎症反应和细胞毒作用：CD4⁺Th1细胞再次接触APC表面相应抗原后，可通过释放趋化因子IFN-γ、IFN-β、IL-2、IL-3和GM-CSF等，产生以单核细胞及淋巴细胞浸润为主的免疫损伤效应。

2. Ⅳ型超敏反应的特点

（1）发生迟缓，再次接触变应原后24～48h开始发作。

（2）由T细胞介导的超敏反应性炎症损伤。

（3）与抗体无关。

（4）大多无个体差异。

第五章　各年龄阶段及男女皮肤特点与区别

从出生到老年，我们的皮肤有着巨大的变化，由于皮肤的厚薄、角质层的功能、皮脂腺及汗腺的分泌情况都随着年龄的变化而不同，皮肤表现出不同的生理特性。初生婴儿的皮肤构成与成人相同，但需要三年的时间才能基本发育成熟，所以它在组织结构上和生理功能方面与成人有很大差别。而老年时期，皮肤萎缩，皮脂腺、汗腺分泌减少，表皮和真皮的镶嵌减弱，营养供应和能量交换减少，光泽减退，干燥起皱，自我修复能力及对外界因素的抵御能力下降。

第一节　胚胎皮肤

在胚胎期头 20～50 日开始形成胚胎皮肤，60 日时，大多数器官系统包括皮肤均形成，于胚胎第 3 个月前，表皮为两层，真皮为细胞性，皮肤附属器尚未开始形成；表皮的最外层为周皮，是一层暂时性细胞层，在表皮成层和角化之前覆盖发育的表皮，然后脱落于羊水中。胚胎表皮基底细胞和周皮细胞的形态相似，两者均有胞核，能进行有丝分裂，含角蛋白微丝，细胞质内含大量糖原，并借桥粒彼此连接，但周皮细胞较大，异染色质趋于边缘性，在羊水表面以微毛起缓冲效果。

周皮是一种特殊的细胞层，只存在于胚胎皮肤和胎儿皮肤，于胚胎第 1 个月时发生并随着胚胎发育细胞增大，于头 3 个月时，细胞进行增殖，继续分化，不断产生细胞并具有角质形成细胞（角化细胞壳）的某些特性。周皮的结构变化表明它在胎儿皮肤和胎儿生理上的重要性。周皮细胞的羊水侧表面先以微毛，继之以单个大泡，最后以多泡起缓冲作用。这种缓冲能扩大皮肤与羊水的接触面积。周皮作为胎儿表皮的一部分，起着分泌性上皮作用，为羊水增添物质，由羊水经皮肤输送物质，或保持其下的"固有表皮"细胞。已证实，非灵长类哺乳动物的周皮具有水的输送作用，而在胎儿期，药物从羊水中也经周皮转运到胎儿体内。

胚胎表皮内存在一种迁徙细胞，它具有非角质形成细胞型核染色质，杂乱地定居于周皮和基底层之间。这种细胞可能是黑素细胞，含细胞器，颇似黑素前体细胞和纤丝，但无色素。

胚胎性真皮含间质细胞，分布广泛而分散，以延伸的细胞突交织成网。细胞间隙富含氨基葡聚糖、透明质酸并有少量胶原纤维。在发育期，胎儿皮肤能保持 90% 的水，妊娠末3 个月，水合约为 83%。当细胞开始合成并分泌大量纤维性蛋白时，透明质酸量减少，硫酸化氨基葡聚糖量增多（成年真皮的特点）。

胚胎真皮内，沉着于间质细胞表面和基膜下的纤维性基质疏松。妊娠中 3 个月前尚无弹性蛋白合成和皮下组织结构化。纤细毛细血管和无髓神经通过真皮延伸到基膜基质。

第二节　胚胎皮肤向胎儿皮肤转化

妊娠头 3 个月的最后 1 个月在皮肤型式的确定上是一重要时期。表皮由于基底层和周皮层之间增添中间层而成层。在中间层细胞内，角蛋白微丝产生结构化，成为发育良好的微丝束，而且其中桥粒相应地增多。基底细胞含较少量糖原（细胞逐渐成熟的一种征象），并出现最初的表皮性附属器。角质形成细胞获得细胞表面抗原，如天疱疮和类天疱疮抗原及 ABO 血型抗原。具有核丝分裂活性的基底细胞集聚，产生细胞簇突入真皮，成为毛囊胚芽。甲皱襞和甲母质由指、趾背面基底细胞分化，掌、跖表面开始发生皮嵴和汗腺原基。周皮细胞突出小泡，朗格汉斯细胞和黑素细胞清晰（细胞质内分别存在朗格汉斯细胞颗粒和前黑素小体）。细胞层次渐次增多，基底细胞牢固地附着于致密板；半桥粒形成，在透明板内，与细胞-基质附着相关抗原呈斑状分布。

　　真皮从以细胞性为主向纤维性结构转化。结缔组织仍集中于真皮-表皮接合处，细胞间隙内也存在细小的胶原纤维束。胶原蛋白合成和分泌活跃。真皮仍较薄，为表皮厚度的3～4 倍，与皮下组织无截然界线，存在成纤维细胞、巨噬细胞和肥大细胞，血管发育更为广泛。

第三节　胎儿皮肤

　　妊娠中 3 个月时，皮肤发育的标志是其分化和生长。表皮厚度增加，并可区分基底细胞、棘细胞、颗粒细胞和角化层，增添最后一种迁徙细胞——麦克尔细胞。黑素细胞合成并输送黑色素。24 周时，表皮角化完全，但角质层很薄，先于数周前，毛囊、皮脂腺排泄管和指、趾甲发生角化。

　　第 4 个月内，表皮细胞的表面被覆微绒毛并被结构复杂的小泡修饰。恰于角化之前，细胞变扁平和"退化"，胞浆膜下产生致密带，此处，水交换能力明显降低，并且仍保留周皮细胞；毛囊完全成熟并有毛伸出皮面；皮脂腺分泌皮脂；身体各处均有小汗腺结构发育，另也自毛囊发生大汗腺。于第 16 周时，存在大汗腺原基，但于第 7 个月前，不出现分泌活性。

　　妊娠中 3 个月时，真皮厚度增加，呈现成年人真皮型式；第 4 个月内显示乳头区和网状区，能识别胶原纤维的结构基础并分出乳头下血管丛；脂肪细胞内出现脂质；第 5 个月时，较多的脂肪细胞聚集，构成脂肪小叶；第 6 个月时，合成弹性蛋白并沉着于微原纤维性成分上，弹力纤维网仍是基质的组成部分，于出生后第 1、2 年内仍继续发育。

　　妊娠末 3 个月是结构完成和继续生成时期。此时期已存在成熟的表皮各层，周皮消失，皮肤附属器形成并具有功能性。近于出生时，角质层厚度迅速增加，真皮-表皮交界开始呈现表皮突和真皮乳头，早产儿和新生儿皮肤薄主要在于真皮薄（与成年人比较）。毛细血管袢形成较晚，在此时期，仅存于掌、跖。出生后，身体各处方形成毛细血管袢并保持稳定。

第四节　婴幼儿（新生儿）时期皮肤特点

一、婴幼儿的皮肤特点

　　婴幼儿皮肤呈粉红色，这是由于其真皮层血管丰富，毛细血管充血所致。初生婴儿皮脂腺功能旺盛，皮脂覆盖在皮肤的表面，起着保护、乳化、抗菌和生物调节的功能。皮脂遍及全身，尤其面部、前胸、头皮最多。婴儿皮肤含水量比成人高，新生儿皮肤含水量为

74.5%，婴幼儿为 69.4%，而成人皮肤仅为 64%。不过，尽管婴儿皮肤吸收外界水分的能力强，但由于屏障功能不完善，水分挥发也快，因而更容易干燥。婴幼儿皮肤角质层尚未发育成熟，容易摩擦受损，这主要是因为表皮和真皮的结合区发育不完全，层与层之间黏合力弱，表皮容易剥脱，在外力作用下容易出现缺损。另外婴儿的皮肤仅有成人皮肤 1/10 的厚度，表皮是单层细胞，而成人是多层细胞；真皮中的胶原纤维少，缺乏弹性，不仅易被外物渗透，而且容易因摩擦导致皮肤受损。因此，外界的刺激物、抓挠、稍带力度的触碰都会损及皮肤。刚出生的婴幼儿有一层天然保护层——胎脂。研究结果显示，新生儿总皮脂含量与成年人相当接近，但出生后皮脂腺分泌量迅速下降，这和婴儿的大汗腺较小，细胞内也没有皮脂分泌颗粒有关。到出生 1 个月时，皮脂分泌量已经降低到原来的 20%，直到 8 岁才开始回复，12 岁才能稳定在较高水平。而皮脂对形成皮肤表面的保护性酸膜至关重要。

婴儿皮肤发育不完全，仅靠皮肤表面一层天然酸性保护膜来保护皮肤，防止细菌感染。新生儿的皮肤 pH 接近中性，即为 7。出生后一周内，由于角质层细胞生成的磷脂酶 A_2 使皮肤逐渐酸化，皮肤的 pH 降低至成人水平的 5.5～5.9，甚至更低。然而，皮肤表面的正常酸化有赖于角质层的完整和皮脂的保留，因此，婴儿皮肤不像成人那样可以中和外界的碱性物质，而是更加脆弱，对于同样量的洗护用品中的化学物质，宝宝皮肤的吸收量要比成人多，同时，对过敏物质或毒性物的反应也强烈得多。

婴幼儿皮肤感觉能力不平衡，新生儿的痛觉已经存在，但相对于触觉、温度觉来说就不太敏感，尤其在躯干、腋下等部位。由于神经传导不够准确，痛刺激后会出现泛化现象，也就是说不能够准确感觉到疼痛的部位，表现为反应迟钝。

婴儿皮肤的汗腺及血液循环系统还处于发育阶段，体温调节能力远远不及成人，新生儿的温度觉比较敏锐，他能区别出牛奶的温度，温度太高太低都会做出不愉快的反应，而母乳的温度是最适宜的，所以新生儿吃母乳时总会流露出愉快、满足的表情。新生儿对冷的刺激要比热的刺激反应明显，受环境的温度影响很大，需要给以适当的保暖。

新生儿的触觉有高度的敏感性，尤其在眼、前额、口周、手掌、足底等部位，而大腿、前臂、躯干处就相对比较迟钝。

婴幼儿皮肤的色素层单薄，黑色素生成很少，因而色素层比较薄，很容易被阳光中的紫外线灼伤。婴幼儿皮肤抵抗力差，自身的免疫系统尚未完善，抵抗力较弱，因此较容易出现皮肤过敏，如红斑、红疹、丘疹、水泡，甚至脱皮等。

新生儿皮肤被覆细长的毫毛，早产儿尤为明显。不久，毫毛脱落，代之以终毛。在胚胎期，人体毛周期和大鼠、小鼠一样，虽部位不同，但其活动状态为同步，出生后也一样，同步进入休止期而脱落。脱落后，头部则成为具有毛髓质和毛皮质的终毛，发际逐渐明显。身体其他部位以软毛作为终毛，其性状类似胎毛，受性激素调控的部位进入青春期后形成终毛。

二、常见的婴幼儿皮肤问题

1. 干燥、脱屑 新生儿皮肤干燥、脱屑，最常见的部位为手掌与脚底，属正常现象，大多数会在出生后的几天内迅速消失。

2. 粟粒疹 在婴儿的鼻梁上出现一些白色的小斑点，称为"婴儿粟粒疹"，是汗腺和皮脂腺短暂阻塞所引起的。数周内会自行消失，不用治疗。

3. 摇篮帽　在出生后的几周内，有些婴儿头部会出现棕色的、有痂皮的斑，俗称"摇篮帽"，有时还会播散到面部、躯体或者尿布区，产生红色鳞屑状皮疹，是婴儿皮肤的一种保护性行为，能自然脱落，而不留痕迹。

4. 奶癣　出现在脸颊和眉毛上方的红色丘疹，称为"婴儿湿疹"，俗称"奶癣"，一般跟体质过敏有关。奶癣是形态多样，分布大多对称，时轻时重。在面部者，初为簇集的散在的红斑、丘疹；在头皮或眉部者，多有油腻性鳞屑和黄色发亮的结痂。

5. 尿布疹　是由于大小便刺激周围皮肤所引起的一种皮肤反应，也可能是由于尿布洗涤时，遗留的洗涤剂刺激所引起。

6. 痱子　初起时为针尖大小红色斑疹，接着出现成群红色小丘疹或小水疱，有瘙痒或烧灼感，常成批发生，在天气转凉后数天内就会很快消退。痱子好发于颈、胸、背、腹、肘窝等部位，以及小儿头面部、臀部。消退后有轻度脱屑，多见于夏天。

第五节　儿童及青春期皮肤特点

一、儿童时期皮肤发育特点

儿童期皮肤在总体形态结构上和功能活动上日趋完善，外观状态明显异于婴幼儿，随其年龄增长，黑素细胞活化，黑素增加而皮肤略呈棕色。由于纤维成分增多，皮肤更为坚实。但于儿童期内，皮脂腺的功能活动暂时减弱，大汗腺尚不显示功能活动。

二、青春期的皮肤发育特点

青年期的少男少女正处于生长发育的迅猛阶段，皮肤也开始发生变化，进入青春期后，皮脂腺分泌旺盛，角质形成细胞增生活跃，真皮胶原纤维也开始增多，并由细弱变为致密，因此，这个时期的皮肤状况最好，皮肤显得坚固、柔韧、柔滑和红润。特别是少女，由于卵巢分泌的雌激素增加，使得皮肤格外柔嫩、光滑、富有弹性。但是，由于青春期性激素分泌增加，皮脂腺分泌旺盛，且阻塞毛孔，开始出现痤疮、粉刺、湿疹、毛囊炎等皮肤病，影响皮肤健美。

1. 青春期少女皮肤的特点　女性皮肤最美的时期为15～25岁，20岁为最佳期，这是激素分泌所致。激素分泌的多少，对于皮肤有很大的影响。激素虽有许多，但直接影响肌肤的是男性激素和女性激素。女孩子在十几岁的时候，由于卵巢所分泌的女性激素及黄体素不够充分，所以不能保护激素的平衡，随着年龄的增长，到了20岁左右的时候，已大致能保持体内激素的均衡，所以皮肤的光泽、颜色、弹性和健康情形都会达到高峰，这时的女性，皮下脂肪发达，肌肤变得润滑、光泽、有弹性，所以逐渐显出婀娜多姿的女性韵味。然而，女性激素分泌量，会随着年龄增长而递减。当年龄超过24岁时（过渡期），皮肤就会越变越薄，弹性纤维逐渐减少。血液循环不佳，新陈代谢亦开始衰退。脸部血色滋润程度衰退，容易出现褐斑、皱纹，这种肌肤称为"中年肌肤"，也是最需要护理的皮肤。此时只有好好地照顾皮肤，才可延缓其衰老。

造成女性皮肤多变的原因除了年龄之外，也和女性特有的生理特点有关。如女性在月经期，眼窝会出现阴影，皮肤粗糙而又特别敏感；而女性在排卵期，肌肤又是最美的时候；女性在怀孕期，皮肤会变得粗糙，容易出现褐斑；而哺乳期的妇女皮肤会变得很漂亮。

2. 青春期男子皮肤的特点　一般来讲，男子进入青春期后，荷尔蒙分泌旺盛，刺激皮脂分泌，皮肤油脂过多，容易形成毛孔阻塞而出现痤疮（又称粉刺）；皮肤变得粗糙，皮下脂肪层变薄，体表汗毛变得粗短浓黑，胸部体毛也较长，发型在额部呈现特定的两鬓角凹入发际。青春期时的男性由于雄性激素分泌旺盛，新陈代谢较快，雄性激素有促进蛋白质合成的作用，加快角质层细胞的更新换代。此时黑色素细胞合成黑色素旺盛，可使男性皮肤呈现出亮丽光泽而又有混黑之美，不乏阳刚之气。但由于过多吸烟、饮酒也会造成皮肤粗糙、粉刺、暗疮、酒糟鼻等现象；加之男性通常工作压力大，精神紧张、睡眠不足、皮肤缺乏营养，诸多因素加上年龄的增长，皮肤容易变得松弛、多皱、晦暗无光，过早失去了青春风采。

第六节　中老年期皮肤特点

一、中老年期皮肤的特点

从 25 岁就开始孕育着皱纹的微观变化、皮肤弹力纤维的断裂和变性。30 岁以后的妇女，皮肤保持水分的能力和弹性都逐渐降低，加之皮脂腺分泌能力下降和皮下脂肪减少，皮肤 与其下层组织间的联系松弛，衰老的征兆之一就是脸上出现皱纹。

随着时光的流逝，人们不知不觉地步入老年时期，各个器官的老化现象接踵而来，然而最为明显的则是皮肤的老化。表现为皮肤松弛，弹性降低，出现皱纹；同时，老年人由于汗腺、皮脂腺分泌减少，皮肤显得干燥、粗糙（这一点在冬季最为明显），血液循环减慢，面部会出现老年斑；再加上老年人患有各种各样的慢性病，所以，他们患皮肤病的概率大大高于其他人群。这些都会给老年人带来一定的烦恼和麻烦。

老年皮肤有三个突出的特征：萎缩、敏感、增生。

（一）萎缩

人过中年，皮肤开始萎缩，进入老年期即 60 岁后更是每况愈下，皮肤萎缩波及表皮、真皮和皮下组织。萎缩的表现是多方面的，皮肤变软、变薄，光泽减退，弹性减少，干燥起皱。由于真皮是皮肤的主要支架，真皮纤维萎缩使真皮里的许多组织失去依托，无依无靠，至少不像成年人的真皮那样"可靠"。这对真皮血管的影响最大，血管缺少支撑，容易破损出血，而血管的收缩、舒张功能也受到干扰。这就可以解释为什么老年人的皮肤易出现紫癜（出血斑点）和老年人的皮肤容易发凉。当然，皮肤发凉还有体温调节紊乱和动脉硬化等其他因素参与。

（二）敏感

敏感指的是皮肤受内外因素作用后反应强烈。老人皮肤特别容易发痒，除因皮肤干燥外，也是皮肤敏感的结果。许多老年人的背部皮肤并不干燥，却不时瘙痒。不只是痒，别的感觉也很敏感。老年带状疱疹的疼痛程度比中青年患者重，时间长。带状疱疹后，神经痛的发生率也较高。

（三）增生

增生是指某些部位的某些组织增生。例如，老年时表皮萎缩的同时，额面部皮肤却会有以表皮增生为主征的老年疣；皮脂腺萎缩，皮脂分泌减少的同时，颧、额、鼻部反见到老年皮脂腺增生，而老人额头部出油出汗甚至比年轻人多。许多部位血管硬化，管腔缩小、数量减少的同时，老年血管瘤到处显现。老年人易长癌生瘤，也都是增生性病变的结果。

二、中老年皮肤的保护

老年皮肤的保护离不开三个特点，包括防止各种损伤、防止各种刺激和预防增生损害引起的破溃与恶变。

防止各种损伤，尤其是物理性的。要注意保暖，避免风吹、日晒、雨淋。行路不稳的，要防止摔倒，跌倒不仅伤筋动骨，使老人饱受皮肉之苦，而且伤口愈合也比中青年人更慢。

预防增生损害引起的破溃与恶变。前面提到的几种老年皮肤增生损害都是良性的，要防止各种刺激，食物、饮料、嗜好品要妥善选择。尽量不用或少用刺激性物品，如烟、酒、浓茶、咖啡、辛辣物、海鲜等。这样做能有效防止许多瘙痒症、湿疹、荨麻疹的发生和复发。衣服尤其内衣以棉织物为好，棉织物对皮肤的刺激性极小，也绝少过敏。衣服要既能保温，又不过紧，以免妨碍血液循环。

增生本身既不会破也不会恶变。鉴于某些损害有碍观瞻，老年人可能不自觉地抠抓、抚弄；有些长在面部的增生损害如老年疣易受日光刺激而起某种变化；长在背上的老年血管瘤可因背部痒而被抓破流血。这些都是老年皮肤保护不可忽略的。

第七节　男女皮肤的区别

男女的皮肤在解剖结构和生理功能上是有差别的。男性皮肤与女性皮肤的最大不同在于毛囊和皮脂腺发达，面部生有胡须，皮脂分泌旺盛，大多数男性的皮肤偏油性，毛孔易被油污堵塞形成粉刺或暗疮，若护理不慎，脸部常会留下凹洞、瘢痕。此外，头皮的皮脂过多还会引起头屑增多，影响头发的健康甚至脱发。男性的皮肤天生较女性粗厚、结实、更富有弹性，这是因为他们的皮肤纤维彼此连接很紧密，给男人承担最艰苦的工作提供了保障。男性的皮肤油性大、毛多、毛孔大，易受污物污染，尤其是脂溶性的有害物质和多种微生物积蓄，从而增加炎症和感染的机会。男性体内的雄激素含量高于女性，致使男性的痤疮发病率明显高于女性。男性皮肤还有一个特点就是敏感，容易发红、脱皮、发痒等，主要在于和女性相比较，男人的皮肤 pH 呈酸性。

第六章 皮肤正常微生物群与微生态平衡

第一节 微生物生态学及人体正常菌群

一、微生物生态学的概念

微生物生态学（microbial ecology）是 20 世纪 60 年代才开始形成的一门独立学科，并逐渐受到重视，按照所研究环境的特点可将其分为土壤微生物生态学、空气微生物生态学、水微生物生态学、食品微生物生态学、特殊环境微生物生态学等。

微生物生态学是在微生物学和生态学发展过程中形成的交叉学科，是研究微生物与其生存环境、微生物群体之间相互关系的科学，即微生物群体与周围环境的生物和非生物因素的相互关系的科学。微生物生态学属生态学和卫生微生物学的研究范畴，是进行卫生微生物研究的理论基础，各种微生物与其生存环境之间的作用关系及变化规律，均遵循不同微生物的生态特征。

在微生物研究中常涉及个体、种群和群落的概念。个体（individual）是指具有一定功能的生物体，如一个细菌、一个病毒，它们从生长到分裂或复制合成即完成一个周期。种群（population）由许多相同的个体所组成，种群内的个体之间是一个有机的统一体。各种生物种群聚集在一起，形成一个群落（community）。生境（habitat）是指微生物生存的外环境。局部的小空间称为微小生境（microhabitat）。在实际工作中，我们可以在实验室中模仿外界条件，设置一个微小的生态环境进行模拟试验，以取得实验数据并进一步扩大实验直至现场的环境条件。

龛（niche）包含有比生境更为广泛的含义，它不但包含了生物生存的空间概念，还蕴涵着功能作用，以及在不同温度、湿度等环境变化中的位置，也称为生态位。从某种意义上讲，可将生境理解为微生物的"住址"，而生态龛则为微生物的"职业"。进行微生物的生态研究，首先应了解微生物的生境特征，然后进一步了解其营养和能量来源、pH、温度、湿度、氧需等情况。

生产者和消耗者是构成自然界生态系物质能量循环的重要元素。生物中绿色植物通过光合作用摄取太阳能，转化为化学能，将无机物转化为有机物，是重要的生产者。动物消耗有机物，使能量与物质重新分配，是消耗者。微生物既可分解有机物，将其还原为无机物，使之重新被植物利用，是分解者、消耗者，又可将无机物合成为有机物（光合菌、化能自养菌），所以微生物同时也是生产者。因此，微生物生态构成了自然界生态系能量物质流循环中不可分割的一部分。

1966 年 Brock 从生态系角度阐述了微生物生态，即从群体观点与环境间的动力学关系阐述了微生物生态问题。微生物与环境间有着极为密切的关系，微生物的生命活动依赖于环境，同时也影响着环境，研究微生物与环境之间的关系，了解它们在自然界的分布，可为人类开发微生物资源提供理论依据，以使人类利用微生物在自然界中的作用来改造自然，保护自然。微生物之间、微生物与其他微生物之间，也存在着相互依存、相互制约的关系，研究它们之间的关系，使人类更好地利用微生物，为防治人和动物疾病、为工农业生产服务。

二、微生态与环境相互作用基本规律

1. 限制因子定律（law of restriction factor）　即最小因子定律，此定律由利比希（Justus Liebig）提出，故又称利比希定律（Liebiglaw）。这一定律适用于"稳定状态"的环境，即物质的进入与流出处于平衡状态。其基本核心是任何生物的生物量决定于所存在环境中该生物生长所需的最低浓度营养。微生物需要各种生态因子（营养物质），但这些生态因子并非同等重要，其中有的因子对微生物生态起决定性作用，当其中某物质可利用的量最接近于所需的临界最小量时，这种物质就成为限制因子。例如，氧在空气中含量较多而恒定时，很少对需氧性细菌起限制作用，但在水底溶解氧含量少而且容易发生变化时，氧则成为需氧菌的一个限制因子。在考虑限制因子时，不仅要注意其在微生物生存环境中的浓度，还应关注这种因子是否能被微生物获得。如氮气在所有生态系统中都存在，但大多数微生物不能利用这种形式的氮；水变成结合水后微生物也难以吸收；有毒物质如已吸附在黏土颗粒上，对微生物的作用减弱。

2. 耐受性定律（law of tolerance）　该定律由谢氏（Shelford）创立，又称为谢氏耐受性定律（Shelford law of tolerance），是指生物对环境中生态因子能耐受的范围。微生物在一个环境中存活与生长不但取决于营养，而且与各种物理、化学因素如温度、pH等有关。每种生物存活和繁殖只能对环境中生态因子耐受一定的范围，生态因子在数量和质量上的不足或过多均会影响生物的存亡。生物对这些生态因子所能耐受的最大值和最小值之间的范围称耐受限度（limits of tolerance），在耐受限度内有一个最适范围，在此范围内生物生长最好。微生物的耐受性决定了其生存的可能性和分布的广泛性。对许多生态因子均耐受或对某种生态因子的耐受性较宽的微生物常常分布甚广，如真菌。

3. 综合作用定律（combined law）　是奥德姆（Odum）将谢氏耐受定律与利比希的限制因子定律结合起来的产物，该定律的含义是一个生物或一群生物的生存和繁殖取决于综合环境。环境中各种生态因子并非孤立存在，它们之间相互密切有机地联系着，某种生态因子对生物的作用是在多因子配合中发挥出来的。在生态因子综合作用中，两个或两个以上因子同时作用时可有增效、减效、补偿结果发生。若一个因子能增加另外一个因子对生物的生态效果，称增效；如果降低或减弱了另外一个因子的作用效果称减效；某一生态因子的减弱对生物生长不利，但可由另一生态因子的增加而得到补偿的生态效果称补偿作用。补偿是通过生物体内自我补偿来实现的，因此这种补偿是有限的。

微生物具有高速度增加的倾向，但微生物在所生存的环境中，营养和空间都是有限的，环境本身也会因某种外来因素或微生物代谢产物积聚使其发生改变。环境的生态因子改变会影响微生物个体的生存和盛衰，也必然引起微生物生存斗争，包括生物间斗争和与环境斗争，其中生物间斗争包括种内斗争（intraspecific competition）和种间斗争（interspecific competition）。斗争的结果，可以使微生物生态平衡发生失调，再经微生物与环境及微生物与微生物之间的生态调整，达到新的生态平衡。

三、微生物生态演化的自然选择与适应

任何微生物都不能脱离环境而生存。生物不断地适应变化着的环境，环境决定生物的适应性，因此，一切生物的生活都服从生态学的基本规律。各种生物的生存虽然都受环境的支配，但由于形态结构和生理形状差别很大，它们的生态活动的效能和习性也有不同程度的差别。微生物的体积很小，生殖率大，世代时间短，适应性强，能在环境相差极大的空间中生长和繁殖；由于微生物的体积微小，其体积对容量的比例大，因而与环境接触的面积大；微生物细胞与高等生物组织内的细胞不同，大都能与环境直接接触。这些条件有利于细胞吸收营养物质和排除废物。微生物代谢作用迅速，活动力强，容易受环境的影响，同时通过它们的活动又能改变其所处的环境。

1. 变异性（variability） 微生物因生殖率大和世代时间短，一方面能在较短的时间内形成大的群体；另一方面，也可在一定的时间内产生较多的突变体（mutant），有利于适应变化剧烈的新环境，抵抗恶劣的环境。生物的遗传保守性是一切生物遗传性的共同规律，任何生物，其后代总与亲代相似，以保持亲代的类型，因而得以保持生物物种的稳定性。然而任何一种生物物种、亚种或品系的群体，如果其个体发生了变异（variation），无论在形态、生态或生理性状方面都不会完全相同，生物的变异性是生物遗传的另一共同规律。遗传保守性与遗传变异性相互作用，相互联系，使生物通过逐渐适应演化得以长期生存。生物不发生变异就无法适应波动的环境，难以保证生存和繁殖。

微生物的变异和其他生物一样，同时受遗传和环境的共同影响，但两者的影响效应机制有所区别。一般情况下，环境引起的变异不能遗传给后代，除非环境因子引起遗传物质的变化。许多微生物性状的变异不是直接由遗传物质变化引起的，而是受环境因子的影响所发生的修饰作用，这类变异通常是暂时的，是可以恢复的。

2. 选择性（selectivity） 达尔文提出生物进化的自然选择（natural selection）学说，认为物种在不断地发生变异，在变异的物种中仅是那些能适应环境条件者才能获得生存和繁殖，即适者生存。在长期的自然选择过程中，生物逐渐发生变异以适应其环境，即生物的适应性；环境对生物的生存也具有选择性，即自然选择。

微生物在自然环境下，可能遇到各种不同的环境条件，如新基质、新寄主等。凡是能在这一环境生存的新突变种，其适应能力较强，且易被环境所选择。一旦失去这样的新环境条件，这个突变种则失去其作用，而成为致死性突变。在适合它们的环境条件下，少数的突变细胞，可以转变成一个突变群体，因而建立与其亲代不同的种或变种。

微生物在生态环境中的选择性除了自然选择外，还存在人工选择（artificial selection），即按照人类的意愿使生物发生某些对人类有益的变异，并将这种变异保留、遗传给后代。人工选择是人为的，也称其为驯化（domestication）。自然选择和人工选择的主要区别在于：前者是由自然环境条件决定的，后者则以人的意志为主；前者是一个缓慢的过程，后者则比较快；前者所保存的变异对生物本身有利，后者所保存的变异只对人类有利。人工选择的应用很广，如污水处理中的活性污泥可用人工选择的方法得到。

3. 适应性（adaptability） 是指生物能适应在一定时间内的环境波动或剧变以保证其本身生活和生存能力。适应性是微生物进化中最重要的因素，它的建立是生物的基因型与环境因子共同作用的结果，其中以基因型为主，环境因子次之。当微生物受到来自环境的不利因素的压力后，多数微生物的生命活动受到抑制甚至死亡，而个别个体通过改变自己的基因型获得适应新的环境条件的生理特性，并且通过生长繁殖形成新的种群。微生物获得新的遗传特性的方式有：①由某种不利因素诱发个别个体发生基因突变获得新的遗传特性；②通过基因转化、转导和细胞融合使个别个体获得适应性基因片段，并且生存下来，发展成新的种群。这两种方式都可使原来不适应的微生物在对不利环境的适应过程中获得新的遗传物质，使其具有了其亲代所不具有的生理功能，而这种新的生理功能可通过繁殖传给后代。

微生物的适应性还可表现为表型适应，它是微生物对环境条件变化的暂时反应，在这种适应中，微生物的基因型不发生变化，只是由于环境条件的变化使微生物的某个或某些基因失去表达能力，或使原来未能表达的基因得到表达。当这种生物再回到原来的环境时，新的表型特征消失，又回到原来的生理特点。因此，这种适应所发生的生理变化是限制在生物基因组极限范围内的，不出现可遗传的新性状，也不表现新的生理特性。

四、生态平衡与人体正常菌群

生态平衡（ecological balance）又称"自然平衡"（balance of nature），是指生态系统各组成部分的内部或相互之间，在长期的发展演化过程中，通过相互制约、转化、补偿、交换及适应而建立起来的一种相互协调的动态平衡关系。达到生态平衡的生态系统相应地也就达到了相对稳定的阶段，这种生态系统的生物量相对最大，生产力也最高，因而自我调节能力也就更强一些。通常生态系统内部结构越复杂，其自我调节能力或生存能力越强。

正常人体及动物体中都存在着许多微生物，生活在健康人体及动物体各部位，数量大、种类较稳定，且一般是有益无害的微生物种群，称为正常菌群。在人体的皮肤和与外界相通的胃肠道、呼吸道及泌尿生殖道黏膜上，都有微生物的生长繁殖。正常菌群与机体的生命活动和免疫功能密切相关。人与哺乳类动物出生时是无菌的，生后很快有微生物定植，通过演替过程，在体表和与外界相通的腔道形成一个大的微生物群落，这一庞大的微生物群以一定的种类和数量比例存在于机体的特定部位，参与机体的生命活动，与宿主细胞进行物质、能量和基因的交流，在宿主的生长发育、消化吸收、生物拮抗及免疫等方面发挥着不可替代的生理功能，共同维持着生命过程。

一般情况下，正常菌群与人体保持平衡状态，且菌群之间互相制约，维持相对的平衡。它们与人体的关系一般表现为互生关系。人体内的微生物菌群不仅不会致病，而且对维护人体健康起到有益的作用，具有抵抗外源性病原体的防御能力。主要表现为：①生物拮抗，致病菌侵犯宿主，首先需穿破皮肤和黏膜的生物屏障作用。寄居的正常菌群通过受体和营养竞争，以及产生有害代谢产物等方式抵抗致病菌，使之不能定植或被杀死。②营养作用，正常菌群与宿主的物质代谢、营养分解和合成有密切的关系。如肠道中的大肠寄生菌能合成维生素K等，除细菌自需外，尚有多余为宿主吸收利用。③免疫作用，正常菌群作为抗原物质能促进宿主免疫器官的发育，也可刺激其免疫系统发生免疫应答，产生的免疫物质，对具有交叉抗原组分的致病菌有一定程度的抑制或分解作用。④抗衰老作用，肠道正常菌群中的双歧杆菌有抗衰老作用。健康的乳儿肠道中，双歧杆菌约占肠道菌群的98%。成年后，这类菌数量大减，代之以其他菌群。进入老年后，产生 H_2S 和吲哚的芽孢杆菌类增多。这类有害物质吸收后，可加速机体的衰老程度。此外，正常菌群可能有一定的抑瘤作用，其机制是转化某些致癌物质成非致癌性，以及激活巨噬细胞等免疫功能。但是，所谓正常菌群，也是相对的、可变的和有条件的。当机体防御功能减弱时，如皮肤大面积烧伤、黏膜受损、机体受凉或过度疲劳，一部分正常菌群会成为条件致病微生物；部分正常菌群由于其生长部位发生改变也可导致疾病的发生，如因外伤或手术等原因，大肠杆菌进入腹腔或泌尿生殖系统，可引起腹膜炎、肾炎或膀胱炎等炎症；由于某种原因破坏了正常菌群内各种微生物之间的相互制约关系时，也能引起疾病，如长期服用广谱抗生素，肠道内对药物敏感的细菌被抑制，而不敏感的白假丝酵母菌或耐药性葡萄球菌则大量繁殖，从而引起病变，即通常所说的菌群失调症。这种现象的存在与发生，反映出微生物生态失调对于疾病的发展和转变起着重要的作用和影响。

第二节　皮肤正常微生物防线的功能

正常菌群的生物拮抗作用形成了人体的第一道防线。从生理学观点出发，可将人或动物抵抗外来感染的防线分为三道：皮肤黏膜屏障、吞噬细胞屏障和血清屏障；而从微生态学观点出发，可将人或动物对外来感染的防线分为四道：微生物防线及前述的其他三道防线。换而言之，一切外来病原体的侵入，都必须突破位于皮肤、黏膜表面上的第一道微生物防线；进而突破皮肤、黏膜本身，吞噬细胞，血清屏障等第二道防线；进一步在宿主体内生长和繁殖。

1. 占位性保护作用　人或动物体的皮肤与黏膜表面普遍存在着一层正常微生物群，不仅皮肤与黏膜，而且毛发与指（趾）甲也存在着正常微生物群，甚至像牙齿珐琅质那样光滑的表面，在扫描电镜的照片上也显示有细菌的存在。这一层微生物特别是其中的固有菌群紧密地与黏膜上皮细胞相黏附。这种黏附在黏膜上皮细胞上的细菌层或微生物膜，起到了对宿主占位性保护作用。如果微生物防线被某些因素如辐射、抗生素等因素破坏，出现了溃散或败化，就难免被外袭菌定植或占领，打破宿主的第一道防线，给后来的外袭微生物长驱直入创造了条件。

2. 微生物防线与免疫的配合　微生物防线的牢固性与宿主的生理状态有直接关系，如免疫、营养、患病及各种刺激等都能影响微生物防线的牢固性。在这些因素中，免疫作用尤为重要。正常菌群对上皮细胞有黏附作用，而不同菌种对不同部位细胞的黏附有其特异性，这就说明了为什么大肠杆菌经常在肠道定植而不在皮肤定植，某些链球菌仅在口腔及呼吸道定植而不在其他部位定植。出现这一特异性的机制，主要与定位的 pH、局部与血清抗体、黏液、唾液及其他分泌物的性质有关系。研究证实，不能在肠道定植的菌种，如果用粪便成分混合培养一段时间，就可获得在肠道定植的可能性。

由此可见，微生物防线的结构相当复杂，一方面与宿主的各种因素密切相关，另一方面又与正常菌群的种属特异性有联系。保护这道防线的完整性或维持人体微生态平衡性，都是非常重要的。在抗生素、激素、免疫抑制剂及细胞毒类药物大量应用的今天，尤其不能忽视这个客观现实。

3. 有机酸的作用　固有菌的生活代谢产物之一就是有机酸、挥发性脂肪酸及乳酸等，特别是双歧杆菌能产生乳酸与醋酸，可降低其生境内的氧化还原电位和 pH，抑制外袭菌（或外籍菌，游动菌及过路菌）的定植。除了抑制外袭菌外，酸性肠内容物还可促进肠蠕动，在外袭菌尚未大量繁殖时，就推向下一肠段，从而间接地保护宿主不受损害。

4. 过氧化氢的作用　在皮肤及鼻咽腔黏膜表面有一微球菌层，它们主要通过产生过氧化氢来对其他菌发挥拮抗作用。如果用混入微球菌的牛奶喂小鼠，然后再用鼠伤寒沙门菌攻击小鼠，则只有极少数动物死亡，但喂单纯牛奶的对照小鼠，则大部分死亡。检查两组实验动物的大便发现，实验组大便内有大量微球菌、极少量的沙门菌，而对照组则相反，有少量微球菌和大量沙门菌。这一实验证明，过氧化氢是微生物防线中某些固有菌拮抗外袭菌的一种手段。此外，口腔中的链球菌对白喉杆菌与脑膜炎双球菌的抑制，也是通过过氧化氢的作用实现的。

5. 争夺营养　在正常微生物群中，争夺营养是微生物与微生物之间相互控制的一个重要措施。通过连续流动培养法证实，某些细菌和真菌在生境内之所以能保持一定的种群水平，既不增加，也不减少，其主要原因之一就是争夺营养。营养争夺中一个重要因素是繁殖速度。繁殖速度快的菌，常常占优势。例如，在肠道内，大肠杆菌的速度，虽然在厌氧条件下，比拟杆菌等厌氧菌慢，但在需氧条件下，却比葡萄球菌和痢疾杆菌繁殖快。因此，大肠杆菌通过营养争夺的方式，可以对葡萄球菌与痢疾杆菌发挥拮抗作用。

6. 细菌素的作用　细菌素在种间、种内都具有拮抗作用。产细菌素的大肠杆菌或链球菌，如果与同种或近缘种的细菌混合培养，就会发现前者对后者有明显的拮抗作用，抑制其生长。例如，产细菌素的大肠杆菌对不产细菌素的大肠杆菌或痢疾杆菌、产细菌素的链球菌对不产细菌素的链球菌等都具有强烈的拮抗作用。因此，细菌素具有保护微生物防线组成成员菌种的纯洁性作用。这种作用在临床实践中，也得到了证实。在痢疾病人中，随着其大便内产细菌素的大肠杆菌的增加，痢疾的临床症状（包括痢疾菌培养）也随之减轻和消失。

此外，构成微生物防线的其他因素如氧的利用、宿主的影响、环境的影响等，都是很重要的。

第三节　皮肤生态系的正常微生物群组成

皮肤是一个生态系，是由不同生态层次构成的。皮肤正常微生物群就如地球表面的许多国家和无数个民族一样，寄居在人体不同部位。每个部位就是一个生境，生境内也有更复杂的生物社会栖居者。再低一个层次，在生活小区或微小生境内还有生物群落栖居者。因此，皮肤表面的正常微生物群与宿主具有密切的相互关系，当然对宿主的健康也负有责任。皮肤生态系的正常微生物群组成与其他生态系一样，皮肤正常微生物群包括细菌、真菌、病毒和原虫各种成员。

1. 细菌　每一个皮肤定位上的种群规模因受外界因素的影响波动较大，个体间差别显著。生活在宿主不同生境内的生物社会的组成一般是恒定的，并具有特征性。1969 年，Marples 与 Williamson 发现，根据腋窝生物社会的结构，可将检查对象分为两个类型：球菌型与类白喉杆菌型。在该生境分离出来的全部细菌中，革兰阳性球菌与类白喉杆菌约占87%。在这些菌群中，若凝固酶阴性葡萄球菌超过 50%就属于球菌型，若低于 50%而类白喉杆菌超过 50%，则属于类白喉杆菌型。这两种类型与宿主的体质有关，皮肤干燥的人，多为球菌型；皮肤湿润的人，多为类白喉杆菌型。

不同细菌在皮肤不同位置上的分布并不相同（表 6-1）。例如，SⅡ型葡萄球菌主要分布在头部，M8 型细球菌主要分布在前额，而 M2 型细球菌则偏爱腋窝。如果不考虑量上的差异，从定性出发，则几乎整个皮肤生态系都可有金黄色葡萄球菌的踪迹，但只有在鼻腔、腋窝或会阴部才是常住菌，而在别处则多为来自其他生物社会的过路成员。

表 6-1　表皮菌群的构成

菌群	种属	主要分布
常栖菌	表皮葡萄球菌	广泛
	细球菌属	广泛
	痤疮丙酸菌	毛孔、脂溢部位
	棒状杆菌属	广泛
	糠秕孢子菌	毛孔、脂溢部位
暂栖菌	金黄色葡萄球菌	鼻孔、其他部位
	链球菌属	广泛
	大肠杆菌	外阴部
	变形杆菌属	外阴部
	枯草杆菌	裸露部位
	类产碱杆菌	外阴部
	奈瑟菌属	广泛
	念珠菌属等	外阴部

2. 真菌　大多数成年人携带的脂嗜性酵母菌有两种，即卵形糠疹癣菌（pityrosporum ovale）与环状糠疹癣菌。这两种真菌在许多皮肤区域里都可发现。卵形糠疹癣菌在头皮上占优势，而环状糠疹癣菌则经常在背部出现。这两种酵母菌是潜在的病原体，可能与表浅感染的花斑癣有关。非脂嗜性酵母菌如光滑球拟酵母菌（torulopsis glabrata）和非致病性的念珠菌，经常构成脚趾间的稀有种群。在热带可成为人体全身皮肤的栖居者。与脚癣有关的丝状霉菌（filamentous fungi）可认为是人脚趾间隙的常住菌，因为它可经常由无病变的皮肤分离出来。

3. 原生动物　毛囊脂虫（demodex folliculorum）是真正的皮肤常住者，这是一个非常小的生存在面部的毛囊和皮脂腺中的菌，如对这种菌进行认真查找，则可在大多数成人皮肤上发现，并且在某些个体可以发展成密集的种群。

4. 病毒　人的疱疹病毒可以长期甚至终生存在于某些皮肤如口唇周围部位，只在宿主抵抗力下降时才能引起发病。这类病毒似乎应看作是皮肤正常微生物群的成员之一。现已知道，许多皮肤上的细菌是溶源性的，体内携带着病毒（噬菌体）。这些细菌显然与其所携带的病毒一起参与了生物社会的有关活动。

第四节　皮肤正常微生物群的定植

人体的不同部位，微生物种类的分布不同。不同区域的皮肤生境支持着不同的生物社会、生物群落及种群。决定某种微生物的定位因素很多，其中一个比较明显的因素是湿度。腹股沟与腋窝湿度高，其生物种群与其他部位也不同。有人将干燥的前臂皮肤局部封闭起来，在封闭的第四天，菌群开始出现变化，总菌数由原来的 3×10^8 个/cm^2 增加至 3.8×10^7 个/cm^2。湿度与腋窝类白喉杆菌的密集菌群的存在有密切的关系。正常菌群不仅与人体保持相对平衡关系，而且在一定器官组织中寄居的菌群之间也相互依存，相互制约，菌种类和数量也处于不断变化的动态平衡中。

在这种状态下，大部分微生物是生活在角质层的最表层和毛囊的上部，据电镜照片显示，皮肤的细菌大部分聚集在毛囊管内，因此至少有20%的微生物是消毒措施所无法达到的。由于有这个储存库的存在，当皮肤表面的细菌因人工措施被消除掉以后，很快又会重新建立起来。有人报告，在洗手10min后，细菌明显减少，但继续洗至15min以上时，细菌反而又多了起来，原来埋藏在深部的细菌被暴露出来了。

皮肤上常见的是革兰阳性球菌，如表皮葡萄球菌、金黄色葡萄球菌等。有时也可分离出绿脓杆菌。在腋窝、腹股沟等处比较潮湿的皮肤上，除球菌外，常有革兰阴性杆菌和类白喉杆菌。在外阴、肛门等处可分离出非致病性抗酸菌。在上呼吸道、鼻腔和鼻咽部的黏膜上，常有葡萄球菌、类白喉杆菌，有时也可分离出甲型链球菌、革兰阴性球菌。在咽喉及扁桃体黏膜上，除有上述细菌外，尚有潜在性致病微生物，如肺炎双球菌、脑膜炎双球菌、溶血性链球菌、流感嗜血杆菌、腺病毒、流感病毒等。在口腔、消化道中的微生物种类很多，且数量变化也较大，常见的有革兰阳性球菌、奈瑟球菌、梭状杆菌、乳酸杆菌、螺旋体、白色念珠菌、类白喉杆菌等。在泌尿生殖系统，微生物一般仅分布于外口处。男性尿道口有葡萄球菌、革兰阴性球菌及杆菌。女性外阴有葡萄球菌、类白喉杆菌、肠球菌、大肠杆菌、乳酸杆菌、白色念珠菌等。

第五节　影响微生态平衡的因素

皮肤本身与其正常微生物群是相互依赖和相互制约的生态系。在正常情况下，保持正常菌群与宿主之间的生态平衡，对双方都有利。而生态平衡在某些情况下可被破坏，形成生态平衡失调而导致疾病。这样原来正常时不致病的正常菌群就成了条件致病菌。这种特定的条件主要为：①寄居部位的改变，当寄居于机体的某一部位的正常菌群进入宿主其他部位或器官时可引起疾病。②机体的局部或全身的免疫功能降低时，如大面积烧伤，因皮肤受损，铜绿假单胞菌可引起化脓感染。又如长期应用免疫抑制剂、激素、接受化疗和放疗的病人，机体免疫功能降低，正常菌群中的某些细菌可引起自身感染而出现各种疾病，有的甚至导致败血症而死亡。③不恰当的抗菌药物治疗。④菌群失调，是某部位正常菌群中各菌种间的比例发生较大幅度变化而超出正常范围的状态，由此产生的病症称为菌群失调症或菌群交替症。菌群失调时，往往可引起二重感染或重叠感染。即在抗菌药物治疗原感染性疾病过程中，发生了另一种新致病菌引起的感染。

决定生态平衡与生态失调的因素很多，其中以下因素较为重要：

1. 水分作用　已于前述，水分对微生物的定位有作用。水分主要来自汗腺的分泌。成人皮肤角质层渗出的水分低于儿童，每小时为$0.2\sim0.4g/cm^2$。儿童皮肤革兰阴性杆菌较成人多，可能与湿度有关。

有人用由手掌或脚掌取得的老茧（胼胝）研究角质层水分对细菌的影响。结果证明，革兰阳性细球菌在含29%水分的老茧上生长，类白喉杆菌却需要在含70%水分的老茧上生长，而大肠杆菌却适宜在含50%水分的老茧上生长。金黄色葡萄球菌对湿度的要求与细球菌一样。

2. 皮肤上的营养　皮肤表面能被微生物利用的营养主要来源于汗液与皮脂腺的脂质分泌物。皮脂腺在特殊的皮肤区域内形成各种变异状态，如眼睑的睑板腺及开口于睫毛毛囊的蔡氏腺。外耳道的耳垢腺都是特殊的分泌腺，它的分泌物主要是类脂质物质。这种特殊分泌腺分泌的汗液，称泌离汗液（apocrine sweet）。泌离汗液虽在泌尿道、乳房晕和其他部位也少量存在，但大部分存在于腋窝。像皮脂腺一样，泌离汗腺的功能受性腺及肾上腺分泌的精原类固醇的促进。由于精原类固醇含量低，因而这类腺体分泌也不旺盛，而至青春期含量增加，腺体分泌也旺盛起来，宿主的生理变化明显地影响皮肤正常微生物群的变化。

在成人腋窝内，由于有这类分泌物，为细菌生长繁殖提供了适宜营养条件，特别是类白喉杆菌易于生长。类白喉杆菌在生长过程中，其代谢产物中的氨与胺使这个微小环境 pH 上升和产生恶臭，从而更利于该菌的繁殖。据报道，腋臭就是与这个过程有密切联系，由于一部分细菌已深入腺体深处，因而一般清洁措施是无法起作用的。

3. 溶菌酶　在唾液、眼泪、乳汁及体表等处均存在。溶菌酶在鼻、眼及口腔微生态学中起一定作用。在皮肤微生态学中，现在已证明该酶起重要作用。皮肤上的溶菌酶来源尚不完全了解，有可能是在皮肤上合成的，也可能是由血行转运来的。但是，比较肯定的事实是，大约 10% 的表皮葡萄球菌、10% 以上的凝固酶阳性葡萄球菌能分泌溶菌酶。皮肤上的大部分常住的各种球菌对溶菌酶并不敏感，但某些潜在的致病菌与过路菌特别是革兰阴性杆菌将被这些溶菌酶溶解。这在保护皮肤不受外袭菌侵犯上起了重要作用，也在保护皮肤生物社会的稳定性上起重要作用。

4. 皮肤表面脂质　除了少数没有皮脂腺的区域如手掌、脚掌及脚背外，皮肤表面脂质是成人皮肤上重要的层次。皮肤脂质因皮肤不同区域或不同个体而有明显差别。有人调查成年男人的头皮皮肤表面脂质的组分，按百分比计算分别为饱和烃 0.18，鱼鲨烯 12.8，蜡脂 20.2，固醇脂 3.3，固醇 2.4，游离脂肪酸 29.6，甘油脂 31.7。皮肤表面脂质中的游离脂肪酸是由皮脂三甘油脂水解而产生的。水解是由细菌的酶引起的，特别是由脂嗜性的类白喉杆菌的酶引起的。

游离脂肪酸的杀菌作用是广泛的，其中活性最大的是月桂酸。月桂酸对革兰阳性球菌如凝固酶阳性或阴性的葡萄球菌、化脓性链球菌及皮肤细球菌等有杀菌作用，而对革兰阴性菌如绿脓杆菌或大肠杆菌则不如对阳性球菌作用强。但是，皮肤表面脂质对皮肤常住菌是不抑制的，在它们之间可能已形成了生态平衡。不仅如此，某些饱和脂肪酸在试管内不对某些脂嗜性类白喉杆菌的生长有刺激作用。

有人提到，婴幼儿的链球菌感染之所以比成人少，就是与皮肤表面脂质含量低有关。由于链球菌对游离脂肪酸特别敏感，因而这一菌属在成人皮肤上很少可以发现，而在婴幼儿皮肤上却经常可以分离出来的。

5. 细菌素　是某些细菌产生的抗菌物质，它不像噬菌体那样只对自身宿主细菌有抑制作用，而是对其近缘菌株或菌种有杀菌作用。对细菌素的研究，最先开始于对大肠杆菌素的研究，现在已知所有细菌都有产生细菌素的可能。

近年来对革兰阳性球菌的细菌素也进行了研究。由皮肤上分离的葡萄球菌所产生的细菌素，其作用不限于葡萄球菌本属内，对类白喉杆菌、白喉杆菌、干燥棒状杆菌及金黄色葡萄球菌都有杀菌作用。此外，皮肤上分离的细球菌也能产生比较广泛的细菌素，对链球菌、肺炎球菌、芽胞杆菌、梭菌、奈氏菌属与类白喉杆菌等具有杀菌作用。这些细菌素在皮肤微生态学中无疑也是一个具有很大意义的因素。

第六节 皮肤污染与传播特点

皮肤黏膜是人体的重要的防卫器官，为人体抵抗外界生物和理化因子侵犯的最重要的屏障。皮肤黏膜直接与外界接触，会受到各种有害因子的侵犯，特别是微生物会在无形中污染人体。大部分微生物为临时沾染，还有部分微生物可长期生活在人体皮肤上，被称为长居菌。这些污染在皮肤黏膜上的微生物是人体感染因素之一。在医院这种特殊环境中，由医务人员手上携带致病菌引起医院内感染传播和流行的事例不胜枚举。因此，采取行之有效的皮肤、黏膜消毒措施，对于预防疾病流行和控制医院感染的传播，保持自身和他人的健康非常重要。

1. 解剖特点 皮肤为覆盖全身的保护性器官和感觉器官，皮肤表层多为扁平上皮，延伸到腋下和会阴部的皮肤变薄且细嫩，延伸到体腔和内脏即变成黏膜。皮肤表层下有生发层，最表层为角质层，此层易被磨损脱滞排出细菌，手掌和脚掌的角质层变硬变厚。皮肤的附属结构有毛囊毛发，皮下层有汗腺、皮脂腺，腋下和会阴部有大汗腺。这些部位适合于细菌寄生和生长繁殖，特别是腋下和会阴部汗液分泌旺盛且不易散发，更加适合微生物生长繁殖，如不保持清洁干燥就容易发生感染和散发出不良气味。手及前臂皮肤由于皱褶、指缝及手的特殊功能，使得手容易受到污染，是卫生消毒关注的重点部位。皮肤分布着丰富的感觉神经，比较敏感，对理化因子的刺激性反应较快，并且容易受到生物因子的侵害，因此，皮肤不仅是医院消毒的重点，同时对消毒剂的选择也比较严格。

2. 污染特点 皮肤携带微生物的多少首先与皮肤结构有关，人体不同部位携带细菌量不同；皮肤皱褶处、毛囊及汗腺皮脂腺处容易存留细菌。其次手上皮肤带菌与工作性质有关，在医院内带菌严重程度依次为清洁卫生人员＞炊事人员＞护理人员＞护士＞医师＞公务人员。另外，手上带菌量还与思想重视程度有密切关系；在医疗行业，普通综合性医院的医务人员手上带菌比传染病医院严重，在医院内内科比外科严重，医师比护士严重。这些都反映了对手的卫生消毒重视的问题。

3. 菌群特点 人体带菌分为暂居菌群和长居菌群，它们的种群和清除的难易均有不同。

（1）暂居菌群：为皮肤特别是手的皮肤在与外界接触时被临时污染的微生物。暂居菌群会随环境不同而改变，种类复杂多变，污染量多少不定，致病菌污染机会多，存留时间短，容易清除和杀灭。

（2）长居菌群：是寄生在人体皮肤深层，长期在人体生长繁殖，有的甚至与人体终身共生，种类变化少，条件致病菌多、耐药菌株多，不易清除和杀灭。皮肤长居菌群中主要致病菌和条件致病菌有金黄色葡萄球菌、表皮葡萄球菌、皮肤真菌、大肠菌群和铜绿假单胞菌群等数十种。

4. 消毒目标 皮肤消毒有两个主要目的，一是预防外科切口和注射穿刺部位浸润微生物及切口感染；二是预防和控制皮肤携带病原微生物传播流行。因此，皮肤消毒是针对皮肤上存在的微生物，主要是细菌繁殖体，如金黄色葡萄球菌、表皮葡萄球菌、化脓性链球菌、大肠菌群、铜绿假单胞菌群、沙门菌群及其他革兰阴性菌群、皮肤真菌、分枝杆菌等，以及部分病毒，一般情况下不考虑细菌芽孢。

5. 传播特点 皮肤上沾染的致病菌和条件致病菌不仅可引起带菌者自体感染，也可造成疾病的传播和流行。皮肤作为传播媒介主要是手的接触传播，多数为临时沾染菌。当然长居菌丛也可在某种条件下如通过密切接触传播他人，自体感染也称内源性感染的病原菌主要来自自体长居菌丛。国外曾有医院报道，因医务人员手的接触传播造成医院内沙门菌感染暴发流行。我国亦有类似的报道，某医院因医务人员手上带菌与所在科室新生儿皮肤化脓性医院内感染菌相同，致使流行不断；亦有沙门菌暴发流行的报道。

过去皮肤感染疾病主要有两种类型：①表面感染，如毛囊炎、脓疱性炎症、疏松结缔组织炎、丹毒等炎症反应，由此也可造成全身性感染如败血症；②传播消化道传染病。目前，由于诊断技术的发展，采用先进的调查手段，已经发现通过皮肤可以传播血液传播性疾病，如 HBV、HCV、HIV、HGV、TTV 等，传播途径主要是黏膜或损伤的皮肤黏膜直接暴露于患者的血液、体液和分泌物等可受到感染。另外，被带病毒医疗性锐利器械损伤是造成血液传播性疾病感染的重要途径，医务人员在进行外科手术、注射、穿刺、扎针、采血和清洗处理污染器械时，都有被带 HBV、HCV、HIV 等病毒的锐器损伤的可能，直接将病毒带入体内导致感染。据医院调查统计，在一线工作的医务人员年发生锐器损伤 23%～47%。国外根据调查资料经过数学推算，被医疗锐器损伤可能获得感染的机会：感染 HBV、HCV 的概率为 1%～5%，感染 HIV 的概率为 0.3%～0.5%。

第七节　手部皮肤微生态学

50 多年前，普利斯（Price，1938）就认识到皮肤上的细菌可分为暂住菌和常住菌两大类。对医疗工作人员来说，手部皮肤表面细菌的定植及繁殖对疾病的传播有着非常重要的临床意义。

一、暂　住　菌

暂住菌，或称为过路菌，处于皮肤表面或角质层下表皮细胞上，原来不存在，主要是通过接触而附着在皮肤上的。它的数量和组成差异很大，主要取决于宿主与周围环境的接触范围。实验证明，在病房工作时，由于操作项目不同，沾到手上的细菌数可多达 10^7；护士为病人做气管吸引中手上可沾到细菌达 10^8；因给病人清洗会阴部而污染手的细菌数竟多达 10^{10} 以上。但是，大部分暂住菌群与宿主皮肤结合得并不紧密，可用机械方法清洗或化学消毒剂消除。同时，从外环境附着在皮肤上的细菌，受到皮肤自洁的微生态学因素的制约，在一般情况下，经过一定的存活时间，暂住菌群便会自行消亡。

有人做过试验：将伤寒杆菌涂布在手掌上，15min 内细菌便可死亡。但在特定条件下，如在皮肤损伤处或湿度过大的地方，有些细菌，尤其是革兰阴性菌及金黄色葡萄球菌会定植在皮肤上。它们具有致病性，常造成医院感染的暴发流行。

二、常　住　菌

常住菌又称固有性细菌，或皮肤定植的正常菌群。常寄居在皮肤毛囊和皮脂腺开口处。它们藏身于皮肤缝隙深处，并在其中繁殖。常住菌的种类及数量经常保持恒定状态，其中大部分无致病性。例如，表皮葡萄球菌及丙酸盐菌存在于皮肤的深部，如汗腺、皮脂腺及毛囊中，除非对于免疫功能低下的宿主它们才可能致病。在一般人群中有 5%～25%的人可携带金黄色葡萄球菌及某些病毒；65%～100%的人皮肤上有表皮葡萄球菌等，而其中约有 20%不能用常规取样法获得，也无法用清洁剂消除。它们通常需要用含抗菌成分的清洗剂，并作用一定的时间，才能被杀灭或被抑制。常住菌可通过皮肤脱屑及出汗等途径转化为暂住菌；暂住菌也可通过摩擦或不及时清洗而转化为常住菌。

因此，充分掌握手部皮肤微生态学知识，有助于理解借手传播感染的机制，从而强化洗手意识，减少借手传播疾病的发生率。

附 1：常见的致病微生物

常见致病细菌、真菌见表 6-2。

表 6-2　常见的致病微生物

革兰阳性球菌（Gram-positive cocci）	1. β 型溶血性链球菌（β-haemolytic streptococci） · 化脓链球菌（streptococcus pyogenes） 2. 肠球菌（enterococci） · 肠粪球菌（enterococcus faecalis） 3. 葡萄球菌（staphylococci） · 金黄色葡萄球菌（staphylococcus aureus）/MRSA
革兰阴性需氧杆菌（Gram-negative aerobic bacilli）	铜绿假单胞菌（pseudomonas aeruginosa）
革兰阴性兼性杆菌（Gram-negative facultative bacilli）	1. 肠杆菌属（enterobacter species） 2. 大肠杆菌（Escherichia coli） 3. 克雷伯杆菌属（klebsiella species） 4. 变形杆菌属（proteus species）
厌氧菌	1. 类杆菌属（bacteroides species） 2. 梭状芽孢杆菌属（clostridium species）
真菌	1. 酵母菌（yeasts） · 念珠菌属（candida species） 2. 曲菌属（aspergillus species）

附 2：具有传染性的皮肤病

皮肤病的传染方式可分直接接触传染和间接接触传染两种方式。直接接触传染是通过直接接触患者或患病动物的皮肤、血液、体液和分泌物（如痰液、粪便、唾液、尿液、渗出液等）而传染；间接接触传染是通过患者污染过的用具（如餐具、衣帽、被褥、洗漱用品、鞋帽、毛巾等）而传染，但并非接触后就会被传染，这是因为人体具有一定的免疫力，只有当免疫力下降时，如在体弱、慢性内脏疾病、长期使用免疫抑制剂及激素等条件下，被传染的机会就会大大增加。

具有传染性的皮肤病有单纯疱疹、水痘、生殖器疱疹、卡波水痘样疹、传染性单核细胞增多症、天花、B 病毒病、牛痘、挤奶人结节、羊痘、传染性软疣、寻常疣、扁平疣、麻疹、非典型麻疹综合征、手足口病、呼吸道合胞病毒感染、口蹄疫、传染性红斑、幼儿急疹、性病性淋巴肉芽肿、鹦鹉热、斑疹伤寒、脓疱疮、猩红热、淋病、非淋菌性尿道炎、麻风、皮肤结核、鼻疽、布鲁菌病、鼠疫、软下疳、灰疽、皮肤白喉、红癣、头癣、手足癣、甲癣、体癣、股癣、梅毒、艾滋病、雅司病、品他病、皮肤黑热病、滴虫病、疟疾、阴虱、疥疮等。

附 3：病毒引起的皮肤病

病毒是一种体积极微小的微生物，大多用电子显微镜才能看到；病毒结构简单，由遗传物质核酸及外面的蛋白质壳构成；病毒不能独立生活，必须寄生在其他生物体内。病毒有很多种类，按宿主不同可分为动物病毒、植物病毒、细菌病毒；按临床和感染途径可分为呼吸道感染病毒、消化道感染病毒、肝炎病毒、乙脑病毒、神经病毒、性传播病毒等。不同的病毒侵入人体后的扩散方式和致病特点也不一样，有的只引起局部感染，有的可随血液或神经播散。

在人类的传染病中，由病毒引起的远较细菌和其他微生物为多，约占 3/4，如流行性感冒、肝炎、流行性出血热、水痘、带状疱疹及艾滋病等，传染性强，流行广泛。病毒还与某些肿瘤、先天性畸形、老年痴呆等有关。病毒引起的皮肤病种类较多，归纳起来有以下几种临床表现类型：

（1）水疱型：皮损以水疱为主。常见的有单纯疱疹、带状疱疹、水痘、疱疹样湿疹等。

（2）新生物型：皮损呈疣状。常见的有各种疣（寻常疣、跖疣、扁平疣、尖锐湿疣、传染性软疣等）。

（3）发疹型：皮损为红色斑疹或丘疹等。常见的有麻疹、风疹、幼儿急疹等。

附 4：真菌引起的皮肤病

真菌引起的人类疾病有三种类型，即感染性疾病、变态反应性疾病和中毒性疾病。临床上所说的真菌病主要指真菌感染，包括浅部真菌病和深部真菌病两大类。浅部真菌，仅侵犯表皮的角质、毛发和甲板，称皮肤癣菌病，简称癣病。根据侵犯部位及侵犯的真菌种类不同，皮肤癣菌病包括头癣、手足癣、甲癣（甲真菌病）、体癣、股癣、花斑癣、叠瓦癣等。深部真菌病是指真菌侵入真皮、皮下组织及内脏，已不仅仅是皮肤的疾病，所以称之为"真菌病"更为合理。真菌引起的变态反应疾病主要是癣菌疹。

附 5：真菌检查法

1. 直接镜检　皮肤癣菌病通常采取鳞屑、水疱膜、毛发、甲碎屑、痂皮等，置于载玻片上，滴加 1～2 滴澄明液，加盖玻片，以甲屑为检样时放置 15min，其他标本放置 5～10min，镜检。

澄明液的组成：氢氧化钾 20.0～30.0，二甲基亚砜 15.0～20.0，蒸馏水加至 1000。为提高检出率，亦可用染色法。染色液可用乳酸酚棉蓝液或氢氧化钾高级蓝黑墨水液。

鳞屑和甲屑直接镜检可见菌丝和分生孢子。毛发标本镜检时注意观察菌的寄生形态及其与毛发的关系（发内型、发外型）。

2. 分离培养　用于判定病原真菌的种属和最佳疗法的选择。

常用培养基为沙氏葡萄糖琼脂基，其中可添加氯霉素 50mg/L、放线菌酮 500mg/L。倘疑为疣状毛癣菌（或因接触牛）感染时，则应使用含硫胺（0.2μg/ml）和肌醇（50μg/ml）的沙氏葡萄糖琼脂基，并于 37℃培养。

临床分离培养标本多为病变的鳞屑、毛发、甲碎屑、水疱膜、痂皮、脓液、痰、分泌物、穿刺液、粪便、尿、脑脊液、血液和组织碎片等。另亦可采集天然物如土壤、植物、兽毛、江河水、污水和尘埃等做分离培养。

病变用乙醇消毒后采取标本并细分，组织片采取后立即细分，接种于试管斜面，每管 3～4 点，流动或液状标本采取划线涂抹。置 25℃恒温箱或室温培养。通常于 1～2 周内可于接种点见有小的菌落生长。无菌落生长时需观察 4 周，方可判定为培养阴性。在培养中有两种以上菌生长或接种点以外混入杂菌，则应尽快移种。

3. 菌种鉴定　根据菌的寄生形态，菌落宏观形态、微观形态和生物学性状等鉴定。

第七章　皮肤与体表面积测定

第一节　皮褶厚度的测量

皮褶厚度是反映身体营养状况的一种标志。通过皮褶厚度的测量，可以了解皮下脂肪的厚度，进而可以判断个体的胖瘦和推算全身脂肪的含量。皮褶厚度须用皮褶厚度计测量（图 7-1）。仪器调试：测量前，应先调整仪器与校正压力。将圆盘内的指针调整到圆盘刻度表上的零位。再将皮褶厚度计两个接点间的压力调节至国际规定的 $10g/mm^2$ 的范围内。校正方法如图 7-2 所示。左手持皮褶厚度计使呈水平位置，在皮褶厚度计的下侧臂顶端小孔中挂上重 200g 的砝码，使下侧臂基部与顶端的接点处于同一直线上。观察圆盘内指针的偏离情况，若指针处在 15～25mm 范围内，表明两接点间的压力符合 $10g/mm$ 的要求。若指针超过 25mm，表明接点压力不足，须转动压力调节旋钮增加压力至 15～25mm。反之，若指针不到 15mm，表明压力过高，须转动压力调节旋钮校正指针至规定的范围内。指针允许有 ±5mm 的误差。

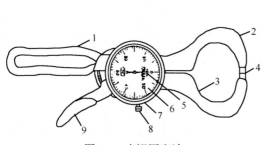

图 7-1　皮褶厚度计　　　　　　图 7-2　皮褶厚度计压力的校正

1. 把柄；2. 上侧臂；3. 下侧臂；4. 接点；5. 指针；6. 圆盘
刻度表；7. 调整零位圈；8. 压力调节旋钮；9. 活动柄

测量方法：测量者以右手持皮褶厚度计，使两侧臂张开，以左手拇指与示指紧捏并提起所测部位的皮肤。捏起的皮肤应包括皮肤和皮下组织，但绝不可将肌肉一并提起（为检查肌肉是否被提起，可令被测者收缩这一部位的肌肉，若肌肉被提起，则捏起的皮肤和皮下组织即会随肌肉收缩而滑脱）。将皮褶厚度计两侧臂钳住距离手指捏起的部位 1cm 处的皮褶，随即放开皮褶厚度计的把柄，读出圆盘上指针所示的数值并记录下来。同一部位应测量两次，两次测得的数值，误差应在 5%以内。

用皮褶厚度计测得的皮褶厚度是皮肤厚度与皮下组织厚度之和的两倍。

测量部位：一般在上臂部、背部和腹部。①上臂部，在右上臂肩峰点至桡骨点连线的中点、肱三头肌的肌腹上。②背部，在右肩胛骨下角的下方。③腹部，在脐的右侧 1cm 处。

其中最常用的为上臂部和背部。

根据研究工作的需要，还可在颈部、胸部、大腿前后侧和小腿腓肠肌等部位测量。

附：身体密度、脂肪含量、胖瘦公式

1. 从皮褶厚度推算身体密度的公式（表 7-1）。

表 7-1 身体密度计算公式

年龄（岁）	男性	女性
9～11	$D=1.0879-0.0015X$	$D=1.0794-0.001\,42X$
12～14	$D=1.086\,8-0.001\,33X$	$D=1.088\,8-0.001\,53X$
15～18	$D=1.097\,7-0.001\,46X$	$D=1.093\,1-0.001\,60X$
成人	$D=1.0913-0.001\,16X$	$D=1.0897-0.001\,33X$

注：X=上臂部皮褶厚度（mm）+肩胛下部皮褶厚度（mm）

2. 身体脂肪含量的计算。

计算身体脂肪含量的较为可靠的公式为勃罗泽克改良公式：

$$身体脂肪（\%）=（4.570×身体密度-4.142）×100\%$$
$$身体脂肪重量=体重（kg）×身体脂肪（\%）$$

3. 成年人胖瘦标准的评定（背部皮褶厚度+上臂部皮褶厚度，表 7-2）。

表 7-2 成年人胖瘦标注的评定 （单位：mm）

胖瘦程度	男性	女性
异常瘦	10（4）	14（8）
瘦	12（5）	21（12）
一般	23（10）	37（20）
肥胖	34（13）	47（25）
过度肥胖	45（18）	59（30）
异常肥胖	60（28）	73（40）

注：括号内的数值为腹部（脐右侧1cm处）的皮褶厚度

第二节 身体成分的测定与评价

一、测定的意义

身体成分的测量，可以准确地评价人体的胖瘦程度。同样体重的人，由于身体内肌肉、脂肪的含量不同，肥胖程度是不同的。体重的大小并不能真正反映一个人是否肥胖。身体脂肪所占的百分比，是评价一个人是否真正肥胖的主要依据。身体成分的测定结果，将成为确定是否需要减肥的依据。

二、测定的指标与评价

体脂百分比是评价身体成分的主要指标，但由于测定体脂百分比需要有专用的仪器设备，测定技术也比较复杂，故可将与身体成分有一定相关的体量指数（body mass index，

BMI）和肥胖程度作为参考指标。

（一）体脂

体脂百分比即人体内脂肪组织重量占其总体重的百分比，计算公式为：

$$体脂百分比=脂肪重量/体重（kg）\times100\%$$

身体成分的测定方法有很多种，目前主要有水下称重法、皮褶厚度测量法、生物电阻抗法、红外线感应法、X线吸光测定法及MRI/CT扫描法等。在健康体适能的测定中，切实可行的测定方法有皮褶厚度测量法、生物电阻抗法。

1. 皮褶厚度测量法 是通过对身体某些部位的皮褶厚度进行测量，将所测结果代入公式，再计算体脂百分比的一种方法。主要测量部位有两个：肱三头肌、肩胛下角。

测量时需要用皮褶厚度计。测量部位及方法如下：

肱三头肌：上肢自然下垂，于肩峰与尺骨鹰嘴突连线中点处，与上肢长轴平行，垂直捏起皮褶，用皮褶厚度计测量其厚度（图7-3）。

肩胛下角：在肩胛骨下角下方1cm处，外斜45°捏起皮褶，用皮褶厚度计测量其厚度（图7-4）。

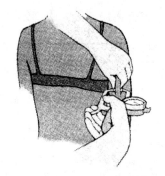 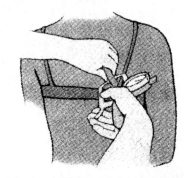

图 7-3　肱三头肌皮褶厚度测量方法　　图 7-4　肩胛下角皮褶厚度测量方法

详细的测量要求，可参考仪器使用说明。

体脂百分比的计算公式为：

$$体脂百分比=（4.57/D-4.142）\times100\%$$

其中 D，代表身体密度，计算公式见表7-1。

如果测量方法正确，皮褶厚度测量法测得的体脂百分比结果与水下称重法测得结果之间有较高的相关性（$r=0.70\sim0.90$）。皮褶厚度测量法所需仪器、测试方法虽简单，但是其准确度受测量技术的影响较大。另外，计算公式还受测试者年龄、性别、种族、皮下脂肪分布类型等因素的影响。因此，在适用人群上也会有一定限制。

2. 生物电阻抗法 是一种简单、安全、无创性的测量身体成分的方法。其测量原理是将微量电流通入人体内，通过测量电流阻抗的情况来推算身体内各种组织的含量。体内的水分大部分存在肌肉中，因此，体内去脂组织是良导电体，而脂肪组织的导电性能则较差。因此，根据电阻抗情况就可以计算出体内总的水分含量，从而可以推算出去脂体重和脂肪的百分比。

随着科技的发展，近年来一些大医院及研究院所均采用生物电阻抗法来测量身体成分。其操作简便，被测者只需赤脚站在仪器上，手握电极，仪器就会自动打印出多项指标，如体脂百分比、体重、肥胖程度等。目前，国内常用的生物电阻抗法身体成分仪，主要是 Tanita、InBody 系列仪器（图 7-5）。

根据国内外的资料，理想体脂百分比的标准很不一致，理想体脂百分比范围很大，男性为 12%～23%，女性为 16%～27%。但对于确定肥胖的标准，意见基本相同。男性为 25%，女性为 30%。在确定运动处方锻炼目标时，可以此为依据。表 7-3 中数据为体脂百分比评价的参考标准。此外，不同测试方法、不同测试仪器的测试结果，具体的评价标准也会有一定差异。

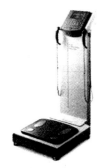

图 7-5 身体成分仪

表 7-3 体脂百分比评价标准

评定	女	男
体脂很低	14.0～16.9	7.0～9.9
低体脂	17.0～19.9	10.0～12.9
一般，正常体脂	20.0～23.9	13.0～16.9
高于正常体脂	24.0～26.9	17.0～19.9
体脂很高	27.0～29.9	20.0～24.9
肥胖病	>30	>25

（二）肥胖及其诊断标准

肥胖是一种常见的病症。在经济发达国家中，肥胖发病率高达 20%～30%。美国有 1 亿人体重超常，不同程度的肥胖在美国占 33% 以上。在我国其发病率为 10%～20%，且呈逐年增加。由于肥胖不但影响体态和活动，而且易并发高脂血症、动脉粥样硬化、冠心病、高血压、糖尿病、痛风、脂肪肝、内分泌失调、肺泡低换气综合征、胆囊炎及抵抗力低下而易感染，故对人体健康危害很大。

1. 肥胖的临床诊断 肥胖系指体内脂肪过多，其病因十分复杂，一般认为与遗传、环境因素及其相互作用有关。按其发病机制，医学上将肥胖分为两类：一类是单纯性肥胖，与遗传密切相关；另一类为继发性肥胖，常是某些疾病如肾上腺皮质功能亢进的一种表现，后者可因疾病的治愈而消除。

肥胖对健康的危害程度不仅取决于体脂量的多少，而且还取决于体脂的分布情况。

根据 WHO 推荐，参照有关文献资料，制订出"肥胖临床诊断标准（推荐）"可供临床试用（表 7-4）。本标准仅适用于成年人。

表 7-4 肥胖临床诊断标准

类型	健康风险	体重指数（BMI）	体脂（%） 男	体脂（%） 女	超体重（%）	并发症因子
正常	极低	18.5～24.9	9.0～18.9	19.0～28.9	−15.9～−14.0	无
正常	低	18.5～24.9	9.0～18.9	19.0～28.9	−15.9～−14.0	有
肥胖前期	低	25.0～29.9	19.0～26.9	29.0～35.9	16.0～39.9	无
肥胖前期	中	25.0～29.9	19.0～26.9	29.0～35.9	16.0～39.9	有

续表

类型	健康风险	体重指数（BMI）	体脂（%） 男	体脂（%） 女	超体重（%）	并发症因子
Ⅰ级肥胖	中	30.0～34.9	27.0～34.9	36.0～42.9	40.0～62.9	无
Ⅰ级肥胖	高	30.0～34.9	27.0～34.9	36.0～42.9	40.0～62.9	有
Ⅱ级肥胖	高	35.0～39.9	35.0～42.9	43.0～49.9	63.0～85.9	无
Ⅱ级肥胖	极高	35.0～39.9	35.0～42.9	43.0～49.9	63.0～85.9	有
Ⅲ级肥胖	极高	≥40.0	≥43.0	≥50.0	≥86.0	无或有

病人是否需要治疗应根据其肥胖情况及其健康风险确定。具有"中"健康风险的"肥胖前期"病人应该减肥；具有"高""极高"健康风险的"肥胖"病人应该进行积极减肥；具有"低""极低"健康风险的"正常"成年人不需要减肥。鉴于青年人较老年人具有较高的健康风险，建议数值接近"中"健康风险和接近"肥胖前期"的青年人，应该考虑减肥。

2. 亚洲人肥胖的诊断 研究与肥胖相关健康危害的大多数试验资料均来自欧美，然而，在亚太地区人群中，肥胖相关疾病往往在体重指数较低时即可发生。故认为应当对不同文化背景的病人制订不同的"肥胖临床诊断标准"（表 7-5）。

表 7-5 亚洲成年人肥胖诊断标准

类别	体重指数	健康风险
体重过低	<18.5	低
正常范围	18.5～22.9	平均水平
超重	23	增加
肥胖前期	23～24.9	增加
Ⅰ级肥胖	25～29.9	中度增加
Ⅱ级肥胖	30	严重增加

3. 测定肥胖的指标

（1）体重指数（BMI）：通过下列公式来计算体重指数。

$$BMI=体重（kg）/[身高（m）]^2$$

根据测得的 BMI 值的大小和表 7-3、表 7-4 中的标准来判断病人是否肥胖或肥胖程度。

（2）成年人标准体重：按下列公式计算。

$$标准体重（kg）=[身高（cm）-100]×0.9$$

可参考中国保健科学技术学会肥胖症研究会制订的成人胖瘦程度与身高体重对照图，查阅肥胖程度。

（3）体脂肪百分比测定（F%）：按下列公式计算。

$$F\%=（4.57/D-4.142）×100\%（D=体密度，计算方法见表 7-1）$$

根据表 7-3 标准判断是否肥胖或肥胖程度。

（4）肥胖度测定：按下列公式计算。

$$肥胖度=[（实测体重-标准体重）/标准体重]×100\%$$

在计算值+10%内属正常范围，>10%为超重，>20%为肥胖，20%～30%为轻度肥胖，

30%～50%为中度肥胖，＞50%为重度肥胖，＞100%为病态肥胖。

（5）电阻抗法：利用电阻抗原理制成体脂测量仪，当电极接触测试者双手或双脚就可测定出阻抗值，用以推算身体脂肪量。

男性：F%=15%～18%F≥25%为肥胖。

女性：F%=20%～25%，F≥30%为肥胖。

（6）B超测定法：利用B超仪可以测定皮下脂肪厚度、心包脂肪厚度及脂肪肝。

B超测定皮下脂肪的四个位点：A点，右三角肌下缘，臂外侧正中点；B点，右肩胛下角；C点，右脐旁3cm处；D点，右髂前上棘。

B超测定心包脂肪厚度的六个位点：A点，主动脉根部水平；B点，二尖瓣口水平；C点，右室心尖部；D点，右室心尖右侧1.5cm；E点，左室心尖部；F点，左室心尖部左侧1.5cm。

（7）腰臀比（W/H）=腰围（cm）/臀围（cm）。W/H是说明脂肪分布类型的指标。偏高者为中心型脂肪分布，偏低者为周围型脂肪分布。以 $W/H>0.95$（男）或>0.80（女）为"有"；$W/H\leq0.95$（男）或≤0.80（女）为"无"的原则，判定患者"有""无"并发症因素，从表7-3中查出其健康风险度。

（8）CT和MR测定：此两种手段主要用于科研中精确测量局部脂肪的面积，对不同层面的皮下脂肪及内脏脂肪面积的测量，能说明体脂的分布，但费用较高。

（9）血脂测定：对肥胖者应进行六项血脂测定：血清总胆固醇（TC）、三酰甘油（TG）、高密度脂蛋白胆固醇（HDL-C）、低密度脂蛋白胆固醇（LDL-C）、LDL-C/HDL-C、HDL-C/TC。

第三节　人体各部位皮肤厚度的测定

成人皮肤厚度一般为0.5～4.0mm（不包括皮下脂肪组织）。表皮厚度悬殊较大，一般为0.07～1.2mm，手掌、足跖可达0.8～1.4mm，肘窝处仅0.3mm，眼睑处<0.1mm。真皮的厚度为0.4～2.4mm，背部的真皮厚度为表皮厚度的30～40倍。成人不同部位皮肤厚度和表皮厚度测定结果见表7-6。

表7-6　成人不同部位皮肤和表皮厚度测定结果

部位	表皮厚度（mm）	表皮厚度平均值（mm）	皮肤厚度（mm）	皮肤厚度平均值（mm）
头顶	0.05～0.09	0.07	3.4～3.8	3.6
枕	0.06～0.09	0.08	4.0～4.8	4.5
颞	0.06～0.12	0.10	3.5～3.8	3.7
额	0.04～0.08	0.07	1.9～2.2	2.0
内眦	0.07～0.11	0.08	2.0～2.2	2.0
外眦	0.07～0.11	0.08	2.0～2.4	2.2
眉	0.08～0.12	0.10	2.7～3.2	3.0
上睑	0.02～0.06	0.04	0.9～1.1	1.0
下睑	0.02～0.06	0.04	1.1～1.3	1.2
鼻尖	0.08～0.13	0.11	3.0～3.5	3.2
鼻背	0.08～0.11	0.10	2.8～3.4	3.0

续表

部位	表皮厚度（mm）	表皮厚度平均值（mm）	皮肤厚度（mm）	皮肤厚度平均值（mm）
鼻翼	0.04～0.05	0.04	1.7～1.9	1.8
鼻唇沟	0.03～0.06	0.05	1.7～2.1	2.0
颏前	0.04～0.06	0.05	1.5～1.6	1.6
颊	0.06～0.10	0.08	2.8～3.1	3.0
颧	0.04～0.06	0.05	1.8～2.1	2.0
上唇	0.04～0.07	0.05	2.8～3.3	3.0
下唇	0.03～0.06	0.05	2.3～2.7	2.5
上唇红部	0.03～0.05	0.04	1.3～1.5	1.4
下唇红部	0.03～0.05	0.04	1.3～1.5	1.4
下颌	0.05～0.08	0.07	1.5～1.8	1.6
耳前	0.06～0.08	0.07	1.9～2.2	2.0
耳后	0.09～0.12	0.10	1.8～2.2	2.0
耳轮	0.07～0.09	0.08	1.6～1.8	1.7
耳垂	0.08～0.10	0.09	2.1～2.5	2.2
人中	0.04～0.07	0.06	2.3～2.7	2.4
颏	0.06～0.08	0.07	1.9～2.1	2.0
颈前	0.04～0.06	0.05	2.3～2.6	2.5
颈侧	0.07～0.09	0.08	2.0～2.5	2.2
项	0.08～0.10	0.09	2.5～3.0	2.8
胸骨柄	0.08～0.11	0.09	2.3～2.7	2.4
剑突	0.04～0.07	0.06	2.4～2.6	2.5
乳房	0.05～0.07	0.06	2.3～2.6	2.4
乳头	0.09～0.12	0.11	2.3～2.6	2.5
乳晕	0.06～0.11	0.08	1.4～1.6	1.5
腋前线	0.03～0.05	0.04	2.0～2.5	2.2
腋中线	0.04～0.06	0.05	2.0～2.4	2.2
腋后线	0.05～0.07	0.06	2.1～2.4	2.3
腋顶	0.04～0.06	0.05	2.0～2.3	2.2
上腹	0.09～0.14	0.12	2.8～3.2	3.0
下腹	0.09～0.14	0.12	2.8～3.1	3.0
脐周	0.06～0.09	0.07	1.8～2.1	2.0
髋	0.08～0.11	0.09	2.5～3.0	2.8
上背	0.06～0.12	0.11	3.5～4.3	4.0
下背	0.06～0.12	0.10	3.8～4.3	4.2
肩背	0.08～0.12	0.10	4.0～4.7	4.4
肩胛	0.05～0.10	0.09	3.4～3.8	3.6
腹股沟	0.07～0.09	0.08	1.9～2.1	2.0
会阴	0.07～0.09	0.08	1.8～2.2	2.0
阴囊	0.07～0.09	0.08	1.8～2.3	2.0
包皮	0.03～0.05	0.04	1.1～1.3	1.2
阴茎头	0.06～0.10	0.08	1.6～1.9	1.8
肛周	0.09～0.13	0.11	2.9～3.3	3.0

续表

部位	表皮厚度（mm）	表皮厚度平均值（mm）	皮肤厚度（mm）	皮肤厚度平均值（mm）
臀尖	0.10～0.15	0.12	3.5～4.4	4.0
臀裂	0.08～0.10	0.09	2.3～2.7	2.5
臀沟	0.08～0.10	0.09	2.9～3.2	3.0
上臂内侧	0.04～0.06	0.05	1.9～2.3	2.0
上臂外侧	0.06～0.08	0.07	2.9～3.3	3.0
上臂屈侧	0.04～0.06	0.05	2.8～3.2	3.0
上臂伸侧	0.05～0.07	0.06	2.8～3.2	3.0
前臂内侧	0.09～0.13	0.10	2.7～3.2	3.0
前臂外侧	0.09～0.13	0.11	2.8～3.3	3.2
前臂屈侧	0.09～0.12	0.10	1.8～2.3	2.0
前臂伸侧	0.08～0.14	0.12	3.8～4.3	4.0
肘前	0.05～0.10	0.07	1.9～2.3	2.0
肘后	0.06～0.11	0.09	2.6～3.1	3.0
腕屈侧	0.14～0.26	0.20	2.3～2.6	2.5
腕背侧	0.09～0.18	0.13	2.6～2.8	2.7
手掌	0.48～0.79	0.53	3.7～4.2	4.0
手背	0.20～0.41	0.35	2.3～2.6	2.5
掌指关节背侧	0.25～0.39	0.37	2.4～2.6	2.5
掌指关节屈侧	0.50～0.77	0.65	3.9～4.3	4.0
指背	0.18～0.30	0.22	2.3～2.7	2.5
指掌	0.58～0.82	0.67	2.8～3.3	3.0
指尖	0.67～1.15	0.89	2.8～3.1	3.0
中指桡侧	0.28～0.37	0.31	2.4～2.7	2.5
指蹼	0.37～0.52	0.43	2.2～2.8	2.6
虎口	0.69～1.08	0.82	2.3～3.0	2.8
大鱼际	0.60～0.97	0.82	2.9～4.3	3.0
小鱼际	0.40～0.56	0.53	2.6～3 0	2.8
股内侧	0.05～0.07	0.06	2.1～2.3	2.2
股外侧	0.06～0.09	0.08	3.2～4.3	3.7
股前	0.05～0.08	0.07	3.2～3.6	3.5
股后	0.08～0.13	0.12	2.5～2.9	2.8
小腿内侧	0.07～0.10	0.09	1.9～2.5	2.3
小腿外侧	0.07～0.09	0.08	2.5～2.8	2.6
小腿前	0.06～0.08	0.07	2.1～2.5	2.3
小腿外	0.07～0.13	0.08	2.1～2.3	2.2
腘窝	0.04～0.06	0.05	2.0～2.3	2.2
膝前部	0.10～0.12	0.11	2.6～3.1	3.0
内踝部	0.18～0.23	0.20	3.0～3.4	3.2
外踝部	0.17～0.23	0.19	3.3～3.6	3.4
足背部	0.14～0.27	0.22	2.4～2.7	2.5
足底前部	0.66～1.72	1.11	4.0～4.8	4.5
足心部	0.58～1.14	0.80	2.8～3.2	3.0

续表

部位	表皮厚度（mm）	表皮厚度平均值（mm）	皮肤厚度（mm）	皮肤厚度平均值（mm）
足底外侧部	0.86～1.12	1.00	3.8～4.3	4.0
趾背部	0.45～0.68	0.50	2.4～2.9	2.7
趾侧部	0.52～0.74	0.63	2.5～3.0	2.9
趾蹼部	0.65～0.99	0.81	2.5～3.2	3.0
趾腹部	0.78～0.92	0.88	2.7～3.2	3.0
跟腱部	0.34～0.51	0.45	3.2～3.6	3.5
足跟部	1.51～2.04	1.68	5.6～7.7	6.2

皮肤厚度有着显著的个体差异和部位差异。我国成人男性皮肤平均厚度为 1.15mm，可因部位不同而有很大差别。如躯干背部及臀部皮肤较厚，约 2.23mm，眼睑、耳后皮肤较薄，约 0.5mm。同一肢体，内侧偏薄，外侧较厚，如大腿外侧约 1.13mm，内侧为 0.95mm。全身皮肤最薄处为上眼睑。厚 1.0mm，其次为口唇、乳晕、阴茎包皮等处。全身皮肤最厚处为背部正中线、手掌和足底，其平均值可达 3.8～4.8mm。另外，同一部位的皮肤厚度，也随年龄、性别、职业、工种的不同而有差别。如成人皮肤厚度为新生儿的 3.5 倍。儿童至 5 岁时，皮肤厚度基本上与成人相同。女性皮肤比男性薄，老年人皮肤较年轻人薄。

第四节　体表面积测定与计算

人体的一些常数大多与体重成正比关系。如器官的重量、体液量、血量、血细胞数等。然而有趣的是，实验发现许多重要的生理常数也与体表面积成正比关系。如心输出量、肺活量、肾小球滤过率及产热量等都与体表面积成正比。因此，有人把机体的生理活动与体表面积这种成正比的关系，称作体表面积定律。根据体表面积定律，可以把一些生理活动求出单位体表面积的数值进行比较。例如，衡量一个人心输出量的多少，现多以每平方米体表面积的每分钟的升数即心指数来表示。

实际测定表明，不论是人还是各种动物，按体重计算出来的能量代谢，差异很大。如小鼠单位体重的代谢率比马约高 20 倍。但以单位体表面积作为比较的标准就非常接近。还有人观察了从 3～31kg 的狗直至 441kg 的马等各种动物单位体表面积的基础代谢率，发现基础代谢率和单位体表面积成比例，而且不管体积大小，数值都比较接近。每 24h 每平方米体表面积的产热量几乎都是 1000kcal 左右。具体到人，当一个身材高大的人和一个身材瘦小的人进行比较时，若以单位体重为标准，则身材瘦小的人每公斤体重的基础代谢率将显著地高于身材高大的人；但若改用单位体表面积为标准，则无论高大或瘦小的人，他们每一平方米的基础代谢率都比较接近。这样，衡量不同个体的能置代谢率就有了一个相对的标准。因此，通常都是以单位时间内每平方米体表面积的产热量来衡量能量代谢率。

一、成人体表面积计算

人体表面积是怎样计算的呢？最早有人把湿润的纸片贴严体表各个部位，取下纸后烤干称重算出总的纸面积，即知全身总的表面积。但这样求算太繁琐，后又有人根据身高和体重两项数值来推算。我国人体表面积的计算，还可应用下列经验公式：

体表面积（m²）= 0.0061×身高（cm）+0.0128×体重（kg）
－0.1529

　　为使用方便起见，体表面积可从图 7-6 中直接求出。其具体用法是：测量受试者的身高和体重，把这两个数值在列线上的相应点连成一直线，则该线与中间体表面积尺度的交点，就是受试者体表面积的数值。

二、小儿体表面积计算

　　根据体重（kg）计算体表面积法：

1. 计算公式之一

$$体表面积（m^2）= \frac{4×体重(kg)÷7}{体重(kg)+90}$$

例如，小儿体重 3kg，其体表面积为：$\frac{4×3÷7}{3+90} = 0.2(m^2)$。

2. 计算公式之二

（1）1～5kg

　　体表面积（m²）=0.05×体重（kg）+0.05

例如，小儿体重 3kg，其体表面积为：0.05×3+0.05=0.2（m²）。

（2）6～10kg

　　　　　　　体表面积（m²）=0.04×体重（kg）+0.1

例如，小儿体重 8kg，其体表面积为：0.04×8+0.1=0.42（m²）。

（3）11～20kg

　　　　　　　体表面积（m²）=0.03×体重（kg）+0.2

例如，小儿体重 14kg，其体表面积为：0.03×14+0.2=0.62（m²）。

（4）21～30kg

　　　　　　　体表面积（m²）=0.02×体重（kg）+0.4

例如，小儿体重 25kg，其体表面积为：0.02×25+0.4=0.9（m²）。

　　注：上述方法，适用于体重 40kg 以下者，一般成人体表面积为 1.73（m²）。

3. 也可从表 7-8 中根据小儿体重查出体表面积。

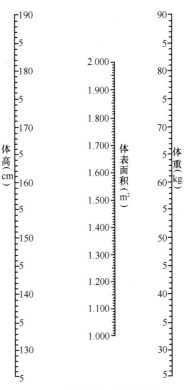

图 7-6　身体表面积检查图

表 7-8　小儿体重与体表面积关系表

年龄	1 周至 1 个月				1 个月至 1 岁						1～4 岁			5～8 岁		
体重（kg）	2	3	4	5	6	7	8	9	10	12	14	16	18	20	25	30
体表面积（m²）	0.16	0.21	0.25	0.29	0.33	0.38	0.42	0.46	0.49	0.56	0.62	0.70	0.75	0.8	0.95	1.10

三、体表面积估算分类法

　　估算体表面积常用于烧伤整形中，一般来说，烧伤面积和深度是估计烧伤严重程度的主要因素，也是进行烧伤治疗的重要依据。烧伤面积的估算是指皮肤烧伤区域占全身体表面积

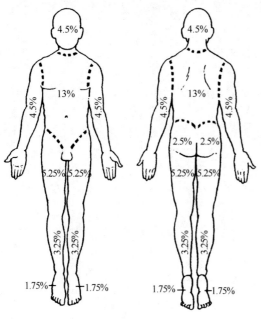

图 7-7　中国九分法

的百分率（烧伤面积百分率用 TBSA% 表示）。

　　20 世纪 60 年代以前，我国均沿用国外华氏（Wallace）九分法。20 世纪 60 年代初，通过纸铸法实测了我国人体体表面积，经统计学处理，创立了适合我国人体体表面积分类法，即"中国九分法"和"十分法"。

　　1. 中国九分法　目前应用较多，系陆军军医大学提出，并经 1970 年全国烧伤学术会讨论通过（图 7-7）。计算方法如下：成人头部（头、面、颈）为 9%（1 个 9%）；双上肢为 18%（2 个 9%）；躯干（含会阴 1%）为 27%（3 个 9%）；双下肢（含臀部）为 46%（5 个 9%＋1%）。共为 11×9%＋1%＝100%。＜12 岁的儿童体表面积按以下公式计算：

头、面、颈体表面积（%）=9＋（12–年龄）

双下肢（含臀部）体表面积（%）=46–（12–年龄）

其余部位同成年人。

　　2. 十分法　此计算方法系中国人民解放军 159 医院依据纸铸法实测简化而成，即将人体表面积分为 10 个 10%。优点为容易记忆，不足之处是与实测面积相差较多。其百分比分布是头颈部 10%，双上肢 20%，躯干（含臀部和会阴）30%，双下肢 40%（图 7-8）。

　　3. 手掌法　无论年龄大小将被测人手掌五指并拢，单掌面积约为体表面积的 1%。此计算方法，对于小面积烧伤。可直接以上手来估计。对大面积烧伤，可与中国九分法结合应用，如以手估计未烧伤面积，然后以中国九分法计算值减去之即得（图 7-9）。

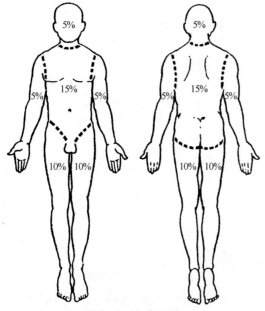

图 7-8　十分法图

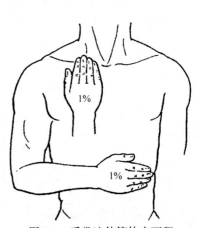

图 7-9　手掌法估算体表面积

第三篇　皮肤检测与试验技术和相关知识

第八章　皮肤检测技术与皮肤试验

第一节　皮肤检测技术

一、皮肤表面纹理与皱纹检测

人类皮肤表面特征性的突起与沟纹构成了皮肤的微型轮廓，这些纹理是人类特有的，它由基因决定，与部位、年龄及环境等因素相关，是人们外观年龄的主要标志之一。通过测量皮肤表面纹理，可以研究年龄、环境、疾病、化妆品、局部药物对皮肤表面的影响，探讨化妆品的功效与局部药物的治疗作用。根据测量对象的不同，皮肤表面纹理评价技术大致可分为直接法与硅胶模型法。

直接观察法包括低倍表面放大仪和活体图像分析仪。低倍表面放大仪是最简单的直接观察法，将矿物油滴于皮肤表面，盖上玻片后，低倍镜下直接观察皮肤表面纹理。由于它主要依赖肉眼观察与主观判断，误差较大。而活体图像分析仪由摄像机直接记录皮肤表面特性，经过数字化处理成图像点阵，最后由图像处理器进行分析，能够客观、量化地测量皮肤表面纹理，实时快速。由于皮肤干燥、脱屑较多时影响观察结果，上述直接观察法均不适合极干性皮肤的测量。

更为精细测量皮肤纹理的设备是一种应用机械、光学、激光等原理研制的皮肤纹理轮廓仪（profimetry）。机械性皮肤轮廓测量仪通过探针扫描皮肤硅胶模型，探针头在皮肤硅模的垂直位移通过电信号的转换能客观反映皮肤表面纹理变化。但本法过程复杂耗时，所得结果仅为单一方向显示的二维图像。光学皮肤轮廓测量仪通过用光学扫描仪检测，操作方便迅速。激光皮肤轮廓测量仪通过硅胶模型反射的激光光束特性反映皮肤表面纹理，本法能够测量更深的纹理，检测快速，结果显示为三维数据。透光皮肤轮廓测量仪依据硅胶模型的透光量反映表面沟纹深浅，采样快速，数秒内就可完成显影、评价。共聚焦激光扫描显微镜基于纵向光学切割结束，对硅胶模型进行不同层面扫描后重建清晰的二维与三维图像，本法是研究浅表皮肤组织学敏感的无创性技术，能够对表皮及真皮乳头的组织学特性进行定量研究。

上述使用硅胶模型的技术均存在下列缺点：制作硅胶模型时可能损伤皮肤表面，且硅胶模型不能完全反映皮肤细小纹路，被测皮肤若存在过多的毛囊、瘢痕、文身、清洁剂残留及鳞屑可导致测量误差。干扰条纹光投影仪通过数码微镜设备发射光至活体皮肤或硅胶模型表面，用暂时位相移位逐级解析干扰性条纹图像，产生三维图像重建皮肤表面纹理。它可直接测量活体皮肤，也可扫描硅胶模型，扫描面积大，测量速度快，但图像稍不及机械性皮肤轮廓测量仪清晰。

二、皮肤色泽检测

人体肤色由四种生物色素组成：褐色的黑色素、红色的氧合血红蛋白、蓝色的还原血红蛋白、黄色的胡萝卜素与胆色素，并受皮肤粗糙程度、水合程度等因素影响。人体肤色可分为固有肤色与继发性肤色，前者为遗传性基本肤色，后者代表紫外线或疾病、药物因素所致的肤色改变。皮肤颜色的变化能够反映皮肤屏障的完整性与皮肤的敏感性，有助于判断美白、防晒产品的功效与色素性疾病的疗效，还可用于监测局部血供与新生儿黄疸。对皮肤颜色进行无创性客观定量评价在皮肤科及其他临床各科与医学美容方面均具有重要意义。

测色仪依据测试原理可分为色度仪与分光测色仪。色度仪基于光电比色原理，将与颜色的三刺激值成比例的仪器相应数值进行转换，得出能够表示被测颜色的定量数值，但目前不及分光测色仪应用普遍。分光测色仪通过测量皮肤表面的光亮度因数或光谱透射比，进行三色分析，结果选用国际照明委员会推荐的 CIK-LAB 颜色系统表示。在此颜色系统中，明度 L 代表灰阶，主要受黑色素含量影响，含量越高，L 值越小；色度 a、b 分别表示红/绿轴与黄/蓝轴上的物体颜色，a 值主要反映真皮血管的氧合血红蛋白含量，皮肤越红润，a 值越高，可用于观察皮肤血供与红斑颜色，b 值主要反映皮肤的黄色程度，与皮肤黑素含量呈正相关。目前国际上应用最普遍的测色仪是美能达分光测色仪，可以快速、客观、定量地测定肤色。

三、皮肤角质层水含量检测与评价

皮肤角质层水分可分为固定部分与波动部分，前者主要为与天然保湿因子结合的水分，含量较固定；后者源自皮肤腺体的分泌，与皮肤屏障功能相关，变化较大。皮肤角质层水含量的测量对于皮肤屏障的生理学特性和功能的研究十分重要，可用于保湿剂的功效性评价、皮肤疾病时皮肤屏障功能变化研究及疗效监测。

电生物工程技术是对角质层水分进行定量分析的最常见和最方便的方法。红外线、磁共振光谱仪或其他的成像技术可直接定量测定皮肤中水分子及其他分子的浓度，虽然比其他间接方法更准确，但是价格昂贵，且对于许多解剖位置与临床情况都不适用，因此应用不广。

在临床上间接定量测定皮肤水分的设备更为常用，包括测量表皮水分流失（TEWL）的仪器或蒸发计，通过测量阻抗、电容、电导、瞬时热传导（TIT）或微波间接测量水分的仪器。每种方法都有各自的优缺点，常同时使用几种方法以提供有助于比较的信息。

1. TEWL　是一个重要的参数，反映水分从皮肤表面的蒸发，在一定情况下与皮肤水合作用成反比，是皮肤屏障功能的主要标志。根据水取样技术可分为开放室法、通风室法与封闭室法。

（1）开放室法：基于蒸发仪原理，在表皮上方一定距离处（通常为 3mm 与 6～8mm）分别安置有两对湿度探测器与热敏电阻探头，测定两点间的皮肤局部水分蒸发压力，继而计算水分蒸发速率即透皮水丢失量。本法精确、方便，但严格意义上说，它不能测量皮肤的绝对含水量。研究表明，TEWL 与性别无关，而与年龄相关，以新生儿最高，老年人最低；在身体各部位的测量中，四肢末端和暴露部位经皮水分丢失较高，经统计得到 TEWL 值顺序为手掌＞额部＞颊部＞手背＞小腿＞背部＞前臂＞胸部。

（2）通风室法：通过提供一定水分含量的空气，测量空气吸收的水分量来进行。本法可对 TEWL 进行连续性监测，但由于控制的空气需要非常干燥，会人为增加水分蒸发，造成误差。

（3）封闭室法：使用封闭的面罩收集皮肤表面丢失的水蒸气，然后用电子湿度探测器记录面罩内的相对湿度。当面罩内空气湿度达到饱和时，皮肤将停止蒸发，因此本法不能对 TEWL 进行连续测量。

TEWL 的测定易受仪器本身、环境因素（包括空气对流、温度、湿度、光线等）及个体因素（包括部位、皮肤表面温度、个体差异、流汗与否等）影响，因此测定时必须严格控制测试条件，保证结果的可比性。

2. 电容测试法 是基于水具有很高的介电常数，通过测试皮肤电容值的变化可以反映皮肤角质层的含水量，角质层含水量越高，电容量也越高。电容测量可对皮肤角质层的水分含量进行定量化，且重现性好，是目前保湿化妆品功效评价常用的方法之一，但它易受角质层性质变化的影响，对干性皮肤更敏感。

3. 电导测试法 基于角质层含有大量电解质，存在水中的电解质具有导电性，测试探头与皮肤接触后，呈现出与水分含量相应的电导，电导的变化可非常灵敏地测定角质层的水分含量。通过电导值的测试来衡量使用保湿化妆品前后皮肤角质层水分含量的变化，从而可以评价化妆品的保湿功效。

四、皮肤表面脂质检测

皮肤表面脂质可分为分泌脂质与表皮脂质，前者来自皮脂腺的分泌，后者源于成熟的角质形成细胞的脱落。在皮脂腺分布密集部位，皮肤表面脂质主要为分泌脂质；在皮脂腺分布稀少的部位，表皮脂质起主要作用。脂质含量因部位、年龄、性别、季节、环境等因素而波动较大。皮肤表面脂质评价技术应用广泛，涉及皮肤生理学、皮肤病学、药理学及化妆品评价等领域。

既往皮肤表面脂质评价技术有溶剂提取法、卷烟纸技术，但均由于对皮肤存在一定刺激、测量耗时长、操作不方便，现在多为脂带法、透明带法取代。

脂带法利用特殊的可吸收脂质的脂带收集皮肤表面脂质后进行定性、定量分析，还可测定皮脂分泌率。此法操作简便快速，但由于取材时局部可人为形成闭塞环境，影响皮肤表面水分与温度，可能对皮脂测定造成一定偏差。

透明度法基于"磨砂玻璃"原理：磨砂玻璃覆上脂质时透明度增加，透光量增加，由此对脂质进行定量。基于透明度法的仪器有脂质仪（lip metere，采用毛玻璃取材）与皮脂仪（sebumeter，采用特殊塑料薄膜取材），两种方法的测量结果具有较好的相关性。

五、皮肤表面 pH 检测

在角质层中的水溶性物质、皮肤排出的汗液、皮肤表面的水脂乳化物质及皮肤呼吸作用排出的 CO_2 等多种物质的共同作用下形成了皮肤表面稳定的 pH（5.5~7.0），不同部位略有差别。皮肤表面 pH 是机体生物学活动在表皮的表达，可影响角质形成细胞、真皮细胞的生物学功能，在机体的不同生理状态，其值存在一定差异，并受年龄、性别等因素影响。皮肤表面 pH 在维持正常的皮肤生理屏障功能、参与角质层细胞代谢酶的活性调节、保持皮肤微生态平衡与正常的皮肤感觉上发挥重要的作用。皮肤表面 pH 评价技术对于更好地了解机体系统和局部的生物状态、监测皮肤病的治疗情况、调节局部药物与化妆品的吸收功能具有重要参考价值。

既往皮肤表面 pH 测定采用的比色法，由于其灵敏度、准确度不高，现已为皮肤酸碱度测定仪取代。皮肤酸碱度测定仪的探头由内含缓冲液的玻璃电极与参比电极构成，顶端为半透膜，避免探头内的缓冲液与皮肤表面直接接触，但皮肤表面的 H^+ 可自由通过，因此通过测定缓冲液的 pH 变化可反映皮肤表面的 pH，但每次测定前需调试校正。

六、组织 pH 监视

采用一根注射针头样的探头，插入移植物内，监视器内即可显示 pH 读数。如果组织内的 pH<7.35，说明移植物组织内缺氧，酸性物质增加，有坏死的可能。

七、皮肤弹性检测

真皮胶原纤维、弹性纤维、网状纤维共同作用，维持正常皮肤一定的弹性，能够抵抗外界压力。皮肤弹性是判断皮肤老化的重要标志之一，随着年龄增长，真皮胶原纤维、弹性纤维合成减少，并出现变性断裂，皮肤弹性下降。皮肤弹性评价技术可用于皮肤衰老的相关因素研究、健康人群皮肤弹性的调查、病理状态皮肤的研究、化妆品及激光的疗效评价。随着皮肤美容学与临床治疗学的发展，皮肤弹性的无创性量化评价已成为研究皮肤表面生物学状况的重要内容。许多物理学方法可用于皮肤弹性的评价，其中大多为平行于皮肤表面的测量方法。

平行于皮肤的黏弹性测量技术主要有伸展仪、转矩仪、气压电子量力器、机械阻抗仪等，这些方法可将真皮和皮下组织的影响最小化，但可使皮肤网状纤维变形，影响后续测量结果。伸展仪通过测定皮肤变形伸展时产生的张力及恢复时的时间特性对皮肤的黏弹性进行客观、定量评价，操作简便。转矩仪通过对皮肤施加一定的扭转力，测定皮肤的反应特性。气压电子量力器基于皮肤对邻近的迅速振荡力发生的位移反应进行测定，可较敏感地定量分析角质层弹性，可同时显示真皮反应，但结果易受角质层厚度、化学试剂、外力等影响，重复性稍差。垂直于皮肤的黏弹性测量技术主要有吸引管法、张力测定法、冲击法、压缩法等，但目前临床应用不多。

八、皮肤微循环检测

皮肤微循环是一个复杂的动力系统，对皮肤颜色、温度调节、皮肤代谢与透皮转运起着非常重要的作用。皮肤不同状态和局部外用药物都可以诱导皮肤血流产生显著变化。有很多技术可用于皮肤微循环的测量，比较常用的有激光多普勒血流仪（LDF）、激光多普勒成像仪、体积扫描法、毛细血管显微镜等，其中 LDF 应用最为广泛和普及。

人体皮肤活体微循环观察具有无创、简便、直视、动态地观察微细血管、血流，以及血管周围生理、病理变化的优点，在疾病诊断、疗效观察及科学研究等方面，都具有一定的价值。微循环是机体最基本的循环单位，亦是血液循环与组织进行新陈代谢、物质交换的真正场所。微循环的功能状态与机体的生理、病理状态关系甚为密切。其结构形态及功能状态直接受到机体生理、病理过程的影响。在人体皮肤黏膜某些特定部位直接观察微循环的动态变化，有助于了解机体的某些状态。微循环观察应在除显微镜光源外，无其他光源直射的静室内进行，室温以（20±5）℃为宜。观察时间应在进食间隙，即上午 8～10时或下午 2～4 时内。观察对象在观察前 24h 内禁止吸烟、饮酒及服用血管活性药物。观察前进室内安静休息 15min。

最常见的观察部位是甲皱、球结膜、舌、口唇。亦可按需要观察齿龈、损害局部等部位。甲皱一般取环指，无局部外伤及病原微生物感染史。坐位，手平伸同心脏水平。局部应事先以肥皂水洗净油污或过厚角质组织。手指置于槽形固定器内，观察处滴香柏油 1 滴。光源与观察平面呈 45°射入，距离应在 10cm 以上。放大倍数约 80 倍。球结膜观察一般为眼球外眦部的球结膜，事先应排除局部急慢性感染史，检查前无失眠症、上呼吸道感染等。被观察者取坐位或卧位，头部固定（一般可用眼科裂隙灯架）、两眼斜视观察对侧的固定目标以暴露观察部位，不限制眨眼，放大倍数为 40 倍。观察舌尖时被检查者取坐位，略伸出舌尖，将舌背侧正中轻轻贴附在消毒擦净的玻片上，放大倍数为 40 倍。观察口唇的方法基本与舌尖同。被检查者将下唇略翻出，以其内侧面上部正中部在湿润状态下轻轻贴附在玻片上，放大倍数为 40 倍。

微循环观察的项目很多，可以视具体情况增减。一般应该包括血管（包括形态、数目、排列、长度、管径等）、微血流（包括流态、流速、充盈、红细胞聚集、襻顶淤血等）及微血管周围状态（包括渗出、出血等）。不同观察部位还有特殊观察项目，如甲皱部乳头下静脉丛；球结膜部动、静脉比例，血管网交点计数；舌尖部蕈状乳头及丝状乳头数比例、乳头直径等。观察结果应予记录，并前后对比。异常判断标准应在观察一定数量正常人的基础上建立，也可参照国内通行标准。正常情况下，甲皱微循环视野清晰，红黄底色，管襻排列整齐规则，管径均匀，呈发夹形。管襻长度成人为 0.1～0.25mm，数目为 8～15 个/mm。血管色红而微黄，血流呈线状持续流动。流速一般为一个血流柱通过一个管襻全过程的时间不大于 1s。球结膜动、静脉之比一般为 1：2，血管网交点计数不少于 5 个/mm。不易见到毛细血管囊状扩张（毛细血管瘤）。血流状态匀速均衡，不应出现断线状或絮状。舌尖微循环蕈状乳头数应占乳头总数的 50%～80%，蕈状乳头直径大于或等于 0.21mm，其内管襻数目不少于 8 个。

一般情况下，在各个部位观察到异形管襻（8 字形、分支形、巨大形等）、襻顶淤血或充盈不足、小动脉痉挛、微血流流态异常、微血管周围严重渗出甚至出血等，都应视为微循环的病理表现。

九、皮肤共聚焦激光扫描显微镜检测技术

（一）共聚焦激光扫描显微镜简介

共聚焦激光扫描显微镜（confocal laser scanning microscope，CLSM）是一种先进的细胞生物学分析仪器，是一项具有划时代意义的高科技新产品，也是近代生物医学图像分析仪器最重要的发展之一，有细胞"CT"之称。1957 年，Malwin Minsky 在他的专利中首次阐明了 CLSM 技术的基本原理。1985 年，Wiijanedts 第一次成功地用 CLSM 演示了用荧光探针标记的生物材料的光学横断面，标志着 CLSM 的关键技术已基本成熟。而 1987 年第一台商业化的 CLSM 才问世。之后的十几年间 CLSM 发展非常迅速。

（二）CLSM 与传统光学显微镜的比较

1. 结构不同，特别是光源不同 CLSM 的基本结构除了光学显微镜部分之外，还由激光光源、扫描装置、检测器、计算机系统（包括数据采集、处理、转换、应用软件）、图像输出设备、光学装置和共聚焦系统等部分组成。

光学显微镜的光源一般是自然光或者是内置灯源，而 CLSM 采用单色激光作为光源，并用针孔使光源成为点光源，与光学显微镜的场光源相比，CLSM 的点光源具有光源方向性强、发散小、亮度高、高度的空间和时间相干性及平面偏振激发等独特的优点。

2. 分辨率及成像特点不同 普通光学显微镜的主要缺点是分辨率受到衍射极限的限制，其分辨极限与光源波长是一个数量级；另一个缺点是它的有限焦深，它所获得的显微图像是样品前后一定厚度内所有断层图像的叠加。如果要观察样品的断层图像，必须进行切片处理，并对样品进行染色，因此用普通光学显微镜很难对活的生物组织如细胞、细菌等进行动态观察。而生物医学及材料科学的发展对显微镜提出了更高的要求，不仅希望有更高的分辨率，而且希望能对样品进行无损层析；不仅要有横向分辨率，还要有纵向分辨率，进而能观察三维图像，这是普通显微镜所不能实现的。

3. CLSM 适用范围更为广泛 CLSM 既可观察石蜡或冰冻组织切片，也可观察较厚的切片，后者不需石蜡包埋或冰冻处理，无须切片及固定液等系列处理，最大程度地维持了细胞组织的正常形态和生理功能，使得新鲜活组织细胞的观察和动态变化的检测成为可能。最具有价值的就是 CLSM 可以在人和动物活体上无损伤性成像。

4. CLSM 的非损伤性成像 "无创性"是 CLSM 最大的特点，尤其对于美容部位皮损的检测，无损伤、无瘢痕产生，在生理条件下即可进行细胞组织的形态、显微结构、生理功能和代谢过程变化的研究，可实时动态地对皮损处进行监测，在病程变化或治疗过程中对同一组织多次进行成像。

5. CLSM 成像迅速、省时省力、数据易于存储 常规皮肤病理需要经过固定、切片、染色等一系列复杂的过程，费时费力，检测结果根据不同的病理学方法需等待至少两天以上的时间。CLSM 是即时进行的无损伤性方法，图像是以电信号的形式记录下来的，所以可以采用各种模拟的和数字的电子技术进行图像处理，数据易于存储。

（三）CLSM 在皮肤科的应用

1. 对正常皮肤的观察 由于各组织对激光的反射和折射系数不同，所显示的黑白深浅也有所不同，因而可观察到皮肤各层组织的不同变化。

2. 对疾病的辅助诊断、鉴别诊断、疗效评价和随访 可应用于皮肤肿瘤或癌前性皮损，如基底细胞癌（BCC）、日光性角化病（AK）的诊断、预后评价，以及确定肿瘤皮损与周围正常皮肤的边界，CLSM 也非常适合于黑素细胞性病损，特别是恶性黑素细胞瘤。对于临床上常见的皮肤增生性和炎症性疾病，CLSM 能够有效地评价病变的类型、进展及治疗后的反应。还可以用于观察不同激光治疗樱桃状血管瘤的病理生理改变，以及指导皮肤科手术。

总之，实时、动态、无损伤性三维成像特点使其在临床皮肤科的诊断、鉴别诊断、评价疗效、判定预后等方面具有重要价值，将是皮肤病的无创性诊断的一种很好的方法。

十、多普勒超声血流听诊探测皮肤血管技术

超声波血流听诊器是利用超声波探测体表血管状况，可检查体表细小的动脉及静脉。超声波血流听诊器是利用超声波探测体表血管状况，可检查体表细小的动脉及静脉。使用时将听诊器探头放置在有介质的皮肤上，检查有无小动脉或小静脉存在。动脉声呈节律的枪击声，短，急促；静脉声为"嘘嘘"吹风声，如森林中的风声，时高时低，声音间隙较短，有时静脉存在但安静无声。超声血流听诊器可在术前检查供、受区血管状况，也可在术中或术后检查吻合血管是否通畅。听诊器可以通过一定设备放大，由扬声器中传音。目前国内已有应用激光多普勒（laser doppler）是以激光监视小血管的血流及组织微循环状况，有示波器监视、记纹纸记录，是较理想的测定组织血流的方法。

十一、半导体测量计体表温度测定技术

半导体测量计体表温度测定技术是应用半导热敏电阻测定体表温度，其精密度达0.1℃，可测定皮肤温度，也可测定皮下温度。在皮瓣、肌皮瓣、足趾移植术后，常规地应用半导体测温计测定皮温，与正常侧相对比，如果移植足趾或皮瓣皮温低于健侧 2.5℃以上，应仔细观察，配合其他指标，确定是否有吻合血管栓塞的可能。尚有半导体测温计的探头分别置于吻合血管的两端，以检查吻合血管两端的温度，如温度有明显差异，则提示有血栓形成，血流阻断的可能。

十二、滤过紫外线检查技术

采用高压汞灯，通过含氯化镍的石英玻璃滤片所获得的 320～400nm 长波紫外线照射于某些皮肤损害或其他排泄物。根据其是否出现荧光或出现何种颜色的荧光，有助于某些皮肤病（主要为皮肤真菌病）的诊断与鉴别诊断。如白癣的病发呈亮绿色荧光；黄癣的病发和痂呈暗绿色荧光；红癣的鳞屑呈珊瑚淡红色荧光；鳞状细胞癌呈鲜红色荧光；黑点癣和基底细胞上皮瘤则无荧光。其他真菌、细菌性皮肤病、花斑癣呈棕黄色荧光；红癣呈珊瑚红色荧光；腋毛癣呈暗绿色荧光；绿脓杆菌感染呈黄绿色荧光。皮肤肿瘤中鳞状细胞癌呈鲜红色荧光；基底细胞癌无荧光。卟啉症中先天性红细胞生成性卟啉病的牙齿呈粉红色荧光；迟发皮肤卟啉病的尿呈珊瑚红色荧光；红细胞生成性原卟啉病的血呈红色荧光（一过性）。

十三、透皮吸收测量技术

化学物可经皮渗透进入体内，当皮肤屏障受到破坏时，化学物的经皮渗透量或渗透率增加。

1. 体外扩散池技术 将待测量的化妆品涂在离体皮肤的一面，放入盛有生理受体的扩散室里，然后定时分析皮肤另一面的化妆品。离体皮肤可以是完整的，也可以是皮片或是分离为表皮及真皮，但热分离皮肤时会破坏其活性。体外测量的好处是简单易行，并可以很快得到结果，但与人体使用化妆品时经皮吸收情况会有差异。也可应用放射性标志物进行离体皮肤试验来检测透皮吸收的情况。

2. 体内测量法 用放射性标志物或高效液相色谱等方法检测活体皮肤或血液中的物

质来检测其透皮吸收能力。

3. Valia-Chien 双层渗透测量法 使用 Valia-Chien 双层渗透小室进行化学物经皮渗透的性能测试，所渗透化学物经高效液相色谱法测定，结果以化学物经皮渗透量或渗透率表示。实验结果表明，测定化学物的经皮渗透性能够反映皮肤屏障的状况。此法灵敏可靠，但费时。此外，也有采用放射性核素标记所渗透物质，然后通过液体闪烁计数仪测定放射性核素的活度变化，对皮肤层屏障进行评价。该法准确灵敏，但需防止放射性对人体的危害。

十四、毛细血管脆性试验

试验时清洁观察处皮肤，将血压计袖带平整缚于上臂下端，充气加压使压力在收缩压和舒张压之间保持 8min，解除压力，待血循环恢复后约 5min，在肘窝以下约 4cm 处，划一直径 5cm 的圆圈，计数出现的淤点数，男性正常值<5 点，女性<10 点。超过此值为阳性，此试验用于紫癜类和毛细血管扩张症等病的辅助诊断。

十五、皮肤划纹反射

目的是检查皮肤血管的反应。用火柴梗在皮肤表面轻轻划过，正常在几秒钟内，由于毛细血管收缩而出现白色划痕。如稍加用力划过，则可出现红色划痕。如轻划即出现红色划痕，条纹宽而隆起，持续时间长，说明血管紧张度减弱。红色划痕常见于脑膜炎和小儿中毒性消化不良；条纹隆起者见于猩红热或副交感神经兴奋性增高。根据皮肤划纹消失范围，有助于周围神经、脊神经后根或脊髓横断损伤的定位诊断。

十六、放大镜检查

皮损检查时，有时可借助 5 倍放大镜，放大观察局部皮损表面的细微变化。

十七、显微镜检查

1. 真菌

（1）取标本：鳞屑，用钝刀轻刮皮损边缘的鳞屑；毛发，用拔毛镊子拔取病发；病甲，先将病甲表面的污物刮掉，再刮取病甲的碎屑；痰，最好于清晨时，清洁口腔后咳出；尿、便、脓液等物的采取与细菌检查相同。标本量一定要适当，不能太少。

（2）标本制作：将标本置于载玻片上，加一滴 10%～20%氢氧化钾溶液（或生理盐水、墨汁），盖上盖玻片。轻压盖玻片，吸去多余溶液。标本如为鳞屑、毛发、甲屑，要在酒精灯上稍加热（不要起泡），溶解角质，并排除气泡，再次吸去多余溶液。

（3）显微镜检查：先在低倍镜下检查（光线稍暗），查找真菌的菌丝或孢子，然后在高倍镜下（光线稍强）证实。

2. 疥虫

（1）取标本：刮片法，在指间或腕部，查找有无隧道或新鲜的小水疱，于上述部位经乙醇消毒后，在消毒的刀片上滴上一滴液状石蜡，平刮皮损数下，将油相刮取物放置在玻片上，盖上盖玻片。针挑法（取标本部位同上），用一注射针头刺进隧道的近端，沿隧道平行进针，到末端后将白点挑出，并轻剥此处。将挑出物置放在玻片上，加一滴 10%氢氧化钾盖上盖玻片。

（2）显微镜检查：在低倍镜下查找有无疥螨的成虫或卵。如能查到疥螨的成虫或卵，可诊断疥疮。阴性时应根据临床症状诊断。

3. 毛囊虫

（1）取材：在鼻翼及周围用乙醇擦拭后，挤压毛囊口，使皮脂从毛囊口排出，用刮刀刮取皮脂，涂在玻片上；也可将小脓疱刺破后取出疱液，涂在玻片上。

（2）标本制作：在玻片上加一滴植物油或 10%氢氧化钾，盖上盖玻片，轻压盖玻片，吸去盖玻片周围多余的液体。

（3）镜检：在低倍镜下可见毛囊虫，在植物油中，毛囊虫可以活动。因其形状、大小不同，分为毛囊蠕形螨和脂蠕形螨。

十八、电子皮肤镜（电子皮肤镜医学影像管理与传输系统）

电子皮肤镜能够观察皮肤颗粒层以上微细变化，在诊断色素改变性疾病及判断其良、恶性方面有着无可比拟的优势。对于有经验的检测者，皮肤镜可以显著提高恶性黑素瘤的诊断准确率。还可以明显提高 spitz 痣、基底细胞痣、血管瘤的诊断率，并可以用于脂溢性角化病、银屑病、日光性黑子、色素性光线性角化和皮肤纤维癌等多种皮肤疾病。该设备其软件中现有多种皮肤色素痣、黑素瘤等图像和诊断数据库，便于后期学习和对比、分析。

十九、红外皮肤测温仪

红外皮肤测温仪是利用红外测温原理，无须接触人体皮肤，对人体表面（或物体表面）温度进行快速测定，测定时间一般不超过 2s，并且具有带背光源液晶数字显示屏，红、绿色灯指示，以及温度数字保持功能。仪器分辨率为 0.1℃，人体皮肤表面（物体表面）温度测温范围一般为 30～50℃，示值允许误差±0.4℃。

二十、三维皮肤 CT 影像分析系统

目前国内使用较多的为康奥微维三维皮肤 CT 影像分析系统。它是基于光学共聚焦原理，利用计算机三维断层成像技术，动态和无创地观测皮肤病发生、发展，皮损情况及其治疗疗效的影像分析系统。据产品介绍，Vivascope 1500 型能够实现局部组织的非侵入性成像，包括细胞核、微管系统、血流和真皮层内的胶原纤维束等细胞结构细节都能共聚显像，而无须进行传统组织病理学所要求的切片和染色等处理。在体组织或者离体组织都能通过其进行成像，适用于临床和基础科研研究。

第二节　皮肤试验

一、划痕试验

皮肤划痕法用钝圆针头以适当压力划过皮肤，可出现三联反应。

（1）划后 3～15s，在划痕处出现红色线条，可能由真皮肥大细胞释放组胺引起毛细血管扩张所致。

（2）15～45s 后在红色线条两侧出现红晕，为一种神经轴索反应，由小动脉扩张而引起。麻风损害处不产生这种红晕。

（3）划后 1～3min 在划过处发生隆起苍白色风团性线条，可能是组胺引起水肿所致。此反应可见于皮肤划痕症及某些荨麻疹患者。

二、划 破 试 验

本试验主要检查患者所试过敏原是否发生速发型（为 I 型）变态反应。方法是用 75% 乙醇消毒皮肤后，用消毒针在皮肤上做 0.5cm 长划痕，深度以不出血为度，然后将适当浓度的被试物质（如青霉素、普鲁卡因或其他抗原浸出液）滴于划破处，经 20～30min 有风团出现者为阳性。若风团直径达 0.5cm，有红晕，为弱阳性（＋）；若风团直径达 1cm，有明显红晕，为中阳性（＋＋）；若风团直径＞1cm，有明显红晕或伪足，为强阳性（＋＋＋）。有高度过敏史如过敏性休克者，禁止做本试验。一旦出现高度局部反应或全身反应，应立即除去试剂。皮试前应准备 1∶1000 肾上腺素注射液，以备抢救可能出现的过敏性休克。

三、皮 内 试 验

皮内试验（intradermal test）是根据 I 型速发变态反应或 IV 型迟发变态反应原理，测定机体对某物质的致敏性和免疫力。适用于过敏反应发生在真皮内的皮肤病，如荨麻疹、异位性湿疹、药物性皮炎及对食物过敏等。

1. 操作方法　一般选择前臂屈侧为受试部位，局部清洁消毒后取配置好的皮试液进行皮内注射，形成直径为 0.1cm 的皮丘。15～20min 后观察结果，可分速发反应和迟发反应两种。

2. 结果判定　受试部位无反应为（－）；出现红斑直径＞1cm、伴风团为（＋）；出现红斑直径 2cm、伴风团为（＋＋）；出现红斑直径＞2cm、伴风团或伪足为（＋＋＋）；6～48h 后出现浸润性结节为迟发反应阳性。

皮内试验反应阳性率高，结果较准确，有两方面临床意义：①速发反应显示患者对该物质过敏，临床多用此法做青霉素皮试；②迟发反应如结核菌素试验是临床最常用的方法，可协助临床诊断，还可用于测定某些皮肤病的细胞免疫功能。

3. 注意事项　行皮内试验检查时应注意以下几方面：宜在病情稳定期进行；应设生理盐水及组胺液做阴性及阳性对照；有过敏性休克史的病人禁用；受试前 2 天应停用抗组胺药物；妊娠期应尽量避免检查；若出现局部或全身强烈反应，应立即皮下注射 0.1%肾上腺素 0.5ml 或立即用橡皮带将注射侧上臂绷紧，每隔 3～5min 放松一次，局部冷湿敷；5 岁以内的儿童和对某种物质有高度敏感的病人，并有过严重反应者不宜做该试验，可选用划痕试验。

四、斑 贴 试 验

斑贴试验（patch test）是测定机体迟发型接触性变态反应的一种诊断方法，根据 IV 型皮肤变态反应原理而设定。

（一）操作方法

根据受试物性质选择与之相适应的赋形剂配制适当浓度的浸液、溶液、软膏或原物置于四层 1cm×1cm 的纱布，敷贴于患者肩胛区脊柱两侧或前臂屈侧皮肤上，其上用一稍大透明玻璃纸覆盖，四周固定，每次可做数种受试物的检测。也可采用铝制小室贴膜及诊断试剂盒进行试验。实验结果于 24～48h 后观察并记录。

化妆品、外用药物、纺织品、羽毛、皮革、各种金属等可疑致敏物均可用来作为检测物。可疑致敏物若是液体，则用梯度浓度稀释进行斑贴，逐渐提高浓度；对化妆品、外用药物可直接斑贴；纺织品、羽毛、皮革等剪成 0.5～1.0cm，用蒸馏水浸湿后进行斑贴。

（二）结果及临床意义

斑贴试验是检测接触过敏原的经典试验，主要用于确定接触性过敏原以帮助指导预防和治疗，适用于接触性皮炎、职业性皮炎、湿疹、化妆品皮炎等因接触引起的变态反应性皮肤病。

1. 结果判定

受试部位无任何反应为（－）；受试部位出现轻微瘙痒发红为（±）；受试部位出现单纯红斑瘙痒为（＋）；受试部位出现水肿性红斑、丘疹为（＋＋）；受试部位出现显著红斑、丘疹及水疱为（＋＋＋）。

2. 结果意义 阳性反应表示对该试验物过敏，但须注意原发刺激或其他因素所引起的假阳性反应，如果试验物除去后反应很快消退则为假阳性；真阳性反应除去试验物后 24～48h 内皮肤表现往往可增强。阴性反应则表示患者对试验物无敏感性或因操作技术不当而出现假阳性反应。

（三）注意事项

禁用原发性刺激物做斑贴；配制试验物与原试验物一致时，浓度要从低到高，以免引起激烈反应而致皮肤坏死；急性皮炎未消退前不宜做该试验；服用激素及其他抗组胺药物期间做该试验可出现假阳性反应；每两个试验物之间至少相隔 4cm 并有阴性对照；妊娠期应尽量避免检查。

五、光斑贴试验

光斑贴试验（photo-patch test）是通过在皮肤表面直接敷贴，并同时接受一定剂量适当波长紫外线照射的方法，检测光毒性与光变应性皮炎的光敏剂，以及机体对某些光敏剂的光毒性或光变应性反应的一种皮肤试验。患光线过敏性皮肤病时为了证实有无光感物质存在应做光线斑贴试验。特别是对外因性光敏物质有用。

1. 光源 一般治疗用汞气石英灯或水冷式石英灯。光源到皮肤的距离为 50cm。

2. 方法 首先照射 UVB（280～320nm）和 UVA（320～400nm）测定病人的最小红斑量（MED），然后用可疑的致病物质在病人背部作三处闭合斑贴试验，配制斑试物（浓度≤10%），具体操作与斑贴试验相同。24h 后，将两处斑贴除去后进行照射，将其中一处用亚红斑量（UVB）（略低于 MED）照射。另一处用加普通窗玻璃滤过的紫外线（UVA）照射，剂量为 10 个 MED。第三处在除去致病物质后，立即用敷料覆盖，避免任何光线照射，用作对照。于照射后 24h、48h、72h 观察结果：在亚红斑量照射处发生的晒斑样反应，并于 72～96h 迅速消退为光毒性反应；在窗玻璃滤过的紫外线照射处出现湿疹样反应，且持续 1～2 周则为光变应性反应。

3. 结果评定 若三处均为阴性，说明该物质既无光敏性，也无接触过敏作用；第一、二处与对照处反应一致，证明该物质无光敏作用；若三处均为阳性反应，且表现相似，程度相同，说明被试物仅有接触过敏，无光敏作用；若三处均为阳性反应，但照光部位大于非照光部位，则被试物为光敏物质。

六、皮肤窗试验

试验方法是将患者前臂皮肤轻轻擦破，放上被怀疑的致敏药物，然后再放上盖玻片，病人的体液细胞转移到损伤部位，于盖玻片上形成一薄层，取下后在显微镜下观察，计数和分类白细胞。在药物过敏病人，嗜酸粒细胞可高达 20%～95%，而在正常人中只占 0～1%。本法的缺点是阳性率低，而假阴性结果较高。

七、醋酸白试验

将 3%乙酸溶液涂在怀疑尖锐湿疣的皮损上，3～5min 后皮损变白即为阳性，为尖锐湿疣的特征，可协助诊断尖锐湿疣的皮损。

八、棘层细胞松解试验

用手指轻压在完整的水疱疱顶上，疱液向周围外观正常的皮肤扩展；推压水疱附近外观正常皮肤时，可发生表皮剥脱、糜烂；牵拉已破裂的疱壁时，可将疱壁剥离到外观正常的皮肤上。以上均为棘层细胞松解现象，也称尼氏征阳性，是鉴别诊断大疱性皮肤病的重要依据。

尼氏征包括以下几方面含义：

（1）牵扯病人破损的水疱壁，尼氏征阳性者可将表皮剥离相当长的一段距离，甚至包括看来是正常的皮肤。

（2）推压两个水疱中间的外观正常的皮肤时，尼氏征阳性者表皮很容易被擦掉，而露出糜烂面。

（3）推压病人从未发生过皮疹的完全健康的皮肤时，尼氏征阳性者很多部位的表皮也可被剥离。

（4）以手指加压在水疱上，尼氏征阳性者可见到水疱内容物随表皮隆起而向周围扩散。

临床上尼氏征阳性的皮肤病有大疱性表皮松解萎缩型药疹、金葡菌型烫伤样皮炎综合征、天疱疮、大疱性表皮松解症、家族性慢性良性天疱疮等。尼氏征阴性的皮肤病有类天疱疮、疱疹样皮炎、大疱性多形红斑等。

九、刚甲红皮内试验

皮损处经常规消毒后，皮内注 1.5%刚果红溶液 0.1ml 或皮下注射 1ml。24h 后观察结果。有淀粉样蛋白沉着的皮损变成明显的深红色，皮损之间正常的皮肤呈轻度的淡红色，可诊断皮肤淀粉样变。

十、放射变应原吸附试验

1. 原理 将特定的变应原吸附于纸盘，继之加受试者血清，使之与其中的 IgE 型抗体反应。清洗纸盘后，用碘标记的 IgE 抗体与纸盘上结合的 IgE 结合，再清洗。测定放射活性，做特异性 IgE 抗体半定量。

2. 方法

（1）吸附变应原的纸盘各 1 枚放入试管内，加受试者血清或标准血清 50μl。

（2）室温放置 3h 后吸除上清液，余下的纸盘用生理盐水 2～3ml 清洗 3 次。

（3）碘标记的 IgE 抗体注入试管内，4℃放置一夜。吸除上清液，用生理盐水清洗 3 次。用 γ-计算器测定吸附于纸盘的放射能活性。

3. 判定 对相应的变应原以效价明确的标准血清四种浓度（A、B、C 和 D）所示计算强度为对照，半定量测定供试血中 IgE 抗体效价，即 A 以上为 4 分（高度阳性），A～B 为 3 分（强阳性），B～C 为 2 分（阳性），C～D 为 1 分（边界值），D 以下为 0 分（阴性）。倘得分为 3～4，证明存在相应的 IgE 抗体。

十一、乳 酸 试 验

乳酸试验用于敏感性皮肤测定。10%乳酸水溶液在室温下用棉签抹在鼻唇沟和面颊部或让受试者在 42℃、相对湿度 80%的小室内，充分出汗，接着涂 5%乳酸水溶液在鼻唇沟和面颊部，用 4 分法分别在 2.5min 和 5.0min 时评判刺痛程度。若无红斑为 0 分，轻度红斑为 1 分，中度红斑为 2 分，重度红斑为 3 分。若两次实验总分>3，可判定受试者是刺痛敏感个体，属于敏感皮肤。

十二、皮肤血细胞免疫试验

检测机体有无细胞免疫功能及细胞免疫功能的强弱，可做皮肤迟发超敏反应试验。这种皮肤试验是比较简便也比较精确的，可用作临床检测全身细胞免疫状态的一种常规方法。常用的皮肤细胞免疫试验有以下几种方法：

1. 结核菌素试验 皮内注射结核菌素 0.1ml（旧结核菌素 1∶1000 或 1∶2000 稀释液，结核菌纯蛋白衍生物 0.1 ml 内含 0.000 02、0.0002 或 0.005mg），48～72h 观察注射部位有无浸润性硬结。凡有浸润性硬结且直径>5mm 者为阳性，15mm 以上为强阳性，无红肿硬结或硬结<5mm 者为阴性。反应强者表明机体的细胞免疫功能强。

2. 链激酶-链道酶试验（SK-SD 试验） 皮内注射 0.1ml 内含 SK 100 单位、SD 100 单位的抗原，48～72h 后观察局部反应，判定标准同上。

3. 二硝基氯苯（DNCB）或二硝基氟苯（DNFB）皮肤试验 将 DNCB 或 DNFB 作为半

抗原涂于上臂皮肤表面使之致敏，致敏后 2～3 周再将 DNCB 或 DNFB 溶液涂于前臂皮肤，48～72h 后观察结果。凡局部红晕反应＞5mm 者为阳性。DNCB 或 DNFB 为半抗原，进入皮肤后，与组织蛋白结合，起到致敏作用。此法可使受试者接受等量抗原刺激，便于比较各受试者的反应情况。但本法需要事先人工致敏，试验时间长，涂抹后反应较大，故须谨慎使用。

4. 植物血凝素（PHA）皮肤试验 取 10μg PHA 注射于前臂皮内，24h 后观察局部反应。有明显红肿反应者为阳性。

上述各种皮肤试验皆可用于检测细胞免疫的功能，对诊断细胞免疫缺陷症和判定恶性肿瘤患者的免疫状况，以及观察免疫抑制药等对机体的影响都有一定的参考价值。值得注意的是，体内试验可因不同个体的功能状态及受试者过去是否接触过试验抗原等而表现一定的个体差异，尤其是结核菌素试验、SK-SD 试验，个体差异较大，这在判定结果和判断受试者免疫功能状况时均应慎重分析。必要时可选择两种以上的皮肤试验，以便做出较为准确的判断。

十三、被动转移试验

被动转移试验亦称作 Prausnitz-Kustner 试验。这是一种间接测定机体过敏性的方法，其原理是在某些药物过敏的病人（如青霉素药物过敏）血循环中常含有一种特异性的抗体，可被转移到另一个非过敏者的局部皮肤中，其后再将可疑的药物注入该处皮内，以观察反应。

此法适用于儿童、阳性皮肤划痕反应者及有严重药物反应不适宜进行皮内试验者。由于本试验并非在病人体内操作，故可及时进行；同时因为转移到非过敏者试验，反应不大，故每次可将几个被怀疑的药物同时进行试验。但本试验有传播同种血清肝炎的可能，且阳性率不甚高，是其不足之处。

十四、结 膜 试 验

结膜试验的敏感度较皮肤试验为低。阳性结果往往有结膜充血水肿，使病人感觉异常不适，现很少采用，仅在皮肤试验阳性仍怀疑花粉或其他吸入物致敏时应用。在药物反应病例中；如果皮肤损害广泛，寻常皮肤试验无法进行，而临床上又需要确知病人是否对该项药物过敏时，可进行结膜试验。

病人有阳性的皮肤和结膜试验，提示其有较高程度的敏感性，特别是应用免疫血清时，要加倍小心。

十五、针 刺 试 验

用无菌的注射针头，亦可用消毒后针灸针刺入皮内，或者注入少量生理盐水于皮内或皮下，于 24h 左右出现丘疹和小脓疱，48h 左右最明显，以后逐渐消退，此为针刺反应阳性。40%～70%的白塞病病人，针刺反应阳性。

十六、再暴露试验

在某些轻型的药物反应病例中，或某些越发越轻的病人中，为了查明致病药物或明确诊断，待药物反应消退后，可以再试服 1/8～1/4 剂量的可疑致病药物以引起临床症状的轻度重发，从而确定该药的致病性。但是这种试验有时可以导致意料之外的严重性的全身反应，故一般不用。

十七、服药光照试验

服药光照试验用于内服药物所致光过敏的诊断，但有致药疹再现的危险，故无必要时，不列为常规检查。氯丙嗪、异丙嗪等酚噻嗪类药，磺胺类等所致光变态反应性皮炎时全身用药可引起发病，而光斑贴试验大都呈阳性反应。氯噻嗪、双氢克尿噻等降压利尿药，氟尿嘧啶衍生物所致光敏症时，服药光照试验呈阳性，而光斑贴试验多为阴性。原因为药物透皮吸收不佳或药物在体内代谢，代谢产物是真正的光敏物，光斑贴试验结果可呈假阴性。概言之，呈湿疹型表现者虽全身用药为原因，而光斑试验亦多呈阳性，扁平苔藓型、水疱型者服药光照试验则只见有皮疹再现的倾向。

做服药光照试验时，服药量、服药时间、光照时间取决于受试者敏感程度、皮疹类型和药物种类。

Horio 法：

1. 停药 5～7 日。

2. 做黑光照射试验并用太阳灯测定 MED。

3. 按常规方法常用量再投予可疑药物 1 日。

4. 服药 2h 后再做黑光照射和用太阳灯测定 MED。

5. 做服药前后对紫外线反应性的比较。受试者应住院做试验，待证明光过敏性降低后出院。

十八、皮肤发汗试验

1. 试验器材　1∶1000 毛果芸香碱（pilocarpin）注射液、淀粉、2.5%～5%碘酒、结核菌素注射器及针头。

2. 部位选择

（1）可疑损害处。

（2）对照部位选择正常皮肤。

3. 试验方法及程序

（1）在已选定的上述试验部位，涂 2.5%～5%碘酒，待其干燥。

（2）用 1∶1000 毛果芸香碱注射液 0.2ml，分别在选定的部位做皮内注射。

（3）用棉签将针眼处的药拭净。

（4）立即均匀薄撒淀粉。

（5）数分钟后观察结果。

4. 结果判定　正常皮肤上汗腺完整，排汗功能正常，所以淀粉由白色变为蓝色，此为正常反应；损害部位皮肤（如麻风病病人）因汗腺破坏，排汗功能发生障碍或失去排汗功能，故淀粉不变色。

5. 临床意义　对麻风病各种皮肤损害，可借此法协助诊断。

6. 注意事项

（1）淀粉必须干燥，撒布勿过厚。

（2）注射时勿使药液漏出皮肤表面，如有漏出，应立即拭干。

（3）观察结果如肉眼分辨不清淀粉变色时，可借助于放大镜。

十九、玻片压诊法

将玻片压在皮疹上 10～20s 后，充血性红斑在压力下红色消失，而出血斑、色素沉着斑颜色不会消失；寻常性狼疮的结节被压迫后呈特有的苹果酱色。

二十、青霉素皮试

（一）皮内试验

含 100～500U/ml 的青霉素 G 生理盐水 0.05ml（5～25U，国内各地标准不同）注入前臂屈面皮内，20min 后观察即刻反应，有红肿、发痒或有曲足，其直径>1cm 者即为阳性。结果有可疑时应以生理盐水作对照而做出判断。并在 24～48h 内观察延迟反应，病人可能出现皮疹。皮内试验即刻反应阴性时即可注入全量青霉素 G。

（二）划痕试验

在前臂屈面滴一滴青霉素 G 生理盐水溶液（10 000U/ml）。用消毒针头做划痕数条，以划破表皮而不出血为度。20min 后观察反应，有红晕、发痒者即为阳性。

（三）贴斑试验

以浸有青霉素 G 生理盐水溶液或软膏的棉片贴在前臂屈面的皮肤上，剂量为 10U，24h 后观察反应；阳性者局部皮肤出现红晕、发痒等反应；阴性者可进行划痕或皮内试验。

由于过敏病史的询问和皮肤试验还不能完全正确地反映病人对青霉素 G 的过敏情况，因此在应用青霉素 G（包括皮肤试验）前，必须做好一切抢救准备（备好抢救药品如肾上腺素、血管活性药物、肾上腺皮质激素、抗织胺药物、葡萄糖酸钙、新斯的明、低分子右旋糖酐等及一些必要的抢救设备如输液皮条、输液瓶、心内注射针头等）。在给药后半小时应在注射室内留察，以便一旦发生严重即刻反应时立即就地急救（切勿远地转送）。

第九章　皮肤活检术及其他组织病理学诊断技术

第一节　概　　述

皮肤活检术全称为皮肤活体组织病理学检查术，是皮肤外科诊疗中最常用的辅助检查手段之一。帮助临床医生对病变做出诊断或为疾病诊断提供线索，如对一些临床及病理均不具特异性的皮肤病，通过病理可找到一些有意义的诊断线索或在诊断不明确的情况下，依据组织病理学改变和制订治疗方案。如某些感染性皮肤病、麻风、皮肤结核、深部真菌病、皮肤黑热病、猪囊尾蚴病等通过组织病理学检查可找到病原微生物或呈现特殊的肉芽肿性病变，或通过进一步的特殊染色发现微生物。对代谢性疾病如皮肤淀粉样变等可找到特异的物质或通过特殊染色明确诊断。大疱性皮肤病、肉芽肿性皮肤病、结缔组织病、角化性皮肤病、某些红斑性皮肤病等，其病理改变具有一定的特点，可与类似疾病进行区分，达到鉴别诊断的目的。

皮肤活检不仅对疾病的诊断有着重要的价值，而且对了解疾病的性质、发生发展趋势，判断疾病的预后同样有着重要意义，皮肤肿瘤和癌前病变必须通过组织病理学确定诊断，而对恶性肿瘤而言，不仅可以明确诊断，并有助于判断恶性程度、范围、深度、发展趋势，对预后同样有重要价值。如对皮肤恶性肿瘤黑素瘤、皮肤淋巴瘤等，需通过病理分期、分级以指导治疗。因此也是医生选择治疗方法的重要依据。皮肤活检也可为验证及观察药物疗效，为临床用药提供参考依据。皮肤活检还常用于临床科研，发现新疾病或新的类型，为基础与临床研究提供组织病理学依据。

第二节　皮损选择与注意事项

皮损的选择直接影响着组织病理诊断的准确性。取标本前应对皮损的部位、范围、形状及可能产生的对容貌和功能的影响进行评估。皮损选择应是未经治疗的成熟皮损或原发性皮损及可疑性皮损部位。对于炎症性皮肤病，应选择处于病变发展阶段近成熟的原发性损害，对于水疱大疱性病变，应选择早期损害，如水肿性红斑或新出现的小水疱，应避免选择陈旧的疱，因很可能有细发感染或基底表皮再生的存在，从而使组织学的图像复杂化。由于病人搔挠抓出现的糜烂、溃疡、结痂、渗出的部位不宜选择，同时也应避免选择有瘢痕及炎症后色素沉着改变的部位。

对于皮损形态多样，有鉴别诊断可疑时，有时需多处取材，特别是皮损临床上观察处于不同发展阶段和差异较明显的皮损，应考虑多处取材。环状损害应选择活动边缘部分，结节性皮损切取标本时应达到足够深度，尽量包括皮下组织及必要的皮损周围的健康组织，以便与病变组织对照。对于皮肤肿瘤，取材时要包括肿瘤及肿瘤边缘的正常皮肤，有些肿瘤的诊断，结构形式判断是极为重要的，若面积过大则应自肿瘤中心至边缘取一楔形标本，其中也应包括肿瘤边缘的正常皮肤及肿瘤底部的正常组织，以供组织病理学检查肿瘤性疾病侵袭的范围。对可疑恶性变的皮损，应仔细观察皮损浸润的范围，有无相邻组织的浸润、区域淋巴结有无转移等。

取标本时，沿皮纹切口是基本原则，对于皮纹不明显的部位，可用拇、示指在皮面不同方向捏起皮肤，在皮面出现平衡的细纹时，即可选择此方向切开。取标本时在麻药注射前，应先在皮损切取处做好标记，以方便准确操作。

第三节　麻　　醉

皮肤活检应严格无菌操作程序及在麻醉下进行。一般选择 1%～2%利多卡因做局部浸润麻醉，为延长麻醉时间和减少术区出血，注射麻醉药中可加入少量的肾上腺素，临床应用通常每 10ml 麻醉药液中加入肾上腺素 1 滴。麻药注射，应在病变组织的下方和周边，而不应注射于病损中，由此造成的水肿会影响病理判断或诊断结果。

第四节　取材方法

一、环　钻　法

环钻法是指用环钻钻入皮肤病损而取材。环钻的口径大小为 2～8mm，所用环钻的大小及钻入深度视病变大小或性质而定。操作方法：术者一手固定好取材皮肤，一手将环钻器垂直置于皮面，略加用力向下做同向旋转，深度视皮损和临床需要决定。一般标本需要包括部分皮下脂肪。钻孔器达到一定深度后退出，用镊子轻柔提取组织，剪刀剪断基底，局部用消毒纱条或明胶海绵填塞压迫止血，必要时予以缝合处理。环钻法不适于脂膜炎时的取材，因为脂膜炎时皮下脂肪层的炎症改变了皮下脂肪与真皮间的连接，用环钻取材皮下脂肪并不随真皮取出，而使脂膜炎的诊断无法做出。

二、手术切除法

手术切除法是指用手术刀做棱形切口切除病变组织，一般棱形的长宽比为 3∶1，顶角约为 30°，若完整切除，切缘应距离肿瘤 2～5mm。手术切除法应注意切缘锐利整齐，除切口注意与皮纹一致外，应足够深度，提取标本时夹持皮下组织的两端，以避免挤压组织影响病理学诊断，切口缝合包扎固定。

完全切除活检适用于相对较小的可一次切除的皮损，可将切取皮损的全部作为标本送检。手术切除更常用于皮肤肿瘤的检查。手术切除法的优点在于标本较大较完整，并且容易达到所需要的深度，因为判断肿瘤细胞所达到的深度是判断预后的一个重要指标。

三、削　　法

削法是用于手术刀或消毒刀片与皮肤表面在大致平行的方向上削取病变组织，活检深度至真皮浅层，适合削取表浅病变或巨大病变之简便取材，通常用于良性、表浅、向外生长的皮损或错构瘤，如疣、皮赘、脂溢性角化症等。削法并不能应用于黑色素细胞的肿瘤及向内生长的皮肤肿物，也不适于炎症性皮肤病。

四、匙 刮 法

匙刮法是提起病变组织并用锐匙刮取透检，一般只用于浅表增生组织，尤其适用于某些带蒂的皮肤肿物如皮赘。

五、标 本 固 定

取下的组织标本应立即放入固定液中，标本固定液一般采用 95%乙醇或 10%甲醛溶液。固定液应浸盖标本，一般固定液体积应达到标本体积的 10 倍以上。盛装标本的容器及口径应利于标本的装入和取出。大的标本组织应切分成多块以保证固定液能浸没和充分渗入。

容器外应贴标签注明病人姓名、性别、年龄、标本名称、住院号、床号等，送检标本多时，切忌不可将标本弄混。送检申请单应按要求认真逐项填写，需要时应特别注明相关情况以引起病检医师的注意。

取下的标本需要同时作其他检查，则应放入相应溶液中，如需作直接免疫荧光检查，将标本一分为二，一半放入 10%甲醛溶液中供石蜡包埋 HE 染色用，另一半放入 Michel 保存液中，即硫酸铵 55g 溶于 100ml 缓冲液，缓冲液含 2.5ml 0.1M N-乙基顺丁烯二酰亚胺、87.5ml 蒸馏水，最后以 1mol/L 氢氧化钾调 pH 7.0，标本可在保存液中（室温下）放置一周。如取材当时即作直接免疫荧光检查，则可放入生理盐水或 0.01mol/L pH 7.0 的磷酸盐（PBS）缓冲液中。若需做真菌培养，取下的标本应立即放入真菌培养基中。需作酶学检查时，则应将标本放入湿纱布中即送病理实验作冰冻切片。做电镜检查则应将标本根据要求放入相应的固定液中。

第五节 皮肤活检术后处理与拆线

保持活检部位清洁，定期换药。拆线时间，一般头、面、颈部术后 4～5 天，下腹部、会阴部术后 6～7 天，胸部、上腹部、背部、臀部术后 7～9 天，四肢术后 10～12 天。若腹部减张缝线应延迟至术后 14 天，年老体弱，营养不良，糖尿病病人，以及伤口愈合不良者应延迟拆线或间断拆线。

第六节 术前、术中及术后活检的意义与价值

1. 术前活检 指在治疗性手术前或在其他治疗（如放疗、化疗等）前所做的活检。术前活检绝大多数情况下能帮助临床确诊，对临床医生制订治疗方案有着重要的指导作用，以便择期采取相应的手术或其他治疗措施。不足之处是对一些深在部位的病变难于取材或取材不合规范，或未取得病变，易造成诊断困难或漏诊。另外，一般 3～5 天才能发出诊断报告，对急需明确诊断者不适用。

2. 术中活检 指在治疗性手术或探查性手术进行中所做的活检。术中活检的最大优点

就是在手术进行当中，既能对性质不明的病变予以确诊，又能对可能扩散的情况予以了解和掌握，如浸润的范围、深度、有无淋巴结转移及手术切除的边缘组织是否有瘤细胞等，以便对临床手术治疗进行指导，使医生能立即根据组织病理学报告确定手术治疗方案，避免再次进行治疗性手术和手术不彻底造成的扩散的可能。

术中活检应用最多的是快速冷冻制片技术，用不经固定的新鲜标本快速冷冻至−18℃以下进行切片，HE 染色即可观察诊断，一般可在 30min 内完成定性诊断，因此也称"快速冷冻"或"冰冻切片"，有时也可使用快速石蜡切片技术或细胞学检查技术，必要时也可联合应用。快速冷冻技术也有其较大的局限性，并不是所有的取材都适用于做快速冷冻检查，一般多适用于体表器官（如乳腺、甲状腺）或内部器官手术探查，并需明确良性、恶性时应用。而对一些病变复杂的疾病如需要辨认细胞微细结构的肿瘤（如淋巴瘤）等均不适用。另外受取材限制，常会有假阴性（漏诊），冷冻切片技术的准确率仅在 90% 左右。由于冷冻检查技术存在着以上问题，所以仅是一种应急的初步定性诊断，在此之后，还应把冷冻活检材料再做普通石蜡切片进行病理复查，以最终明确诊断。如若冷冻活检发生漏诊，需采取二次手术或其他补救措施。

3. 术后活检 是指对治疗手术切除的病变及相关的组织进行较全面的组织病理学检查，与术前活检不同的是切除送检的标本常是全部病变并可伴受累的或需扩大切除的组织器官，以及所属的淋巴结等。故各病变组织均需按规范多处取材。在做病理诊断时，不应单确定病名、性质，还要尽量给予分类，指出侵犯程度、有无播散、手术切缘有无病变等。术后活检的优点是检查全面细致，诊断更可靠，可进一步对疾病的治疗及预后提供更多的信息和依据。

第七节 皮肤活检存在的问题与注意事项

皮肤活检术前应告知病人或家属组织病理学检查的目的与方法，说明仅为辅助诊断措施，而疾病的治疗与预后需根据疾病性质决定。临床医师在皮肤活检术前，必须对病变的具体情况（分布、范围、性质、深度等）做出初步判断，以决定皮肤活检所采用的方法。很多情况下，标本尽可能包括一部分正常皮肤，特别是判断色素类疾病时，需要与正常皮肤进行比较方能做出更为科学的判断，同时也利于判断病变的范围及界限。

皮肤外科医师应该了解和掌握一般的组织病理学知识，这样有利于更好地配合病理医师更为准确地诊断，仅就皮肤外科来讲，病理科的医师一般将大部分皮损的组织学表现按照表皮改变、真皮改变、脂肪改变（如有炎症，称脂膜炎）、炎症细胞或肿瘤细胞的模式或结构，以及一些特异性细胞形态的变化等归纳分析。细胞学上的不典型性（染色过深、多形性、核仁明显、细胞核与细胞质比例增加及异常的核丝分裂等）很主观，轻、中、重度异型性在某种程度上来讲是观察者所见。异型性代表恶性疾病，但必须与临床表现和皮损形态结合起来考虑，有经验的病理医师会更强调临床特征和细胞结构而非细胞学特征。

临床医师填写病理申请单，特别要注明所取皮损的病期、临床所需、初步的诊断及一些特殊的诉求，必要时应和病理科医师一起阅读、讨论病理切片，临床医师与病理科医师的紧密合作是极为重要的。实际工作中，也经常会遇到一些复杂的问题，为了达到正确的诊断，有时还需采用组织化学、电镜、免疫荧光及其他手段。即使如此，总会有一些疑难病例存在一定的争议。

第八节　皮肤细胞学检查方法

皮肤细胞学检查是指通过对病变部位脱落、刮取和穿刺抽取的细胞进行病理形态学的观察做出定性诊断。常用的方法包括刮片法、穿刺法和压痕法。

一、刮　片　法

在病损的底面、糜烂面或溃疡面用外科手术刀轻轻地刮取病变组织，置于消毒清洁的载物玻片上，做成涂片，涂片越薄越好。如水疱未破时，可用消毒剪剪开疱壁除去内容物后刮取。

二、穿　刺　法

穿刺法多用于未破溃的肿物、结节或其他一些肿块，方法与其他穿刺方法相同。一般选用 2ml 注射器连接 18 号针头垂直刺入深部后抽取（尽量避免不要带血），然后将抽出内容物涂于载玻片上。

三、压　痕　法

用消毒洁净的载玻片在水疱或脓疱的底面、糜烂面或溃疡面上紧压一下，即可在玻片上获得一个或数个痕迹，然后任其自然干燥。取材时尽量避免用鳞屑、痂皮及分泌物做标本。

第九节　其他组织病理学诊断技术

皮肤活检的组织病理诊断过程一般是肉眼观察送检的标本→取材→固定、包埋→制备薄切片→进行苏木素-伊红（HE）染色→光学显微镜下观察。通过对病变组织及细胞形态的分析、识别，再结合肉眼观察及临床相关资料做出疾病的诊断。但对一些疑难、罕见病例及科研需要时，还需要在上述常规检查基础上，再通过组织化学、免疫组织化学、免疫荧光检查、电子显微镜、基因重排和原位杂交等技术进行辅助诊断。随着生物技术的发展，用于组织病理诊断的新技术、新方法层出不穷，极大地提高了诊断的效率和准确性。

一、组织化学染色

组织化学染色（histochemistry staining）即通常所说的“特殊染色”，是利用某些组织的化学特性，使其与特殊的燃料发生化学反应，形成与周围组织不同的颜色或对比，以便清楚地显示特殊的组织学变化。组织化学染色在皮肤病理的诊断中起重要作用，常用于皮肤沉淀物及皮肤肿瘤的诊断。在皮肤的组织化学染色中，最常用的特殊染色有过碘酸-雪夫染色（PAS）和阿申兰染色。

二、免疫组织化学染色

免疫组织化学染色（immunohistochemistry staining）利用人体组织与染料的化学反应不同，利用放大了的抗原抗体反应，可以显示表达某种特定蛋白质的细胞和细胞成分，从而可以更敏感、更精确地对特定类型的细胞进行定性及定位，常用于皮肤肿瘤的诊断中以明确肿瘤细胞的来源及分化。大部分免疫组织化学可以在常规的甲醛固定、石蜡包埋的切片上进行。

三、免疫荧光检查

免疫荧光技术（immunofluorescence）作为免疫组织化学方法的一种，利用荧光素标记的抗体，较敏感地检测皮肤组织中的抗原抗体反应，广泛应用于自身免疫性皮肤病的诊断中。用于直接免疫荧光检查的皮肤活检组织不能用甲醛固定，而应放在 Michel 液中保存和运输。

四、电子显微镜

透射电子显微镜（transmission electron microscopy）因其超高的放大倍数及其对细胞内结构的清晰显示，在组织病理的诊断中起到重要的辅助作用。如在透射电镜下可以看到细胞谱系特异性的微观细胞结构，如表皮来源细胞的细胞间桥、黑素细胞中黑素小体、朗格汉斯细胞中的 Birbeck 颗粒等，这些细胞结构的确定可以辅助肿瘤细胞来源的判断。透射电镜下可以通过分辨表皮裂隙形成的层面，特定细胞连接的缺失/减少，确定遗传性表皮松懈症的亚型等。

五、基 因 重 排

基因重排（gene rearrangement）主要用于淋巴瘤的诊断，如 T 细胞受体（TCR）基因重排用于 T 细胞淋巴瘤的诊断、免疫球蛋白重链（IgH）基因重排用于 B 细胞淋巴瘤的诊断等，常用的 TCR 基因重排引物针对 TCR 链或 γ 链，同理，B 细胞在发育过程中要经过免疫球蛋白重链的重排，通过这一重排也可以检测皮损中克隆性 B 细胞的存在。

六、原 位 杂 交

原位杂交（in situ hybridization，ISH）是指以特定标记的已知序列的 DNA 或 RNA 为探针与组织切片中的相应核酸进行杂交，从而对特定的 DNA 或 RNA 顺序进行精确定量定位的过程。在皮肤的组织病理诊断中，原位杂交主要用于诊断特殊感染性疾病或具有特定染色体异位的肿瘤中。近年来，利用荧光素标记探针的荧光原位杂交（FISH）成为更加灵敏和用途更加广泛的原位杂交方法。

第十节 液 体 活 检

一、概 述

　　液体活检又称液态活检，与传统的手术或穿刺组织病理学活检相比较，液体活检是一种利用高量测序仪通过对人体血液、尿液、唾液和脑脊液检测来获取相关疾病信息的新技术。只要标本中漂浮存在的"外来"DNA 碎片都能利用液体活检进行检测，而未来最因引人注目的应用领域还在于出现癌症症状之前发现癌症。

二、非侵入式、无须影像学支持

　　传统的手术或穿刺组织病理学活检由于其侵入式操作和其穿刺部位的局限性，往往会带有并发症、肿瘤病灶取位不准、手术带来的种植扩散和误诊等，而液体活检仅仅是抽取一定量的血液等，创伤轻、不良反应少、准确率高，并可重复多次的随机取样。

　　传统的诊断技术必须依赖于影像学 CT、MRI、超声三维等，对肿瘤的发现定位后，进行手术或穿刺操作来达到诊断的目的，而液体活检则不需影像学支持，操作简便，并可较影像学检测能更早地检测出癌症。

三、有效应对肿瘤异质性

　　肿瘤异质性是指病人不同部位肿瘤突变信息可能不同，甚至同一肿瘤内也可能包含不同突变的肿瘤细胞，传统的活检无法解决肿瘤异质性问题，而液体活检对不同突变肿瘤细胞的信息都能有效检测。循环肿瘤细胞（circulating tumor cell，CTC）是肿瘤组织释放到血液中的肿瘤细胞，是肿瘤转移的主要原因，循环肿瘤 DNA（circulating tumor DNA，ctDNA）则来自坏死肿瘤细胞。CTC 和肿瘤细胞分泌的外泌体，包含着肿瘤细胞特异性突变的基因信息，研究表明，肿瘤病人早期血液中就已经有 CTC 和 ctDNA 的出现，液体活检不仅早于影像学的发现，并可动态鉴定出新突变。液体活检通过对这些主要 DNA 片段捕获测序获得的肿瘤特异性突变性信息，来剖析个体癌症，帮助医师精准诊断和制订个体化用药指导，同时还可对药物治疗效果进行判断。

四、其他临床价值

　　肝脏、肾脏和心脏移植等被视为基因组移植，接受捐赠器官者将拥有外来的 DNA，通过液体活检可判断受体是否排斥外来移植器官，外来器官太多的 DNA 意味着受排斥的概率会更大，液体活检同样对骨髓移植的病人有帮助。目前，液体活检应用在产前医学领域，是通过母体血液对胎儿进行唐氏综合征筛查，其方法主要是计算基因片段来确定胎儿的染色体数目是否正常。液体活检还可以在怀孕第 9 周之后进行性别和亲子鉴定。

第十章　皮肤活力检测

第一节　概　　述

皮肤的生发层细胞及附件的细胞内存在许多酶，如琥珀酸脱氢酶（SDH）、乳酸脱氢酶（LDH）、酸性脱氢酶、Tween-60 酯酶、细胞色素氧化酶（CCO）、单氨氧化酶（MAO）、吲哚酚醋酯酶（LAE）、磷酸化酶、淀粉-1，6-葡萄糖苷酶等。目前，检测皮肤病活力的方法很多，如用组织化学的方法对各种酶进行定性或定量试验，采用微型呼吸计测定细胞的氧耗、同位素标记法测定蛋白质或 DNA 的合成，用光学显微镜或电子显微镜观察组织形态与细胞超微结构的改变，以及用复原移植或细胞培养观察皮片成活率及细胞生长状态等。

第二节　皮肤活力检测与试验方法

一、SDH 测定法

SDH 大部分存在于细胞的线粒体内，表皮基底细胞层 SDH 活性最强，胞质内充满表达酶活性颗粒，其分布与线粒体一致，此颗粒在棘细胞层逐渐减少，在颗粒层很少。毛囊、汗腺、皮脂腺及其导管的 SDH 活性均很强，而真皮的 SDH 活性很低。测定原理是 SDH 使琥珀酸脱去两个 H 形成延胡索酸，而这两个 H 作用于四氮碰蓝（blue tetrazolium，BT）还原形成蓝色颗粒双甲膪（diformazan），此酶含量的多少可以反映出细胞和组织的活力。结果显示，有高度的 SDH 活性者呈蓝色，活性较低者呈红色，无活力者不着色。该方法快速简便，可作为皮肤保存方法选择及临床使用前活力判断的一种手段。

二、台盼蓝染色法

台盼蓝（trypan　blue，TB）是一种细胞活体组织染色剂，又称锥蓝。其具体方法是将要测定的皮片剪成小块，经胰酶消化后，取得上皮细胞混悬液加入台盼蓝染色，染有蓝色的为死细胞，不着色的为活细胞，数出活细胞数就可算出百分率，此方法操作简便，不需特殊设备，一个小时就可得出结果。其原理是死细胞细胞膜结构破坏，引起膜通透性升高，台盼蓝染液进入细胞内而成色。

三、放射同位素标记掺入检测法

目前在皮肤代谢活力中应用放射同位素标志物较多，较常用的有 ^{3}H-核酸、^{14}C-亮氨酸蛋白、^{14}C-葡萄糖、^{14}C-甘氨酸蛋白和 ^{35}S-硫酸钠黏多糖等。如 ^{14}C-亮氨酸掺入法是将以放射性同位素 ^{14}C 标记的亮氨酶作为示踪物，利用在表皮细胞蛋白合成代谢中，亮氨酸参与表皮片基底层细胞代谢增殖的状况，当与掺入的 ^{14}C 一起参与皮片蛋白质合成代谢时，测定其示踪的放射性含量，再计算出 ^{14}C-亮氨酸的掺入量，能较好地了解到皮片细胞代谢情况及反映出皮肤活力的高低。

放射性同位素标记掺入是一种较准确的皮肤活力测定方法，但由于同位素具有放射性，储存和运输不便，操作时易污染环境，需要专业人员操作及专门的防护设备等，不便于推广应用。

四、皮肤氧耗量测定法

皮肤氧耗量测定法是用根据极谱原理设计的氧电极生物氧耗量测定仪测定（改良的 Jensen 法），主要原理是有活力的组织均有代谢，所以要耗氧。在恒温的营养液内，与有活力的皮肤接触的微电极（铂、银电极）表面氧分压下降，通过放大器测出氧分压下降的程度，从而可以推算出皮肤的活力，操作过程可在 1h 内完成。该方法测定的皮肤活力较 SDH 测定法省时并敏感，测定值用 kPa/60s 表示，其测量数值的高低说明皮肤活力的好坏。

五、皮肤块培养法

皮肤块培养法就是利用皮肤组织块培养的方法，通过对皮肤块进行培养观察来测量其在培养液中皮片向外生长的速度与面积。具体的方法是把要测定的皮片用锐刀切成小块，放入 24 孔培养器皿内，然后加入组织培养液，在 37℃的二氧化碳孵箱内培养。7 天后如皮块周围有上皮细胞向外扩展生长，则证实测定的皮肤具有活力，并根据皮块扩展生长的周径及时间，利用显微镜图像分析系统测量出其皮片生长的面积及速率，该方法适用于实验观察、研究之用。

六、皮片生物移植法

皮片生物移植法是临床中最直接可靠的皮片活力鉴定方法，具体操作方法是把要测定的皮片剪成小块状移植于小鼠或大鼠的背部，5～7 天后观察皮片成活情况，如果皮片柔软、色泽转红，则说明具有良好的活力。也可用同样的方法将皮片移植于病人的供皮区，如果移植后 4～5 天，皮片转红、无暗污及水疱形成，说明被测定的皮肤（片）具有 100% 的活力。如若用于更为深化的观察或临床研究，也可同时进行组织病理学光镜或电镜观察。如果皮片在光镜 HE 染色下显示出结构完整良好，尤其是在电镜下观察到超微结构中细胞间隙或细胞内未见水肿或空泡形成，说明该皮片具有较好的活力。

七、WST-1 法

WST-1 是体外合成的一种不同于 MTT、XTT 和 MTS 的水溶性细胞活化剂，其化学名称为 4-[3-（4-碘苯基）-2-（4-硝苯基）-2-H-5 四氮唑]-1, 3-苯碘酸钠，具有更敏感、更稳定、无放射性、反应时间短、不用漂洗及操作简便等特点，而且价格低廉。

WST-1 的作用原理是利用体内具有活力的组织或细胞中的线粒体琥珀酸四氮唑反应体系（RS），作用在亚细胞的呼吸链反应中的还原型辅酶Ⅰ（NADH）加辅酶（NAD）脱氢反应与体内具有活力的细胞组织中的呼吸键 EC（电子偶联反应体系）结合，将氢结合到 WST-1 的甲氮唑苯环上，打开其四氮唑苯环而成显色反应，其反应底物为甲臜。因此，只要体内测定的组织细胞具有活力，其变化的高低必然反映出上述体内细胞结构中的加氢反应过程的多少，因而呈现出的甲臜显色反应也越重。

具体方法是取皮片室温下用磷酸盐缓冲液（PBS）冲洗 3 遍，用皮冲子冲成直径为 10mm 的圆形小皮片，各实验组均检测 8 块小皮片。将小皮片分别置入 96 孔无菌塑料培养皿。每孔加入 PBS 200μl，再加入 WST-1 20μl，设立等剂量空白（未加皮片）对照组。置 37℃ 的 CO_2 孵箱内 3h，弃去皮片，培养液置入双波长酶联仪，在 450/690nm 波长下测定 OD 值。实验组 OD 值减去对照组 OD 值，结果为皮片实测的 OD 值。

八、SYTO/EB 双重核酸染色法

双重核酸染色法是指采用活细胞核酸染色剂（SYTO）和溴化乙啶（EB）两种核酸染色剂对皮肤组织进行双重染色的测定皮肤活力的方法。

$SYTO^{TM}$ 核酸染色剂是一组穿透性核酸染色剂，可穿透活细胞膜与核酸 DNA/RNA 结合，在一定的激发和发射光谱下发出荧光。该系列各种染色剂之间在细胞穿透性、与核酸结合后荧光的增强度、激发/发射光谱和 DNA/RNA 结合活性特异性等方面有所差异，因此可以对多种细胞和细菌进行染色。

常用的染色剂 EB 也可以与核酸结合，但由于其相对分子质量较大不能自由穿过细胞膜，只能在细胞死亡或细胞损伤细胞膜出现裂隙时才能进入细胞内，与 DNA 结合发出红色荧光。根据这两种染色剂的特性，同时对皮肤组织进行双重染色，然后在一定的激发/发射光谱的激发下可以同时显示皮肤组织活细胞和失去活力细胞的分布。由于在荧光显微镜下两种染色剂所发出的荧光颜色不同，可以对两种不同颜色染色的细胞进行细胞计数，计算后即可得到皮肤组织的活力。

SYTO/EB 双重核酸染色法与 WST-1 相比，WST-1 是一种间接测定法，以细胞内线粒体的呼吸功能来反映组织活力，代表了组织内各种细胞成分的活力总值。而 SYTO/EB 法可以从形态上直接观察到组织不同部位各种细胞的活力状态，因此能够对所需要部位的细胞进行活力的计算，在实际工作中可应用于特殊的实例。SYTO/EB 法测定过程只需 1h 左右，该方法操作简便，只需一台荧光显微镜即可完成活力的检测，不失为一种敏感快速的皮肤活力检测方法。

九、乳酸脱氢酶活性测定法

乳酸脱氢酶广泛地存在于各种组织细胞中，与组织细胞的活性密切相关。通过测定皮肤组织细胞释放的乳酸脱氢酶活性，可反映出皮肤组织细胞的活性状态。乳酸脱氢酶在辅酶 I 作用下能够催化乳酸生成丙酮酸，后者与 2，4-二硝基苯肼反应生成丙酮酸二硝基苯腙，在碱性溶液中呈棕红色，通过比色法即可求出透皮接受液、细胞培养上清液或体外皮肤灌流液中的酶活性。

十、葡萄糖消耗实验

葡萄糖是维持组织细胞活力的重要营养物质之一，当组织活力相对稳定时，单位时间内组织消耗葡萄糖的量也就相对稳定,而一旦组织失活,葡萄糖的累计消耗量即不再增加。通过测定皮肤组织细胞利用葡萄糖的能力,可以反映皮肤组织细胞的活力状态。

葡萄糖可由葡萄糖氧化酶氧化或葡萄糖酸和过氧化氢,而后者与苯酚及4-氨基安替比林在过氧化物酶作用下可产生红色化合物,通过测定该红色化合物的光密度值可计算出透皮接受液、细胞培养上清液或体外灌流介质中葡萄糖的浓度,从而计算出组织细胞消耗葡萄糖的量。

第十一章　医学影像学与皮肤外科

医学影像学是在放射诊断学基础上发展起来的，除传统X线检查法外，尚包括计算机体层成像（CT）、磁共振成像（MRI）、数字减影血管造影（DSA）、（ECT）、正电子放射断层显像（PET-CT）、B超和核医学等成像技术。这些成像的应用原理和方法虽不相同，但以影像诊断疾病是共同的。这些成像技术的关系密切，并且逐步形成了现代医学影像学体系结合在一起，可以取长补短，互相补充，进一步扩大检查范围，提高诊断质量。在医学影像学的推动下，还促进了介入性放射学的发展，使医学影像学和治疗学更加紧密结合，扩大了影像学科的临床应用领域。皮肤外科医生应掌握一定的医学影像学知识，以便根据临床初步诊断需要，来选择有针对性的安全、简便而又经济的方法。对于可能发生反应和有一定危险的检查方法，选择时更应严格掌握适应证，不可滥用。

第一节　X线成像

X线是真空管内高速行进的电子流轰击钨靶时产生的，属于电磁波，波长为0.0006～50nm，用于X线成像的波长为0.031～0.008nm（相当于40～50kV）。X线具有一定的穿透力，被穿透的组织结构存在着密度和厚度的差异。

X线图像是由从黑到白不同灰度的影像所组成，属灰阶图像，这些不同灰度的影像是以光学密度反映人体组织结构的解剖及病理状态。通常用密度的高、低表述影像的白与黑，例如，用高密度、中等密度和低密度分别表述白影、灰影和黑影。人体组织密度发生改变时，用密度增高或减低来表述影像的白影与黑影。为适应影像检查的需要，除通用型X线机外，还有适用于心血管、胃肠道、泌尿系统、乳腺和介入技术、儿科、手术室等专用的X线机。尽管现代影像技术如CT和MRI等对疾病诊断显示出很大的优越性，但并不能取代X线检查。由于X线具有成像清晰、经济、简便等优点，仍是影像诊断中使用最多、最基本的方法。

一、普通X线检查

1. X线荧光透视　简称透视，可转动病人体位，改变方向进行观察，可了解器官的动态变化，操作方便，费用低，可立即得出结论。X线摄影简称拍片，对比度及清晰度均较好，可使密度、厚度较大的部位或密度差别较小的病变显像。常需作互相垂直的两个方位摄影，如正位及侧位。

透视与拍片比较，透视的优点是可任意转动病人进行多轴透视观察活动器官的运动功能，操作简单，费用低廉，可立即获得检查结果，并可在透视监护下，进行介入性操作。不足之处在于细微病变和厚实部位不易被透视观察清楚，不能留下永久性记录。摄片的优点在于影像清晰，反衬度较好，适于细微病变和厚密部位观察，留有永久性记录，可供复查对比、会诊讨论之用。不足之处在于不便于观察活动器官的运动功能，技术复杂，费用较高，出结果时间较长。由此可知，透视的优点是摄片不足之处，而摄片的优点正是透视的不足，两者只有取长补短，配合使用，才能充分发挥其诊断作用。

2. 特殊 X 线检查　有软线摄影、体层摄影、放大摄影和荧光摄影等，自应用 CT 等现代成像技术以来，只有软线摄影还在使用。软线摄影采用能发射软 X 线的钼靶 X 线管球，用以检查软组织，主要是乳腺，包括乳腺钼靶体层摄影、数字乳腺摄影、乳腺数字减影血管造影，并开展立体定位和立体定位针刺活检等。

3. X 线造影检查　对缺乏自然对比的结构或器官，可将密度高于或低于该结构或器官的物质引入气管内或其周围间隙，使之产生对比图像并显影，称 X 线造影检查。引入的物质称为对比剂，又称造影剂，按影像密度或高低分为高密度对比剂和低密度对比剂两类，高密度对比剂有钡剂和碘剂，低密度对比剂为气体，现已少用。

钡剂为医用硫酸钡粉末，主要用于食管及胃肠造影。有机碘对比剂直接注入动脉或静脉，可用于血管造影和血管内介入技术，还可做 CT 增强检查等。造影反应中，以碘对比剂过敏较为常见，偶尔较严重。因此，碘剂过敏试验阳性者，不宜造影检查，但过敏试验阴性者也会偶发反应。碘剂严重反应包括周围循环衰竭和心脏停搏、惊厥、喉头水肿和哮喘发作等，应立即终止造影并进行紧急对症治疗。

二、数字 X 线成像

数字 X 线成像（digital　radiography，DR）是将普通 X 线摄影装置或透视装置同电子计算机相结合，使 X 线信息由模拟信息转换为数字信息而得到数字图像的成像技术。DR依其结构上的差别可分为计算机 X 线成像（CR）、数字 X 线荧光成像（DF）、平板探测器（flat panel detectors）数字 X 线成像。DF 与 CR 都是先将 X 线转换成可见光，再转成电信号，故称为间接数字 X 线成像（IDR）。平板探测器数字 X 线成像是将 X 线直接转换成电信号，故称为直接数字 X 线成像（DDR）。普通 X 线能摄照的部位也都可以行数字成像，对图像的解读和诊断与传统的 X 线图像相同，只不过是数字图像是由一定数目的像素所组成，而普通 X 线图像是由银颗粒所组成。数字成像对骨性结构及软组织的显示，优于普通 X 线成像，还可行矿物盐含量的定量分析。

从图像质量、成像速度、摄照条件的宽容度和照射剂量，对 CR、DF 及 DDR 进行比较，CR 图像质量差，成像时间长，工作效率低，不能做透视。DF 成像时间短，可行透视，多用于血管造影、DSA 和胃肠造影，其缺点是 DF 设备不能与普通的 X 线装置兼容，而DDR 则有明显的优势，只是价格较为昂贵。

三、DSA

DSA 是计算机与血管造影相结合的新型血管成像技术，根据将对比剂注入动脉或静脉而分为动脉 DSA（IADSA）和静脉 DSA（IVDSA）。由于 IADSA 血管成像清楚，对比剂用量少，因此都采用 IADSA。DSA 采取时间减影法，即将血管造影前摄取的照片（蒙片）与造影后摄取的照片（造影片）通过计算机进行数字减法处理，保留并突出了血管影像，提高了血管显像的灵敏度。DSA 由于没有与软组织影的重叠，使血管及其病变显示更为清楚，已代替了一般的血管造影。用选择性或超选择性插管，可很好显示直径在 200μm 以下的血管及小病变，可实现观察血流的动态图像。DSA 适用于心脏大血管的检查，对心内解剖结构异常、主动脉夹层、主动脉瘤、主动脉缩窄和分支狭窄及主动脉发育异常等显示清楚，对冠状动脉也是最好的显示方法。DSA也广泛用于颈段动脉、颅内动脉、腹主动脉及其分支和肢体大血管的检查，对介入技术，特别是血管内介入技术，DSA更是不可缺少的。

第二节　CT

CT又称X-CT，是应用X线对人体进行扫描，将所获取的信息经计算机处理并重建图像而成。螺旋CT容积扫描技术，不仅提高了扫描速度和图像质量，减少了伪影和病变遗漏，提高了诊断准确性，而且还可行各种形式的三维图像重建、CT灌注成像（CT perfusion）、CT血管成像（CTA）和CT仿真内镜（CTVE）等处理技术。

CT图像清晰逼真，横断层面显示解剖关系清楚，密度分辨率高，能够区分常规X线检查不能分辨的各种软组织结构，并能进行密度测量，以CT值（Hu）表示之，因而极大地提高了病变的检出率和诊断的准确性，进一步扩大了X线检查的应用范围。其缺点是受空间分辨率的限制，<1cm的病灶、与周围组织密度近似的病变及骨骼重叠的病变等，CT扫描可能遗漏，活动器官如心脏和胃肠道检查也受到一定的限制。

第三节　MRI

MRI是利用生物磁的自旋原理，收集磁共振信号而重建图像的成像技术，和CT扫描应用X线成像原理有本质上的差别。除MRI常规扫描技术外，尚有快速扫描，增强扫描，脂肪抑制、快速液体衰减反转恢复（fluid attenuated inversion recovery，FLAIR），MR血管成像（magnetic resonance angiography，MRA），MR水成像，灌注加权成像（perfusion weighted imaging，PWI），扩散加权成像（diffusion weighred imaging，DWI），扩散张量成像（diffusion tensor imaging，DTI），磁敏感加权成像（susceptibility weighted imaging，SWI），血氧水平依赖功能磁共振成像（blood oxygenation level dependent functional MRI，BOLD-fMRI），以及磁共振波谱（magnetic resonance spectroscopy，MRS）等新技术。

MRI与CT扫描相比较，MRI多参数成像，除显示解剖形态外，尚可提供病理和生化的信息，可获取任何方位包括横断、冠状、矢状和不同倾斜层面的MRI图像，因此其定位和定性诊断比CT扫描更准确。血管内血液的"流动效应"，可使血管直接显影等。MRI新技术如PWI、DWI、MRS、BOLO-FMRI等可在疾病尚未出现形态变化之前，利用功能变化形成图像，进行疾病的早期诊断。

MRI设备昂贵，检查费用高，对某些器官和疾病的诊断作用有限，故应当严格掌握其适应证。病人如果安装义肢、心脏起搏器或体内有金属异物等不宜行此项检查。同时，MRI也不适用于急诊危重病人的检查。

第四节　PET-CT

PET是正电子放射断层显像（positron emission tomography，PET）的缩写，习惯称其为"派特"。它是一种先进的核医学影像技术，CT是计算机体层成像（computed tomography，

CT）的简称，是一种临床已广泛应用且仍在不断发展的 X 线断层成像技术。将这两种技术有机地结合到同一台设备上，并把不同性质的图像进行同机融合显示，即形成了 PET-CT（派特 CT）。PET-CT 检查利用正电子追踪原理，检查前注射在葡萄糖上标记带有放射活性的元素氟-18 作为显像剂（^{18}F-FDG），这种显像剂类似于糖类并且参与人体的代谢，当这种显像剂进入到人体后会在代谢比较旺盛的病灶部位高度聚集，从而区分出正常组织和病灶组织，检查的准确性在 90% 以上，可以检查到最低 2mm 以上的肿瘤。PET-CT 检查首先适用于已经明确诊断的恶性肿瘤的分期、复发后的再分期、诊断转移、鉴别是治疗后改变还是存在复发及肿瘤治疗疗效评价，辅助制订治疗方案和肿瘤愈后的评估等。

PET-CT 在临床上确实有它不可替代的优势，但并不能取代 CT、MRI、胃肠镜甚至超声等其他检查，有时在做 PET-CT 检查时，医生还会要求病人进一步进行 CT、MRI 甚至超声检查。PET-CT 检查时对人体的辐射主要来源于 CT 扫描，CT 采用的是 X 线，电离作用较大，容易发生致畸致癌。把 PET-CT 纯粹作为体检工具肯定是不正确的，因为它有一定的局限性，即便用于体检、筛查，也应针对高危人群（如高龄人群、肿瘤标志物持续动态增高、有明显不适症状、有肿瘤家族史、不良生活习惯和高污染环境生活的人）。

过分依赖 PET-CT 检查结果是不可取的，PET-CT 并不能查出所有肿瘤，虽然大部分的肿瘤葡萄糖代谢是增高的，但少数部分肿瘤的葡萄糖低代谢会导致显像的假阴性。对于一些感染性疾病（如结核、真菌等）因为炎症区域内激活的炎细胞摄取 18F-FDG 增高，会被误认为肿瘤病灶。检查前短期内使用过升白治疗、血糖过高、未充分禁食、冬季未充分保暖导致棕色脂肪动员等，也会引起"假阳性"或"假阴性情况。另外，由于正常脑组织的葡萄糖代谢很高，PET-CT 对神经系统的病变检查也存在一定局限性。

第五节　介入放射学

介入放射学是在医学影像学发展基础上产生的，其核心是将医学影像诊断与治疗有机地结合起来，应用非手术方式为病人解除疾苦。介入放射学分为血管性介入和非血管性介入治疗两大类。近年来，由于器械的改进和创新，特别是支架（stent）技术的出现，使某些疾病的介入治疗效果更加可靠，治疗范围不断扩大。介入放射学以其微创和疗效显著，而广受欢迎，已成为与内科治疗、外科手术并列的第三大临床治疗方法。

一、血管性介入治疗

血管性介入治疗包括血管内栓塞以控制大出血、血管成形术（PTA）、血管内药物灌注、经颈静脉肝内门-体静脉分流术（TIPS）、心脏介入性治疗等。

二、非血管性介入治疗

非血管性介入治疗包括穿刺活检、抽吸引流、体内碎石、椎间盘突出症经皮髓核切吸术及影像学导引下的立体定位和 γ 刀治疗等。

第六节 超 声 成 像

超声（ultrasound）是指震动频率每秒在 20 000 次（Hz，赫兹）以上，超过人耳听觉阀值上限的声波。超声波的物理特性包括束射性或指向性、反射、折射和散射，吸收与衰减，多普勒效应，非线性传播等。超声图像是根据探入扫描的部位构成的断层图像，以解剖形态学为基础，依据各种组织结构间的声阻抗差的大小，以明（白）暗（黑）之间不同的灰度来反映回声之有无和强弱，从而分辨解剖结构的层次，显示脏器和病变的形态、轮廓和大小，以及某结构的物理性质。超声诊断进展迅速，从早期的 A 超、M 型一维超声成像，B 超二维成像，演进到动态时三维成像和四维成像，由黑白灰阶超声成像发展到彩色血流显像、谐波成像、组织多普勒成像等新型成像技术和各项新的超声检查技术（如腔内超声检查、器官声学造影检查、介入超声）逐渐应用于临床。

常规超声检查应包括二维超声检查、频谱多普勒超声检查和彩色多普勒血流显像检查。一般腹部的检查应在空腹时进行，经腹妇产科和盆腔部位的检查应适度充盈膀胱，以避免气体干扰。超声探测时常规采取卧位，也可根据需要取侧卧位、俯卧位、半卧位或站立位。由于计算机技术的进步，三维超声成像逐渐由三维超声重建向实时三维超声成像发展，新的实进三维超声成像能实时三维显示脏器的活动情况、心脏瓣膜开放等，对疾病的诊断发挥重要作用。四维彩超是目前最先进的超声波检查设备，四维超声不仅有二维超声的优点，同时还表现了组织结构的立体形态、内部结构外表的特点、空间距离关系等，可以从多个角度、全方位的观察到想要了解的情况，四维超声在产科得到了广泛的应用。

第十二章　医学摄影技术与要求

第一节　概　述

医学摄影资料是医疗行为的重要组成部分，医学摄影作为原始资料用以补充文字和图示的不足，可以表达文字所不能充分表达的情况，其看图说话的效果一目了然、真实清晰。广义的医学摄影是针对患者、治疗与手术过程，以及病理标本、解剖标本和其他相关医学摄影资料的记实性摄影，与日常生活摄影有着较大的差别和要求。医学摄影不允许采用艺术夸张手法（如不允许对照片美化、不可化妆、不能戴手饰、发型不应该干扰主题等）及弄虚作假。

临床上医学摄影即能形象地反映出术前的皮肤损害特征（如畸形与缺欠、异常的部位与形态、范围与程度等），又可客观地记录整个医疗活动前后外形、外貌和功能的变化。而对于罕见的病例，一旦失去了收集资料的机会，对医生往往造成无法挽回的遗憾。医学摄影对于有严重缺陷或畸形不能完全有效恢复的难治性患者，照片更有助于了解手术所获得的改善与进步，这种直观、动态记录反映患者疾病状况和医生治疗技术水平的忠实记录，对加强医患沟通也有着重要的作用。

医学摄影的数字图像，像其他任何形式的数码资料一样被复制、存储、显示和访问，可以用于会诊、拟定手术计划、设计和判断手术效果。同时，又为总结临床成功的经验和分析失败的原因，为学术交流、教学、撰写论文、出版著作等提供直观和令人信服的资料。医学摄影还可作为具有法律效应的医疗文件，当发生医患纠纷时，相片可作为法律判别依据。

第二节　临床摄影基本原则与要求

拍摄的照片达不到医学的要求，不能真实、直观地反映出病情和治疗效果，在一定程度上会影响到对治疗效果的评价和医患、医生间的学术交流质量。对经验不多的医生来讲，由于摄影本身受到环境、光线、器材条件、摄影水平与技能和知识等因素的影响，通过摄影来捕捉关键的医学信息并不是一件容易的事。

一、合　理　构　图

合理构图是临床摄影最基本的要求和环节，要把握突出病变的拍摄范围、主题突出、病变特征明显，并要求从几个角度或体位进行拍摄，特殊需要时还应有特写拍照作为补充。如在做面部拍摄时，一般情况下，均为面部静止表情加睁眼的自然位照片，而有时需要拍摄有表情的照片才更有说服力。肉毒素的注射大多和肌肉收缩有关，所以拍摄时除了需要不同角度的静止面部照片外，还需要有不同表情的动态照片（如笑容、抬眉、皱眉、鱼尾纹展露、颏肌收缩、下拉口角等常用的表情）。合格的医学照片，还必须明确显示缺欠和畸形所在的解剖位置及与其四周互相关联的影响，如在面部以外的部位拍摄时，需要避免画面中只有皮肤，造成难以判断具体部位。而拍摄腹部病变的照片时需把脐部包括在画面中。拍摄四肢时，应带入 1～2 个关节，以便确认具体部位（详见本章第三节）。

二、对 比 法

对比法是医学拍摄最常用的方法，具有鲜明对比的治疗前后形态及功能的照片，可以如实显示和评价治疗效果。对比法包括自身对比和修复再造手术前后的对比。自身对比包括左、右两侧，上、下两部等。如位于一侧的缺欠、畸形需要与另一侧相对应的部位一起拍摄，这样术前畸形或缺欠形态及功能障碍的轻重程度显而易见，为术后疗效的评定也提供了客观的依据。而手术前后对比则必须在拍摄部位、范围、角度、投光度及背景等各项条件一致的情况下进行，不可过度曝光来掩饰术后的瘢痕或术后用美化的方式对照片进行修饰等。

第三节　临床摄影技术与方法

一、照相机的选择与应用

对大多数临床医生来讲都喜欢采用数字方式创建、查看、处理和发表临床照片。最常见的主要有两种数码相机，即傻瓜相机和单反模式相机。傻瓜相机的闪光灯一般安装在相机的一侧，离镜头相对较近，闪光照相时最易出现红眼现象。目前，一些傻瓜相机也有高品质的镜头、防红眼功能、手动控制模式和多重闪光功能等，有经验时也可拍出高品质的照片。临床上最受欢迎、应用最为广泛的还是数码单反相机，数码单反相机品牌很多，价格差异也较大。①数码单反相机在镜头上方有闪光灯灯鞋，除能连接闪光灯外，还能操控离镜头有一段距离的多个闪光灯。②数码单反相机可以更换镜头，并可通过镜头测光，可以使用手动控制和变焦镜头。③相机的液晶显示器和回放功能结合起来为医生提供及时的反馈，照明、体位、构图、清晰度等是否达到所期望的效果都可以及时发现并纠正。④拍摄的数字化图像可直接上传到计算机存储器里，分类管理、保存及网络传送，也可连接打印机直接打印出照片。⑤数码单反相机的录放功能也很方便。随着数码技术的快速发展，越来越多的速度快、容量大、体积小的存储卡可供选用。

数码单反相机的常用镜头有 50～80mm 的标准镜头，其视野接近人的视野范围，主要用于全身和大范围的拍摄；85～135mm 的中焦镜头，可获得较大的影响，适用于局部拍摄，如头面部、手足的特写。广角镜头视角宽，易产生透视畸变；而远焦镜头视角小，拍摄距离长，不适于应用在病房和临床摄影室这样的有限拍照空间。所以，实际应用中，配置标准和中焦镜头，即能满足临床需要。

二、光源光线、曝光、对焦

（一）光源光线

光源光线运用的优劣是直接影响能否准确逼真地表现拍摄主题色彩、形状和立体感的关键。摄影光源分自然光和人造光。自然光具有范围大、照度高、亮度均匀的特点。由于医学摄影多在室内进行，易受天气、时间、窗户朝向等因素影响，初学者一般难以准确把握。而人造光如摄影灯、白炽灯、闪光灯等，可人为调控，应用方便。在有条件的情况下，应尽可能选择人工组合照明光源。

自然光的利用对有经验的医生来讲，也可拍出较为满意的主体感和质感的照片。自然光的利用可在病房内靠近窗户处充分利用自然光 45°侧光拍摄，可以突出表现皮肤结构表面的凹凸特征，在拍摄颜面部的病变，如鞍鼻、巨乳等，欲表现轮廓外形时，可用逆光或侧逆光拍摄。

（二）曝光

正确的曝光是取得良好照片的前提，曝光取决于快门速度和光圈，相同曝光量，光圈若小，影像大，清晰度则高些。曝光量过多，会使照片显得平滑，失去层次感，此现象称为"摄影除皱"，若发生于术前，则降低术后效果；若发生于术后，则夸大手术效果。曝光量太少，也会导致清晰度下降。数码单反相机通常都有自动曝光装置，有光圈优先、速度优先、自动程序档等不同模式。但是，若环境太亮或太暗时，相机测光系统会受到周围环境的影响，曝光值过调从而影响被摄物的亮度。相机在测光时有平均测光和中央测光两种选择，如拍摄面部时，多选择平均测光，如若希望特别突出某部位或拍摄主体有较大的颜色反差时，可选择中央测光。

（三）对焦

自动对焦可以迅速准确地对准拍摄部位，非常方便。由于自动对焦是针对画面正中的大部分物体进行对焦，所以如果需要标准拍摄某个不在画面正中的细节时，如两条小腿或正面部拍摄边缘的耳垂，就要求使用手动对焦以保证拍摄主体的清晰度。

（四）闪光灯使用技术

大多数情况下，临床上使用的是单光源正面光拍摄，会造成左右两侧明暗区分不明显，故拍出来的照片主体感不佳，往往伴有中央部分反光过强，面部的细节（如毛孔、皱纹、凹陷、色素等）在正面强光照射下难以反映出来，面部的突起部分（如鼻尖、鼻背、颧突等）容易落在高光点上，表面的细节同样难以显现。为防止和纠正以上问题，可以调整闪光灯灯头角度，将闪光射向屋顶或墙壁，利用其反光照相，或加长光学变焦至合适位置拍摄，还可以在被拍摄对象左右的前方 45°处放置离机闪光灯或者在镜头上安置环形闪光灯以分散光源，均可以避免反光和阴影的产生，同时，也易获得拍摄对象的细节。闪光灯应用不当的弊端还有就是在所拍照片上出现较为明显的阴影，一般加大被拍摄对象与背景的距离（一般要求在 90cm 以上）就可以避免。阴影出现的方向，一般与照相机闪光灯相对镜头的位置相反，故翻转相机以改变阴影方向也是有效的。将相机闪光灯置于被拍摄对象的前侧亦能避免出现阴影。

三角架和快门线对于保持画面清晰和稳定是需要的，尤其对于缺少经验或面部微细拍照时，三角架和快门线使用可以有效避免相机抖动。具体应用方法是调整好高度、距离和角度，使三角架上的相机镜头与被拍摄部位保持水平位置，以避免过高过低带来的拍摄部位扭曲变形。

三、颜面部拍摄标准（表 12-1）

表 12-1　颜面部拍摄标准

部位	摄影范围	摄影体位
头皮	全头部，包括五官	病变垂直位、头顶正位、酌情拍相应侧位、45°侧位、45°斜位
面部	完整头面部，下至胸锁关节	正位、侧位、45°侧位
眼部	上至前额发际，下至鼻尖，左右两侧颞区	正位、侧位、睁闭眼、微笑像
鼻部	上至眉毛，下至下唇	正位、侧位、45°后仰位
耳部	上至头顶，下至胸锁关节	正位、侧位、45°侧位、耳后位、耳局部像
唇部	上至眼部，下至下颏	正位、侧位、鼻底位、张闭口位

四、常用部位、不同区域拍摄标准（表 12-2）

表 12-2　常用部位、不同区域拍摄标准

部位	摄影范围	摄影体位
面部	完整头面部、下至胸锁关节。斜位：鼻尖轮廓与面颊部轮廓刚好重叠。注：侧方摄影时，前侧留有一定距离，否则有压迫感，不舒服	正位、侧位、45°斜位
眼部	上至前额发际，下至鼻尖，左右两侧颞区	正位、侧位、睁闭眼、微笑像
鼻部	上至眉毛，下至下唇	正位、侧位、后仰位
耳部	上至头顶，下至胸锁关节	正位、侧位、45°斜位、耳后位
唇部	上至眼部，下至下颏	正位、侧位、长闭口位
胸部	上至锁骨、下至脐部、双臂自然下垂	正位、侧位、45°斜位
乳房	正位：范围同胸部，双手背后；侧位：旋转 90° 仅单侧乳房显露	正位、侧位、45°斜位
腹部	上至乳头水平，下至大腿中段	正位、侧位、45°斜位
臀部	上至髂腰区，下至大腿中段	正位、侧位、45°斜位
会阴	两侧到大腿中段	截石位，必要时拨开外生殖器
下肢	大腿：上至腰部，下至膝下；小腿：上至膝上，下至全足	正、后、双侧、四斜位（8 张）
手部	以病变部位为中心垂直位	掌位、背位、功能位
足部	上至小腿中段	正位、侧位、45°斜位

五、不同部位手术前后拍摄要求（表 12-3）

表 12-3　不同部位手术前后拍摄要求

部位	手术名称	摄影要求
眼部	重睑成形	正位睁眼闭眼，侧位睁眼平视
	眼袋整形	正位睁眼闭眼，侧位睁眼平视
鼻部	隆鼻术	面部正位、侧位、45°斜位、鼻底位（头后仰 45°）
	驼峰鼻矫治术	面部正位、侧位、45°斜位、鼻底位（头后仰 45°）
	鼻骨整形术	面部正位、侧位、鼻底位（头后仰 45°）
耳部	招风耳	头部正位、单耳正位、侧位、双耳后侧位、顶位
	隐耳	头部正位、单耳正位、后位
	小耳畸形	头面正侧位、双耳后侧位、顶位

续表

部位	手术名称	摄影要求
唇部	唇裂修复	面部正位、眼至颏部正位、侧位
	术后继发畸形	面部正位、唇鼻位、正位、45°斜位、侧位、鼻底位
	隆颏术	面部正位、侧位
颏部	下颌骨截骨前移	面部正位、侧位
颈部	下颌角肥大手术	颈部正位、侧位、头后仰45°颈部侧位
胸部	隆乳术	胸骨上凹到脐部正位、侧位、45°斜位
腋部	腋部瘢痕松解	上臂上举、外展位
肘部		伸肘、屈肘位
手部		伸指、握拳、分指、对掌位
手指	拇内收	外展、持物、执笔等功能位
面部	除皱术等	面部正位、侧位、显露耳前耳后切口位、显示颌颈角位
腹部	去脂术	胸腹及股中部以上正位、侧位片、全身正位、侧位、后位（吸脂范围标记前后摄片）

第四节 手术摄影

一、手术摄影的意义与价值

术前照片是极为珍贵的原始影像资料，术前照相存档是医疗过程病历记录的组成部分，是评价手术效果的可靠依据，术中照片可以记录手术的关键步骤，术后照片用以真实而客观地显示手术效果，特别是手术前后的对比，乃是评价手术成败的最可靠和最有说服力的依据，也是真实准确反映工作成绩及学术价值的依据。因此，术前、术中、术后每个过程的资料都具有同等重要的意义。多次手术者应包括每次再手术前后的资料所得的进步的对比资料。术后随访也应包括其中，可根据具体情况确定术后随访拍摄时间。同时对于失败的手术也可以分析其经验教训。对于疑难复杂的手术还可以利用计算机远程会诊系统将图像资料传输给同行专家进行即时会诊。

二、手术摄影的方法与技巧

由于手术的特殊情况，一般应由专人进行拍摄而非术者。要清楚准确地反映术野内容，应将照相机置于能清楚拍摄术野全部的位置，通常取垂直位，即照相机镜头垂直于术野所在平面，具体应用时可根据实际需要再增加其他方位的拍照。拍摄前应将术野清理干净，去除不必要的手术器械、纱布，清除血迹。若拍摄需要酌情用拉钩将术野拉开充分暴露，或用亚光钳子等指示重点部位。术野周围应更换暗色或淡绿色手术治疗巾为衬托，使所摄照中清晰整洁。如果照片含有术者手部，应清洁手套或更换头套，避免出现血肉模糊的情况。同样的道理，术后拍照也应注意以上情况，应将血迹、痂皮、污垢等清除干净，铺以必要的淡绿色治疗巾等，力求保持术前、术中、术后照片的一致性。若手术中拍摄人员为非医务工作者，应强调无菌操作，力求动作娴熟、行动迅速、避免长时间反复拍照而影响手术进行和可能对术区的污染。

手术时由于无影灯的照射角度全部集中在手术区域，局部亮度很高而周围亮度低，术区和其周围环境形成强烈反差，如果利用相机自动模式，很容易拍出周围曝光准确而手术区过度曝光或者术区曝光准确而周围曝光不足的照片。为防止出现以上现象，拍摄时使用手动挡控制曝光或将无影灯向散射调节，使之投照范围超过术区范围，并且亮度相对均匀。其次，由于无影灯多为黄色光，故拍出来的照片易呈现偏黄色，而渗血术野会偏红色，为避免偏色，可关闭无影灯，调节相机闪光灯至强制闪光，并将相机置于离术野距离较远的位置，增加光学变焦至稍大于术野范围时拍照可有较好的作用。

三、手术摄影注意事项

术前、术中、术后及随访照片应当在拍摄距离、体位、照明度、角度和背景等条件完全一致，照相机与被拍摄部位保持同一水平。有时为了全面清楚显示，需从正位、侧位、前位、后位、俯位及仰位等角度拍照，从中选出最能客观准确反映病情的可比性照片。术前、术中、术后及随访拍照，为显示手术部位范围，应使用亚光钢尺或其他能显示物体来标示其范围、面积和长度。避免把写有患者姓名、病案号甚至临床诊断的纸片贴在拍照部位进行拍照，也不应用记号笔直接涂写在患者身上，这样既破坏资料的价值又失严肃性。

第五节　影像资料的翻拍

影像资料的翻拍包括老旧照片、放射科等相关医学影像片、显示屏幕及书籍等纸质文件。翻拍放射科及其他医学影像片和显示屏幕时，因其本身带有背景光，应避免外界的光线照射，保持在暗环境下进行。拍摄时注意保持被摄片与相机水平垂直，关闭闪光灯，应用近摄功能和三脚架防抖动，最好使用中焦或长焦而少用广角，以避免画面出现畸变。如用自动曝光系统，要将曝光模式设定在多点曝光或平均测光上，切忌使用点测光。

旧照片、书本纸质文件翻拍，则需要将拍摄物平放于背景干净平整无折射的桌面上，室内光线要充足，并有多处光源，以使光线从多角度均匀投照在被拍摄页面上，光源应注意与被照页面距离较远以免形成强烈反光。照相机与被摄页面水平垂直，关闭闪光灯，应用近射功能和三角架，以及中焦和长焦拍摄。

第六节　照片资料收集与管理

照片资料收集与管理必须予以重视。完善的信息登记可避免照片及影像资料的丢失，并为以后的查找使用节约时间。

1. 为了在随诊和病例总结时对既往的图片资料进行快捷查询，照片资料的管理最好固定专人负责，建立有效的医学摄影索引规则，包括病人姓名、性别、年龄、病案号、手术部位名称、临床及组织病理学诊断、治疗前、治疗中、治疗后和随访照片的登记，以及拍摄日期、照片编码、联系方式等，便于归档、搜索查询。整理归档的照片资料尤其是重要的原始照片，都应有备份，存入硬盘。

2. 所拍摄的照片最好当日整理，录入电脑，并按患者信息登记一份 EXCEI 表格，方便当照片数量过大时在电子表格上快速检索出照片信息。为了使资料更为完善，X 线及相关资料和组织病理学切片等相关资料也可拍成照片一并保存。目前，医学图像管理系统软件的开发应用给照片资料的存储、搜索、查询提供了更加便捷的方法。

3. 照片放入病历一并保存，仍是可供使用的有效保存方法。病历完整由病案室统一保存。病人再次入院或复查时，调用查阅方便。另外，在照片资料量不是太大时，用特制的照片夹保存照片，医生可根据自己的查询习惯和具体工作中的体会进行编码分类。

第七节　医学摄影纠纷的防范

临床照片资料虽然被认为是医疗记录的一部分，但也代表了一种对病人隐私独特的侵犯。因此，尊重病人的自主权和保护病人的隐私权是不容忽视的原则问题。大多数情况下，只要明确告知其意义和必要性，多数病人均可接受。因此，任何具有个人识别标志的临床照片，必须取得病人的知情同意，否则不能用于学术交流、教学或出版等公共论坛，防止因肖像权问题引发法律纠纷。

知情同意的方式包括口头明确表达和书面格式，由于医患之间的对话特性，在书面同意前，口头协商同意是必要的，但口头同意甚或记录在案很难在纠纷时作为证据，因此，书面格式能够确保责任的明确性，最常被使用。书面同意并没有标准的格式，一般应包括知情同意用于学术交流、发表在期刊、教材或网站上展示等方面。但在照片使用与交流或宣传时，尤其是显示颜面部特征时，应给予相关一些部位的遮盖或虚化。

第八节　医学摄影室的设置与基本要求

医学摄影是纪实性、艺术性、科学性与知识性的有机结合，而一致性甚为重要，即拍摄场地、背景、部位、距离、角度、光照强度，以及相机、镜头、焦距、曝光参数等尽可能前后一致。其次，照片的尺寸、横竖选择、解剖标志的显示等都应力求一致。否则，就会影响到照片的科学性、说服力。由于拍摄易受环境、光源及设置条件等因素的影响，因此，有条件的单位（科室）可建立一个摄影室，若能配备专业人员和固定专业照相器材及相关设施，并有专人负责所有病人的全部过程的照片及影像资料的收集与管理，则更为完善。

1. 为避免人来人往而引起病人不必要的精神负担和尴尬，摄影室位置要相对隐秘。为了保持相机与病人、病人与背景墙之间有足够的空间距离，摄影室面积一般应在 $10\sim15cm^2$ 为宜。墙壁和天花板以白色为佳，背景多选用无反光浅色布料或无缝背景纸，也可在背景墙上涂上颜料。背景颜色通常选择淡蓝色、浅绿色或灰色，其面积要能满足一个成年人的全身拍摄之用。背景前应放置一件可升降旋转的无靠背的椅子，作为固定拍摄位。若在病房拍摄时可拉起以上色彩布单作为背景，卧床病人不易搬动时可置于平展的白色床单上。

2. 摄影室一般需要三个影室专用闪光灯，分别是主光、辅光和背景光，以体现立体感。主光可以选择相机顶闪光灯，背景光的作用主要是清除主体在背景上的阴影，同时也提供清晰的主体轮廓，为柔化光线，一般在摄影灯加上柔光罩或柔光伞。

3. 摄影室地面以拍摄点为中心应画出标记线，如水平线、垂直线和左右 45°线，以便在拍摄不同角度的照片时拍摄对象能准确旋转到位。在水平线与相机之间的垂直标记线上标明尺寸，以便看出相机与拍摄对象之间的距离。

4. 拍摄室配备办公桌、电脑、激光打印机、硬盘、三角架、快门线等必要设施。照片的存储格式有 JPEG 或 RAW 格式，国外出版物常需 TIFF 格式。

第四篇 皮肤病理与再生修复

第十三章 皮肤检查

第一节 皮肤检查注意事项

一般皮肤检查包括皮肤、黏膜、皮下组织、毛发及指（趾）甲等方面损害情况的检查，其重点亦因不同皮肤病而异。

1. 检查室必须光线充足，温度适宜，否则可影响检查的正确性。温度以一般室温（20℃左右），光线以自然光线为宜。任何人工光源均不如自然光源，但亦不适于在日光直射下检查皮损。因为人工光线或强烈的日光均可影响皮肤的观察效果。室温过冷可引起毛细血管收缩，使红斑颜色变淡或发生手足发绀，甚至使病人受寒而致病。

2. 检查时必须尽量暴露患部，应对全身各部位皮损均进行检查，不可只检查主诉的局部皮损。有时在主诉以外部位特别是好发部位的某些皮损，常可作为诊断依据。在检查时最好能暴露全身，或对必要部位依次解衣检查。

3. 观察皮损时，常须从各种不同角度或不同距离进行观察。一般如观察皮损全面分布情况，宜相距 1m 左右，若仔细观察皮损的特征，则宜距离较近，有时并须从侧面观察或借助放大镜或玻片压诊以补视力之不足。放大镜一般可选用 5 倍者。

4. 检查皮损时首先要辨认出其主要皮损类型如斑疹、丘疹、水疱等，然后仔细观察其特征并注意其发展情况，切忌笼统含糊。

正确地辨认皮损类型及其特征，并善于准确地描述，是临床皮肤科医师的基本功之一，对于皮肤病的诊断具有重要意义。

各种皮肤病呈现的皮损有单一型，亦有多型性者。对于多型性皮损要辨认哪些是主要的、原发的，哪些是继发的，要仔细辨认其类型及其特征，如大小、形状、色泽等。

检查皮损主要利用视诊和触诊，同时进行问诊，以了解其发展演变情况。

第二节 感觉检查

感觉检查主要检查温度觉、痛觉、触觉、深感觉、皮层感觉是否消失、减退或正常。具体方法为：

（1）温觉：取两个玻璃管，一个盛冷水，一个盛热水，先后分别接触患处，如病人不能区分即温觉消失，如反应迟钝即温觉减退。

（2）痛觉：用针尖刺皮损，如病人不感觉痛或痛较正常皮肤差，即为痛觉消失或减退。

（3）触觉：用少许棉花纤维做成的细纤维束，在皮肤上轻轻擦过，如病人不知或分辨迟钝，即为触觉消失或减退。

（4）深感觉：①位置觉，病人闭目，医生将病人的示指或跨趾做伸和屈的被动运动，嘱病人说出该指（趾）运动的方向。②震动觉，甩震动的音叉柄（C，128）放置于骨突起的皮肤上，如髂嵴、踝部和桡骨茎突等处，问患者有无震动的感觉。对比两侧相同部位的震动感的程度和持续时间。

（5）皮层感觉：①定位觉，嘱病人闭目，检查者用手指或笔杆轻触病人的皮肤，嘱病人用自己的手指指出感到刺激的部位。正常时，误差应在 1cm 之内。②两点辨别觉，用分开的两脚规接触病人某处皮肤，渐次缩小直至病人感觉为一点时止。将病人对此不同距离的刺激反应与对侧相同部位的皮肤进行比较。③实体觉，病人闭目，抚摸放于其手中的物品，如手电筒、笔、茶杯和棉花等，嘱其说出物品名称和硬度。

第三节 皮 肤 颜 色

皮肤的颜色与毛细血管的分布、血液的充盈度、色素量的多少及皮下脂肪的厚薄有关。颜色的变化主要有下述几种：

（一）苍白与充血

1. 苍白 全身皮色和黏膜苍白，与贫血、末梢毛细血管痉挛或充盈不足有关。如寒冷、惊恐、虚脱或休克及主动脉瓣关闭不全等。

2. 充血 全身发红，与毛细血管扩张充血，血流加速及增多有关。临床上可见于发热性疾病，如大叶性肺炎、肺结核、猩红热等。阿托品中毒皮肤燥而红。一氧化碳中毒皮肤呈樱红色。皮肤持久性发红可见于库欣综合征及真性红细胞增多症。皮肤敏感或炎症也致皮肤发红。美容院常接触到的"红血丝"也多与内分泌和敏感有关。

（二）发绀与黄染

1. 发绀 全身呈青紫色。主要为单位容积内血液中脱氧血红蛋白(旧称还原血红蛋白)增高所致（毛细血管内血液的脱氧血红蛋白达到 50g/L 时）。主要原因有缺氧、血液淤滞、变性血红蛋白或脱氧血红蛋白增多。但重度贫血时缺氧也不发绀，而红细胞增多症时无论是否缺氧均可发绀。

全身性发绀以口唇、鼻尖、颧部、耳廓、肢端最为明显。微循环衰竭可使周身皮表呈紫蓝色花斑状。局部发绀是由于静脉血流淤滞，如血栓性静脉炎或静脉受压。

2. 黄染 由于血液中胆红素浓度超过 34.2μmol/L（2.0mg/dl）时，渗入皮肤黏膜致黄染，称为黄疸。早期或轻度黄染，只见于巩膜及软腭黏膜，但巩膜表面常有脂肪堆积而不易分清，较重时始见于皮肤。黄的颜色在灯光下最不明显，故黄疸应在天然光线下检查。

（1）病理性黄染依病因不同而呈现不同征象：

1）胆汁淤积性黄疸（旧称阻塞性黄疸）：皮肤黄染最甚。初期呈金黄色，以后由于胆红素氧化成胆绿素，而使皮肤呈黄绿色，胆道长期阻塞，皮肤变暗而呈绿褐色。

2）肝细胞性黄疸：依病损程度不同，可表现巩膜轻度黄染至皮肤黏膜显著黄染。

3）溶血性黄疸：皮肤黄染较轻，并有皮肤苍白。

（2）食饵性黄染也各有特征：

1）过多食用胡萝卜、番瓜、橘子汁等蔬菜或果汁，可使胡萝卜素在血液中含量增多，超过 4.7mmol/L（250mg/dl）也可使皮肤黄染，但发黄的部位多在手掌、足底皮肤，而不在巩膜或口腔黏膜。

2）长期服用带有颜色的药物，如米帕林、呋喃类药物，可使皮肤黄染，重者亦可使巩膜黄染，但以角膜周围最明显，离角膜缘越远黄染越浅，恰与黄疸相反。

（三）色素沉着与脱失

1. 色素沉着　由于表皮基底层的黑色素增多，以致部分或全身皮肤色泽加深，称为色素沉着。

（1）病理性色素沉着：身体的外露部分、乳头、腋窝、生殖器官、关节、肛门周围等处正常时色素就比较深，如果这些部位的色素明显加深，或者其他部位也出现色素沉着，要考虑病态，如棕褐色至棕黑色色素沉着，常见于慢性肾上腺皮质功能减退，即艾迪生（Addison）病。肝硬化、肝癌晚期、肢端肥大症、黑热病、疟疾，以及使用某些药物如砷剂、抗癌药等皆可引起不同程度的色素沉着。

（2）生理性色素沉着

1）妇女在妊娠期，面颊、额部可发生棕褐色对称性色素斑片，称为妊娠斑。分娩后多可逐渐消失。

2）老年人全身或面部也可发生散在的色素斑片，称为老年斑。

3）由于内分泌的影响，有人非孕期间也出现了黄褐斑，这些在生活美容界通称"色斑"。

4）新生儿臀部常见有深青色的胎生青记。

2. 色素脱失　正常皮肤皆含有一定量的色素，这些色素是由苯丙氨酸在体内经氧化酶催化生成酪氨酸，再经酪氨酸酶催化生成多巴（二羟苯丙氨酸），最后形成黑色素。色素脱失是由于酪氨酸酶缺乏使体内的酪氨酸不能转化为多巴而形成黑色素的缘故。常见的有：

（1）白癜：又称白癜风。在身体易外露部位出现多形性大小不等的色素脱失斑片，发生后可逐渐扩大，但进展缓慢，没有自觉症状，也不引起生理功能改变。可通过皮色文饰以治标。白癜也偶见于甲状腺功能亢进、肾上腺皮质功能减退及恶性贫血。

（2）白斑：黏膜白斑常发生在口腔黏膜和女性外阴部，色素脱失，斑片多为圆形或椭圆形，表面发干并发硬，面积一般不大。因可发生癌变，应指导病人到专科医疗单位诊治。

（3）白化症：全身皮肤和毛发色素脱失，由于先天性酪氨酸酶合成障碍引起，为遗传性疾病，可通过文饰或化妆等手段以治标。

皮肤散在性稍变白，并有轻微脱屑者，可能为汗斑。小孩脸部常有稍变白的斑（是否与蛔虫病有关，尚未定论）。

第四节　皮肤弹性与水肿

皮肤的弹性取决于年龄、营养状态、皮下脂肪及组织间隙所含液体量多少。儿童及青年人皮肤紧张富有弹性；中年以后皮肤组织逐渐松弛，弹性减弱；老年皮肤组织萎缩，皮下脂肪减少，弹性减退。皮肤弹性消失，见于脱水及严重消耗性疾病。

水肿是皮下组织的细胞内或组织间隙组织液潴留过多所致。分类如下：

（一）按指凹有无分类

1. 指凹性水肿　皮肤因水肿而紧张发亮，用手指加压后呈凹陷的指印，常出现于皮下组织疏松和下垂部位，如眼睑、踝部、胫骨前。严重时可引起全身水肿，见于心力衰竭、肾脏疾病、重度营养不良、晚期肝硬化等，因其能随体位改变而移动，有时也称为移动性水肿。局部水肿往往是因外伤、局部炎症、局部血流或淋巴液回流受阻所致。

2. 非指凹性水肿 虽然是组织肿胀，但指压后并无凹陷性指印，如黏液性水肿或象皮肿等。

（二）按水肿的程度分类

1. 轻度 仅见于眼睑、眶下软组织、胫骨前、踝部皮下组织，指压后可见组织轻度下陷，恢复较快。

2. 中度 全身组织均可见明显水肿，指压后可出现明显的或较深的组织下陷，平复缓慢。

3. 重度 全身组织严重水肿，低垂部位皮肤紧张发亮，甚至有液体渗出。此外，胸腔、腹腔、鞘膜腔内可见积液，外阴部亦可见明显水肿。

第五节 皮 疹

皮疹多为全身性疾病的证候之一，是临床诊断某些疾病的重要依据。皮疹的种类很多，常见于传染病、皮肤病、药物及其他一些物质的过敏反应等。其出现的规律和形态有一定的特异性，所以，发现皮疹时应详细观察和记录其出现与消失的时间、发展顺序、分布部位、形状大小、颜色、压之是否褪色、平坦或隆起、有无瘙痒脱屑等。常见皮疹有下列几种：

1. 斑疹 是指局部皮肤色泽改变，一般不隆起于皮肤表面，见于出血性瘀点和瘀斑，婴儿臀部红斑，丹毒，儿童风泣病的多形性红斑，或某些传染病如麻疹、风疹等。

2. 玫瑰疹 鲜红色或暗红色的圆形斑疹，直径仅 2～3mm，压之皮疹可消退，松开后又复出现，多散在于前胸和上腹部，数目不多，是伤寒病的特征性表现之一。

3. 丘疹 指皮肤局部发红并充实性隆起皮表，见于药物疹、麻疹、猩红热、湿疹等。

4. 斑丘疹 在丘疹周围有皮肤发红的底盘，称为斑丘疹，见于风疹、猩红热、药物疹。

5. 荨麻疹 俗称"风疹块""鬼风疙瘩"，是一种片状丘疹，一般发生快，高出皮表，形态不一、大小不等，常伴有瘙痒，常由于各种异性蛋白性食物或药物过敏所引起。

6. 糜烂 是指表皮的浅表性缺损，愈后不留瘢痕，常见于擦伤或水疱、脓疱等穿破之后形成糜烂面。

7. 溃疡 是指皮肤损害超过表皮，深达真皮或皮下，一般愈后遗留瘢痕，常见于小腿溃疡、褥疮等。

第六节 出血点与紫癜

皮肤黏膜下出血直径<2mm者，称为出血点；直径 3～5mm 者，称为紫癜；直径 5mm以上者为瘀斑；片状出血并伴有皮肤显著隆起者，称为血肿。出血点与紫癜压之不褪色，见于各种出血性疾病、血行感染、某些中毒及外伤等。

第七节 蜘 蛛 痣

蜘蛛痣是一种特殊的毛细血管扩张症，系皮肤小动脉末端分支扩张所形成的血管痣，表现为中心部直径 2mm 以下的圆形小血管瘤，向四周伸出许多毛细血管，且有分支，看上去恰似一个红色的蜘蛛趴在皮肤上，故称为蜘蛛痣，多出现在上腔静脉分布的区域内，如面、颈、手背、上臂、前胸和肩部等处。蜘蛛痣由一支中央小动脉及许多向外辐射的细血管组成，大小不等，直径可由帽针头大至数毫米以上。检查时，用火柴杆压迫痣的中心（即中央小动脉干部），其辐射状小血管网即褪色，去除压力后又复出现。这是因为蜘蛛痣的血流方向是从中心点流向周围毛细血管分支，若中心部受压则血流阻断，蜘蛛痣因缺血而消失。

大多数学者认为蜘蛛痣的形成与雌激素代谢有关，青春期少女及妊娠期妇女由于体内雌激素含量增加，出现蜘蛛痣的概率较高。若是男子或老年妇女突然出现蜘蛛痣应提高警惕，因为肝硬变、肝癌及慢性肝炎伴有肝衰竭的病人，由于肝脏灭活雌激素的能力减弱，雌激素含量相应增加，亦会出现蜘蛛痣。蜘蛛痣本身对人体并没有什么危害，但若发现蜘蛛痣，应立即到医院就诊，检查肝功能及肝脏 B 超，排除恶性肿瘤及各种导致肝衰竭的疾病。

第八节 色 素 痣

色素痣俗称痦子，为棕色至黑色表面平滑的斑，或隆起成疣状或乳头瘤状，有毛或无毛，大小不等，形状不一，依其形态可分斑痣、雀斑状、毛痣、疣状色痣、巨痣等。如发现痣突然增大、色素加深、局部红肿、表面溃破、周围出现卫星痣、毛痣脱毛或自觉痒痛者，提示痣将恶变为恶性度极高的黑色素瘤。尤应注意生长在身体易受摩擦部位的色素痣。出现这种情况，必须手术切除，并做病理检查，切勿滞留美容院"点痣"，也不主张用激光等物理方法，因其影响术后的病理检查。

第九节 浅静脉怒张

健康小儿的浅静脉很不明显。成年男子除四肢与颞部可见正常静脉分布外，其他部位也不易看到。小儿头皮静脉怒张，见于颅内压力增高、血循环障碍现象（如脑膜炎、脑炎、脑肿瘤、脑积水）、佝偻病、或梅毒及消瘦的小儿。小儿胸部及肩胛部如出现明显的静脉网，可能为支气管或纵隔淋巴结肿大。颈静脉怒张，说明上腔静脉或右心压力增高。胸壁静脉怒张，说明上腔静脉回流受阻。胸腹侧壁静脉怒张，说明可能下腔或上腔静脉回流受阻。脐周围静脉怒张，说明门脉高压。正常孕妇乳房静脉比较明显。

第十节 瘢痕与皮纹

皮肤外伤或病变愈合后，新生的结缔组织形成斑块称为瘢痕。外伤、手术、感染后皆可在皮肤上遗留瘢痕。应注意其部位、大小，并尽可能了解其病因，并检查其对身体功能影响的程度，作为诊断时的参考。如外伤性瘢痕是否引起神经或关节损伤，而造成畸形等；面部瘢痕与下睑外翻、颈部瘢痕与颈淋巴结结核的关系；口角与肛门周围的锯齿样瘢痕，多为先天性梅毒引起等。

皮纹为粉红色或灰白色线状皮肤萎缩，周围环以正常皮肤，长短不一，多见于腹部，可由于多次妊娠、肥胖、腹腔内巨大肿瘤、大量腹水使腹壁伸展所引起。分布于下腹部、臀部及大腿上部的紫红色皮纹，又体质肥胖者，为库欣综合征的体征之一。

第十一节 皮 下 结 节

1. 风湿小结 出现于关节附近长骨隆起处，或四肢肌腱的圆形或椭圆形绿豆大小的坚硬结节，无压痛，与皮肤无粘连，但与深部结缔组织相连。

2. 猪肉绦虫囊蚴的结节 于皮下肌肉表层触及黄豆大小的椭圆形坚韧结节，可推动而无压痛者。

3. 结节性多动脉炎 沿末梢动脉走行的绿豆至黄豆大小的皮下结节。

4. 欧氏（Osier）结节 为突起于皮肤的小结，如小米或高粱米粒大小，局部皮肤可发黄或呈粉红色，压痛明显，多发生于手指尖、足趾跖面、大小鱼际肌及足跟等处，见于感染性心内膜炎。

5. 脂肪瘤 系由分化良好的脂肪组织构成，位于皮下组织内，触之柔软，无压痛，境界清楚，多为扁平状或分叶状，稍可活动的局限性肿块，表皮正常，生长缓慢。

第十二节 皮 下 气 肿

空气出现于皮下组织称作皮下气肿，外观犹如水肿，常见于颈、上胸和头部，但触诊时可有一种特殊的捻发或破裂感。常见的原因是肺部的穿伤（如胸部穿通伤或针刺治疗过深，使肺内气体进入胸膜腔和皮下组织），或由于腹部外科手术或受其他外伤所致。由于产气细菌的感染，可在躯干的感染部位发生皮下气肿；其发生于四肢者，多因外伤后受产气细菌感染所致，尤以产气荚膜杆菌或称气疽杆菌的感染为严重。

第十三节 皮下及皮内出血

皮下和皮内出血有时为自发性，有时因不介意的外伤而引起。有时为皮肤局限性病变的一个组成部分；有时为全身性疾病的一个重要体征。此类病变按其大小的不同，分别称为瘀点（直径在2mm以下）、紫癜点（2~5mm）和瘀斑（直径>5mm）。一般通称为紫癜（purpura）。紫癜与皮肤丘疹不同，前者皮肤不隆起（出血性发疹例外），压之不褪色；后者则多隆起，用手压之褪色。大量的皮下溢血可形成血肿。出血部皮肤初呈红色，渐因血红蛋白的分解代谢而变为棕色、蓝绿色（胆红素），最后经吞噬细胞吞噬而褪色。发生紫癜者多数属于出血性疾患，但有时亦可发生于维生素 C 缺乏症、维生素 K 缺乏症、重型黄疸和肝病、中毒或变态反应及血管通透性增高的正常女性或老年人。亚急性细菌性心内膜炎或其他败血症，可引起败血性末梢血管栓塞，从而在皮肤黏膜和眼底出现瘀点，指甲下呈断线状出血，为对诊断有提示性的体征之一。瘀血性心力衰竭时，由于静脉回流障碍，可使躯干和末梢肢体发生多数紫癜。另外，因先天性皮肤血管脆性增加而发生皮下出血，合并皮肤脆性和弹性的增加（称为皮肤松垂症，cutis laxa）及关节伸展力过高症，为一种遗传性结缔组织病，称为埃-唐（Ehlers-Danlos）二氏综合征。成年妇女如发现其乳头出血或出现血性分泌物，虽可见于慢性乳腺炎，但应首先想到乳腺导管的乳嘴瘤，尤其是导管腺癌的可能性。

第十四节 皮下脂肪

注意皮下脂肪多少与分布情况。显著消瘦：见于西蒙病、甲状腺功能亢进症、肾上腺皮质功能减退、糖尿病、慢性严重的消耗性疾病（恶病质）、小儿慢性消化不良等。皮下脂肪消失常按一定顺序进行，即腹部、躯干、四肢，最后是面部。皮下脂肪分布情况，多与内分泌腺功能有关，如肾上腺皮质功能亢进症，在头、颈及躯干上部堆积较多，称为向心性肥胖；肥胖性生殖无能症的男子，脂肪堆积于下腹部、臀部和大腿，或乳房，称为女性型肥胖；黏液性水肿，脂肪在脸、颈、腕、踝等处较多。

婴儿全身散在性或局部皮下组织较硬，可能为硬肿症。如小儿全身皮下脂肪过多而且松弛如泥膏样，可能为内分泌失常、渗出性体质或代谢障碍等引起。

第十五节 皮肤其他性状变化

（一）皮肤发育不良

皮肤发育不良，又称先天性皮肤缺陷，为一个或几个区域内的表皮真皮，有时甚至皮下组织出现先天性缺损，为常染色体显性或隐性遗传，亦可能与原发性分化缺陷及邻近的羊膜发育缺陷有关。

临床表现为出生时即有界限清楚的皮肤缺损，基底粗糙，呈红色肉芽肿，表现为一个大的厚壁大疱，其顶部很快脱落，头皮缺损约60%，一般2cm，可大至9cm，也可呈长形、三角形、星形。缺损创面愈合较慢，可反复结痂，脱落而历时数月乃至数年。可伴有其他发育异常，如先天性截肢，多数病人伴发大疱性表皮松解症。

（二）皮肤松弛与紧张

在老年人，由于弹力减弱，皮肤可变松弛，出现皱褶。此外，主要由于急性消瘦或脱水而形成皮肤松弛。

皮下组织如有水肿、发炎或由于其他原因如血肿或肿瘤，使组织肿胀时，该处皮肤的紧张度可增高。

（三）皮肤萎缩与肥厚

皮肤萎缩指皮肤的一层或数层组织的变薄，结果使该部皮肤发亮，弹力消失，皮肤的附属器官如毛囊、皮脂腺等亦破坏。皮肤萎缩分原发型（进行性特发性皮肤萎缩、斑状特发性皮肤萎缩）与继发型（症状性皮肤萎缩）。继发型是由于物理或化学的刺激、丙种（γ）射线的照射，或是皮肤疾病的一个表现，往往发生于红斑狼疮、寻常狼疮、硬皮病、萎缩性扁平苔藓等多种皮肤病。有时，皮肤萎缩是由于神经营养障碍而引起，如麻风、脊髓空洞症及瘫痪病人，其四肢发生神经炎性皮肤萎缩，手足发生裂口和溃疡，指甲也有营养不良的变化。此外，皮肤萎缩可以是一种先天性异常（虫蚀状皮肤萎缩）；或是由于衰老（轻度或中等度的广泛性皮肤萎缩）；亦可由于内分泌障碍（女阴干枯可能是由于卵巢功能降低或消失）等因素的影响而造成。皮肤萎缩的范围不定，可以局限于四肢、面部一侧，也可为全身性。其形状也有多种，可呈圆形、卵圆形或斧状。最多发生的部位是关节的周围。

皮肤肥厚指皮肤的一层或数层细胞增多或肥大，最多波及表皮层。广泛性的皮肤肥厚，见于肢端肥大症。在黏液水肿的病人，除皮肤增厚外，更有类似黏液样物质的浸润，与水肿不同，如经压迫，无凹窝出现。维生素 A 缺乏症的皮肤变干、粗糙，角化亢进，且在毛囊部有角化性丘疹，发生部位多在大腿、臂及臀部。维生素 C 缺乏症亦可发生类似症状，且有出血现象，重症者在毛囊部尚有微细出血。

局部的皮肤肥厚，有属于先天性者（如痣）；或见于老年人者（老年性角化症）；有时亦因局部刺激而发生（如胼胝或鸡眼）。皮肤感染（如酿母菌病）和表皮癣菌病的角质增生损害，或中毒（如砷中毒）性角化时也呈皮肤肥厚。酒渣鼻、痤疮病人鼻部皮肤各层均显此种变化，最重的称为鼻赘。

（四）皮肤湿度变化

皮肤的异常干燥，见于老年人、黏液水肿、维生素 A 缺乏症、坏血病、硬皮病、糖尿病、鱼鳞癣、慢性肾炎及任何原因所致的重度脱水。

皮肤湿度增加，见于受热、发热、甲状腺功能亢进及情绪紧张的人。皮肤冷湿是末梢循环衰竭的一种重要象征。5～12 岁的儿童，其手多呈冷湿。患核黄素缺乏的病人，其鼻唇沟的皮脂腺分泌往往增加，鼻部皮肤的皮脂质多凝结呈塞状；阴囊及会阴部皮肤粗糙，出现裂纹、脱屑、渗出和结痂。

第十六节 黏 膜

除了无苔藓样变、抓痕与剥脱外，黏膜损害基本上与皮肤损害相似。但由于潮湿和摩擦，容易发生糜烂、溃疡和继发感染，角化损害因潮润而变灰白色。有些皮病常累及黏膜，另有些皮病，则不常累及黏膜，因而有无黏膜损害对诊断有一定参考价值。如天疱疮常累及口腔黏膜，而类天疱疮则不常累及黏膜。有时在黏膜上先出疹，而后在皮肤上出疹，麻疹就是一个好例子，在出皮疹前，先在颊黏膜上出现中心是白色小点，四周有红晕的 Koplik 氏斑。在维生素 A 缺乏性皮病里，除皮损外，角膜旁常有细白泡沫样的 Bitot 氏斑。约 25% 的扁平苔藓在口腔黏膜上有花纹斑片，少数有糜烂。在过敏性皮病如血管神经性水肿、固定性药疹、重症渗出性多形红斑、药敏性表皮坏死松解症等，常在黏膜与黏膜交接部发疹。另有许多病限发于黏膜，如黏膜白斑复发性口腔溃疡、唇炎、地图舌等。

第十七节 毛 发

毛发这可从下述三方面论述：

1. 毛发多少 毫毛多少，不易观察，长毛的多少则较易观察，一般年老时头发变稀少，眉毛、鼻毛等变长，这是生理现象。如果到老年后该长体毛而不长，这在脑下垂体及性腺病里可见到。如出生以来毛发不长或稀少，这在多种遗传病里可见到。如本来毛发很多，后因高热、营养不良、接受化疗、放疗、或因局部有癣、脂溢性皮炎、或原因尚未清楚的病，毛发部分或全部脱落，则为秃毛症，可均匀和逐渐脱落，或突然大片脱落。

2. 毛发色泽 和遗传、健康及毛发有无异常有关。在我国，正常的毛发应是黑亮，肤色特别白的人其毛发稍带棕黄色。到老年毛发变稀白是生理现象。早白特别是部分毛发早白是反常。另外偶见头发一节节黑白相隔，名称环发。

3. 毛发形性 正常的头发是细圆软管形，少数稍呈波状弯曲。偶有粗细相隔的念珠样发，每隔一段常有一段裂成细丝的裂发、远端正常粗细，近头皮变细的惊叹号发和自行弯曲打结的结发，都是病发。

第十八节 指（趾）甲

正常指甲应是表面光滑透明瓦样角质片，近根部有新月样的指甲弧形。多种皮病可累及指甲，如某些遗传病：外胚叶发育不良、大疱性表皮松解症等，可不长指甲或指甲发育不良，短小而薄；银屑病，指甲上可有顶针样凹陷、白斑点和增厚不透明；在扁平苔藓中也有类似的指甲变化；在肢端硬化症、肢端动脉痉挛，手足指端节与指甲变短小；在肢端肥大症、若干肺心病，指端节成杵状，指甲变大。在某些情况下只有指甲异常，如先天性畸形巨甲症，指甲粗厚弯曲如钩状。指甲受霉菌感染可变厚、不透明、端部变空脱落。裂甲在指甲面有纵行裂纹。指甲部分角化不全，即呈白色不透明的小斑，称为点状白甲。

第十九节 淋巴结检查

体表的淋巴结常可反映身体某一部位或器官的病症，如炎症或癌症转移等。因此，掌握浅表淋巴结的位置和检查方法对于懂医美容师也是一项必不可少的基本技能，在进行护肤、美体等操作时，常规做浅表淋巴结的检查，十分必要，可避免贻误病情。

正常的浅表淋巴结很小，直径多在 0.1～0.5cm，质地柔软，表面光滑，与毗邻组织无粘连、无压痛、不易触及。

（一）浅表淋巴结分布

一个组群的淋巴结收集一定区域内的淋巴液。

1. 耳后、乳突区的淋巴结收集头皮范围内的淋巴液。

2. 颈深淋巴结上群（胸锁乳突肌上部）收集鼻咽部淋巴液。

3. 颈深淋巴结下群（胸锁乳突肌下部）收集咽喉、气管、甲状腺等处的淋巴液。

4. 锁骨上淋巴结群左侧者多收集食管、胃等器官的淋巴液。

5. 锁骨上淋巴结群右侧者多收集气管、胸膜、肺等处的淋巴液。

6. 颌下淋巴结群收集口腔底部、颊黏膜、牙龈等处的淋巴液。

7. 颏下淋巴结群收集颏下三角区内组织、唇和舌部的淋巴液。

8. 腋窝部淋巴结群收集躯干上部、乳腺、胸壁等处的淋巴液。

9. 腹股沟部淋巴结群收集下肢及会阴部回流的淋巴液。

局部的炎症或肿瘤转移，往往引起上述相应区域的淋巴结肿大。

（二）检查顺序

为避免遗漏，应按如下顺序检查：耳前、耳后、乳突区、枕骨下区、颈外侧区、颈前区、锁骨上窝、腋窝、肱骨滑车上、腹股沟、腘窝等。

（三）检查方法

1. 检查颈部淋巴结时，病人取坐位头稍低，或头偏向检查侧，以使皮肤和肌肉松弛，检查者面对病人，手指并拢紧贴检查部位，由浅入深滑行触诊。

2. 检查锁骨上窝淋巴结时，病人取坐位或仰卧位，头部稍向前屈，用双手进行触诊，左手触诊右侧，右手触诊左侧，由浅入深触摸。

3. 检查腋窝时，病人两上肢下垂，以右手检查左侧，左手检查右侧，可令病人将检查侧的手臂放于医生检查的手臂上，以使腋窝部软组织放松，利于检查腋窝顶部，检查时要由浅入深滑行触摸直达腋窝顶部。并注意腋前、后襞之间的淋巴结。

4. 检查滑车上淋巴结时，以左手扶托病人前臂，以右手向滑车上由浅入深触摸，分别检查两侧滑车上淋巴结。

5. 触摸肿大淋巴结时，应注意大小、数目、硬度、压痛、活动度、有无粘连，局部皮肤有无红肿、瘢痕、瘘管等，并应寻找引起淋巴结肿大的原发病灶。

（四）检查所见

浅表淋巴结常见的病症是肿大。

1. 局部淋巴结肿大

（1）非特异性淋巴结炎：所属部位的某种急、慢性炎症可致局部淋巴结肿大。初肿时柔软，有压痛，表面光滑，无粘连，短期内可增大或缩小，重者亦可化脓破溃；慢性者常较硬韧，最终仍可缩小或消失。急性炎症引起者，有时可见由病灶部位伸延至相关淋巴结呈红色线条状的淋巴管炎，俗称"起红线"。

（2）淋巴结结核：常发生于颈部胸锁乳突肌前缘，散在或成串排列，大小不等，质较软，常相互粘连成团或与周围组织粘连在一起，晚期破溃后形成瘘管，时愈时破，愈合后形成瘢痕。

（3）恶性肿瘤淋巴结转移：恶性肿瘤淋巴结转移，肿大的淋巴结质较硬，无压痛，易与周围组织粘连而固定，有逐渐增大之趋势。

2. 全身淋巴结肿大　淋巴结肿大可遍及全身，大小不等，多无压痛，无粘连，罕有化脓破溃者。常并有肝、脾大，可见于传染性单核细胞增多症，淋巴瘤，各型急、慢性白血病，系统性红斑狼疮，链霉素过敏反应等。

第十四章　炎症、皮肤组织病理基本变化与常见皮肤损害

第一节　炎　症

一、概　念

当机体遭受某些有害的因子作用后，机体的局部组织或器官及全身都要产生强烈反应以消除这些有害因子并修复已经发生的组织损伤，机体发生的这种抗损伤反应就表现为炎症。故炎症属于机体防御有害因子侵袭的一种自卫反应。引起炎症的原因很多，凡能造成组织损伤的因素都属于致炎因子。如高温烧伤、低温冻伤、放射线损伤、切割伤、挤压伤、皮肤挫伤；细菌、病毒、立克次体、螺旋体、寄生虫和霉菌感染等。引起炎症的机会很多，几乎绝大部分疾病的病变本质都是炎症，如常见的肺炎、肝炎、大脑炎、脑膜炎、中耳炎、结膜炎、疖、痈、气管炎、风湿热、红斑狼疮、骨髓炎、肾炎、泌尿系感染等。对人类威胁最大的传染病如鼠疫、霍乱、伤寒、痢疾、结核、麻风、梅毒等都是炎症。可见炎症是普遍而又重要的一种基本病理过程。

在炎症发生的局部很像一个战场。以细菌、病毒感染为例，存在着致炎因子大量繁殖、同时破坏局部器官的各种组成成分，使其发生变性、坏死和崩解，炎症时的溃疡、糜烂、空洞、脓腔等都是这种炎性损伤的结果。感染的同时机体也相应产生一系列变化，如渗出大量血浆成分以稀释细菌或细菌毒素；渗出纤维蛋白原并变成纤维素以中和网络包围这些致炎因子；游走出大量中性粒细胞、大单核细胞、嗜酸粒细胞等以吞噬病原体并将它们消化吸收。对于机体已经遭受的损伤，局部组织还要通过增生反应将其修复，如患白喉时黏膜的愈复；痢疾时肠黏膜的愈复；疖、痈时皮肤伤口的愈复；肝炎时坏死肝细胞的补充等。

炎症时机体全身也发生反应。如代谢增强；体温升高；骨髓释放更多的中性粒细胞；单核-巨噬细胞系统，如淋巴结、脾脏都要增加吞噬功能；免疫器官产生或加强免疫功能等。所以有些疾病，人类只患一次，如天花、伤寒等。可见机体的全身反应对于战胜致炎因子是极为重要的。可以认为全身反应是机体对于局部炎症的全体总动员。

应当指出，机体的局部反应和全身反应大多数情况下是有利于机体本身的，有害于致炎因子的。但是如果这些反应过强、过速，反会有害于机体转变成为对机体不利的病理现象，如炎性渗出过多所造成的胸腔积液会影响呼吸功能；瘢痕愈复如发生在关节、瞳孔、脑脊膜下腔、消化道分别会引起关节僵直、失明、脑脊液回流受阻、消化道梗阻等严重危害，可见炎症反应还具有不利于机体的一面。因而医生还有责任巧妙地采取各种措施控制机体反应的强度，作到既要消除致炎因子又要防止炎症对机体造成过强的损害。

二、炎症局部临床表现

发生炎症时机体局部会表现出红、肿、热、痛和功能障碍，全身也常有不同程度的反

应，如发热、末梢血白细胞增多。发生严重炎症时会发生实质性器官变性，如白喉病人的心肌坏死。针对某些病毒性疾病和伤寒等炎症可出现末梢血白细胞减少。

局部出现红、肿、热、痛和功能障碍在体表的急性炎症过程中表现最为明显。上述表现产生的机制如下：

1. 红　是炎症充血的结果。因炎灶内血管扩张、血流速度比正常时可增加 2~3 倍，致使局部血流量增加，因此局部组织呈鲜红色。但这种充血不能持久。在炎灶局部，充血逐渐因炎症组织的新陈代谢增强，组织积累过多的各种代谢产物，如乳酸、脂肪酸、酮体、胨和氨基酸等酸性产物，以及组织崩解产物，如组织胺、多肽类等。这些产物作用于血管壁和支配血管收缩和舒张的神经感受器，使血管平滑肌麻痹、管腔扩张、血流减慢，整个微循环都处于淤血状态，因而炎灶局部此时即由红色转变为暗红色。但炎灶的边缘部位不具备这些变化，故仍然呈鲜红色。

2. 肿　指炎灶肿胀，主要是由于炎区水肿造成的。其产生与以下三个因素有关。

（1）当炎区进入微循环淤血阶段时，局部血管壁的通透性明显升高，血浆中的液体成分包括血浆蛋白成分自管腔中渗出造成组织间隙水肿，称炎性水肿。其产生机制是因炎区内酸性代谢产物、细菌毒素及组胺、5-羟色胺和激肽类等作用于血管壁并使其通透性增高引起的。

（2）局部组织或细胞坏死，崩解，以及血浆蛋白渗出，使炎区组织的渗透压明显升高，促使水分由周围正常组织向炎灶内转移。

（3）炎区血流缓慢及淤滞，毛细血管内压力升高，组织液向毛细血管的静脉端回流受阻，从而加重了炎性水肿的程度。

3. 热　指炎灶局部温度升高，升高的主要原因是炎症时的动脉性充血和炎区中物质代谢增强，产热增多的结果，以致局部温度升高。内脏器官发炎时温度升高不明显。

4. 痛　凡脊髓神经支配的部位发生急性炎症时，一般都出现疼痛。可因炎灶水肿压迫和牵拉感觉神经末梢引起疼痛，尤其是组织致密处，如手指、鼻尖、外耳道等。局部压力越高，痛感越显著。此外，炎区中的某些化学物质（如钾、氢离子、激肽类、5-羟色胺等）刺激感觉神经末梢也可产生疼痛。

炎症时的功能障碍，主要是由于炎症变化影响了细胞的正常功能所出现的，如肝炎时肝细胞坏死肝功能受损；神经根炎时可招致受支配肌肉收缩和舒张功能受限等。

三、炎症介质及其意义

在炎症过程中炎症介质充当着重要角色。炎症介质是炎症过程中形成或释放，并参与炎症反应的活性物质，它是导致炎症的内源性化学因子，根据其来源分为细胞释放的炎症介质和体液中产生的炎症介质两种。炎症介质有其固有的特点。炎症介质在发挥作用时，多种介质系统的作用交织在一起。此外，炎症介质几乎都处于灵敏的调控和平衡体系中。由细胞释放的炎症介质在细胞内处于严密隔离状态。来自体液的炎症介质在血浆和组织内处于前体状态，其发挥作用要经过很多步骤激活成活化的介质。炎症介质一旦被激活或释放，将迅速地被灭活破坏。机体就是通过这种调控体系使体内的介质处于动态平衡。炎症介质具有引起血管扩张、血管通透性增加和白细胞渗出的功能。此外炎症介质在机体的发热、疼痛、组织损伤过程中发挥着一定的作用。另外，炎症介质可触发或调节特异性炎症反应。

下面介绍几种常见的炎症介质：

1. 血管活性胺 属于细胞释放的炎症介质，包括组胺和 5-羟色胺。组胺主要存在于肥大细胞、嗜碱粒细胞和血小板中。刺激肥大细胞释放组胺的因素有很多，如创伤等物理因子、过敏毒素等补体片断。组胺可使细动脉、细静脉扩张，并且对嗜酸性的细胞有趋化作用，在某些像荨麻疹的过敏反应中发挥重要作用。5-羟色胺存在于肥大细胞、血小板和脑组织等内。胶原和抗原抗体复合物可刺激血小板发生释放 5-羟色胺反应，能够引起平滑肌收缩，血管通透性增强，其对血管的作用与组胺基本相似。

2. 补体系统 补体是一系列具有酶活性的蛋白质，病原微生物等可激活补体。补体能溶解病原体，在某些变态反应性疾病和自身免疫性疾病时，引起组织损伤，并且补体还具有吸引白细胞到达炎症部位和增强吞噬细胞的吞噬作用等功能。当补体缺陷时，常易发生反复感染。

3. 激肽系统 是血液中除补体外的第二大介质形成系统。由激肽原酶将激肽原激活，激活后的终产物是缓激肽。后者的作用是使细动脉扩张，血管通透性增强，内皮细胞收缩，血管以外的平滑肌细胞收缩。缓激肽很快会被血浆和组织内的激肽酶灭活，作用局限于血管通透性的早期。

四、炎症的播散和蔓延

致病菌侵入机体某部之后，大都被机体消灭，只有少数感染在局部形成了感染性炎症。在多数情况下，炎症的整个过程都是以抗损害为主的反应，所以许多炎灶不久即痊愈、消失。但个别炎灶则慢性化，经久不愈；另一部分则是细菌战胜了机体的局部防御功能，开始播散和蔓延，这就给机体造成了更大的危害。炎症蔓延的途径有：

1. 局部蔓延 炎灶中的病原微生物沿局部组织间隙或自然管道向周围组织或其他器官蔓延，如坏疽时，病变组织迅速扩大，严重者可蔓及整个肢体。丹毒时链球菌感染可在短期内波及很大范围；阑尾炎时，阑尾黏膜的化脓性炎症可在一天左右的时间蔓及阑尾壁全层和大部分组织，并波及浆膜从而致使局部腹膜刺激征出现；一旦穿孔立即造成弥漫性腹膜炎等。肾结核时结核杆菌可沿输尿管播散到膀胱并引致膀胱黏膜结核，腹膜结核引致输卵管结核、子宫内膜结核等，由下泌尿道炎症所引致的肾盂肾炎大都是经过输尿管的逆行播散引起的。

2. 淋巴管道播散 细菌侵入淋巴管、累及淋巴结造成播散，任何部位的炎症都有波及局部淋巴结的可能，如患手指甲沟炎时，腋窝淋巴结肿大疼痛；口内牙周炎或口角炎时，下颌角淋巴结肿大、疼痛。特别是原发性结核，原发病灶往往不大，但结核性淋巴管炎则可查见局部淋巴结肿大干酪化，如肺结核时的肺门淋巴结；肠原发结核时的肠系膜淋巴结；接种卡介苗时的腋窝淋巴结肿大。特别是肺门或肠系膜淋巴结可比正常淋巴结肿大十数倍，原有的淋巴结组织全部坏死，称为干酪化。此即结核杆菌通过淋巴管播散形成的原发综合征。卡介苗是减毒菌苗，淋巴结虽肿大但不发生坏死。

3. 血管播散 炎症病灶中的致病菌可侵入血管中，依不同情况和表现可分为菌血症、败血症、毒血症和脓毒血症，分述如下：①菌血症是指细菌侵入血管，血中可查见细菌。如果血中细菌数量不多、毒力不大，临床常无明显症状，入血的细菌大都被消灭。口腔各种手术如拔牙、扁桃体摘除、唇裂修补时，都有一些细菌入血。大叶性肺炎，伤寒病早期都会发生菌血症。②毒血症是指细菌等病原微生物或其有毒代谢产物入血，并引起病人高热、寒战甚至发生中毒性休克。患毒血症的病人，其肝脏、肾脏或心肌纤维亦发生脂肪变性、混浊肿胀等变性和坏死性病变。③败血症是指细菌等病原微生物入血后，大量繁殖，产生毒素，引起全身中毒症状和脏器的明显变性与坏死等变化，如流行性脑脊髓膜炎、急性或亚急性细菌性心内膜炎，血培养可查见细菌生长。伟大的国际主义战士白求恩就是因手术时刀尖划破皮肤，感染细菌，因败血症而牺牲的。④脓毒血症是指除败血症症状外，机体的脏器又发生多个脓肿，故又称脓毒败血症。

从上述炎症的播散和蔓延的方式、途径和危害程度的分析可知对于炎症应及早采取有效的措施予以控制，以保护机体的健康。

五、炎症的几种结局

炎症过程中，致炎因子、全身因素和局部因素影响着炎症的发生、发展和结局。炎症可出项三种不同的结局：

1. 痊愈 机体的免疫力较强或及时得到治疗，则机体的抗损害过程占优势，病原微生物被渗出物消除，组织崩解产物溶解液化，炎症灶部位损伤组织被周围正常的细胞修复。被修复的发炎组织恢复其正常生理功能称为完全痊愈。炎症的范围较大，病灶周围的成纤维细胞和毛细管增生形成的肉芽组织长入炎症坏死灶内，溶解吸收坏死物质后则逐渐变为纤维组织而修复，这个过程称纤维化或机化。若坏死范围广，不能完全吸收，则被肉芽组织包裹，形成一层纤维包膜。在浆膜的纤维素性炎症时，如果纤维素不能被液化吸收，也可由肉芽组织长入炎症灶，引起浆膜纤维化而形成粘连（如胸膜粘连、心包粘连等）。这种最后以肉芽组织代替和修复的愈合方式，称为不完全痊愈。

2. 迁延不愈 如果机体免疫力低下或治疗不彻底或致炎因子持续或反复作用于机体，损害与抗损害相持下去，迁延不愈，急性炎症转化为慢性炎症。

3. 蔓延扩散 如果机体抵抗力弱，病原微生物数量大、大量繁殖、毒力强，损害过程占优势，炎症不能控制，最终炎症向周围扩散。根据扩散路径的不同，蔓延扩散分为局部蔓延、经淋巴管扩散和经血管扩散三种。局部蔓延是指炎症区的病原微生物经组织间隙或器官的自然通道向周围扩散（如肾盂炎时病原微生物可向肾间质扩散，引起肾盂肾炎）。病原微生物经淋巴管到达局部淋巴结，引起局部淋巴结炎称经淋巴管扩散（如下肢的化脓性炎症引起腹股沟淋巴结的化脓性炎症）。炎症灶内病原微生物或某些毒性产物可进入血液循环引起菌血症、毒血症、败血症、脓毒败血症，这种播散称为经血管播散。①细菌经局部病灶入血并在血液中可查到细菌者称为菌血症。如肠伤寒和大叶性肺炎等病的早期都有菌血症。②细菌的毒素（如白喉杆菌外毒素）或毒性代谢产物被吸收入血，称为毒血症。毒血症时，临床出现全身中毒症状（如高热、寒战、休克），同时伴有心、肝、肾等实质细胞变性、坏死等。③当细菌进入血中大量繁殖、产生大量毒素，并出现较重的症状和明显的体征（如高热、寒战、皮肤黏膜的点状出血及脾大等）者称为败血症。④当化脓菌引起的败血症进一步发展时，除有败血症的表现外，由于化脓菌团栓塞组织器官的毛细血管，并在肺、肾、肝和皮肤等处引起多发性小脓肿者称为脓毒败血症。

六、炎症的治疗原则

治疗炎症时要根据掌握的理论知识遵循一定的原则。

炎症是机体抗损害的一种防卫反应，与机体的防卫能力和抵抗力有着密切的关系，因此加强机体的自身抵抗力是治疗炎症的一种重要措施。加强机体的抵抗力可以通过补充多种维生素，加强营养和输液等多种途径达到。另外，消除致炎因子是治疗炎症的根本性措施。例如，由细菌感染引起的全身性感染要适当地应用抗生素。对于病灶部位的异物和坏死组织应按消除病因的原则处理，如外伤感染时，手术中进行的冲洗、清除异物、扩创及对脓肿的切开引流等措施就是为了消除病原因素。还有，减弱炎症介质的作用，如用药理等方法改变介质的合成、储存、释放和代谢可以影响炎症过程。

其次，改善局部血液循环有利于炎的修复和坏死组织等的吸收。局部热敷、物理疗法等均是改善局部循环的措施。对于最初的渗出进行局部冷敷和使患肢安静都可以减少渗出，也可以适当地应用皮质激素控制渗出。

还有，为了使炎症局限和防止炎症蔓延，对血管丰富或小静脉内无瓣膜的部位的炎症要避免挤压。运用物理疗法如热敷、冷敷、红外线可以减轻炎症的局部症状。

总之，在治疗炎症时要根据其病变的性质和程度采用适当的治疗方法。

七、渗出液与漏出液的鉴别

人体的体腔（胸腔、腹腔和心包腔等）及关节腔中，在生理状态时都含有少量液体，借以滑润浆膜和关节面，减少摩擦。但在某些病理情况下，可潴留大量液体，这些液体按其来源和性质的不同可分为炎性渗出液和漏出液两种。

炎性渗出液主要是由于组织内毛细血管通透性增高，血管内血液中的液体、无机盐和某些蛋白成分，如小分子的白蛋白、相对分子质量较大的球蛋白及纤维蛋白原等渗入腔内形成的积液。如结核性胸腔积液、心包腔积液的极期其量可多达 1000~2000ml。

漏出液是由于血液和组织液之间的动态平衡失调，致使大量血液中的液体成分及少量的蛋白质成分进入体腔所致，如肝硬化时门静脉压升高，心力衰竭时静脉淤血压力升高，此时组织液回流困难，加之淋巴回流受阻，浆膜腔内液体聚积过量而形成腹水、胸腔积液等。又如，某些消化道疾病往往伴有蛋白质等营养成分的吸收障碍；或肝功能严重受损时伴有蛋白质合成障碍，肾炎、肾病等严重肾脏疾患时因大量丢失蛋白成分，致使血浆胶体渗透压降低，促使血管内液体大量漏出，某些内分泌疾患因水盐代谢发生障碍亦可产生腹水等。

鉴别渗出液和漏出液对明确诊断极为重要，因而可以指导临床医生确定恰当而有效的治疗方案（表 14-1）。

表 14-1　渗出液与漏出液的鉴别

鉴别点	漏出液	渗出液
致病因素	各种致炎因子	非致炎因子
外观	混浊呈浆液性、纤维素性或血性	淡黄、清亮或微混
凝固性	常自凝	不凝固
蛋白含量	>25g/L	<25g/L

续表

鉴别点	漏出液	渗出液
比重	>1.018	<1.018
蛋白质定性试验	阳性	阴性
细胞数	>500/mm^2	<500/mm^2
细菌	可有	无

八、炎症相关的名词解释

1. 感染 是炎症中重要而常见的名词，分广义和狭义两种。广义的感染是指微生物、寄生虫等所引起的炎症；狭义的感染是指化脓菌（如葡萄球菌、链球菌、大肠杆菌、绿脓杆菌等）侵入所造成的化脓性炎症而言，如疖、痈、丹毒、蜂窝织炎等。

2. 化脓性炎症 是以中性粒细胞大量渗出为主并伴有不同程度的组织坏死和脓液形成的炎症。它是由化脓菌感染引起的。常见的有疖、痈、化脓性阑尾炎、化脓性脑膜炎等。所谓化脓是指炎症灶中的坏死组织被中性粒细胞或组织崩解坏死所产生的蛋白酶所液化的过程而言。所形成的液体称脓液，脓液内含大量变性坏死的白细胞、溶解的坏死组织和少量浆液。变性坏死的中性粒细胞又称脓细胞或脓球。

3. 脓肿 是指组织内发生的局限性化脓性炎症。主要表现为组织溶解液化，形成充满脓液的腔隙。脓肿主要由金黄色葡萄球菌引起，多发生于皮肤和内脏（如肺、脑、肝等）。其特点是中间为脓腔，并含脓液，周围组织有充血、水肿和大量炎性细胞浸润，经过一段时间脓肿周围便有肉芽组织形成，构成所谓的脓肿膜。如果病原体被消灭，则渗出即停止，脓肿内容物随即被吸收而愈合。但较大的脓肿需切开排脓才能促进愈合。

4. 蜂窝织炎 是指发生在疏松组织，如皮下组织、筋膜下、肌肉间、后腹膜和盆腔部位等处的弥漫性化脓性炎症。本病多由毒力较强的溶血性链球菌引起，这种菌能分泌透明质酸酶，它能降解结缔组织基质的黏多糖和透明质酸，还能分泌链激酶，溶解纤维素，因而使细菌容易通过组织间隙和淋巴管迅速蔓延，造成淋巴管炎，并可侵入血液，引起败血症，如丹毒等症。病理变化主要表现为炎症组织与周围正常组织之间分界不清。发炎组织内有大量的、弥漫性的中性粒细胞浸润。

5. 肉芽组织 当人体某部的组织发生缺损后，如皮肤溃烂、肺结核大空洞、战伤和烧伤后，该部位邻近的细胞就会分裂繁殖，不断增生，形成瘢痕，以使缺损得到修复。这些由早期增生的细胞成分构成的组织就称作肉芽组织。在损伤的愈合中，肉芽组织起着重要的作用。

肉芽组织是由新生的成纤维细胞和新生的毛细血管组成的，但缺乏神经。可以说肉芽组织是一种富有新生毛细血管的幼稚的结缔组织。它由创伤周围的正常组织处生长出来，向伤口处伸展增生。在这以前，伤口处存留的血液、淋巴液、组织渗出液和纤维蛋白等凝结为凝血块样物质，同时伤口周围组织的毛细血管扩张充血，特别是有白细胞、吞噬细胞、抗体和营养物质随着血浆成分进入凝血块内，通过吞噬作用和酶的溶解作用，伤口中的坏死组织、细菌等得到清除，为毛细血管和成纤维细胞的长入创造了有利条件，为肉芽组织的形成打下了基础。毛细血管增生初期，首先是内皮细胞呈实心的条索状向凝血块内长入，然后内皮细胞纵向增殖致使内皮细胞条索复层化，继而形成管腔，随即有血液通过，供应营养。与此同时成纤维细胞也迅速长入，便形成了幼稚的结缔组织。随着新生毛细血管不断增多，成纤维细胞不断成熟，最终将凝血块完全取代。因肉芽组织中富含毛细血管，血液含量丰富，所以质地柔嫩，色泽鲜红，触之极易出血。又因肉芽组织中不含痛觉神经，所以没有痛觉。

在创伤的修补过程当中，形成的肉芽组织逐渐成熟。这种成熟过程从底部向上发展，成熟的具体表现是毛细血管减少，成纤维细胞变成梭形的纤维细胞，细胞之间出现胶原纤维，其量不断增多，组织内水肿减退后各种成分（主要是大量胶原纤维）致密排列，最后形成比较坚硬的瘢痕组织。有些人的瘢痕组织过度生长、突出表面呈疙瘩状，临床上称瘢痕疙瘩。瘢痕疙瘩虽然是一个肿块，但其本质不是肿瘤。目前倾向将其视为一种瘤样纤维组织增生性病变。

第二节 皮肤病的基本组织病理变化

皮肤病的基本组织病理变化和其他脏器的组织病理变化大致相同，均可表现出炎症、变性、增生、萎缩与肿瘤。唯皮肤的组织结构有其特点，故又有某些不同于其他脏器的特殊组织病理变化。

皮肤病的种类繁多，其中组织象具有诊断价值的并不多，尽管如此，若能将组织象和临床症状结合起来，也常常能做出比较正确的诊断。因此，皮肤病理组织学的检查，仍不失为皮肤病学诊断中最有价值的方法之一。

一、表皮的基本组织病理变化

表皮各层组织因各种不同的病变过程可发生不同的变化，这种不同变化可单独发生，也可以同时发生，常见的表皮病变如下：

（一）角化过度

角质层异常增厚称角化过度（hyperkeratosis），包括角质形成过度，如慢性皮炎、扁平苔藓；角质贮留堆积，如寻常型银屑病。角化过度的特点为角质层异常增厚，细胞角化过程完全，常伴有颗粒层和棘层肥厚，多见于扁平苔藓、寻常疣、扁平疣、老年疣等。也有不伴颗粒层和棘层肥厚者，如常染色体显性遗传寻常性鱼鳞病。此外，尚有毛囊口、汗孔角化过度，其特点为毛囊口或汗孔处的表皮角化过度，表现为角质栓塞状，前者称毛囊角栓形成，多见于盘状红斑狼疮、毛周角化病、毛发红糠疹等；后者称汗孔角化过度，见于汗管角化病。

（二）角化不全

角化不全（parakeratosis）是指角化过程不完全，使表皮角质层细胞内残留有固缩的细胞核，如银屑病等。角化不全的特点为角质层增厚，细胞角化过程不完全，胞核依然存在，呈浓缩扁平状，其长轴与皮面平行，常伴有颗粒层消失或变薄，多见于银屑病、脂溢性皮炎、亚急性湿疹等。

（三）角化不良

角化不良（dyskeratosis）是指表皮或附属器的个别角质形成细胞尚未生长至角质层就提前出现过度角化，表现为核固缩深染，细胞质鲜红嗜酸性染色。如棘层松解性疾病、家族性良性天疱疮及某些皮肤肿瘤，如 Bowen 病、鳞状细胞癌等。角化不良的特点是个别或小群角质形成细胞未到达角质层就已显示过早或异常角化，表现为胞核浓缩变小，细胞质染成红色，棘突消失，多见于良性疾病，如毛囊角化病、家族性慢性良性天疱疮等；也可见于癌前病变如黏膜白斑、日光性角化病或恶性疾病如鲍恩病、早期鳞癌等。

（四）毛囊角栓

毛囊角栓（follicular plug）指角质增多，在扩大的毛囊口形成栓塞状，其中充满角质物，如盘状红斑狼疮、毛发红糠疹等。

（五）颗粒层增厚与减少

正常颗粒层通常由 1～3 层细胞组成，如果厚度增加，称颗粒层增厚（hypergranulosis），通常见于角化过度的疾病，如扁平苔藓、寻常疣、神经性皮炎等。颗粒层增厚的特点为颗粒层厚度增加，细胞质内透明角质颗粒粗大色深，嗜碱性染色，多伴有角化过度，见于扁平苔藓、寻常疣、神经性皮炎等。颗粒层细胞减少，称为颗粒层减少（hypogranulosis），常伴角化不全，如银屑病等。

（六）棘层增厚与松解

1. 棘层增厚（acanthosis）　棘细胞层一般由 4～8 层细胞组成，如果厚度增加，称棘层增厚，通常是由于棘层细胞数目增多所致。棘层增厚常伴有表皮突的延长和增宽。由于棘细胞层构成了表皮的主要部分，因此棘层增厚也导致了表皮增生。

（1）银屑病样增生：表皮突延长，其长度近乎一致，表皮突与真皮乳头间明显相互交错呈波浪状。如银屑病等。

（2）不规则增生：表皮突延长，其长度参差不齐，失去了表皮突与真皮乳头间正常的波纹状结构。如扁平苔藓等。

（3）疣状或乳头瘤状增生：表皮呈乳头状向上和（或）向下增生，高出皮肤表面，常伴角化过度、颗粒层增厚。如寻常疣等。

（4）假上皮瘤样增生：棘层显著增厚，且呈不规则形，不但向外，而且向内增生，使表皮突延长增宽，增生的表皮可达皮下组织的水平，颇似癌变，但细胞分化良好，无异形性。如疣状皮肤结核、着色真菌病、慢性化脓性肉芽肿性皮炎等。

棘层肥厚的特点为棘层增厚、常伴有表皮突延长或增宽，多数是由于细胞数目增多所致，如银屑病、神经性皮炎、慢性湿疹、尖锐湿疣等。也有少数是由于细胞体积增大，称之为假性棘层肥厚，见于扁平苔藓。

2. 棘层松解（acantholysis）　表皮细胞间丧失黏合，导致表皮内水疱或大疱形成。单个的或聚集成簇游离于大疱之中的棘细胞，棘突消失，胞体增大，胞核肿胀，胞核周围细胞质淡染，此种变性的细胞称棘层松解细胞。取水疱底层物作涂片，用吉姆萨染色，找到此细胞者称为 Tzanck 试验阳性，对寻常性天疱疮具有诊断意义。棘层松解见于寻常性天疱疮、家族性良性慢性天疱疮、毛囊角化病等。延伸于由棘层松解而形成的裂隙，或大疱中的覆盖着一层基底细胞的乳头称作绒毛。可在寻常性天疱疮、家族性良性慢性天疱疮、毛囊角化病等病理组织切片中见到。

棘层松解的特点为棘层细胞的桥粒变性和消失，致使棘细胞互相分离，在表皮内形成裂隙、水疱或大疱。

（七）疣状增生与乳头瘤样增生

疣状增生的特点是表皮角化过度，颗粒层和棘层肥厚，真皮乳头向上不规则增生，使表皮呈山峰状突起。多见于疣状痣、疣状肢端角化病、疣状皮肤结核等。

乳头瘤样增生的特点是表皮角化过度，颗粒层和棘层不规则肥厚，真皮乳头不规则突起，部分突起有小分支。多见于老年疣、寻常疣、疣状痣等。

（八）表皮萎缩

表皮萎缩（epidermal atrophy）是指棘层变薄，表皮萎缩或消失致使表皮和真皮交界处波浪起伏的形态消失，形成一条直线。如红斑狼疮等。表皮萎缩的特点是棘细胞的层次减少或细胞体积缩小，表现为表皮突短小或消失，表皮变薄呈扁平带状，可伴真皮萎缩。多见于老年人的皮肤，以及各种皮肤异色病、麻风、红斑狼疮、硬皮病、萎缩硬化性苔藓等。

（九）表皮水肿

表皮水肿（epidermal edema）可根据水肿部位和严重程度分为：

1. 细胞间水肿（intercellular edema） 又称海绵水肿，因棘细胞间水肿，细胞彼此的间隙增宽，细胞间桥拉长，状如海绵而得名，在海绵水肿部位常见淋巴细胞，严重者可致表皮内水疱形成。如皮肤的炎症，尤其是急性皮炎和湿疹。特点是棘细胞间组织液增多，使细胞间隙扩大，棘突被拉长或断裂，棘细胞受压变小，形似海绵，故又名海绵形成。多见于湿疹与皮炎等。

2. 细胞内水肿（intracellular edema） 棘细胞内水肿，而使细胞肿胀，体积增大，细胞质色淡，核可被挤到边缘，呈空泡化变性。水肿严重时，细胞破裂，呈网状变性及水疱或大疱形成。如急性皮炎和湿疹等。特点是棘细胞胞浆变淡或出现空泡，核固缩偏向一侧，细胞体积增大。多见于湿疹与皮炎等。

（十）网状变性

网状变性（reticular degeneration）是指严重的细胞内水肿，使细胞膨胀破裂，邻近残留的细胞膜连成许多网状中隔，形成多房性水疱，多见于病毒性疾病和接触性皮炎等。网状变性的特点是表皮细胞内严重水肿，致使细胞破裂，残留的胞膜相互连接成网状，最后形成多房性水疱。多见于水痘、带状疱疹、单纯疱疹等。

（十一）表皮气球样变

表皮气球样变（ballooning degeneration）是指由于细胞内水肿引起表皮细胞高度肿胀呈气球状，导致棘层松解和大疱形成。游离的棘细胞状如圆球，飘荡于疱液中或沉积于疱的低位处，貌似气球，称之为气球细胞，这一过程称为气球样变性，对于病毒性疾病具有诊断意义。表皮气球样变的特点是表皮细胞内高度水肿、胞体膨大变圆呈气球状，失去细胞间桥，引起细胞松懈，最后形成单房性水疱。多见于水痘、带状疱疹、单纯疱疹等。

（十二）表皮的微脓肿

表皮的微脓肿（microabscess）常见以下三种类型：

1. Munro 微脓肿　位于角质层角化不全区域内，由中性粒细胞聚集而成。见于寻常型银屑病。

2. Kogoj 海绵状脓疱　在颗粒层和棘细胞层上部的海绵形成区，有中性粒细胞聚集。见于脓疱型银屑病、连续性肢端皮炎、疱疹样脓疱病。

3. Pautder 微脓肿　在棘细胞层内，由三个以上的组织细胞、淋巴细胞等聚集而成，其周围有透亮区。见于蕈样肉芽肿、光线性网织细胞增生症。

（十三）基底细胞液化变性

基底细胞液化变性（liquefaction degeneration of basal cells）为细胞肿胀以后细胞破裂，常使基底细胞的栅状排列发生紊乱，基底层变为残缺不全，液化严重时，基底细胞可完全消失，导致表皮下裂隙或大疱形成。基底细胞液化变性的特点为基底细胞内空泡形成，基底细胞排列紊乱和基层消失，真皮与表皮界限模糊。多见于扁平苔藓、红斑狼疮、黑变病、色素失禁症、萎缩硬化性苔藓等。

（十四）表皮的色素变化

1. 色素增多（hyperpigmentation）　表皮基底层及上部细胞色素增多，在真皮乳头部也可见黑素颗粒，如雀斑、黄褐斑、瑞尔黑变病、炎症后色素沉着等。

2. 色素减少（hypopigmentation）　表皮基底层内黑素颗粒减少或消失，如白癜风、白化病及炎症后色素脱失等。

3. 色素失禁（incontinence of pigment）　在病理过程中，基底细胞和黑素细胞受损而使黑素脱失，黑素积聚在真皮的浅层或被吞噬细胞吞噬或游离在组织间隙中，这种色素游离的现象，称为色素失禁。包括原发型和症状型，前者见于色素失禁症；后者见于扁平苔藓、红斑狼疮、固定性药疹、黑变病等。

（十五）间变

间变（anaplasia）是肿瘤细胞的异型表现，具有大的、深染的、大小不一和形状不规则的胞核，且常伴核分裂象。如恶性肿瘤。

二、真皮的基本病理变化

（一）变性

变性是细胞新陈代谢障碍引起的形态学变化，表现为细胞内或间质中出现一些异常物质，或正常物质的数量显著增多。

1. 淀粉样变（amyloid degeneration）　在血管壁或真皮乳头内中出现一种无结构的透明蛋白质物质，遇碘呈红棕色，再加 10%硫酸溶液呈蓝色，其反应类似淀粉，故此得名。

在 HE 染色切片中呈均匀一致的淡红色团块，常因固定脱水而出现裂隙；用结晶紫特染呈紫红色；刚果红染色呈红色。多见于皮肤淀粉样变。

2. 黏液变性（mucinous degeneration） 在真皮纤维束间有黏液物质聚积，以致组织间隙增宽，其间充满淡蓝色的胶性半液体，透明无结构，成分为黏多糖和蛋白质，苏木素-伊红染色呈淡蓝色。如胫前黏液水肿。

3. 弹力纤维变性（elastoid degeneration） 表现为弹力纤维肿胀变粗，粗细不均呈卷曲状，呈无定形、颗粒状，或聚集成团，嗜碱性变化，重则断裂或消失，须弹力纤维染色方能证实。如硬皮病、皮肤松弛症、弹性纤维假黄瘤等。

4. 纤维蛋白变性（fibrinoid degeneration） 是组织坏死的一种表现，因而也称纤维素样坏死。纤维蛋白变性指在血管壁内或纤维组织间出现形态上类似纤维蛋白的物质，HE 染色呈均质性鲜红色，PAS 反应呈阳性。多发生于胶原纤维及小血管壁，原来的组织结构逐渐消失，呈边界不清的颗粒状或小块状的无结构物质，强嗜酸性染色，折光性强，颇像纤维素。多见于红斑狼疮、变应性血管炎。

5. 透明变性或玻璃样变性（hyaline degeneration） 在结缔组织中出现均质性、无结构的，嗜伊红染的毛玻璃样的透明蛋白，有一定的折光度，主要为真皮胶原纤维变性所致。如硬皮病、瘢痕疙瘩、皮肌炎等。

6. 肉芽肿（granuloma） 指炎症局部形成以巨噬细胞增生为主的境界清楚的结节状病灶，除含有淋巴细胞、单核细胞、巨噬细胞外，还有上皮样细胞或多核巨细胞，或两者均有。如结核、麻风、梅毒和深部真菌病等。

7. 胶原纤维均质化（homogenization of collagen） 指真皮上层胶原纤维轮廓消失，着色淡，细胞核消失或减少，呈均匀一致的改变。典型者见于萎缩硬化性苔藓。

8. 胶样变性（colloid degeneration） 指真皮上部沉着的一种弱嗜酸性均质性胶样物质，可出现裂隙及残留的细胞核，多发生在日光照射部，见于胶样粟丘疹。

9. 胶样小体（colloid bodies） 亦称 Civatte 小体，呈圆形到卵圆形，嗜酸性均质性小体，直径约 10μm，见于表皮下部或真皮上部。虽对疾病无特异性，但常见于扁平苔藓和红斑狼疮，由于表皮细胞变性所致，并被排入真皮中。

10. 嗜碱性变（basophilic degeneration） 指真皮上部结缔组织在 HE 染色时失去其嗜酸性而出现无定型、颗粒状、纤维团块状物质，或呈卷曲状细短纤维。HE 染色呈弱嗜碱性，浅灰蓝。变性组织与表皮之间常有一正常的胶原带（境界带）。嗜碱性变性通常被认为是胶原纤维变性所致，但其染色同弹力纤维，见于日光性弹力纤维病。

（二）血管变化

1. 血管扩张及充血（dilatation of blood vessel and hyperemia） 真皮上部及深部、甚至皮下组织内，管壁变薄、管腔扩大、腔中红细胞增多。如炎症性皮肤病血管周围有炎性细胞浸润，但单纯性血管瘤血管周围则无炎性细胞浸润。

2. 出血（hemorrhages） 指红细胞溢出血管外，并进入血管周围组织。如紫癜性皮肤病、坏死性血管炎等。

3. 血管管腔闭塞（vasclllar obliteration）**及血栓形成**（thrombosis） 前者指血管内膜增生，管腔增厚，使管腔闭锁；后者指管腔内可见纤维蛋白血栓。典型病例如动脉硬化性内膜炎、闭塞性血栓性静脉炎。

4. 真皮水肿（dermal edema）　在许多皮肤病中，特别是炎症性皮肤病中，均可见到真皮层程度不同的水肿，表现为真皮结缔组织纤维之间的间隙内有较多液体潴留，致间隙增宽，纤维本身也肿胀，染色变淡，以荨麻疹最为典型。

5. 淋巴管扩张（lymphangiectasia）　指淋巴管内淋巴液过度充盈。显微镜下原来不明显的毛细淋巴管管腔变大成不整形，周围有内皮细胞的腔，与血管扩张不同之处为管腔内无红细胞，见于下肢遗传性水肿等。

（三）细胞浸润

1. 细胞特性

（1）中性粒细胞：直径 8～10μm，多叶状核（3～5 叶），细胞质内含细小的双染性颗粒。如炎症性疾病。

（2）嗜酸粒细胞：直径 12～17μm，核常为二叶，细胞质内含嗜酸性颗粒。如过敏反应。

（3）淋巴细胞：直径 8μm，具有深染圆形的核，周围绕以一个很窄呈浅蓝细胞质环，见于急性、亚急性、慢性皮炎及微生物感染（杆菌、真菌、病毒等）性皮肤病。

（4）组织细胞：又称巨噬细胞，直径 15～25μm，核较淋巴细胞大，但淡染，在 HE 染色切片中细胞呈灰蓝色，核可圆形、肾形，见于慢性炎症。

（5）浆细胞：细胞核圆，偏向一侧，细胞呈椭圆形。见于慢性炎症、二期梅毒等。

2. 炎症细胞浸润方式

（1）肉芽肿性浸润：除淋巴细胞浸润外，伴有上皮样细胞和多核巨细胞并构成一结节状结构。①结核性肉芽肿：淋巴细胞及上皮样细胞呈结节性浸润，中央有干酪样坏死。如皮肤结核（寻常狼疮、面部播散性粟粒狼疮等）；②结核样肉芽肿：仅为淋巴细胞及上皮样细胞，呈结节性浸润。如多核巨细胞浸润。

（2）弥漫性浸润：中性粒细胞、淋巴细胞及组织细胞弥漫散在，边界不清。如深部真菌病及非特异性炎症。

（3）血管周围浸润：炎性细胞浸润在小血管的周围。如轻度慢性非特异性皮炎。

（4）斑片状浸润：以淋巴细胞为主的单核细胞密集浸润，浸润区边界清楚。如慢性盘状红斑狼疮、多形性日光疹、光泽苔藓等。

（5）带状浸润：淋巴细胞及组织细胞在表皮下呈带状分布，其下界清楚。如扁平苔藓、慢性光化性皮炎。

（四）坏死

坏死（necrosis）指局部组织、细胞的死亡。表现为细胞核固缩、碎裂或溶解，细胞质红染常呈颗粒状，胶原肿胀、断裂或液化，HE 染色坏死区呈均匀无结构的红染物质。

坏死组织最突出的改变是细胞核的变化，常见为：①核固缩，坏死细胞的胞核缩小，着色增深。②核碎裂，坏死细胞的胞核崩解成许多碎片。③核溶解，坏死细胞的胞核染色越来越淡，最后完全消失不见。

常见的真皮坏死有：

1. 干酪样坏死（caseation necrosis）　特点是坏死组织的分解比较彻底，失去正常的组织结构，HE 染色呈淡红色无定形的细颗粒状物质，周围可有上皮样细胞与朗格汉斯巨细胞及淋巴细胞浸润。多见于皮肤结核。

2. 渐进性坏死（necrobiosis） 特点是一种不完全的坏死，坏死区胶原纤维排列紊乱，均质化，淡嗜酸性染色，细胞轮廓尚存，炎症不明显，在其边缘可见纤维细胞、组织细胞及上皮样细胞呈栅栏状排列。多见于环状肉芽肿、类脂质渐进性坏死等。

3. 纤维蛋白样坏死（fibrinoid necrosis） 基本上似纤维蛋白样变性，严重者有明显的组织结构破坏时称纤维蛋白样坏死，常见于红斑狼疮等有纤维蛋白样变性的疾患。

4. 液化性坏死（colliquative necrosis） 指伴有脓液形成（中性粒细胞侵入）的坏死。

（五）真皮萎缩

真皮萎缩（dermal atrophy）指真皮厚度变薄，常伴毛囊和皮脂腺等萎缩或消失，真皮萎缩显著时，较大的血管、汗腺腺体及脂肪组织，均可见于真皮浅层。见于萎缩性慢性肢端皮炎、浅表性脂肪瘤样痣。

三、皮下组织的基本病理变化

（一）脂膜炎

脂膜炎（panniculitis）是指脂肪小叶及间隔的炎症，变化与真皮相似，由于炎症反应而引起皮下脂肪组织不同程度的炎症浸润、水肿、液化或变性坏死，其中可见较多的泡沫细胞。如狼疮性脂膜炎。其分类尚无一致意见，但在病理上有共同特点。早期表现为脂肪组织变性、坏死和炎症细胞的浸润。炎症细胞包括中性粒细胞、淋巴细胞、组织细胞等，并伴有不同程度的血管改变。后期表现为组织细胞吞噬脂肪后，出现泡沫细胞、异物巨细胞、成纤维细胞及血管增生形成的脂肪肉芽肿，如结节性发热性非化脓性脂膜炎。

（二）增生性萎缩

增生性萎缩（prolifemtion atrophy）是指皮下组织因炎症浸润，致使脂肪组织被浸润细胞或纤维化的组织所代替，以致皮下组织的体积未见减少，有时反而增加。如结节性红斑。

四、皮肤组织病理与临床治疗的关系

（一）急性皮炎

组织病理主要改变为表皮内细胞间、细胞内水肿，水疱、大疱形成；炎性细胞浸润；真皮内血管扩张、充血。临床表现为鲜红色斑疹、丘疹、水疱、大疱、糜烂、渗液。处理原则：收敛、散热、抗炎、消肿；美容治疗方式：湿敷、冷喷、冷膜治疗，外用药物应根据不同的病因选择，可选用洗剂、粉剂、溶液，禁用酊剂、软膏，禁用热喷、按摩。

（二）亚急性皮炎

组织病理主要改变为海绵形成、细胞内水肿，炎性细胞浸润减少，真皮血管开始收缩，最特征性的表现为表皮增生、棘层肥厚、角质层有不同程度的角化不全。临床表现为暗红色皮疹，开始出现脱屑、皮肤干燥。处理原则：滋润、保护、继续抗炎、消肿。美容治疗方式：热喷、按摩（轻微）。外用药物应根据不同的病因选择，可选用乳剂、软膏或糊剂，禁用粉剂、洗剂、酊剂。

（三）慢性皮炎

组织病理主要改变为角化过度、棘层肥厚、颗粒层和棘细胞层明显增生、表皮突延长、胶原纤维增加、纤维化。临床表现为皮肤增厚，苔藓样变。处理原则：软化、滋润、剥脱。美容治疗方式：热喷、按摩（力度大）。外用药物应根据不同的病因选择，可选用酊剂、醑剂、软膏、硬膏。

第三节　常见皮肤损害

一、皮肤损害

皮肤病的症状学研究皮肤病的临床表现，即皮肤病的症状。习惯上把皮肤病的主观症状称为自觉症状，客观表现称为他觉症状，亦即体征。皮肤病的客观表现，即皮肤损害，也称皮损或皮疹，指可以看到或触摸到的皮肤及黏膜损害。皮损的性质和特点常是诊断皮肤病的主要依据。在检查皮损时，首先要看皮损的分布，其次是看皮损的原发和继发损害，然后根据所见的皮损特点来判断病程。当然最后要综合病史、主客观表现和实验检查结果来诊断。

（一）皮损的分布

皮损的分布可帮助推测病因和病的轻重。

1. 普遍性分布　是指从头到脚，全身皮肤都受累，如红皮病、剥脱性皮炎、严重的鱼鳞病等，一般是内因所引起，预后严重。

2. 全身性分布　是指皮损散布于全身，在皮损间有正常皮肤，如某些药疹、水痘、银屑病等，一般也是内因所引起，预后比上一种分布要好些。

3. 局限性分布　是指皮损限发于身体的某些部分，内因、外因都可引起，病情一股不严重。在这种分布里要注意皮损分布对称与否，前者内因引起的多些，后者外因引起的多些。发在暴露部分的，大都是外因如光晒、刺激物、致敏物、昆虫螫咬等所引起的。发在衣服遮盖部分的，大都是内因所引起的。有的皮肤病好发于屈面，如湿疹、硬红斑等。另有些皮肤病好发于伸面，如银屑病、结节性红斑、维生素 A 缺乏病、局限性黏液水肿等。有些病好发在皮脂腺较多的部位，如毛囊角化不良病、痤疮、红斑性天疱疮等。另有些病好发在汗腺多的部位，如多汗症、癣菌病、臭汗症等。有些病好发在毛发部，如头癣、银屑病、脂溢性皮炎等。

皮损分原发损害和继发损害两大类，原发损害是皮肤病病理变化直接产生的最早损害；继发损害是由原发损害演变或因搔抓或感染等所产生的损害。

（二）原发损害

原发损害是新发出来的，没有受过机械性刺激或损伤，也没有受到局部治疗或感染所改变的皮损，富有诊断价值，比继发损害重要。

1. 斑疹 是局限性的色素异常，一般既不隆起，也不塌陷，只是皮色反常而已。见于出血性瘀点和瘀斑，婴儿臀部红斑，丹毒，儿童风泣病的多形性红斑，或某些传染病如麻疹、风疹等。按皮色斑疹可分为四种。

（1）红斑：由于毛细血管扩张或充血引起，压之褪色。有炎症性红斑，如丹毒；非炎症性红斑，如鲜红斑痣。

（2）出血斑：由于血液外渗至真皮组织所致，压之不褪色。皮疹开始呈鲜红色，渐变为紫蓝色及黄褐色，经 1～2 周可消退。直径＜2mm 者称为瘀点，＞2mm 者称为瘀斑。

（3）色素沉着斑：由于表皮或真皮内色素增多所致，呈褐色或黑色。人为地向皮肤内加入外源性色素者称为文身。

（4）色素减退斑及色素脱失斑：由于皮肤黑色素的减少或脱失所致。前者如白色糠疹，后者如白癜风。斑疹的面积与形状不一，可大可小，可呈点状、圆片或不规则形。

2. 丘疹 是高出皮面，针头到直径 0.5cm 左右、局部充实性隆起，如同时有斑疹存在，则称斑丘疹。常见于湿疹皮炎、药物疹、猩红热、麻疹、癣、单纯疱疹等。其表面可是半球形，如某些痣；可是圆锥形，如毛囊炎、痤疮等的丘疹性皮损；可是盘状，如盘状红斑狼疮、某些汗管角化症等；可在中心有脐窝，如传染性软疣、跖疣等；可是蜡样光亮，如光泽苔藓、扁平苔藓等；可是指状或刺状，如某些寻常疣、维生素 A 缺乏病；可是乳头状，如寻常疣、老年疣等。丘疹在坚度和颜色上不一，可很柔软如神经纤维瘤、皮赘等；可很坚硬如老年角化病、寻常疣等。可是红色，如毛囊炎、玫瑰痤疮的皮损；可是青紫色，如冻疮、扁平苔藓的皮损；可是淡黄色，如黄色瘤、睑部的汗腺瘤、粟丘疹等；可是黑色，如黑色素痣、老年疣等；可是淡灰色，如扁平疣、寻常疣等；可是正常肤色，如粉刺、某些毛囊角化性皮损。丘疹表面可附鳞屑，如扁平苔藓、银屑病等的皮损，但大都不附鳞屑。

3. 结节 实心性损害，体积大小从几毫米到 1cm，可隆起或不隆起于皮肤表面，如肿瘤、风湿病关节周围的皮下结节、瘤型麻风、结节性红斑、结核性狼疮等。一般触诊比视诊易于察觉和了解其深度、坚度、大小及有无按痛。结节的坚度、与周围组织有无粘连、表面有无炎症、会不会崩溃等，因病而异。即在同一种病里，也有程度与病程上的差异。在若干病里的结节不破溃，如结节性红斑、结节性痒疹等；在另外一些病里结节可破溃，如硬红斑、孢子丝菌病等。

4. 肿瘤 是发在皮肤或皮下，比结节体积更大的实心性肿块，可由多种原因引起，如癌瘤、深部霉菌或细菌感染、代谢产物的沉积等。肿瘤的大小、形性、坚度、有无疼痛和炎症、会不会崩溃等因病、病期与病人的不同而异。

5. 风团 是由真皮浅层内暂时性、局限性水肿所引起的隆起性损害，一般突然发生，附有剧痒，稍隆起，呈淡红或苍白色，周围可有红晕，边缘不规则。大小不等，形态不一。可小如粟粒，也可大如手掌或更大，一般在几小时内消退，消退后不留痕迹，常伴有剧痒，如荨麻疹。但反复发疹，急性的几天后停发，慢性的可经年不止。

6. 水疱 是表皮内或表皮下含浆液的小腔，可小如针头，如单纯疱疹、痱子、急性湿疹等的疱疹，也可大到 10 多厘米，如中毒性表皮坏死松解症、烫伤、化学品烧伤等。表皮内的水疱其疱壁较薄易破，如传染性脓疱病、天疱疮等的水疱。表皮下的水疱其疱壁较厚，比较不易破裂，如类天疱疮、疱疹样皮炎、多形红斑等的水疱。初起时疱水清澄，淡黄色，稍后可变混浊，少数可含血呈红色，如在少数带状疱疹、类天疱疮等里所见。水疱如不破可自行吸收，脱屑而愈。如破裂则结痂，痂下为潮红糜烂面。

7. 囊肿　是有囊壁包裹、含有某些物质的一种皮损，其含物如为液体或半固体，则为球形，可示有波动的皮内肿物，如皮脂腺囊肿、囊尾蚴性囊肿等。如含物为非液体或半固体的物质，而是较稠密的物质，则比较坚实而硬，如表皮囊肿、皮样囊肿。

（三）继发损害

继发损害是由原发损害演变而来的后期表现，往往受到治疗、机械性损伤或继发感染的影响，或多或少改变了病损的原形，因而在诊断上的价值比原发损害为差，但仍有一定参考价值。

1. 鳞屑　是由于生理或病理变化而脱落的表皮浅层，小的如白粉状或糠秕样白屑，如冬天少洗，皮肤干的脱屑；毛发红糠疹；玫瑰糠疹等所见；也可是大片脱屑如在猩红热、剥脱性皮炎、银屑病性红皮病等所见。鳞屑一般是灰白色干燥的，但少数是油腻稍透明的，如在脂溢性皮炎、老年疣、毛囊角化不良病所见。鳞屑一般较薄，但也有较厚的，如在鱼鳞病、某些银屑病里所见。鳞屑在正常情况下是皮肤新陈代谢的自然表现，新生的表皮细胞从基底层和棘细胞层上移，陈旧角化已久的角层被新的角层所代替而脱落。但由于表皮细胞较常繁殖过速，导致角化不全或角化过度，或由水疱壁干燥而成的鳞屑，则是病理性的脱屑。

2. 痂　是由皮损表面的浆液、脓液、血液及脱落组织等混合而凝成的附着物，其形性和厚薄随其组成成分和渗出量而异。如是血清干燥而成，则为蜜色透明的痂。如含大量红细胞，则为红黑色的血痂。如为脓液干燥而成，则可为黄绿色不透明的痂。当然除了上述主要成分外，可参入些皮脂、皮屑、病原体、尘土或外用药等。

3. 糜烂　是外伤或病理变化把表皮上层去掉，由棘细胞或基底细胞作底面的潮红皮损，一般须把水疱壁或痂清除后才暴露。因基底层仍保存，所以愈合后不留瘢痕，而所遗的色素沉着，过若干时间也可消退。

4. 溃疡　凡由于外伤或病理变化造成整层表皮或更深（皮肤或黏膜深层真皮或皮下组织）的局限性缺损，称为溃疡。它的深浅、边缘斜下或直下、基底肉芽健康与否、溃疡四周有无炎症或色素沉着等，要随病因、病期、有无继发感染、处理如何等而异。溃疡浅小，肉芽红润洁净，则愈合快，否则难愈合或扩大。小溃疡如处理得当，表皮细胞可从四周向里生长，可不留瘢或瘢不显，否则难免有瘢。

5. 瘢痕　为真皮或真皮以下组织的缺损或破坏，经新生结缔组织修复而成。表面光滑，无皮纹、亦无毛发等皮肤附属器，皮损缺乏弹性。其中增生明显而隆起者，称增生性瘢痕；局部凹陷、皮肤变薄、柔软而发亮者，称萎缩性瘢痕。

6. 皮肤萎缩　是皮肤组织的一种退行性变所引起的皮肤变薄。可发生于表皮、真皮或皮下组织。可表现为单一的萎缩，也可为复合性萎缩。

（1）表皮萎缩：局部表皮菲薄，呈半透明羊皮纸样，表面可有细皱纹，正常皮纹多消失。

（2）真皮萎缩：为真皮结缔组织减少所致，常伴有皮肤附属器的萎缩。表现为局部皮肤凹陷、变薄，但皮纹正常。

（3）皮下组织萎缩：主要由皮下脂肪组织减少所致。表现为局部皮纹正常，但凹陷明显。

7. 苔藓样变　亦称苔藓化。表现为皮肤局限性浸润肥厚，皮沟加深，皮嵴突起，紧密多数量多角形的丘疹，群集或融合成片，表面粗糙，似皮革样。系由经常搔抓或摩擦使角质层及棘细胞层增厚，真皮产生慢性炎症等改变所致。常见于神经性皮炎及慢性湿疹。皮面可被划成许多三角形、多角形、斜方形微隆的丘疹，边缘部常有散在平面的圆形丘疹，这种变化称为苔藓样变，在神经性皮炎、慢性湿疹等有剧痒的慢性病里很明显。

8. 色素变化 在炎症或出血性皮病中，红细胞逸出毛细管或小血管外，其降解物之一含铁血黄素沉积在原病灶部，呈棕褐色，需经较长时间才能消退。由于外界刺激而引起的黑色素增多，在停止受刺激后较快消退。在若干皮病里在皮疹消退后可留微白斑，如在某些寻常型银屑病、扁平苔藓里可有这种情况，需经一段时间皮色才复原。

9. 皲裂 皮肤因慢性炎症引起表皮角层过度干燥，或真皮内有稠密的细胞浸润，弹性减退，遇有机械性或过度牵引等外力作用，即可引起深浅不等的皮肤线状裂伤。前者常在寒冷季节发在手足指和跟部，后者常见于口角及肛旁。深者称为皲裂，可达真皮或皮下组织，出血、疼痛，愈后可形成瘢痕，多发于手足及关节附近，或并发于角化性和慢性浸润性皮肤损害的表面。见于皲裂性湿疹、手足皲裂等轻者称为裂痕（裂隙），仅损表皮浅层如冬季发生的皮肤皲裂。

10. 抓痕及剥脱 在瘙痒性皮损处，常可见条状抓痕，浅的为白色，稍深为红色。如抓破了表皮，则呈线条形出血，干后结紫色血痂。如皮损为散在的细小丘疹或疱疹，则抓掉疹顶后结点状血痂。在外伤或人工皮炎中常呈深浅和形状不一的剥脱性伤痕。

虽然我们可将皮肤损伤分为如上原发疹和继发疹，但要注意，两者不是各自孤立，而是有密切的内在关联。病程中可存在由一型皮损转变为另一型皮损的过程和现象，也可有不同性质的皮损同时存在的情况。

（四）黏膜损害

皮肤病伴有黏膜损害者甚多。可分为三类：①皮肤病伴有黏膜损害者，如扁平苔藓、天疱疮；②全身性皮肤病伴有黏膜损害者，如白塞（Behcet）病。③单发黏膜损害者，如黏膜白斑、滤泡性口腔炎等。

黏膜损害一般表现为炎症反应：斑块、糜烂、溃疡、色素沉着等，或为腺体疾患如口腔黏液腺炎、再发性坏死性黏膜腺周围炎等。斑块多呈乳白色或灰白色，稍隆起。有的斑块是由多数丘疹聚集而成。可表现为线状、环状或片状。有的斑块表面可呈网纹状，见于扁平苔藓的口腔黏膜损害。斑块表面亦可出现角化或皲裂，见于女阴白斑。色素沉着多呈斑点状，黑褐色或黑色，除见于黏膜外，亦可见于唇红部，如普杰（Peutz-Jegher）综合征（色素沉着、肠道息肉综合征）。亦可表现为白斑，如女阴白斑、黏膜白念珠菌病。

黏膜损害自觉症不一，有的缺乏自觉症状，有的感瘙痒，若有糜烂或溃疡，则感疼痛。

（五）毛发损害

毛发损害临床常见，可单独发生，亦可为某些皮肤病或全身病的一种表现。常见者有折断、稀疏、脱落、多毛、少毛或毛发结构异常，如毛发出现结节、纵裂、扭转等，或出现色素异常如白发、灰发、棕色发、红发等。引起毛发改变的原因甚多，种族或遗传因素、某些内分泌功能障碍（如阉人不长胡须）、自身免疫病（如系统性红斑狼疮可出现狼疮发、脱发）、外伤、真菌或细菌感染、医源性（如应用细胞毒药物）、物理因子（如过量电离子照射、X线照射）、营养不良、精神及心理创伤等均可引起脱发或毛发的各种改变。

指（趾）甲及毛发改变对于某些皮肤病的病因诊断具有一定意义，有时可为某些系统性疾病提供诊断线索。

（六）指甲损害

指甲损害可单独出现，亦可为某种皮肤病或全身性疾病的一种表现。可为先天性、遗传性，亦可为后天性外界因素所致。前者如先天性外胚叶缺损，先天性无甲症；后者如职业性长期磨损、酸碱等化学物质刺激、外伤、真菌或细菌感染、缺氧等。全身性疾病如心血管病、系统性红斑狼疮、营养不良等亦可出现指甲损害。

指甲损害表现多种多样，有的是生长发育缺陷或异常，如兀甲、甲分离、甲肥厚或甲萎缩；有的外形改变如匙状甲（反甲）、扁平甲；有的为颜色改变如白甲、甲白斑、黑甲；有的表面可出现纵嵴、点状凹陷，或出现软化、萎缩。真菌感染可使甲板增厚，粗糙或被破坏呈空龛状。亦可并发肿瘤如甲下黑素瘤、甲下角化棘皮瘤、血管球瘤等。甲损害除甲板被破坏外，甲皱及甲床亦可被累，如甲床炎、甲沟炎等。

甲损害常可为全身性疾病的反映，不可忽视。

二、皮肤损害的特征及检查

皮肤病种类虽多，但其临床表现不外由各种原发疹和（或）继发疹所组成。其临床表现可以是单一型皮疹，亦可以是多型皮损所构成。对于多型性皮损，要能辨清主要和次要、原发和继发，还要仔细观察各型皮损的特征，如大小、形状、色泽等。

检查皮损主要采用视诊和触诊，同时利用问诊以了解其发展演变等情况。

（一）视诊

主要观察其形态、大小、数目、色泽、表面及顶端、周围边缘、境界、基底、部位、分布和排列等。

1. 形态　应观察是平坦或高起，扁平或凹陷，是圆形、椭圆形、肾形、环形、线条形、多角形，抑或融合、发展成不正形、地图形或花瓣形，亦有蜿蜒成迂曲形，或由一端向他端发展如蛇行性或匐行性。高起者可呈球形、半球形，或突起如鸡冠状、菜花状，亦有中央微隆起似凸面镜或扁豆状者。如用实物比拟，须注意平面者应用平面物体比拟，高起者应用高起物体比拟。

2. 大小　表示皮疹大小可取常见物比拟。如形容高起皮疹，小者可用粟粒、绿豆，较大者可用豌豆、黄豆，再大者可用樱桃、核桃、鸽蛋、鸡蛋比拟，更大者可用拳头比拟。平面皮疹小者可用点滴、指甲盖、榆钱，较大者可用各种硬币，更大者可用掌心、手掌等大小比拟。亦可以 cm（或 mm）作单位，测其直径，计算其面积大小。不少皮损初发甚小，在病程中逐渐增大，亦有发展至一定大小，即不再增大，或大小始终如一者。

3. 数目　皮疹数目较少者，可直接计数，数目多难以计数者，可写少数、较少、多数或较多等。

4. 色泽　各种皮肤病的皮疹，其色泽可有差别，疾病的早期或晚期皮疹的色泽亦可有变异。对于皮疹不仅应区别为何种颜色，而且应辨别其色调、色泽。例如，红色皮损可因炎症时间的久暂，充血、瘀血的不同，浸润之有无而有淡红、鲜红、深红、肉红、褐红、暗红、黄红、青红、紫红的不同。白色可因色素的减退、消失，以及对光线反射的不同而有减色、纯白、灰白、乳白、苍白、银白等色调。灰色可有浅灰、污灰、黑灰；黄色可有橘黄、蜡黄、污黄等；褐色可有淡褐、深褐、黑褐等。

有些皮肤病的皮疹常具有特殊颜色或色调，可作为诊断依据。如白癜风的皮疹为瓷白色；黄瘤病的皮疹为黄色或橘黄色；扁平苔藓皮疹为紫红色；寻常性狼疮皮疹为褐红色；梅毒的皮疹为铜红色或咸肉色；猩红热的皮疹为猩红色；盘状红斑狼疮皮疹为淡红色等。同一皮肤病在病程中其皮疹色泽亦可有变化，如过敏性紫癜皮疹初发为鲜红色，逐渐变为紫红、褐红、褐黄，最后消退。

皮损色泽可借玻片压诊而决定其为充血、毛细血管扩张或炎性浸润或色素沉着。

尽管皮肤病皮疹的颜色对皮肤病进一步明确诊断有着重要的作用，但在视诊中，某些皮肤病可因不同人种肤色的不同，而失去皮损的典型色泽，如黄种人或肤色较深的人所患的玫瑰糠疹，就不一定为典型的玫瑰色，扁平苔藓也同样在黄种人或肤色较深的人不呈现典型的紫红色。此外，在自然光源与在人工光源（如灯光）下，色泽亦可有改变，而失去典型的色泽。

5. 表面及顶端 皮疹表面可为光滑、粗糙，可呈珍珠样、绒毛样、蜡样光泽，顶端可为扁平、隆起、刺状、乳头状、菜花状、疣状、半球状、圆锥状、高低不平、凹陷或中央有脐窝。

皮疹亦可随不同病种或病程中不同病期而有不同表现。有时表面湿润，有时干燥；表面亦可有鳞屑、鳞痂、痂皮、伪膜，或有渗出物、分泌物、血液、脓液等。顶端可为小疱或棘状角化。亦可为糜烂或破溃形成溃疡（如恶性黑素瘤顶端破溃后可呈火山口状溃疡）。

6. 周围、边缘和境界 不同皮肤病的皮疹由于炎症、浸润及组织破坏情况的不同，其周围、边缘和境界亦各有差异。周围可为正常肤色，如传染性软疣；亦可有明显红晕，如水痘、脓疱疮。银屑病在消退期周围可出现减色晕，局限性硬皮病周围可出现紫晕。边缘有的整齐（如鲜红斑痣），有的则呈锯齿形（如玫瑰糠疹），或有蚕蚀、穿凿（如结核性溃疡）、隆起（如一期梅毒硬下疳）。境界有的明显（如扁平疣），有的模糊不清（如急性湿疹及一些炎症性皮肤病）。

7. 基底 有的基底无炎症，如扁平疣、雀斑；有的炎症明显，如疖、脓疱疮；有的基底较宽无蒂如扁平湿疣；有的基底较窄有蒂如皮赘、神经纤维瘤；有的基底浸润明显，如三期梅毒树胶样肿。溃疡底面有的清洁，如硬下疳；有的则肉芽松弛错乱，如基底细胞癌。

8. 部位与分布 皮损的部位与分布常是诊断皮肤病的重要依据之一，也是在检查时应先注意的问题。例如，皮损是在暴露部位还是在遮盖部位；是在伸侧、屈侧或间擦部位，还是在多汗、多皮脂或与黏膜交界部位；是全身性、泛发性、播散性还是局限性；是对称性、双侧性还是单侧性；是否沿神经、血管分布还是按皮节分布等。

全身性分布系指全身皮肤、毛发及指（趾）甲均受累。多数面积较小的皮损散在分布于身体广大部分者为播散性（disseminate）如痒疹；皮损面积广大，占身体广大部位者为弥漫性或泛发性（diffuse）如地图状银屑病；皮损弥漫全身，体无完肤者为全身性（universal）如红皮症。

某些皮肤病往往好发于一定部位，如银屑病好发于四肢伸侧，特别是肘膝关节部位；大疱性表皮松解症好发于皮肤经常受摩擦或反复受外伤的部位；化脓性汗腺炎好发于大汗腺的分布部位，如腋下及肛门生殖器部位；神经性皮炎好发于颈侧及尾骶部；青年痤疮好发于面部及胸背部等。有的仅局限于某一部位，如擦烂红斑仅见于皱褶部，尿布皮炎仅见于外阴及其附近，光感性皮炎及接触性皮炎限于暴露部位，毛周角化只见于毛孔部；念珠菌病主要局限于皮肤黏膜温湿处，如腋下、乳房下、腹股沟、臀沟、阴道及口腔；扁平疣主要局限于面部和手背；酒渣鼻多局限于鼻、额、颏及两颊部；有的皮疹对称发生，如黄褐斑及盘状红斑狼疮多对称发于两侧面颊，呈蝶翼状；有泛发全身，体无完肤者，如红皮症；有散在全身，发无定处者，如湿疹。双侧性及对称性分布的皮损常由内因引起，提示病理因子通过血行播散，如药物过敏及变应性脉管炎。局限性分布者及分布于露出部位者多与接触外部因素或日光照射有关。亦有只限于单侧，如带状疱疹一侧发生，一般不超过正中线；有的沿皮神经、血管或淋巴管排列，如带状疱疹、结节性脉管炎、孢子丝菌病等。了解各种皮肤病的好发部位及皮疹分布，常有助于诊断。

9. 排列　很多皮肤病疹损的排列也有一定的规律性，视诊时要注意是散在还是融合；是孤立还是簇集。是否排列成线状、带状、环状、弧状、多环状或不规则状。如条纹状苔藓呈线条状排列，汗管角化症、扁平苔藓呈序列状排列，单纯疱疹呈簇集排列等。多数丘疹簇集排列者称为苔藓（liehen），多数小疱簇集排列者称为疱疹（herpes）。

（二）触诊

皮疹本身或其基底硬度可借触诊得知。硬度亦有坚硬、坚韧、柔软等不同程度。硬如软骨者如梅毒硬下疳、持久性隆起红斑、结节性痒疹等；坚韧者如三期梅毒树胶样肿；柔软如海绵如海绵状血管瘤，柔软而有空虚感者如神经纤维瘤。皮肤有无浸润、硬结及其深浅、活动度，皮肤的弹性、温度，有无麻木感，以及皮损附近淋巴结有无肿大触痛等，均赖触诊得知。

（三）问诊

可结合视诊询问皮疹的初发及演变情况，是骤然发生抑或陆续分批出现。有的皮肤病其皮损在整个病程中始终如一，极少变化，亦有在病程中不断发展演变，或逐渐增多，扩大；或中心消退，周围扩延。有的始终孤立散在，有的则毗邻相互融合。积极地获取病人发病的病史，对于客观认识病情并做出科学的诊断和鉴别诊断是极具意义的，甚至是不可取代的。

第十五章　皮肤创伤再生与修复

第一节　概　　述

创伤是指各种外界因素作用于人体后所引起的局部组织损伤破坏。物理性、化学性、生物性因素在一定条件下均可引起创伤，但最多见的是物理因素中的机械性因素，如火器伤、爆炸伤、切割伤、挫伤、烧伤、冻伤、化学伤及外科手术切口等。创伤时，各种组织都有可能受到损伤，如皮肤、软组织的损伤，神经、血管的断裂，肌肉、肌腱的损伤，以及骨折等，其中又以皮肤和软组织的损伤最为多见。

组织和细胞丧失后形成的组织缺损，由损伤周围的同种细胞来加以修复的过程称为再生（regeneration）。机体对细胞和组织的损伤有着巨大的修补恢复能力，这不仅是结构的恢复，而且还能不同程度地恢复其功能，此种恢复过程称为修复（repair）。损伤后新增生的细胞可以是与受损组织相同的实质细胞，也可以是结缔组织细胞，这是由多种因素来决定的。如果皮肤损伤小，细胞再生修复良好，通常能较好地恢复原有组织的结构和功能，称为再生修复（regeneration repair）；而损伤较大，且组织再生能力有限，损伤主要被纤维结缔组织填充，称为瘢痕修复（cicatricle repair）。后者将影响原来组织的结构和功能。在皮肤创伤修复治愈的过程中，常有炎症反应。通过炎症反应可以清除损伤因子，处理坏死组织、细胞碎片，促进或延缓修复过程。

皮肤创伤再生与修复中的主要目的之一就是重建皮肤，以恢复其屏障功能。了解皮肤创伤修复的基础理论，不但有助于加深对瘢痕形成机制的理解，而且对指导我们防治皮肤瘢痕的临床实践也大有裨益。

第二节　皮肤损伤程度分类

皮肤损伤的程度取决于物理及化学损伤的量与质，临床上多依据皮肤损伤程度分类。

一、依据损伤深度分类

1. 非全层皮肤损伤　指伤口累及深度达部分真皮层。
2. 全层皮肤损伤　指伤口深达皮肤全层以下。
3. 全层皮肤及深层组织损伤　指除损伤皮肤全层外还累及深部各层组织。

二、根据损伤性质分类

1. 单纯皮肤损伤　指损伤仅累及皮肤全层及皮下组织浅层部分。
2. 复合皮肤损伤　指损伤累及皮肤以外的组织，如皮下组织、血管、神经、肌腱、骨、软骨等，严重者可伴发有重要脏器损伤及大出血等。

第三节　皮肤伤口愈合的基本过程与再生修复

一、伤口内出血、炎性渗出

创伤发生时，由于皮肤及皮下组织等断裂、撕脱而出现伤口，伤口处的组织细胞逐渐发生变形坏死。伤口内的血管由于断裂而出血，小血管的破裂出血可自行停止，而较大血管的断裂出血则常需人工止血。在数小时到一二天内伤口局部出现炎症反应，表现为小血管扩张充血，有浆液、白细胞等经血管壁渗出，使局部发生肿胀。此种炎症反应有利于清除伤口内的细菌及坏死组织等。进一步使伤口内的血液和渗出物凝固，凝固物表面水分蒸发、干燥而形成痂皮。这一过程起到了初步连接伤口和保护创口的作用。

二、伤　口　收　缩

在伤后的 2～3 天，伤口的边缘开始向中心移动、收缩，以消除创面，恢复机体组织的连续性，这个过程就是伤口收缩。伤口收缩是创伤愈合过程中正常的、必要的一个步骤，它常发生在整个创面尚未完全上皮化时。整个过程持续 1～2 周。这种收缩过程使创面缩小，有利于伤口愈合。

伤口收缩的机制尚不十分清楚。有人认为是周围皮肤细胞的推动，或伤口边缘收缩物质的括约作用及胶原的收缩等，这些看法大都基于肉眼与光镜的观察。但胶原是由胶原蛋白组成的，无活动能力。患有坏血病的动物，尽管胶原产生受阻碍，但仍有正常的收缩功能，这说明伤口肉芽组织的收缩并不依赖胶原的合成。目前认为，关于伤口收缩使伤口变小的机制，肌成纤维细胞起着关键作用。肌成纤维细胞是一种兼有成纤维细胞和平滑肌细胞两者结构特性的细胞。一般认为肌成纤维细胞来自于成纤维细胞，它存在于有收缩性的伤口中，并且含有由 β 和 γ 肌动蛋白构成的肌动蛋白微丝系统。此细胞于伤后 3 天左右在伤口出现，到伤后 10～21 天，其数量达到高峰。当伤口收缩完成后，肌成纤维细胞的数量与伤口收缩的程度直接相关。

三、肉芽组织增生及瘢痕形成

在伤后 2～3 天，伤口出现收缩即表示已有肉芽组织的增生。所谓肉芽组织由三种成分构成：①细胞，主要是成纤维细胞和巨噬细胞等；②疏松的细胞间质，主要成分为胶原，含较多的纤维连接蛋白、酸性黏多糖、透明质酸等；③丰富的新生毛细血管。其中成纤维细胞是由创口周围的原始结缔组织细胞分裂增生而来的，体积较大，细胞核也较大，呈椭圆形并有核仁。这种细胞在伤后的初期增生得很快，由伤口边缘及底部逐渐向中心部生长。与此同时，有大量毛细血管混杂在成纤维细胞之间自伤口周围向中心生长。毛细血管再生方式有两种：一是原有的毛细血管内皮细胞肥大、分裂增生，向管外突出形成幼芽，该幼芽逐渐伸延成实心条索，然后其中出现腔隙，有血液流通，形成了新生的毛细血管；二是在增生的组织细胞间裂隙，该裂隙与附近的毛细血管相通，血液经过此裂隙并逐渐有毛细血管内皮细胞衬于其内壁之上而形成新的毛细血管。

新生的成纤维细胞和毛细血管混杂在一起就是我们肉眼所看到的伤口内的肉芽。绝大多数新生的毛细血管都是垂直地向肉芽表面生长，在接近表面时它们互相吻合形成弓形突起，使肉芽表面呈细颗粒状。因而，健康良好的肉芽在肉眼观察下，表面呈鲜红均匀的细颗粒状，湿润而柔软，触之易出血。显微镜下观察：肉芽组织中除有成纤维细胞和毛细血管外，还可有多少不定的中性粒细胞、巨噬细胞及其他炎性细胞，但无神经纤维，故肉芽组织本身并无感觉，触之不痛。上述的肉芽组织有以下作用：①由于肉芽组织内常有多量炎性细胞，能吞噬、消灭细菌，故有抗感染、保护伤口作用；②由于肉芽组织增生能逐渐吸收、取代创口内的血凝块、坏死组织和异物，故有清除机化这些物质的作用；③肉芽组织的增生和成熟，有填补伤口或其他组织缺损使之愈合的作用。

肉芽组织的成熟过程：从伤后 5～6 天起，增生的成纤维细胞开始产生胶原纤维，胞体变长，胞核变小变长。到 2 周左右胶原纤维形成最旺盛，以后渐渐慢下来，至 3 周以后胶原纤维的增生就很少了，成纤维细胞分化为长梭形的纤维细胞。与此同时，肉芽组织中的大量毛细血管闭合、退化、消失，只留下部分毛细血管及细小的动脉和静脉营养该处。至此肉芽组织逐渐成熟为纤维组织瘢痕。肉眼观察瘢痕为灰白色，硬韧。所形成的瘢痕组织的主要作用是能增加愈合伤口的坚固性。伤口局部的强度和抗压性取决于胶原纤维的量和排列状态，也和伤后时间长短有关。一般至伤后 3 个月，局部强度达到顶点。但此时也只有正常皮肤强度的 70%～80%。因此，如果瘢痕形成薄弱，加上瘢痕本身缺乏弹性，可因受外力作用而伸展、断裂。例如，腹壁手术刀口如果愈合的瘢痕薄弱，在增加腹压时，可逐渐向外膨出而形成腹壁疝；心室壁或动脉壁的较大瘢痕，由于承受不住较高的血压，亦可发生膨出，甚而破裂导致严重的大出血。皮肤创伤再生修复所形成瘢痕的亦存在一定的危害性，由于瘢痕缺乏原有组织功能，加之胶原纤维在成熟老化过程中发生玻璃样变性（透明变性），失去弹性，发生收缩，因而可引起器官功能障碍，如关节附近的瘢痕可能造成关节强直、肢体挛缩；腹腔脏器表面的瘢痕可引起肠管粘连、绞窄而造成肠梗阻。

经验表明，已经形成的瘢痕组织常可发生一定程度的软化现象，并且逐渐缩小。但这一过程非常缓慢，软化的原因可能与表皮基底细胞和成纤维细胞能产生胶原酶有关。

四、表皮再生与修复

作为皮肤的最外在层次，表皮对于皮肤的屏障功能起着决定性作用。皮肤表皮损伤的修复主要通过上皮细胞，即上皮细胞的迁移、增殖和覆盖创面而完成。当皮肤损伤较深时，在肉芽组织充填组织缺损后，经表皮覆盖创面方可完成愈合过程。因此，表皮的再生与修复是皮肤伤口愈合极为重要的一个环节。表皮的再生能力很强，在生理状态下，表皮即不断有衰老和脱落，同时也不断有基底细胞分裂、增生进行替补。虽然基底层不断进行分裂增殖，但令人惊奇的是，切片上通常很少见有丝分裂。研究查明，这是由于取材时间正处在细胞分裂少的时候。人的表皮细胞有丝分裂活动也像动物那样，有昼夜周期；有人发现，其最大活动在半夜到凌晨 4：00 之间，4：00 达到最高峰，约有 14% 的表皮细胞处在有丝分裂阶段。相反，夜间活动的动物，如大鼠和小鼠，其早晨的分裂数目要比夜间大两倍以上。由此可见，休息和睡眠是和包括细胞分裂在内的组织修复同时进行的。正常情况下这种再生过程比较缓慢，表皮更新一次需要 3～4 周。表皮细胞进行高度分裂时，角膜、口腔黏膜、食管、胃肠等处上皮细胞也同样显示昼夜周期性的分裂动态。因此有人把这种动态跟肾上腺素联系起来。机体活动时肾上腺素释放多，表皮等细胞分裂受到抑制，睡眠安静时释放少，分裂得以加速进行。用胶带揭皮机械性实验的方法除去角化细胞之后，可以诱发表皮基底层细胞的增生。完全剥除角质层必然伴有某些生活细胞的损伤，伴以充血及真皮的轻度炎症，所有这些结合起来固然可以诱发表皮的有丝分裂活动，然而仅仅损失几层角质细胞而不损伤生活细胞，也能诱发分裂活动。这就说明，尽管其他因素可以促使分裂，而角质细胞的丧失则是引起有丝分裂的直接刺激。当诱发细胞分裂时，几乎一半的分裂相发生在基底层而另一半在此层的上方，只有少数见于棘层的浅部细胞。剥除角化细胞的 72h 内，基底层细胞变得肥大，以后虽然细胞分裂保持稳定，但基底细胞越来越少。在棘层深部看到的分裂相，实际上是被基底层中肥大的细胞挤出上移的。有丝分裂活动，虽非全部，但大部分还是发生在基底层的。因此基底层是真正的表皮生发层。当将人的表皮作体外培养时，只有基底层存活和生长。

　　近些年来曾有不少报道垂直表皮柱的结构。它们存在于实验动物和人体的某些皮区，特别规律地和明确地发生在很薄的表皮处。例如，人的阴囊，小鼠、大鼠、豚鼠或仓鼠等的耳廓处。这些细胞柱的结构非常稳定，故其形成的机制极受注意。正常状态下在一个表皮细胞柱里细胞的数目几近恒定，例如，小鼠耳廓的一个表皮细胞柱中约有 25 个细胞，它们被认为是从一个细胞发育来的，故称一个细胞柱，为一个表皮增殖单位（epidermal proliferative unit，EPU）。每柱之下有一个基底细胞在对待刺激起反应方面不同于 EPU 的其他基底细胞，据说有调控 EPU 的作用，因而有干细胞之名。在一个干细胞的周围有 9～10 个角质形成细胞，由此递补皮肤丧失的表面细胞。干细胞有放射状的树状突起，干细胞经此突起把信息传递给该 EPU 的角质形成细胞。不过也有用一般角化程序解释其基底细胞行动的。表皮的生长厚度对角质层细胞规律性的柱状排列有影响，表皮在 38μm 以下时细胞排列整齐，如果厚度超过 45μm，排列就乱了。用胸腺嘧啶核苷标记的基底细胞，在 1mm 宽的表皮内有 14～28 个时，表皮细胞柱保持存在，如果多于 30 个，就不再有有秩序的排列了。非常薄的小鼠耳廓表皮中，细胞寿命约 20 天，同时，在其基底细胞中仅有 0.4% 可见分裂。由此可见，表皮细胞增殖的速度快慢是和表皮细胞柱的形成相协同的。细胞增生慢及相邻细胞柱之间细胞成熟分化程度的不同，直接主导表皮细胞的柱状排列。推广来说，表皮不同厚度之保持正常，是依赖其细胞增殖、分化和衰老的精确配合。

　　影响表皮细胞分裂活动的因素很多。皮肤厚度稳定，其细胞增生和死亡之间的平衡必受到某些机制的调控，而调控机制之一就是表皮细胞产生的抑素。去除这种抑素，细胞分裂可加速进行；如增加抑素，则分裂受到抑制。于是得出结论说，抑素是决定表皮细胞分裂昼夜周期的主要原因。它的效应因肾上腺素而得到加强，肾上腺素和它结合成为一种不稳定的抑素肾上腺素复合物。至少在表皮中抑素不能单独发挥效应，必需和肾上腺素结合才起作用。如果肾上腺素浓度低，则复合物分解，细胞分裂上升，倘若肾上腺素放出得多，则复合物又形成，细胞分裂减少。抑素是有组织专一性的，不受物种的限制。调控表皮细胞分裂的因素除抑素外尚有上皮生长因子和激素等。肾上腺素和皮质激素二者不论在动物体内或体外实验中都是有力地对抗分裂活动的，它们个别地或合并干涉糖代谢。可的松之所以成为有力的抗分裂剂，可能由于它抑制了己糖激酶。甲状腺素能降低而睾酮能提高表皮细胞分裂的比率。一个营养好的动物或人体，表皮连续不断地获得适应量的糖和氧供应，而其能满足细胞分裂时的需要受制于血中激素含量的变化和表皮细胞内某些因子和酶系统的效应程度。从外因来说，表皮经常处在受外界许多因素如机械性摩擦、温度、光线等刺激，这些外因也必然影响着表皮的更新。除细胞外的因素外，还有细胞内的生化机制作为细胞本身调控其增殖和分化的基础。近年来关于表皮这一调控的认识已发展到分子水平。众所周知，细胞内存在有 cAMP 和 cGMP，它们的功能是处在对立统一的矛盾关系中的。细胞内 cAMP 的含量上升时抑制表皮细胞分裂增生和促进其分化，而 cGMP 含量增多时则促进细胞增殖；相反，细胞内 cAMP 水平下降时细胞分裂发生，而当培养的表皮细胞分裂生长达到停顿阶段时 cGMP 的水平下降。若就同一个细胞来说，如用胰岛素在一定条件下引起细胞分裂，其中 cGMP 水平上升，而同时 cAMP 水平下降。这两个环化核苷酸之间互相牵制，不过有时难以肯定哪个核苷酸的含量变化发生在先。cAMP 在表皮中所起的作用除抑制 G1 和 G2 期外还能控制糖原的代谢。

表皮受到损伤时，若残留部分基底细胞，通过其增生和分化，可完全恢复表皮的原有结构与功能；如果局部表皮完全缺损，则由创缘的基底细胞分裂增生，向缺损部迁移，先形成单层上皮覆盖缺损表面，随后增生分化为复层鳞状上皮。若创面过大，再生的表皮则很难完全覆盖创面，常需植皮。

五、真皮与皮下组织再生与修复

真皮与皮下纤维结缔组织（fibrous connective tissue）的再生，是在各种因素刺激下，由静止的纤维细胞（fibrocyte）和未分化的原始间叶细胞转化为成纤维细胞（fibroblast），而后分裂增生产生纤维细胞。增生的纤维细胞进一步产生胶原纤维、网状纤维和弹力纤维。

皮下组织中毛细血管以出芽的方式再生。首先是残存的毛细血管内皮细胞肿涨、分裂增生，形成实性内皮细胞条索（芽）向损伤处延伸，在毛细血管内血流的冲击下，条索逐渐出现管腔。同时，增生的内皮细胞逐渐成熟，分泌IV型胶原和粘连蛋白等形成基膜，完全恢复毛细血管结构和功能。其中有些毛细血管因功能需要，可以逐渐改建为小动脉或小静脉，即在该毛细血管外的成纤维细胞分泌III型胶原和基质，其本身转变为周细胞（perithelial cells），局部多潜能原始间叶细胞（mesnchymal cells）增生分化成平滑肌细胞（smooth muscle cells）形成血管平滑肌层。

虽然神经细胞不能再生，但外周神经纤维损伤时，与其相连的神经细胞仍然存活，可以进行再生修复。过程是当神经纤维损伤时，其相应的神经细胞出现尼氏体溶解、游离核糖体增多、蛋白质合成增强，同时近端残存的轴突向远处多方向增生延伸，直至末梢。如果是神经纤维断裂，也可以通过这种方式修复。但断裂神经两断端的距离不能超过 2.5cm，否则不能再生修复，而仅在残端形成创伤性神经纤维瘤。

脂肪组织（adipose tissue）损伤较小时，周围的脂肪细胞和原始间叶细胞增生、分化，在细胞质内出现细小脂滴，最后合并成一大脂滴，把核压向一侧，形成脂肪细胞，恢复原来的结构和功能。如果损伤过大，常不能再生，而由纤维结缔组织修复。

六、表-真皮再生的关系

伤口愈合时除由纤维结缔组织等填补组织缺损外，很重要的是必须有上皮覆盖，没有被上皮完全覆盖的创面总是没有完成愈合过程的。在表皮再生的同时，真皮和皮下组织中成纤维细胞分裂活跃，毛细血管生长，生成富有血管的新生结缔组织，即肉芽组织。由于肉芽组织的生长，渐将其上方的表皮向外推移，使伤面新生表皮与周围的表皮平齐，完成创伤愈合。如皮肤损伤面积较大较深时，表皮修复较慢，常需采取植皮的方法，以帮助创伤修复。愈合之后，至少在一个长时间内伤区的表皮是比较薄的，而且表皮下面平坦，缺少真皮乳头。

　　表皮的营养物质直接来源于真皮，故真皮也影响着表皮生理性再生过程。另外，真皮对其上方所载表皮的类型也起着决定性的作用，应用"再结合法"实验证明，不论是来自脚底、耳朵或躯干的表皮，当它与真皮再结合后移植到组织能相容的受体上时，都将依照真皮的来源而决定其性质。因此，可以说表-真皮的再生是密切相连的。

七、皮肤附属器再生与修复

　　皮肤附属器皮脂腺、汗腺的损伤仅限于上皮细胞（epithelial cells），在基膜（basement membrane）尚完好的情况下，可由存留的腺上皮细胞分裂增生，沿基膜排列，完全恢复原有的结构和功能。如果基膜等结构已破坏，则难以实现生理性再生。

　　毛囊的再生首先由毛母质的未分化细胞包绕毛囊乳头形成原始毛囊，然后由毛囊母质细胞分裂增生产生新的毛囊和毛发。如果毛囊下段的全部结构被破坏，则毛囊不能再生修复。同时，立毛肌也不能再生，而是纤维瘢痕修复。

八、组　织　重　塑

　　肉芽组织表面被覆了再上皮化表皮后，并不意味着创面愈合过程的终结，它还要经历组织重塑（又称组织改构）阶段，以肉芽组织逐渐成熟为特征，表现为肉芽组织向瘢痕组织的转化。在此阶段，由表皮角质形成细胞（keratinocyte，KC）、成纤维细胞和巨噬细胞等分泌的多种基质降解酶可降解多余的细胞外基质成分，如间质胶原酶（基质金属蛋白酶-1）可分解Ⅰ型胶原、Ⅱ型胶原、Ⅲ型胶原、Ⅹ型胶原等，明胶酶（基质金属蛋白酶-2）能降解Ⅴ型胶原、Ⅺ型胶原等。因此，局部的胶原组织不断更新，组织中Ⅰ型胶原含量显著增加，胶原纤维交联增加，而透明质酸和水分减少，蛋白聚糖分布渐趋合理。随着细胞凋亡增加，肉芽组织中包括肌成纤维细胞在内的细胞数目逐渐减少，丰富的毛细血管网也渐消退。组织重塑可持续至伤后数周，甚至数月，通过重塑可改善再生组织的结构和强度，以尽可能恢复组织的原有结构和功能。

第四节　伤口内其他软组织的再生修复

　　1. 肌腱的损伤修复　　肌腱断裂后，初期也是纤维性瘢痕修复，以后随着功能练习，不断地改建，增生的胶原纤维按原来肌腱的纤维方向排列，恢复了原来的结构和功能，即完全再生。

　　2. 肌肉组织的再生修复　　肌肉组织的再生能力很弱，损伤后一般不能恢复原来的结构和功能，而由瘢痕组织代替修复。其中横纹肌和平滑肌再生能力稍强一些，如果损伤很小在一定条件下还可以完全再生；心肌再生能力极弱，损伤后，都是以瘢痕组织修复。

　　3. 神经组织的再生修复　　一般认为神经细胞属于永久性细胞，无再生能力，脑和脊髓内的神经细胞破坏后不能再生，而由增生的胶质细胞及其纤维填补，形成胶质瘢痕。周围神经纤维有再生能力，但较弱。当周围神经纤维断裂后，如果与断端相连的神经细胞胞体仍然存活，是可以完全再生的。其过程如下：断处远端神经纤维的髓鞘和轴索变性、崩解，被吞噬细胞吞噬、运走；近侧端一部分神经纤维也发生同样的变化。以后两断端最外层的神经膜细胞增生，形成带状的合胞体将断端连接起来，并在其中产生髓磷脂形成髓鞘。同时近侧端残留的轴索增生，并沿着已经连接起来的神经鞘逐渐向远端生长，最后达到神经末梢而恢复其传导功能。这一过程很缓慢，常需数月以上，向其他方向增生的轴索可逐渐被吸收。

神经纤维再生通常需有以下条件：①残留有较完整的神经膜；②两断端相距在 2.5cm以内，而且中间不能隔有其他物质（如异物、血块、坏死组织等）；③避免感染等。如处理不当则可形成创伤性神经瘤。

第五节　影响再生修复的因素

一、影响皮肤创伤修复的基本因素

1. 年龄　人体各种组织细胞的再生修复能力与年龄大小有关，年龄小的再生修复能力强而快，老年人再生修复力弱而慢。这可能与组织细胞的老化、代谢降低、血液供应少等有关。因此，对于同样的手术刀口或缝合伤口，拆线时间老年人要比青少年延长 1～2 天。

2. 遗传因素　有些遗传性疾病可直接影响支撑组织的机械特性，如皮肤、骨骼、肌腱、血管、角膜和牙龈等，其中一些可能与大分子的失能有关。尽管在此类病人中，常常导致皮肤创伤的延迟愈合，然而愈合反应总能发生，而且能形成瘢痕，只是愈合过程可能会延长，愈合质量降低。一般来说，人或动物不存在不愈合的遗传病。如先天性凝血因子Ⅶ缺乏症，愈合现象仍能发生，只是愈合速度减慢，所形成的瘢痕很脆。再如有些获得性疾病如坏血病，创伤后愈合现象也能发生，只是愈合延迟，质量不高。

二、影响皮肤创伤修复的局部因素

1. 损伤组织的再生能力　各种组织再生能力的强弱，对该种组织损伤后的修复速度和能否完全再生均有重要影响。我们除了要探索改变组织再生能力的条件外，更要熟悉并尽量保存伤口中再生能力强的组织，以利于再生修复。因为皮肤再生能力较强，在大面积的创伤或烧伤时，常需人工植皮就是这个道理，并且可以防止过大的瘢痕形成。

2. 局部血液循环状况　良好的血液供应是皮肤创伤愈合最基本的条件。它一方面可为组织修复提供足够的氧和营养物质；另一方面可去除伤口的一些代谢产物。相反，局部血液循环障碍时，组织的再生修复便要延缓。影响伤口血液供应的因素很多，其中解剖位置可能是最重要的因素，如面部伤口的血供丰富，则愈合良好。食管或输尿管因需长距离的壁内血供，故血供较差，除非能很好地制动或防止血供阻断，否则其伤口愈合会发生障碍。

临床实践中，我们应创造条件尽量使局部血液供应得到改善，以利于愈合。例如，①选择手术切口时，除要避开重要的大血管和神经外，还应注意该处血液循环是否良好。如果血液循环不好，将会延缓刀口的愈合。②缝合伤口或手术刀口时，缝线不能过密、过紧，压迫包扎时也不能过紧或时间过长。

3. 感染和异物 因为皮肤表面存在大量的细菌,当皮肤伤口组织细菌数超过一定量时就会诱发感染。一般情况下,伤口表面每克组织细菌数超过 105 个就有感染的危险。如局部防御能力减退时,较少的细菌即可引起感染。除出血、血肿、缺氧、坏死组织可损伤机体抗菌防御能力外,伤口无效腔存在、伤口缝线及其他异物也可损害机体对细菌的防御功能,成为感染的诱因。感染对组织再生修复影响极大,许多化脓菌产生一些毒素和酶类能引起组织坏死,能溶解基质和胶原纤维,既加重局部损伤又阻碍愈合。伤口感染时,产生过度炎症反应,导致局部组织进一步破坏,影响伤口愈合。中性粒细胞蛋白分解酶及氧自由基释放,可以导致细胞破坏、细胞分解,损伤新生组织,并可使胶原分解超过胶原沉积,延迟伤口愈合。同时,感染使局部组织缺血缺氧,可致胶原沉积不良。若感染渗出物很多时,则会增加局部伤口的张力,常导致正在愈合的或已经愈合的伤口裂开,甚至使感染扩散。因此,对感染的伤口不能缝合,应及早进行引流,控制感染,方能使伤口逐步愈合。

此外,皮肤创伤中的坏死组织和异物,如死骨片、线头、泥土、滑石粉等,也增加了感染机会,产生过度炎症反应,阻碍皮肤创伤的再生和修复。因此伤口有感染、异物等必然是二期愈合。对创面较大、已被污染的伤口,及早地进行清创术,清除坏死组织、异物、细菌等,在确保无感染情况下缝合伤口,则可使二期愈合时间缩短,有些可达到一期愈合。

4. 损伤程度 皮肤创伤的损伤程度包括损伤范围大小、组织损伤多少、创缘是否整齐和能否紧密对合等。如果损伤范围小则愈合快,瘢痕也小;如果创缘整齐损伤又轻,创缘能紧密对合,则修复得快而且完全。相反,则修复得慢而且瘢痕大。因此在处置创伤或进行手术时都应严格按照这些原则进行操作,以便减轻损伤程度。例如,手术时,切口大小应根据实际需要限定在较小的范围内,不应随意扩大切口。在切开皮肤时,最好用快刀一刀切开全长,免得造成创缘不整齐。手术中一切操作都需要敏捷、准确、轻柔,避免粗暴或扩大损伤范围。缝合时要仔细缝好各层,松紧适度不留无效,缝皮时,应认真对皮,松紧适度。在处理其他类型创伤伤口时,亦应遵守这些原则。对某些创缘不整洁伤口实行清创术,虽然人为地扩大了损伤范围,但却使创缘清洁整齐,如再进行缝合,伤口则易于早期愈合。

三、影响皮肤创伤修复的全身因素

1. 机体的营养状况

(1)蛋白质:自蛋白质被发现以来,特别是其测定和代谢评价技术发现以来,人们就已经认识到蛋白质代谢及营养障碍会影响伤口愈合。一些研究表明,动物蛋白质慢性缺乏可导致血管再生障碍,成纤维细胞增殖受抑,胶原合成、聚集及伤口的重新塑形障碍。因为,没有足够的蛋白质和氨基酸,蛋白质的合成和细胞的增殖就不能正常进行。严重的蛋白质缺乏,可使组织再生修复延缓或不完全,尤其是含硫氨基酸(如甲硫氨酸)缺乏时,伤口中的肉芽组织形成少,而且成纤维细胞不易形成胶原纤维,使胶原纤维减少,从而影响皮肤的创伤修复。

(2)糖类和脂肪:糖类和脂肪代谢紊乱对伤口愈合有直接和间接的双重作用。间接作用是当糖类和脂肪不足时,由于供能需要氧化过多的氨基酸,大量的氨基酸和蛋白质被消耗,导致伤口愈合障碍。直接作用只有当葡萄糖(包括糖原分解和糖异生),不能满足白细胞和成纤维细胞的能量需求时才会发生。某些重要的不饱和脂肪酸(必需脂肪酸)需从饮食中得到供给。哺乳动物机体不能生物合成亚油酸，生长期动物也不能从亚油酸生物合成足够的亚麻酸和花生四烯酸。而这些脂肪酸是细胞膜和亚细胞膜三酰甘油和磷脂的重要组成部分，也是具有重要细胞代谢调节作用和炎症反应调节作用的前列腺素的重要物质来源。因此，多数研究提示重度营养不良病人，多有创伤延迟愈合。

（3）维生素C缺乏：是使伤口肉芽组织不易形成胶原纤维的另一重要因素。因为维生素C与基质中的酸性黏多糖和胶原纤维的形成有密切关系。研究结果表明，维生素C缺乏可使剖腹伤口及皮肤伤口愈合明显受抑，结缔组织胶原形成明显减少，伤口抗张力强度显著降低，血管再生及毛细血管形成障碍，毛细血管脆性增加，创伤时易发生出血等，致使伤口张力减低，迟迟不易愈合，甚至使已愈合的伤口重新裂开。

2. 激素类药物应用病人　皮肤的抗张力强度与胶原含量密切相关，天然或合成性糖皮质激素均可改变正常皮肤和伤口愈合过程中胶原的代谢，从而降低伤口的抗张力强度，导致细胞外基质和伤口愈合发生质和量的改变。现已知道，糖皮质激素可抑制肉芽组织多种生化过程，包括使成纤维细胞数量减少，胶原合成和分泌减少。胶原合成减少主要是由于糖皮质激素抑制脯氨酸参与合成胶原之故。有研究报道，糖皮质激素对胶原合成的抑制具有一定的选择性，即抑制肉芽组织胶原合成较抑制其他蛋白质合成更明显。因此，在较大的创伤愈合过程中，应尽量避免使用这类激素。相反，如果瘢痕形成过多，或为防止机化粘连，促进瘢痕吸收，可根据具体情况使用糖皮质激素。

3. 糖尿病对创伤愈合的影响　糖尿病病人伤口愈合不良是现代医学的重大难题，也是危害大众健康的重要问题。其血管病理改变波及全身所有组织器官。糖尿病病人伴发伤口愈合不良，目前有两种解释：一种观点认为伤口愈合不良是小血管病变的继发效应，另一种观点认为伤口愈合不良是由高血糖、胰岛素缺乏或胰岛素抵抗引起的代谢紊乱所致。血流动力学测定显示，糖尿病病人大多数组织微血管呈进行性损害。早期表现为微血管灌流增加。随着糖尿病病程延长，表现为微血管灌流受限，且不会因糖尿病暂时控制而好转。随着病程的延长，病情进一步发展，最终会出现组织微循环自主调节功能丧失，表现为动脉血压下降时不能维持正常的组织灌流。在糖尿病晚期，特别是有外周神经病变或病情控制差的病人会出现很多的动静脉短路。这些改变，不仅可以增加毛细血管静脉端压力而诱发水肿形成，同时可因升高皮肤温度而增加组织代谢。另一方面，高血糖症可抑制白细胞的吞噬活性及杀菌活性，影响伤口愈合。因此若糖尿病病人伴发皮肤创伤，伤口愈合会大大延迟，甚至很久不愈合而形成皮肤溃疡。

4. 免疫功能低下　免疫系统在伤口愈合过程中起重要作用，如可参与伤口愈合炎症反应，帮助机体吞噬、消除坏死组织、异物及外来微生物，防止伤口感染；伤口内的单核巨噬细胞、淋巴细胞可分泌释放一系列细胞因子和生长刺激因子，促进组织细胞的分裂、增殖、血管再生，促进伤口愈合与组织修复。因此当机体免疫功能降低时，受伤组织炎症反应降低，细胞浸润减少，浸润的中性粒细胞、单核巨噬细胞吞噬杀菌功能降低，不能有效地消除组织异物及细菌等微生物，使伤口易发生感染；浸润的单核巨噬细胞分泌活性降低，分泌的生长刺激因子减少，组织细胞分裂增殖速度下降，从而影响皮肤创伤愈合。免疫功能低下患者，如人免疫缺陷病毒感染（HIV）的艾滋病病人，常有皮肤创伤的经久不愈。

综上所述，了解皮肤伤口愈合的影响因素将有助于在临床实践中创造有利条件并避免不利因素，从而促进皮肤创伤的再生和修复。

第六节 皮肤创伤愈合及异常愈合的类型

按创伤范围、有无感染和医疗处理是否恰当等不同条件，伤口愈合（wound healing）一般分为一期愈合、延迟性一期愈合二期愈合、痂下愈合、延迟愈合或创口不愈、过度瘢痕形成等。

一、一 期 愈 合

一期愈合又称直接愈合，是一种较理想的愈合方式，一般组织损伤轻，损失少，无感染，伤后数小时内创口得以清创处理后闭合。一期愈合的过程是组织损伤后，表面形成血凝块，将创缘粘合。约伤后数小时内，体内的各创伤修复机制均被启动。在最初 24h 内，伤缘发生炎症反应，表现为充血、肿胀、液体渗出、炎细胞游出（初为中性粒细胞，后为单核细胞和淋巴细胞），并逐渐清除坏死物质。第 3～4 天，由血衍化巨噬细胞吞噬、清除残留的纤维蛋白、红细胞和细胞碎片。约在第 3 天，可见毛细血管以每天约 2mm 的速度从伤口边缘长入，形成血液循环。在血管新生的同时，邻近的成纤维细胞增生并移行进入伤口。在伤后 1 周，胶原继续增加并经改造过程，使伤口张力逐渐增加。伤后 3 周，开始形成成熟的瘢痕组织。伤后 25 天，愈合基本完成。需着重指出的是，在一期愈合过程中，最初跨越伤口的往往是表皮。一期愈合的典型例子是外科切口的愈合。

二、延迟性一期愈合

延迟性伤口一期愈合，是因伤口污染较严重或者因火器伤、烧烫伤等损伤界限不清楚或早期清创后边缘不整齐时，须保持伤口开放，以防止伤口感染。皮肤与皮下组织伤口不予闭合，依赖宿主抵抗力清洁伤口后再关闭伤口。伤后 3～4 天，吞噬细胞聚集于伤口，血管开始再生，炎性细胞清除感染的细菌。延迟数日后，将伤口边缘拉拢关闭。胶原代谢不受影响，伤口张力强度与立即关闭的伤口相似。

三、二 期 愈 合

二期愈合又称间接愈合，多发生于创伤范围较大，坏死组织较多，并常伴有感染或早期处理不及时、不合理，创口不能一期或错失延迟一期愈合的机会所致，由于伤缘不能直接对合，而需经肉芽组织填补组织缺损方能愈合，故称二期愈合。其过程与前述的经肉芽组织始、瘢痕组织终的修复方式相同。在二期愈合过程中，全层缺损的开放伤口通过伤口收缩和上皮化可以使之封闭。

四、痂 下 愈 合

当伤口或创面覆盖着凝固而干燥的渗出物和坏死组织时，表面结成一层"痂"（痂一般由渗出物、血液、坏死组织等干结而成），在没有并发感染的情况下（干燥的痂一般不易发生感染），再生表皮在痂下从伤口边缘逐渐长入，附着在充填组织缺损的新生结缔组织上，或覆盖在存留的真皮组织上。当组织缺损覆盖一薄层新生表皮时，痂便脱落，完成愈合过程。痂通常较干燥，不利于细菌生长，对伤口有一定保护作用。但如痂下渗液较多或有细菌感染，结痂因可妨碍局部引流而有碍愈合。因此小面积的深Ⅱ度烧伤创面，经适当处理（干燥保痂，防止感染）后，有可能争取通过痂下愈合的方式修复。

五、延迟愈合或创口不愈

延迟愈合（delayed wound healing）是指因某些妨碍愈合的因素存在，使得伤口愈合过程延缓，比正常情况下皮肤创伤愈合所需的时间明显延长。创口不愈（non-healing wound）是指妨碍愈合的不利因素持续存在，使得伤口愈合过程完全停滞，主要表现为数月、数年，甚至数十年创口不愈合。此种情况多由局部营养不良、全身性疾病、特异性感染、局部有异物及坏死组织的存在、皮肤的放射性损伤、肿瘤等因素所致。

六、过度瘢痕形成

过度瘢痕（hypertrophic scars）深及皮肤网状层，是损伤愈合后遗留的高出于周边皮肤的发红、坚硬的病理结构。过度瘢痕是组织修复过度的一种反应，常出现于大面积和严重创伤与烧伤的组织修复之后，引起组织挛缩，并常使肢体丧失功能。组织学检查表明这种增生的组织主要是由一些细胞和胶原所组成，此外还可见到一些肥大细胞围绕在血管周围，以及一些激活状态的成纤维细胞。过度瘢痕的局部影响为瘙痒和易形成水疱或破溃。大面积过度瘢痕将降低皮肤的散热效应，影响体温调节功能。严重过度瘢痕不仅导致毁容，引起病人的心理障碍，而且瘢痕质地坚硬及挛缩，还会导致病人的关节功能障碍甚至残疾。现代的概念认为，过度瘢痕的出现与肥大细胞持续释放有关生长因子密切相关。肥大细胞使瘢痕产生过度，与肥大细胞分泌多种生长因子密切相关。

第七节　皮肤创伤常见的名词概念

一、生理性再生

生理性再生是指正常情况下表皮角质层细胞受到环境的影响而不断地脱落，然后由表皮基底层细胞不断地增殖补充。实际上整个皮肤都处于一个变动不稳定的状态，时刻都有新的组织再生而代替旧的组织。

二、补偿性再生

补偿性再生是指皮肤受损伤后的修复现象。皮肤的再生过程和修复时间，因受损的面积和深度等而不同。其再生过程首先是在伤口深处凝血、止血，并出现炎症反应，大量的中性粒细胞进入局部，清除细菌。随后出现许多巨噬细胞，清除坏死或损坏的组织，并释放多种生长因子促进成纤维细胞增殖和毛细血管生长，伤口周围的成纤维细胞迅速增殖，移向损伤处，生成新的结缔组织纤维。伤口周围的毛细血管显著增生，布满伤口表面，与新生的结缔组织一起构成肉芽组织。创伤后不久，伤口内残存的毛囊和汗腺的上皮细胞分裂、增生，伤口周围表皮基底层细胞不断分裂、增殖并向伤面迁移，逐渐覆盖伤口表面，形成一薄层上皮。此层上皮不断分裂而向表面推移，逐渐角化成复层扁平上皮，使伤口完全愈合。小面积的损伤，数天即能愈合，且不留瘢痕。如果伤口面积过大、过深而造成全层皮肤损伤、伤口内无汗腺和毛囊的残留上皮，表皮的再生愈合将受阻，此时应当进行皮肤移植术，以协助修复。

三、完　全　再　生

再生能力强的组织（如上皮、结缔组织、血管、骨等）损伤后，可由原来的组织再生修补，修复后的组织在结构和功能上与原来的完全相同，称为完全再生。如表皮的烫伤，常以这种方式修复。

四、不完全再生

再生能力很弱的组织或再生能力虽不太弱但损伤范围很大时，则往往不能通过原来的组织进行修复，而一律是由肉芽组织并最后形成瘢痕组织的方式来修复，称为不完全再生。这种再生方式仅能修复创伤缺损，并不能恢复该处的原有结构和功能，丧失的功能常由存留的原有组织细胞进行代偿。

五、不　良　肉　芽

由于治疗不当或其他因素的影响，使伤口中肉芽组织的增生和成熟发生异常，从而影响了伤口愈合，临床上称此种肉芽为不良肉芽。其中又分为两种：

1. 迟缓性肉芽　是由于局部血液循环不足或全身营养不良等因素引起的。表现为肉芽组织生长缓慢、苍白，长时间不能填平伤口，已形成的肉芽组织则可照常成熟为瘢痕。由于瘢痕中的血管很少，就更加影响对创面的血液和营养的供应，结果肉芽组织增生更加缓慢，使伤口经久不愈。

2. 水肿肉芽　是由于伤口内有较重的感染，异物刺激或血液循环不良等因素所致。表现为肉芽组织表面光滑，颗粒大小不等，脆弱苍白，不易出血，常常覆盖较厚的脓苔，有时肉芽高出皮肤表面。这种肉芽中成纤维细胞及毛细血管较少，只有少量厚壁的毛细血管及大量的炎性细胞浸润。

不良肉芽常需彻底地手术清除，使其重新生长出健康良好的肉芽，才能使伤口迅速愈合。

第八节　生长因子在皮肤创伤修复中的应用

创伤修复是一个复杂的动力学过程，这一过程在细胞水平已经得到了定性的描述，但在分子水平的认识还很少。近 10 余年来在创伤修复研究中的重要发现就是创伤部位细胞的多样性和合成活性由各种生长因子调节，即生长因子参与了创伤修复的调控过程。在形成血管组织中，创伤诱导血液凝集，血小板失去颗粒，释放血小板衍化生长因子（PDGF）、转化生长因子（TGF）、表皮生长因子（EGF）和胰岛素样生长因子（IGF）等，从而启动修复过程。生长因子不仅对炎症细胞，而且对成纤维细胞、表皮细胞、血管内皮细胞等组织修复细胞，均有趋化作用，使其向创伤部位移动，分裂增殖。巨噬细胞在这一过程中也分泌大量生长因子，如 TGF-α、TGF-β、PDGF、碱性成纤维细胞生长因子（basic fibroblast growth factor，bFGF）和肿瘤坏死因子（TNF）等。生长因子大量释放，迅速扩散，并被蛋白酶降解。新的生长因子又从趋化而来的细胞中合成。另外，细胞间基质也影响生长因子的作用，影响其溶解性和储存。因此，在创伤修复的一系列过程中，生长因子起着关键的作用。在过去的 10 年中，借助分子生物学技术的进步，重组 DNA 技术使人们获得大量符合药用标准的生长因子成为可能，为开发用于治疗创伤的基因工程新药开辟了前景。本节重点介绍创伤修复的分子基础——生长因子及其在皮肤创伤修复中的作用。

一、生长因子的概念及分类

生长因子的发现最早可以追溯到第二次世界大战期间，意大利人 Levi Montalcini 就对神经细胞的生长及其维持进行了研究。而直到 1954 年，Levi Montalcini 与 Cohen 合作，在用蛇毒的磷酸二酯酶灭活肉瘤中的核酸时，结果意外地发现了蛇毒中含有大量的促神经生长激素物质，以后又在小鼠颌下腺中发现了类似物质。1960 年，Cohen 首先从鼠颌下腺中纯化了这种促神经生长的物质，即神经生长因子（nerve growth factor，NGF）。同年，Levi Montalcini 将已纯化的 NGF 用于动物实验，观察到了 NGF 对交感神经的过度生长反应。到目前为止，已发现的各种生长因子类物质有几十种之多，并且陆续有新发现因子的报道。有些生长因子已经商品化，并在医学临床中得以应用。也是因为这项伟大的发现，Levi Montalcini 和 Cohen 共同获得了 1986 年度的诺贝尔生理学或医学奖。但是随着越来越多的生长因子的发现，也带来了生长因子命名的混乱。最初，生长因子往往根据被发现时的作用或来源而命名。但是由于一些新成员的发现和新性质的阐明，这样的命名也带来一些概念上的误解和混淆。例如，成纤维细胞生长因子的命名是由于最初发现它具有促进成纤维细胞生长的活性，但后来发现它又有明显的促进血管增生作用；表皮细胞生长因子是由于其促进表皮细胞生长的能力而命名，但它对非表皮细胞如成纤维细胞也有明显的促生长作用。因此，生长因子的性质和功能已经远远超出了它们当初被命名时的范围，这些命名现在看来也不能完全反映其多功能性质，只是当初发现时命名的沿用。目前，生长因子泛指那些有促进细胞生长、增殖、合成作用的蛋白质或多肽的专用名词。

由于生长因子种类繁多、来源复杂、结构各异，因此单靠一种分类方法尚不足以表达生长因子的本质与作用机制。目前的分类方法有以下几类：

（1）根据其生物学效应，生长因子可分为细胞生长促进因子和细胞生长抑制因子。有时同一种生长因子对不同的细胞或同一种组织细胞的不同生长阶段又有不同的作用。如 TGF-β 对细胞的增殖既有促进作用，也有抑制效应。

（2）根据其理化特性，可分为四类：①以表皮生长因子为代表的单链多肽；②以血小板衍化生长因子（PDGF）为代表的含糖链的多肽二聚体蛋白质；③以胰岛素（Ins）为代表的多肽二聚体蛋白；④以克隆刺激因子（CSF）和白介素（IL）为代表的糖蛋白。前三类和第四类中 M-CSF 及 IL-3 的受体均具有酪氨酸激酶活性。由此可见，这些因子与细胞的激活调控密切相关。

（3）根据其作用的细胞类型，可分为单价因子（一种因子只作用于一类细胞）和多价因子（一种因子可以作用于不同类型的细胞）。

（4）按其作用还可以分为增殖因子（IL-2、IL-3、GM-CSF）、B 细胞生长因子（B cell growth factor，BCGF）、分化因子（IL-2、IL-3、BCGF、IFN-γ）及效应因子（TNF、IL）等。

二、生长因子的生物学作用

1. 对细胞的趋向性 涉及创伤修复的五种主要生长因子（PDGF、EGF、TGF-β、FGF、IGF）家族中的每一个成员，其在体外对组织修复细胞都有明显的趋向活性。但这种生长因子的趋向性对于所吸引的细胞往往有一定的选择性。例如，PDGF 对成纤维细胞有趋向性，而不对单核细胞有趋向性；EGF 激活表皮细胞作趋向性移动。

2. 促细胞生长活性 在创伤愈合过程中，所有的生长因子都可以促进一种或多种细胞的生长，但每一种生长因子又表现出某种选择性。例如，EGF 对表皮细胞有强烈的促生长作用，bFGF 是成纤维细胞和血管内皮细胞的高效促生长剂。

3. 刺激细胞间质的合成 例如，EGF 刺激纤维结合蛋白的合成，TGF-β 刺激胶原蛋白、弹性蛋白的合成，胶原蛋白酶减少时抑制金属蛋白酶。

4. 血管生成的有力刺激剂 bFGF、EGF、TGF-α、TGF-β 刺激新生血管的形成。因此，有人称它们为促血管生成因子。

总之，生长因子的调节功能对正常创伤修复有决定性意义，包括炎症细胞趋向性移动、创伤修复细胞的分裂激活、新生血管形成和细胞间质的合成等。

三、生长因子与创伤修复

愈合过程可以简单地分为三个阶段：炎症期、增殖修复期、瘢痕形成期。生长因子的释放和参与，伴随着上述创伤修复的各个过程。

1. 炎症期 以血块凝聚、血小板失颗粒开始，持续几天。血小板 α 颗粒含有几种蛋白生长因子，如 PDGF、IGF-1、EGF、TGF-β，是炎症细胞有力的趋向剂。激活的巨噬细胞在伤口处开始合成并分泌其他生长因了，包括 TGF-β、TGF-α、bFGF、巨噬细胞衍化生长因子（macrophagederived growth factor，MDGF）和亲肝素 EGF（heparin binding epidermal growth factor，HB-EGF）。这些巨噬细胞分泌的生长因子刺激成纤维细胞、表皮细胞和血管内皮细胞向创伤部位移动。

2. 增殖和修复期 随着成纤维细胞和其他细胞迁移至损伤部位，分裂增殖，伤口纤维化增加，增殖和修复期开始，延续数周。这一期变化的特征是伤口的炎症细胞数量减少，成纤维细胞、内皮细胞和角化细胞继续合成生长因子。成纤维细胞分泌 IGF-1、bFGF、TGF-β、PDGF 和角化细胞生长因子（keratinocyte growth factor，KGF），内皮细胞合成 bFGF 和 PDGF，角化细胞合成 TGF-β 和 TGF-α 等。这些生长因子继续促进细胞增殖、细胞间基质蛋白合成、新的血管形成。

3. 瘢痕形成期 最初瘢痕形成后，细胞增殖和血管化停止，创伤修复进入再生期，持续数月，新的瘢痕基质的生成和降解达到平衡。

例如，EGF 应用于创面后可明显促进肉芽组织形成，增加肉芽组织细胞中 DNA、RNA、羟脯氨酸、脯氨酸、蛋白质及细胞外大分子物质的合成，促进伤口上皮化，缩短伤口愈合时间，增强伤口组织抗拉力强度。1989 年，Brown 等在 Ⅱ 度烧伤病人身上进行了随机双盲对照研究：一侧用含 EGF 10μg/ml 的磺胺嘧啶银软膏，另一侧单用磺胺嘧啶银软膏作对照。结果伍用 EGF 治疗组比单用磺胺嘧啶银组愈合早 1.5 天。组织学检查表明 EGF、伍用组上皮再生完全，肉芽组织生长良好，并有完整的颗粒层和角质层存在，而对照组缺乏连续上皮，细胞分化不完全。EGF 同时还广泛地刺激了已愈合表皮下真皮层的修复，而对照组真皮层的修复较差。目前，已有商品化的 EGF 广泛应用于临床，但价格较为昂贵，如何降低其费用，以便进一步扩大其临床应用，也值得深入探讨。

综上所述，在参与创伤修复的众多因素中，生长因子的作用是十分广泛的。这种作用集中在参与组织修复过程中对多种细胞的趋化、对组织修复细胞增殖的调控和促进细胞外基质的形成等方面。

第九节　皮肤创伤再生与修复新进展

神经、内分泌及激素变化对皮肤修复与再生的影响近来已受到人们的高度重视。从解剖层面上看，随着近年来对皮下组织及皮肤附件，特别是脂肪细胞、间质细胞认识的深入，已不仅仅将脂肪组织看成是能量储存器官，而且将其作为性激素的代谢器官及内分泌器官。脂肪组织能够产生大量的生物活性肽，包括脂肪因子（adipokines）和瘦素（leptin）等，在局部与脂肪细胞表面特异性受体结合以自分泌和旁分泌的形式发挥作用。从功能上讲，哺乳类动物种群间皮肤的功能或多或少有些不同。其中人类皮肤的功能主要有维持内环境的稳定（endogenous homeostasis），如调节体温和体液平衡；参与物质代谢，如维生素 D 合成；进行感觉传入；阻挡外来损伤，如感染、机械性损伤、紫外线照射；另外，也是构成机体免疫系统最初始、最基础的部分。除了最初发现的皮肤所具有的这些功能之外，越来越多的证据显示，皮肤是一个具有极大活性的"生物工厂"，能够合成或参与许多生物活性物质（如结构蛋白、糖蛋白、脂质和信号分子）的代谢。人们对皮肤功能的认识变得更加明确和完整，免疫-神经-内分泌系统交互作用（cross-talk）为皮肤组织修复与再生方面的研究开辟了诸多新领域，引发了许多新思路。

一、皮肤作为神经依赖性器官对组织修复与再生的影响

大量的临床和实验资料都提示我们，神经支配与皮肤生理功能和病理变化存在密切的联系。人类皮肤中包括血管及其相关细胞（巨噬细胞、粒细胞、内皮细胞和平滑肌细胞）、表皮（角质形成细胞、黑色素细胞、朗格汉斯细胞和麦克尔细胞）、真皮（成纤维细胞与肌成纤维细胞）、皮肤附属结构（外根鞘细胞和毛囊真皮乳头细胞）、神经系统（神经元）及皮下脂肪层（脂肪细胞）。其主要的生理功能有屏障、代谢、免疫等，都与神经的支配有一定的关系。因此，当皮肤遭受损伤，各种细胞与组织试图恢复其损伤或丢失的结构时，神经系统无疑在这一过程中具有重要的作用。

皮肤是人体最大的对神经极其敏感的器官。来自背根神经节的感觉神经通过真皮，在真、表皮交界处平行走行，穿透基膜，垂直到达表皮颗粒层，构成三维立体网络。皮肤中的细胞（角质形成细胞、微血管内皮细胞和成纤维细胞）可以表达各种类型的神经肽。皮肤诸多的生理功能（如代谢、免疫等）都与神经支配密不可分，如发汗、免疫反应、体温调节和 DNA 修复能力等。表皮神经的密度不同，不同部位的感觉阈也不同，随年龄增加，

表皮的神经密度下降。皮肤细胞能行使类似神经细胞的功能，如表达神经递质及其受体。在无数的神经介质和神经激素中，目前证明皮肤至少含有 20 种以上，最多的是神经肽类，其他为神经激素类（表 15-1）。

表 15-1　皮肤内各种细胞所产生的主要神经递质及其受体

细胞类型	神经递质和神经类激素	神经类受体
角质形成细胞	NGF，SP，CGRP，VIP，NKA，Ach，DA，AR，NE，β-EP，CA，SOM	NGFR，VIPR，NPYR，5-HTR，CGRPR，NK-1/2/3R，μ/ζ-opiete-R
Merkel 细胞	SP，CGRP，MEK，NGF，NKA，SOM，VIP，NPY	NGFR，NK-1R
朗罕细胞	NGF，SP，CGRP，SOM，VIP，MEK，NKA	NK-1/2R，SOMR，NPYR
肥大细胞	NGF，CA，SP，CGRP，NKA，SOM	NK-1R
成纤维细胞	NGF，SP，β-EP	NGFR，NK-1R，SOMR，NPYR，5-HTR
脂肪细胞		AR-β1/2，3
微血管内皮细胞	ACE，Ang，NO，ET，β-EP	NGFR，NK-1/2/3R，NPYR
汗腺细胞		NK-1R，μ/ζ-opiete-R
皮脂腺细胞		NPYR，μ/ζ-opiete-R

注：神经递质和神经类激素：P 物质（substance P，SP）；神经肽 Y（neuropeptide Y，NPY）；降钙素基因相关肽（calcitonin gene-related peptide，CGRP）；血管活性肠肽（vasoactive intestinal peptide，VIP）；神经激肽 A（neurokinin A，NKA）；生长抑素（somatostatin，SOM）；儿茶酚胺（cateeholamines，CA）；乙酰胆碱（acetylcholine，Ach）；肾上腺素（adrenaline，AR）；内皮素（endothelin，ET）；一氧化氮（nitric oxide，NO）；多巴胺（dopamine，DA）；血管紧张素转换酶（angiotensin converting enzyme，ACE）；甲硫氨酸脑啡肽（Met-enkephalin，MEK）；β-内啡肽（β-endorphin，β-EP）。神经类受体：神经生长因子受体（nerve growth factor receptor，NGFR）；神经激肽-1/2 受体（neurokinin-1/2 receptor，NK）；降钙素基因相关肽受体（CGRPR）；神经肽 Y 受体（neuropeptide Y receptor，NPYR）；生长抑素受体（somatostatin receptor，SOMR）；μ/ζ-阿片受体（μ/ζ-opiete-R）；5-羟色胺受体（5-hydroxytryptamine receptor，5-HTR）

创伤愈合过程中，伤口失神经支配后面积将进一步增加，收缩受到限制，造成愈合障碍；截瘫与糖尿病病人由于伴有神经营养障碍，常常导致伤口愈合困难、甚至迁延不愈；组织修复的早期往往会出现暂时性的神经过度支配等现象。种种迹象表明，神经因素对创面愈合中的炎症、新血管形成、肉芽增生和愈合后重塑阶段有调控作用。神经营养因子和神经肽（如 SP、CGRP、VIP、SOM 和阿片肽）作为神经调节子（neuromodulators）、神经介质（neurotransmitters）、神经激素（neurohormones）能有效地调节皮肤细胞的功能，包括募集炎症细胞和 T 细胞浸润，诱导巨噬细胞聚集、细胞增殖、细胞因子产生或抗原递呈等，决定细胞最终的生物学反应，影响愈合的结局与再生能力。

皮肤的神经系统影响着皮肤的多种靶细胞，并且对炎症反应起重要的调节作用。皮肤神经产生的 SP、VIP 和 POMC 不仅对免疫活性和炎性细胞起调控作用，而且对上皮细胞、内皮细胞也有调节功能。这些神经肽不仅能促进细胞增殖，而且参与细胞（生长）因子、细胞黏附分子及其受体表达的调节。角质细胞、成纤维细胞及炎症细胞也能释放出多种神经肽，并且表达它们的受体，表明除神经纤维外，其他细胞释放的神经肽也参与了皮肤炎症的调节，构成细胞增殖、伤口愈合的复杂网络系统。皮肤神经功能异常时，将对炎症免疫和创伤修复结局产生影响。

（一）神经肽对皮肤炎症-免疫的影响

表皮内角质细胞、朗格汉斯细胞、麦克尔细胞、黑素细胞和神经纤维之间的密切接触，相互间的功能作用引人注目。生理学上，皮肤触觉相关细胞通过离子通道将刺激传达到与之接触的神经末梢，其特征是颗粒内含有神经肽（NP）和突触素颗粒，通过产生神经生长因子（NGF）以维持神经轴索的功能。就朗格汉斯细胞来说，神经末梢不是与其树状突起接触，而是直接与细胞体接触，产生黑素细胞刺激激素（MSH）、促肾上腺皮质激素（ACTH）和 β 内啡肽等前阿黑皮素（proopiomelanocortin，POMC）十三肽物质。在细胞表面有 CGRP、SP、促胃酸激素释放肽（GRP）和 α-MSH 的受体。角质细胞在分泌 POMC、乙酰胆碱、多巴胺、肾上腺素和去甲肾上腺素的同时，其表面还表达 SP、CGRP、乙酰胆碱、神经肽 γ、MSH 和 GRP 等的受体。电镜证实，黑色素细胞和神经末梢通过突起样结构直接接触，提示 CGRP 能影响黑素细胞增殖。在真皮、皮下组织可观察到肥大细胞、真皮树突状细胞与神经纤维之间有密切接触，且成纤维细胞上有 SP、蛙皮素（bombesin）和生长抑素受体，脂肪细胞上有儿茶酚胺受体。

1. 皮肤痒觉的发生机制　搔痒包括皮肤黏膜炎症引起的末梢性痒和烦躁不安等精神因素引起的中枢性痒两种。已知引起痒觉的刺激有机械、热和电刺激等物理性刺激，以及组胺、缓激肽、前列腺素、5-羟色胺和 NP 等。化学性和机械性刺激主要使表皮下的肥大细胞释放组胺，游离的组胺刺激感觉神经，通过谷氨酸、SP、CGRP、生长抑素、神经肽 γ 和 VIP 等神经递质传递痒的信号。在神经递质中 SP 和 CGRP 在痒觉信号受体上起重要作用，在疼痛方面，谷氨酸传送局部锐利、明确性疼痛，SP 传递局部模糊、烧灼样疼痛。

关于痒觉产生的神经机制目前普遍支持这样的选择学说：即不存在单纯传送痒觉的特殊传入神经纤维，而是通过损伤感受神经纤维的一部分应答痒刺激，这些神经纤维具有与识别痛觉的损伤性刺激信号不同的中枢网络，从而使各自的中枢神经元发生兴奋。采用微神经记录技术研究发现，空间扩大的少数 C-纤维在传入不规则、长间隔和不同步信号时产生痒感，而绝大多数的传入纤维在短间隔兴奋时就会引发痛觉。虽然与痒觉有关的中枢神经因子尚不清楚，但在用组胺和 5-羟色胺诱导大鼠痒觉时，丘脑下部边缘有 c-fos 基因表达；在特异性皮炎小鼠（NC 小鼠）模型的大脑皮质，发现有肌细胞特异性增强子黏附因子-2（mocyte enhancer factor-2，MEF-2）蛋白的 mRNA 表达增加。

2. 皮肤神经肽的免疫调节作用　NP 免疫调节作用近年已取得重要的研究进展。此外，SP 有强化 T 细胞和 B 细胞增殖及其功能的作用。已知 B 细胞分泌 IgA 和 IgM，T 细胞产生 IL-2，单核-巨噬细胞产生 IL-1、IL-6、TNF-α 和 IFN-γ；以及肥大细胞分泌 TNF-α 等，这些物质的改变涉及免疫细胞多种多样的作用。SP 能增强单核细胞、中性粒细胞的游走功能和刺激肥大细胞释放介质（组胺和前列腺素等）。GRP 有抑制 LC 抗原提呈的功能，与 LC 的 IL-10 产生增加有关。小鼠皮内注射 CGRP 可抑制皮肤接触过敏反应的致敏相。CGRP 还有抑制 T 细胞和巨噬细胞功能的作用，以及刺激血管内皮细胞分泌中性粒细胞游走因子 L-8。除 CGRP 以外，对于 SP、NKA、神经肽 γ、催乳素、5-羟色胺、VIP 和生长抑素与 LC 之间的相互作用也有较多的研究。VIP 对 T 细胞增殖和游走有增强作用，与此相对，生长抑素对 T 细胞增殖起抑制作用。此外，已确认 T 细胞上存在 SP、VIP 和生长抑素等的受体。

（二）交感神经异常与皮肤炎症

皮肤的自主神经分布于立毛肌、汗腺和血管等。汗腺周围有胆碱能神经分布，与发汗作用密切相关。已知，胆碱能神经上同时也存在 VIP 和 CGRP。在特异性皮炎，汗腺对乙酰胆碱的反应存在两种相反的意见：一是与正常对照相同，另一是易感性增加。采用免疫组化方法证实，在特应性皮炎的汗腺周围有胆碱能神经的分布和神经肽表达的异常，具体表现在：①无皮诊部位有比正常对照组多的神经分布，并成比例地存在许多 VIP、CGRP 和乙酰胆碱酯酶阳性神经，推测汗腺周围神经分布存在原发性异常；②皮疹部位分布的神经数较对照组和无皮疹部位稀少，而 VIP、CGRP 和乙酰胆碱酯酶阳性神经纤维占总神经数的比例明显增加，可能与神经末梢释放 NP 和乙酰胆碱异常有关。应该承认，至今对于皮肤无髓神经纤维的功能控制机制仍处于基础研究阶段，自主神经对皮肤病和创伤修复的影响仍所知甚少。

（三）皮肤神经支配和神经肽对创伤修复和瘢痕形成的影响

1. NP 对创伤修复和瘢痕形成的影响 当软组织、特别是皮肤组织受到创伤后，周围神经会释放出多种神经肽（如 SP、CGRP、NPY、VIP、EP、POMC）和多巴胺 β-羟化酶（enzyme dopamine beta-hydroxylase，EDBH）等，其中特别是 SP 和 CGRP 以不同的方式参与了创伤的修复过程，或者对伤口愈合、瘢痕增生发挥某种调节功能。

（1）SP 及其 SP 神经对创面愈合的促进作用：SP 是最早发现，在人体分布广泛、活性众多的、由 11 个氨基酸组成的神经肽。在皮肤组织中它主要存在于感觉神经末梢，属速激肽家族。它不仅有神经调节、神经递质和激素样作用，而且具有皮肤神经源性炎性介质、促分裂因子及免疫调节肽的功能。在 NP 促细胞增殖的作用中，已知 SP 对角质细胞、平滑肌细胞、成纤维细胞和血管内皮细胞，VIP 对角质细胞，CGRP 对血管内皮细胞和角质细胞有增殖促进作用。

SP 有促进创面愈合的作用。在实验性皮肤损伤愈合过程中，SP 与溃疡创面消失时间一致。新生表皮下神经纤维（特别是含 SP 神经纤维）增加，提示感觉神经递质在创伤修复转归上起着重要作用。SP 神经纤维增加主要来自于两方面：受损轴突的再生和伤部周围组织内神经纤维的增生长入，后者与新生表皮分泌的 NGF 有关。由此认为，神经生长因子 SP 和 NGF 对创伤愈合有促进作用。火器伤后神经肽 SP 的动态改变与刀伤明显不同，弹道损伤及其空腔效应对神经造成的间接损伤较为严重，组织中 SP 物质生成减少，提示 SP 有促进伤口愈合的作用，应用神经肽有可能促进伤口的愈合。

SP 既能促进创面愈合，也有促进瘢痕增生的作用。SP 与创伤及某些疾病的发生有关，当软组织损伤后，组织释放出大量 SP，过量的 SP 参与了组织水肿及炎性反应过程。SP 有促进成纤维细胞分裂增殖及趋化作用，能促使肥大细胞释放组胺等促纤维化因子，能传导及易化初级感觉伤害性刺激，能直接和间接地使局部微小血管扩张。增生性瘢痕的瘙痒、潮红等症状也与 SP 有关。SP 能通过角质细胞、成纤维细胞和血管内皮细胞的增殖效应来促进创面愈合，但 SP 与成纤维细胞 TGF-β1、表达水平和瘢痕增生的关系有待证实。对人正常皮肤和瘢痕组织中的 SP 含量进行定量检测，结果显示增生性瘢痕组织中 SP 均值为 291.75 pg/mg，非增生瘢痕组织为 64.62 pg/mg，正常皮肤为 103.28 pg/mg。增生性瘢痕组织中 SP 含量与非增生性瘢痕和正常皮肤的含量差别非常显著。免疫组织化学检测同样显示增生性瘢痕组织中 SP 阳性分布密度显著高于非增性瘢痕和正常皮肤组织。上述结果一致暗示 SP 与病理性瘢痕增生有密切关系。

（2）CGRP 及其神经与创面愈合：CGRP 是由传出神经元合成的神经肽，当皮肤软组织受伤时，神经末梢会释放出大量 CGRP。它不仅是作为神经的递质传递痛觉信号，而且是一种强力血管扩张剂，还可以引起包括皮肤在内的周围神经原性炎症反应，并且参与皮肤免疫功能的调节。在正常皮肤的全层及其附件中都含有 CGRP 的神经，尤其在真皮乳头层、表皮、毛囊及真皮深层中分布较密集，含有 CGRP 的神经大多数是沿着血管走行，最终以裸露的神经末梢离开微血管，分布于表皮和真皮。

CGRP 的扩血管作用可以提高皮瓣的成活率。CGRP 如果用于皮瓣缺血状态发生之前，可明显减轻皮瓣的缺血性损害，而缺血发生后使用就需要增加其用量才能达到防治效果。推测 CGRP 之所以能改善缺血性皮瓣的成活，可能与 CGRP 强的扩张血管作用、减轻组织缺血再灌注损伤、溶栓作用和抗炎效应等有关，现已被临床证实。

（3）NGF 促创面愈合和瘢痕增生作用：皮肤内神经营养因子（neurotrophic factor）是维持感觉末梢和自主神经轴突生长的重要因子，其分泌主要来自神经纤维、麦克尔细胞和角质细胞。研究证实，NGF 有角质细胞增殖活性，其促增殖作用要比表皮生长因子强。NGFR 存在低亲和性 p75 和高亲和性 p140 两种受体，两者除存在于神经纤维外，也存在于表皮基底细胞。免疫组化证实，银屑病和结节性痒疹（疣状顽固性荨麻疹）表皮基底层 NCFR 表达增加，提示这些疾病可能通过 NGF 的旁分泌或自分泌作用引发表皮增殖。在银屑病，NGF 能促进角质细胞增殖，使肥大细胞和 T 细胞活化，增殖的角质细胞引起更多 NGF 分泌的同时，在皮疹部位表达增强的 IL-6，又使复合皮结构再生与功能重建 NGF 分泌增加。此外，NGF 可引起 Bcl-2 表达增加，抑制角质细胞和黑素细胞的凋亡，NGF 及其受体还参与黑素细胞分化和黑素瘤的发生发展。

NGF 可促进创面愈合和病理性瘢痕的发生。NGF 对增生性瘢痕的影响，并非是对成纤维细胞的直接作用，而可能是通过趋化、活化免疫、炎性细胞等的间接作用，促使细胞外基质的沉积，而促进瘢痕增生。如果在创基中注入 NGF，将会有大量肥大细胞出现，并有明显的脱颗粒现象。活化的肥大细胞不仅可以促进成纤维细胞增殖及细胞外基质的合成、使成纤维细胞失去接触性抑制的特性，而且可以抑制蛋白酶的活性，减少基质的降解，并能进一步趋化单核-巨噬细胞、淋巴细胞，促进局部免疫、炎性细胞的浸润。

2. 神经支配作用对创面愈合及其愈合质量的影响　神经支配不仅对皮肤具有保护作用，更能起到营养作用。皮肤一旦丧失神经支配，其创面愈合速度将十分缓慢，这常常是难愈性慢性溃疡形成的重要原因之一。在西方国家，糖尿病神经病变是最常见的周围神经病变。

（1）施万细胞参与创面收缩：在皮肤创面的结缔组织修复（即真皮）期间，具有收缩功能的（肌）成纤维细胞参与了创面收缩过程，但周围神经非肌源性细胞是否参与创面修复，却知之甚少。对胶原-葡糖胺聚糖（C-GAG）基质内周围神经支持细胞的收缩行为进行研究，检测到具有收缩作用的 α-平滑肌肌动蛋白（α-SMA）和 S-100 阳性的施万细胞。结果表明，来自周围神经的细胞能够以收缩表型的方式参与离体的基质收缩，暗示周围神经细胞的收缩作用可能也参与创面愈合的进程。

（2）皮肤失神经支配对表皮细胞功能活性的影响：神经损伤后可产生特有的病理变化，不仅影响到神经存活、神经再生和神经细胞凋亡，而且还影响到它所支配的效应器，如表皮的角质细胞、朗格汉斯细胞等的增殖和凋亡。在对神经损伤的实验动物和临床病人的研究中发现，不仅其创伤修复迟缓，而且表皮变薄。有迹象表明，皮肤神经支配能对免疫系统和角质细胞发挥作用。

表皮厚度变薄只是皮肤失神经支配后的表象，深入研究神经纤维对表皮细胞的功能活性的影响发现，去神经支配导致角质细胞和朗格汉斯细胞（表皮内骨髓起源的抗原呈递细胞）发生改变。皮肤神经纤维对角质细胞增殖和表皮厚度的影响可能是通过影响角质细胞分化和程序化细胞死亡过程来实现的。除受表皮内神经纤维作用外，皮肤表皮变薄可能还与真皮内细胞、细胞外基质（ECM）和营养血管（特别是真皮乳头层）的失神经支配的影响有关，但目前尚缺少这方面的研究资料。

（3）皮肤神经支配对创伤修复结局的影响：CGRP 促进创面收缩和愈合的作用只有在有神经支配的条件下才能发挥。只要有 30% 的 C-神经纤维残留，将不会延迟伤口愈合。组织学与心理物理学综合评价显示，移植在Ⅲ度烧伤部位的皮肤组织中传入神经纤维的生长和知觉恢复明显低于供皮区域。烧伤植皮区域的感觉再生依赖于神经纤维的粗细，虽然整体神经纤维数量下降，而 SP 纤维生长却显著增加，热损伤反应有相应的功能性恢复，暗示无髓神经纤维能最大限度地贯穿瘢痕组织，以恢复对Ⅲ度烧伤创面移植皮肤的神经支配。

神经支配及其释放的神经肽参与了病理性瘢痕增生的过程。早期增生性瘢痕组织内 EGFR 的表达水平和神经丝蛋白（NFP）阳性神经纤维明显增加，随着瘢痕的成熟，神经纤维数量和 EGFR 的表达逐渐下降，提示增生性瘢痕中 NFP 变化和 EGFR 活性与创面愈合结局密切相关，神经支配可能在瘢痕形成过程中起了重要作用。神经纤维数量的差异与烧伤后不同愈合结局有关，神经及神经肽可能参与了增生性瘢痕的形成。

虽然神经系统在整个皮肤的信号网络调控中作用十分重要，是皮肤遭受刺激时产生快速调节的生物学基础，同时，也应该看到体液因素（包括生长因子/细胞因子、激素等）同样具有调节皮肤的诸多功能，它们属于慢速调节（协同或拮抗）。

二、皮肤作为内分泌器官对组织修复与再生的影响

皮肤能产生许多重要的内分泌和外分泌物质（表 15-2）。特别是脂肪细胞，它能够分泌瘦素、脂蛋白脂酶（lipoprotein lipase，LPL）、抵抗素（resistin）、血管紧张素原（angiotensinogen，AGT）、脂联素（adiphonectin 又被称作 GBP28，能增强胰岛素敏感性，中止炎症反应）。载脂蛋白 E（apolipoprotein E，ApoE）是血浆主要载脂蛋白之一，具有多型性，主要由肝脏合成和代谢，在血浆脂蛋白代谢、组织修复、抑制血小板聚集、免疫调节和抑制细胞增殖等病理过程中有重要作用。已经确定，瘦素参与内分泌功能、炎症反应，具有促血管和肉芽组织形成和再上皮化的潜能，是创伤修复过程中一个新的重要因子。脂肪细胞因子作为炎症因子也参与血管内皮功能调节。

表 15-2　皮肤内各种细胞所产生的激素及其受体

细胞类型	激素	激素类受体
角质形成细胞	PTHrP，CRH，ACTH，α-MSH，corticotrophin，androgens，atRA，elcosanoid estrogens	TSHR，CRH-1R，MC-1R，M-1R，VPAC-2，IGF-ⅠR，GHR，GR，AR，PR，THR，ER-β，RAR，RXR，VDR，PPAR-α/β/γ
麦克尔细胞	estrogens	ER
朗格汉斯细胞	GRP，PACAP，α-MSH，POMC	GRPR，PACAPRⅠ/Ⅱ/Ⅲ，MC-1R/5R
肥大细胞	POMC	MC-1R 仅 mRNA 水平，非蛋白水平
黑色素细胞	PTHrP，CRH-1R，Ucn，ACTH，α-MSH，epinephrine，IGF-I	TSHR，CRH-1R，MC-1R，2R，MR，M-1R，GHR，AR，THR，ER-β，RXR-α，VDR
成纤维细胞	ACTH，α-MSH，IGF-Ⅰ/Ⅱ，IGFBP-3，estrogens	PTHR，TSHR，CRH-1R，MC-1R，M-1R，GHR，AR，THR，ER-β/α，RXR-α

续表

细胞类型	激素	激素类受体
脂肪细胞	leptin, LPL, resistin, AGT, ApoE	IR, GR, GHR, TSHR, Gastrin/CCK-B, LR, GLP-1R, AngII-R, VDR, THR, AR, ER, PR, LR, IL-6R, PPAR-γ
血管内皮细胞	CRH, Ucn, ACTH, α-MSH	MC-1R, VPAC-2, RAR-2, GHR, AR, ER-β, RAR, RXR, PPAR-γ
汗腺细胞	Ucn, androgens	MC-1R/5R, VPAC-2, GHR, AR, PPAR-γ
皮脂腺细胞	CRH, androgens, estrogens, atRA, calcitiol, eicosanoids	CRH-1R/2R, MC-1R/5R, μ-opiete-R, VPAC-2, GHR, AR, ER-β/α, RAR, RXR, PPAR-α/β/γ

注：甲状旁腺激素相关肽（parathyroid hormone related eptide, PTHrP）；促肾上腺皮质素释放激素（corticotrophin releasing hormone, CRH）；α-黑色素细胞刺激素（melanophore stimulating hormone, α-MSH）；糖皮质激素（corticotropin）；全反式视黄酸（all-trans retinoic acid, atRA）；花生四烯酸（elcosanoid）；Urocortin（Ucn）是一种 CRH 相关肽；载脂蛋白 E（apolipoprotein E, ApoE）；垂体腺苷酸环化酶激活多肽（pituitary adenylate cyclase activatingpoly peptide, PACAP）；胃泌素释放肽（gastrin releasing peptide, GRP）；促阿黑素原（proopiomelanocortin, POMC）；雄激素（androgens）；雌激素（estrogens）；神经降压肽（neurotensin）；催乳素（prolactin）。激素类受体：促甲状腺激素刺激激素受体（thyrotropic-stimulating hormone receptor, TSHR）；促肾上腺皮质素释放激素受体（corticotropin releasing hormone receptor, CRH-1R）；黑皮质素-1 受体（melanocortin-1 receptor, MC-1R）；褪黑激素-1 受体（melatonin-1R, M-ⅠR）；血管活性肠肽-2 受体（vasoactive intestinal peptide receptor-2, VPAC-2）；胰岛素样生长因子受体（insulin-like growth factor receptor, IGF-ⅠR）；生长激素受体（growth hormone receptor, GHR）；糖皮质激素受体（glucocorticoid receptor, GR）；雄激素受体（Androgen receptors, AR）；孕酮受体（progesterone receptor, PR）；甲状腺激素受体（thyroid hormone receptor, THR）；雌激素受体 β（estrogen receptorβ, ER-β）；肾素血管紧张素受体（renin angiotensin receptor, RAR）；维 A 酸受体（retinoid X receptor, RXR）；维生素 D 受体（vitamin D receptor, VDR）；过氧化物酶体增生物激活受体α/β/γ（peroxisome Proliferator-activated receptor α/β/γ, PPAR-α/β/γ）；甲状旁腺激素受体（parathyroid hormone receptor, PTHR）；胰高血糖素样受体 1（glucagon-like peptide-1 receptor, GLP-1R）；褪黑素受体（melatonin receptor, MR）；Gastrin/CCK-B receptor；瘦素受体（Leptin receptor, LR）、白介素-6 受体（interleukin-6 receptor, IL-6R）、肿瘤坏死因子 α 受体（tumor necrosis factor-αreceptor, TNF-αR）

皮肤的神经内分泌系统包括局部产生神经-内分泌介导子（neuron-endocrine mediators），与相应的特异性受体通过旁分泌和自分泌产生作用。肾素-血管紧张素系统（rennin-angiotensinsystem，RAS）是调节机体功能几个重要激素系统之一，与血管紧张素Ⅱ（angiotensin Ⅱ，ATⅡ）一起产生经典内分泌作用。在皮肤中，局部或组织 RAS 影响细胞的增殖与分化。另外，脂肪细胞还可分泌其他一些肽类和非肽类因子，在血管紧张素原/ATⅡ/前列腺素（angiotensinogen/ATⅡ/prostacyclin）轴中起作用，影响血管舒缩、生长。因此，在创面愈合过程中，ATⅡ可促进毛囊根部表皮干细胞、创面及创周的细胞增殖，细胞外基质产生及新血管的形成，改变愈合的进程。

激素水平对下游细胞和组织学的影响，包括细胞因子信号通路的级联和交互，靶蛋白的正性、负性调节等方面正逐渐吸引人们的注意。性激素维持器官发育、再生和组织代谢，包括影响正常皮肤的真、表皮厚度，有丝分裂能力和血管化水平，以及弹性蛋白的特征和胶原组织的含量，是创面愈合过程中的重要因素。雌激素通过与其受体的结合，通过活性蛋白 1（activator protein 1，AP-1）的作用影响基因的表达，可以下调肿瘤坏死因子 α（tumor necrosis factor α，TNF-α）增加基质的沉积，刺激毛囊角质形成细胞增殖并增强角质形成细胞生长因子（keratinocyte growth factor，KGF）表达，对上皮再生产生影响。另外，雌激素通过对炎症反应、基质沉积、再上皮化和瘢痕成熟等环节影响皮肤愈合与再生。研究显示，皮肤中表达的雄激素受体（androgen receptors，AR）同样通过参与炎症反应、细胞增殖和基质沉积影响愈合。总之，皮肤作为性激素作用的终末器官，当遭受损伤，进行修复和再生时必定受其影响。甲状腺激素也对创面愈合和再生有很大的影响。

雄激素、雌激素、皮质激素及它们的信号在愈合中的生理、病理信号途径十分重要。弄清彼此间信号通路所级联的反应，特别是与免疫相结合，真正了解其在创伤愈合中充当的角色对创伤愈合机制的阐明有着极其重要的意义。

三、皮肤作为免疫器官对组织修复与再生的影响

皮肤是机体与外界环境之间的天然屏障，常被看作是一个具有独特免疫功能并与全身免疫系统密切相关的组织器官。它不仅具有非特异性免疫防御功能，而且参与机体特异性免疫的抗原识别、免疫细胞的激活及皮肤免疫应答的全过程（表 15-3）。

表 15-3　皮肤内各种细胞及相关的免疫反应

细胞类型	免疫反应
角质形成细胞	为抗原的提取和识别创造独特的微环境，角质形成细胞在皮肤免疫系统（SIS）中有两大特性：表达 MHC-Ⅱ类抗原，在 T 细胞介导的免疫反应中起辅助细胞效应。产生许多细胞因子（IL-1、IL-2、IL-6、GM-GSF、TNF、IFN）
朗罕细胞	来源于骨髓的树突状细胞，分布在表皮基底层上方及附属器上皮，占表皮细胞总数的 3%~8%，化学性质及表面标志与巨噬细胞相似。一般认为，定居在正常人表皮内的朗格汉斯细胞尚未成熟，只有进入真皮或引流淋巴结后才拥有它的全部功能。它是皮肤主要的抗原递呈细胞，参与皮肤免疫反应。能摄取、处理和递呈抗原，控制 T 细胞迁移，朗格汉斯细胞分泌 T 细胞需重要细胞因子，参与免疫调节、免疫监视、免疫耐受、皮肤移植物排斥反应等
肥大细胞	主要位于真皮乳头血管周围，真皮深部少见，表皮几乎不存在。肥大细胞表面有不同的膜受体（如 IgE FcR，能与 IgE 结合）。肥大细胞活化后产生和释放多种生物活性介质，按功能分为血管活性物质、趋化因子、活性酶和结构糖蛋白。参与迟发型超敏反应
淋巴细胞及亚群	正常人皮肤中大量 T 细胞（90%以上）局限于真皮血管周围，主要分布在真皮乳头毛细血管周围。淋巴细胞中只有 T 细胞能再循环至皮肤器官
树突状细胞	指人体广泛分布的抗原递呈细胞的特殊亚群。皮肤具有的树突状细胞除朗格汉斯细胞外，还有黑色素细胞、麦克尔细胞、组织巨噬细胞、未定类细胞及真皮树突状细胞
成纤维细胞	真皮成纤维细胞可合成各类 T 淋巴细胞亚群活化所需蛋白，通过黏附分子 CD44、LFA、ICAM-1 与 T 淋巴细胞结合，产生的因子延长 T 淋巴细胞存活时间。产生的细胞因子有 IL-1、IL-6、IL-8、IFN-β、单核细胞趋化/活化蛋白、B 因子、C3、粒细胞、巨噬细胞集落刺激因子、TGF-α、TGF-β。其表达 MHC-Ⅱ类抗原，在局部可作为抗原递呈细胞，激活 T 淋巴细胞
脂肪细胞	合成并分泌补体 D（Adipsin，是第一个从脂肪细胞系克隆的补体成分）。分泌炎症细胞因子（如 TNF-β、CRP 及 IL-6 等）。其分泌的瘦素对单核细胞、巨噬细胞和自然杀伤细胞有免疫调节，活化 T 淋巴细胞。另外，可以影响免疫细胞产生细胞因子。脂联素减少脂多糖诱导的肿瘤坏死因子的表达，减弱成熟巨噬细胞的吞噬能力，并且抑制骨髓单核细胞系的增殖和生长，是造血-免疫系统一种负调控因素，参与中止炎症反应
微血管内皮细胞	正常皮肤中，淋巴细胞集聚在毛细血管后静脉周围，这些小血管内壁的内皮细胞对促进循环淋巴细胞从血液进入皮肤起推动作用。另外，其积极参与血管内大分子和血细胞与血管外物质间的复杂反应，并参与免疫和炎症过程。细胞因子触发内皮细胞活化，活化的内皮细胞黏附白细胞能力增加。内皮细胞活化在细胞免疫反应中有重要作用

20 世纪 70 年代，有人提出皮肤是初级淋巴器官，类似于初级淋巴样组织的胸腺。80 年代根据表皮朗格汉斯细胞递呈抗原作用、T 细胞亲表皮性和角质形成细胞产生表皮胸腺活化因子等特性，提出皮肤相关淋巴样组织（skin associated lymphoid tissue，SALT）的概念，认为 SALT 包括四种功能不同的细胞：角质形成细胞、淋巴细胞、朗格汉斯细胞和内皮细胞。而 SALT 概念将皮肤免疫主要局限于表皮，这是不完全的。参与皮肤免疫反应的细胞如 T 细胞、单核细胞等主要分布于真皮内，参与皮肤免疫反应的细胞还有除 SALT 细胞成分以外的细胞，如肥大细胞、中性粒细胞、纤维细胞等；有多种参与免疫反应的介质

（如细胞因子、免疫球蛋白等）。80 年代中期，有人提出皮肤免疫系统（skin immune system，SIS）的概念。SIS 由细胞和体液两大部分组成。细胞成分有角质形成细胞、朗格汉斯细胞、组织细胞（树突状细胞和巨噬细胞）、T 细胞、粒细胞、肥大细胞及内皮细胞等。体液成分有抗微生物肽类、纤维蛋白溶酶、花生四烯酸、补体、分泌型免疫球蛋白 IgA 及细胞因子等。90 年代中期，人们提出真皮免疫系统（dermis immune system，DIS）概念，对 SIS 进行了重要的补充和扩展。

对于外来性的损害，皮肤不仅有机械性的抵御功能，而且有免疫功能，能产生适当的免疫反应。在创面愈合的炎症期，淋巴细胞、巨噬细胞的浸润、促炎因子的来源均与应激有关。免疫抑制的程度与急性炎症反应成正比，表现为外周血淋巴细胞数量减少、淋巴细胞活性下降、新生的淋巴细胞缺乏正常的免疫功能、CD4$^+$细胞减少、CD8$^+$细胞不变或增多，T 淋巴细胞的有丝分裂反应性降低、自然杀伤细胞和淋巴因子激活杀伤细胞的活力下降等。迅速释放的糖皮质激素和儿茶酚胺入血后，糖皮质激素可使 T 细胞、单核巨噬细胞等活性下降，多种免疫抑制促进细胞因子合成减少，导致免疫反应的抗原表达不足等。儿茶酚胺能抑制 T 细胞的增殖、IL-2 受体的表达和免疫球蛋白的形成。引起免疫抑制的因素还有前列腺素和炎症细胞产生的多种细胞因子。创面愈合免疫调控的研究已由细胞、亚细胞水平进展到分子水平。主动积极地调控免疫细胞功能有助于加速创面愈合及组织修复与再生。

此外，皮肤及其附属器在外周作为神经内分泌的器官，可以不依赖传统的中枢性应激系统。大脑-机体（皮肤）"Brain-body（skin）"之间存在一种双向的调节作用。总之，皮肤是一个神经-免疫-内分泌活性器官。大脑、免疫系统和皮肤相互间有共同的"语言"，在局部和中枢水平影响创伤后的修复与再生。神经因素（神经递质、神经激素和神经肽）和体液因素（包括生长因子/细胞因子、激素等）在诸多层面干扰组织修复及修复后的重建，还有许多未知的东西有待探讨。

四、脂肪与创面愈合

创面愈合的研究范围正随着相关领域的研究进展而不断拓展和完善。以皮下脂肪组织为例，以往多数的研究认为，脂肪组织来源于间充质细胞（mesenchymal cell，MC），其功能仅是一个能量储存仓库。但近年来的研究表明，脂肪组织还可能是一个重要的内分泌器官，在发育学、信号转导，以及干细胞作用等多方面与组织修复存在着密切联系。脂肪在损伤修复中的作用虽然没有受到诸如碳水化合物和蛋白质那样的重视，但脂肪酸作为组成亚细胞膜三酰基甘油和磷脂的关键成分正逐渐受到人们的关注。特别是近来发现，由于营养的缺乏可能导致伤区局部脂肪酸减少，影响修复结局。例如，对有瘢痕疙瘩（keloid，K）倾向皮肤的调查发现，如前体细胞脂肪酸缺乏，抑制炎症的花生四烯酸则减少，可能造成瘢痕形成的过量。无论从病史、流行病学、组织病理学和病因学都可以看出，脂肪酸对于增生性瘢痕和 K 的形成与预防同样有作用。加之近来对脂肪组织内分泌特性与多分化潜能认识的逐渐深入，使其在创面愈合中的作用更受到关注。加强对脂肪细胞新功能的研究和开发，有可能对创面修复和组织再生机制产生新的认识，并寻找出新的促愈合手段。

大多数哺乳动物有白色和棕色两种类型的脂肪组织，两者都以三酰甘油的形式储存能量，并可水解成游离脂肪酸和甘油。白色的脂肪组织能提供其他组织的底物脂质，构成成熟的脂肪细胞。白色脂肪反映能量消耗与摄入的网络平衡。棕色脂肪组织则为热量的产生提供游离脂肪酸。脂肪组织的显著特点是其可塑性，即棕色与白色脂肪组织亚型之间的可变性，成熟的脂肪细胞通过能量储存对机体内环境的稳定发挥重要作用。总之，脂肪组织可能在机体的生物学活动中扮演多重角色，如能量储存、脂蛋白的分解代谢、合成和释放瘦素与白介素 6（interleukin 6，IL-6）等许多激素信号。脂肪组织的行动还产生营养改变，营养又在多个水平上影响脂肪组织代谢。

1. 瘦素　以往认为脂肪组织主要储存三酰甘油，但近年发现脂肪组织能产生激素，它使既往传统观念得到彻底的改变。以瘦素的发现为标志，脂肪组织已不仅仅作为一个能量储存器官，而更像是内分泌器官。1994 年发现脂肪细胞分泌瘦素促进脂肪分解导致甘油和游离脂肪酸的释放，是组织内分泌调节能量平衡的重要激素。它接受内分泌的信号，调节激素（如性激素）参与代谢调节，而能量平衡调节的免疫系统，因此，脂肪分泌的瘦素部分参与免疫反应。

瘦素是肥胖基因（obese gene）表达的蛋白质产物，主要由脂肪组织产生。分子质量为 16 000Da，以单体的形式存在于血液系统中。最初瘦素是作为内分泌的中心调节因子被认识的，它控制皮质醇、胰岛素、葡萄糖及一些激素的水平，以往认为其主要功能是整合脂肪组织、控制摄食和饥饿反应及调控内分泌。随着瘦素新功能逐渐被发现，特别是 T 淋巴细胞、血管内皮细胞上证实瘦素受体的存在，说明瘦素可能参与免疫调节及血管的形成过程。因此，瘦素的研究日益受到关注。全身或局部性应用瘦素能够促进正常和 ob/ob 鼠创面愈合进程。全层皮肤缺损的大鼠，在损伤初期伤口瘦素 mRNA 表达增加。由于猪的皮下具有大量的脂肪组织，在结构上较大鼠更接近人类，选择猪模型进行愈合方面的实验，结果发现在非全层的皮肤损伤中，损伤的最初 5 天，在创伤渗出液中具有较高水平的瘦素活性。在伤后 1 天，3 天，5 天，瘦素的活性分别较正常组升高 10.2、4.8 和 4.2 倍。以上研究证实，瘦素及其受体的确参与了皮肤缺损的修复过程，而且是创面愈合过程的重要构成部分。

损伤早期，脂肪组织中瘦素 mRNA 的水平升高受炎症的刺激，如脂多糖和促炎因子的集聚（TNF、IL-1）。一旦瘦素进入伤口后，又反过来增强单核-巨噬细胞产生细胞因子，加速创面的愈合过程。瘦素能增强野生型和 ob/ob 小鼠巨噬细胞的吞噬活性，刺激人单核细胞的增殖和激活，表现为单核细胞早期激活的标志 CD69 表达增加，并使激活的单核细胞产生更多的细胞因子。瘦素还能增强 T 淋巴细胞的增殖反应。糖尿病病人常常发生严重的愈合障碍，它已经成为临床医生和研究人员迫切需要解决的问题。最近的研究发现，遗传性糖尿病大鼠（db/db）在 4 号染色体上发生的突变，导致瘦素受体（ObR）的信号转导无法激活，而使该种动物的愈合明显延迟。瘦素同样具有促进血管形成的作用。血管的内皮细胞具有瘦素的受体，瘦素不仅能使血管内皮细胞聚集，形成类似的血管早期形态管状物，且瘦素与血管的增殖密切相关，促进新生血管的生成。在创伤愈合过程中，瘦素是角质形成细胞的促有丝分裂素。野生型大鼠应用重组的瘦素后，伤口愈合速度明显加快。

创伤愈合通过伤口收缩、再生上皮覆盖或瘢痕形成而实现，但组织修复到此并为最终完成，仍需进行局部组织改构和重建，以达到功能的完全恢复。此阶段要延续几周甚至几年。在此过程中，多种细胞成分、生长因子及神经、免疫系统可通过调节结缔组织的合成与降解，使胶原反复溶解、沉积和更新，瘢痕逐渐消失，最终达到组织改建的目的。瘦素的促血管活性可能与其抗凋亡作用有关，而这种抗凋亡作用依赖于 bcl-2 的表达，以及细胞周期检查基因或蛋白 p53、p21（WAF-1/Cip1）和视网膜母细胞瘤（Retinoblastoma，Rb）蛋白的变化。

另外，瘦素参与皮肤的能量代谢和细胞氧化平衡反应，它能够通过改变角质形成细胞的氧化还原状态，增强 ROS 和 AP-1 的活性，减少皮肤氧化应激反应。调查还发现，糖尿病足病人皮肤中缺乏瘦素的表达，可能与内分泌和免疫调节有关。人成纤维细胞可以表达瘦素 mRNA，分泌瘦素蛋白。与脂肪细胞类似的是，成纤维细胞瘦素的合成依赖胰岛素水平对血糖的反应，胰岛素能够上调成纤维细胞的瘦素水平。

然而瘦素尚有许多作用未被完全认识，但根据目前已经确定的内分泌功能、促血管形成和再上皮化的潜能，可以肯定瘦素是创伤修复过程中新认识的一个重要因子，为未来创伤机制研究和创伤的治疗拓展了新的领域。事实上，瘦素只是白色脂肪组织分泌的众多功能性蛋白之一，还包括血管紧张素原（angiotensinogen）、视黄醇结合蛋白（retinol-binding protein）、TNF、IL-6、纤溶酶原激活剂的抑制剂等。这些物质中有些在脂质代谢中起作用，有些影响造血及补体系统，有些本身就是炎症因子。IL 和 TNF 作为神经内分泌和细胞因子，其改变和相互作用在众多生物学活动中起关键性的作用。这些特异性蛋白的作用以自分泌或旁分泌的形式完成。因此，它们肯定参与创伤后的炎性反应、神经免疫调节和能量物质代谢，以及修复过程中营养与氧的供给，修复细胞的增殖、分化、迁移和凋亡活动。

2. 细胞因子　近年的研究发现，脂肪细胞能够合成 TNF 和 IL。TNF 和 IL-6 抑制脂蛋白的脂肪酶，影响类固醇的转化和性成熟，是创伤后营养代谢最密切的因子。TNF 也能下调胰岛素刺激葡萄糖上调，减少脂质在脂肪细胞中聚集。其他的作用还有营养、诱导凋亡、调节细胞性状及引导去分化等，后者包括减少过氧化物体增殖-激活受体（peroxisome proliferator-activated receptor gamma）。另外，脂肪细胞分泌的细胞因子促进或抑制其他的细胞因子，并调节其他系统。如上述的结构性细胞因子瘦素。脂肪组织不仅是能量储存库，而且是具有内分泌功能的器官，受交感神经调节。脂肪组织分泌蛋白不仅影响能量的平衡，调节内分泌和免疫系统，其他产物，促炎细胞因子、补体因子、凝血/纤维蛋白溶解级联反应组成成分，以及一些肽和非肽类物质，它们的功能和调节作用正有待于深入研究。免疫反应是炎症过程中机体重要的变化，细胞因子、IL 和 TNF 等的水平提高可以增加 T 辅助细胞的反应能力和 IgG 产物。

3. 生长因子　目前的研究发现，脂肪细胞至少可以分泌胰岛素样生长因子（insulin-like growth factor，IGF）和血管内皮细胞生长因子（vascular endothelial growth factor，VEGF）。可以多水平调节修复细胞的增殖、迁移与分化状态，从而参与创伤后的修复活动。如 IGF 和 IGF 结合蛋白（IGF binding proteins，IGFBP）有助于创伤后再上皮化和肉芽组织的形成。同时，IGFBP 可以作为 MMP 的底物影响组织的塑形。而 IGF 和 VEGF 对血管内皮细胞的增殖、迁移影响是血管形成的重要因素。

4. 脂质　生理、病理性血管反应依赖于大量细胞间介质的活动，从激素到一氧化氮（nitric oxide，NO）、蛋白和脂质。脂质不仅包括不同类型的脂蛋白，而且包括广泛的脂类信号分子，如脂肪酸（fatty acids）、花生酸类物质（eicosanoids）、磷脂（phospholipids）及其衍生物、鞘磷脂（sphingolipids）和类异戊二烯（isoprenoids）。脂蛋白和它们天然或氧化的脂质成分在很多方面影响血管的功能，而且这种作用调节炎症和愈合。脂肪组织储存三酰基甘油（triacylglycerols），同时，白色脂肪组织作为内分泌器官，调节脂质代谢。

瘦素缺陷性肥胖大鼠创面愈合过程中的血管生成作用受阻。脂肪酸对于愈合的形式有一定的作用。严重损伤后，脂肪酸的变化影响蛋白的代谢和临床结局。烧伤后，脂肪酸影响创面的愈合和免疫功能。多不饱和脂肪酸（polyunsaturated fatty acids，PUFA）能潜在调节人的免疫系统反应，甚至可以调节一些细胞株的凋亡。单核细胞是先天性免疫的主要效应细胞，在免疫反应的启动、发展和结局中扮演重要角色。它们能防御进入机体的病原体，并溶解一些细胞，参与创面愈合、修复和组织塑形。PUFA可能诱发单核细胞的凋亡，参与免疫反应的调节。必需脂肪酸的缺乏会导致血管对血管收缩剂敏感性的增加。

过氧化物酶体增生物激活受体是配体激活的转录因子的核受体，在血管中表达水平较高，调节脂质和脂蛋白的代谢，同时也调节炎性反应。通过对抗AP、1、NF-κB、信号转导子，转录激活子激活T细胞信号通路，刺激促炎类花生酸类物质的代谢，负性调节炎性反应基因的转录。

5. 金属硫蛋白（metallothionein，MT） 在棕色脂肪和白色脂肪组织中均有MT-1和MT-2基因明显表达，且有其蛋白的分泌。MT乃低分子量的金属结合蛋白，被认为是一种应激反应蛋白，在创面愈合中，由于对金属锌和铜的关注，也引起人们对硫蛋白的兴趣。除了在损伤后作为应激因子调节受损组织NO的释放，影响炎性过程中促炎因子（IL-6、TNF）的释放，参与免疫反应外，更重要的是它对细胞增殖能力的影响，这些细胞包括毛囊外根鞘细胞、基底层角质形成细胞和真皮内的成纤维细胞，促进其增殖和胶原的合成。

6. 其他 在活体中，脂肪细胞的分化伴有刺激血管形成分子的分泌，一种主要的分化依赖性血管形成素分子1-butyryl-glycerol（monobutyrin），在脂肪分化期间上升至少200倍。无论活体和离体，该分子均有助于微血管内皮的迁移和血管形成，但不引起内皮细胞的增殖。脂肪组织作为一个内分泌器官，血管紧张素原是脂肪细胞合成的另一种激素，其形成的血管紧张素Ⅱ是肾素-血管紧张素系统重要的效应子。另外，脂肪细胞还可分泌其他一些肽类和非肽类因子在血管紧张素原/血管紧张素Ⅱ/前列腺素（angiotensinogen/angiotensin Ⅱ/prostacyclin）轴中起作用，对血管的舒缩、生长产生影响。

人的脂肪细胞能够释放MMP。创伤修复过程中，细胞外基质的合成、沉积和更新，以及再上皮化是愈合的关键。正常情况下，创面内胶原的合成与降解维持动态的平衡，决定了肉芽组织的强度、伤口的收缩及愈合的结局。MMP是一类活性依赖于金属锌离子的蛋白酶，受生长因子等诸多因素的调控，激活后参与胶原等细胞外基质的降解。脂肪细胞还能产生某些补体系统产物和巨噬细胞集落刺激因子，调节机体的免疫活动。

脂肪细胞参与创面愈合首先表现在它可能作为一个内分泌器官。迄今为止，已经发现人的脂肪细胞能分泌的细胞因子或生长因子有几十种之多。在生长因子方面，脂肪细胞分泌胰岛素样生长因子（insulinlike growth factor，IGF）、转化生长因子β（transforming growth factor β，TGF-β）、血管内皮细胞生长因子（vascular endothelial growth factor，VEGF）等。这些生长因子均是参与创面愈合中介导炎性反应和肉芽组织形成有关的重要生长因子。在细胞因子方面，TNF、IL等可由脂肪细胞分泌，并参与创面的炎性反应过程。此外，脂肪细胞分泌的纤溶酶原激活物的抑制剂、血管紧张素、性激素类（特别是雌激素），与脂质蛋白代谢相关的脂蛋白脂酶、抵抗素、游离脂肪酸及视黄醛结合蛋白质等，均在不同层面和（或）以不同方式与组织修复发生关联。故将脂肪细胞称为内分泌器官或具有内分泌功能的器官并不为过，其产生的因子可进入血循环，作用于远隔器官，同时也可以自分泌、旁分泌形式作用于邻近的组织和细胞。

其次，从发育学的角度看，皮肤及其附件的发育与脂肪形成有密切的关系。组织学显示，毛囊最外层的细胞能在缺氧环境下直接刺激血管形成，结果毛囊周围的脂肪细胞和毛细血管构成网络。正常条件下，脂肪细胞的形成是毛囊整体发育中的一部分。研究证实，鼠皮下组织脂肪形成的确与毛囊的生长和发育有关。利用胶原包被的三维培养系统，就脂肪细胞对类似毛囊细胞增殖与分化的影响进行了研究。采用三种条件将类毛囊细胞种植在胶原内：①瓶内仅种植类似毛囊的细胞；②与脂肪细胞共培养；③采用空间分离技术培养两种细胞。在条件①和③情况下，毛囊的上皮细胞与囊泡周围的成纤维细胞一起外生性生长，而条件二的毛囊细胞和成纤维细胞的增殖被抑制，出现毛囊细胞的分化加速。故认为脂肪细胞具有抑制毛囊周围成纤维细胞增殖的作用，但能较好的维持正常毛囊结构的完整性，允许毛囊分化，甚至具有直接加速毛囊细胞分化的作用。分析结果有两种可能，一是脂肪细胞通过释放的溶解性因子的浓度梯度发挥调控作用；二是作为增殖抑制剂对毛囊细胞和囊泡周围成纤维细胞的影响产生不同结果。

还有，脂肪组织参与创面愈合还表现在它对修复细胞生物活性的影响方面。创面愈合最主要的修复细胞是参与肉芽组织形成的成纤维细胞和再上皮化的角质形成细胞。利用胶原包被的三维培养系统，将脂肪细胞种植在无真皮成纤维细胞的角质形成细胞中，将促进角质形成细胞的增殖和分化，形成较厚、分化较好的表皮细胞层。相反，脂肪细胞种植于有真皮成纤维细胞的系统中，则抑制成纤维细胞的增殖。以上作用并不完全与瘦素、TNF或胰岛素样生长因子-Ⅱ相关，说明还可能有脂肪细胞分泌的一些新因子参与。

最后，脂肪组织干细胞与骨髓间充质干细胞在功能方面的联系加深了人们对有关脂肪组织参与组织修复的认识。既往人们对组织干细胞的注意多集中在骨髓基质干细胞（marrow stromal stem cells，MSC）。事实上，脂肪组织也同样具有 MSC 一样的性质，两者均来源于胚胎时期的间充质，而且初步的研究已经证实，脂肪组织中有干细胞存在。从吸脂术分离出来并经过加工的脂肪细胞（PLA 细胞），能定向分化成骨、脂肪、肌和软骨。进一步的研究发现，PLA 细胞可以像 MSC 一样表达大量的细胞标志，仅有个别的细胞标志图谱表达与 MSC 存在差异。但同样都具有分化为多种细胞系的潜能。由于目前收集 MSC 的数量有限，难以大量应用，而脂肪细胞不仅有相同性质，而且具有容易分离等特性，因此认为脂肪细胞或许是将来组织修复种子细胞的新来源。虽然脂肪细胞尚有许多作用未被认识，但根据目前已经确定的内分泌功能和可能的干细胞多分化潜能，可以肯定脂肪细胞是创伤修复过程中不可缺的重要环节，在将来创伤机制研究的工作中充当重要角色。

基于脂肪的这些新功能，近年进行的自体脂肪移植修复猪背部创面缺损的实验表明，自体脂肪移植不仅可以明显缩短创面愈合时间，而且修复创面表皮厚度、表皮角数目、肉芽组织中毛细血管数，以及细胞核增殖抗原表达等，均较对照明显增加。初步的结果显示，采用脂肪移植治疗的创面，修复质量有明显改善。

从科学发展的规律来看，不断的否定和肯定是科学进步的阶梯。无论是内分泌学、发育学，还是其他学科的研究结果均是如此，伴随脂肪细胞诸多新功能的发现，过去对脂肪细胞功能认识的不足正在得到纠正。与此同时，脂肪组织对其他组织器官生物学功能可能造成的影响正逐渐成为研究的热点，也为我们进行创伤愈合机制的研究和未来提高临床修复水平开拓了新领域。

第五篇　皮肤外科临床基础篇

第十六章　皮肤黏膜的消毒

第一节　消毒的目的

皮肤与黏膜是人体重要的防卫器官，为人体抵抗外界生物和理化因子侵犯的最重要的屏障，皮肤与黏膜直接与外接触，会受到各种有害因子的侵犯，特别是微生物会在无形中污染人体，大部分微生物为临时沾染，还有部分微生物可长期生活在人体皮肤上，被称为长居菌。这些污染在皮肤与黏膜上的微生物是人体感染因素之一，在医院这种特殊环境中，由医务人员手上携带致病菌引起医院内感染传播和流行的事例不胜枚举。因此，采取行之有效的皮肤与黏膜消毒措施，对于预防疾病流行和控制医院感染的传播，保持自身和他人的健康非常重要。

活体皮肤组织对来自外界各种微生物的攻击，负有某种程度的防御作用。在防御功能方面，表皮尤其是角质层的坚性，真皮、皮下脂肪的弹性，皮脂腺分泌等都起很大的作用。正常情况下，皮肤对沾染其表面的微生物也有一定杀灭能力。一般认为，这是由于皮肤表面的酸碱度、脂肪酸和肥皂的遗留物所致。当然，仅依靠这些杀灭皮肤上的微生物显然是不够的。因此，在日常生活中，尤其感染病医院或手术室，必须注意皮肤与黏膜的消毒，经常保持其清洁和健康。通过消毒达到以下四个目的：

1. 机体的多数组织器官，如皮下组织、肌肉、骨骼、脏器及血液、脑脊液等都是无菌的，如有微生物侵入可以引起感染。因而在医疗实践中，当手术、注射、穿刺、导尿时，应严格进行消毒，以防止病人自身皮肤上的微生物侵入。

2. 医务人员要经常接触病人，特别是在手术时或接触皮肤受伤的病人时，应特别注意手的消毒，消除病原微生物，以免传播给病人，同时也保护了本人。

3. 众所周知，传染病、皮肤病中有许多是病原微生物经手和皮肤而感染的。具有代表性的是肠道传染病和皮肤化脓症。因此，若能彻底消毒手及注意皮肤清洁，也可预防许多疾病。

4. 在病人众多的场所，通过皮肤与黏膜的消毒，偶尔也能减少空气的微生物数，有利于防止呼吸道感染。

第二节　污染与传播特点

污染特点

详见第六章皮肤正常微生物群与微生态平衡第六节皮肤污染与传播特点。

第三节　菌　群　特　点

微生物在人体内的正常菌群与机体的生命活动和免疫功能密切相关，人与哺乳类动物出生是无菌的，出生后很快有微生物定植，通过演替过程，在人体表和与外界相通的腔道形成特定部位，参与机体的生命活动，与宿主细胞进行物质、能量和基因的交流，在宿主的生长发育、消化吸收、生物拮抗及免疫等方面发挥着不可替代的生理功能，共同维持着生命过程。

一般情况下，正常菌群与人体保持平衡状态，且菌群之间互相制约，维持相对的平衡。它们与人体的关系一般表现为互生关系。人体内的微生物菌群不仅不会致病，而且对维护人体健康起到有益的作用，具有抵抗外源性病原体的防御能力。这种防御功能不仅可形成生物屏障以阻止外源病菌的入侵，而且具有免疫增强功能。正常微生物作为抗原物质，可以刺激机体产生特异性和非特异性免疫物质，促进机体免疫系统的成熟，在机体的微环境条件下，形成体内微生态平衡，对机体抗感染有重要作用。但是，所谓正常菌群，也是相对的、可变的和有条件的。当机体防御功能减弱时，如皮肤大面积烧伤、黏膜受损、机体受凉或过度疲劳时，一部分正常菌群会成为条件致病微生物；部分正常菌群由于其生长部位发生改变也可导致疾病的发生，如因外伤或手术等原因，大肠杆菌进入腹腔或泌尿生殖系统，可引起腹膜炎、肾炎或膀胱炎等炎症；由于某种原因破坏了正常菌群内各种微生物之间的相互制约关系时，也能引起疾病，如长期服用广谱抗生素，肠道内对药物敏感的细菌抑制，而不敏感的白假多酵母菌或耐药性葡萄球菌则大量繁殖，从而引起病变，即通常所说的菌群失调症。这种现象的存在与发生，反映出微生物生态失调时对于疾病的发展和转变起着重要的作用和影响。

从微生态学的观点看，感染是病原微生物引起机体的异常反应，而感染后是否发病不仅取决于病原微生物，更取决于人体的微生态平衡，疾病的发生与发展同样也取决于病原微生物和机体的各种微环境状态。

人体带菌分为暂居菌群和长居菌群，它们的种群和消除的难易均有不同。

1. 暂居菌群　为皮肤特别是手的皮肤在与外界接触时被临时污染的微生物。暂居菌群会随环境不同而改变，种类复杂多变，污染量多少不定，致病菌污染机会多，存留时间短，容易清除和杀灭。

2. 长居菌群　是寄生在人体皮肤深层，长期在人体生长繁殖、有的甚至与人体终身共生，种类变化少，条件致病菌多、耐药菌株多，不易清除和杀灭。皮肤长居菌群中主要致病菌和条件致病菌有金黄色葡萄球菌、表皮葡萄球菌、皮肤真菌、大肠菌群和铜绿假单胞菌群等数十种。

第四节　化学消毒与灭菌法

利用化学药物杀灭病原微生物的方法，称为化学消毒灭菌法。用于消毒的化学药物称化学消毒剂。化学消毒剂虽有杀菌效果不稳定，具有一定的腐蚀性、刺激性和毒性，可造成环境污染等不足之处，但消毒剂种类多，应用广泛。其杀菌和抑菌的机制也各不相同，有的能使病原体蛋白变性，发生沉淀，有的能和病原体的酶系统相结合，影响菌体代谢，有的则能降低细菌表面张力，增加菌体细胞膜的通透性，使细胞破裂或溶解。这些都可以抑制微生物的生长繁殖，进而导致病原体迅速死亡。

一、微生物对化学消毒剂的耐受力

细菌芽胞对化学因子耐受力最强，其次为含有大量脂质的分枝杆菌，最弱的为含脂病毒（lipid virus）或中型大小的病毒。以 Favero 等绘制的各类微生物对消毒剂的耐受力图为基础，增加抗力最强的朊病毒，将微生物对化学因子的耐受力分为七级，由强到弱顺序是朊粒（克雅病病原体）、细菌芽胞（枯草杆菌芽胞）、分枝杆菌（结核杆菌）、无脂病毒或小型病毒（脊髓灰质炎病毒）、真菌（发癣菌属）、细菌繁殖体（绿脓杆菌、金黄色葡萄球菌）、含脂病毒或中型病毒（HBV、HIV）。

二、消毒剂的分级

按杀灭微生物的能力强弱，将消毒剂分为：①高效消毒剂，可杀灭所有种类微生物（包括细菌芽胞），达到消毒合格要求的消毒剂，如戊二醛、过氧乙酸等，提高其浓度或延长作用时间用于灭菌的消毒剂，称为灭菌剂；②中效消毒剂（intermediate-level disinfectant），可杀灭细菌繁殖体（包括结核杆菌）、大多数种类的病毒与真菌（不包括细菌芽胞），如乙醇、氯代二甲苯酚等；③低效消毒剂（10w-level disinfectant），可杀灭大多数细菌与一些种类的病毒和真菌（不包括结核杆菌和细菌芽胞），如氯己定、苯扎溴铵等。

三、液体消毒剂及其作用机制

液体消毒剂是指使用时配制为溶液的消毒剂。常用液体消毒剂按化学成分与特性可分为含氯类、过氧化物类、醛类、醇类、酚类、含碘类、季铵盐类和其他类等消毒剂。液体消毒剂的种类多，杀菌机制主要是：①使菌体蛋白质变性或凝固，大多数重金属盐类、氧化剂、醇类、酚类、醛类、酸、碱等均有此种作用；②干扰细菌的酶系统和代谢，如某些氧化剂、低浓度重金属盐类与细菌的—SH 基结合使有关酶失去活性；③改变细胞膜的通透性，如阳离子表面活性剂（苯扎溴铵）、脂溶剂、酚类等，能降低细菌细胞的表面张力并增加其通透性，细胞质内物质溢出，胞外液体内渗，致使细菌破裂。

（一）含氯消毒剂

含氯消毒剂是指溶于水中产生次氯酸的消毒剂。如次氯酸钠、次氯酸钙（漂白粉）、氯化异氰尿酸盐类、液氯等。含氯消毒剂的杀菌作用决定于次氯酸的浓度，次氯酸可分解成初生态氧使菌体氧化，氯直接作用于菌体蛋白质，形成氮-氯复合物，干扰细菌代谢，发挥杀灭微生物的作用。含氯消毒剂杀菌谱广，可杀灭所有类型的微生物，价格低廉，作用迅速，在饮水消毒、预防性消毒、疫源地消毒及医院消毒方面应用广泛。但含氯消毒剂容易受有机物影响，有刺激性，对物品有漂白和（或）腐蚀作用，稳定性差。

（二）过氧化物类消毒剂

过氧化物类消毒剂的杀菌作用，是利用其氧化能力破坏蛋白质的分子结构杀灭微生物，包括过氧乙酸、过氧化氢、过氧戊二酸、二氧化氯、臭氧等。具有杀菌谱广、杀菌力强、杀菌时间短、易溶于水、分解后生成无毒成分、无残留毒性等优点。但性质不稳定、易分解，未分解前有刺激性或毒性，对物品有漂白和（或）腐蚀作用。

0.1%过氧乙酸溶液作用 1～10min 可杀灭细菌繁殖体；0.5%溶液作用 5min 可杀灭结核杆菌，作用 30min 可杀灭枯草杆菌芽胞。广泛用于各种物品表面的消毒。过氧乙酸雾化后易蒸发分解，气雾中过氧乙酸浓度达到 $1g/m^3$ 时，可杀灭物体表面的芽胞，其分解产物无毒无害，可用于空气消毒。

二氧化氯作为水的消毒剂，既可杀菌亦可去除化学污染物。国内有二元包装固体剂型二氧化氯消毒剂和二氧化氯发生器，现用现配，方法简便，可用于疫源地现场、医疗单位或饮用水的消毒。

氧气在一定条件下（如受放电作用发生化学反应），能转变为性质不同的另一种氧的单质（O_3），因其具有特殊臭味气体，故名为臭氧。臭氧是强氧化剂，可杀灭所有类型的微生物，并可破坏肉毒杆菌毒素，在水中杀菌速度较氯快，是一种比较理想的水消毒剂，水经臭氧消毒后，无残余毒性，且能除去水中的异味、颜色和气味。一般洁净饮用水消毒，臭氧浓度为 0.5～1.5mg/L，作用 5～10min。游泳池循环水消毒，臭氧投入量为 2mg/L。但臭氧在水中分解快，持续时间短，不能清除持续污染，稳定性极差，常温下可自行分解成氧，只能现场生产立即使用。

（三）碘类消毒剂

碘元素可卤化菌体蛋白质形成沉淀，杀灭微生物。碘溶于乙醇成碘酊，常用于皮肤消毒。碘的水溶液可作口腔、咽喉及阴道黏膜的消毒。碘甘油溶液刺激性小，更适用于黏膜消毒。碘还可用于少量饮水的紧急消毒。

碘伏是碘与表面活性剂（如聚乙烯吡咯烷酮、聚乙氧基乙醇）的不定型结合物，如聚乙烯吡咯烷酮-碘大约含有 10%碘。表面活性剂对碘有助溶作用和载体作用，使碘伏溶液逐渐释放碘，延长碘的杀菌作用时间。碘伏具有杀菌谱广、刺激性小、毒性低、不易着色、无腐蚀性和性质稳定便于储存等优点，而且碘伏的颜色深浅与杀菌作用成正比，便于判断其杀菌能力。含有效碘 0.5%～1.0%的碘伏广泛用于外科擦洗、注射前皮肤消毒及手术部位的消毒，还可用于食具、皮肤及物品表面的消毒。但制备碘伏时，大部分碘成为无杀菌作用的复合物，以致成本较高。

（四）醇类消毒剂

醇类消毒剂常用乙醇和异丙醇，醇类消毒剂渗透力较强，能迅速杀灭各种细菌繁殖体、结核杆菌和亲脂病毒，对亲水病毒和真菌孢子的杀灭效果较差，不能杀灭芽胞。常用于注射前皮肤消毒、外科洗手及器械浸泡消毒。60%～90%的浓度杀菌作用最强，这是因为醇使蛋白质变形过程中需要水。醇类在凝固蛋白质的同时，也保护了微生物，使醇溶液不能与微生物有效接触，因此，醇类消毒剂不宜用于血、粪便及污物的消毒。

（五）醛类消毒剂

醛类消毒剂常用甲醛和戊二醛，醛类主要通过凝固蛋白质、还原氨基酸、使蛋白质分子烷基化杀灭细菌。甲醛可杀灭各种微生物，但对芽胞需较长时间才能有效，对人有毒性，有强烈的刺激性气味，特别对眼睛和鼻黏膜有极强的刺激性。

戊二醛具有广谱、高效杀菌作用，属灭菌剂，具有对金属腐蚀性小、受有机物影响小等特点，适用于不耐热的医疗器械和精密仪器的消毒与灭菌，特别是各种内镜的消毒与灭菌。灭菌常用2%戊二醛作用10h。消毒常用2%戊二醛或1%增效戊二醛浸泡10～20min，也有用增效剂配制成中性或酸性复方戊二醛消毒剂产品。戊二醛在碱性条件下（pH 7.6～8.6）杀菌作用较好，但稳定性差。其消毒液的连续使用期限，应随使用情况而定，一般不宜超过14天。戊二醛具有较强刺激性与毒性，接触戊二醛气体，可导致流泪、皮疹、头痛、咳嗽等症状；皮肤黏膜直接接触可引发接触性皮炎；使用戊二醛浸泡未冲洗干净的医疗器械，可引发喉炎、角膜水肿、前列腺炎、结肠炎，甚至心跳过速与心悸。因此，配制与使用戊二醛时，应采取保护措施，避免直接接触，使用防护罩使空气中戊二醛浓度减小至安全浓度以下，否则，应佩戴呼吸道防护器。美国职业安全与健康管理局（Occupational Safety and Health Administration）规定空气中戊二醛最高浓度应不超过$0.8mg/m^3$。我国卫生部规定，接触皮肤的复方消毒剂中的戊二醛含量不得超过0.1%。

（六）季胺盐类消毒剂

季胺盐类消毒剂是一类阳离子表面活性剂，常用苯扎溴铵和苯扎氯铵。苯扎溴铵的分子式为$C_{21}H_{38}NBr$，分子质量为384.46 Da，易溶于水，振摇可产生大量泡沫。对革兰阳性菌的杀灭作用较革兰阴性菌强。对亲脂病毒较敏感，对亲水病毒和抗酸杆菌有较强的抵抗力，对芽胞只有抑制作用，可用于皮肤消毒和黏膜冲洗。其特点是对皮肤黏膜无刺激，毒性小，稳定性好，对消毒物品无损害等。苯扎溴铵与其他季胺盐类一样，极易被多种物体吸附，因此浸泡液的浓度随消毒物品数量增多而逐渐降低，应该及时更换。不得与肥皂或其他阴离子洗涤剂合用，不宜用于粪、尿、痰等排泄物的消毒。

（七）其他化学消毒剂

氯己定分子式为$C_{22}H_{30}N_{10}C_{12}\cdot H_2Cl$，分子质量为578.4 Da。氯己定是阳离子双缩胍，碱性，可与有机酸、无机酸形成盐类，如双醋酸氯己定、双盐酸氯己定和葡萄糖酸氯己定等。氯己定性质稳定，无臭，有苦味，难溶于水。盐酸盐不溶于水而溶于醇，醋酸盐和葡萄糖酸盐的水中溶解度依次增加。氯己定对革兰阳性菌的杀灭作用较阴性菌强，不可用于芽胞、抗酸杆菌及亲水病毒的消毒。在所有的消毒剂中氯己定的抑菌能力最突出。在pH 5.5～8.0具有杀菌活性，偏碱性活性最佳。阴离子去污剂、肥皂可与氯己定反应，使其失活。有机物对杀菌活性有明显影响。0.2%～0.5%的水溶液可用于皮肤、黏膜的消毒，0.5%的乙醇溶液可用于手术部位的皮肤消毒。　‘

三氯羟基二苯醚为无离子表面活性剂，对细菌繁殖体有良好杀灭作用，且不受阴离子表面活性剂的影响，多复配于肥皂、洗发液、沐浴液中兼有杀菌作用。我国规定在消毒剂配方中的用量不得超过0.3%。

"酸性氧化电位水"发生器在有隔膜的电解槽中，将含有0.05%氯化钠的自来水电解制成高氧化还原电位（1100mV以上）的酸性水（pH＜2.7），对细菌繁殖体有良好的杀菌作用，可用于医疗卫生消毒。其优点是无毒性残留物；缺点是稳定性较差，杀菌作用易受有机物和金属离子的影响。

四、生物消毒剂

生物消毒剂主要指生物酶、多肽、植物制剂。此类制剂目前尚没有正式列入消毒剂目录，多数作为抗菌或卫生用品进入市场，主要用于皮肤和黏膜抗菌外用和冲洗。

五、洗 手 剂

在临床手卫生实践中大量使用洗手剂。洗手剂不同于其他医院洗涤剂，更不同于皮肤消毒剂。一般医院洗涤剂重点要求去污能力和防腐蚀性，皮肤消毒剂重点是杀菌及皮肤适应性；而洗手剂则要求在去污能力基础上着重强调皮肤适应性，对微生物有防腐败作用，但并不强调杀菌性能。目前国内市场洗手剂产品很多，多数洗涤成分是脂肪酸类及其他非离子表面活性剂，防腐剂多数使用季铵盐类等低效消毒剂。

六、气体消毒剂

气体消毒剂是指在使用时为气体状态的消毒剂。20 世纪 50 年代大量用于物品的灭菌，用于灭菌的气体消毒剂有环氧乙烷、甲醛、臭氧、过氧化氢、过氧乙酸、二氧化氯等。目前使用最多的是环氧乙烷。

环氧乙烷在低温下为无色液体，具有芳香醚味，沸点为 10.8℃，嗅阈值为 760～1064mg/m^3，密度为 1.52，易燃易爆，最低燃烧浓度为 3%。环氧乙烷气体杀菌力强、杀菌谱广，可杀灭各种微生物。作为灭菌剂，其特点是细菌繁殖体和芽胞之间的各种微生物对环氧乙烷的敏感性差异很小。环氧乙烷气体穿透力强，甚至能穿透玻璃纸、聚乙烯和聚氯乙烯薄膜，而对物品损害轻微，不宜用一般方法灭菌的物品均可用环氧乙烷消毒和灭菌。如电子仪器、光学仪器、医疗器械、内镜、透析器和一次性使用的诊疗用品等。环氧乙烷灭菌是目前最主要的低温灭菌方法。

环氧乙烷易燃易爆，必须在密闭的环氧乙烷灭菌器内进行消毒。环氧乙烷灭菌器种类较多，大型的容器有数十立方米，用于大量物品的灭菌，用药量为 0.8～1.2kg/m^3，55～60℃作用 6h。中等的 1～10m^3，一般用于一次性使用医疗用品的灭菌，用药量为 800～1000mg/L，55～60℃，作用 6h。小型的零点几至 1m^3，多用于医院及实验室处理少量医疗器械和用品。环氧乙烷灭菌器使用负压技术，安全性得以改善，有逐渐转用纯环氧乙烷气体进行灭菌的趋势。影响环氧乙烷气体灭菌的因素很多，只有严格控制有关因素，才能达到灭菌效果。

环氧乙烷对人有一定毒性，工作场所空气中容许浓度＜0.002mg/L。灭菌后应清除残留在物品上的环氧乙烷，方可使用。FDA 规定，灭菌后医疗器材中残留最高容许浓度随物品而异，为 5～250ppm（m/m）。环氧乙烷水解可生成乙二醇，故不能用于食品消毒。

甲醛气体的刺激性较环氧乙烷大，但无易燃易爆危险，且容易获得，在消毒与灭菌方面使用亦较普遍。使用自然蒸发灭菌法难以保证消毒灭菌效果，在可以控制浓度、温度、湿度和时间的负压灭菌柜进行消毒灭菌，可达到满意的效果。其程序为：①抽真空与夹层预热（较灭菌温度高 4℃），柜室保持干燥；②分次加热蒸发甲醛溶液，使在负压下穿透物品深处；③随蒸汽注入甲醛溶液；④控制浓度、温度、湿度，作用 120min；⑤反复通蒸汽后抽真空，清除残留甲醛；⑥通入过滤净化空气恢复常压。甲醛溶液有毒性，工作场所最高容许浓度为 5mg/m³。

臭氧对空气中的微生物杀灭作用明显，30mg/m³ 的臭氧，作用 15min，对空气自然菌的杀灭率达到 90% 以上。常用于手术室、病房、工厂无菌车间等场所的空气消毒。臭氧消毒空气，必须在封闭空间且无人条件下进行，臭氧对人有毒，国家规定大气中容许浓度为 0.2mg/m³。

对气体消毒剂灭菌的监测，可使用程序监测法及化学与生物指示器材。环氧乙烷消毒，指示用微生物为枯草杆菌黑色变种芽胞；甲醛消毒，指示用微生物为嗜热脂肪杆菌芽胞。

七、消毒剂应用剂量的确定

消毒剂应用的剂量，包括浓度和作用时间，两者缺一不可。只有使用规定剂量的消毒剂才能达到预期杀菌效果。

（一）浓度的计算

使用消毒剂的浓度应按所含主要杀菌成分的浓度计算，不能以商品原药作为 100% 计算稀释浓度。例如，含氯消毒剂应以有效氯含量计算使用浓度，碘伏应以有效碘含量计算使用浓度。还应注意消毒剂在保存期有效成分的下降，特别是稳定性差的次氯酸类和过氧化物类消毒剂，有的在 3 个月内即下降 10% 以上。配制不稳定的消毒剂，最好用化学滴定法进行监测。

（二）作用时间

作用时间是指消毒剂与被消毒物品接触的时间，消毒时不得任意缩短规定的作用时间。用提高浓度、缩短作用时间的方法是可行的，但必须有一定的试验基础，而且也应有一定限度，时间过短，药物未能进入物品深处与微生物接触，或接触未达必须的时间，均难达到预期效果。一般达到灭菌所需时间远比达到消毒的时间长。

（三）安全系数

若直接将实验室试验测定的杀菌剂量作为应用剂量，往往会造成消毒或灭菌的失败。因为实验室的条件是人为固定的，是有利于实验对比而设计的。而现场应用时的条件，如温度、有机物含量、pH、药物穿透时间等往往变化较大，微生物的抗力也可能有超过试验菌株，因此，实际使用剂量需在实验室试验结果的基础上，再加一定的安全系数，保证达到灭菌与消毒的合格要求。安全系数的设定随消毒剂种类、处理对象、实施条件和实验室试验的代表性而定。

八、消毒液的污染问题

消毒剂的杀菌作用是相对的，并不一定都能将所有细菌杀灭。某种消毒剂必须达到规定浓度才能杀灭某种细菌，低于此浓度时只能抑菌，更低时甚至可能还有助于细菌生长。浓度配制不准，或使用中有效成分分解等原因，均可能使消毒液的浓度低于杀菌有效浓度。

医院使用中的消毒液易污染细菌，消毒液使用次数越多，存放时间越长，污染率越高。用于消毒有血液污染器材的消毒液，或消毒手的消毒液，污染概率最高。我国卫生部规定，用于消毒的消毒液，污染菌量应<100cfu/ml，并无致病菌检出；用于无菌的消毒液不得有菌。为避免消毒液污染菌量超标，必须建立监督检查制度和勤换消毒液（1～3 天）。更换消毒液时，盛装容器也应同时进行清洁消毒或灭菌。

九、皮肤黏膜常用消毒剂（表 16-1 ）

表 16-1　皮肤黏膜常用消毒剂

消毒剂	手术人员手和手臂	病人的手术部位	
		皮肤	黏膜
70%乙醇	浸泡 3min	婴幼儿、阴囊等涂搽	—
2.5%碘酊	（紧急时涂搽）	涂搽，待干后以乙醇拭去	—
0.75%PVP 碘	涂搽	涂搽	—
苯扎溴铵	0.05%～0.1%溶液浸泡 5min	0.1%溶液涂搽	0.05%溶液涂搽
氯己定	0.02%溶液浸泡 3min	0.055%溶液涂搽	0.05%溶液涂搽
0.1%消毒净	浸泡 3min	乙醇溶液涂搽	0.02%溶液涂搽
0.1%硫柳汞酊	—	—	涂搽

第五节　影响消毒与灭菌效果的因素

多种因素影响消毒与灭菌的效果。掌握影响因素的有关规律，采取适当措施，可以保证消毒灭菌的效果，反之，处理不当则将导致消毒灭菌失败。

一、消　毒　剂　量

消毒剂量，包括强度和时间。强度在热力消毒中和化学消毒中的含义不同，在热力消毒中是指温度，在化学消毒中是指药物的浓度。时间是指所使用的处理方法对被处理物品作用的时间。一般强度越高微生物越易杀灭，但醇类则例外，70%乙醇或 50%～80%异丙醇的效果最好。提高浓度是杀灭微生物的基本条件，但在实际消毒工作中，必须明确并充分保证所需的强度与时间，否则难以达到预期效果。

二、微生物的种类和数量

不同种类的微生物对消毒剂的敏感性不同，如苯扎溴铵、氯己定对革兰阳性菌的杀灭作用要大于革兰阴性菌，对芽胞只有抑制作用。70%乙醇可杀灭细菌繁殖体，但不能杀灭细胞芽胞。老龄菌比幼龄菌抵抗力强。因此，必须根据消毒对象选择合适的消毒剂。微生物污染越严重，达到消毒合格要求就越困难。原因是微生物多，彼此重叠增加了机械保护作用；同时抗性强的微生物个体也随之增多。因此，消毒污染严重的物品，需提高能量，或增加药物浓度，或延长作用时间方能达到消毒合格要求。

三、温　度

除热力度消毒完全依靠温度作用杀灭微生物，其他消毒方法，都受温度变化的影响，无论物理或化学消毒方法，一般温度越高消毒效果越好。如含氯消毒剂，温度每提高10℃，杀芽胞时间可减半。5%的甲醛溶液，20℃杀灭炭疽杆菌芽胞需要32h，但37℃仅需要1.5h。不同的消毒剂受温度影响的程度也不同，如过氧乙酸受温度变化的影响较小，3%的过氧乙酸在−30℃的条件下作用1h仍可达到灭菌，乙醇稀释过臭氧溶于水，从而增强其杀菌效果。过氧化物稳定性差，碘伏在40℃时碘可升华，因此用碘伏消毒时不宜加热。

四、湿　度

空气的相对湿度（RH%）对气体消毒剂影响显著。环氧乙烷或甲醛消毒都有一个最适RH%，过高过低都会影响杀灭效果。环氧乙烷消毒一般以RH80%为宜，甲醛气体消毒以RH80%～90%为宜。臭氧气体消毒物品表面RH%≥70%，才能达到消毒效果。RH%对空气消毒的影响也显著。过氧乙酸喷雾消毒，空气RH%在20%～80%时，湿度越大，杀菌效果越好。当RH%低于20%时，则杀菌作用较差。臭氧空气RH%≥60%，才能达到消毒效果。

五、酸　碱　度

酸碱度的变化可严重影响某些消毒剂的杀菌作用，如戊二醛在碱性条件下可使杀菌能力提高，但易聚合失效，酸性溶液较稳定，但杀菌力下降。而含氯消毒剂在碱性条件下稳定，杀菌最适pH为6～8，pH<4时易分解。氯己定溶液pH在5.5～8.0时具杀菌活性，偏碱更好，但不宜超过pH 8.0。季铵盐类最适杀菌pH为9～10，不宜低于pH 7，酸碱度对甲醛的杀菌作用影响不大。

六、化学拮抗物质

化学拮抗物质的存在可影响消毒效果。如蛋白质、油脂类有机物包围在微生物外面可阻碍消毒因子的穿透，并消耗一部分消毒剂，使杀菌效果下降。因此，应将污染物品清洗后进行消毒，或提高浓度，或延长作用时间。受有机物影响较大的消毒剂有含氯消毒剂类、季胺盐类、氯己定、醇类等。受有机物影响较小的消毒剂有戊二醛、酚类等。

此外，锰、铁、亚硝酸盐、硫化物可减弱含氯消毒剂的杀菌作用；棉纱布或合成纤维可吸附季胺盐类消毒剂；阴离子表面活性剂，以及钙、镁、铝等离子亦可减弱季胺盐类消毒剂的杀菌作用；硫代硫酸钠可中和含氯消毒剂；还原剂可中和过氧乙酸等。在消毒处理过程中应避免这些现象发生。

七、穿　透　力

消毒因子必须接触到微生物才能起杀灭作用。消毒因子不同，穿透能力不同。穿透能力强的物理因子有电离辐射、微波、湿热。紫外线穿透能力弱。湿热穿透能力比干热强，但饱和蒸汽不能穿透油性液体和固体粉末，油性液体和固体粉末只能用干热法灭菌。穿透能力强的化学因子有环氧乙烷、戊二醛。环氧乙烷 5min 可以穿透 0.1mm 聚氯乙烯薄膜，甲醛气体穿透能力差。消毒时除要保证有足够的穿透时间外，还需为消毒因子的穿透创造条件。如热力消毒时，物品不宜包扎太大、太紧；甲醛熏蒸时，消毒能力要充分暴露，不能堆放；消毒粪便、痰液时，应将消毒剂与之搅拌均匀等。

第六节　临床消毒方法的应用

一、医务人员和病人手的消毒

手及前臂皮肤由于皱褶和指纹，以及手的特殊功能，使得容易受到污染，是卫生消毒关注的重点部位。因此在进行外科手术前，需要进行认真的外科洗手消毒。此外，为病人进行各种医疗检查、护理操作前应及时进行手的卫生消毒。所以凡是接触传染病人、感染伤口和污染物品之后等都应进行手的卫生消毒。

（一）外科洗手消毒

医务人员的双手在各类手术之前均必须进行严格的外科洗手消毒。

（1）剪短指甲：手术前医务人员应剪短指甲，并使指甲平滑、光滑。

（2）刷洗手、臂：取无菌刷蘸肥皂冻（或肥皂块），按一定顺序彻底、无遗漏地刷洗三遍。先刷指，然后刷手、腕、前臂、肘部至上臂下 1/2 段，每遍刷完用流水冲净。冲洗时，水由手、上臂至肘部淋下，手不能放在最低位，以免臂部的水反流到手。刷洗完用无菌小毛巾由手向肘部擦干。手、臂不可触碰他物，如误触他物，必须重新刷洗。

（3）消毒手、臂

1）擦拭法：双手和前臂刷洗完毕，用无菌水冲洗干净后，将主要成分为 0.5%洗必泰和 70%醇（异丙醇或乙醇）的速效消毒剂 3ml 涂擦于手和前臂，过 1min 左右即干，然后戴上灭菌手套。

2）浸泡法：将双手和前臂浸入消毒液内，液面至肘上 10cm。浸泡同时用小毛巾轻轻擦洗皮肤 5min，手不可触碰桶口。浸泡毕，拧干小毛巾或用无菌小毛巾、消毒纱布擦干或晾干，也可用红外线自动干手机吹干。

常用的浸泡消毒液有氯己定醇溶液[用 0.5%氯己定的 70%醇（乙醇或异丙醇）溶液]、500mg/L 浓度的碘伏、70%乙醇。

（4）消毒剂刷洗手、臂：在流水肥皂洗手的基础上，取无菌小刷蘸第一碗消毒剂约 5ml 涂抹手、臂。从指尖至上臂下 1/3，两手交替刷，注意指甲、指间、腕部等处，按顺序进行，无遗漏，约 2min，无菌水冲洗。换无菌刷子蘸取第二碗中的消毒液约 5ml，刷手、臂 2min，冲洗；再换无菌刷子蘸取第三碗中的消毒液约 5ml 刷手、臂 2min 后待干或取无菌擦手巾擦干或用红外线自动干手机吹干。

常用的刷手消毒剂有碘伏（浓度为 5000mg/L）、氯己定（氯己定水溶液或 40000mg/L 4% 葡萄糖酸盐氯己定水溶液）、以氯己定（5000mg/L）和异丙醇（70%）为主要成分的手消毒剂。

（5）连续进行手术时的洗手消毒法：当施行无菌手术，且接连进行下一个手术时，手术沾染血渍，可重新消毒手臂或用消毒剂刷洗手臂，消毒手后再穿手术衣或戴手套，若手已沾染血渍需增加洗手臂的步骤。若施行污染手术时，接连进行下一手术时，需洗手后再刷洗、消毒手、臂或洗手后用消毒剂直接刷洗手、臂。

（二）医务人员诊疗中的手消毒

医务人员在各种操作前，应用肥皂水冲洗双手。各种操作后，进行手的卫生消毒。

（1）接触传染病病人之后，医务人员为传染病病人检查、治疗、护理之前可戴好一次性手套或无菌乳胶手套，每接触一次病人应更换一副手套，操作结束可进行流水洗手。若双手直接为传染病病人检查、治疗、护理或处理传染病病人污物，应将污染的双手浸泡于0.2%过氧乙酸溶液内或500mg/L有效氯消毒液内，边浸泡边用无菌小刷子刷洗2min，刷洗顺序为腕部、手掌-手指-指甲（从大拇指甲起逐个刷洗至小指甲）-指缝（由小指外缘逐个刷洗至拇指外侧缘止）。每刷完一个部位，刷子均应在消毒液中浸蘸一下，刷洗要耐心、细心，不要遗漏。刷洗2min后，用清水冲净双手。再用无菌小刷子蘸肥皂胨（或肥皂块、液体肥皂），按以上顺序刷洗一遍后，用流水冲洗干净。用无菌小毛巾擦或用红外线自动干手机吹干。接连进行检查、治疗和护理病人时，每接触一个病人后都浸泡、刷洗2min，用清水冲洗双手。水龙头应用脚踏或电磁感应开关。

（2）接触污染物品、微生物实验室操作后手的消毒。医务人员接触污染物品之前，应戴好一次性手套或乳胶手套，然后进行操作，操作后脱掉手套用流水肥皂冲洗。如手直接接触污物，操作后应将污染的双手浸泡于0.2%过氧乙酸溶液内，边浸泡边用无菌小刷子刷洗双手2min，用清水冲洗干净双手。再用流水肥皂洗手法洗两遍后，擦干或用红外线自动干手机吹干。

（3）进行各种治疗、操作前，医务人员将双手浸泡于碘伏等消毒液内用毛巾擦洗2min，用流水冲洗后，再用流水肥皂洗手法洗一遍，擦干后进行操作。若接连进行治疗和操作时，每接触一个病人都应用消毒水擦洗一遍。

常用的消毒剂有快速手消毒剂和乙醇洗手剂。快速手消毒剂的主要成分为70%异丙醇和0.1%氯己定，每次用3ml两手搓干或喷雾在手上均可达到消毒作用。乙醇洗手剂是在70%乙醇中加入0.2%新洁尔灭，可喷雾在手上，搓干可达到消毒作用。

（三）医务人员和病人手的卫生防病消毒

（1）医务人员手的卫生防病消毒：建立医务人员洗手消毒制度。门诊部每间诊疗室、检查室应有流水洗手设备和备有消毒液（0.2%过氧乙酸溶液或速效手消毒剂），工作人员接触每位病人前后均应注意认真对手消毒。每个病区的换药室、治疗室配备消毒液。医务人员在给每位病人查体，做各种检查、处理前后应及时消毒。

（2）病人手的卫生防病消毒：病人的自我防护意识及消毒措施对防止自身感染相当重要。常用手消毒措施有病人住院期间禁止乱串病房；接触其他病人的物品后应立即用流水肥皂洗手或用快速手消毒剂消毒手；饭前便后及时洗手，每次洗手应2min左右；产妇接触婴儿前应用流水肥皂洗手。

二、注射与穿刺部位的消毒

病人在接受诊疗过程中的注射包括各种肌内注射、皮下注射和静脉注射，骨髓腔、关节腔、硬脊膜外、蛛网膜下腔、动脉内、胸腔、腹腔等各种诊疗穿刺和血管内留置，如中心静脉导管、内腔动脉插管、脑室内留置流导管、胸腔引流、腹腔引流、经皮肝穿刺胆管引流等。

1. 一般肌肉或静脉部位注射前的皮肤消毒

（1）无菌检菌浸润含有效碘 0.5% 的碘伏，直接涂擦注射部位皮肤 2 遍，待半干即可注射，无需脱碘。静脉注射时，考虑到部位清晰度，可用 75% 乙醇棉签脱碘，且有速干作用，可节省时间。

（2）无菌棉球浸润 2% 碘酊，涂擦注射部位皮肤一遍，作用 1min，再用 75% 乙醇涂擦两遍，干燥后即可注射。

2. 特殊针刺部位的皮肤消毒（如血培养、腰穿等） 采用含有有机碘 0.5% 的碘伏溶液，局部涂擦 2～3 次，作用 2min，待其干燥后再进行针刺。

3. 消毒方法与处理范围 肌肉、皮下及静脉注射消毒方法主要是涂抹，以注射部位为中心，由内向外缓慢旋转，逐渐涂擦，共 2 次，消毒皮肤面积不小于 5cm×5cm。血管内留置导管及其他部分流导管和引流处每日按要求消毒处理后用无菌敷料封盖。

三、手术部位的消毒

（一）切口沾染的来源

1. 皮肤 通常都带有细菌，其表面的菌种和数量，可随生活习惯、工作条件或健康情况而有较大的变动，健康人的皮肤表面可携带致病菌，在夏季以金黄色葡萄球菌较常见，在冬季则以革兰阴性菌为主，可能与洗涤、更衣等有关。皮肤的毛孔和皮脂腺管内也存在细菌，且不易为普通清洁法清除，其菌种和数量也相对恒定。这些皮肤深处的细菌大多属于非致病菌（如表皮葡萄球菌），但在一定条件下也可致病。

在进行皮肤手术消毒时，要注意下列有关皮肤细菌的分布特点：①隐蔽部位如脐、会阴、耳廓和指（趾）甲下、浓厚的毛发处，常聚集大量细菌；②长时间住院病人，皮肤带菌量可增多；③皮肤有感染灶者，皮肤带菌量大，且多为致病菌；④医护人员接触病人和沾染的敷料用品，皮肤上可存在各种致病菌。因此，针对以上特点，应于术前做好细致的消毒准备，否则，皮肤的细菌将可能通过切开、穿刺及其他破坏皮肤屏障的损伤进入组织引发感染。

2. 鼻咽腔 内存在大量细菌，在呼气、说话、喷嚏或咳嗽时，会将鼻咽腔内的细菌排放到空气中和面前数米内的物体及人体上。因此，人员聚集的空间内细菌密度增高，如果不采取必要的防护措施，鼻咽腔内细菌就可能直接沾染切口。

3. 感染病灶和有腔器官 体表的感染病灶（如疖、痈及感染的手术切口等），可向自身皮肤散播致病菌，也可通过任何接触病灶的敷料、物品向四周散布细菌。若不妥善处理，可能导致严重的交叉感染及院感，因为这类致病菌一般多具有较强的毒性，并对多种抗生素有耐药性。

有腔器官如气管和胃肠道存在大量细菌，其开口处的细菌可以污染皮肤，手术时应注意防止。

4. 空气中的微粒 空气中存在大量飞沫、尘埃等，容易携带细菌，可随空气流动而发生飞扬散布。空气微粒上的细菌存活时间不一，部分存活时间超过 24h。紫外线（阳光）

照射、空气湿度、空气流通情况均可影响空气中微粒的密度和细菌存活时间。

5. 器械、用品和药物 与术区接触或进入组织内的器械、用品和药物若未经灭菌处理，会造成相当严重的感染。

（二）切口感染的条件

1. 细菌的毒性和数量 细菌的毒性越强，数量越多，造成感染的可能就越大。

2. 异物 切口或创口有异物存留，可使伤口感染长时间不愈。即使暂时愈合，异物长期存留在局部仍可伴发细菌滋生，引发新的感染或使感染反复发作，迁延不愈。

3. 坏死的组织 是细菌的培养基，可诱发或加重感染。

4. 机体抵抗力 当机体抵抗力低下时容易并发或加重感染。如某些药物（免疫抑制剂、局部应用皮质类固醇激素等）和疾病（糖尿病、粒细胞减少症、某些恶性肿瘤及休克等）会使机体免疫功能受损。

（三）一般情况下皮肤的消毒

手术前备皮指手术部位的皮肤应该用肥皂和水清洗，用安全剃刀剃毛（假如需要），剃毛时以无菌纱布沾取肥皂和水擦拭。然后用无菌棉块或纱布浸润 0.5% 的碘伏液，直接涂布手术切口周围皮肤 2～3 遍，涂擦时应由手术区中心部位向四周涂擦，如为感染伤口或肛门等处手术，则应自手术区外围向内的方向涂擦消毒剂，待药液半干即可盖无菌单进行手术。

（四）特殊情况下皮肤的消毒

特殊情况下皮肤消毒指心脏直视手术、器官移植手术、体内假体留置（股骨头置换、全髋关节置换、动脉瘤血管假体手术）和病人处于重度免疫抵制状态（化疗、全身放疗、长期皮质激素治疗、糖尿病等）时手术野皮肤消毒。首先手术前进行皮肤清洁消毒。手术前一天用 0.5% 碘伏溶液以 1：200 稀释全身洗浴 30min，用清洁毛巾擦干后换上干净衣服，术前 24h 至少进行 2 次。手术野皮肤消毒指使用无菌镊子或手术人员戴无菌手套将浸有 0.5% 碘伏纱布在手术野皮肤及其以外的部位擦拭 3～4min，待干后覆盖无菌单。

（五）急诊手术皮肤的消毒

急诊手术皮肤的消毒指用 0.1% 碘伏液冲洗擦干手术部位，戴无菌手套，将 0.5% 碘伏消毒液在手术野皮肤擦拭四遍，待干后覆盖无菌单。

（六）对可能污染的皮肤消毒

对可能污染的皮肤消毒有破伤风或魏氏梭状芽胞（如污水渗入指或趾、皮肤较深的农林工人）的皮肤或臀部或会阴部供血不足的肌肉的手术，可使用浸透 0.5% 碘伏的湿敷料敷半小时或用 3% 过氧化氢冲洗伤口，常用的皮肤清洁或消毒措施不能破坏细菌芽胞，但是大部分抵抗力较弱的芽胞可被 0.5% 碘伏在 30min 内破坏，一些芽胞也可用洗涤消毒剂碘伏皂洗去。

四、微生物污染皮肤的消毒

1. 腹部手术污染伤口　手术前用含有效碘 0.1%或 0.05%氯己定溶液对污染伤口进行冲洗，到冲洗液变清，用 0.5%碘伏对伤口周围皮肤擦拭消毒，关闭切口之前，再于切口处涂 0.5%碘伏一次。

2. 腹腔脓肿消毒　用有效碘 0.1%碘伏液做腹腔脓肿冲洗（如急性化脓性弥漫性腹膜炎）或吸尽脓液用纱布浸润药液擦洗脓腔壁，或用含有效碘 0.1%碘伏液冲洗干净后，在病灶周围填放浸有碘伏的纱布块（记清数量），作延期缝合。

3. 烧伤创面及化脓伤口消毒　烧伤创面感染发生率高，多为金黄色葡萄球菌和绿脓杆菌感染，用含有效碘 0.5%碘伏乳剂、气溶胶和水剂处理创面（包括深度烧伤在内）均可取得较好的效果。最初每 4h 更换一次，以后每 6h 更换一次。用碘伏处理烧伤创面，使用方便、容易清除，能加快焦痂分离，缩短植皮准备时间，并且不会产生抗药菌株。

4. 外伤、骨关节、肌腱损伤等　用 0.5%碘伏或 0.5%氯己定冲洗伤口，预防感染效果明显优于常规处理后缝合。

5. 阴道炎及性病防治　用含有效碘 0.05%～0.25%碘伏液进行冲洗或坐浴，适用于滴虫、白色念珠球菌、病毒、细菌性阴道炎、非特异性子宫糜烂等妇科疾患，对艾滋病用含有效碘 0.5%的碘伏溶液可灭活。

6. 肝炎病毒污染皮肤黏膜消毒

（1）甲型肝炎或戊型肝炎：主要为粪-口途径传播，消毒的重点应为食物、水、粪便及各类污染物品。皮肤消毒注意接触传播的途径。手的消毒可采用流水洗手，0.02%的碘伏消毒液浸泡 3～5min，或 0.1%过氧乙酸消毒液浸泡 1～3min，或用以 70%异丙醇与 0.5%氯己定为主要成分配制成的速效消毒液擦拭作用 3min。

（2）乙型肝炎、丙型肝炎或丁型肝炎：除重点抓好血液和血制品的消毒外，还应注意皮肤黏膜的消毒。对于污染的手，可用流水、肥皂洗手后用 0.2%过氧乙酸消毒液或异丙醇-氯己定消毒液浸泡 5min，然后用水冲洗。为防止唾液对外环境的污染和经口的传播，凡 HBC、HCV 和 HDV 携带者，应经常作口腔消毒，用 0.1%碘伏每日含漱数次。

五、黏膜的消毒

污染的伤口或擦伤处可用无菌蒸馏水稀释的 0.02%～0.05%氯己定溶液或无菌生理盐水冲洗。

1. 会阴部及阴道手术消毒　用 0.5%碘伏棉球依次擦洗大小阴唇、阴阜、两侧大腿内上 1/3、会阴及肛门周围，然后剃除阴毛用温开水冲洗外阴部，擦干后用含有效碘 0.5%碘伏液棉球擦外阴。产妇应注意在宫缩间歇时涂擦，以防药物进入胎儿眼黏膜，3～5min 待碘液完全干燥后再次涂药。

子宫切除手术前一天晚上用含有效碘 0.025%碘伏或 0.5%氯己定溶液擦洗阴道一次，手术前 2h，重复擦洗一次，阴道冲洗消毒用含有效碘 0.025%碘伏或 0.02%～0.05%氯己定溶液消毒，可明显降低阴道内细菌数，用含有效碘 0.025%润滑作为导管润滑剂，有利于防止泌尿系统感染。

2. 眼科手术皮肤消毒　用生理盐水或含有效碘 0.025%碘伏冲洗眼结膜，同时用 0.5%碘伏擦拭其周围皮肤，盖上无菌孔巾，即可手术。

3. 口腔和咽部消毒

（1）取有效碘 0.05%碘伏液或 3%～6%过氧化氢含漱消毒，适用于口腔手术和术后消毒。过氧化氢（俗称双氧水）通过破坏微生物细胞合成所需的氢氧基而达到杀菌效果，3%～6%的过氧化氢有较稳定的杀菌效果。

（2）过氧化氢液或高锰酸钾溶液、复方硼酸溶液等漱口，含碘喉片或氯己定喉糖含化，碘甘油或硝酸银溶液局部涂抹，氯己定牙膏刷牙，对口腔黏膜均能起到一定的消毒效果。

4. 痔瘘治疗消毒　用无菌棉球浸润 0.5%碘伏溶液，涂擦肛肠部位进行清理消毒，再进行手术操作（包括注射、结扎），手术后重复上述消毒处理。并且用 0.3%有效碘伏水液，每日 2～3 次温水坐浴消毒。2%红汞用于皮肤黏膜及外伤伤口的消毒，其作用特性是使微生物的蛋白质变性，而达到制菌、杀菌效果，对芽孢无效。硝酸银有收敛作用可去除过量肉芽组织，促进细胞增生和伤口愈合。0.1%～1%可清洗消毒伤口。甲紫对革兰阳性细菌及真菌有杀菌效果，1：100 适于表浅伤口外用，1：500～1000 用于真菌感染的情况下（如念珠菌性阴道炎或鹅口疮），由于对皮肤及伤口有染色的情形，少用于临床伤口消毒。

5. 新生儿脐带消毒用碘酒涂擦。

六、注 意 事 项

1. 含氯及醛类消毒剂对皮肤有毒性及刺激性不得用于注射部位皮肤消毒。

2. 使用消毒剂时，要按规定配制，配制时要根据消毒的对象和目的掌握配制浓度，准确称量，不得凭经验和感觉。配制量为考虑每天计划用量，配制的含碘消毒液最长使用时间不得超过 3 天，到时应重新更换，更换时不得按增加容量或添加的办法，避免消毒液使用过程中的污染而造成感染。

3. 碘伏稀释后稳定性不好，应现用现配。

4. 使用戊二醛灭菌后的物品，在使用前以无菌蒸馏水冲洗。过氧乙酸（PAA）溶液有刺激性及腐蚀性，配制时要戴口罩和橡胶手套。

第七节　常用消毒防腐药（表 16-2）

表 16-2　常用消毒防腐药

药名	作用和用法	注意
苯酚（石炭酸）	本品能使蛋白变性，可杀灭一般细菌，但对芽胞无效。穿透力强，且不受脓液及其他有机物影响。器械消毒用 2%～3%溶液，皮炎外搽 2%软膏，滴耳用 2%酚甘油	高浓度的酚对皮肤有麻醉腐蚀作用，吸收后可使中枢神经中毒，最后因呼吸麻痹而死亡
来苏儿	本品的抗菌作用较苯酚强，而且毒性较低，但对球菌作用较差。5%～10%用于粪便、用具消毒，1%～2%用于手、皮肤、器械（浸泡 1～2h）消毒	高浓度对组织有刺激性
鱼石脂	本品有抑菌消炎、抑制分泌、温和刺激和防腐作用。10%～30%软膏用于皮肤炎症、疮疖、冻疮、慢性湿疹、淋巴结炎、局部肿痛等	
乙醇（酒精）	本品能使细菌蛋白脱水变性而杀灭。但对芽胞无效。其作用以 70%（重量百分数，按容量百分数计相当于 75%）的浓度为最强。30%用于皮肤退热，50%用于防止褥疮	
苯氧乙醇	对绿脓杆菌有强大的杀灭作用。用其 2%溶液搽洗或湿敷创面，可以控制表面创伤、溃疡、烫伤、烧伤等绿脓杆菌感染。混合感染时，可与其他药物合并使用	配水溶液时可加 10%～20%甘油

药名	作用和用法	注意
碘酊	本品有强大的杀灭细菌、霉菌和芽胞的作用，乙醇能促进碘的渗透，故配成碘酊。0.5%～2%用于皮肤消毒，手术野消毒用 3%～5%，甲癣用 5%～10%	碘有强大的刺激性，故不可用于黏膜，用于皮肤消毒，应待其干后，用乙醇擦拭脱碘；它可引起过敏反应；不可与红汞同用；对金属有腐蚀性
碘甘油	为含碘 2%的甘油溶液，涂抹患部，常用于扁桃体炎、萎缩性咽炎、齿龈炎、冠周炎等	
碘仿	有防腐、消毒、除臭作用。制成 4%～6%碘仿纱条及 10%软膏等。用于充填口腔、会阴等易感染的伤口	
红汞	杀菌力弱，但刺激性小，2%常用于各种小伤口	大面积伤口易因大量吸收汞而中毒故不宜用。对汞过敏者忌用
甲紫	杀菌力强，对真菌也有强大的杀菌作用，其刺激性小，还有收敛作用。1%～2%溶液用于皮肤、黏膜、创伤感染、足癣、溃疡、小面积烫伤、烧伤及口疮等	
高锰酸钾（PP）	本品为强氧化剂，与有机物相遇，能放出新生态氧而将有机物氧化，产生杀菌作用。用于创口可除臭，用于氧化有机毒物可解毒。低浓度有收敛作用，高浓度有刺激和腐蚀作用。0.1%溶液用于皮肤、黏膜、伤口冲洗和水果消毒。0.01%～0.02%溶液用于膀胱、阴道冲洗或坐浴。0.1%溶液用于某些有机药物（如生物碱、巴比妥等）和食物中毒时洗胃，但有刺激性不可久留于胃内	本品溶液宜临用新配，以免久置还原而失效 本品不可与还原剂如甘油、碘、糖等共研，以免引起爆炸
过氧化氢溶液（双氧水）	本品含过氧化氢 3%。它能在组织触酶的影响下，迅速放出氧，发挥抗菌、防腐、除臭、清洁作用。因其放氧过快，故其消毒作用短暂，并易受有机化合物的影响而使其抗菌力减弱。3%溶液用于洗涤伤口、溃疡、脓腔、烧伤面及耳内脓液，外用可涂搽面部褐色斑（肝斑），1%溶液用为含漱剂，用于文生口炎、咽炎、扁桃体炎及白喉等	深部脓肿应慎用，以免因产气过速而引起栓塞及感染扩大
依沙吖啶	有杀菌消毒作用，且对组织无刺激性，0.1%～0.2%溶液用于外科创伤、慢性溃疡、皮肤、黏膜的洗涤或湿敷，也可配成软膏使用	
升汞（氯化高汞）	本品能沉淀蛋白质，杀菌力强，但对芽胞无效。本品遇蛋白质其杀菌力即降低，故不宜用于痰及排泄物之消毒，主要用于皮肤科供配外用制剂之用，0.1%溶液也可用于玻璃器皿或非金属用具（如聚乙烯类）之消毒	本品有剧毒，且对皮肤有强烈的刺激性，可腐蚀金属，故不可用于金属器械之消毒
氯化氨基汞（白降汞）	本品与组织接触后，逐渐游离出微量的汞离子，发挥长时间的抑菌作用。对组织刺激性较小，2.5%～5%的软膏可用于脓皮病和皮肤真菌感染，也可用于治疗肝斑	
硫柳汞	本品抑菌作用比红汞强，刺激性也小，0.1%溶液用于皮肤黏膜表面消毒，也可用于器械消毒，0.1%酊剂用于外科手术前的皮肤消毒	本品不宜用于化脓性伤口以免杀菌力降低，忌与酸和碘类接触
鞣酸	本品有收敛、消炎、止血作用，20%软膏用于皮肤溃疡、褥疮、湿疹等	
新洁尔灭	本品兼有杀菌及去垢作用，作用强而快，毒性低，对组织无刺激性，不腐蚀金属，不污染衣服，性质稳定，易于保存。外科术前洗手用 0.05%～0.1%溶液（浸泡 5min），皮肤消毒用 0.1%溶液，器械消毒用 0.1%溶液，加 0.5%亚硝酸钠防锈，浸泡 30min 以上）；黏膜消毒及伤口洗涤用 0.01%～0.05%溶液	本品忌与肥皂或其他合成洗涤剂同用，不宜用于膀胱镜、眼科器械及合成橡胶的消毒
消毒净	本品作用比新洁尔灭强，对机体刺激性小，对器械无腐蚀作用。0.1%水溶液用于消毒手及皮肤（浸泡 5～10min）、浸泡金属器械（泡 30min，其中加等量或相当本品 3 倍的亚硝酸钠以防锈）；黏膜消毒用 0.02%水溶液；0.1%醇溶液用于手术野消毒	本品忌与肥皂及合成洗涤剂合用（因后两者为阴离子表面活性剂）
氯己定	本品有强大的广谱抑菌和杀菌作用，作用迅速持久，毒性小，几乎不吸收，也无刺激性；注射前皮肤消毒用 0.02%～0.1%溶液。手术前手消毒用 0.02%～0.05%溶液（泡 5min），术前皮肤消毒用其 0.5%的乙醇（70%）溶液搽拭二次。效力与碘酊同且无刺激性。器械消毒用 0.05%～0.1%溶液浸泡 5～10min（加 0.5%亚硝酸钠）；消毒胶皮手套、衣服、被单等用 0.1%溶液浸泡 5～10min；冲洗伤口用 0.01～0.02%溶液	本品忌与肥皂、碱等相遇，禁与碘、高锰酸钾、升汞等配伍。0.1%以下的稀液高压灭菌时不超过 116℃ 30min

续表

药名	作用和用法	注意
呋喃西林	本品抗菌谱广，多外用作消毒剂。可用于皮肤消毒、脓性伤口、化脓性皮炎、局部溃疡、烧伤、化脓性中耳炎、急慢性鼻炎等。0.01%～0.02%洗创面，0.2%～1%软膏涂患部，0.001%～0.005%溶液含漱、洗涤、清洁伤口、冲洗膀胱等	偶有过敏反应
漂白粉（含氯石灰）	本品是次氯酸钙、氯化钙和氢氧化钙的混合物，含有效氯不得少于25%。其中次氯酸钙遇水能释放出新生态氧，具有强氧化性而有杀菌作用。主要用于饮用水及排泄物之消毒，0.03%～0.15%用于饮水消毒（0.3～1.5g/L）。0.5%溶液用于食具、痰盂、便盆、刷洗便池等。1%～3%溶液用于浴室及厕所的消毒。粪便消毒用其干粉，稀便1∶5，干便用2∶5，放置2h	本品性质不稳定，应密闭保存于阴凉干燥处。忌与易燃易爆物共同存放。溶液应临用新配，并不宜使用于有色衣服及金属物品之消毒
氯胺（氯亚明）	本品含有效氯12%，在水中能产生次氯酸（分解后产生新生态氧）而有杀菌作用。主要用于饮水[1/（25万）]，食具和各种器皿的消毒（0.5%～1%），也用于创口（1%～2%）及黏膜（0.1%～0.2%）的冲洗	
石灰	本品具有强碱性而有杀菌作用。消毒粪坑可洒干石灰，或临用前加水配成10%～20%的石灰乳。排泄物消毒可加入1倍量的石灰乳，放置4～5h。也可用于喷洒墙壁及地面	
氨溶液	本品有抗菌作用，并有除去油脂的清洁效果，0.25%～0.5%溶液用于手术前泡手，1%溶液用于昆虫咬伤	浓氨溶液应含氨25%～28%
硼酸	本品有较弱的防腐抑菌作用，对组织的刺激性极小，2%～4%溶液用于洗眼，漱口，冲洗膀胱、阴道，清洁伤口等，因其抑菌力弱，故洗眼、冲洗膀胱和伤口之前应事先灭菌。5%～10%软膏用于皮肤感染	
苯甲酸（安息香酸）	本品0.1%的浓度即有杀菌作用（在酸性条件下），可用作食品防腐剂。常与水杨酸配伍制成醇溶液或软膏，以治疗真菌感染如手癣、脚癣、体癣等	
水杨酸（柳酸）	本品有抗真菌作用，10%～25%的醇溶液有溶解角质作用，可用以治疗疣、瘊和鸡眼。常与苯甲酸配成醇溶液或软膏用于治疗真菌感染，能使皮肤角质溶解、表皮脱落，杀灭寄生于皮肤深部的真菌	
醋酸（乙酸）	本品为弱有机酸，无刺激性，0.5%～2%溶液可用于洗涤烫伤、烧伤创面，有抗绿脓杆菌作用。0.1%～0.5%溶液用于冲洗阴道，配合灭滴虫药以治疗阴道滴虫病。食醋约含醋酸5%，在室内用食醋加热熏蒸，或按每立方米空间用食醋2ml喷雾，人停留室内1h以上，每周2次可预防感冒和流感	
乳酸	本品可用于空气消毒，每100m³房间用10%溶液12ml，加水20ml，放入蒸发皿中，加热蒸发30min。1%乳酸溶液冲洗阴道可配合灭滴虫药治疗阴道滴虫病	
十一烯酸	本品及其锌盐均有抗真菌作用，常合用以治疗皮肤真菌病，多采用5%～10%醇溶液或20%软膏。如脚气灵软膏即含十一烯酸5%，十一烯酸锌20%	
硝酸银	本品中银离子可与蛋白质结合成蛋白银而有收敛、腐蚀与抗菌作用。0.25%～0.5%的溶液用于结膜炎，5%～20%的溶液用于烧灼黏膜上的溃疡；硝酸银棒用于腐蚀过剩的肉芽组织或疣	本品用后应立即用生理盐水冲洗或擦拭以免损伤健康组织
强蛋白银	本品有抑菌作用，穿透力较硝酸银强，且无腐蚀性，其离解度较弱蛋白银大，故作用较强，2%～10%溶液用于眼结膜炎，预防新生儿脓漏眼等	本品应新鲜配制且不宜加热
弱蛋白银	本品作用与强蛋白银相似而较弱，点眼用10%～25%溶液，滴鼻用10%溶液，尿道及膀胱冲洗用5%～10%溶液	本品应新鲜配制且不宜加热
氧化锌	本品有收敛、抑菌及防腐作用，同时还有吸着干燥作用。其复方散剂、15%软膏或复方糊剂用于皮肤炎症及表面创伤、湿疹、瘙痒及慢性溃疡等	
硫酸锌	本品有收敛及抗菌作用。0.25%～0.5%溶液点眼或洗眼，用于结膜炎、眼睑缘炎及沙眼等	

第十七章 皮肤的麻醉与镇痛

皮肤的麻醉与止痛是临床上非常重要的技术，不但能减少病人的痛苦，而且能提高疗效，局部麻醉合理的应用可以减轻很多不适。对于侵入性治疗，疼痛重者，需要麻醉辅助用药[镇痛剂和（或）抗焦虑药]以达到更完善的效果。本章重点阐述局部麻醉及皮肤的冷却止痛技术。

第一节 疼痛的定义与神经生理学

一、疼痛的定义

国际疼痛研究协会（International Association for the Study of Pain，IASP）指出，疼痛是一种不愉快的感觉和情绪上的感受，伴有实质上的或潜在的组织损伤。疼痛是一种主观的感受。阿里斯多德将疼痛描述为一种"灵魂的痛苦"，并强调多种不同的因素可产生疼痛或者加重疼痛，所有这些因素须经评定和治疗。因此一个合乎临床实际的定义为疼痛即是病人讲的感情和精神上的创伤。

二、疼痛的神经生理学

神经末梢受到刺激后，脉冲通过外周神经传递至脊髓背侧角，并在此与脊髓的脊髓丘脑束细胞发生突触，脉冲沿脊髓上升到脑干，又由脑干传至下丘脑，由下丘脑达到大脑皮质的各个区域，通过对冲动的感知、反应，产生疼痛。

皮肤、结缔组织及内脏中的游离神经末梢，受到物理性因素如压力、温度及张力刺激，组织损伤或炎症后出现的化学性刺激，组织损伤后导致多种致痛性物质如前列腺素、缓激肽、5-羟色胺、组胺、钾离子和氢离子的产生和积聚，此类致痛性物质对传入性神经元产生作用，这些脉冲传入脊髓背侧角。

脊髓背侧角的传入感觉神经与脊髓丘脑上行束发生突触，通过传递多种神经递质，包括 P 物质及谷氨酸，直接或通过神经纤维或神经元之间错综复杂的连接系统，使疼痛冲动迅速传递。

脊髓丘脑上行束是将疼痛传递至大脑的主要通道，还有一小部分与之有关的其他上行通道，疼痛脉冲经这些通道传至脑干，由脑干传至下丘脑，随之传送到大脑皮质的相关区域，如可定位和分析疼痛的顶叶感觉区，对疼痛传入和应答的边缘系统，与疼痛记忆有关的颞叶，有认知功能、评估疼痛的含义和感情上对疼痛应答的额叶。

抑制疼痛的主要内源性机制是通过中脑和脑干下行途径发出的脉冲，到达脊髓背侧角。由大脑皮质发出的脉冲到达下丘脑和其他中脑中枢，由多种下行束刺激脊髓背侧角的抑制神经元，产生止痛或减低疼痛。与下行抑制束有关的神经递质为去甲肾上腺素和 5-羟色胺。这可能是有关药物止痛的理论根据，如阻断突触前再摄取和增加突触后作用的药物阿米替林，可增强止痛效果。

　　神经或者神经组织损伤后产生的神经源性疼痛，与组织损伤或炎症刺激神经元引起的疼痛不同。受到损伤的神经自发的电活动产生的疼痛，或者增加对外源性刺激所致疼痛的敏感性；与之相关的神经传递通道与组织损伤或炎症刺激神经元引起的疼痛一样。传入感觉神经纤维损伤后，可导致脊髓背侧角的传入感觉神经纤维突触前末端的阿片受体数量明显减少，因此可说明神经源性疼痛对阿片药物的敏感性减低。交感神经纤维损伤后，可导致典型的交感样疼痛，即神经源性疼痛伴有自体功能失调的临床症状，如血管舒缩不稳定及排汗改变。

　　目前，尽管从解剖学、生理学及药理学的角度阐述了与疼痛的关系，但仍有不完善之处。调节疼痛脉冲最关键的部位是脊髓背侧角。疼痛脉冲最终由大脑皮质、皮质下及其他的脊髓功能控制，也包括心理因素等。慢性疼痛可导致神经系统的其他改变。脊髓及大脑中受体和递质的改变也可引起疼痛的存在。目前，尽管对慢性疼痛的生理变化尚未完全明确，但临床实践的推断可得出明确的结论。因此，应尽快控制慢性疼痛。

第二节　疼痛的分类

一、急 性 疼 痛

　　急性疼痛通常由于外力对身体造成的伤害或疾病所致，病史不长，发作时间短，疼痛一开始即有肯定的、明确的范围和性质，伴有焦虑和交感神经过度活动的临床症状，如心动过速、呼吸急促、血压增高、出汗、瞳孔散大及皮肤苍白。这些症状经常出现在受到意外伤害的病人身上，如急诊室中碰到的手外伤、交通事故中的车祸、战时的枪伤等。治疗急性疼痛可直接治疗疾病或外伤，可应用或不应用短效麻醉药。

二、慢 性 疼 痛

　　慢性疼痛可由慢性的病理过程产生，一开始，疼痛为持续性，无减轻并逐渐由轻度到重度发展，或者定位及程度不明确，病人表现为压抑和孤僻，通常不伴有交感神经过度兴奋的临床症状，表面看起来似乎没有那么疼痛，临床表现为冷漠，对任何事物漠不关心，厌食及失眠等。人格的变化是由于病变的进展引起生活方式及身体功能的改变所致。急性疼痛与慢性疼痛的区别见表 17-1。

表 17-1　急性疼痛和慢性疼痛的区别

	急性	慢性
起病	明确	不明确
原因	急性外伤或疾病	慢性病变
持续时间	天或周	月或年
	可判断缓解时间	不能判断
	有一定范围	不固定
生理学特征	交感神经过度兴奋	无交感神经过度兴奋
	有明显的疼痛	无明显的疼痛
认识	对短期病变有意义	无阳性意义
行为	患病期间不能活动	生活方式改变
		身体功能改变
		性格孤僻

	急性	慢性
治疗	治疗外伤，疾病	治疗潜在性疾病
	短期应用麻醉药品	按时服用麻醉药品防止疼痛发作
		心理与社会的支持治疗

三、间 歇 疼 痛

间歇疼痛仅在特殊情况下发生，如剧烈的活动后或站立过久，应该归于慢性疼痛，但由于其间歇的特点，应尽可能地进行局部处理。

四、神经源性疼痛

神经源性疼痛是指神经传递通道正常且完好无损，组织中的特殊感受器或神经元接受器，受到刺激后产生神经源性疼痛或生理性疼痛，躯体皮肤及皮下的疼痛定位准确，可具体描述为持续性疼痛、锐痛、搏动样疼痛。机体内部的内脏疼痛定位差，感觉疼痛的范围大，通常认为疼痛的位置与皮肤有关。具体描述为深部持续性疼痛或搏动样疼痛，如实质器官的包膜受侵，则会出现锐痛。内脏器官的管腔阻塞导致剧烈的疼痛或绞痛。

五、神经性疼痛

外周和中枢神经受损后出现神经性疼痛。中枢神经受损后产生的疼痛称为中枢痛，疼痛不沿皮肤分布。外周神经受损后产生的疼痛称为传入神经封闭性疼痛，疼痛沿皮肤分布。疼痛的产生是由于神经受损后非正常的应答，同时非正常地发放神经冲动。神经性疼痛常常被描述为烧灼样、刺痛或放射样疼痛，如疼痛增强、疼痛障碍、异常性疼痛等。交感神经损伤后产生交感神经型疼痛，如烧灼样痛和异常性疼痛，类似于传入神经封闭性疼痛，交感神经功能障碍后所支配的区域可出现以下临床症状，如血管收缩不稳定，出现局部红斑、皮肤苍白、水肿、排汗异常、营养改变、皮肤变薄和皮下组织萎缩。非阿片止痛药和阿片止痛药对交感神经性疼痛不敏感，局部的神经切断可缓解交感神经性疼痛。

六、心理性疼痛

疼痛病人无身体损害，但有其他病理心理学证据，心理因素极大地影响疼痛的感知，恶性度较高的肿瘤病人不会出现单纯的心理性疼痛。

七、有关疼痛常用术语（表 17-2）

表 17-2　疼痛常用术语

术语名称	说明
感觉减退	
感觉缺失	丧失感觉
痛觉缺失	对疼痛刺激无反应（正常情况下刺激有痛感）

续表

术语名称	说明
感觉减退	对敏感刺激感觉减低，除外特殊的感觉
痛觉减退	对敏感刺激痛觉减低，正常情况下刺激有痛感
感觉增加	
异常性疼痛	正常皮肤因无害性刺激而发生的疼痛
痛觉加强	对敏感刺激疼痛增加，除外特殊的感觉
感觉加强	对敏感刺激感觉增加（正常情况下刺激有痛感）
痛觉过敏	对刺激的反应加强（特别是重复的刺激），疼痛的阈值增加
感觉异常	
痛觉缺失	身体某处的疼痛缺失
中枢性疼痛	中枢神经系统出现的疼痛
传入神经封闭疼痛	由于完全或部分神经损害所致的疼痛
神经源性疼痛	由于神经组织遭到破坏或丧失功能所致的疼痛
感觉障碍	一种不愉快的异常感受，自发的或被刺激产生的
交感神经型疼痛	外伤导致神经组织损害后，出现的持续性烧灼样疼痛，异常性疼痛及痛觉过敏被认为是一种综合征，通常合并血管舒缩及出汗障碍，随之出现支配区域的营养改变
其他术语	
暴发性疼痛	服用麻醉药品期间出现的疼痛
偶发疼痛	在特殊情况下出现的疼痛如剧烈活动或站立后
肌筋膜疼痛	一种肌肉活动失调，某部位一触即痛（扳机点），受刺激后通过非皮肤放射导致的局部疼痛
神经痛	沿神经分布的发作性疼痛
神经炎	一条神经的炎症
神经病变	周围神经系统的功能障碍或病理改变，包括非炎性病变
神经源性疼痛	由化学或物理刺激产生的周围神经末端疼痛
疼痛阈值	产生疼痛的最小刺激
疼痛耐受水平	主观上预备耐受的最大的疼痛水平
感觉阈值	能感觉到的最小刺激

第三节　局 部 麻 醉

　　局部麻醉（regional anesthesia）也称部位麻醉，是指在病人神志清醒状态下，局部麻醉药应用于身体局部，使机体某一部分的感觉神经传导功能暂时被阻断，运动神经传导保持完好或同时有程度不等的被阻滞状态。这种阻滞完全可逆，不产生任何组织损害。局部麻醉的优点在于简单易行、安全性大、病人清醒、并发症少和对病人生理功能影响小。近年来，局部麻醉配合靶控镇静技术的应用，使局部麻醉临床应用得以完善。

　　常见的局部麻醉有表面麻醉（topical anesthesia）、局部浸润麻醉（infiltration anesthesia）、区域阻滞（field block）、神经传导阻滞（nerve blockade）四类。神经传导阻滞又分为神经干阻滞、硬膜外阻滞及脊髓麻醉。静脉局部麻醉（intravenous regional anesthesia）是局部麻醉的另一种形式。整形医师在吸脂术中应用肿胀麻醉（tumuscent　anesthesia）实际上也是一种局部浸润麻醉技术。

一、表面麻醉

渗透作用强的局部麻醉药与局部黏膜或皮肤接触，使其透过黏膜或皮肤阻滞浅表神经末梢而产生表面麻醉作用。完整皮肤的角质层是表面麻醉药吸收的主要障碍。新型运载系统的发展，使新型表面麻醉药物能够穿透皮肤，达到理想的麻醉效果。

（一）皮肤外用麻醉

1. 致冷剂 皮肤表面使用致冷剂，在皮肤外科手术中可以有效减轻疼痛。为了减轻针头注射时的不适感，在皮肤上放置冰块是快捷、便宜的方法。表面冷冻剂或气雾冷却剂可以快速冷却皮肤，为注射时或表浅的外科操作提供足够的麻醉效果。使用时在距离皮肤 10～30cm 处，向皮肤喷射冷却剂，直到该区域变白，使用这些药物时要避免进入眼睛或吸入体内。冷冻麻醉剂有引起皮肤色素改变和瘢痕的危险。

多种激光治疗中可用到各种冷却皮肤的方法，包括使用冷凝胶、冷玻璃窗和其他密闭制冷装置，一些激光装置安装了二氯氟乙烷和四氟乙烷的制冷喷射剂，使真皮一过性冷却。这些冷却装置有一定麻醉效果，还可以防止激光引起的皮肤热损伤。

2. 恩纳麻醉软膏（Eutectic mixture of local anesthetics，EMLA） 5% EMLA 是由 2.5% 利多卡因和 2.5%丙胺卡因组成的水包油乳剂。EMLA 配方中含有乳化剂，可以增强皮肤穿透力，整个药物的浓度仅为 5%，以此减少发生全身毒性的危险。多个临床试验表明，EMLA 在皮肤外科手术中可以减轻疼痛。适应证包括激光治疗、化学剥脱、采集厚皮瓣、皮肤活检和皮损刮除术。

3. 芬太尼透皮贴剂（多瑞吉，transdermal Fentanyl） 芬太尼属强阿片类药物，为阿片"受体完全激动剂"，止痛效能是吗啡的 75～100 倍。芬太尼具有高效、低分子量和高脂溶性的优点，适合于透皮给药，避开了胃肠道吸收，不含吗啡，压缩在一个含有芬太尼存储器的透明的自身具有粘性的贴膜上，持续将芬太尼释放到血液循环中去，稳定维持 72h 以上。

（二）黏膜麻醉

将渗透作用强的局部麻醉药与黏膜局部接触，使其透过黏膜而阻滞浅表神经末梢所产生的局部无痛状态，称为表面麻醉，也称黏膜麻醉。多用于眼、耳鼻喉。

1. 可卡因（cocaine） 是酯类麻醉剂，与其他局部麻醉药不同的是可卡因有使血管收缩的特性。可卡因有 4%和 10%两种剂型，主要应用于鼻腔内手术，5min 起效，持续 30min。最大的推荐剂量是 200mg/kg。可卡因的不良反应为高血压、心动过速、心律失常、心肌梗死及中枢神经系统兴奋。这些不良反应限制了可卡因作为局部麻醉药的使用。

2. 苯佐卡因（benzoeaine） 是酯类麻醉剂，有气雾剂、凝胶、软膏和浓度为 5%～20% 药液等多种剂型，常用于黏膜表面，起效迅速。尽管苯佐卡因可以引起接触过敏，但仍应用广泛。20%苯佐卡因凝胶在 15～30s 起效，麻醉持续 12～15min。因为苯佐卡因有发生高铁血红蛋白血症的危险，婴儿避免使用本药。

3. 利多卡因（Lidocaine） 有 2%～5%的凝胶和黏性溶液等剂型，是可以安全应用于黏膜表面的表面麻醉剂，但是利多卡因无法在完整皮肤表面获得充分、持久的麻醉效果。详见本章第五节。

4. 丁卡因（Tetracaine）　是一种长效酯类局部麻醉药，0.5%的液体剂型常用于眼科手术，黏膜表面麻醉持续时间可达 45min 以上。TAC（含 0.5%丁卡因，0.05%肾上腺素，11.8%可卡因）作为麻醉剂和血管收缩剂，用于修复表浅溃疡，尤其适用于儿童。TAC 在完整皮肤吸收有限，限制了该药在皮肤外科的使用。

二、局部浸润麻醉

局部浸润麻醉是指将局部麻醉药液沿手术切口分层注入手术区域的组织，以麻醉感觉神经末梢及纤维，适用于体表小手术、皮肤伤口清创及介入性检查的麻醉，是皮肤外科最常用的麻醉方法，包括皮内或皮下注射。与深部组织相比，皮内注射起效快，作用时间长，然而它也会导致组织变形和疼痛增加。操作时在手术切口的一端注射形成橘皮样皮丘，然后从皮丘边缘进针形成第二个皮丘，如此重复，沿切口形成一条皮丘带。皮下注射局部麻醉药可减少组织变形，减轻疼痛，但起效时间较长。为了减少穿刺出血和减轻疼痛，也可以选择使用小针头注射。在注射前使用表面麻醉剂、冰或其他降温设备，对儿童或极度焦虑病人有一定帮助。常用的注射药物是利多卡因。如果在利多卡因中加入适量的肾上腺素可以增加麻醉作用的时间，收缩血管，减少出血。

局部肿胀麻醉

肿胀麻醉技术也称为超量灌注法，是在局部浸润稀释性麻醉液和肾上腺素（或副肾素），使局部组织肿胀，实现手术部位无痛、血管收缩和出血减少的麻醉方法。该技术由 Jeffrey Klein 最早提出，目前主要用于脂肪抽吸手术，也可广泛应用于外科其他领域。其优点是通过在手术部位脂肪层组织中注射大量的含低浓度局部麻醉药及肾上腺素的液体，一方面压迫了组织中走行的血管，加上肾上腺素的收缩血管作用而减缓了麻药的吸收及减少了手术失血；二是较之于直接进行抽吸的"干吸"，肿胀麻醉技术的"湿吸"更有利于对脂肪组织的抽吸；三是在超声去脂时超量的麻醉液更有利于超声能量的传导及减轻超声的热损伤。有报道用干性技术进行脂肪抽吸术的失血量可达抽吸量的 10%～30%，而用超量灌注法进行脂肪抽吸的失血量仅为 1.2%～2.86%。肿胀麻醉的药物配方各家报道不一，常用配方见表 17-3。

表 17-3　肿胀液的配方及用量

手术名称	肿胀液配方	用量
吸脂术	1. 生理盐水 1000ml 2. 利多卡因 500mg 或 利多卡因 200mg 加 布比卡因 150mg 3. 5%碳酸氢钠 20ml 4. 肾上腺素 1mg	腹部（上、下）3000～5000ml 臀部（左、右）2000～4000ml 腰部（左、右）2000～3000ml 股部（左、右）2000～4000ml 背部（左、右）1500～2500ml 乳腺（左、右）1500～2000ml 下颌（左、右）500～1000ml 上臂（左、右）500～1000ml
其他手术	生理盐水适量 利多卡因浓度为 0.2%～1% 肾上腺素浓度为 1/10 万或 1/20 万	视手术大小而定（6～500ml） 以区域明显肿胀为度

浸润方法：用粗针穿刺，将肿胀麻醉液快速而均匀地注入术区，一方面需要全盘考虑

麻药总用量勿超过，一方面局部注药量又要足够，方能取得较好的麻醉效果与减少出血。一般注射到局部张力明显增大、皮肤上可见拔针后针孔麻醉药流出呈喷射状为度。

在肿胀麻醉过程中既要考虑利多卡因的浓度对镇痛效果的影响，又要考虑到利多卡因过量对人体的毒性反应，将其总量控制在 35mg/kg 以内，质量浓度为 0.05%～0.1%，这是国内外专家共同认为的安全剂量。利多卡因的传统用量为 7mg/kg，在肿胀麻醉中，其用量大大超过了传统用量，尤其在吸脂手术中。但大量资料表明，未发现中毒反应。其原因为：①大量的利多卡因注射在皮下，只是暂时"停留"，很快被连同脂肪粒一同吸出，最后真正被吸收入血的不多。②脂肪与利多卡因有亲和性，被延迟吸收。③肿胀麻醉液中加入了肾上腺素，使血管收缩，减缓了利多卡因的吸收。④大量肿胀液在皮下形成的内张力，对皮下毛细血管产生机械性挤压，也延缓了利多卡因的吸收。

实施肿胀麻醉的注意事项：

（1）众所周知，成人利多卡因的安全浸润剂量是 400～500mg，然而，在大面积吸脂手术使用肿胀麻醉时，利多卡因的用量可达此安全剂量的数倍之多，在临床使用中并未发现明显因局部麻醉药过量导致的不良反应。这是由于一方面，利多卡因被过度稀释和肾上腺素收缩血管作用，使在单位时间内局部麻醉药的吸收明显减慢；另一方面，在脂肪被不断吸出的过程中，局部麻醉药也同时被不断排出体外。以上可能是肿胀麻醉时，超量使用局部麻醉药并无明显不良反应的主要原因。

（2）尽管肿胀麻醉已被广泛使用，但由于肿胀液内存在大量局部麻醉药，因此，依然存在发生局部麻醉药不良反应的可能性，临床使用中应予注意。预防不良反应的方法包括将大面积的吸脂区域进行划分，在不同时间内进行不同区域的肿胀液注射和吸脂；提高吸脂的操作速度，尽量缩短肿胀液在组织内的停留时间等。

（3）极度肥胖的病人在腹部大量注射肿胀液后，可导致因腹部负重产生的窒息感，对此类病人可采取分区域注射肿胀液和麻醉后采取适当角度如头高脚低位的方法进行预防性处理。当病人出现明显不适感时，应首先排除发生局部麻醉药不良反应，然后对症处理。如增加吸氧浓度、适当镇静和语言安慰等。

（4）注射肿胀液后，可出现一过性心动过速，开始注射时的疼痛感和肿胀液内肾上腺素吸收是导致心动过速的主要原因。另外，肿胀液成分不可避免地被组织和毛细血管吸收，可在一定程度上增加血容量负荷，因此，注射肿胀液后应适当控制液体输入量。

三、区域阻滞麻醉

围绕手术区，在其四周和底部注射局部麻醉药，以阻滞进入手术区的神经干和神经末梢，称为区域阻滞麻醉，适用于小肿块切除。手术区域无法直接注射局部麻醉药时，区域阻滞是一种有效方法。使用区域阻滞时，为获得有效麻醉，需要将麻醉剂注入皮下或更深。

四、神经传导阻滞麻醉

（一）神经干阻滞麻醉

在主要皮肤神经干位点注射局部麻醉药，对于解决大面积麻醉非常有效，能够减少麻醉药用量。这样不仅可以减少局部麻醉药毒性反应，而且可以降低手术区域组织变形。如果希望更好的止痛和止血效果，神经阻滞后可以在麻醉区域注射稀释的利多卡因与肾上腺素混合液。神经阻滞麻醉的不良反应主要是神经损伤引起的感觉迟钝或麻木，以及血管损伤引起的瘀斑和血肿。在皮肤外科神经阻滞通常用于面部和指（趾），也可以用于耳、足、手、阴茎和大腿外侧。

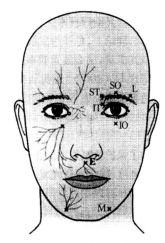

图 17-1　面部神经阻滞位置

ST: 滑车上神经；SO: 眶上神经；L: 泪腺神经；
IT: 滑车下神经；IO: 眶下神经；E: 筛状神经；
M: 颏神经

　　面部皮肤的神经交叉太多，因此，很多时候，面部神经阻滞麻醉常和局部浸润麻醉联合使用，以达到最佳的麻醉效果。面部的很多神经经过皮肤或口腔穿刺是很容易麻醉的。但如果可以通过口腔给利多卡因或其他表面麻醉剂，能大大减低注射时的不适。面部神经阻滞位置图见图 17-1。

　　眶上神经、眶下神经和颏神经位于瞳孔中央的垂直线上，滑车上神经和滑车下神经位于眶上神经内侧1.5cm 处，这三根神经可以一次注射封闭。方法是：从眶上切迹旁进针，向内侧推进 2cm到达内眦的中部，边退针边注射 2ml 麻醉剂。

　　对眶下神经的麻醉可以通过口腔进行。在尖牙底部的沟中对着眶下孔进针，可触及眶下沿，然后用 2ml 药物作扇面注射。如果经皮注射，位置在瞳孔中线眶下沿约 1cm 处。经口腔阻滞颏神经，可从二尖牙底进针 5mm 后注射 2ml 药物。经皮阻滞颏神经的进针位置在瞳孔中线口角线和下颌骨沿的中间。另外，若要进行全睑麻醉，还需要阻滞泪神经和筛状神经，以及口角的浸润麻醉。

　　指（趾）甲手术可以选择指（趾）神经阻滞。指（趾）背侧和腹侧各有两根神经，沿指（趾）侧面走行。在指（趾）根部神经周围注入局部麻醉药后，可以麻醉整个指（趾）。因为有引起指（趾）血管收缩、缺血的危险，　不建议在指（趾）神经阻滞时加入肾上腺素，使用止血带是一种安全的获得干净术野的方法。

（二）硬膜外阻滞麻醉

　　硬膜外阻滞麻醉是指将药液注入硬膜外腔，以麻醉脊神经根。此种麻醉方法的优点是可麻醉的部位更多，对中枢神经的影响也较小。但如将药液注入蛛网膜下腔，能引起呼吸和心跳停止，必须提高警惕。

（三）脊髓麻醉（腰麻或蛛网膜下腔麻醉）

　　脊髓麻醉（腰麻或蛛网膜下腔麻醉）是指药液注入蛛网膜下腔内，使脊神经根、背根神经节及脊髓表面部分产生不同程度的阻滞，简称脊麻。其至今有上百年的历史，只要病例选择得当，用药合理，操作准确，不失为一种行之有效的麻醉方法，适用于下肢及下腹部的手术。

五、静脉局部麻醉

肢体近端上止血带，由远端静脉注入局部麻醉药以阻滞止血带以下部位肢体的麻醉方法称静脉局部麻醉。静脉局部麻醉首次由 August Bier 于 1908 年介绍，故又称 Bier 阻滞，主要应用于成人四肢手术。

静脉局部麻醉适用于能安全放置止血带的远端肢体手术，受止血带限制，手术时间一般在 1～2h 内为宜。

操作方法：①在肢体近端缚两套止血带。②肢体远端静脉穿刺置管。③肢体抬高 2～3min，用弹力绷带自肢体远端紧绕至近端以驱除肢体血液。④先将肢体近端止血带充气至压力超过该侧肢体收缩压 100mmHg，然后放平肢体，解除弹力绷带。⑤经已建立的静脉通道注入稀释的局部麻醉药，3～10min 后产生麻醉作用。

利多卡因为最常用的局部麻醉药，以 70kg 病人为例，上肢手术可用 0.5%利多卡因 50ml，下肢手术可用 0.25%利多卡因 60～80ml，一般剂量不超过 3mg/kg。静脉局部麻醉主要并发症是放松止血带后至大量局部麻醉药进入全身循环所产生的毒性反应。所以，注药后 20min 内不应放松止血带，放止血带最好采用间歇放气法，并观察病人神志状态。

第四节　常用局部麻醉药介绍

自 1884 年 Koller 首次把可卡因作为表面麻醉剂应用于眼科手术，继而是 Einhorn 于 1905 年合成了可行注射的局部麻醉药——普鲁卡因，至今有将近百年的历史了。目前，临床上常用的局部麻醉药已有不下十余种之多。但诸多学者仍不断地在研究与探讨更为理想的局部麻醉药，不仅要起效快，能麻醉不同手术所需的麻醉时效，且在有效的浓度内对局部组织或全身的毒性都很低。即可用于神经阻滞和椎管内麻醉，又具有表面麻醉之特点，麻醉效果应是完全可逆的。特别近年来，在探讨长效局部麻醉药和适用于手术后的镇痛术方面也有了显著的进展，如应用低浓度时能达到感觉和运动神经阻滞的分离现象。为手术病人在无痛条件下能早期活动、促进机体康复、缩短出院的时间、快通道（fast-track）外科手术的开展提供了有利的条件。

一、局部麻醉药的结构和理化性质

局部麻醉药的化学结构相似，由芳香环、中间链和胺基三部分组成，任何结构的改变都会影响麻醉药的药理学性质。芳香环（疏水端）决定了药物的脂溶性，脂溶性越高，麻醉药越易于扩散穿透神经外膜，麻醉效能越强。胺基（亲水端）可以与钠离子通道结合，结合力越强，作用时间越长。以上两端由中间链连接，中间链可以分为脂链和酰胺链，中间链的长度在 3～7 个碳当量时，具有局部麻醉药的活性。中间链的分解是药物代谢的开始，同时也是可逆阻滞的基础。

局部麻醉药的分子结构和解离常数（pKa）会影响它们的效果和毒性。分子结构的改变会影响药物的脂溶性和蛋白结合性，脂溶性决定药物的效果，蛋白结合性决定作用时间长短。解离常数影响的是局部麻醉药开始发挥作用的时间，大多数情况下，开始发挥作用时越短，意味着起效快，毒性低。血浆峰值浓度受多种因素影响，包括麻醉药浓度、注射持续时间、注射部位及药物代谢率。

　　局部麻醉药可以通过被动转运穿过胎盘，然而在怀孕期间，这些药物多数可以安全使用。研究显示在孕期使用利多卡因不会对母体产生影响，也没有致畸可能。局部麻醉药可以通过乳汁分泌，如果母亲使用大剂量麻醉药，婴儿可能产生毒性反应。

二、局部麻醉药的分类

　　根据局部麻醉药的化学结构通常分为两类：酯类和酰胺类。可卡因、普鲁卡因、丁卡因属于酯类；利多卡因、布比卡因、依替卡因等属于酰胺类。酯类局部麻醉药的代谢是在血浆内被水解或胆碱酯酶所分解，酰胺类则在肝内被酰胺酶所分解；根据临床上局部麻醉药作用时效长短，一般把普鲁卡因、氯普鲁卡因划为短效麻醉药，利多卡因、甲哌卡因和丙胺卡因属于中效麻醉药，布比卡因、丁卡因、罗哌卡因和依替卡因则属于长效麻醉药。

三、局部麻醉药的作用原理

　　经典神经生理的研究表明，冲动沿着神经进行传导，依赖着神经膜（即神经纤维的细胞膜）对离子通透性的一系列变化。在静止状态下，神经膜的内外存在着电位差，膜内为负，膜外为正。膜内主要是钾离子，静止状态的膜对它具有通透性；膜外主要是钠离子，静止状态的膜对它的通透性很小。当神经冲动到达时，膜对钠离子的通透性发生短暂的突然升高，致使钠离子进入细胞内，形成去极化，膜电位倒转，于是产生了动作电位。钙离子的活性也很重要。目前认为当神经冲动到达时，原与神经膜结合的钙离子脱离结合部位，于是能使钠离子通过这个结合部位而易于进入细胞膜内，从而产生了去极化（动作电位）。局部麻醉药能置换钙离子，竞争性地与神经膜结合，当神经冲动到达时，无法使局部麻醉药脱离结合部位，因此，钠、钾离子就不能进出细胞膜，去极化（动作电位）无从产生，结果神经冲动的传导受到阻滞。

四、局部麻醉药的特性

　　各种局部麻醉药的特性有相同点亦有不同之处，如利多卡因因其非离子成分比例较高，故穿透力强于普鲁卡因。在使用过程中，应该对常用局部麻药的浓度、作用强度、安全剂量等充分了解。常用局部麻醉药的作用特点见表17-4。

　　局部麻醉药的作用强度与身体内环境 pH 有关，在 pH 低的环境（如炎性组织）下局部麻醉药的作用明显减弱，甚至无效。此外，局部麻醉药与血浆蛋白质结合的程度亦可影响作用强度，结合程度大则作用强，反之亦然。

表17-4　局部麻醉药特性

局部麻醉药	pKa	脂溶性	蛋白质结合率（%）	强度单位（min）	起效时间（min）	持续时间（h）
普鲁卡因	8.9	0.6	6	1	1～3	0.75～1
鲁普鲁卡因	9.1	0.4	4	1	3～5	0.5～0.75
丁卡因	8.5	80	76	8	5～10	1.0～1.5
利多卡因	7.9	2.9	70	2	1～3	2～3

续表

局部麻醉药	pKa	脂溶性	蛋白质结合率(%)	强度单位（min）	起效时间（min）	持续时间（h）
甲哌卡因	7.6	1.0	77	2	1～3	1～2
丙胺卡因	7.9	0.9	55	2	1～3	1.5～3
布比卡因	8.1	28	96	6	5～10	1～2
依替卡因	7.9	141	94	8	5～15	4～8

五、局部麻醉药的不良反应

局部麻醉药通常具有较好的安全性，但也能引起局部或全身不良反应。局部不良反应发生于注射部位周围，主要与肾上腺素使用不当有关。局部麻醉药过敏反应非常罕见，全身毒性反应主要影响中枢系统和心血管系统。

（一）局部不良反应

当操作技术正确、局部麻醉药浓度适当时，局部组织毒性、神经毒性和细胞毒性非常罕见。注射部位可以出现压痛、瘀斑、血肿等，但很少引起其他严重不良反应。局部麻醉药中加入的肾上腺素，有收缩血管作用，可以引起组织坏死，特别是在指（趾）端组织。高血压、外周血管病变及血管痉挛性疾病的病人风险更高。由于以上原因，指（趾）部位一般不使用含有肾上腺素的局部麻醉药。使用环状注射或超量注射局麻药后，也可能引起指端缺血。

（二）全身不良反应

1. 过敏反应　多见于重复使用局部麻醉药的病人。临床上以酯类局部麻醉药，如普鲁卡因、丁卡因引起的过敏反应较为多见，而对酰胺类的过敏性反应很少见，但利多卡因也曾有过发生过敏反应的报道。过敏反应与病人用药剂量无关，可表现为皮肤瘙痒、荨麻疹等；严重者皮肤出现水疱、剥脱性皮炎、结膜和喉头水肿；更严重者能引起循环衰竭，导致死亡（又称为特异质反应）。局部麻醉药过敏反应难以预防，发生后应立即停药，局部或全身使用抗过敏药及皮质类固醇激素，过敏性休克者首选肾上腺素 0.2～0.5mg 静脉注射及抗休克治疗。使用酯类局部麻醉药必须做皮试。

2. 毒性反应　注射大剂量局部麻醉药误入血管内，或局部组织血管丰富，药物迅速被吸收，血清中药物浓度骤然升高。当浓度超过一定阈值时就产生毒性反应，主要表现在中枢神经和循环系统，如心悸、心动过速、血压升高、耳鸣、头晕、目眩、视力和听觉障碍及强直性阵挛等反应。为防止局部麻醉药的毒性反应，在作局部麻醉时应做到：①熟悉各种局部麻醉药的药理、药代动力学、最大剂量和所需的浓度等；②任何局部麻醉方法均宜用最小剂量和合适的浓度，并限制其用量；③局部麻醉药内加入肾上腺素，神经阻滞用1∶20 万浓度，局部浸润用1∶40 万，黏膜部位用1∶80 万，但高血压病人、肢端部位神经阻滞时禁用；④注射局部麻醉药时应先回抽，防止大量局部麻醉药误入血管内；⑤术前用药，予地西泮（安定）0.1～0.2mg/kg，或苯巴比妥钠成人 0.1～0.2g 口服或肌内注射。

局部麻醉药不良反应的处理：①明显的中枢神经系统兴奋或惊厥时应立即静脉注射硫喷妥钠 1～2mg/kg，或地西泮 2.5～5mg。若惊厥反复发作又抑制呼吸时应做气管切开、插管、人工呼吸等处理。②维持循环同，用去氧肾上腺素或间羟胺，静脉注射 0.5～1.0mg；

静脉注射阿托品 0.25～0.5mg 等。③保护口、舌和肢体，以免损伤。④监测生命体征并做好心肺脑的复苏准备工作。

3. 颤抖或不安　是局部麻醉较为常见的不良反应之一，与局部麻醉药本身并无密切关系。其主要原因为：①病人情绪过度紧张；②麻醉镇痛效果欠佳；③寒冷或输血输液反应；④体位不适或尿胀感。可给予异丙嗪或哌替啶预防。局部麻醉药反应引起颤抖多见于利多卡因，发生后可肌内注射或静脉注射地西泮 5～10mg，多可消失。

第五节　几种常用局部麻醉药物比较

一、脂类局部麻醉药

1. 普鲁卡因（procaine）　其盐酸盐称奴佛卡因，麻醉作用快，维持时间短，一般仅能维持 45～60min，毒性较低，不良反应少。本品穿透力弱，具有扩张血管作用，能从注射部位迅速吸收，而表面局部麻醉的效能差。由于小剂量对中枢神经表现为抑制状态，呈嗜睡和对痛觉迟钝，所以可与静脉全身麻醉药、吸入全身麻醉药或麻醉性镇痛药合用，实施普鲁卡因静脉复合或静脉复合全身麻醉。

用法及用量：0.25%～0.5%～1.0%普鲁卡因溶液，适用于局部浸润麻醉，其他神经阻滞可用 1.5%～2.0%溶液，一次注入量以 1g 为限。3%～5%可用于蛛网膜下腔阻滞，一般剂量为 150mg，不能再提高浓度，以免造成脊髓的损害。在行局部浸润或神经阻滞时可加入 1∶（2 000 000～3 000 000）肾上腺素。静脉复合麻醉可用 1.0%～2.0%溶液。

2. 丁卡因（tetracaine）　又名地卡因、邦托卡因，其局部麻醉作用比普鲁卡因强 10～12 倍，毒性亦相应加大。其穿透力强，局部应用能产生表面麻醉作用。不收缩血管，不散瞳，对角膜无损害，也不升高眼内压。它是一种长效局部麻醉药，作用缓慢而持久，要达到完全麻醉需 15～20min，时效可达 3h 以上。本品与普鲁卡因、利多卡因混合使用作阻断麻醉，奏效较快，可使作用增强。

用法及用量：眼科常以 1%等渗液作角膜表面麻醉，鼻腔黏膜和气管表面麻醉常用 2%溶液。硬膜外阻滞可用 0.2%～0.3%溶液，一次用量 40～60mg，但目前已很少单独应用。常用的是与利多卡因的混合液，可分别含有 0.1%～0.2%丁卡因与 1.0%～1.5%利多卡因，具有起效快、时效长的优点。蛛网膜下腔阻滞只能应用特制的丁卡因粉剂，一般为 10mg；可用 10%葡萄糖液、麻黄碱、脑脊液各 1ml，配制成 1∶1∶1 重比重溶液，成人剂量 8～10mg（即 2.5～3.0ml），一般时效可达 120～180min。

3. 氯普鲁卡因（chloroprocaine）　与普鲁卡因相似。在血内水解的速度较普鲁卡因快 4 倍，故毒性低，起效快，只需 6～12min，依其用药量而定。

用法与剂量：盐酸氯普鲁卡因不适于表面麻醉。1%溶液可用于局部浸润麻醉，一次最大剂量 800mg，加用肾上腺素后时效可达 30min；2%～3%溶液适用于硬膜外阻滞和其他神经阻滞，具有代谢快，胎儿、新生儿血内浓度低的优点，适用于产科麻醉。

应该指出，氯普鲁卡因的 pH 为 3.3，若不慎把大量的氯普鲁卡因注入蛛网膜下腔，可能引起严重的神经并发症。当氯普鲁卡因与布比卡因或依替卡因混合应用时，后者有可能抑制氯普鲁卡因的代谢，其所引起的神经毒性，可能与干扰神经的能量需求平衡有关。

二、酰胺类局部麻醉药

1. 利多卡因（lidocaine） 为酰胺类中效局部麻醉药，起效快、弥散广、穿透力强，对组织无刺激，故可供表面麻醉用，麻醉维持时间久（1～1.5h）。与普鲁卡因相比，本品的局部麻醉作用较强，约大2.5倍，但其毒性随药液浓度加大而增加，浓度为0.5%时其毒性与普鲁卡因相等，如1%时约比普鲁卡因高40%，如2%时比普鲁卡因约高1倍。本品毒性虽较大，但由于使用浓度低，故中毒反应发生率并不比普鲁卡因高等。在剂量的控制上应比普鲁卡因严一些，选用高浓度时也要慎重，万一误将过量的利多卡因注入静脉，则有引起心搏骤停的危险。因其扩散力强，用于腰麻时，麻醉平面不易掌握。目前，临床上常用于神经阻滞麻醉、浸润麻醉、硬膜外麻醉、表面麻醉等。本品又为抗心律失常药，主要用于急性心肌梗死并发室性异位节律如室性期前收缩、室性心动过速及心室颤动等。

用法及用量：口咽及气管表面麻醉可用4%溶液（幼儿则用2%溶液），用量不超过200mg，起效时间为5min，时效可维持15～30min。0.5%～1%溶液用于局部浸润麻醉，时效可达60～120min，依其是否加用肾上腺素而定。神经阻滞则用1%～1.5%溶液，起效需10～20min，其时效可维持120～240min。硬膜外和骶管阻滞用1%～2%溶液，出现镇痛作用需（5.0±1.0）min，达到完善的节段扩散需（16.2±2.6）min，时效为90～120min。2%～5%溶液可用于蛛网膜下腔阻滞，一次用量限于40～100mg，时效为60～90min，由于阻滞的范围不易调节，在临床上并不常用。

2. 甲哌卡因（mepivacaine） 其药理作用与利多卡因基本相似，作用强度与毒性与利多卡因相同，但作用发生快，且较持久，应用本品不用加肾上腺素，因而适用于老年病人，以及高血压、心血管疾病、糖尿病及甲状腺功能亢进的病人。与利多卡因相比，其血内浓度要高50%，母体血内水平高，势必迅速经胎盘向胎儿转移，胎儿/母体比率达0.65～0.70，故不适于产科麻醉。

作硬膜外麻醉时，用1%～2%的溶液，首次一般用10～15ml，起效稍慢于利多卡因，为6.2min，完全节段扩散时间为17.5min，麻醉时效比利多卡因长20%；作臂丛阻断麻醉时，可用1%溶液40ml；局部浸润时，用0.25%～0.5%溶液；表面麻醉用1%～2%溶液。

3. 布比卡因（bupivacaine） 又名丁吡卡因、丁哌卡因、唛卡因，镇痛作用时间比利多卡因、甲哌卡因长2～3倍，比丁卡因长25%。对布比卡因是否加用肾上腺素问题，有过争论。但近来认为，加用肾上腺素可进一步提高麻醉效能，降低血内浓度。临床常用浓度为0.25%～0.75%溶液，成人安全剂量为150mg，极量为225mg。胎儿/母血的浓度比率为0.30～0.44，故对产妇的应用较为安全，对新生儿无明显抑制。布比卡因适用于神经阻滞、硬膜外阻滞和蛛网膜下腔阻滞。

用法与用量：0.25%～0.5%溶液适用于神经阻滞；若用于硬膜外阻滞，则对运动神经阻滞差，加肾上腺素则适于术后镇痛。0.5%等渗溶液可用于硬膜外阻滞，但对腹部肌松不够满意，起效时间为18min，时效可达400min。0.75%溶液用于硬膜外阻滞，其起效时间可缩短，且运动神经阻滞更趋于完善，适于外科大手术。

4. 达克罗宁 表面麻醉作用强，作用发生快而持久，尚有抗菌作用。注入皮下能引起剧痛和水肿，故不宜供注射用。临床用于表面麻醉及气管插管、支气管镜检、胃镜及膀胱镜检查等。偶可发生过敏反应。

5. 罗哌卡因（ropivacame） 其化学结构和布比卡因、甲哌卡因很相似，只是在其氮己环的侧链被丙基所取代。其脂溶性＞甲哌卡因和利多卡因，且＜布比卡因；神经阻滞效能＞利多卡因，且＜布比卡因。对心脏兴奋的传导抑制弱于布比卡因。利多卡因、布比卡因和罗哌卡因的惊厥量之比，相当于 5∶1∶2；致死量之比约为 9∶1∶2。临床上 1.0%罗哌卡因与 0.75%布比卡因在起效时间和运动时间阻滞的时效没有显著差异。

用法与用量：适用于神经阻滞和硬膜外阻滞，常用浓度为 0.5%～1.0%溶液，0.5%适用于产科阻滞或镇痛，可避免运动神经的阻滞。起效时间 5～15min，感觉时间阻滞可达 4～6h，加用肾上腺素不能延长运动神经阻滞时效。

第六节 局部麻醉的辅助用药

一、局 部 用 药

在局部麻醉药中常常添加其他成分以增加镇痛效果，利于手术操作，提高安全性。

（一）血管收缩药

除了可卡因，多数局部麻醉药通过松弛血管平滑肌，引起血管扩张，导致手术出血增多及局部麻醉药弥散增加。局部麻醉药中加入血管收缩药，可以减少术中出血，利于手术操作，还可以延迟局部麻醉药的吸收，减少药物使用量，降低全身毒性反应。另外将局部麻醉药局限于注射部位，也可以延长麻醉持续的时间。不过这一点带来的好处对高脂溶性、作用时间长的麻醉药并不适用，因为这类麻醉药具有良好的组织结合性。

在局部麻醉药中最常加用的血管收缩药是肾上腺素，可以迅速起效的局部麻醉药，在加了肾上腺素后，需要 7～15min 才能发挥作用。肾上腺素的合适剂量为 1∶（200 000～100 000）。健康个体局部麻醉时，肾上腺素的最大剂量不能超过 1mg（1∶100 000 的肾上腺素液体 100ml）。动物实验中发现，肾上腺素可以减少子宫的血液供应，因此非急需使用肾上腺素的手术，要求最好推迟到胎儿生产后进行。有些医生建议在怀孕期间必须进行手术时，可以稀释肾上腺素浓度至 1∶300 000。

（二）透明质酸酶

透明质酸酶可以解离透明质酸，透明质酸是一种酸性黏多糖，存在于细胞间质中。加入该酶后，局部麻醉药易于在注射部位弥散，增加麻醉面积，减少因注射药液引起的组织变形。通过水解脂肪组织，易于渗入皮下组织。临床上，透明质酸酶在涉及眶周的外科操作时是一种有用的添加剂，可以减少局部麻醉药注射位点的数量，减少引起皮下血肿的可能。在收集全层皮瓣时，使用透明质酸酶后，有助于获得更大的麻醉区域。皮肤外科手术时需要的确切剂量没有定论，但已经有人在 20～30ml 局部麻醉药中，加入 150U 透明质酸酶。

透明质酸酶也有一些缺点，限制及其在皮肤外科的应用。它可降低麻醉药的作用时间；可增加局部麻醉药的血液吸收，有增加毒性的危险。透明质酸酶含有防腐剂硫柳汞，这是一种接触性过敏原，术前需要行皮肤过敏实验。

（三）其他

不同的局部麻醉药有时可以混合使用，目的是为了综合每一种药物的优点。例如，布比卡因作用时间长，但起效慢，可与起效快的利多卡因混合使用。目前为止，没有研究显示将不同特点的局部麻醉药混合后，具有强于单独使用每一种药物的作用。但在手术区域使用短效局部麻醉药后，加用长效局部麻醉药，可以为延长时间的手术提供更加理想的麻醉效果。

二、全身用药

在实施局部麻醉的同时，加用一些辅助用药，能减轻病人精神紧张、提高痛阈，减少麻醉并发症。常用的辅助药物有：

（一）镇静安定药

镇静药（sedatives）和安定药（tranquilizers）都属于中枢神经系统抑制药。镇静药使大脑皮质轻度抑制，从而产生镇静，安定药使病人解除焦虑紧张。镇静安定药按其效力强弱分为两大类：弱安定药和强安定药。弱安定药主要用于消除焦虑症状，现在改称为抗焦虑药。抗焦虑药物可以通过降低病人的焦虑程度、提高病人的痛域来降低疼痛的感觉，临床麻醉中最常用的是苯二氮䓬类药。

1. 地西泮 又名安定或苯甲二氮䓬，合成于 1959 年，商品名为 Valium。其具有抗焦虑、肌松、遗忘和抗惊厥作用。对人体的作用依其剂量大小和用药途径而异。小剂量口服只产生抗焦虑作用，不影响意识；大剂量静脉注射则产生嗜睡，甚至意识消失。与哌替啶等药物合用时，有显著的遗忘作用。使用较大剂量，尤其经静脉注射时，对呼吸有一定的抑制作用，甚至可产生一过性无呼吸。静脉注射速度过快或剂量较大时，可引起血压下降、呼吸暂停等不良反应，应引起注意。剂量偏大时，偶尔可引起躁动、谵望、兴奋等反常反应。经小静脉注射可引起注射部位疼痛，局部静脉炎发生率较高，应选用较粗大的静脉。

地西泮口服 5～10mg，常作为麻醉前用药，以产生镇静和抗焦虑；此外，还有助于预防局部麻醉药中毒。

2. 咪达唑仑 又名咪唑安定或咪唑二氮䓬，商品名为速眠安或 Hypnovel 或 Dormicum，合成于 1979 年，是当前临床应用的唯一的水溶性苯二氮䓬类药。其具有苯二氮䓬类所共有的抗焦虑、催眠、抗惊厥、肌松和顺应性遗忘作用。其效价为地西泮的 1.5～2.0 倍。咪达唑仑有一定的呼吸抑制作用，其程度与剂量相关。此药对正常人的心血管系统影响轻微，表现为心率轻度增快、体循环阻力和平均动脉压轻度下降，但对心肌收缩力无影响。

本品作为麻醉辅助用药，经口服、肌内注射和静脉注射都有效，效果优于地西泮。肌内注射剂量为 5～10mg，静脉注射剂量为 0.1～0.15mg/kg，口服剂量需加倍。对小儿可用直肠注入，剂量为 0.3mg/kg。

3. 劳拉西泮 又名氯羟安定或氯羟二氮，商品名为 Ativan。此药有很强的抗焦虑、镇静催眠作用。其抗焦虑作用约为地西泮的 5 倍，有很强的顺应性遗忘作用，静脉注射 5mg 产生的遗忘作用持续达 24h。此药也有中枢性肌松作用，对血压、心率和外周阻力无明显影响，对呼吸没有抑制作用。口服此药 1～5mg 作为麻醉辅助用药，效果较地西泮更佳。由于此药作用持续时间长，对于手术时间短而且希望术后迅速清醒的手术病人，不宜使用。

4. 氯丙嗪 商品名为氯普马嗪、冬眠灵，是中枢性抑制药，可产生安静、活动减少、淡漠无欲、嗜睡等。入睡后呼之能醒，可增强催眠药、镇痛药和其他中枢抑制药的效能。

其抗肾上腺素能作用可导致外周血管阻力下降、血管扩张、血压下降、心率增快，但对心肌收缩力无影响，对呼吸无抑制作用，对唾液和胃液有一定的抑制作用。

氯丙嗪 12.5～25mg 术前 1h 肌内注射，可产生镇静、加强镇痛药和麻醉药的效应，减少手术后恶心、呕吐，但由于药液的刺激性，肌内注射可引起疼痛，静脉注射可产生血栓性静脉炎，近年来此药已少用。

5. 异丙嗪　商品名为非那根，此药对中枢系统也有类似氯丙嗪的抑制作用，其镇静作用比氯丙嗪强，用药后易入睡，但在其他方面不如后者显著。此药作为麻醉辅助用药，有较好的镇静和抗呕吐作用。与哌替啶合用，俗称杜非合剂，常用于辅助硬膜外阻滞麻醉。

6. 氟哌利多　又名氟哌啶或达哌丁苯，商品名为 Inapsine、Droleptan。氟哌利多的安定作用相当于氯丙嗪的 200 倍，镇吐作用为氯丙嗪的 700 倍。静脉注射后 5～8min 生效，最佳效应持续 3～6h。肌内注射 5～10mg 可作为麻醉前辅助用药。但其可产生锥体外系症状。

（二）麻醉性镇痛药

所谓麻醉性镇痛药，通常是指作用于中枢神经系统能解除或减轻疼痛并改变对疼痛的情绪反应，剂量过大则可产生昏睡。麻醉性镇痛药的经典代表是吗啡，随着合成的新型麻醉性镇痛药不断产生，其在临床应用亦越来越广，可作为术前用药或麻醉辅助用药。

1. 吗啡　主要用于急性疼痛病人，作用于脊髓、延髓、中脑和丘脑等痛觉传导区阿片受体而提高痛阈，对伤害性刺激不再感觉疼痛。对躯体和内脏的疼痛都有效，在产生镇痛作用的同时，消除由疼痛引起的焦虑、紧张等情绪反应。其有显著的呼吸抑制作用，表现为呼吸频率减慢。详见本章附录 1。

2. 哌替啶　商品名为杜冷丁，其作用与吗啡相似。哌替啶的临床用途和禁忌证与吗啡基本相同。在临床麻醉中哌替啶较吗啡更常作为辅助用药。详见本章附录 1。

3. 芬太尼　商品名为 Sublimaze，合成于 1960 年，是当前临床麻醉中最常用的麻醉性镇痛药。其镇痛强度为吗啡的 75～125 倍，作用时间约 30min。对呼吸有抑制作用，表现为呼吸减慢。对心血管系统影响较轻，不抑制心肌收缩力。也可引起恶心、呕吐。

4. 丁丙诺菲　商品名为 Temgesic，此药为长效和强效镇痛药。其镇痛强度为吗啡的 30 倍，至少维持 7～8h，甚至可长达 18h。对呼吸抑制与吗啡相似，但出现较慢。对心血管的影响也与吗啡相似，使心率减慢，血压轻度下降，对心排血量和外周血管阻力无明显影响。此药不引起烦躁、不安等不适。

（三）非甾体类抗炎镇痛药

非甾体类抗炎镇痛药（NSAIDs）具有解热镇痛作用，且多数兼有消炎、抗风湿、抗血小板凝集作用，主要用于炎症、发热和疼痛的对症治疗。在激光治疗时，尤其是血管性疾病治疗时通常会禁止使用 NSAIDs，因为这类药物的应用能降低紫癜形成的阈值，因此可能会增加紫癜或者出血的可能性。但是在大多数的激光治疗过程中仍然可以使用 NSAIDs 来降低疼痛，毕竟出血现象并非很常见（除非病人的确有出凝血异常）。最常用的 NSAIDs 是布洛芬和萘普生。另外对于较重疼痛的治疗，酮咯酸（ketolorac）也是个不错的选择，它的用法是 60mg 肌内注射或口服。年龄＞60 岁剂量减半。它和其他的 NSAIDs 一样禁止在哮喘、阿司匹林过敏、胃肠道出血和溃疡病人中使用。

第七节　局部麻醉药物应用注意事项与并发症

1. 注意合理选用　表面麻醉必须选用穿透力强的药物如丁卡因或利多卡因等；浸润麻醉因用药量多，则应选用毒性较小的药物如普鲁卡因、利多卡因等；如手术操作太繁，要求麻醉作用持续时间较长时，则可选用硬膜外麻醉或腰麻。

2. 麻醉前注意核对麻醉药及其浓度，以防止出现差错，且勿将丁卡因误为普鲁卡因。因为丁卡因毒性大，不能作浸润麻醉之用。

3. 作局部麻醉时注意误将药液注入血管内，以免引起中毒，用药过程中要严密观察病人情况，是否有高敏反应出现等，如有异常，应立即停止给药。

4. 严格掌握局部麻醉药的浓度和剂量，并宜针对某些病人耐受力低的情况（如病情、体质、衰竭状况等），酌情减少用量，不宜随意加大药物的浓度和剂量。

5. 普鲁卡因偶可发生过敏反应，故用前必须询问过敏史，有条件者应作过敏试验。对普鲁卡因过敏者可改用利多卡因。出现过敏反应可用肾上腺素或肾上腺加皮质激素治疗。

6. 普鲁卡因的分解产物为氨苯甲酸，有对抗磺胺药的作用而使其疗效降低，故不宜同用。重症肌无力、甲状腺功能亢进、肝肾功能减退、服用强心苷的病人均应慎用。

7. 丁卡因不可与碱性药物合，也不能接触汞、银盐，以免失效。

8. 为延长麻醉时间，减少吸收中毒，通常是在局部麻醉药 100ml 中加 0.1%盐酸肾上腺素 0.2～0.4ml。但对甲状腺功能亢进、高血压、严重心脏病病人，以及手指、足趾手术，孕妇分娩及剖宫产手术时皆不宜加肾上腺素。手足部位局部麻醉时加入肾上腺素由于血管收缩，可使缺血时间延长，甚至可产生肢端坏死。分娩或部宫产手术时加入肾上腺素，由于可使子宫肌松弛，有延长产程及使产后出血增多的危险。

9. 用局部麻醉药前给予小剂量的苯巴比妥或安定可提高机体对局部麻醉药的耐受力，以消除病人精神紧张及恐惧，有预防兴奋和惊厥的作用。

10. 过量局部麻醉药中毒对中枢神经的毒性反应，随病人体质的不同而有差别，通常表现为先兴奋后抑制或只有抑制而无兴奋两种类型。兴奋型的前驱症状为兴奋、多语、眩晕、耳鸣、窒息感等。继而出现血压上升、脉搏加快，甚至惊厥、循环衰竭、呼吸停止而死亡。抑制型开始表现为嗜睡、意识不清、昏迷脉搏微弱、呼吸表浅、反应迟钝、血压下降，最后出现严重休克。处理原则是：①立即停止给药。②给氧以防止脑缺氧。③烦躁不安，呼吸不规则，可给以安定（0.1～0.2mg/kg，稀释后静脉注射）。④惊厥影响呼吸，可在采取给氧、人工呼吸或用同步呼吸器等措施的同时给以肌肉松弛药。但不宜用尼可刹米。⑤血压低时，可对症处理。常采用间羟胺静脉注射，伴有心搏徐缓可用美芬丁胺或去氧肾上腺素。

11. 蛛网膜下腔麻醉（俗称腰麻）或硬脊膜外腔麻醉时由于交感神经被阻滞，可引起血管扩张，使有效血循环量相对不足，回心血量减少等而引起血压下降，可在麻醉前口服或皮下注射盐酸麻黄碱 30～50mg，进行预防。如手术时或手术后发生血压下降可进行快速静脉输液，抬高下肢，增加回心血量，无效时则静脉加注盐酸麻黄碱 15～30mg。术后如出现头痛、呕吐可给氧及用镇静止吐药等以进行对症治疗。

12. 普鲁卡因静脉滴注，能延长琥珀酰胆碱的肌肉松弛作用。抗胆碱酯酶药如新斯的明能增强普鲁卡因的毒性，故应注意。

第八节　麻醉与过敏反应

围手术期过敏反应占麻醉相关并发症的9%～19%。法国2011年发布的关于降低麻醉期过敏反应的指南中显示，自1980～2011年报道的高敏现象，其中有7000例证实了致敏原，其中肌肉松弛剂占63%，橡胶占14%，镇静药占7%，抗生素占6%，血浆代用品占3%，阿片类占2%。

病人清醒状态下如果发生过敏，大多伴随红疹、红斑及其他不适，加上病人意识清楚和自身调节机制存在，一般较易发现和给予及时处理。但在麻醉状态下，情况就变得复杂和严重得多，病人没有清醒的意识，身体又被手术无菌单覆盖，常常出现呼吸、循环波动剧烈，而这时病情已非常严重。过敏的治疗关键是发现和找到过敏原，但围手术期找到并确认过敏原也绝非易事。众所周知的抢救过敏性休克的首选药物肾上腺素、包括地塞米松引发严重过敏反应者也有报道，文献也显示甲强龙所致严重过敏反应也不在少数。因此，麻醉医生应警惕麻醉下过敏性休克的发生，任何时候仪器的检测都替代不了医生的细心观察。

皮肤外科临床应用最多的是局部麻醉，酯类局部麻醉药过敏者相对较多，如普鲁卡因、丁卡因，一般情况下如果酯类局部麻醉药皮试阳性，会改为酰胺类药物，两者之间虽无交叉过敏性，但时有利于多卡因、布比卡因、罗比卡因过敏反应的报道。全身麻醉药物异丙酚、依托咪酯甚至氯胺酮这三种常用的静脉麻醉药都有导致过敏的病例报道。麻醉中相关液体、药物、接触物、右旋糖酐氨基酸、琥珀酰明胶注射液、血液制品、止血药（立止血）、抗生素、缩宫素、含碘消毒液、生物蛋白胶、关节置换术的内植物、骨水泥黏合剂、乳胶，甚至包括含镍的手术器械等，都可能是过敏元凶。

第九节　冷　却　止　痛

用现代激光与光子技术来进行脱毛、血管治疗，或者所谓的嫩肤治疗时，通常需要使用皮肤冷却。在表面冷却运用以前，这种治疗常会引起不必要的灼伤。使用冷却时表皮温度只上升到42℃，而不用冷却时表皮的温度上升到65℃。因此使用皮肤冷却后，这种风险会得到一定程度的降低。

皮肤表面冷却有三个主要目的：①保护表皮，这是最直接的目的。基底层细胞受热会引起水疱、结痂，有时还会形成瘢痕。②使高能量治疗成为可能。因为只有高能量才能将能量传递到深处的作用靶上（如毛球和隆凸部位、表皮下的血管）。此时必须使用冷却将表皮保护起来，换言之表面冷却在提高安全性的同时提高了疗效。③减轻疼痛。几乎所有的冷却方法均能使疼痛减轻。

现有的冷却技术基本上分为几大类别（接触式冷却、冷冻疗法、冷空气冷却和制冷剂喷射冷却），冷却可以按时间（前、中、后）来分类，也可按技术（接触、制冷剂和冷风）分类，以及按和激光仪器的整合（整合或非整合）水平来分。这些技术各有优缺点。冷却也有主动和被动之分。主动是指冷却介质能自动制冷（如蓝宝石窗口是用循环水持续制冷）。被动是指用冰袋冷却皮肤。

一、冷却止痛机制

1. 冷作用于皮肤时刺激冷感受器,通过轴索反射立即引起小血管收缩,血流速度降低,被作用的组织温度下降,此状态超过 15min 时可反射地引起血管扩张,但过长时间的冷作用则能使血流瘀滞,皮肤发绀甚至造成冻伤。

2. 冷可降低感觉神经纤维的兴奋性,使痛阈提高而减轻疼痛。

3. 瞬间的冷刺激可易化 α 运动神经元的活性,刺激松弛的肌肉立即发生收缩;延长冷刺激时 γ 运动神经元的活性降低,神经传导速度下降,肌力与肌张力下降,使肌痉挛得到缓解。

4. 冷刺激可引起皮肤及邻近组织温度下降,组织代谢率及耗氧量降低有利于控制急性炎症,减轻水肿。

二、冷却止痛方法

(一) 接触冷却法

大多数的冷却方法是将冷却的中介物直接接触皮肤。制冷的效果与温度差和皮肤与制冷物的"热接触"有关。最简单的方法是皮肤的预先冷却。现代典型的主动型整合型冷却系统是蓝宝石窗口冷却。采用这种冷却方式的设备有维纳斯中的 VPW532nm 激光,半导体脱毛激光也是采用这种冷却方式,这种冷却方式的最大优点是在整个治疗中,皮肤都处在冷却的保护之下,是一种真正意义上的同步冷却,同时,冷却头和激光治疗头合二为一,因此,治疗也非常方便。

最近发明的冷却器是冷却滚筒(cool roller)。这种铝制滚筒导热性很高,在皮肤上来回滚动 10 次达 10s 以上可以使真表皮结合部的温度下降 10～15℃。此外,还有其他一些成功的冷却和无痛方法。

冰也可以用来保护皮肤,其优点是容易使用。它可以放在塑料袋中,在治疗前放在皮肤上几分钟。冰可以用于大面积的冷却。如果在皮肤上放足够长的时间,则有很好的镇痛作用。它的不良反应最小。只要在治疗前简单地将冰在皮肤上放几秒钟,就可以对表皮有一定的保护作用。它的缺点是对冷却缺乏可预知性。冰在皮肤上放 1min 和放 10s 所获得的保护效果是完全不同的。所以,治疗者要不时停下治疗,用冰袋使皮肤冷却下来,并且不同部位的冷却效果也很难一致。

(二) 冷冻止痛疗法

利用低温制冷物质所产生的低温治疗某些疼痛或疼痛性疾病称为冷冻疗法。临床常用的致冷源(物质)主要有液氮、冰块或冷水。前者为医用液氮,用于治疗深部疼痛;后者是用普通的冰块或冷水用于较表浅的治疗。

1. 治疗作用

(1)镇痛解痉作用:局部冷冻可使外周感觉神经受到抑制,神经传导速度减慢,甚至暂时失去功能,因而有镇痛、解痉作用。

(2)消肿止血作用:冷冻的刺激和低温使局部血管改变方向、局部血流量减少,可减少出血和渗出,因而有防止和减少出血、水肿的作用。

2. 治疗方法

（1）敷贴法：将冰块用毛巾包裹或用冰袋置于患部或以毛巾浸入冰水后轻轻拧成半干或直接用冰块等方法敷于患部。敷贴治疗时间根据冷冻源的温度而定，从数分钟至数小时不等。如直接用冰袋敷贴可持续数十分钟至数小时；用毛巾隔着冰块外敷法，治疗时间 20～30min。用冰块直接置于患部，治疗时间一般为 5～15min。

（2）浸泡法：将肢体浸入 13～15℃冷水或约 5℃的冰水中。浸泡时间为 30～60min。

3. 适应证　急性软组织创伤早期、蚊虫毒虫咬伤 24h 内、皮肤皮下组织炎早期等。

4. 禁忌证　有冷过敏、局部血液循环障碍、肢体麻痹、局部皮肤感觉障碍忌用。老年人、婴幼儿、恶病质者慎用。

（三）对流空气冷却法（convective air cooling）

冷风通常用于皮肤的冷却。Zimmer（德国设备）能将-10℃的空气很快地传输到皮肤（1000L/min），有时甚至能吹出更低温度的空气，这时要防止冻伤的可能。

冷风有几个缺点。最主要的是，如要达到表皮保护需要与冷空气接触很长的时间。但是，它不影响激光束，没有耗材，如果不是对鼻和耳的治疗，病人的依从性也很好。如果要保护表皮，操作者要将喷头尽量贴近皮肤并用最大的空气流量。

（四）冷凝剂喷雾冷却法

冷凝剂喷雾冷却法（DcD，动力学冷却设计）可能是使皮肤表面迅速冷却的最好的方法。它的热传速率是接触冷却法的两倍。国外学者喜欢使用此法，认为安全、有效，又能使组织呈板样硬化，便于摩擦治疗。皮肤冷冻到板样硬之前，会有相当不适。对广泛的皮肤摩擦，如面部和颈部，病人常不能忍受。术前使用辅助药可以减轻这种不适。

三、几种常用冷凝剂

1. 四氟乙烯　其沸点是-26℃，使用时皮肤表面达-44℃。80～100ms DcD 的一次喷射不会引起皮肤的冻伤。然而连续的喷射对皮肤可能造成一定的损伤并发生色素沉着。如果连续喷射热交换就多，冷却的效果可能更好，但是皮肤冻伤的可能性也会因此增加。

2. 氯乙烷　国外曾广泛使用过氯乙烷，认为这种方法可使用于特殊部位，而且无痛，出血少，皮肤变硬。这种变硬对取得擦皮术的成功是一个重要条件。氯乙烷的缺点之一是，它具有全身麻醉剂的作用。为了克服此缺点，Kurtin 加强了手术室内的通风，用电扇直接对准术者和病人，使气流直接喷向术野。由 Ohio 和 Gebauer 化学公司制造的氯乙烷，分装在带有弹簧帽的标准容器内。由于细液体流不能很快使皮肤摩擦区冷冻变硬，所以只能用中等粒度的喷雾。有的术者喜欢用两只瓶子，每手一只，在术区上方迅速移动，若喷雾颗粒大，一只瓶子即足够了。氯乙烷的冷冻速度取决于其蒸发速度，因而手术间的湿度也是一个影响因素。蒸发快，冷冻产生迅速。

3. 氟利昂 114　Wjlson、Luikart 和 Ayres 采用氟利昂 114 来克服氯乙烷的缺点。氟利昂 114 不易燃烧，不易爆炸，比氯乙烷毒性小，并且不是一种全身麻醉剂。虽然它的气味与氯乙烷相似，但比氯乙烷小得多。其沸点为 3.60C，而氯乙烷是 120℃。两者的临界温度和压力大致相同，可储存于薄的玻璃瓶或金属罐内。一般认为细雾喷射的氟利昂 114 就能达到足够的麻醉深度，无须使用吹风机。

4. 氯乙烷和氟利昂 114 的混合剂 这种冷冻剂的冷冻深度与氯乙烷相似，又具有氟利昂的优点。虽然使用这种混合剂可不用吹风机，但在潮湿的环境中，用吹风机可增加冷冻效果。

总的来说，就表皮和真皮上层的冷却而言 DcD 提供了最好的选择性。例如，冷风冷却需要 20s 使真表皮结合处降温，而达到同样的温度 DcD 只要 40ms，冷风冷却要扩散到表皮下 1600μm，而 DcD 只有 100μm，换言之前者可能会造成更广泛的冷却，也许因此冷却过头了。

冷却保护系数（cooling protection faetor，CPF）可以定义为不使用冷却和使用冷却时能引起表皮损伤的最小激光能量密度的比值。可以用以下等式来表示：

$$CPF=（Tc-Tic）/（Tc-Ti）$$

在上面的等式中 Tic 和 Ti 分别是激光照射前用冷却和不用冷却的基底细胞层的温度。Tc 是引起损伤的临界温度。经某些作者的测定，DcD 的 CPF 值是 1.8，蓝宝石窗口是 1.5，冷风是 1.3（如当使用 KTP 或 PDL 来治疗血管时）。

四、冷却止痛的应用

冷却止痛在临床可应用于脱毛术。因为真表皮结合部（表皮黑色素）与毛球的距离较大（2~5mm），大部分的冷却方法都有效，特别当毛发与皮肤颜色差距大时。冷风法和接触法对大面积的冷却更有效。DcD 对小面积表皮的保护更好。同步接触冷却有一个优点，手柄压在皮肤上可以减少与毛球的距离。所有这些都为了增加毛球的能量密度。

冷却法另一个运用是增加激光损伤血管时的安全性和有效性，特别是对鲜红斑痣和小腿静脉的治疗。通常血管在皮下 300~1300μm。经精确的模拟，DcD 法比直接接触法好，而后者比冷风法好。但在实践中，任何方法都能有效保护表皮。冷风法对表皮的保护最小，但疼痛减轻最明显。有人认为，冷风法和接触法易致血管过冷反而达不到激光治疗的热量。但是，血管的充盈使血管保持在体温的温度状态，因此与未使用皮肤冷却时比较，激光在治疗血管时若使用上述的冷却方法，要达到损伤血管的目的需要更高的能量密度。

毫秒级激光治疗时用接触凝胶或蓝宝石能保护表皮，使表皮色素受热比较温和。冷却可以保护角质层，使得色素斑的剥落晚些，炎症反应也轻些。DcD 这种最有效的冷却方法，往往对表皮色素冷却"太好"，在治疗色素异常时避免使用。有报道，在光子治疗雀斑时，使用冷却时疗效会比不使用冷却时要差。但是在使用紫翠宝石激光治疗时，喷射少量的 DcD 并加大能量也能达到很好的效果。

对于中红外激光，冷却和加热要结合在一起进行设计，因为没有固定的模式可供选择。冷却使用的量是根据所需加热皮肤的层面来决定的。如在皱纹的治疗中，日光引起的弹力纤维变性通常在 100~600μm 下面，因此，要治疗皱纹可能要损伤此层。若用接触冷却法（典型的冷却时间为 0.2~1.5s），真皮的上层就会过冷，治疗时高温就会集中在弹力纤维变性层的下面。也就是说，当加热层和需保护层很靠近时，冷却的空间限定是非常必要的（如中红外激光的嫩肤设计）。

表面冷却还根据其减轻疼痛的能力进行设计。一方面，冷却通过使皮肤"神经紊乱"的方式来转移疼痛。另一方面，DcD 可以显著减轻表皮受热所产生的疼痛。例如，DcD 可以减轻 PDL 在治疗血管性疾病时的疼痛。表皮得到有效的保护，来自真表皮交界部的疼痛也减轻了。但是，DcD 用于 1064nm 激光治疗腿部深静脉时，由于不能大面积冷却，与冷风法相比存在不足。有时冷却会减轻术后皮肤的水肿和红斑，但不会使皮肤表面发生变化，也不会改变疗效。

当长脉冲宽度的激光或光子在治疗浅表的血管或色素时，如果同时使用了皮肤冷却，与不使用冷却时相比通常需要增加能量，但是，增加的能量一般很小，相反如果过度冷却皮肤则可能同时损伤靶目标（如小血管或色素），因此，会影响治疗效果。但是如果治疗深部的组织（如毛发或血管），可能就不需要增加能量了，因为冷却区域和靶组织在空间上是分开的。

对瞬时组织加热的激光，激光前冷却通常是需要的。同步冷却对长脉冲的激光治疗很重要。但脉宽<10ms 时，冷却就不太有价值。至于脉冲后冷却，当表皮的受热超过一定极限后，任何方法都不能挽救皮肤的损伤，何况一个冰袋。但有些情况下，及时的激光后冷却能减轻表皮的损伤。当激光用于加热表皮下大面积组织的治疗，如治疗表皮下的大血管时，激光后冷却非常重要。因为，这些血管需要几秒钟才可以冷却下来，此时热量仍能扩散到表皮。另外，随后的冷却，如冰袋冷敷，可以减轻由于激光引起的炎症介质扩散所致的损伤。

在应用 DcD 冷却时可能发生的事情是冷却剂罐中的冷却剂已经用完了，却仍然在给病人喷。在用激光治疗前一定要注意有没有特征性的"嘶嘶"声。新的 DcD 样式已有更多的限定，不允许空罐喷射。但是也应该注意，过度的冷却可能会引起皮肤冻伤或者色素沉着。

使用蓝宝石窗冷却时操作者要注意冷却开关是否开着，蓄水槽是否是满的。不然，手柄温度就会升高，表皮可能会损伤。

在用被动冷却做光谱的强脉冲（IPL）治疗时，手柄会在每次光反射中吸收热量，每次脉冲手柄的温度可以增加 2℃。如果治疗时不经常停下来使手柄重新冷却，皮肤就有可能因为过热而出现红斑、水疱和轻度的长时间的色素减退。需要强调的是，在使用高能量治疗时，即便将冷却开启到最大，也很难保护表皮不受损伤，因此，不要因为开启了冷却就贸然将 IPL 治疗的能量调大，治疗时要注意皮肤的即刻反应，必要时进行光斑能量测试，这比什么都重要。

使用冷风冷却要注意送气管道是否通畅，如果喷嘴直接对着皮肤但没有气流流向那个部位，有可能是送气管折叠堵住了。在应用冷却滚筒时如果病人在治疗过程中抱怨疼痛，操作者要检查一下滚棒的温度。20min 后由于冷却筒的温度已经上升到室温，所以失去了对表皮的保护作用和止痛效果。使用铜板冷却时操作者必须保持手柄沿着纵轴。在对弯曲的表面进行治疗时，要注意铜板与皮肤的接触。

总之，冷却在皮肤治疗中的应用已很广泛，正确使用，能减轻疼痛，减少并发症。

附1：常用镇痛药物简介

1. 阿司匹林（又名乙酰水杨酸，Aspirin）

【性状】 本品为白色结晶状粉末，无臭、味微酸，易溶于乙醇，微溶于水。

【作用与用途】 本品通过抑制前列腺素合成酶，减少其生成。前列腺素有痛觉增敏作用，可增加伤害感受器对机械性、化学性刺激的敏感性，降低其阈值。本品使炎症部位的前列腺素的生成减少，产生解热及镇痛作用。用于白细胞凝聚、减少激肽的形成、抑制透明质酸酶、抑制血小板聚集及钙的移动而发挥抗炎作用。口服吸收后约 2h 达血药高峰，血浆蛋白结合率为 50%～90%，在肝内代谢。游离型能迅速分布全身，由血浆和红细胞中的酯酶水解为乙酸和水杨酸盐，大部分水杨酸盐在肝药酶催化下转变为葡萄糖醛酸的结合物和水杨尿酸，通过肾脏排泄。阿司匹林的血浆半衰期为 20min，水解物水杨酸盐一般剂量的血浆半衰期为 3～5h，大剂量时血浆半衰期可延长为 15～30h。

阿司匹林的镇痛作用温和，对躯体的轻中度钝痛及伴有炎症的疼痛有较好的疗效，同时配合阿片类止痛药用于恶性肿瘤侵犯或转移至骨引起的中到重度疼痛，有时疗效甚至超过阿片类止痛药。早晨 7 点服药比晚上 7 点服药吸收完全而迅速，血药峰值高，代谢和排泄较慢，半衰期长，疗效好。

【禁忌证】　对阿司匹林或其他非甾体类药物过敏的病人禁用；消化性溃疡、糜烂及血小板降低的病人，或合并其他出血性疾病的病人慎用；有哮喘、过敏性体质的病人慎用。低蛋白血症、肝肾功能严重损害的病人，年龄过大或体质虚弱的病人应减量。

【用法及用量】　每次 0.3～0.6g，每日 3～4 次，可根据疗效和毒性来调整剂量，治疗数天后须达到最大的疗效，如剂量过低则达不到明显的抗炎作用，但剂量偏大又可增加毒性。

【不良反应】　可预见的剂量依赖性毒性有长期服用阿司匹林的病人中，至少约有 20% 会出现消化道反应，主要由于局部的直接刺激和抑制前列腺素合成酶，导致胃酸分泌过多和减低黏膜的细胞保护。年老病人、消化性溃疡及胃糜烂的病人、长期同时应用皮质激素治疗的病人更容易出现胃肠道毒性。抗酸药能减少症状，但不能减低胃出血和糜烂，硫糖铝或 H_2 受体拮抗剂可减低十二指肠溃疡的发生率，但不能减低胃糜烂和溃疡的发生率。合成的前列腺酶类似物可有效预防该类止痛药产生的胃和十二指肠溃疡的发生率，并可促进创伤的愈合。短期应用不良反应较少，用量过大则有食欲不振、恶心、呕吐、消化道出血及溃疡、凝血机制障碍、肝功能损害（如转氨酶增高）、肾功能损害（如体液潴留）。长期应用有头痛、头晕、耳鸣。不可预见的非剂量依赖性毒性有过敏反应、流涕、瘙痒、皮疹、血管神经性水肿，常见的为哮喘，严重者可致死。与口服降糖药，抗凝药同时应用可能会出现药物相互作用，与利尿药、抗过敏药同服会降低疗效。

【规格】　片剂：每片 0.05g、0.1g、0.2g、0.3g、0.5g；肠溶片：每片 0.3g、0.5g，可长期服用（肠溶片对胃刺激小）；栓剂：每粒 0.1g、0.3g、0.45g、0.5g。栓剂的用量与口服剂量相同，与经胃肠道吸收比较，直肠吸收慢且不规则。

2. 阿司匹林赖氨酸盐（又名赖氨匹林，Dlilysine-acetylsalicylate）

【性状】　本品为白色结晶状粉末，无臭、味微苦，对湿、热及光不稳定，易溶于水、乙醇，水溶液 pH 为 5～6。

【作用与用途】　本品为阿司匹林和赖氨酸的复盐，作用同阿司匹林，可肌内注射或静脉注射，因此血液浓度高，毒副作用小。肌内注射血液浓度可维持 36～120min，静脉注射血液浓度约为口服的 1.8 倍。适用于躯体的轻中度疼痛。

【用法及用量】　肌内注射或静脉注射，每次 0.9～1.8g，每日 2 次。

【不良反应】　不良反应较少，轻度胃部不适、恶心、呕吐及出汗。对阿司匹林过敏者禁用。

【规格】　注射用阿司匹林赖氨酸盐，每瓶 0.9g、0.5g。

3. 对乙酰氨基酚（Paracetamol）

【性状】　本品为白色结晶状粉末，无臭、味微苦，易溶于热水及乙醇，微溶于水。

【作用与用途】　本品为弱的前列腺素合成抑制剂，使前列腺素的生成减少（主要为中枢神经系统），产生解热镇痛作用。无抗炎作用。口服吸收快，血浆消除半衰期为 75～180min，血浆蛋白结合率为 25%～50%，由尿中排除。本品解热作用类似阿司匹林，镇痛效果较阿司匹林弱。镇痛时间为 3～6h。

本品适用于轻到中度骨及软组织疼痛，或对阿司匹林及其他非甾体类抗炎药过敏的病人，消化性溃疡或胃不能耐受阿司匹林及其他非甾体类抗炎药的病人，重度血小板下降及出血性疾病。

【用法及用量】　每次 0.3～0.6g，每日 2～4 次，一日量不超过 2g，疗程不超过 10 天。本品栓剂的用量与口服剂量相同，但直肠吸收慢且不完全。肝功能损害病人慎用。年老体衰病人减量。

【不良反应】　不良反应少，无胃刺激或消化道出血，不影响血小板功能。少数病人有恶心、呕吐、便秘、多汗、腹痛、苍白。4～6g/d 长期服用会出现可逆的、轻度转氨酶增高，剂量过大可导致肝功能损害，代谢途径的饱和作用导致毒性代谢产物积聚，造成肝细胞坏死及肝脏衰竭，严重者可导致昏迷甚至死亡。

【规格】　片剂：每片 0.3g、0.5g。胶囊剂：每粒 0.3g。

4. 吲哚美辛（又名消炎痛，Indometacin）

【性状】　本品为类白色或微黄色结晶状粉末，几乎无臭，无味，不溶于水，微溶于苯，略微溶于乙醇、乙醚、氯仿，微酸。可溶于碱性溶液，易溶于丙酮。

【作用与用途】　本品通过抑制前列腺素合成，起到明显的消炎、解热和镇痛作用，本品镇痛作用最强。抗炎作用较氢化可的松大 2 倍。抗血小板聚集，防止血栓形成，但比阿司匹林弱。口服吸收后 1～4h 达血药高峰，血浆半衰期为 2h，90%与血浆蛋白结合，广泛分布于组织液中。在肝内部分代谢，排泄快。早晨 7 点服药比晚上 7 点服药吸收完全而迅速，血药峰值高，疗效好，作用时间长。本品用于各种炎症性疼痛，尤其是偏头痛、痛经、胆绞痛和肾绞痛等。也可用于各种原因引起的发热，尤其对癌症发热和一些不良控制的发热效果较好。还可用于各种关节炎、肌炎等炎症反应等。

【用法及用量】　每次 25mg，每日 2～3 次，饭后服用或与食物或胃药同服。需要时每日用量可每周递增 25～50mg。但一日量不超过 200mg。控释胶囊每日一次，每次 75mg，或每日 2 次，每次 25mg。栓剂维持时间较长，每日 1～2 次，每次 50mg。

【禁忌证】　有消化性溃疡或出血倾向的病人禁用，溃疡病、震颤性麻痹、精神病、癫痫、支气管哮喘、有明显的肝肾功能损害及孕妇禁用，儿童慎用。

【不良反应】　与其他解热镇痛药相比，本品胃肠道反应相对较常见，可出现恶心、呕吐、胃痛、腹泻、消化性溃疡、血小板低下，严重时出现胃出血及穿孔；肝功能损害（黄疸、肝酶增高），与甲氨蝶呤合用可增加肾功能损害；头晕、头痛等，发生率可达 20%～50%；少数病人出现粒细胞减少，偶有再生障碍性贫血；此外，还有过敏、皮疹、哮喘，与阿司匹林有交叉过敏性。

【规格】　肠溶片剂，每片 25mg；胶囊剂，每粒 25mg；胶丸，每丸 25mg；控释胶囊，每粒 25mg；栓剂，每粒 25mg、50mg、100mg。滴眼液，5mg/ml。

5. 布洛芬（又名芬必得，Ibuprofen）

【性状】 本品为白色结晶状粉末，微臭。几乎不溶于水，易溶于乙醇、丙酮。

【作用与用途】 本品作用机制类似阿司匹林，具有抗炎解热及镇痛作用，但镇痛作用优于阿司匹林。如病人不能耐受阿司匹林，可使用本品。对造血功能及肾功能影响小。芬必得为缓释胶囊，半衰期为4.9h，镇痛作用可维持12h。用于轻中度疼痛的镇痛。

【用法及用量】 必须整片吞服，勿嚼碎，每次1～2片，每日2次。

【不良反应】 消化不良、皮疹、胃肠道溃疡及出血、肝肾功能损害。

【规格】 片剂：每片0.1g、0.2g；缓释胶囊，每粒0.3g。

6. 双克因（又名酒石酸二氢可待因控释片，Codeine）

【作用与用途】 作用于中枢神经系统，产生镇痛作用；作用于延髓咳嗽中枢，抑制咳嗽反射，产生镇咳作用。本品口服吸收良好，口服后1.6～1.8h达峰值，半衰期为3.5～4.5h，药效可维持12h。在肝代谢，主要在肾排泄。可用于中度疼痛。

【用法及用量】 每次1～2片，每12h一次，完整吞服。

【不良反应】 可能发生便秘、恶心、呕吐、头痛、头晕和尿潴留。

7. 氨酚待因（paracetamol and codeine phophate tablets）

【性状】 本品为对乙酰氨基酚和可待因的复合制剂。

【作用与用途】 本品为镇痛药，并有一定的解热、镇咳作用。两种主药通过不同的作用机制而发挥镇痛效果。作为麻醉药的可待因与中枢神经系统的特异阿片受体相结合，而作为解热镇痛药的对乙酰氨基酚则在外周发挥其镇痛作用，两者合并给药具有镇痛协同作用，同时可待因与对乙酰氨基酚仍能发挥原有的作用——镇咳和解热。本品口服后30min起效，1～3h达到高峰，镇痛作用可维持5～8h。

【适应证】 用于不能耐受阿司匹林的病人的疼痛治疗。推荐用于各种手术后疼痛、骨折、骨关节疼痛、牙痛、头痛、神经痛、全身痛、软组织损伤及痛经。还可用于感冒、身体不适。

【用法及用量】 口服，成人每次1～2片，每日3次；中度癌症疼痛，每次2片，每日3次。7～12岁儿童每次1/2～1片，每日3次，每日不超过2～4片；7岁以下儿童不宜使用。

【不良反应】 少数病人有恶心、头晕、嗜睡、心悸、乏力、出汗等反应，停药后可自行消失。

【规格】 片剂：每片含对乙酰氨基酚300mg，可待因8.4mg。

8. 西乐葆（又名塞来昔布，celebrex）

【性状】 本品为长圆形胶囊。

【作用与用途】 本品是一种新一代的化合物，特异性抑制环氧化酶-2（COX-2）。炎症刺激可诱导COX-2的产生，因而导致炎性前列腺素类物质的合成和积聚，尤其是前列腺素E_2，引起炎症、水肿和疼痛。塞来昔布可通过抑制COX-2，阻止炎性前列腺素类物质的产生，达到抗炎镇痛及退热作用。体外及体内试验表明塞来昔布与基础表达的COX-1的亲和力极弱，治疗剂量的塞来昔布不影响由COX-1激活的前列腺素类物质的合成，因此不干扰组织中与COX-1相关的生理过程，尤其在胃肠、血小板和肾组织中。COX-2包括需要证实无COX-1型不良事件的发生，尤其是无药物导致的胃十二指肠溃疡和严重的上消化道不良事件（出血、穿孔、幽门梗阻），并且没有COX-1抑制导致血小板聚集活性的降低。西乐葆严重消化道并发症（出血、穿孔、幽门梗阻）的发生率与安慰组相比无显著差异，与其他非特异性 COX 抑制剂相比，其发生率约少 8 倍。西乐葆不影响血小板的功能。空腹给药塞来昔布吸收良好，2~3h 达到血浆峰浓度。塞来昔布主要通过肝脏进行代谢，<1%剂量的药物以原形从尿中排出。多数服药后清除半衰期为 8~12h，清除率约为 500ml/min。连续给药 5 天可达到其稳态血浓度。可用于轻度疼痛患者。

【用法及用量】 100mg 或 200mg，每日 2 次。

【不良反应】 主要有头痛、眩晕、便秘、恶心、腹痛、腹泻、消化不良、胀气及呕吐等。

【禁忌证】 对本产品任何成分过敏者，已知对磺胺过敏。

【注意事项】 塞来昔布含有磺胺基团，哮喘、荨麻疹或急性鼻炎病人应避免应用。不应用于哺乳期妇女。

【规格】 胶囊剂：10 粒/盒，100mg、200mg。

9. 路盖克（又名双氢可待因、醋氨酚复方片，Galake）

【性状】 本品为椭圆形白色片剂，一面刻有 GALAKE 字样，中间有一痕迹。主要成分：每片含有醋氨酚 500mg 和双氢可待因酒石盐酸 10mg。

【作用与用途】 本品为阿片受体的弱激动剂，进入体内后约有 10%转化为双氢吗啡，产生镇痛作用，药效为可待因的 2 倍，而不良反应较可待因少，口服给药后 25min 起效，52min 左右达最高峰，作用时间可持续 5.2h。醋氨酚是一种缓和的解热镇痛药，选择性抑制中枢神经系统前列腺素的合成。其解热镇痛作用比阿司匹林更快更强，而且避免了阿司匹林等非甾体药物的一些不良反应。用于中度疼痛。

【用法及用量】 成人及 12 岁以上的儿童：每 4~6h 1~2 片。每日最大剂量为 8 片，老年人减量。12 岁以下的儿童不宜使用。

【不良反应】 恶心、头痛、眩晕及头昏症状，也可出现便秘，可适当服缓泻剂。

【禁忌证】 有过敏性疾病者慎用，呼吸抑制及有呼吸道阻塞性疾病、尤其是哮喘发作的病人禁用。有明显的肾功能及肝功能损害的病人应慎用，慢性肝病病人或甲状腺功能减退的病人应减量。孕妇及哺乳期妇女慎用。

【注意事项】 服用过量吗啡，可引起肝损害。严重中毒病人，可有脑部症状、昏迷及肝肾衰竭。在过量服药后的 4 天内，肝损害可无明显的临床表现。初期症状可表现为面色苍白、恶心及呕吐。双氢可待因过量的其他不良反应有呼吸深度抑制。早期治疗应包括洗胃，纳洛酮治疗，同时加上辅助呼吸，给氧治疗呼吸抑制。急性醋氨酚过量，应立即按标准治疗方案用蛋白氨酸或乙酰半胱氨酸治疗。

【规格】 10 片/盒，20 片/盒。

10. 布桂嗪（又名强痛定、布新拉嗪，Bucinperazine）

【性状】 常用其盐酸盐，白色结晶性粉末，有异臭、味苦，易溶于水或氯仿，不溶于苯。

【作用与用途】 本品为合成的非阿片类镇痛药物。作用机制不清。镇痛作用为吗啡的 1/3。口服吸收完全，30min 起效，镇痛作用可维持 4~6h。注射后 10min 起效，为速效镇痛药。对皮肤黏膜和运动器官的疼痛疗效较好，对内脏器官的疼痛效果差。

【用法及用量】 口服，每次 60mg，每日 3~4 次。皮下或肌内注射，每次 50mg，每日 3~4 次。

【不良反应】 可能出现恶心、头晕、乏力。长期应用有耐受性和成瘾性。

【规格】 片剂：每片 30mg、60mg；注射剂，每支 50mg（2ml）、100mg（2ml）。

11. 曲马多（Tramadol）

【作用与用途】 本品是一种合成的阿片受体激动剂，同时具有阿片类的非阿片类药物性质。用药后起效快，持续时间与吗啡相似。口服胶囊剂与注射剂的血浆浓度无大差异，人体内生物半减期为 6h。胃肠吸收很快，生物利用度达 70%。其口服止痛作用大致是可待因的 2 倍、吗啡的 1/5，代谢产物几乎全经肾脏排泄。用于中度和重度疼痛。

【不良反应】 便秘、呼吸抑制、多汗、恶心、呕吐、眩晕、口干、疲倦等。静脉注射速度过快时可发生面部潮红、多汗和一过性心动过速。

【用法及用量】 可经多种途径给药，口服、直肠、皮下、肌肉或静脉注射。剂量：50～100mg，口服，每 4～6h 一次，每日最高剂量 400mg，因产生依赖性极少，为非控制药物。

12. 奇曼丁（又名盐酸曲马多缓释片）

【作用与用途】 本品是胺苯环醇类人工合成弱阿片类药物，具有阿片受体激动和抑制中枢神经传导部位的去甲肾上腺素和 5-羟色胺再摄取双重作用机制。用于各种中至重度疼痛。

【不良反应】 可能出现恶心、呕吐、出汗、口干、眩晕及嗜睡。

【禁忌证】 对本品高度敏感者及乙醇、安眠药、镇静剂或其他精神类药物急性中毒者。

【注意事项】 可能会影响驾驶或机械操作反应能力，肝肾功能受损者慎用。

【用法及用量】 口服，勿嚼碎。常用量每次 50～100mg，首次服用半片，可减轻胃肠道反应，提高病人的耐受性，同时以半片为单位作剂量滴定，可以找到最低、最安全的治疗剂量。12h 一次或遵医嘱。

【规格】 6 片/盒，每片 100mg。

【贮藏】 密闭保存。

13. 吗啡（Morphine）

【性状】 常用其盐酸盐，本品为白色、有丝光的针状结晶或晶末性粉末，无臭、味苦，可溶于水，遇光变质。

【作用与用途】 本品是强阿片受体激动剂的中枢性镇痛药，作用于脊髓、延髓、中脑和丘脑等痛觉传导区阿片受体，诱导内源性吗啡肽和脑啡肽，激活中枢神经阿片受体发挥镇痛作用。适用于各种疼痛，对持续性钝痛的效果最好。在产生镇痛作用的同时，消除由疼痛引起的焦虑、紧张等情绪反应，甚至产生欣快感。抑制咳嗽中枢产生镇咳作用。可增加胃肠道平滑肌和括约肌张力，减弱消化道的推进性蠕动，引起便秘；输尿管平滑肌张力增加引起排尿困难及尿潴留。促进内源性组胺释放使外周血管扩张，血压下降，脑血管扩张，颅内压增高。口服、皮下及肌内注射吸收快，血浆消除半衰期为 2～3h，约有 33% 与血浆蛋白结合，本品主要在肝脏代谢，口服给药后 15～30min 起效，镇痛持续 4～6h。

【用法及用量】 口服每次 5～10mg，每日 3～4 次，皮下注射每次 5～15mg，每日 15～30mg。极量：口服一次 30mg，一日 15～40mg；皮下注射一次 30mg，每日 60mg。剂量由疼痛程度、年龄及止痛药服用史确定。随疼痛程度增加可增加剂量，以达到疼痛缓解。若还需要更高剂量时，在可能的情况下，以 25%～50% 的量增加。

【不良反应】 可能产生耐受性和身体依赖性，长期注射易产生精神依赖。最常见的是便秘、呕吐、眩晕。有显著的呼吸抑制作用，表现为呼吸频率减慢。治疗剂量的吗啡对血容量正常者的心血管系统一般无明显影响，对心肌收缩力没有抑制作用。服药过量可能产生呼吸抑制、血压下降、颅内压增高。急性中毒可出现昏睡、呼吸减慢、瞳孔缩小、呼吸抑制及体温下降。

【禁忌证】 呼吸抑制、颅内压增高、颅脑损伤、肝肾功能障碍、诊断未明确的急腹症、慢性呼吸道阻塞性疾病、1岁以内婴儿、临产和哺乳期妇女。

【注意事项】

（1）本品按麻醉药管理。

（2）应用过量的症状为针状瞳孔、呼吸抑制和低血压。在较严重情况下，可能发生循环衰竭及深度昏迷。应采用给氧、静脉注射 0.8mg 纳洛酮或呼吸兴奋剂等其他急救措施。

（3）吗啡的有效剂量变化很大，为每次 5～1000mg，因个体生物利用度不同，故吗啡没有标准剂量，只要使疼痛缓解，所用剂量就是正确的。一般为 10～30mg，每 4h 一次，可使大部分疼痛得到控制。

（4）按时给药，保持疼痛持续缓解。

（5）吗啡的使用决定于疼痛程度，而不受预期寿命长短的影响。大多病人由于中度到重度疼痛要用一种阿片类止痛药，只要吗啡有效，又可接受，即可作为首选药物，如果对吗啡不能耐受，应另换一种强阿片类止痛药。

【规格】 硫酸或盐酸吗啡片，每片 5mg、10mg；注射剂，每支 5mg（0.5ml）、10mg（1ml）。高浓度吗啡口服液、肛门栓剂、肠外标准制剂及不含保护剂的吗啡溶液。

14. 丁丙诺啡（Buprenorphine）

【作用与用途】 本品是激动-拮抗（或称部分激动）复合剂阿片类药物的代表。有吗啡样作用，药物制剂为盐酸丁内诺啡。丁丙诺啡的化学结构与吗啡相似，对阿片受体具有激动作用；但它的某些基因又与纳洛酮相似，有拮抗阿片受体的作用。因此丁丙诺啡具有激动-拮抗的特性，具有较强的镇痛作用，镇痛效果是吗啡的 25～40 倍、哌替啶的 300 倍，丁丙诺啡因作用时间长，镇痛时间长达 6～8h，依赖性潜力低、滥用倾向与成瘾性可能极小。临床应用安全，但最大限量为 3～5mg/d，故不是吗啡完全代替药。因本品具有高度亲脂性，易通过口腔黏膜被吸收，舌下含片吸收快、使用方便，故舌下含片已成为缓解术后疼痛或癌症疼痛的主要镇痛药之一。本品能产生吗啡样的呼吸抑制，起效时间慢、持续时间长，但尚未见严重呼吸抑制报道。对大鼠的慢性毒性研究表明，未发现本品对重要器官的毒性作用，无致突变作用和生殖毒性。动物依赖性研究表明，本品身体依赖性低于吗啡和哌替啶，而精神依赖性潜力与吗啡相当。其注射剂已广泛应用于临床镇痛。本品用作各类手术后疼痛，中度以上的疼痛及脱毒药。作用时间可持续 6～8h。但对骨转移癌镇痛效果欠佳。

【用法及用量】 舌下含化，不宜咀嚼或吞服，每次一片（0.2mg），可每隔 6～8h 或按医嘱服用。大部分病人按每 8h 用药可得到疼痛的满意控制，舌下含化每次 0.4mg，或0.3mg。舌下含化丁丙诺啡的止痛作用为口服吗啡的 60 倍。

【不良反应】 与个体差异及敏感性有关。而与剂量关系不明显。可有困倦、情绪改变、呼吸抑制、恶心、呕吐、头晕、嗜睡和头痛等轻度不良反应，对重要脏器无明显损伤。呼吸抑制弱、发作慢，无吗啡样引起的便秘作用，成瘾性较小。部分病人有依赖性倾向，大剂量不产生严重不良反应。但有止痛极限和能促发戒断症状，有人不主张用于癌痛病人。

【注意事项】 丁丙诺啡不可与其他阿片类药物合用，因有拮抗作用。

【规格】 片剂（铝塑包装），每片 0.2mg×10 片、0.4mg×10 片；注射剂，0.15mg/1ml。

15. 哌替啶（又名度冷丁、麦啶、地美露，Pethidine）

【性状】 常用其盐酸盐，为白色结晶性粉末，无臭、可溶于水及乙醇，几乎不溶于乙醚。水溶液呈酸性。

【作用与用途】 本品为 1939 年人工合成的一种强阿片受体激动剂，作用机制类似吗啡。但其呼吸抑制、镇静镇咳作用弱，也可产生轻度欣快感。对剧烈疼痛效果不及吗啡，镇痛作用为吗啡的 1/10～1/8，镇痛作用可维持 2～4h。哌替啶在人体内代谢成具有中枢神经毒作用的去甲哌替啶，止痛效能为哌替啶的一半，神经毒作用是哌替啶的两倍，半衰期是哌替啶的 4 倍以上。对血压一般无明显影响，可引起呕吐、抑制胃肠蠕动等与吗啡相似，但比吗啡弱。

【禁忌证】 长期连续应用止痛剂的慢性疼痛或癌症疼痛等病证应当慎用。

【用法及用量】 口服，每次 50～100mg，每日 3～4 次；极量一次 150mg，一日 600mg。皮下或肌内注射，每次 25～100mg，每日 3～4 次；极量一次 150mg，一日 600mg。两次用药间隔不应少于 4h。

【不良反应】 可能出现头晕、头痛、出汗、口干、恶心、呕吐、便秘。过量可致瞳孔散大、惊厥、心动过速、幻觉、呼吸抑制、血压下降、昏迷。长期应用有精神依赖（成瘾性）、大剂量重复使用或连续输注后，由于去甲哌替啶蓄积，出现神经毒性，如多部位震颤、抽搐、肌阵挛和癫痫发作。

【规格】 片剂，每片 25mg、50mg；注射剂，每支 50mg（1ml）、100mg（2ml）。

16. 美沙酮（又名美散痛，Methadone）

【性状】 常用其盐酸盐，为无色结晶或白色结晶性粉末，无臭，易溶于水及氯仿，几乎不溶于乙醚。

【作用与用途】 本品为阿片受体激动剂。作用机制类似吗啡。镇痛作用与吗啡略强或相等。口服吸收快，0.5～1h 起效，3h 达到峰值，血浆消除半衰期为 7.6h，血浆蛋白结合率为 87.3%。镇痛作用可维持 8～12h。老年人及肾功能受损者易发生蓄积作用，产生过度镇静。本品可作为吗啡的代用品。尤其适用于神经源性疼痛。

【用法及用量】 本品口服宜从 5～7.5mg，每日 3 次开始，极量一次 10mg，一日 20mg 视止痛效果调整剂量以达到缓解疼痛的目的。若还需要更高剂量时，则可根据具体情况增加 25%～50%。本品可皮下或肌内注射，每次 5～7.5mg，但因皮下注射易导致局部疼痛，采用三角肌内注射射，作用出现快。极量：一次 10mg，一日 20mg。本品不宜静脉注射。

【注意事项】 本品半衰期长，波动范围大，迅速剂量调整困难。本品在开始用药后 7～14 天才能达到血浆浓度稳定状态，应用此药宜注意。

【不良反应】 可出现头晕、头痛、嗜睡、恶心、呕吐、便秘、口干、瞳孔缩小、排尿困难、呼吸抑制。长期应用有身体依赖和精神依赖（成瘾性），但较吗啡少。急性中毒应用静脉注射纳洛酮解救。

【规格】 片剂，每片 2.5mg、7.5mg、10mg；注射剂，每支 5mg（1ml）、7.5mg（2ml）。

17. 可待因（Codeine）

【性状】 磷酸盐为白色细微的针状结晶性粉末，无臭、味苦，易溶于水。

【作用与用途】　本品为弱阿片受体激动剂，作用机制类似吗啡。但其能抑制延髓的咳嗽中枢、与吗啡比具有较强的镇咳作用。镇痛作用较吗啡弱。口服后吸收快，生物利用度为40%～70%，1h后达血药浓度高峰，镇痛作用可维持4～6h。

【用法及用量】　口服，每次30～60mg，每日3～4次，每次不超过100mg，每日总量不超过250mg。

【不良反应】　可能出现恶心、呕吐、便秘。

【规格】　片剂，每片15mg、30mg；注射剂，每支30mg。

18. 奥施康定（又名盐酸羟考酮控释片，Oxycodone）

【性状】　本品为圆形薄膜衣片。

【作用与用途】　本品是一个无拮抗剂的纯粹的阿片类药物激动剂，其作用类似于吗啡，治疗作用是镇痛、抗焦虑和镇静。口服给药后，羟考酮的绝对生物利用度高达87%。羟考酮的消除半衰期大约为3h，主要代谢为去甲羟考酮和羟吗啡酮。羟吗啡酮具有镇痛活性。本品中的羟考酮的释放是双相的，开始有一个相对快的释放使痛觉消失得早一些，接着通过进一步的控制释放，奥施康定平均消除半衰期为4.5h，约1天内达到稳态。10mg、20mg、40mg、80mg的吸收分布和速率是生物等效的。中到重度肾损伤的患者，羟考酮的消除半衰期仅有1h的增加。轻到中度肝损伤的病人，羟考酮的消除半衰期增加2.3h。

本品对呼吸有抑制作用，可引起恶心、呕吐、便秘及排尿困难，长期应用可产生耐受性、身体依赖性和成瘾性。由胃肠黏膜吸收，分布于血流丰富的组织和器官，血药浓度达峰时间为服药后2～3h，主要在肝脏内分解，通过肾脏排泄。可用于缓解癌症及术后中到重度疼痛病人。

【用法及用量】　必须整片吞服，勿嚼碎。成人每12h服一次，剂量由疼痛程度、年龄及止痛药服用史确定。

随疼痛程度增加可单独或联合使用10mg、20mg、40mg、80mg盐酸羟考酮控释片，并增加剂量，以达到疼痛缓解。若还需要更高剂量时，在可能的情况下，以25%～50%的量增加。首次服用阿片类药物或使用弱阿片类药物不能控制的严重疼痛的病人，可从每12h服用10mg开始。如有必要，以每日一次的频率认真滴定，达到疼痛缓解。最大剂量为每12h 200mg。

【不良反应】　可能产生耐受性和身体依赖性。最常见的是便秘，可适当服缓泻剂。其次为恶心、头昏、瘙痒、风疹、呕吐、头痛、口干、发汗、嗜睡和乏力。出现恶心、呕吐应与止吐药合用。偶然发生的有厌食、精神过敏、失眠、发热、昏睡、腹泻、腹痛、血管舒张、消化不良、感觉异常、皮疹、焦虑、欣快、抑郁、呼吸异常、体位性低血压、寒战、恶梦、思维变态、呃逆。在少数病人中有可能发生眩晕、抽搐、胃炎、迷惑、面红、情绪改变、心悸、幻觉、支气管痉挛、急腹症、排尿困难、胆或输尿管痉挛。服药过量可能产生呼吸抑制。

【禁忌证】　呼吸抑制、颅脑损伤、麻痹性肠梗阻、急腹症、胃排空延迟、慢性呼吸道阻塞性疾病、对羟考酮过敏、肝肾功能障碍、慢性便秘、与单胺氧化酶抑制剂同服或停用不到2周。术前或术后第一个24h期、怀孕期禁用。

【注意事项】　①本品按麻醉药管理。②颅内压增高者禁用。③年老病人、甲状腺机能减退、肾病及慢性肝病者可适当减量。应用过量的症状为针状瞳孔、呼吸抑制和低血压。在较严重情况下，可能发生循环衰竭及深度昏迷。应用静脉注射0.8mg纳洛酮，如有必要，以 2～3min 的时间间隔重复给药，或加 2mg 纳洛酮于 500ml 生理盐水中静脉注射，同时采用给氧等其他急救措施，即可复苏。应考虑到药片在肠中会持续缓放数小时，必须密切观察病情。

【规格】　10 片/盒，每片 10mg、20mg、40mg 和 80mg。

【贮藏】　遮光，密闭，25℃下保存。

19. 美菲康（又名盐酸吗啡控释片，Morphine）

【性状】　本品为黄色薄膜衣片，除去薄膜后显白色。

【作用与用途】　本品为纯粹的阿片受体激动剂，有强大的镇痛作用，同时也有明显的镇静作用，并有镇咳作用。对呼吸中枢有抑制作用，使其对二氧化碳张力的反应性降低，过量可致呼吸衰竭而死亡。本品兴奋平滑肌，增加肠道平滑肌张力引起便秘并使胆道、输尿管、支气管平滑肌张力增加。可使外周血管扩张，尚有缩瞳、镇吐等作用。本品口服后由胃肠黏膜吸收，与普通片剂相比，口服缓释片血药浓度达峰时间较长，一般为服后 2～3h，峰值浓度也稍低，消除半衰期为 3.5～5h。

【用法及用量】　本品必须整片吞服，不可截开或嚼碎。成人每隔 12h 按时服用一次，用量应根据疼痛程度、年龄及服用镇痛药史决定用药剂量，个体间可存在较大差异。最初应用本品者，宜从每 12h 服用 10mg（1 片）或 20mg（2 片）开始，根据镇痛效果调整剂量，以及随时增加剂量，达到缓解疼痛的目的。

【不良反应】　①连用 3～5 天即可产生耐药性，1 周以上可成瘾，但对于晚期癌中重度癌痛病人，如果治疗适当，可少见依赖及成瘾现象。②恶心、呕吐、呼吸抑制、嗜睡、眩晕、便秘、排尿困难、胆绞痛等。偶见瘙痒、荨麻疹、皮肤水肿等过敏反应。③本品急性中毒的主要症状为昏迷，呼吸深度抑制、瞳孔极度缩小、两侧对称，或呈针尖样大，血压下降，皮肤湿冷，肌无力，由于严重缺氧致休克、循环衰竭、瞳孔散大、死亡。　‘

【禁忌证】　呼吸抑制、已显示发绀、颅内压增高和颅脑损伤、支气管哮喘、肺源性心脏病代偿失调、甲状腺功能减退、皮质功能不全、前列腺肥大、排尿困难及严重肝功能不全、休克尚未纠正控制前、炎性肠梗阻等病人禁用。

【注意事项】　①本品按麻醉药管理。②对癌症病人镇痛使用吗啡应由医师根据病情需要和耐受情况决定剂量。③未明确诊断的疼痛，尽可能不用本品，以免掩盖病情，贻误诊断。④可干扰对脑脊液压升高的病因诊断，这是二氧化碳潴留，脑血管扩张的结果。⑤能促使胆道括约肌收缩，引起胆管系的内压上升；血浆淀粉酶和脂肪酶均升高。⑥对血清碱性磷酸酶、丙氨酸氨基转移酶、门冬氨酸氨基转移酶、胆红素、乳酸脱氢酶等测定有一定影响，故应停药 24h 以上方可进行以上项目测定，以防可能出现假阳性。⑦本品可通过胎盘屏障到达胎儿体内，少量经乳汁排出，故禁用于婴儿、孕妇、哺乳期妇女。本品能对抗催产素对子宫的兴奋作用而延长产程，禁用于临盆产妇。⑧婴幼儿、未成熟新生儿禁用。⑨老年病人慎用。

【药物相互作用】　①与吩噻嗪类、镇静催眠药、单胺氧化酶抑制剂、三环抗抑郁药、抗组胺药等合用，可加剧及延长吗啡的抑制作用。②本品可增强香豆素类药物的抗凝作用。③与西咪替丁合用，可能引起呼吸暂停、精神错乱、肌肉抽搐等。

【药物过量】　吗啡过量可致急性中毒，成人中毒量为 60mg，致死量为 0.25g。对于重度癌痛病人，吗啡使用量可超过上述剂量（即不受药典中关于吗啡极量的限制）。重度解救：距口服 4～6h 内应立即洗胃以排出胃内容物。采用人工呼吸、给氧、对症治疗、补充液体促进排泄。静脉注射纳洛酮 0.005～0.01mg/kg，成人 0.4mg。亦可用烯丙吗啡作为拮抗药。

【规格】　避光，密闭保存。铝塑板装 10 片/板×1 板/盒。

20. 美施康定（又名硫酸吗啡控释片，Morphinesolfate）

【性状】　本品为双凸薄膜衣片。

【作用与用途】　本品为阿片类受体激动剂，具有强效的中枢镇痛药，作用时间可持续 12h。本品对呼吸有抑制作用，可引起恶心、呕吐、便秘及排尿困难，长期应用可产生耐受性、身体依赖性和成瘾性。由胃肠黏膜吸收，分布于血流丰富的组织和器官，血药浓度达峰时间为服药后 2～3h，消除半衰期为 3.5h，主要在肝脏内分解，通过肾脏排泄。

【用法及用量】　必须整片吞服，勿嚼碎。成人每 12h 服一次，剂量由疼痛程度、年龄及止痛药服用史确定，最初应用本品宜从每 12h 服用 10mg 或 20mg 开始，视止痛效果调整剂量以达到缓解疼痛目的。对正在服用弱阿片类药物或已服过阿片类药物的病人，可从每 12h 服用 30mg 开始，必要时可增加到每 12h 60mg，若还需要更高剂量时，则可根据具体情况增加 30%～50%。如放化疗后疼痛缓解，则剂量按照 30%～50%递减，逐渐停药。整个治疗期间，应随时进行剂量调整，直到疼痛彻底缓解。90%以上的病人可以通过剂量调整达到 12h 缓解疼痛，但由于代谢差异，约有 10%的病人需要每 8h 给药一次，才能达到完全无痛。对身体虚弱或体重轻于标准的病人，初始剂量应适当减少。老人适当减量。儿童，对难以消除的癌痛，剂量为每 12h 0.2mg/kg，调整方法同上。

附 2：常用的局部麻醉药的浓度、剂量与用法

局部麻醉药	用法	浓度（%）	一次最大剂量（mg）	起效时间（min）	作用时效（min）	产生中枢神经系统症状的阈剂量（mg/kg）
普鲁卡因						
	局部浸润	0.25～1.0	1000			
	神经阻滞	1.5～2.0	600～800			19.2
	蛛网膜下腔阻滞	3.0～5.0	100～150	1～5	45～90	
	硬膜外腔阻滞	3.0～4.0	600～800			
丁卡因						
	眼表面麻醉	0.5～1.0		1～3	60	
	鼻、咽表面麻醉	1.0～2.0	40～60	1～3	60	
	神经阻滞	0.2～0.3	50～75	15	120～180	2.5
	蛛网膜下腔阻滞	0.33	7～10	15	90～120	
	硬膜外腔阻滞	0.2～0.3	75～100	15～20	90～180	
利多卡因						
	局部浸润	0.25～0.5	300～500	1.0	90～120	
	表面麻醉	2.0～4.0	200	2～5	60	
	神经阻滞	1.0～1.5	400	10～20	120～240	7.0
	蛛网膜下腔阻滞	2.0～4.0	40～100	2～5	90	
	硬膜外腔阻滞	1.5～2.0	150～400	8～12	90～120	
甲哌卡因						
	局部浸润	0.5～1.0	300～500		90～120	

续表

局部麻醉药	用法	浓度（%）	一次最大剂量（mg）	起效时间（min）	作用时效（min）	产生中枢神经系统症状的阈剂量（mg/kg）
	神经阻滞	1.0～1.5	300～400	10～20	180～300	7.0
	硬膜外腔阻滞	1.0～2.0	150～400	5～15	60～180	
布比卡因	局部浸润	0.25～0.5	150		120～240	2.0
	神经阻滞	0.25～0.5	200	15～30	360～720	
	蛛网膜下腔阻滞	0.5	15～20		75～200	
	硬膜外腔阻滞	0.25～0.75	50～225	10～20	180～300	
依替卡因	神经阻滞	0.5～1.0	300	10～20	360～720	4.0
	硬膜外腔阻滞	0.5～1.0	150～300	5～15	170	
丙胺卡因	神经阻滞	1.0～2.0	400	10～20	120～180	8.0
	硬膜外腔阻滞	1.0～3.0	150～600	5～15		
地布卡因	表面麻醉（软膏）	0.25～1.0				0.4
	蛛网膜下腔阻滞	0.25～0.5	5～10			
罗哌卡因	神经阻滞	0.25～0.5	200	2～4	240～400	3.5
	蛛网膜下腔阻滞	0.5～0.75	10～15	2	180～210	
	硬膜外腔阻滞	0.5～0.75	100～150	5～15		

第十节 慢性疼痛的治疗

一、概　述

慢性疼痛的原因是复杂的，也是许多疾病普遍存在的临床症状，然而常被医生漠视。皮肤外科常见的非癌性的慢性疼痛，主要包括以下几个方面。

1. 软组织慢性损伤为主的疼痛　常见的有肌筋膜疼痛综合征、梨状肌综合征、腱鞘炎、肩周炎、慢性腰肌劳损等。

2. 软组织、骨和小关节损伤或炎症　如颈椎病、颈椎间盘突出、腰椎间盘突出等。

3. 神经病理性疼痛　常见的有带状疱疹、带状疱疹后神经痛、复杂性区域疼痛综合征、糖尿病性神经病变等。

4. 其他　如骨关节炎类的疼痛和血管源性疼痛等。

二、治疗办法

1. 药物止痛　包括解热消炎镇痛药、麻醉性镇痛药、催眠镇痛药、抗癫痫药和抗抑郁药等。

2. 神经阻滞　一般选用常效局部麻醉药，对癌症疼痛、三叉神经痛等进行治疗，常用神经阻滞法、星状神经节阻滞和腰交感神经阻滞。

3. 椎管内注药　椎管内可注入糖皮质激素、鸦片类药物和局部麻醉药等。此法常用于治疗癌症疼痛、椎间盘突出症和颈椎病等。

4. 重点注射　常用于治疗腱鞘炎、肩周炎、肱骨外上髁炎、腰肌劳损等。药物可用 1% 利多卡因 1～4ml，加泼尼松龙混悬液 0.5ml，每周 1～2 次，3～5 次为一个疗程。

5. 其他方法　慢性疼痛的治疗方法还可选用针灸疗法、微创疗法、小针刀疗法、电疗法、光疗法、超声波疗法、推拿疗法和心理疗法等。

第十一节　手术后镇痛

一、概　　述

手术后疼痛是机体对疼痛本身和手术创伤造成的一种复杂的生理反应，若将手术后疼痛尤其是伤口疼痛视为术后一种不可避免的无关紧要的过程，是错误的。良好的镇痛可减轻由此引发的应激反应，以缓解焦虑，改善睡眠，减少卧床时间，利于早期下床活动，可减少浮静脉血栓的发病率，有利于骨科病人尽早的功能锻炼。良好的镇痛，还利于病人咳嗽咳疾，预防和减少术后肺不张及坠积性肺炎的发生等。因此，临床医生必须充分认识术后急性疼痛对病人病理生理的影响，强化术后镇痛治疗的重要性。

二、治　疗　方　法

传统的术后镇痛包括口服药物，肌肉、皮下、静脉、直肠给药，经皮肤给药，经口腔鼻腔黏膜给药等方法。但其中大约 75% 的病人仍存在中度和重度的术后疼痛。这些治疗方法的缺点在于：①不能及时止痛。②血药浓度波动大。③不能个体化用药。④重复肌内注射造成注射部位疼痛和对病人产生不良的生理影响等。目前已基本被硬膜外镇痛和镇痛泵方法止痛所取代。

三、硬膜外镇痛

通过术后留置硬膜外导管给药，常见药物为吗啡，成人剂量为每次 2～3mg，用 0.9% 氯化钠注射液稀释到 10ml 注入，药物有效时间为 6～24h，不良反应有恶心、呕吐和呼吸抑制等。

四、镇痛泵方法

镇痛泵是一个可以控制药物输注速度的设备，正常情况下药物通过自动输注装置匀速持续输注给药。镇痛泵上有一个特殊设置以防止反复按压导致药过量的注药按钮，当病人感到疼痛时，通过按压镇痛泵，会再加量输注镇痛药物，基本上能够保证病人无痛或有效减轻疼痛反应。镇痛泵里的药物多为阿片类镇痛药和一些辅助镇痛药物，如曲马多、非甾体类抗炎药等。使用镇痛泵最常见的不良反应为恶心呕吐，选用高效低不良反应的镇痛药如强效镇痛药羟考酮、替尼普达，可降低不良反应发生率和减轻临床反应程度。若可疑由镇痛泵用药引起的恶心呕吐，通过暂停一段时间的药物输注，同时加用一些止吐药物，一般多会很快消失。

第十八章　医用缝针缝线及新型皮肤吻（缝）合器械

第一节　医用缝针

医用缝针主要用于缝合组织和贯穿结扎，由高质量、高韧度的碳钢或不锈钢制成，缝针的基本结构由针头、针体（身）和针眼组成，型号很多。应用时主要根据人体组织、器官的强度、脆弱度、手术部位的深浅等，来选择针体的大小、弧度和针尖的锐利度，以避免造成过多的组织损伤、撕裂，过度的拖拽，以及针的弯曲和折断。手术过程中遇到针的变形、弯曲和折断，大多与超过缝针原有的载荷压力、持针钳与缝针不搭配有关。皮肤缝合时片面追求减少损伤选用直径过细规格的缝针，也是不可取的。正确的持针方法，应该是持针钳开口端的前 1/3 夹持缝针的后 1/3 处，如果针比较大，如 1/2 弧圆形、1/2 弧圆三角形针，夹持部位应稍向前。

一、按缝针针头分类

1. 圆针　为圆锥针头及圆滑针体，能较易穿过组织，无切割作用，孔道小损伤轻，多用于缝合皮下组织、胃肠道、胸腹膜、血管、神经等。

2. 圆钝针　为圆钝针头及圆滑针体，组织损伤最小，多用于缝合脆弱的组织，如肝脏等器官。

3. 角针　为针尖及针体截面均呈三角形的缝针，其锋利的针头及切割性刃缘，易于穿透强厚、坚韧的组织，多用于缝合皮肤、骨膜、腱膜、软骨及瘢痕组织等。角针会留下较大的孔道，对组织创伤较大。

4. 圆形角针　为切割形针头及圆滑的针体，容易穿透致密和坚韧的组织，而创伤较小，用于缝合较致密的结缔组织，尤其是筋膜、腹膜、肌腱等。

5. 铲针　为铲形针头，针体截面有圆形、三角形和椭圆形之分，针眼也可分为闭眼形、隙裂形和针线一体的无针眼形，特别适合眼科和整形美容外科使用。

二、按针体分类

缝针按针体分为弯针和直针两类，而弯针是常用的缝针。弯针根据针体弧度分为 1/2 弧、1/4 弧、3/8 弧和 5/8 弧等。

三、按针眼分类

1. 密闭眼　针眼是密闭的孔洞，如家用缝针。针眼分为圆形、椭圆形及方形。

2. 隙裂眼　针眼部分呈开岔状，缝线可自针眼末端卡入针眼中。

3. 无针眼　针与缝线直接连为一体，又称无损伤缝合针线，分单端附针、两端附针两种，多用于血管吻合及管道或环形构造时，亦用于连续缝合。

四、其他缝合器械

1. 金属皮夹　是装入特定钉匣内，用特制的持夹钳夹住金属皮夹，多用于缝合皮肤及矫形外科。目前，已被多种新型的皮肤吻（缝）和器械所替代（详见本章第五节）。

2. 引线针　有手柄，为扁圆钝弯形针头及针体，作为深部组织结扎血管时使用。

第二节　医用缝线分类

临床上按照缝线能否被分解吸收，分为可吸收材料和非吸收材料两大类（表 18-1）。各种缝线根据粗细不等又分为不同型号，数字越大缝线越粗，0 越多缝线越细。各型号缝线的抗张强度不同（抗张强度指能够将单根缝线拉断的最小力，而有效抗张强度则是指缝线绕圈或打结后的抗张强度），手术时根据需要进行选择，在满足组织对于抗张强度的前提下，应选用较细的缝线。羊肠线的直径及抗张强度见表18-2，常用缝合丝线的直径及抗张强度见表18-3。

表 18-1　常用缝合材料的分类

缝合材料	可吸入性材料	人工合成	聚羟基乙酸（PGA）、聚乳酸
		天然	羊肠线、胶原纤维
	非吸收性材料	人工合成	酰胺类：尼龙线、尼龙单丝
			聚酯类：涤纶线
			聚烯类：聚丙烯丝、聚乙烯丝
		天然	丝线、棉线、人发、马尾
		金属类	不锈钢丝、钽合金丝

表 18-2　羊肠线的直径及抗张强度

线号	直径（mm）	最小抗张力（kg）	
		直拉力	打结拉力
3-0	0.24～0.32	1.40	0.70
2-0	0.32～0.40`2.30	0.10	
1-0	0.40～0.48	3.20	1.60
1	0.48～0.56	4.40	2.20
2	0.56～0.66	5.80	2.90
3	0.66～0.76	7.20	3.60
4	0.76～0.86	9.00	4.50
7	1.10～1.22	15.80	7.90

表 18-3　常用缝合丝线的直径及抗张强度

线号	直径（mm）	最小抗张力（kg）
1	0.18	0.90
4	0.25	1.65
7	0.33	2.70
10	0.43	4.50

一、可吸收性缝线

1. 羊肠线 由从羊肠的黏膜下和牛肠黏膜中提取的胶原制成，属天然类缝线，分铬制和普通羊肠线（普通羊肠线又称纯肠线，在组织内 72h 左右即失去张力，5～10 天内吸收，目前已很少应用）两种。羊肠线属于异物蛋白，在组织内可产生明显的抗原反应，为了减轻反应和延长被吸收时间，将肠线包被一层很薄的铬化物，形成铬制肠线，铬制肠线在组织内和其他异体蛋白一样，可被巨噬细胞吞噬吸收，皮肤外科可用于污染伤口和可能感染伤口的缝合及结扎。铬制羊肠线一般可保持张力 7～10 天，经 2 周至 8 个月被完全吸收，其吸收的快慢与缝合的组织和应用的肠线种类有关。如在感染创口内，则吸收可提早。铬制肠线适用于所有皮下组织的拉拢缝合，在一些不适宜拆线的部位或病例，可用 6-0 肠线作皮肤切缘的缝合，任其自行脱落。由于肠线质地较硬，要浸湿变软后再使用。鉴于其柔软性较差、较滑，打结时应打三重结，剪线时应留略长的线头，以免滑脱松结。

2. 合成纤维类 合成材料的强度较肠线为高，缝合后能提供伤口愈合期所需的有效张力维持。这类材料主要为聚酯化合物（polyester），常用的有聚羟基乙酸（polygl olic acid，PGA）和聚乳酸（polylactic acid）等。这类缝线与肠线相比几乎无抗原性，组织反应低，术后 3 周开始吸收，2～3 个月被酶解，皮肤外科手术常采用 5-0、6-0 可吸收缝线做真皮下缝合，可减少缝线留下的痕迹。

3. VicryI 及 Dexon 线 这两种缝线是由皮肤结缔组织的复合物合成，由聚羟基乙酸的衍生物制成，属较缓慢吸收型的缝合线，可在组织内维持张力 30～45 天，多用于张力较大或有炎症存在的创伤，适用于缝合创口的皮下组织。其吸收是通过酸性水解而非巨噬细胞的吞噬作用。在作皮下缝合时，应使用未染色的 VicryI 线。Dexon 线较常用于创伤瘢痕的二期修复，通常不适用于黏膜和皮肤的表层缝合。

4. 纯天然胶原蛋白缝合线 取材于动物獭狸肌腱部位，纯天然胶原蛋白含量高，生产工艺不经化学成分参与，具备了胶原蛋白应有的特性，具有吸收完全、抗拉强度高、生物相容性好、促进细胞生长等作用。根据线体粗细一般 8～15 天完全吸收，且吸收稳定可靠，无明显个体差异。

二、非吸收性缝线

1. 天然纤维线 丝线是历史最久、应用最广的一种天然纤维缝合材料，优点是质软不滑、抗张力大、组织反应小，打结后不易松动脱开，而且易于灭菌、价廉易得。丝线可分为涂蜡与不涂蜡两种，前者较光滑，毛细现象小，组织反应轻。丝线可用于缝合皮肤伤口，又可使用于体内各种组织的缝合。由于丝线不易吸收，缝入体内后成为永久性异物。创口感染时，线结或丝线纤维内可存留细菌，使伤口长期不能愈合，故感染伤口或污染严重而极可能感染的伤口不宜使用。一般缝合小血管、神经等组织，选用 5-0 以下的最细丝线，皮肤皮下组织缝合、小血管结扎，用 1-0 至 3-0 的细丝线，腹膜、筋膜、腱膜和肌肉等缝合用 1～4 号中粗线，大血管结扎，切口减张缝合用 5 号以上粗丝线。棉线、人发和马尾已极少应用。

2. 人工合成纤维 临床上常用的有尼龙线、涤纶线、聚丁酯线、聚丙烯线和聚乙烯线等，这类产品多为单股缝线，表面光滑，通过组织顺畅，创伤小，张力度高，组织反应低。

尼龙线适用于各种手术的结扎缝合，也适用于炎症的伤口。其不足之处是打结易滑脱，为应用安全期间，需打 5～6 个结。

三、金属类缝合材料

不锈钢丝为最常用的金属材料，组织反应轻、拉力大、抗张力强、易于消毒。在骨骼的固定、软骨、筋膜、肌腱及皮肤的减张缝合时使用。缺点是不易打结，并有折断和嵌入软组织的可能，取出时也较为麻烦。

第三节　缝线的生物学反应

缝合材料无论是可吸收的还是非吸收的，植入人体后，均被机体视为异物，因此，缝合后的前 1～3 天多有急性炎症反应发生。中性粒细胞在局部聚集，产生相应的酶或因子对缝线进行攻击。可吸收材料可被消化、降解，而最终排出体外。非吸收性材料，则在急性期过后，由单核细胞、浆细胞及淋巴细胞取代中性粒细胞，新生血管长入该部位，成纤维细胞活跃增生，纤维结缔组织包裹，甚或钙化（缝线并发症参照第二十一章第六节）。

第四节　缝线材料选择应用原则

1. 通常在愈合较快的组织如黏膜，可选用可吸收材料缝合，而对于皮肤、肌腱等相对愈合较慢的组织，多选用非吸收性材料。

2. 缝线要有足够的抗张力强度，否则伤口容易裂开。一般认为选用与组织的自然强度相当的最细缝线即可，但对于伤口处可能出现张力骤升的部位，则需加用张力缝线加强。

3. 对于美容要求较高的部位，尤其是颜面部，多使用纤细、异物反应小的单股缝合材料，如单股尼龙线等。

4. 在血液供应欠佳的部位，如耳软骨等，即使使用可吸收材料，也难以达到快速、完全吸收的目的。在有潜在性污染的部位，缝合应使用单股非吸收或可吸收缝线缝合。

第五节　新型皮肤吻（缝）合手术器械

随着医学科技的快速发展，众多新型的用于皮肤闭合的吻（缝）合器械及材料，在临床上得到推广应用，其共同特点是组织相容性好、异物反应轻、简化手术操作过程、缩短手术时间和减少损伤与感染的机会。这类产品多为无菌包装，不受环境条件限制，拆包后即可使用。现将其中两种产品简介如下。

一、皮肤钉合器

皮肤钉合器又称皮肤吻合器、皮肤缝合器。该产品由吻合器、不锈钢皮肤钉和专用拆钉器三大部分组成。临床应用犹如钉书器，只要将皮肤对合好一次钉合，有效避免了缝线缝合时过紧过松的现象。皮肤钉进入皮肤的深度基本上不进入皮下组织，减少了因丝线缝合时，皮下组织与人体易产生排斥反应，容易生成结缔组织的弊端。拆钉时不需牵拉，只需将拆钉器置于缝合中间按下拆钉器，皮肤钉两端即可自动上翘退出皮肤，减少了疼痛，有利于术后伤口的恢复。

二、钛镍记忆合金组织吻合器

钛镍记忆合金组织吻合器是采用钛镍形状记忆合金丝制成的皮内缝合器械。该吻合器针与金属丝的结合点光滑，韧度好，穿透力强。原理是利用记忆合金形状记忆功能所产生的机械性拉力，达到伤口皮肤合拢相贴，严密对合。记忆合金缝合的优点在于：①皮内连续缝合一次完成，无须打结，操作简便，切缘对合整齐。②局部无缝线组织反应发生，瘢痕轻微。③愈合后切缘两侧无常规间断缝合后留下的针孔痕迹。④与可吸收线相比，拆线后无任何缝合材料残留体内，故无吸收反应发生。缺点是不利于弯曲伤口的缝合。伤口必须无张力对合和两端必须固定良好，否则容易脱落。

三、医用皮肤表面缝合器

医用皮肤表面缝合器是一种无针、无创缝合皮肤伤口的器具，由医用低敏性胶粘带和连接两侧胶粘带的自锁器组成。通过调节棘条的长短，提供闭合伤口所需适宜的缝合张力，减少常规针线缝合时带来的缝合创伤和可能发生的瘢痕。临床应用时，选择规格长度应略大于伤口实际长度，缝合前应确认伤口止血、无无效腔。张力较大时在皮肤粘贴面可出现张力性水疱。对胶粘带材料过敏者、危重病人、伤口严重感染者及重度营养不良者禁用。

第六节　新型皮肤牵张闭合器

新型皮肤牵张闭合器是一种机械性可调控式创面牵张闭合器械，是利用皮肤的机械伸展性、生物伸展性及应力弛张性原理，使皮肤缺损伤口两侧的正常皮肤通过外力牵引下的即时和延时连续扩张，从而达到闭合伤口的一类新型产品，其作用类似于皮肤的外部扩张。皮肤牵张闭合器具有创伤轻、操作简单易掌握等特点，可实现较大面积皮肤缺损创面的一期闭合。此将两种产品介绍如下。

一、皮肤牵张闭合器

该产品由粘贴板和牵张条两部分组成，通过宽大的粘贴板固定于皮肤上，调节牵张条的松紧度实现较大面积皮肤缺损创面的一期闭合。文献报道皮肤缺损宽度在 7～26cm，使用牵张器治疗，在未对皮肤造成二次损伤的前提下，可实现手术创面一期闭合。

注意事项与禁忌证：①严重外伤或术后水肿，可能造成粘贴性降低、皮肤剪力性损伤或起水疱。②如果使用局部麻醉，麻醉溶液中不能加入肾上腺素或其他已知的血管活性剂。③皮肤伸展性受年龄、性别、部位及局部皮肤健康状况的影响，若发现牵张固定局部有过度牵张可能时，可通过抬起松解锁扣来松弛牵张条以释放局部牵张力，以避免可能造成的皮肤坏死。④当皮肤缺损严重或创缘间隙较大时，根据具体情况需联合皮钉、张力缝合线、克氏针等方式牵拉和固定，但应警惕和防止会在固定区域出现瘢痕或皮肤表面的损伤。

⑤术后视创面情况保留牵张器 3～4 周，以便保护创缘完全愈合。⑥对胶布、胶带过敏者，脆弱、敏感性皮肤禁用。

二、可调式牵开器

该产品由限位螺母、限性螺钉、固定钩、刻度管、弹簧、调节螺套、固定螺钉、排钩组成，与骨针配合使用。其型号分单杆和排钩式两种，按照调节螺杆的长度或排钩的宽度分大、中、小号三种。

注意事项与禁忌证：①术后严密观察牵张皮肤边缘血运，根据皮缘的颜色、温度、毛细血管反应及肿胀程度来决定调解压力的大小和调节次数，以避免皮缘处坏死。②牵张皮肤有血运障碍、感染或牵引皮肤撕脱时，应及时停止皮肤牵张或去除牵开器，改用其他方法。③严重营养不良、凝血功能障碍、创面周围皮肤血运不佳、感染性皮肤病及皮肤缺损部位周围无足够正常皮肤。

第十九章 新型伤口敷料与相关制剂

第一节 概 述

伤口处理是皮肤外科的重要组成部分，伤口的愈合可以通过使用恰当的敷料来明显改变愈合过程和结果。理想的伤口敷料应具备：①收渗液，维持湿润环境而又无浸渍性。②与创面良好的黏附性，但又不粘伤口。③具有半通透性，且对微生物起屏障作用，阻止细菌的入侵和在创面定植。④具有良好的弹性和柔韧性，适合于人体不同解剖部位。⑤减轻疼痛并利于创口的修复和促进创面的愈合。⑥无毒无致敏性。⑦价格低廉，使用方便。临床上可供选用的伤口敷料很多，但因性能不同，各有其适应证和优缺点，尚无一种伤口敷料适用于各种类型的伤口处理，因此，临床上应根据伤口类型和性质，以及愈合周期的变化，正确选择使用和更换不同的敷料，以促进创面的愈合。

第二节 伤口敷料分类

根据构成敷料的原材料，可把伤口敷料简单地分为常规敷料、生物敷料和合成敷料三种。

一、常 规 敷 料

常规敷料是由天然植物纤维或动物毛类物质构成，种类繁多，如纱布、棉垫、羊毛、各类型的油纱布等，其中可加入抗菌药物、中药、银制剂、锌制剂等，常规敷料也包括各种不粘纱布、大网眼纱布等。

二、生 物 敷 料

生物敷料由生物材料制成，如冻干软化戊二醛皮、羊膜、动物腹膜、胶原膜、甲壳胺薄膜等。

三、合 成 敷 料

随着化学工业和医学科技水平的发展，各种高分子材料制成的创面敷料得到快速发展，种类繁多，且价格较为昂贵。根据使用方式和剂型，大致分为薄膜类、泡沫膜类、胶质类、喷雾类等。根据其合成敷料的结构，又可将其分为单层膜、多层膜和复合膜等。

第三节 新型伤口敷料、制剂

一、贝 复 新

贝复新，通用名称为重组牛碱性成纤维细胞生长因子凝胶（recombinant bovine basic

fibroblast growth factor, Gel), 为无色透明凝胶, 主要成分为重组牛碱性成纤维细胞生长因子, 系含有高效表达牛碱性成纤维细胞生长因子基因的大肠杆菌, 经发酵、分离和高度纯化后制成。

贝复新对来源于中胚层和外胚层的细胞 (如上皮细胞、真皮细胞、成纤维细胞、血管内皮细胞等), 具有促进修复和再生作用。本品用于烧伤浅 II 度、深 II 度创面和肉芽创面、慢性创面 (包括体表慢性溃疡等) 和新鲜创面 (包括外伤、手术伤口和供皮区创面等)。使用时, 将凝胶直接涂于清创后的伤患处, 覆以适当大小的消毒敷料包扎固定。推荐剂量每次约 300U/cm^2, 每日一次, 或遵医嘱。

二、安 体 肤

安体肤 (tissue-engineering skin) 是一种双层人工皮肤替代物, 包含活性表皮层 (由人表皮细胞构成) 及真皮层 (由人成纤维细胞和牛胶原蛋白构成)。培养的表皮和成纤维细胞来源于 7 岁以下健康儿童包皮环切术的正常组织, 经体外多代培养及去免疫原性处理, 无细胞毒性、刺激性、致敏性及遗传毒性等。

安体肤是一种具有生物活性较理想的修复深度创面的新型皮肤代用品, 该产品为膜状物, 浅粉红色, 有光泽, 具有一定的柔韧性和拉伸性, 可随意剪切和缝合。安体肤可以改善创面愈合的微环境, 促进创周和创基的细胞增殖和血管新生, 缩短愈合时间, 防止过度纤维化, 减轻瘢痕形成。适用各类型急、慢性创面, 如烧伤、外伤、供皮区、糖尿病溃疡、压力性溃疡、静脉性溃疡等。

三、丝 代 异

丝代异, 通用名丝蛋白创面敷料, 是源自天然蚕丝丝素构成的丝蛋白创面敷料, 下层 (创面接触层) 是以天然蚕丝丝素蛋白为原料制成的微孔材料 (白色或浅黄色), 上层 (与空气接触层) 是医用硅橡胶膜 (透明色)。

天然高纯度丝素蛋白, 不含有生物杂质, 无交叉感染风险、细胞毒性、致敏性、皮肤刺激性及遗传毒性。丝蛋白创面敷料贴附性好且不占位, 天然蚕丝丝素蛋白微孔材料网络结构能为细胞黏附、迁移、增殖提供生长支架。丝素蛋白微孔材料可膨胀性具有良好的保水性, 为创面愈合创造湿润微环境。丝代异可促进创面修复愈合, 并有明显减轻疼痛的作用。主要用于浅 II 度、深 II 度烧伤创面和供皮区创面, 以及其他创伤创面。使用前用生理盐水浸泡, 贴附时将微孔面黏附于创面, 纱布覆盖, 包扎固定直至丝代异敷料从创面自行脱落, 大多数创面能够一次治愈。

四、百克瑞纱布创面敷料

本产品为纯棉纱布浸渍溶葡萄球菌酶、溶菌酶而成的一次性使用无菌产品。对革兰阳性、革兰阴性和真菌感染均有效, 对 MRSA 感染有特效, 独特的双重破壁生物杀菌机制, 不易产生耐药性, 含锌的金属蛋白酶, 能促进创面愈合, 脓血环境不影响酶活性, 37℃时活性强, 杀菌的同时不损伤组织细胞, 对人体及环境无任何影响。该敷料用于覆盖烧伤、体表溃疡、褥疮、擦伤创面, 为伤口创造湿性的愈合环境, 同时抑制细菌在纱布上的定植。

五、润妥银愈生物凝胶敷料

润妥银愈生物凝胶敷料商品名为润妥，主要由单价银离子、甘油、卡波姆、三乙醇胺及纯化水配制而成。润妥是一种非抗生素类广谱抗菌材料，对各种创面有强效杀菌、去腐生肌及促进愈合作用。适用于各种原因造成的体表创面，如烧烫伤、褥疮、痔疮、溃疡、手术及外伤创面的皮肤感染等。使用时直接涂抹即可，一日三次，或遵医嘱。使用时不可与碘伏同时使用，银过敏者及孕妇禁用。

六、皮　耐　克

皮耐克上层为硅胶膜，防止水分过度蒸发和细菌入侵，下层为胶原蛋白海绵层，其独特的三维立体支架结构可以暂时替代真皮缺损部位，诱导自体毛细血管和成纤维细胞等成分快速长入。2～3 周后，胶原海绵层逐渐降解被新生类真皮组织替代，形成用于刃厚皮片移植的基底。其标准型由胶原蛋白海绵和硅胶膜构成的双层结构，其良好的透明度，便于观察创面恢复情况。加强型由胶原蛋白海绵和带有加强网的硅胶膜构成的双层结构，其拉伸强度是标准型的 4～5 倍，更容易缝合固定。单层型是由胶原蛋白海绵构成的单层结构，应用于创面填充或无需硅胶的创面。皮耐克产品规格和型号较多，用于深度烧伤创面、肿瘤、溃疡、胎痣、瘢痕等切除后的皮肤缺损创面，严重外伤导致的皮肤缺损创面，骨、肌腱外露创面，以及需要填塞治疗的凹陷创面和窦道等。

七、J-I 型脱细胞异体真皮

J-I 型脱细胞异体真皮（桀亚真皮）　是一种将异体组织经生物学和生物化学的方法去表皮、脱细胞，有完整基膜的无细胞、无细菌生长、无毒性、无刺激性、无免疫排斥反应、外观呈乳白色、有弹性、质地柔软、不断裂的、可为临床提供理想的"永久性"真皮替代材料。

桀亚真皮完整地保留了细胞外基质的形态、结构和成分，可诱导具有再生能力的成纤维细胞、血管内皮细胞，长入脱细胞异体真皮的框架内。同时也完整地保留了界于表皮层和真皮层之间的基膜，对于细胞的生长、分化具有极为重要的作用。桀亚真皮具有成活率高、愈合快、质地软、收缩率低、瘢痕轻、外观平整的良好效果。本产品主要用于人体真皮缺损的代替和修复，如深 II 度、III 度烧伤，手术、外伤所致的全程皮肤缺损、皮肤凹陷，需填充组织改变外观者等。

八、金　因　肽

金因肽通用名为重组人表皮生长因子外用溶液，为外用重组人表皮生长因子（rhEGF），以 10%甘油和 1.0%甘露醇为保护剂，可促进皮肤与黏膜创面组织修复过程中的 DNA、RNA 和羟脯氨酸的合成，加速创面肉芽组织生成和上皮细胞的增殖，从而缩短创面的愈合时间。适用于烧伤创面、各类慢性溃疡创面（包括血管性、放射性、糖尿病性溃疡）及供皮区新鲜创面，也常用于各类整形美容手术创面，以及皮肤激光、削磨手术创面等。

常规清创后，用生理盐水清洗创面，取本品适量，均匀涂于患处，需要包扎者，将本品均匀涂于适当大小的内层消毒纱布上覆盖于创面，常规包扎，一日一次或遵医嘱。推荐剂量为100cm² 创面使用10g。对于各种慢性创面，如溃疡、褥疮等，应先行彻底清创去除坏死组织，有利于本品与创面肉芽组织的充分接触，提高疗效。本品遇乙醇、碘酒等，活性降低，对甘油、甘露醇有过敏者禁用。

九、复方多黏菌素 B 软膏

复方多黏菌素 B 软膏别名孚诺，为硫酸多黏菌素、硫酸新霉素、杆菌肽及盐酸利多卡因组成的复方制剂。目前，为中华医学会创伤学分会创伤急救与多发伤学组、创伤感染学组、组织修复学组《创面局部用药防治感染规范》推荐用药。

本品为类白色至淡黄色的混悬型软膏，用于预防皮肤割伤、擦伤、烧烫伤、手术伤口等皮肤创面的细菌感染和临时解除疼痛和不适。外用，涂于患处，一日 2～4 次，5 天为一疗程。偶见过敏反应、瘙痒、烧灼感、红肿等。本品小面积皮肤局部外用通常很少吸收，不易引起与其他药物间的相互作用。应避免在大面积烧伤创面、肉芽组织或表皮脱落的巨大创面使用本品，对本品任一组分过敏者禁用。

十、壳聚糖皮肤修护敷料

壳聚糖皮肤修护敷料主要由壳聚糖（含量不低于 0.2%）、甘油、乙酸、纯化水、无纺布和隔离纸组成，无激素、无荧光剂、无酒精、无色素等添加。

壳聚糖（chitosan）又称脱乙酰甲壳素，天然抑菌成分可促进伤口愈合、修复皮肤屏障、预防色素沉着和抑制瘢痕生成，并有止血镇痛、吸附排泄重金属、修复皮肤固有生态系统、不破坏皮肤 pH 的作用。适用于面部激光、光子嫩肤、微晶磨削、果酸活肤术等浅表皮肤创伤的创面的治疗及皮炎湿疹、敏感性皮肤、激素依赖性皮炎等屏障受损皮肤的保护。

各种微创治疗后，即刻使用壳聚糖修护敷料，湿敷于患处 10～15 分钟，第一周每天一次，第二周隔天一次，两周为一个疗程，与壳聚糖喷雾配合使用可达到更好的治疗效果。对于手术后伤口、痤疮、激光及各种浅表皮肤创面愈合后引起的色素沉着和瘢痕，使用方法同上。

十一、AMD 抗菌敷料

AMD 抗菌敷料（antimicrobial dressing）是含有杀菌剂 PHMB（聚六亚甲基双胍盐酸盐）的抗菌敷料。PHMB 具有广谱抗菌性，包括革兰阳性菌和阴性菌、斑形成菌和生物膜生成菌、产孢细菌，胞内细菌（如衣原体和支原体）、真菌（包括假丝酵母）及曲霉菌等。在体外，PHMB 还可使 HIV-1 和 HSV 失去活性。国外使用 PHMB 已经有 60 年的历史，目前为止尚没有产生细菌耐药性的证据。

AMD 作为新型抗菌敷料，在干燥和湿润环境下都可以起效，除具有广谱高效杀菌的作用，还具有良好的安全性和抗粘连性。AMD 抗菌敷料临床常用的有 EXCILON 伤口敷料，用于插管引流口、完全覆盖插管周围皮肤。TEFLA 伤口岛型敷料，用于轻度渗出伤口。纱型敷料（包括纱布卷和纱布块），用于渗出伤口、Ⅰ度和Ⅱ度烧伤、外科伤口和伤口包扎等。

第四节 伤口敷料与致敏性

1. 随着新材料和新技术方法的应用，伤口敷料的种类和功能发生了极大的变化，从单纯干燥的伤口覆盖物到可以促进水合作用、止痛、抗菌和预防感染、促进创面上皮和肉芽组织生长、抗瘢痕、止血、防治血（清）肿形成等的多层工程化产品。工程化多层辅料可能包含各层的特殊性变应原问题不可忽视。例如，接触皮肤伤口的第一层可能含有外用抗生素或凡士林等，非黏附的第二层或包含有孔的塑料薄膜类或有一个像 Telfa 和急救绷带的可吸收层，第三层包含脱脂棉纱布或其他合成材料等，最外层是胶带。伤口敷料中某些成分或添加剂经常是发生包括过敏性接触性皮炎（ACD）和刺激性接触性皮炎（ICD）在内的手术前后和创伤伤口并发症的原因。敷料黏附剂上常见的过敏原包括松香（酸）、Abitol、过氧化苯甲酰、橡胶促进剂、抗氧化剂和丙烯酸酯等。如弹性固定胶布是一种横向弹性非针织的覆盖有聚丙烯酸酯黏性物（丙烯酸）的聚酯敷料，以及用在强力松紧带上的过氧化苯甲酰刺激物等。过氧化苯甲酰致 ACD 和丙烯酸致慢性荨麻疹都有报道，松香是一种树脂酸的不均匀化合物，含有特殊的变应原松香酸和 Abitl，是一种常见致 ACD 的病因。

2. 目前各种类型和用途的新型敷料品种，无论是常规敷料、生物敷料还是合成敷料都应警惕 ACD、ICD 的发生，其发病可能取决于化学物质性质、接触时间、接触量、个体阈值和免疫易感性或其他因素等。临床上敷料引发的皮炎病因，通常难以寻找和忽视，确定病因应与其他致敏原如消毒剂、局部麻醉剂及黏合剂中的丙烯酸酯、橡胶、金属、缝线等相鉴别。

第二十章　皮肤外科手术基本操作方法与技巧

第一节　皮肤外科手术的基本要求

皮肤外科手术的基本要求有三项，即严格无菌原则，爱护组织、减少损伤原则，正确修复、减少瘢痕原则。三者协调一致，严格遵循，是外科手术成功获取最理想的治疗和美容效果的根本保证。

严格消毒、彻底灭菌、规范操作至关重要。美容整形手术大都是体表的手术，一旦感染，轻则会造成明显瘢痕，重则可能加重原有的外观和功能损害，导致严重后果。若美容手术后发生感染后果不堪设想，损害往往难以挽回。手术切口感染的发生，一方面是细菌的沾染，另一方面是机体抵抗力相对不足，与疾病、创伤及免疫功能等相关。无菌技术应用的目的即是防止病原微生物沾染。切口沾染的来源有皮肤、鼻咽腔、感染病灶、有腔器官、空气中的微粒飞扬散布，以及器械、用品和药物等。这要求医务人员在熟知无菌技术及相关知识后，养成严格的无菌观念，建立手术状态的无菌操作意识，形成一系列无菌操作规则和技巧。无菌技术操作应贯穿到手术的每一个环节，杜绝任何来源的细菌污染手术野。手术所需的器械、用品等严格灭菌处理，手术前对病人术区皮肤进行妥善清洁、及时处理感染灶、皮肤消毒准备等无菌技术操作，防止感染发生，保证手术成功。

要爱护组织、减少损伤。美容整形外科手术的主要对象是要求增加美感的正常人和需要对外观及功能进行修复的病人，而手术本身又不可避免地造成一定程度的损伤，因此，如何尽量把这种损伤减少到最小是应当被充分重视的问题。除了术前的正确设计外，手术中要把爱护组织、减少损伤落实到手术过程的每一步骤中，在切开、止血、分离、修复、缝合中都应注意手法一定要轻柔，不过度牵拉或钳夹组织，分离组织时，层次一定要准确，避免钝性分离，操作正确细致。

要正确修复、减少瘢痕。瘢痕是组织损害后得到机体修复的必然结果。瘢痕过度增生或挛缩会影响局部美观和功能。因此，要使病人手术后满意，重要的一条就是避免手术后瘢痕增生。如皮肤切口设计要合理，在切开皮肤时，应按弹性纤维的方向切开，如切口缝合时张力过大，可通过"Z"成形术改变切口的张力方向，缝合技术要轻柔，缝合的针线要精巧，缝合时张力要适度等。同时强调尽量不遗留创面，遗留创面会导致愈合时间延长、瘢痕产生较多。

第二节　皮肤外科手术方式方法选择原则

1. 在皮肤外科领域针对某一特定的皮损或疾病，可有不同的治疗方式可供选择，但其基本原则是要慎重考虑皮损的部位、大小、范围、性质、对容貌和功能的影响等。如面部太田痣或血管瘤，应用脉冲激光即可以获得满意的疗效，完全不必采用手术切除甚或皮肤移植修复缺损的方法。手术治疗时，应对手术的疗效、手术的风险进行全面评估，最佳的治疗方案应该是手术简单、创伤轻、疗效好、切口隐蔽、瘢痕轻等。

2. 对皮损情况的全面评估是确定手术治疗方法和疗效的前提，尤其对于皮肤恶性肿瘤，如鳞状细胞癌、基底细胞癌、黑色素瘤等，术前应借助组织病理检查，掌握和了解皮肤的性质、浸润的范围、有无相邻组织的浸润和区域淋巴结有无转移等，在此基础上再确定具体的治疗方案。

3. 对病人身体状况的评估，获得完整的病史和全面的体检是必须的，主要包括家庭史、既往治疗史、过敏史、传染病史、中枢神经系统疾患、心血管系统状态、呼吸系统及肝肾功能情况、出血性疾病史、糖代谢情况和是否瘢痕体质等。

第三节　手术切口原则

手术切口要求愈后切口瘢痕尽可能细小、隐蔽、不影响外形及功能。切口的长短、走向及形态，直接关系到能否达到既去除病变，又得到理想的美容效果。切口选择应按以下原则进行：

1. 注射方式　能用注射方式完成美容外科手术和治疗、而且在不影响疗效时，不用开刀手术如用注射自体脂肪颗粒治疗体表组织凹陷代替用传统的真皮充填体表组织凹陷的方法，用吸脂方法代替开刀方法去除下颌脂肪袋，恢复颏颈角，使面颈变瘦。

2. 选择切口要求隐蔽或愈合后伤口不明显　如选择结膜囊内切口行眼袋整形术，用口内切口去除颊脂肪垫或去除下颌角等。又如选择齿龈沟切口行丰下颌术，行鼻孔内缘切口行隆鼻术，在肚脐孔内缘行吸脂术，在阴毛部分小切口行腹壁吸脂术，切口尽可能选在头发遮隐部，愈合后瘢痕不明显等。

3. 沿皮纹或皱纹切口　皮肤上有皮纹即朗格纹及皱纹，前者与皮肤弹性纤维的长轴一致，是天然形成的皮纹，后者与重力作用及表情肌作用有关。朗格皮纹代表皮肤内部弹力纤维的走向，有一定的规律性，常和皮肤的自然纹理相一致，皱纹是肌肉收缩，而皮肤并不相应收缩的结果。皱纹与其下面的肌肉收缩方向呈直角交叉，切口走向应与朗格纹及皱纹平行，这样可减小切口张力，有利于切口愈合及减少瘢痕形成，且瘢痕易隐蔽于皮肤的纹理中。当切口与皮纹方向垂直时就会有较多的弹力纤维被切断，使切口的分裂增大，缝合后的张力也增大，可导致切口愈合后产生较宽的瘢痕

4. 沿自然交界线做切口　切口走向应沿发际、眶缘、鼻唇沟、口周、耳前等自然交界部位，有利于减轻瘢痕及隐蔽瘢痕。

5. 切口避开重要的血管神经，避免功能障碍　在手术前必须熟悉术区的解剖结构，各层组织的厚度，主要血管、神经等的位置，尽量保护以免损伤。还应注意神经、大血管的走向与切口的关系，使切口与神经、大血管的走向平行。尽量避免在关节部位做越过关节的直线切口以免瘢痕挛缩导致关节畸形及功能障碍，避免在1～4指桡侧和小指尺侧切口，以免影响手指的感觉和功能。若手术需要必须跨越关节面时，应经关节的侧正中线，或采用"弧形"及"z""S"等形状的切口，即使在非活动部位也应尽量采用锯齿状切口，以免直线切口产生瘢痕挛缩。

6. 切口尽可能短小　在不影响操作及疗效的情况下，微创美容外科提倡充分利用各种先进医疗器械及设备来完成手术而切口尽可能短小，一般主张在 1cm 之内。

在切开前还应标定出切口线、剥离范围等，从而保证切开或切除范围准确。在面、颈、或眼、鼻、唇、眉区做切口，要注意左右侧对称，可先画出前正中线，测量手术区与正中线的距离、大小、形状等，或借纸、布模子，用亚甲蓝绘制切口设计线，麻醉后以 4~5 号针头刺出蓝点标志。

第四节 手术切开方法与技巧

基本切开技术外形影响大，要求手术对组织的损伤轻，术后切口隐蔽，瘢痕不明显。

切开皮肤时注意执刀稳且用腕自如，取锋利的 15 号圆刀或 11 号尖刀刺入真皮下或浅筋膜层，然后变刀柄与皮肤的角度为 45°~60° 角运行，至末端时再竖起刀刃呈 90° 角切入人后停止，使切口全长与深度一挥而就，切忌反复拉锯式切割。在切短而小的瘢痕时，为了尽可能少地切掉正常皮肤组织，宜选用尖刀片。对于松弛的皮肤组织，如老年人的上下睑皮肤，用刀片切开不易达到创缘整齐，可改用眼科剪刀剪开。刀片与皮肤一定要垂直，若刀片不垂直于皮肤，则切口创缘将成为斜形切口线，皮肤对位缝合后将成为隆起的瘢痕。在刀刃运行过程中，常因体表弧度的转变而不易保持与切口创面的垂直，应加以练习，经常注意保持这种垂直状态。经过弧度区或尖角转弯处时，还要注意保持切开深度一致。在瘢痕切除时常将刀刃稍稍向内侧，使缝合缘呈轻度隆起，这种切开方法可预防日后因弹力纤维牵拉作用产生的创缘增宽，以使创缘平整、瘢痕小，达到美观的目的。在毛发区做切口时注意切开角度与毛发生长角度一致，以减少毛囊损伤，避免术后切口边缘出现较宽的秃发区。也可将刀刃向外倾斜切开，使切除的组织呈梯形，即皮下组织切除量多于皮肤切除量。这样在将皮下组织缝合后皮肤对合较垂直切口更紧密，张力更小，瘢痕也更少。此外，对于较深的切口，还可将皮肤切口与皮下切口错开，可避免瘢痕收缩后造成的切口凹陷，尤其适用于腹部切口。值得注意的是，当作注射式丰胸或吸脂术注射肿胀麻醉药物时，不能直接用大号（12~16 号）针头直接刺穿皮肤后，进行操作。而必须用小尖刀片做一准确的约 5mm 的小切口，再用较大的特制钝性针注射麻醉药物，以免表皮随针孔带入皮下，日后形成表皮样囊肿，而且这种方法遗留的皮肤针孔痕迹并不见得比小切口留下的痕迹小。

第五节 手术剥离方法与技巧

剥离是美容整形手术中最常见的基本技术操作，皮下剥离后，可使皮肤挪动，减少张力，使创缘对合良好，减少术后瘢痕的形成。

皮肤外科要求剥离要准，层次清楚，动作轻。剥离要稳，轻重适宜，力求减少组织损伤，减少钝性分离。剥离层次因部位而异，尽量避免做不必要的剥离。

剥离方法分锐性剥离、钝性剥离、锐性钝性相结合。锐性剥离是用手术刀或手术剪在直视下作准确割剪，此方法损伤组织少。其方法是将圆刀片的刀刃与组织面呈 90° 角，边剥离边推组织，切断瘢痕或粘连，用剪刀做锐性剥离时，应先用刀片找到层次后，再改用剪刀在正确层数剥离。锐性剥离由于在直视下操作，剥离层次清楚，出血较少。加上锐性分离，组织较易分开或切断，组织损伤少，所以术后愈合瘢痕也少。但应注意，遇有神经血管时，应注意仔细辨认清楚后，再做处理，不要轻易切断，以免造成不应有的损伤。美容手术大多数都在身体浅部进行，涉及面积一般不大，选用锐性剥离是可行的。钝性剥离是用刀柄、血管钳或手指等分离组织，可在非直视下进行，此法不仅用于小切口如除皱术、注射隆乳术等较大范围的剥离，而且用于充填软组织凹陷的皮下剥离、肌肉筋膜组织较多，但不易将神经血管分离割断，对保护重要神经血管有益，但是损伤组织较多。钝性锐性相结合是指将具有钝锐性的刀片与分离面相垂直，推剥组织，疏松组织随刀片的行进而被推开，粘连或坚韧组织被切断，注意勿损伤重要组织或结构，如除皱术在能可视的头皮部位用锐性剥离，在切口的远端，易损伤神经的部位改用钝性剥离较好。

剥离的解剖层次因解剖部位和手术要求而异。操作上应以准确掌握解剖层次为前提。剥离层次清楚，创面则很少出血，组织创伤也少，手术的效果也有保证。对于面部手术而言，一般在 SMAS 浅筋膜层以上分离，可减少出血和防止对面神经分支的损伤。对于头皮手术而言，剥离应在帽状腱膜层进行，可减少出血，且层次清楚，容易操作。四肢及躯干手术的剥离一般在脂肪浅层，可减少出血，并可避免误伤神经。皮下剥离后，可使皮肤松动，减少张力；同时，在进行真皮缝合时，可使创缘对合良好，并稍稍隆起，剥离范围应根据具体需要而定，但即使是小范围的皮肤缺损、张力很小时，仍需剥离皮肤创缘 0.5cm 左右，以利于创缘对合并减少术后瘢痕。其他则根据所切除皮肤的范围、皮肤的张力及血运状态而定。为了检查剥离范围是否适当，可用皮肤拉钩将创缘两侧皮肤拉拢，若拉力大、皮肤创缘发白，创缘不再出血，则需扩大剥离范围。但剥离范围内也是有限的，皮肤缺损大，不能通过剥离使创缘缝合时，应植皮。强行拉拢缝合往往会造成缝合皮肤坏死，或出现缝线切割性瘢痕。有时强行拉拢缝合还会导致局部器官变形。

第六节　手术止血方法与技巧

术中有效的止血不仅是保持清晰的手术野以便准确手术操作的需要，同时对于减少输血量、防止输血并发症、促进创面及防止术后继发感染也是必须的。通过精细的解剖操作和正确熟练掌握和运用各种止血方法，能有效地预防和控制出血。皮肤外科常用的止血方法有压迫止血法、电凝止血法、结扎止血法、血管阻断法和表面止血剂应用等。

1. 压迫止血法　在创面上施以一定的压力促使血管破口或断端缩小或闭合，促进血栓形成而使出血停止。压迫止血法可免除过多的组织钳夹和电灼，减少结扎线存留和组织损伤。

当术野有弥漫性出血时，可用生理盐水纱布压迫止血，一般 2～3min 即可达到止血效果，适宜温度的热盐纱布可加快止血效果，热盐水温度应掌握宁低勿高的原则，一般应控制在 50～60℃，应避免热度过高造成创面组织的低热损伤。血管收缩剂肾上腺素溶液（2～4mg/dl）局部敷用，在实际应用中浓度不易掌握且容易掩盖一些出血点给人以假象，故不应作为常规方法使用。压迫止血时，切忌用干燥的纱布块反复擦拭创面，以避免造成组织的机械性损伤。正确的方法是采用较干的湿纱布块压迫吸血，垂直压下去，垂直移去。用纱布填塞法暂时性压迫止血，适用于深部术野急性大出血的处理，能迅速控制出血，此后再确定其他止血方法处理。

2. 电凝止血法　临床上可根据出血点大小及出血范围选择适当的电凝模式和方法。电凝止血常用于表浅的小血管止血，止血快速、便捷，疗效可靠，所造成的小点组织炭化并不影响创面愈合。小出血点可直接电凝烧灼止血，对于较大的出血点，以止血钳准确夹持出血点，将电凝器与器械接触以达到烧灼止血。电凝止血时应避免电凝器接触的组织过多或接触其他组织结构，对于较大的血管或较深创面的止血，为防止术后发生继发性出血，应以结扎或缝扎为宜。

3. 结扎止血法　包括单纯结扎法和缝合结扎法，对明显出血点需结扎止血。结扎止血应用小型、尖头而无齿止血钳钳夹出血点后，使用细丝线结扎，有些较小的出血点，仅需用钳夹片刻即可止血，可避免过多的结扎存留线头，造成异物反应。

缝扎止血法钳夹的组织较多，组织残端过短，单纯结扎困难或线结可能脱落。方法是将钳夹组织轻轻提起，从止血钳的深面组织中穿过缝针，拉出缝线后绕过钳端再次从第一次针道附近组织中穿过，将缝线收紧后在止血钳后方打结，此法也称为"8"字缝合。

4. 血管阻断法　为制止出血或预防出血，常规的血管阻断法即采用止血带暂时性阻断手术野的主要供血血管达到"无血"手术野。止血带多用于四肢手术时以减少术中失血量并便于精细的手术操作。

5. 表面止血剂应用　对难以控制的创面持续小量渗血，可采用可吸收性表面止血药物来促进血液凝固达到止血目的。常用的有止血纤维、止血纱布、明胶海绵和纤维蛋白胶等。用时应清除积血并用纱布吸拭渗血创面后，将止血材料覆盖、填塞于渗血创面并加压，也可用纤维蛋白胶喷洒于渗血创面，从而起到止血作用。骨质渗血可用骨蜡填塞，它是通过一个机械性屏障阻止骨骼残端的出血。骨蜡不被吸收，故应尽量减少使用。

彻底止血对美容整形外科来说非常重要。伤口或创面出血会引起局部血肿、感染、移植皮片或皮瓣坏死等。一般可用压迫、电凝、结扎及药物、明胶海绵等方法止血。

压迫止血适用于毛细血管和微小血管的出血和渗血，凝血机制正常时，一般几分钟内即可止血。对较大面积的渗血可用温热生理盐水纱布压迫，填塞止血，效果也较好。电凝止血常用于面部较广的、表浅的小出血点的止血。电凝止血法使用双极电凝，通过电流使组织凝固止血。其优点是，止血迅速，能缩短手术时间，组织内不留异物；使用时可以直接电凝出血点。在应用电凝止血时，要控制好电流量，应注意夹持的组织不要太多，以免灼伤周围的组织。另外，还应注意电凝止血的可靠性。因为凝固的焦痂容易脱落而导致再次出血。结扎止血是比较可靠的止血方法。结扎止血常用的有两种方法：单纯结扎，适用于微小血管出血；贯穿缝扎，适用于较大血管或重要部位的止血。对于面部、头枕部皮下或瘢痕组织内的小血管出血，不能使用止血钳夹止血者，可采用缝合结扎。需要指出的是，在使用结扎止血法的过程中，在止血钳钳夹出血点时要迅速准确，夹住的组织不宜过多，力量也不易过紧，力争把组织的损伤降低到最低限度。另外，局部还可采用止血药止血，如明胶海绵、止血纱布。头顶部手术可采用头皮止血夹、止血带等。

由于微创手术其切口小，术中手术视野小，在可见的视野范围内出血可采用电凝、钳夹线结扎等方法止血。在不可见的范围内，为减少出血，可在局部麻醉时，在麻醉药内加入一定量的肾上腺素以减少毛细血管渗血。一般来说，只要不是高血压病人，应在100ml麻药中加0.5ml肾上腺素即可用于止血。此外，当剥离引起渗血时，可用手暂时按压2～3min或用生理盐水纱布垫塞止血，必要时，可用氧化纤维素片敷于创面（由于可吸收不必取出），当不再出血时，尽快地完成手术，然后进行有效地加压包扎。其包扎范围一定要大于剥离范围，包扎要有一定厚度，一定的压力；包扎要确实，不让其松脱。一般包扎应维持48～72h，如无特殊情况，没必要更换包扎，以保证包扎止血的目的。对于某些手术，如下颌前突畸形、下颌角肥大、拇外翻等需要截骨时，如骨面出血，可用骨蜡均匀地涂抹于出血处予以止血。为防止术后继续出血，可以注射酚磺乙胺、卡巴克络、维生素K等药物。但当前最好的、最有效的注射止血药物为血凝酶。此外，术后的第一天可在术区局部进行冷敷止血。冷敷可使血管收缩，防止出血，且有止痛效果。一般手术后可用冰袋冷敷手术区局部 2~4h，第 2 天仍可再冷敷 2~4h，第 3 天不再做冷敷。如无冰袋，可用袋装牛奶放入冰箱冷藏后替代使用。注意冷敷的水不能渗漏到伤口，以免感染。在眼、鼻、面部微创手术后冷敷止血效果很佳。

第七节　缝合方法与特殊情况下的缝合技巧

缝合技术是皮肤外科十分重要的操作，关系到伤口的愈合和能否获得最佳的美容效果。缝合时，要求是各层对位准确，伤口对合整齐、不遗留无效腔、缝线不宜太粗，针距不宜太密。一般采用 1/2 平分法，即先找准切口中点缝合一针，再以此点到端点的中点缝合一针，依此类推缝合全部切口。进针角度与皮面垂直，针进入皮肤后，针尖再稍斜向外以便多带少许下面组织。针向对侧穿出皮肤时，所带组织与进针相等。若一次缝合失败，再次进针时也应沿原进针点缝合。缝线间距离不宜缝合过密、过紧，造成组织挤压，一般两针间距离以 4~5mm 为宜，边距 1.5~2mm。切口对合整齐，在两侧创缘厚度不等时，宜用"高浅低深"缝合法。即从厚侧进针时，少带其下组织，由薄侧出针时，多带皮下组织，将缝合线拉向高侧打结，缝合后切口比较平整。伤口边缘内陷时，宜用外翻缝合法。缝合皮瓣尖端时，针只穿过尖端的真皮下层，不穿出皮肤，以保证皮瓣尖端的血液供应。对合创缘在两侧创缘长度不对等时，自长侧向短侧剪除一块三角形皮肤。

根据不同部位、皮肤张力及手术要求，常用缝合方法有间断缝合法、间断真皮层缝合法、连续真皮层缝合法、连续毯边缝合法、褥式缝合法和皮肤黏合法等。间断缝合法是皮肤外科手术中最常用的缝合方法。每缝一针即打一结，互不相连，适用于一般伤口的缝合。操作时，在皮下将创缘向两侧略加剥离，将皮下对位间断缝合，缝线从一侧深部进针，浅处出针，再从另一侧浅处进针，深部出针，线结打在深部。皮肤缝合线穿透全层皮肤后，在创缘稍向外翻的情况下缝合，可消灭无效腔，保证创口愈合平整。外翻性缝合的操作要点是，将缝合针刺入一侧创缘后，稍斜向外侧，穿透全层皮肤皮下组织后，再转向对侧相等部位而穿出皮肤表面，这种缝合应使缝线在深部组织中形成一个较宽的环。在缝合中，进出针位置准确靠近创口边缘，在面颊部一般为 2~2.5mm，针距为 3~4mm。间断真皮层缝合法是指缝合可使真皮密切对合，减少皮肤表面张力，从而有效减少切口瘢痕。行真皮皮下间断缝合法，多用 5-0、6-0、7-0 线缝合，打结于深部，减少缝线反应。连续真皮层缝合法又称皮内缝合法，多用于面部皮肤美容外科手术切口而创缘对合无张力者。先将皮下妥善缝合后再作真皮层缝合。具体方法是：将针先从一侧真皮深层向其表浅部穿出，再由对侧真皮浅层向深层穿出，然后打结。也可使用金属线或较为坚韧的缝合针线自一侧皮内顺切口方向穿出，再自对侧皮内穿出，如此两侧相互交替，自创口一端缝到另一端，将金属线拉直，切口即可对拢。若切口过长，可每隔 3~4cm 从皮肤穿出一针以利于拆线。此法缝合后无须缝合表皮，可于创缘表面贴透气胶布或涂抹少许皮肤黏合剂。拆线时间可酌情延长至 8~10 天。连续毯边缝合法常用于皮片移植术，可节约时间，提高手术速度。但若有一处发生断裂就会发生全部缝线松开，且愈合略有瘢痕可见，须加以注意。褥式缝合法可分为横褥式和纵褥式两种。精密低张力的褥式缝合是美容手术缝合的良好方法。横褥式是两个间断缝合联合而成。纵褥式为深浅两层缝线在一个水平上。褥式缝合尚可用于皮肤张力较大的切口。褥式缝合有使创缘外翻，加强缝合牢度，扩大创缘接触面，有利于愈合等优点。在皮肤外科手术中，缝合游离皮片与创缘全厚组织时，常采用横褥式与间断缝合间断进行。另外，在缝合容易内卷的皮肤创口时如阴囊、手部等也可采用褥式缝合。褥式缝合一般不应在面部创口上使用。皮肤黏合法适用于面部、躯干等部位美容手术的皮肤切口。先将皮下、真皮下用可吸收线密切缝合，使创缘基本对合，拭干创缘渗液，取无菌皮肤黏合剂数滴涂于创缘内，助手同时将创缘两侧皮肤向中央挤压，并保持适当压力10～15s即可。术后可将切口暴露，保持干燥。

特殊情况下的切口缝合有一定的技巧。如缝合创缘厚薄不等时，从创缘厚的一侧浅出针，薄的一侧深出针。打结时，将薄的一侧向上提，厚的一侧向下压，打结后可使切口平整。如一针不行，可连续几针用此法缝合。遇到三角形尖端的缝合时，应先从一侧皮肤进针，从创缘内出针后再横行穿过三角形皮瓣尖端的真皮下或皮下，然后由对侧创缘相应厚度处进针，穿出皮肤，轻轻拉拢结扎，使三角形皮瓣尖端与两边皮肤合好。如采用间断缝合方法，常因受牵拉而影响皮瓣血液循环，导致三角形皮瓣尖部坏死。缝合两边创缘不等长时，应先缝合两边皮缘的中点，然后再按皮缘的中点缝合，这样可以将多余的皮肤均匀分散在切口上。如按一般的间断缝合，很容易形成猫耳朵，影响美观。遇到猫耳朵的情况时，将猫耳朵牵向切口的一边，使皮瓣折叠后展平，根据皮瓣折叠情况，去除部分组织，然后对位缝合切口即可。

缝线瘢痕是皮肤外科手术后最忌发生的结果，除少数特异性反应与瘢痕体质外，其发生原因主要是，缝合时张力过大、拆线时间太晚、缝合针线过于粗大、针距及边距过宽及缝合的组织过多过紧等。在分层缝合皮下组织后，皮肤切口皮缘能自然合拢即可，而不宜缝合结扎过紧，因为术后伤口稍有的肿胀即可使皮肤密切对合。

第八节　引流方法与技巧

皮肤外科的引流目的是排除皮下、术区腔隙不适当蓄积的炎性渗出液、血液和坏死组织，促使手术野无效腔或脓腔缩小或闭合。引流应根据局部不同病理改变、不同手术及某些特殊需要，有目的地选择适当的引流方法，不应视为手术后常规放置的步骤。以下将治疗性与预防性引流、引流物的种类、引流物的放置与取除介绍如下。

一、治疗性与预防性引流

治疗性引流主要包括：①脓肿或化脓性感染切开或穿刺引流；②感染或严重污染伤口的引流；③坏死组织、积液或积血清除后残余坏死组织及积液或积血再度形成的引流；④广泛剥离的渗液渗血创面的引流等。预防性引流用于手术后血液可能外渗积聚者或可能继发感染者，预防性引流可及时发现术后出血和预防伤口感染。

二、引流物的种类

目前，虽然一些设计更为科学、安全有效的不同材料制备的各种型号和不同规格的新型引流装置可供临床选用，但并不能完全替代传统的引流方法。引流物的材质应柔软以免造成伤口的机械性损伤，表面光滑易拔除，而引流管则需有适当硬度，以防受压闭塞。常用的引流物：①沙条，用纱布或油纱布折卷而成，常用于表浅化脓伤口，碘仿纱条可用于引流慢性脓腔。②乳胶片，多用于表浅伤口的引流。③管状乳交片，光滑，柔软，可曲折，富于虹吸作用，刺激性小，皮肤外科多用于手术创伤较大、范围较广、部位偏于深在的手术后。④引流管，是质韧、多孔的塑料管、硅胶管或橡胶管制品，临床上多采用材质较柔软、组织刺激性小、引发感染概率低的硅胶管。引流管多用于创伤较大的深部组织伤口，根据伤口具体情况可选用"Y"形管、"T"形管、双套管、三套管和 Penrose 负压引流管等。

三、引流物的放置与取除

引流物放置应遵循捷径和低位原则，即放在低垂位置和接近需要引流的部位。使用引流管时，可根据需要在引流组织内部分剪数个侧孔，以利引流。引出体外部分应妥善固定，防止滑脱。体表出口不应缝合太紧，不可扭折，以保证引流通畅。

引流物的取除应视引流的指征、引流液性状和量、有无异物存留等而定。对于治疗性引流，当出血停止、感染控制、积液或积脓被清除后即行拔除，脓腔内的引流物应放至脓腔缩小接近愈合为止。实际应用中，应根据伤口具体情况，及时改用适合伤口愈合的引流物，切忌将引流物尤其是采用纱条引流时遗留在腔隙内。引流物留置过久，可影响伤口愈合易导致感染。对于预防性引流一般应于手术后 24～48h 内拔除。使用负压吸引应及时更换负压瓶内的吸出物，术后 2～3 天如瓶中吸出物已显著减少或消失，可以拔除。

手术中不免要引起出血，在采取各种止血措施后，仍有可能出血，特别是难以彻底止住的毛细血管渗血。渗血增多可能形成血肿、淤血，不仅影响美容整形的效果，还可能诱发感染。因此，在美容整形科的一些较大部位或较深的手术，当出血较多时，常在术后放置引流，这样可避免血肿与淤血。但引流放置时间过长，会留下引流口的瘢痕和影响伤口愈合质量，有时甚至导致感染或引流物留在伤口久不愈合。因此，近年来国内外学者都认为，只要彻底止血、手术后检查无明显出血征象，包扎良好，术后应用止血消肿药物，则不论是小的美容整形手术或是大的深部美容整形术（如隆乳术），都可以不放置引流物。只在发现有血肿或感染化脓需切开排脓的情况下，或预测术后渗血的可能性大，如面部小切口除皱术后，才放置引流物。

美容整形手术常用的引流物有乳胶橡皮片、橡皮管、碘仿纱条压引流球等。负压引流球一般市场上有售，如无市售可用带针头橡皮管及 250～500ml 空瓶制作（也可用使用过的葡萄糖瓶代替）。制作方法是用 7 号针头连接一橡皮管并插入瓶中，橡皮管另一头侧方剪几个小孔插入手术需要引流部位。为防止橡皮管滑脱可用线在皮肤处固定 1～2 针，然后用大号注射器将瓶中空气抽尽形成负压，此时淤血便可流入瓶内。平时应检查引流管是否通畅，负压是否存在，必要时要换引流管和继续抽吸形成负压。应用 20～60ml 注射器抽吸，并用输液器管连接作负压吸引，效果好，固定方便，还可随时放出引流物。

乳胶橡皮片多用于创口有轻度渗血的时候，橡皮管及负压引流多用于创口剥离大、且有较多渗血的时候，如小切口除皱术、腹部去脂术、颈部美容手术等。以往认为术后 24～48h 内拔除引流即可。根据笔者的经验，对于上述几种渗血多的手术，负压引流可放置 72～96h，引流才能彻底，此时引流处的伤口仍能长好，不会留瘢痕。碘仿纱条多用于口腔及鼻腔美容手术且兼有抗感染的作用，凡士林纱条一般用于表浅伤口引流。引流条不要因加压包扎而失去通畅作用，因此引流口不宜过小，以免堵塞引流口。总之，要经常检查引流是否通畅，并及时更换引流物。

第九节　创面闭合方法选择

为尽可能使术后瘢痕小，闭合创面时可采用以下一些技术：

对于隐蔽小切口，如去除眼袋采用的结膜囊内小切口，术后可不必缝合，用小剪刀修整切口使之创缘整齐，并用小镊子夹捏对合，由于结膜愈合能促进伤口很快长好。此外，某些引流小切口，如吸脂术后为引流设置的低位小切口，只要包扎妥当，不被感染，切口长度在 5mm 左右，也不必缝合，伤口在引流完毕的 3 天后即可自行愈合。

缝合时，应选用最优的缝合方法，即选用组织反应小而细的针线缝合，使缝合伤口的瘢痕尽可能地细、短和隐蔽、平整，这是美容手术所期盼的。美容手术的皮肤缝合均宜选用三角针缝合，眼部宜选用细小的三角针，较小而又较深的组织缝合及瘢痕的缝合，应选用短而胖的三角针，以便于容易进出针和穿透组织。面部美容手术的皮下缝合和结扎一般用 3-0 或 5-0 丝线可吸收缝线进行。在张力不大时面部手术选用 6-0 丝线缝合较好，过细易断，过粗则切口缝线瘢痕增大。尼龙线较丝线的组织反应小，可用 6-0 尼龙线做面部皮肤缝合和埋线重睑术。当前，微创外科手术中可吸收线用得相当普遍，且效果相当好。为了减少缝线反应，如确无张力微创切口的缝线一般 3～4 天即可拆除。

免缝胶布为已消毒好的可黏性胶条，在一些张力不大的伤口，如切眉、瘢痕切除，由于皮下及真皮进行了有效的缝合，使创缘两侧在已基本对合的情况下可以应用。应用时，要擦去伤口的渗血，确认无继续渗血后，将免缝胶条剪成 1～1.5cm 长短，将伤口闭合，应用后 7 天拆去，不需外面再缝线。这样做避免了缝线反应及缝线后留下的针迹，也减去了拆线的麻烦，节约了受术者的时间。免缝胶布使用时，应避免局部出汗、沾水及揉搓，以免伤口裂开。对一些张力稍大的伤口，或有感染，或可能被泪水、口水浸湿的伤口及活动部位如关节处都不宜使用免缝胶布。

伤口黏合剂是生物组织中提取的酶制剂，具有黏合、止血、促进愈合、减轻瘢痕的功能，可缩小愈合间隙，使之无针和线的创伤。使用时，将切口的渗血渗液擦净，挤少许黏合剂于创面，用手指对合按压或用镊夹对合按压 1～2min。术后用纱布覆盖创面。

第十节　包扎固定方法与技巧

关闭创口后包扎前应仔细检查皮下是否有积液、积血、挤排伤口处可能存留的渗出物，必要时给以冲洗以排除少量的淤血块。注意伤口是否对合严密，引流物是否脱出或固定不牢。敷料包扎应有足够宽度的面积覆盖整个创面，一般要求超过创口周缘 5～8cm。

均匀适宜的压力有利于消灭无效腔，减少和防止渗出和出血，促进回流，减轻水肿及固定移植物等。加压包扎时，可使用松醉纱布块对一些部位进行充填，以防止凹凸部位结合不密切而影响愈合效果。肢体包扎应尽可能露出指（趾）端以方便血运观察。包扎后应检查敷料是否潮湿、过紧过松、移位等。关节部位为防止移动或牵拉，应给予夹板固定制动。

外科手术的包扎固定有两个目的：一是防止伤口暴露而感染；二是有加压止血及塑形的作用。包扎有以下要求：

包扎范围应大于剥离范围。手术剥离到的范围均会有渗血，因此包扎范围应大于剥离范围。在面部有时由于怕影响视觉、呼吸和进食，有人主张包扎范围小于剥离范围，这是导致术后血肿的一个重要原因。此外，包扎敷料应有一定的厚度，才有制动作用和止血作用。加压包扎时，压力要均匀适当，不宜过大，以免影响供血。在四肢包扎时，胶布应缠绕成螺旋状，禁忌环形粘连而影响血液循环。

无须经常更换。较大的美容整形手术，特别是涉及塑形的手术（小切口除皱术、金属丝手术刀除皱术），如包扎完整一般无须更换，只要病人无明显的不适，可在拆线时进行第一次换药。包扎妥帖后，要从包扎纱布有无浸湿、渗血、病人主诉局部有无疼痛、靠近伤口嗅闻有无异味等方法判断伤口是否长势良好。如上述均无问题，则可继续包扎无须换药。换药过早、过勤不利于止血包扎，也不利于塑形。

眼部包扎有讲究。6 岁以下小儿一只眼做眼睑分裂痣或眼部瘢痕植皮需包扎一周以上，应把健侧眼也进行遮盖，以免由于患眼包扎时间过长，健眼视力代偿过多，当患眼包扎打开后，患眼会形成弱视。而成人视力对外界光线变化的适应能力比小儿要强，故成人健眼不需要包扎。

常见的小切口切开重睑术，术后为了更好地形成重睑沟，需要提上睑肌的活动，因此，术后不需包扎或最多用敷料覆盖一天，第二天就应去除并嘱病人做正常睁眼动作。固体硅胶隆鼻术后亦不必包扎，不包扎可方便观察隆鼻效果，对于轻度的鼻模型歪斜能及时发现并用手指捏正。

头面部包扎注意事项：在需要把眼、耳露出时，可在绷带环行缠绕眼或耳前预先纵向放置一条绷带，待缠绕包扎完毕后用此绷带条将环行的绷带束扎以避免敷料滑脱及压迫、遮盖眼、耳。如果需要把眼、耳包扎则应注意在耳前、耳后垫少量纱布以防止耳廓受压，在眼内涂眼膏并盖油纱布保护角膜、结膜。口、鼻包扎中注意保持呼吸通畅并顾及进食需要及便于清理分泌物及唾液等。

手部包扎时注意：无特殊要求时应将手包扎固定于功能位，即腕关节背伸 30°，掌指关节和指间关节微曲，拇指呈对掌位。指间用敷料分开以防止浸渍或粘连，指尖外露以观察血运。小儿手部包扎与固定时应自手至臂，肘关节屈曲 90°，以免因小儿挣扎、活动而致敷料松脱。

第十一节　拆线方法与技巧

当组织已达到有机愈合时，应尽早拆线。否则会引起明显的线结反应。

通常情况下，面、颈部伤口如无张力，手术后 3～5 天拆线。胸、腹部伤口手术后 7 天拆线。有张力切口，应于手术后 10 天左右拆线。上、下臂切口手术后 10～12 天拆线。手与足的切口应于手术后 14 天拆线。全厚皮片移植手术切口手术后 12 天拆线。对同一手术不同部位的切口，手术者应根据不同部位的具体情况，决定拆线时间，如全颜面除皱手术的切口，耳前切口于手术后 7 天拆线，额部、颞部及耳后切口应于手术后 10 天拆线。

拆线时先用75%乙醇消毒后，用手术镊夹住线头，轻轻提起，将剪刀的一叶伸入缝线之间，用剪刀向下压皮肤，使埋入皮内的缝线部分露出，剪断缝线，并将线头拔出，这样皮肤外的缝线不会污染皮内的组织。对于重睑、眼袋、上睑下垂的细小缝线，用尖刀片挑断一侧的缝线，再拔出线头。也可以用 75%乙醇消毒伤口后，用手术镊夹住非打结侧的缝线，轻轻提起，将剪刀的一叶伸入缝线之间，用剪刀向下压皮肤，使埋入皮内的缝线部分露出，用剪刀将两边的缝线均剪断，然后从打结处将线头拔出。或者用两把手术镊分别夹住缝线的两端，然后向两侧移动缝线，在缝线移动后，剪断切口一端的线头，将缝线从另一端抽出。拆线拔除容易断裂，因此，动作必须轻柔。如线断裂在伤口内，必须细心将短线找到并挑出。近年来，笔者在临床上采用 11 号尖刀片进行拆线，其效果比用小弯剪准确而方便，并减少了线的断裂。

第十二节　早期换药的观察

早期换药的目的是检查和处理伤口，促进愈合。更换切口敷料一定要顺切口方向轻轻揭开敷料，有粘连时应耐心用湿盐水棉球或消毒液浸润后再揭开敷料，急躁粗暴的换药会造成伤口出血再损伤，影响愈合和增加感染的机会。术后更换敷料过早，可能影响加压包扎的作用，过晚又有可能失去处理不良情况的有利时机。首次换药应由术者掌握，不可轻易委托他人处理。婴幼儿首次更换敷料或拆线时，必要时应在麻醉下进行。一般于手术后3 天换药，但对手术后渗出多的病人，如敷料湿透，应随时更换。换药不是单纯更换敷料，换药的目的是保持切口无菌，观察切口的愈合情况及有无感染。因此，换药时应从以下几方面进行观察。

1. 手术区皮肤的颜色　手术后 3 天，切口周围的皮肤应基本接近正常，如此时切口外观红肿，应警惕切口感染的发生。

2. 渗出物的颜色、性质和量　正常情况下手术后前 3 天为渗出期，3 天后进入吸收期。因此在手术后 48~72h 内拔除引流条。正常的渗出液为淡黄色、清亮、透明。如渗出液色彩灰暗、黏稠，应考虑切口感染。

3. 切口的质地　手术后 48h 切口处水肿最明显，48h 以后切口逐渐消肿。正常情况下，手术后 3 天换药，切口应均质，无硬结，无波动感。如换药时发现切口红肿，触摸有硬结，压痛明显，可诊断切口感染，应按切口感染处理。如切口无红肿，但有波动感，应考虑手术区有积液，行穿刺抽吸，抽吸后再加压包扎。

第十三节　皮肤外科术后早期注意事项

术后早期细致的临床观察与及时、准确的处理可能出现的问题，也是手术成功与否的重要环节。术后抬高患肢及指（趾）端血运的观察，不得在术肢测量血压和避免躯干部术区长时的受压等，这些看似简单的问题不可忽视。皮瓣转移或显微外科手术后，应防止蒂部或血管吻合部受压、扭曲，尤其在手术结束移动病人到病房的过程中，均应注意观察和防止出现意外，并进行正确的体位维持。对手术后疼痛剧烈者，必须详细了解疼痛的原因，观察是否包扎过紧，局部（尤其是四肢）有无血远障碍（水肿、瘀血或苍白），对疼痛剧烈伴有局部肿胀，应考虑是否有血肿形成，若同时发现皮下淤血明显，血肿形成的诊断即可成立，应及时在无菌条件下，拆除部分缝线，进行清淤止血处理。术后给予必要的镇静镇痛处理是需要的，尤其对手术后肢体固定于特定位置的病人，如上臂固定于头部、或采用双臂、双腿交叉皮瓣等，须经常给予镇静剂或止痛剂，待肢体习惯于固定姿势后可予停药。

关闭创口后包扎前应仔细检查皮下是否有积液、积血、挤排伤口处可能存留的渗出物，必要时给予冲洗以排除少量的淤血块。注意伤口是否对合严密，引流物是否脱出或固定不牢。敷料包扎应有足够宽度的面积覆盖整个创面，一般要求超过创口周缘 5~8cm。

均匀适宜的压力有利于消灭无效腔，减少和防止渗出和出血，促进回流，减轻水肿及固定移植物等。加压包扎时，可使用松醉纱布块对一些部位进行充填，以防止凹凸部位结合不密切而影响愈合效果。肢体包扎应尽可能露出指（趾）端以方便血运观察。包扎后应检查敷料是否潮湿、过紧过松、移位等。关节部位为防止移动或牵拉，应给予夹板固定制动。

第十四节　术后早期功能锻炼

皮肤手术为病人的外观与功能恢复奠定了基础，为获得期望的手术疗效和外观与功能最大程度的恢复，与手术后能否进行正确的指导和适宜康复措施有着明显的关系。如颈部皮肤移植、四肢屈曲部位皮肤移植、手指挛缩松解手术后等，除指导和加强功能锻炼外，在休息和睡眠时，如不采取抗挛缩固定，则极易收缩，再度造成不同程度的功能障碍。因此，病人术后除嘱咐坚持不懈的刻苦锻炼外，最好能在康复技师指导下，利用先进的治疗机械、仪器及物理治疗等技术和设备，进行康复治疗。

第二十一章 皮肤外科手术常见并发症与防治

第一节 概 述

即使是相对简单的门诊手术，也不能完全控制并发症的发生，出血和血肿、感染、皮肤坏死、伤口裂开和缝线肉芽肿等这些相互间具有密切关联性的并发症会偶尔发生，尤其在颜面部还会发生暂时性感觉障碍和运动神经麻痹甚或永久性神经损伤。因此，解剖学知识的掌握和精细化手术操作，应是每一位皮肤外科医师不能忽视的基本知识和技能。同时，皮肤外科医师还必须懂得采取何种方法和步骤以避免并发症的发生，了解和判断并发症的早期症状，并要求知道并发症发生后该如何应对和及时有效的正确处理。

第二节 出血和血肿

一、原 因

出血和血肿的预防很重要的一点是要掌握术区血管分布及血液供应的基础知识，尽量避开容易受损害、表浅的、无遮蔽部位的大血管。病人服用抗凝药物如华法林、阿司匹林、双嘧达莫或肝素等也是需要考虑的因素，而多数外科医生认为阿司匹林是造成手术中出血的重要原因之一。除此之外，有些中草药和维生素具有很强的抗凝功能特别是维生素 E、鱼油和草药委陵菜等。以五种英文首字母都是 "g" 的草药添加剂，即大蒜（garlic）、银杏（ginkgo）、人参（ginsong）、姜（ginger）和绿茶提取物（green tea extract），这些都能通过影响血小板功能而导致出血。乙醇可以导致血管扩张，并抑制二磷酸腺苷诱导的血小板凝集作用，多量饮酒的病人有出血危险。一般情况下，处理手术中少量出血并不复杂，但抗凝药物导致的毛细血管性出血，会令人感到棘手。术中应用含有肾上腺素麻醉剂的应用，易造成继发性、延缓性出血，应预警惕。术后出血常发生在术后 6～12h，活跃性出血很容易判断，因为经常会浸透敷料。血肿表现为疼痛性迅速扩大的肿胀，其原因主要为术中止血不彻底或结扎线滑脱所致。这些情况还会因病人服用治疗性抗凝药、止痛药或影响血小板功能的中草药方剂而变得复杂。

二、预防和治疗

预防术后出血最主要的措施是术中仔细结扎（或电凝止血）出血点，进行皮下游离后的伤口，应认真检查，并发现和处理出血。对去除占位性皮损的创面严防无效腔形成和存在。

使用加压包扎或打包加压的方式，能够在肾上腺素作用消失后通过物理压迫而发挥止血作用。

对于可能预见的出（渗）血放置适当的引流装置是有效的，引流装置应在术后 24～48h 拔除。

术后制动和避免大的活动不能忽视。术后出血多数情况下通过再压迫止血是可以控制的，如果压迫止血失效或者有明显的活动性出血已浸透了敷料，就需要按无菌原则，在麻醉下拆除缝线暴露伤口，重新结扎或电凝出血点后重新缝合包扎。

术后瘀斑通常发生在结缔组织下方松弛且可扩张的部位，瘀斑会因为重力作用形成一种从蓝色到紫色的轨迹，其后颜色因血红蛋白被氧化成代谢物而变成黄色，最终可被重新吸收。瘀斑最终对美容效果没有影响，因此，不需特殊治疗。术后血肿形成虽不是常见的并发症，但当严重时可能会导致伤口坏死和裂开。血肿一经确定，尤其是发生张力性血肿应拆除部分缝线，尽早去除血凝块，结扎止血，重新缝合。

第三节 感 染

伤口感染通常发生在术后 3～6 天，伤口感染可以是单纯的或者是复杂性的。如对蜂窝织炎不治疗就可能会发展为败血症。大多数伤口感染都开始于手术部位的红肿和不适，而早期伤口轻度发红或轻度瘙痒大多是缝线作为异物被身体所识别而产生的炎症反应。真正的感染是持续的疼痛逐渐加重，红肿反应明显，甚至有脓液溢出。会阴部、腋窝或黏膜的成型修复手术感染的概率，因这些部位存在特定微生物和解剖关系而增加。

1. 严格的无菌操作技术是预防伤口感染的重要手段。

2. 淤血是细菌生长的良好培养基，术中对可能聚集血清或血液的伤口无效腔一定要关闭。

3. 手术部位采取刮除或用化学方法去除毛会增加感染的危险，取而代之的措施是在手术前或在手术中（如果需要）剪除毛发。

4. 避免在缝合伤口用镊子过度夹持和挤压切缘皮肤。

5. 伤口缝合应使用低组织反应性的缝线。

第四节 皮 肤 坏 死

缺血是造成坏死最常见的原因。伤口的过度张力及病人本身的因素如糖尿病等会损害微循环而影响血供。血肿和伤口裂开会影响局部的血液循环，如果不及时处理和措施失当就可能导致皮肤坏死。皮瓣的远端比皮瓣其他部分也更容易发生缺血性坏死。

预防皮肤伤口坏死的首要方法是防治常见的并发症，如张力过大、血肿和感染等。皮瓣远端的坏死多是因为皮下游离得不充分或者皮瓣设计欠佳，造成皮瓣在一个或多个方位上存在较大张力，过多地切割蒂部的基底从而损害了血液供应，以及有齿镊、钳过度夹持创缘组织等。过度的电灼会导致创面产生过多的坏死残渣、破坏血液供应及造成细菌孳生的温床。

第五节 伤 口 裂 开

正常愈合的手术闭合发生裂开常常发生在缝线拆除时或拆线后不久，很多因素会增加伤口裂开的机会，①通常与不佳的手术技术有关，如在闭合处有过大的张力、皮下缝合不当或缝合不对位等。②病人长期服用皮质类固醇激素、年龄过大（皮肤萎缩，真皮退行性变化）及大量吸烟等都是诱因。③病人自身因素也是影响伤口愈合不可忽视的因素，如肥胖、原发性高血压、低蛋白血症和肝脏疾病等。④过早拆线也会引起伤口裂开。

了解不同部位伤口自然愈合过程及伤口抗拉强度与正常皮肤组织的关系，对于防止伤口裂开是需要的。实验显示手术后 2 周，伤口瘢痕的抗拉强度只是正常皮肤的 5%，术后 4 周将近 30%，即是完全愈合，瘢痕的抗拉强度也没有超过正常皮肤的 80%。

第六节 缝线肉芽肿

缝线是异物，异物反应表现为沿皮肤缝线发生的红斑和（或）无菌性脓疱，这种常见的缝线反应要和少见的缝线肉芽肿相鉴别。缝线肉芽肿常见的临床表现是术后 1～4 个月出现丘疹或脓疱，甚至在最初的时候有缝线组织凸出，这是皮下包埋缝线的一种迟发反应。缝线肉芽肿的形成可能与过多的线结或缝线材料的选择有关，不同的缝线有不同的反应发生率。临床发现有些可吸收缝线比其他缝线更容易形成肉芽肿。防止出现缝线肉芽肿，应避免使用高反应性的可吸收缝线（如天然材料的肠线），选择低反应性（如单股合成的）缝线。缝线肉芽肿一旦发生，往往造成伤口迁延不愈，加强局部清洁换药处理，或通过理疗的方法促进局部肉芽肿分解液化，加速其缝结排出，可促进愈合。

第七节 面部血管、神经损伤

一、血 管 损 伤

面部大部分区域均有侧支血液供应，所以很少导致皮肤坏死。行唇部组织病理学活检或切除皮损时，经常会遇到唇动脉出血，术中可以实施结扎或直接电凝止血。在眶周区域进行切除或成形修复手术时，止血不充分可导致术后出血甚或永久性视力受损伤。颈部手术一般应在颈阔肌以上进行，该肌肉的损伤或横断会导致出血。头皮手术时，组织的游离应深达帽状腱膜层并在疏松结缔组织中进行，由于头皮较厚、而且柔韧性较差，故头皮伤口缺损的闭合需要比身体其他部位做充分的游离或更大的皮瓣。

二、神 经 损 伤

手术中不慎损伤或切断神经，或者因为肿瘤侵犯、包裹神经而不得不切断时，都会造成神经的损伤。神经的损伤总是让医生和病人都感到不安。但是，并不是所有的运动性麻痹都是永久性的，而感觉神经的损伤也没有运动神经损伤所带来的后果明显，感觉通常在一段时间后恢复，某些神经分支的损伤多数情况下仍有可能随时间而恢复。

面神经有运动、感觉和支配副交感神经的功能。在面颈部的外科手术中，避免面神经的损伤尤为重要。而神经的基本运动功能是通过五个主要分支来支配面部表情肌，而最常损伤的分支是颞支和下颌缘支，颧支和颊支走行于颊中部皮下组织深层却很少受到永久性损伤，另外颧支和颊支有着丰富的网状吻合相通，即便损伤一根分支后，经一段时间后通常会由另一支代偿，但对于恶病质或老年病人，由于脂肪萎缩，手术时应预高度重视。面部手术刚结束时，局部麻醉未消除前，会产生类似神经损伤的表现，这种延迟性运动功能障碍，术后可持续 6～12h。但若因神经曾被牵拉或擦伤，虽然不是横断，但是在神经功能逐渐恢复之前，相应区域肌肉萎缩可达数周或数月，长者可达半年。

由于面神经的分支多数彼此吻合、功能重叠，运动功能一般可望自行恢复，对于面部神经功能损伤 6 个月不能恢复，就可以确定诊断为永久性神经损伤，应与颌面外科、耳鼻喉科或整形外科的医生配合，修复技术包括利用神经移植做神经搭桥或重建，面部成形手术可以部分恢复神经功能，还可以通过美容技术来改善功能或掩盖缺陷。

第六篇　皮肤外科常用治疗技术与并发症

第二十二章　皮肤及相关移植

第一节　皮肤缺损对人体的影响

皮肤对人体的保护作用有多种，皮肤对生命的重要性是可以想象的。任何创伤、烧伤及皮肤化脓性感染等均可造成不同程度的皮肤缺损，影响人体健康。小的皮肤缺损，主要表现为局部创面的渗出，电解质、血浆蛋白的丢失，感染，愈合困难，迁延时日，或愈合后遗留瘢痕或关节屈式挛缩畸形，造成功能障碍或影响外观。较大面积的皮肤损伤，在早期可有大量体液、血浆蛋白等的丢失，是造成病人消耗、贫血、低蛋白血症、营养不良、衰竭，以致全身抵抗力下降的重要原因。皮肤缺损后的创面又是细菌生长繁殖的良好环境，若持续存在化脓感染，创面内往往伴有坏死组织或不健康的肉芽组织，局部渗出增加，更加重全身消耗与衰竭，甚至诱发败血症。这种情况下的皮肤缺损可以危及生命。

第二节　皮肤移植的作用与价值

皮肤位于身体表面，各种体表畸形和缺损都涉及皮肤组织。修复这些畸形和缺损时也离不开皮肤组织。因此，皮肤移植是一项常用的修复治疗措施。切断皮肤移植物与四周和基底的血管、神经等一切组织联系，移至受区，称为游离皮肤移植，又称皮片移植。若有部分联系未被切断，连同未切断的蒂移至受区，与受区血管吻合，及时重建皮瓣的血液供应，此称为吻合血管的游离皮瓣移植。游离皮肤移植物不包括皮下组织。经常使用的有包含部分真皮的中厚皮片、包含全部真皮的全厚片及带真皮下血管网的全厚皮片。本章所指皮片移植为自体皮片移植，并主要介绍皮片移植的作用与价值。

针对各种创口，应对其所在部位、大小、深度、重要结构暴露的程度等作全面评估，再制订修复计划。考虑修复方法时，要优先选择简单的手段。可供临床选择的基本方法有：①游离创口周围皮下组织后直接缝合；②皮片移植；③局部邻近皮瓣移植；④远位皮瓣移植；⑤游离皮瓣移植；⑥皮肤软组织扩张术。其中皮片移植简单易行，可用于人体任何部位皮肤缺损的修复，只要受区有足够的血供来维持移植皮片生存的需要。

第三节　供皮区选择原则

1. 供皮区应选择远离皮损处及关节功能部位和较隐蔽部位。对于皮片切取面积较大或修复部位较多时，应有计划规划使用供皮部位、取皮面积和取皮厚度，既要满足修复部位的功能及外观需求，同时还要考虑供皮遗留的色素变化和瘢痕增生问题。

2. 背部、臀部及大腿外侧等部位皮肤较厚，可以切取较薄皮片1～2次。下腹部位较隐蔽，皮肤较松弛、牵伸性好，即使切取较大面部的全厚皮片，供皮区仍可直接缝合，为临床全厚皮片常用供皮部位。在修复颜面部较小面积皮肤缺损创面时，应选择质地、色泽相近似部位供皮，如锁骨上凹附近、上臂内侧或腹膜沟处。

3. 头皮较厚（2.96±0.48）mm，血液循环丰富、抗感染能力强、毛囊多愈合快，可多次重复切取 6～8 次，且对头发的生长无影响、无瘢痕增生和色素改变。通常断层皮片切取厚度为 0.3～0.5mm，仅占头皮厚度的 1/9～1/6，取皮后一般 5～7 天即可愈合，为大面积深度烧伤创面修复的良好皮源。

第四节　不同厚度皮肤移植的特点

按皮片的厚度分类，可分为刃厚皮片、中厚皮片、全厚皮片与含真皮下血管网皮片，前两者又称为断层皮片（图 22-1、图 22-2）。

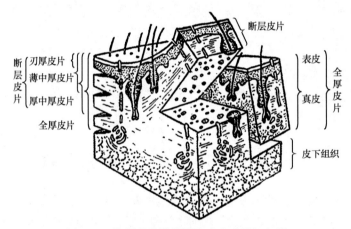

图 22-1　按厚度分类的游离皮片移植组织学

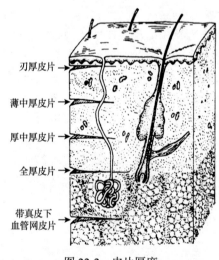

图 22-2　皮片厚度

刃厚皮片最薄，在各种创面上易成活是其优点，但后期收缩性、色泽改变（变深）最显著，主要用于肉芽创面、大面积烧伤及撕脱伤皮肤缺损的覆盖，在整形外科中应用较少，仅选择用于鼻腔、外耳道、口腔衬里的修复。

中厚皮片通常分为 0.3～0.4mm 的薄中厚皮片、0.5～0.6mm 的一般中厚皮片、0.7～0.78mm 的厚中厚皮片。由于身体各部位皮肤厚度不同，而且不同的人，皮肤厚度也不一样，因此上述厚度是相对值。中厚皮片存活较易，在收缩性、耐磨性、色泽改变等方面又近似全厚皮片，因此被广泛应用。

全厚皮片及含真皮下血管网皮片存活后在质地、收缩性、色泽等方面改变不明显，是理想的皮肤移植材料。其皮源受到限制，且存活率显然不如刃厚和中厚皮片高，主要用于修复面部及功能部位（如关节周围、手掌、足底等）的皮肤缺损。如何提高全厚皮片和含真皮下血管网皮片的成居率及扩大移植面积，仍须继续研究、积累经验。各种移植皮片的特点见表 22-1。

表 22-1　各种移植皮片的特点

种类	切取层次	皮片厚度（mm）	在创面上存活难易	存活后收缩性	弹性及耐磨性	色泽改变	质地改变	皮源量
刃厚	表皮+真皮乳头层	0.2～0.25	易	40%	差	明显	较硬	丰富
中厚	表皮+部分真皮	0.3～0.4（薄）	易		较差	明显	较软	
		0.5～0.6（一般）	较易	10%～20%	较好	较明显	较软	丰富
		0.7～0.78	尚易		好	不明显	软	
全厚	表皮+真皮全层	不同部位厚度不一，平均1mm	尚易	几无	好	不明显	软	受限
含真皮下血管网皮片	表皮+真皮全层+真皮下血管网	不同部位厚度不一	不易	无	好	不明显	柔软	受限

第五节　皮肤移植的成活过程

一、血浆营养期

皮片切下后失去血供而颜色较白，植皮后 24h 内，没有任何血液循环建立以前，皮片自受皮区创面渗出液吸取营养，即为血浆营养期。此时皮片微肿胀、发亮。6～12h 皮片微蓝，皮片与创面间的小出血点，可以认为是受皮区毛细血管开始生长，或由皮片的毛细血管向创面的反应性生长，或两者均存在。12～24h 内皮片略带粉红色，是由于受皮区充血，红细胞随渗液进入皮片，或水肿的皮片透光显出受皮区的颜色。皮片因吸收营养液而使其重量增加（14h 内增加 20%，48h 内增加 30%）。植皮后 24h，受皮区血管芽已长入皮片，但还没有血液循环，新生的毛细血管口径小，皮片原有的血管内仍存在血栓。

二、血管再生与血循环的建立

在移植 48h 后，血管芽在皮片与受区间活跃生长；术后 4～5 天内，受区的血管芽长入皮片，同时也有受区血管和皮片内血管直接吻合形成新的血管网。至此，皮片重新血管化并建立了循环，在临床上可见皮片明显转红，血液进入皮片后可抑制血管芽的过度增生。

在皮片血管化的同时，新淋巴管也同时建立起来。由此可作出以下结论：皮片移植后存活的关键时期是在移植后 24～48h 内。皮片如能在 24～48h 顺利过渡到血管化即可存活；超过这个时间，在体温下，大多数皮片细胞将开始自溶，皮下积液或有异物、皮片滑动都会阻碍皮片血管化的过程，使皮片移植归于失败。

第六节　皮肤移植生长后的特征

皮片在受区存活生长后，在收缩性、色泽、耐磨性、皮肤附属器、感觉等方面均有一系列改变，这实际上反映了皮片在受区稳定的过程，通常需要 3～6 个月甚至更长时间。

一、移植皮片的收缩性

移植皮片收缩可分为早期收缩和晚期收缩。早期收缩又称为皮片的回缩，与皮片中所含弹力纤维的多少有关。皮片越厚，回缩性越大，如刃厚皮片回缩率为 9%～10%，中厚皮片为 20%，全厚皮片可达 40%。这种早期收缩是非生物性的，通过对皮片的拉张，基本上可恢复到原来的面积，手术中可通过对皮片进行有效的固定来实现。晚期收缩通常是受区创面收缩而非皮片收缩，皮片仅在受皮区皱缩，并且表面积永久性缩小。晚期收缩可受下列因素影响：①皮片越厚，晚期收缩倾向越小，全厚皮几乎无晚期收缩征象；②受区越坚硬，皮片收缩越少，植于骨膜面的皮片收缩较软组织表面的皮片收缩要小得多；③皮片的完全成活可减少创面收缩，皮片部分缺失的部位，则通过收缩和周围皮肤的上皮层扩展而愈合。

皮片收缩开始于植皮后 10 天至术后 6 个月，收缩力对创口产生持续而始终不懈的牵拉，即使有强大的肌肉力量也不能阻止其收缩。用模具或夹板或弹性绷带加压包扎，是阻止收缩的较好方法。并非所有的收缩都是有害的，在某些部位如指尖，代替撕脱皮肤的皮片可收缩 50%，这样能把创周正常有感觉的皮肤都牵拉至创区内。

二、移植皮片的色泽

取自耳后、上睑、锁骨上区的全厚皮片，其色泽与面部皮肤较相配；取自股、腹部的断层皮片，最大的缺点是其颜色会变为浅棕色或深棕色，与面部和其他暴露部位很不一致。皮片色素沉着是由于激素或阳光中的紫外线刺激黑色素细胞分泌更多的黑色素所引起，色素沉着可维持较长时间。植皮术后应避免移植皮肤直接暴露在阳光下，以及定时涂抹能滤过紫外线的防晒霜，有助于防止皮片色素沉着；磨削术可减轻皮片的色素沉着；对褪色的皮片，可通过一定波长的紫外线或文刺术来解决。

三、移植皮片的附属器结构

任何与皮片一同移植的皮肤附属器（如毛囊、皮脂腺、汗腺等）均可继续发挥功能，如果不包括或包括部分皮肤附属器，则不可能再生。因此只有全厚皮片移植后，才能保留生长毛发、分泌皮脂和汗液的功能。

在留有毛囊的全厚皮片中保留毛发生长功能，可用于眉毛、胡须的修复及永久性秃发的修复。移植的带毛囊的皮肤，毛发在 3 周内脱落，8～10 周后重新长出新的毛发。

皮肤功能通常被破坏，只有全厚皮或厚中厚皮片可在几个月后恢复功能。因此，皮片必须经常用含水羊毛脂或液状石蜡涂布，防止术后干裂。缺少正常皮脂的润滑，皮片易发生迟发感染，使皮片产生浅表溃疡。

除了全厚皮片移植有泌汗功能外，刃厚和薄中厚皮片移植后，出汗功能将永久性丧失。泌汗功能的恢复和神经感觉的恢复相平行，因为神经支配是汗腺泌汗的前提，手掌、足底、腋窝的泌汗有情感性，而其他部位的汗腺泌汗与体温有关。皮片移植的泌汗功能情况由其受区决定。因此，腹部皮片移植到手掌后，其泌汗由情感控制而不是热刺激。

四、移植皮片的感觉

只有当神经末梢长入受区皮片后，皮片才稳定下来。这些神经末梢可从创缘和创面长入皮片，并随机分布。在皮肤附属器，神经分布具有一定规律。皮片恢复后，痛、触、热、冷感觉与受区相一致。植皮后 3 周感觉开始出现，1.5～2 年后恢复到最佳状态，起初有痛觉过敏，但数月后可恢复正常。获得感觉的中厚、全厚皮片一般比较耐磨，如果手掌、足底等部位在皮片与骨组织之间有足够的软组织垫，则这些皮片可发挥正常的功能。显然，承重区的皮片、皮瓣很需要有保护性的感觉。

五、移植皮片的生长发育与对受区的作用

在皮片收缩停止后，皮片的生长发育与整个机体表面积的增长率基本一致，但各个部位增长的程度不一样；张力是影响生长发育的重要因素，皮片的增长率较瘢痕高。

若皮片移植在骨膜表面，则不仅其本身发育受限制，也会影响骨的发育。如在幼年时紧贴下颌骨表面移植中厚皮片，下颌骨将不能正常发育，引起面部比例失调，严重者可产生鸟嘴畸形。

第七节　自体皮肤移植

一、表 皮 移 植

表皮移植术起源于白癜风的手术治疗，故也有称"白癜风表皮移植术"。其治疗过程为采用某种形式使表皮发生分离，用取自正常皮肤的表皮移植到须治疗病变部位的去表皮皮肤创面上从而发挥治疗作用。

（一）适应范围

（1）白癜风：①稳定期，一般而言，稳定期白癜风最适合表皮移植术治疗。一般白癜风应在 3～6 个月或以上无新皮疹（白斑）发生、或皮疹停止发展 3～6 个月或以上，采用本术治疗。②皮损较局限，只有较局限的白斑皮损才有实施表皮移植术的可能性。原因之一是过于广泛的白癜风皮损可能预示其色素细胞被自毁破坏的机会较大，治疗成功机会减少；其二，广泛皮损者正常供皮有限，手术费时费力，手术费用大等限制了表皮移植术的实施。③选取有效治疗部位，由于是解决美容问题，治疗应首先选取颜面、颈部等美容部

位。这些部位也是表皮移植术治疗效果最好的部位。另一些美容部位（如四肢关节活动部位、尤其是手足）则治疗效果较差。

（2）外伤性色素减退或缺失，在不伴明显瘢痕的外伤性色素减退或缺失，确信不能恢复时可采用表皮移植治疗。

（二）禁忌证

进展期白癜风，特别是新发生皮损，或近期皮损在明显发生发展过程中的病人应视为绝对禁忌证。此期如施行表皮移植术，不但原白斑生长色素的能力较低，或原白斑扩大，而且供皮区创面可能发生新的白斑（同形反应）。此时的白癜风应采用内用药物治疗为主，力争控制病情发展，或配合光疗、外用药物、中医中药等综合治疗，避免包括刺激性外用药物在内的皮损及正常皮肤的损伤和刺激。

（三）手术方法

1. 供皮区表皮分离　表皮分离的方法有多种，但最常用、最标准的方法应是表皮分离机分离法。

（1）表皮分离机分离法：表皮分离机分离表皮的机制为应用特定的吸杯吸附于皮肤表面，将吸杯内控制在一定的负压（−65～−50kPa），或加以一定的温度（40～45℃），持续一定的时间（30～60min），使吸杯下的皮肤表皮发生分离，临床表现为薄壁水疱形成。此疱壁即为分离的表皮。

（2）冷冻分离法：利用液氮冷冻方法使皮肤于表皮内发生水肿、分离、起疱，从而形成表皮分离。

（3）刺激药物发疱法：一般采用斑蝥素（一种强皮肤刺激剂）液涂搽于皮肤上，经过一定时间后皮肤会因受到强烈刺激而发生炎症反应，致表皮内水肿、分离、起疱，从而形成表皮分离。

以上表皮分离方法所形成的表皮可能存在质量上的差别，一般认为表皮分离机所形成的表皮质量较稳定，是比较理想的供皮性表皮。

2. 受皮区去表皮方法　去除受皮区表皮的方法较多。

（1）皮肤磨削术方法：利用皮肤磨削术方法磨去受皮区（白斑）的表皮，此法最为有效及常用，实施方便，准确可靠，能根据白斑的大小、形状而实施均匀去表皮处理。所需器械为皮肤磨削机或台式牙钻及相应的磨头工具。施术前应采取必要的麻醉措施，如0.5%～1%利多卡因溶液局部浸润麻醉，或术前1h涂搽5%利多卡因/丙胺卡因霜（EMLA）。

（2）表皮分离法：使用前述表皮分离的方法去除受皮区表皮同样可行，但各有优缺点。表皮分离机方法所分离的表皮层次较理想，但受分离机吸杯形状所限，不能完全、均匀地去除白斑区表皮；冷冻法及药物法有多方面不利之处，如起疱时间与手术时间的协调问题，表皮分离层次不易掌握，以及低温冷冻及刺激药物可能造成组织反应较重等。

（3）激光磨削术方法：应当指出，普通治疗激光如连续波 CO_2 激光不能用作激光磨削术。用作激光磨削术的激光为超短脉冲激光（超能激光），此类激光具有超短脉宽及瞬间高能的特点，使靶组织热损伤较小。用此方法去除白斑区表皮能更加准确地适应白斑的多形态特点。但有学者认为皮肤磨削术处理的受皮区疗效高于激光磨削术。施术前应采取必要的麻醉措施，如 0.5%～1%利多卡因溶液局部浸润麻醉，或术前 1h 涂搽 5%利多卡因/

丙胺卡因霜（EMLA）。

3. 表皮移植 表皮移植术的表皮移植过程是一项体现手术者技巧的艺术，并要具有高度责任感和耐心细致的精神。

（1）剪取表皮：再次消毒供皮区疱壁及周围皮肤。用眼科尖弯剪，沿疱底水平小心离断水疱。技巧之一是先备一块外包一层凡士林纱布的竹制压舌板，待水疱离断一半或大半时，用压舌板贴近水疱，用无齿小镊将水疱翻转贴于压舌板上，再离断剩余部分水疱基底。在压舌板上轻轻展平、展开已经翻转的表皮（疱壁），并清除纤维蛋白渗液，备用。技巧之二是先按白斑区一定形状和大小修剪一块凡士林纱布，将剪下的水疱翻转贴于其上，清除纤维蛋白渗液并展平，如此逐一铺满整块凡士林纱布后将其翻转按对应的白斑形状准确轻贴于创面上。注意每次铺贴的凡士林纱布块不宜过大，以便于准确操作。本法较适于移植面积较大者。技巧之三是将剪下的水疱直接放于受皮区创面或邻近皮肤上，翻转并清除纤维蛋白渗液并展平，再小心回翻转贴于创面，如此逐一完成全部移植。本法较适用于小面积移植者。无论何种技巧或方法都必须保证水疱壁的分离面贴于受皮区创面，否则移植不会成功。

（2）移植表皮：再次用温盐水轻轻清除并吸干已去表皮的受皮区上的血液、渗液，将前述备好的表皮随压舌板置于受区创面上合适的位置，用无齿小镊轻轻将表皮从压舌板上拔下，使其平整妥贴于创面上。如此完成全部表皮的移植，使每块表皮紧密衔接。

（3）包扎固定：根据临床观察，良好的包扎固定是表皮移植术成功的关键措施之一。无论采用何种包扎固定形式，要点是保证移植的表皮始终妥贴固定于创面上。我们的做法是：先用一层凡士林纱布紧贴表皮创面上，再用注射器向其上滴注氯霉素溶液。小面积者用创可贴包扎固定，大面积者覆盖 3～4 层纱布，外加优质透气宽胶布固定。供皮区创面用一层凡士林纱布保护，创可贴简单包扎。数天后自行愈合。

（四）注意事项

1. 预防感染 防止感染十分重要，如发生感染不但手术失败，更会导致受皮区形成瘢痕，造成新的美容问题。所以，术后应常规使用抗生素 5～7 天，保持创面清洁、干燥。

2. 包扎固定时间 受皮区包扎固定 10～12 天或更长，其间原则上不更换敷料，即使更换外层敷料也要保证不能移动内层凡士林纱布。

3. 后期处理 揭去包扎敷料后，创面呈淡红色或有少许淡色素出现，此时皮肤十分娇嫩，不能搓洗、暴晒、受过热过冷刺激及过度吹风，不宜使用刺激性药物及化妆品。可配合白癜风内用药物治疗。

二、真皮移植

真皮移植是指切取去除表皮后的真皮的移植，包含真皮的深部乳突层、网状层、皮脂腺、毛囊和汗腺。真皮的组织学特点：真皮质地柔软、结构致密、坚韧而富有弹性、毛细血管丰富易成活、抗感染力较强。真皮皮片移植后吸收少（<20%），临床上常用作组织填充材料、充当组织加强物修复缺损，用于关节成形术等。真皮皮片的成活过程分三个阶段：组织液营养期、血管生长期、组织和附件转变期。组织液营养期在移植后 4 天内，此后进入血管生长期，组织和附件的转变亦开始进行。皮脂腺在 2 周左右消失；毛囊在 2 个月后

逐渐消失；汗腺及其导管永久存活并维持分泌功能；胶原纤维和网状纤维持久存在。

面部凹陷畸形，如面颊部、颞部、额部、眼睑的凹陷及薄唇为适应范围。全身急性疾病须治愈后或缓解后病情稳定方可手术移植。局部有炎症、有出血倾向者列为禁忌证。完整的手术前设计包括供区选择和真皮填充材料的塑形。

真皮供区的选择：一般选择毛发稀少、皮肤较厚的部位作供区，常用部位有侧臀部、腹部和大腿外侧。供区的标记，用甲紫标记需填充的范围，在离填充范围较近的轮廓线部位、隐蔽部位或沿皮纹方向画出切口线。真皮切取的范围：根据面部凹陷的程度和大小，用甲紫在供区标记真皮切取的范围。一般采用局部浸润麻醉。

（一）真皮切取

麻醉后，按手术前设计，用滚轴刀或取皮鼓在真皮供区切取薄中厚皮片，皮片的蒂部不要切断，然后用手术刀或滚轴刀切取真皮。真皮切取后，彻底止血，将表皮按原位缝合，对容易加压包扎的部位，可直接加压包扎，对不适合包扎的部位，采用打包加压包扎。

（二）面部填充

1. 修剪真皮表面的脂肪组织，根据凹陷的形状裁剪真皮。按面部凹陷深浅将 2～3 层真皮缝合在一起，将缝合后的真皮组织块放在需填充的部位，观察填充的效果。放置时应将真皮面积大的一侧放在外面。然后根据模拟效果对真皮组织块进行调整，直至效果满意。由于真皮移植后存在吸收变小现象，填充时应适当过度矫正。

2. 填充的真皮塑形后，用利多卡因行局部麻醉，按手术前设计的切口，切开皮肤及皮下组织。在 SMAS 筋膜（人体的头骨外面有一层筋膜层）的表面，按手术前设计游离真皮填充腔隙。腔隙游离完成后，彻底止血备用。

3. 在真皮组织块四周用 3-0 细丝线缝合以备固定用。然后按塑形时模拟的位置放置真皮组织块，并将真皮片上丝线穿出皮肤，在两线之间放置一个棉球后将丝线拉紧并打结固定。这样，真皮便固定在凹陷区。

4. 缝合切口，将真皮填充区加压包扎。

（三）手术后处理

（1）持续加压包扎 10 天。

（2）常规静脉滴注抗生素 3～5 天。

（3）手术后 7 天拆线。

（4）如果一次填充不满意，于手术后 6 个月进行二次填充。

注意事项：①真皮坏死，主要表现为真皮填充处持续红肿，随着炎症的消退，填充物逐渐吸收变小。可能与真皮填充的层次有关，真皮填充的层次越多，真皮坏死的可能性就越大。预防措施：真皮填充的层次不宜超过三层。一旦手术后真皮坏死被吸收，待 3 个月进行二次填充。②切口感染，主要与手术中无菌操作不严格有关。预防措施：手术中加强无菌操作，手术后预防性应用抗生素。一旦出现切口感染，应及时引流，必要时，取出真皮移植物。

（四）真皮移植的变化

真皮移植后，受区的血管长入移植物，并且移植物一直保持真皮组织的性状，不被纤维组织取代。但真皮中的皮肤附属器如皮脂腺、毛囊，与汗腺又如何发展呢？因为从理论上讲，这些皮肤附属器及真皮表面未去尽的上皮埋在组织内会形成囊肿，影响着临床上推广使用真皮移植。

经实验发现皮脂腺一般存活 2 周，最长也只存活 1 个月。毛囊存活期最短 10 个月，也可持续存活 3～5 个月，有少数毛囊在 2～3 周明显退化。而汗腺及其导管则会永久性存活，并可以正常分泌汗液，不形成囊肿。只是其所分泌的汗液被汗腺的导管再次吸收进入附近的毛细血管网及淋巴管，也有可能成为细胞外液。现在对此有的解释是汗腺由自主神经系统的无髓鞘交感性胆碱能神经支配，当真皮移植后，附近皮下交感神经长入，使支配汗腺的神经再生。

临床上真皮移植后很少见到囊肿形成。因为小囊肿多来自毛囊，也偶尔来自皮脂腺。囊内上皮产物潴留，导致张力不断增加、压迫使上皮性内膜破坏，异物巨细胞开始聚集和肉芽肿形成，最后纤维组织取代了囊肿。如果采取真皮时表皮去除不彻底，残留的上皮成分在真皮内会发生囊肿，如果彻底清除表皮（切除薄断层皮片的厚度）很少发生囊肿。需要注意的是实验性真皮移植，人和动物皮肤的结构不同，人的皮肤相对无毛，动物皮肤中缺乏汗腺，动物实验结果不完全适用于人，但也有一定的参考价值。有人在犬和豚鼠中行真皮埋藏实验，观察 1～9 个月，发现部分毛囊和皮脂腺仍存在。

此外，真皮移植到其他部位时其命运会发生转变。1914 年 Rehn 在一次真皮代替跟腱的实验中观察到在张力影响下，上皮成分消失，10 周后检查移植物时，发现真皮发生转化变成了肌腱。这也就可以得出，在功能刺激下，中胚层组织——真皮组织能发生组织转化。对于上皮成分消失的原因，有的学者认为是移植物在较大的张力下（如真皮用于疝修补），使真皮中的小血管和淋巴管闭塞，导致营养障碍，上皮成分坏死、吸收。但事实上很多真皮是在无张力或低张力下移植的，其上皮成分也同样消失，并且上皮成分消失是比较缓慢的，因此不应完全归因于营养障碍。有的人解释说由于上皮成分被埋入组织内"不能呼吸"而引起上皮退化。就有人试图对上皮成分退化寻找答案，探讨真皮移植物内上皮成分萎缩退化吸收与血液供应的关系，并且设计了三种不同的移植方式在豚鼠中进行真皮移植。

（1）血液供给基本不受损害的真皮移植：在削去表皮的真皮表面上以邻位皮瓣旋转覆盖并缝合。

（2）血液供给部分切断的真皮移植：削去表皮后的真皮，切开两侧，游离两旁皮肤，向中拉拢，在真皮表面缝合。

（3）血液供应完全切断的真皮移植：将削去表皮的真皮切下、剪成 1cm×1cm 的真皮块，埋入皮下。从试验中观察到第（1）、（2）两种方式移植，虽其血供未受损或只部分受损，但上皮成分也发生退化消失。所以真皮移植物内上皮退化消失与血液供给的改变无明确联系。实验者推测真皮内上皮成分消退的原因是移植后改变了上皮成分的自然外露状态，从而得出因正常生理功能改变，上皮成分因废用而退化的结论。

三、真皮-脂肪移植

在整形再造中，人们愿意使用与缺失组织相同或近似的组织为修复材料。在软组织修复中，真皮和脂肪的组织性状适合，但单独使用常都难以达到治疗目的。在填充凹陷时真皮常显得过薄，脂肪组织有相当的厚度，但移植后出现术前难以预计的严重的吸收，甚至液化形成囊肿，大大影响了软组织的成型，另外脂肪组织太软不便操作，易受损伤，血供贫乏，抗感染力差。因此，在 20 世纪 50～60 年代，对真皮-脂肪复合移植物给予很大的关注，进行了实验研究和临床应用，认为真皮有丰富的血管，与它紧密附连的脂肪组织可以从真皮血管网中获得血液供应，从而增加脂肪组织的存活，减轻后期的体积丧失。一些学者提出，真皮具有血管诱导素，它对改善脂肪的血液供应有一定作用，可以减轻脂肪移植物的吸收。但 Sawney（1969）在猪中研究了真皮-脂肪移植，1 周时体积丧失 6.7%，2 周时丧失 9%，4 周时丧失 20%，8 周时丧失 33.3%，并发现血管生长仅限于真皮部分，没有血管从真皮长入脂肪，因此，他认为真皮血管形成良好并不能提高脂肪的存活，真皮-脂肪优于单纯的脂肪移植物是由于便于操作，减轻损伤而降低了吸收率。

有人认为真皮-脂肪是软组织凹陷最好的填充材料，可应用于颜面半侧萎缩、脂肪发育不良的成形和小乳房增大，乳房再造。Watson（1959）报道一例成功地使用 8×9×3 吋大，重 200～250g 的真皮脂肪移植物，而没有组织坏死、脂肪液化和感染。但其他学者使用真皮-脂肪移植后仍有明显吸收，体积丧失达 40%、50%或更多，甚至必需再次手术充填。因此，真皮-脂肪移植比单纯的脂肪组织移植有改善，但仍不能令人满意。

四、刃厚皮片移植

刃厚皮片是最薄的一种皮片，仅含表皮层及部分真皮乳头层，成人刃厚皮片的厚度为 0.2～0.25mm。优点是移植后易成活，抗感染力强，在骨膜、肌肉、脂肪、肌腱及轻度感染创面上亦能成活；缺点是成活后易收缩，表面皱缩不平，色泽深，外观不佳，不能耐受外力磨损，一般不适用于颜面部的美容手术。供皮区因保留了大量表皮突，基底细胞通过分裂、扩散，能迅速修复真皮乳头区的创面，该过程需 5～7 天。

1. 适应范围

（1）感染的肉芽创面，由于创伤后感染或感染造成的创面，慢性溃疡，或烧伤后的肉芽创面等，移植刃厚皮片愈合较易。

（2）大面积皮肤缺损，如皮肤撕脱伤或表浅肿瘤切除后所遗留的大创面，非重要功能部位者，常用刃厚皮片移植。

（3）口腔、鼻腔或眼窝黏膜缺损时，可选用刃厚皮片修补。咬除骨皮质以后的新鲜骨髓创面亦可作刃厚植皮。

2. 禁忌证

（1）不适用于手掌、足跖、关节区及面部皮肤缺损的修复。

（2）骨面、肌腱外露的深部组织创面，皮片难以成活。

3. 手术方法

（1）术前准备：取皮、植皮术的成败关系到治疗效果，为争取供区与受区一期愈合，应注意做好术前准备、术中规范操作及术后谨慎管理三个环节的工作。除急症外，取皮、植皮术通常是择期手术，和其他外科手术一样，要求病人一般健康状况良好，无贫血，无低蛋白血症，无水、电解质、酸碱平衡失调及重要脏器功能障碍。

身体各部位皮肤的颜色、纹理、厚度、血液供应和毛发生长等是不尽相同的，通常供区与受区越接近，皮肤性质越相匹配。①耳后和乳突区域的全厚皮肤常用于眼睑部的移植，该区域肤色、皮纹与眼睑部几乎无异。②一侧上睑皮肤可用于另一侧上睑皮肤缺损的修复，该部皮肤是人体最薄之处，仅 0.3mm，其下的眼轮匝肌也可一起移植，但要小心精确移植。老人因上睑皮肤松弛，对另一侧眼睑的修复特别有用。③锁骨上区的皮肤可作为面部皮肤移植的供区，无论是全厚皮片还是断层皮片，颜色与纹理都相似于面部皮肤，且能提供更多的皮片量，可用来修复前额、鼻、颊、上唇和颌部缺损。由于该区取皮后往往留下永久性瘢痕和色素改变，在穿低领衣服时十分显露。④臂内侧及腹股沟区域的皮肤较隐蔽（后者更为优越），供皮量也较多，可用来修复手、足部的缺损；但用于面部则色泽欠佳。⑤胸侧、股、臀、腹部等部位是最常用的供皮区，这些部位的皮片移植成活后，常会变成棕色或深棕色，皮片越薄，色素越深，暴晒后越显著，而且长时间存在，不易褪净。⑥耻骨上区、各骨突部、乳头和乳晕等应避免作为供皮区。⑦需要大量皮源移植的烧伤病人，头皮可作为多次取皮的供区，5～7 天后可重复切取头皮刃厚皮片。供区术前准备以清洗为主，每日 1 次；对女性及儿童，除头皮外，供区不必强调剃毛；头皮剃发应在手术之日进行，眉毛不须剃除。

（2）取皮术：目前临床上常用的有三种取皮器械。

1）滚轴式取皮刀：目前国内已设计出长短不一的滚轴式取皮刀，供头皮、四肢、躯干的皮片切取。此法方便简单，可取刃厚和中厚皮片。如方法正确，可取得较宽、较均匀的各种断层皮片。但缺点是厚度不够精确及边缘不整齐。

2）鼓式取皮机：尤其适用于同一厚度的皮片采取。该机现有三种型号：8cm×20cm 的儿童型、10cm×20cm 的标准型和 15cm×20cm 的巨大型。鼓式切皮机主要由鼓面、转动轴、刀架三部分组成，在轴的近端右侧附有圆形刻度盘，可调节切皮的厚度。切皮前应检查与熟悉鼓式取皮机的性能和特点，刻度盘是否准确，鼓面是否平整，用卷紧的纱布测试刀片是否锋利，装好刀片调整取皮厚度。然后用乙醚擦拭鼓面和供皮区皮面，将胶水均匀涂抹于鼓面及供皮区皮面，亦可应用双面胶纸使鼓面与皮面黏附，后者更为简便实用。目前我国已生产出可锁定的调节盘，能防止取皮中调节厚度移动。鼓式取皮机取皮前，要在供区及鼓面涂布胶水或使用双面胶纸，使鼓面与供区皮肤面相粘贴。鼓式取皮机是精确的取皮器械，但取皮时手施加的压力也是重要的，压力太大，使所取皮片超出鼓的边缘，切缘呈锯齿状；压力过轻，造成皮-机分离，取不到所需皮片的面积。当完成皮片的切取后，从鼓面上撕下的速度要快，这样可使胶水大部分留在鼓面上，皮片上胶水残留很少。

3）电动或气动取皮机：很像理发电剪。电动取皮机用微型电动机带动刀片，气动取皮机是用高压氮气带刀片切取皮片。目前产品的宽度是 2.5～10.2cm，切取长度可随意，其厚度是可调节的，操作方便、容易掌握。

（3）植皮术

1）创面止血：在植皮前清除受区创面的血凝块后，对活动性出血点应尽可能仔细止血。用电凝止血、结扎止血，或用温湿盐水纱布压迫渗血创面 5～10min。

2）皮片固定：目的是使大张皮片紧贴于受区创面且不易移动。

缝合是最常用的方法，有间断和连续两种。通常是从皮片缘向创缘缝合，在距皮片缘

3～5mm 处进针，穿过创缘皮下，从皮肤出针打结。如果受区一侧创缘是皮瓣，应将皮片与皮下组织紧密缝合，防止皮瓣下血液渗入皮片下。用外科无菌胶带放射形粘贴于皮片和受区皮肤之间，也可固定皮片，但要求创面皮肤干燥、无渗出液，这样才能起到良好的胶粘固定作用。使用不锈钢皮钉是目前固定皮片的简便方法，不但可以节省手术时间，而且能使皮片缘与创缘外翻对合良好。在颈前、胸、腹壁、腹股沟等活动度较大的部位行整张皮片移植后，除将周边固定外，有时还将皮片与深部组织缝合 1 针，再用油纱布小卷条扣住以固定皮片。模固定法常用于阴道、眼窝、鼻腔、外耳道等处的皮片移植。模可用硅胶、丙烯醇、牙印胶等制成。在手术中要加以修整，使模外皮片紧贴于受区创面，拆线后要更换一个更耐用的模（或假体）。移植于眼窝、阴道、鼻腔、外耳道等处的皮片常易收缩，即使是很短的一段时间也极易收缩，不能让皮片空置，因此，模或假体至少要保留 3～6个月。

3）包扎和制动：打包包扎法是最可靠的方法，适用于新鲜创面整张皮片移植的受区。间断缝合，留长线或在每个皮钉上穿长线分成数组，供打包用。用棉花或质软的细纱布，逐层堆在移植的皮片上，达适当厚度后进行交叉打包包扎单纯加压包扎可用于四肢各种皮片移植。对整张皮片移植，可将一层油纱布平展于受区，外加多层纱布和棉垫，绷带加压包扎。对筛状皮片或网状皮片要用湿纱布包扎。在四肢植皮受区，往往须用石膏托或夹板作邻近关节功能位固定制动。

五、中厚皮片移植

中厚皮片又称断层皮片，含表皮层及大部分真皮层，相当于皮肤厚度的 1/4～1/3，成人为 0.3～0.8mm。其特点是含有较厚的真皮，成活后收缩较小，皮肤的色泽好、质地柔软。临床上根据真皮的厚度不同，人为地分为薄中厚和厚中厚皮片。供皮区因有部分真皮遗留，残存的腺体及毛囊细胞能再生成上皮，创面可自行愈合，但易引起瘢痕增生。中厚皮片兼有刃厚皮片与全厚皮片的优点，在临床上应用最广。由于皮片成活后仍出现色素沉着和收缩，用在面部不够理想。

1. 适应范围

（1）修复面部或关节处的皮肤缺损，切除瘢痕或肿瘤后所遗留的创面。

（2）修复功能部位的新鲜创面，如新鲜创伤或整形手术所造成的继发创面。但如有肌腱或骨面外露时，应先设法用附近的软组织将其覆盖后再行植皮。

（3）健康的肉芽创面，功能与外观要求较高的部位。但厚中厚皮片的供皮区常长瘢痕，如在其上移植表皮或微粒皮，增加一些上皮细胞，即可减少或防止瘢痕增生。

中厚皮片移植，多用于功能及外观部位的整复，要求皮片尽可能全部成活，术前准备应充分和严格。供皮区宜选择在较宽敞和较隐蔽的部位，如大腿、胸腹、腰背部等。

2. 取皮法

（1）徒手取皮法：操作方法同刃厚取皮，但切取厚度比刃厚皮片稍厚，一般在 0.5mm左右。此法取皮厚薄不易均匀，边缘不易整齐，只适于小面积创面的修复。

（2）鼓式取皮机取皮法：采用切皮机取皮，能切取大张理想厚度、边缘整齐的皮片，使植皮后的外观和功能大为改善。目前应用的取皮机有手动式、电动式等，以鼓式手动切皮机最为常用。局部浸润麻醉时，注射针头不应在取皮区内刺入，以免麻醉药液或血液从穿刺针孔外渗，发生脱胶现象。

3. 中厚皮片移植手术方法

（1）整张植皮：将切取的中厚皮片平铺于彻底止血后的新鲜创面，使其大致与创面贴合，用 3-0 丝线做定点缝合并留长线，以便做打包加压包扎。四肢关节及颈部活动部位，需用石膏或夹板塑形固定。位于面颈部或关节等重要功能及外观部位的健康肉芽创面，植大张中厚皮片加压包扎固定，有利于功能及外形的恢复。

（2）网状植皮法：用鼓式取皮机取下大张中厚皮片，将皮片平铺于 Padgett 成网机上，再用特氟隆辊轴辊扎，将皮片制成网状；或将皮片平铺于胶木板上用轧皮机轧成网状。然后移植于受区创面，皮片边缘间断缝合，加压包扎。此法适用于烧伤切痂创面，可节省自体皮。皮片扩张比例约为 3 : 1。自体皮连续成网，创面愈合快、瘢痕较轻，功能恢复较好，但形态欠佳，整形外科少用。

六、全厚皮片移植

全厚皮片含有表皮和全部的真皮层，但不含有皮下脂肪。其优点是成活后基本不收缩、质地柔软、耐摩擦、色泽好。临床上常用于外观、功能要求较高的部位，如面部或手足等摩擦部位；其缺点是皮片成活较困难，对受区创面要求较高，不能用于感染创面。供皮区创面因缺少上皮不能自行愈合，需通过直接缝合或皮片移植来修复。

1. 适应范围

（1）颜面部皮肤组织缺损的修复，颜面部植皮可按额、眼睑、鼻、上唇、下唇、颏及颧颊等分区进行，或予以整张皮片全面部移植。眉毛缺损可用耳后毛发区头皮移植。

（2）功能部位组织缺损的修复，颈、会阴、四肢关节及手足等部位的瘢痕挛缩或瘢痕增生，经松解或切除后用全厚皮片修复，可较好地恢复功能。

（3）身体外露部位皮肤缺损的修复，前臂及胸骨上窝等区的瘢痕和文身去除后，行全厚皮片移植则有利于外观的改善。

（4）洞穴的衬里和器官再造，如尿道再造、阴道再造、外耳道成形、眼窝再造等，术中常采用全厚植皮。

（5）某些特殊创面的修复，由于全厚皮片的生长能力及抗感染能力较差，对受区创面血供和无菌条件要求较高，故一般不用于感染创面。但颜面部的新鲜创伤经彻底清创或部分Ⅲ度烧伤切痂后，以及上、下睑肉芽创面切除后，也可谨慎选用全厚皮片移植。

总之，凡外观或功能要求较高及须耐磨部位的无菌创面，均可采用全厚植皮修复。

2. 供皮区　应尽量选择与植皮区色泽和质地相似，且位置隐蔽，可直接拉拢缝合的部位。取皮面积少者，多取自锁骨上、锁骨下、臂内侧、耳后等区；面积大者，多取自侧胸、下腹、腋下、髂腰等部位。一般在臂内侧不超过 7cm、胸上部不超过 8cm、腹部不超过 9cm 的情况下，供皮区多可直接缝合。由于全厚皮片供区无自愈能力，取皮面积过大而超出可以直接缝合的限度时，须另植断层皮片闭合之。

3. 取皮法

（1）徒手取皮：因切取的全厚皮片的大小和形状须与受区创面基本一致，以保持移植后原来的皮肤张力不变，易于成活，可先用消毒纸片或布片剪出与受区创面大小、形状相同的模型，将其铺放在供区皮面上，用亚甲蓝绘出轮廓，然后依图形切取，这样可使皮片与植皮创面更加吻合，避免剪接。面积小时也可直接作梭形切口。

皮片切取有两种方法：一种是顺真皮与皮下脂肪间直接切剥取下，如见创面基底呈白色纤维结构的网格状，而皮片上又不带皮下脂肪组织，即为最佳层次。此法切取快，很少需要修剪，但供区缝合时，仍须切除皮下组织方能顺利闭合。另一种方法是将皮肤、皮下脂肪自深筋膜浅面一并切下，再逐步剪除脂肪，剃成全厚皮片。此法较费时间，但利于供区闭合。皮片取下后，供区创面彻底止血，创缘略加游离后给予直接拉拢缝合。闭合张力大时，可作辅助切口或局部皮瓣转移修复，必要时也可行断层皮片移植。

（2）取皮机取皮：可用于胸部等处切取大块全厚皮片。其操作简单，皮片厚度均匀，但常因皮片边缘不齐而被剪除，浪费皮片，且供皮区必须以断层皮片覆盖，故此法少用于全厚皮片切取。植皮的方法基本与中厚植皮相同。将全厚皮片贴合在创面，行边缘缝合，加压包扎或打包包扎，予以固定。术后包扎固定时间较长，首次更换敷料时间为术后 10 天；术后应每日检查敷料包扎有无异物感、肢体有无指（趾）端血液循环障碍和神经压迫症状等。

4. 注意事项

（1）皮片修剪制备时，应掌握好皮片厚度。过厚，带皮下脂肪，则不易成活；过薄，即变成中厚皮片，则丧失其性能。制成的全厚皮片，其底面应呈白色，有许多小斑点，即为伸向真皮的脂肪柱。腹部皮肤制成的全厚皮片，其底面 40% 为脂肪柱，60% 为真皮；而耳后、臂内侧等处的全厚皮片，80%～90% 为真皮，脂肪柱少。

（2）受区创面止血一定要可靠。血肿是影响皮片成活的主要原因，而植于颜面及外露部位的全厚皮又不宜打洞引流，故对全厚植皮来说，彻底止血非常重要。一般多采用温盐水纱布压迫；有时可加用 1 :（20 万～50 万）的肾上腺素纱布压迫止血；较大的出血点可给予结扎或电凝，但电凝过多会造成组织表面碳化，影响皮片成活。

（3）关节部位受区创缘应呈锯齿状，避免直线瘢痕如瘢痕不能全部切除，创面较深而边缘高起，应将边缘修剪成斜坡状，以利于皮片对合；或在沟处环形缝合一圈，将悬空的皮片与基底固定，以消除无效腔。此外，保持一定的皮面张力亦十分重要，既不可过紧，也不宜过松。

七、含真皮皮下血管网皮片移植

含真皮下血管网皮片与全厚皮片不同，含真皮下血管网皮片含有一层薄薄的脂肪，脂肪内含有真皮下血管，在受区易建立血液循环而存活。其优点是皮片存活后不收缩，色泽和质地与供区完全一样。近年来发展很快，是一种有应用前景的皮片。含真皮下血管网植皮主要适用于颜面、颈部和手足、四肢关节等部位无菌创面的修复，但对创面基底血供的要求高于全厚皮片。

1. 皮片制备 供皮区可选择腹部、胸部和股内侧等处。按所需面积将皮肤、皮下脂肪一并切取，行供区拉拢缝合或局部皮瓣转移修复。将切取的皮肤组织的皮面向下摊平，细心修剪脂肪组织，剔除脂肪层，但不要损伤真皮下血管网。如皮下脂肪较厚，也可先用取皮鼓按反取皮方法先切除较厚一层，再仔细修剪。皮片修剪时务必轻柔，不宜挤压及排空血管内的残留血，以利于辨认。

2. 皮片移植 创面须控制感染，止血要完善，皮片与创面紧贴不留无效腔；作间断缝合，皮片不可过松，包扎压力要适当，局部制动，包扎固定的时间应较长，首次更换敷料宜在 14 天后。如无菌创面植皮无感染迹象，可继续推迟拆包换药时间至 2 周后。

第八节　黏　膜　移　植

和皮肤一样，黏膜也为上皮组织，衬贴于有腔脏器的内面，具有吸收、分泌和保护功能。由于黏膜具有较强的再生能力，较小的缺损很容易被周围黏膜爬行替代，不需要治疗；较大的缺损，可通过皮肤移植来修复，如阴道再造。但由于黏膜供区、供量有限。故目前黏膜移植主要用于红唇和结膜的修复。

一、黏膜的组织结构

黏膜分为上皮层和固有层，向下借疏松的黏膜下层与肌肉相连，黏液腺为黏膜的重要附属结构，分泌的黏液对黏膜起润滑和保护作用。其中上皮层主要为复层上皮，除了红唇与硬腭部位的复层上皮浅部有角化层外，其他部位的上皮没有角化层。固有层为结缔组织，其胶原纤维比较细，细胞较多，固有层组织突入上皮深部，形成许多圆锥状的乳头，乳头内的毛细血管丰富，故黏膜在活体组织显现红色，由于红唇部的乳头较高，故红唇的色彩特别鲜艳。

二、黏膜移植的分类

黏膜移植主要分为游离黏膜移植和带蒂黏膜移植。

1. 游离黏膜移植　是指将黏膜由供区转移到受区，重新获得血液循环而存活的一种整形外科技术，黏膜移植一般为全层黏膜移植，主要用于红唇缺损的修复和眼睑再造。

2.带蒂黏膜移植　是将自带血供的一块黏膜组织由供区转移到受区，以修复受区黏膜缺损创面的一种整形外科技术。带蒂黏膜也可称为黏膜瓣，根据黏膜提供血供的方式不同，分为轴性黏膜瓣和局部黏膜瓣。

（1）轴性黏膜瓣：主要用于消化道重建和阴道再造，如空肠代食管手术、乙状结肠代阴道手术等。

（2）局部黏膜瓣：主要通过局部黏膜的推进、旋转来修复黏膜缺损，如红唇的修复、睑球粘连的治疗、阴道口狭窄的矫治等。

三、常用的黏膜移植

红唇是一种特殊黏膜，覆盖于上、下口唇表面，色彩特别鲜艳，是使口唇呈现美感的重要组织。红唇缺损不仅严重影响口唇外形，而且影响面部的整体美观。临床上单纯红唇黏膜缺损比较少见，主要为合并其他组织缺损的红唇缺损。对红唇缺损可通过游离黏膜移植和局部黏膜瓣修复两种方法来治疗。

1. 游离黏膜移植　主要用于单纯红唇黏膜缺损的治疗。

（1）手术前设计：根据口唇黏膜的病变大小，确定切取的黏膜大小。对于红唇瘢痕，应根据瘢痕切除、挛缩松解后黏膜实际缺损的大小而定。

（2）麻醉：上唇手术既可用2%利多卡因行眶下神经阻滞麻醉，也可行局部浸润麻醉；下唇手术既可用2%利多卡因行颏神经阻滞麻醉，也可行局部浸润麻醉。

（3）手术操作：①麻醉后，紧贴病变的底面剥离，避免损伤口轮匝肌，彻底止血后备用。②根据手术前设计切取全层黏膜，剪除黏液腺，然后将黏膜覆盖于红唇部黏膜缺损处，先将黏膜缝合于唇线处，使唇线外形流畅，再缝合其他红唇创面处。缝合时保留打包线，直接拉拢缝合黏膜供区。③唇部皮肤缺损可行皮瓣转移修复，也可行游离植皮手术修复创面。如为游离植皮，缝合后也应保留打包线。④创面修复完成后，将黏膜移植部位和皮肤移植部位分别打包，避免共同打包。原因是口唇部柔软，缺乏支撑，一起打包容易将唇部压平，皮肤和黏膜变得相对多余，使皮肤和黏膜形成错位愈合，影响唇线外形，也影响皮片和黏膜成活。

（4）手术后处理：①常规静脉滴注抗生素3～5天。②手术后10天拆包换药。

（5）手术后并发症防治：同皮片移植术。

2. 局部黏膜瓣修复　主要用于红唇缺损合并其他唇组织缺损者。

（1）手术前设计：①在红唇缺损的边缘设计旋转黏膜瓣或推进黏膜瓣，用甲紫标记后，用2%碘酊固定。如唇部皮肤也缺损，则采用皮片移植或应用局部皮瓣进行修复。②根据红唇缺损的厚度设计黏膜瓣的厚度，使红唇修复后饱满。

（2）麻醉：同黏膜移植术。

（3）手术操作：①麻醉后，按手术前设计切开黏膜至肌层，在肌层内剥离黏膜瓣。②黏膜瓣转移后，按口唇轮廓修整黏膜瓣，先缝合唇线处，然后缝合黏膜内切口。③供区可直接拉拢缝合，对难以缝合处，可行皮片移植，也可直接用油纱覆盖，待其自然修复。

（4）手术后处理：①常规口服抗生素3～5天。②手术后7天拆线。

（5）手术后并发症的防治：同任意瓣转移术。

第九节　脂肪移植

脂肪是人体重要的组织，主要分布于皮下和腹腔内，不仅具有保温、储藏能量的功能，而且还有缓冲外力、保护内脏的作用。另外，皮下脂肪还是人体重要的塑形物质，正是由于脂肪的作用，人体的各个组织、器官之间才出现柔滑的过渡，人体曲线才得以流畅完美。人体脂肪的储藏量很大，对隐蔽部位而言，失去一定量的脂肪，不会影响美观，更何况对于脂肪明显堆积、缺乏美感的部位，去掉一定量的脂肪还能变得美观。因此，脂肪是人体可利用的填充材料，如人体表面出现凹陷或组织器官之间过渡不圆滑，也可用脂肪填充。

一、脂肪移植的分类

根据移植方式不同，脂肪移植分为游离脂肪移植和带蒂脂肪移植。游离脂肪移植又分为单纯脂肪移植和带脂肪的复合组织移植，如脂肪连同其上方的真皮组织一起移植，称为真皮脂肪移植；如连同其下的深筋膜组织一起移植，则称为脂肪筋膜移植。带蒂脂肪移植是指自带血供的脂肪组织移植，临床上常用的带蒂脂肪移植主要是腹腔大网膜的带蒂游离移植，从严格意义上讲，皮瓣也是带蒂脂肪移植。

二、游离脂肪移植

由于脂肪组织血供不丰富，脂肪游离后，也难以重建血供，很容易引起坏死液化。临床观察表明，即使少量的游离脂肪移植，脂肪的吸收率也在50%左右，更不用说大量的游离脂肪移植，如果大量液化脂肪不能及时被吸收，很容易造成感染，引起并发症。有一段时间社会上曾流行抽脂隆胸，将100～200ml脂肪填充到乳房上，结果造成了乳房感染、变形、坏死。目前游离脂肪移植主要用来治疗面部小的凹陷，对缺损较大部位的游离脂肪移植只能采取少量、多次的移植方式。移植时，一般采用颗粒脂肪移植，目的是增大接触面积，提高脂肪细胞的成活率。

三、带蒂脂肪移植

带蒂脂肪移植是指大网膜的带蒂移植。由于大网膜自带血供，只要保证吻合血管通畅，脂肪不会发生坏死液化，手术后效果会持久。目前临床上大网膜的带蒂移植主要用于治疗半颜面萎缩症。

四、游离脂肪填充术

游离脂肪填充术是临床上常见的脂肪移植方式，主要用于填充较小的面部凹陷，如眼眶凹陷、眼睑凹陷、颞部凹陷、面颊凹陷和下颌凹陷等。完整的脂肪填充术包括脂肪的抽取和脂肪注射。

1. 手术前设计　①确定凹陷部位的实际组织缺损量。可用橡皮泥先将凹陷添平，橡皮泥的量为组织的实际缺损量。②根据凹陷程度确定脂肪填充量的大小。一般填充量为实际缺损量的1.3倍。③根据病人的脂肪分布，从体表隐蔽处或脂肪堆积处抽取脂肪。临床上常用的抽取部位为肚脐周围或腰部。④用甲紫标记脂肪抽吸范围和填充范围。

2. 麻醉　受区一般选择局部浸润麻醉，供区应用肿胀麻醉技术，对局部进行超量灌注，具体操作见脂肪抽吸术。

3. 手术操作

（1）供区肿胀麻醉后，用20ml注射器连接16～18号长针头，将针头插入需抽吸的部位，然后将注射器的针栓外抽并固定，使注射器内形成负压。手术者左手捏起抽吸部位，右手持注射器在皮下脂肪层来回抽拉，将淡黄色脂肪和粉红色肿胀液吸入注射器。由于脂肪和肿胀液是分离的，很容易算出脂肪的抽吸量。对于皮下脂肪不多的病人，如果脂肪量达到注射量，即停止抽吸，以防增加病人痛苦。对于脂肪过多的病人，可按脂肪抽吸术抽除多余的脂肪，使局部曲线变美。脂肪抽吸完成后，用生理盐水反复冲洗脂肪，彻底清除血细胞和破碎的脂肪细胞备用。

（2）对于先天性局部凹陷，脂肪受区不需特别处理，而对于外伤引起的局部凹陷，如局部有粘连，应用针刀先分离粘连部位，以利注射填充。

（3）受区准备完成后，用注射器针头自凹陷的一端沿长轴穿刺至凹陷的另一端，然后边回抽注射器针头，边注射脂肪，根据手术前观察，在不同部位，注射不同的量。注射完成后，轻柔按摩注射部位，使其均匀一致。

（4）将抽吸部位和填充部位的针眼用无菌敷料包扎后，加压包扎。

4. 手术后处理 ①手术后 3 天换药，观察脂肪抽吸区和脂肪填充区有无红、肿、热、痛等感染迹象，如果脂肪填充区肿胀明显，用 9 号针头穿刺，抽出组织内的渗液及液化的脂肪。②常规静脉滴注抗生素 3～5 天。③手术后 5 天去除敷料，不再包扎。④如果手术后填充效果不理想，可于 3 个月后进行二次填充。

第十节　筋膜移植

筋膜移植使用的是深筋膜。它属于致密结缔组织，是身体各种筋膜中的一种。深筋膜包围和穿入各种组织，分布广泛，构成各种组织的外围。深筋膜中的大腿阔筋膜由于部位浅，质地坚韧而光滑，故很早就应用于外科各个方面。

最早应用筋膜移植者是 Vernewi（1860），他将筋膜用于颞颌关节强直的治疗。但为大家所知晓的、这一领域中有影响的早期学者是德国的 Kirschner（1909），他使用自体筋膜吊带改善面神经麻痹病人的外观。

此后，筋膜作为移植材料而被广泛使用。以筋膜片为修补材料，用于疝修补，以及胸壁、腹壁、横膈、气管壁、食管壁、硬脑膜等缺损的修补，还有韧带、肌腱的修复和包绕关节、骨端防止愈着保证关节的活动性。以筋膜带为悬吊支持材料，用于面神经麻痹、腹肌麻痹、上睑下垂，用于尿道、直肠、子宫脱垂和肛门、膀胱失禁等的治疗。还有将筋膜条做成缝合线，用于疝修补中，用筋膜小片代替主动脉瓣和鼓膜，以及填充面部小凹陷。

一、筋膜的组织结构及性状

筋膜的主要细胞成分是成纤维细胞。成纤维细胞有分泌胶状基质的能力，在胶状基质中分布着纤维和细胞。筋膜也就是由成纤维细胞、胶原纤维、弹力纤维和基质组成的一种致密结缔组织。从整体看，筋膜系包括三部分，即浅筋膜、深筋膜和浆膜下筋膜，分布非常广泛，作为移植物使用的只有深筋膜。深筋膜包裹着肌肉，并和其他组织发生联系，它的功能是分隔肌肉，使每块肌肉可以独立收缩，但又把有关的肌肉连成一整体。深筋膜在一定的部位有特定的名称，如大腿外侧面的阔筋膜，起自髂前上嵴、坐骨、骶骨、耻骨联合和腹股沟韧带，下端止于胫骨外侧髁和腓骨头，它外上与腹外筋膜相连，后上与腰背筋漠相连，下与小腿筋膜相接。阔筋膜中间有阔筋膜张肌，自股骨上中 1/3 交界处以下形成强韧的纵行纤维-髂胫束，髂胫束是筋膜的外侧部分，远较阔筋膜的内侧部分坚韧。阔筋膜是人体中最强韧的深筋膜，它有三层，内层和外层是薄的横行纤维层，中间是一层强坚的纵行纤维，每一层均有一层细薄的鞘包裹，在这三层之外又有一层厚鞘包绕。

显微镜下可见筋膜的纤维呈波状平行排列，弹力纤维在两边，它的细支穿入各胶原纤维层中。筋膜的细胞主要是成纤维细胞，稀疏地散在致密的纤维中间，经计算每立方毫米的正常筋膜中有成纤维细胞 2064 个，另外还有巨噬细胞、未分化的间质细胞、肥大细胞和密集的胶原纤维、纤细的弹力纤维，由无定形的细胞间质粘连在一起。

鉴于筋膜组织结构的特点，与纤维方向一致时具有强大的牵引韧力，笔者测定健康男青年的阔筋膜牵引韧力，1cm截面为10kg左右，据Crawford（1968）报道1/4宽的阔筋膜平均牵引韧力是10.73Ib。男性筋膜的强度大于女性，男性为12.02Ib，女性为6.92Ib。筋膜牵引韧力随年龄增长而下降，冷冻或冻干的筋膜强度略低于新鲜的。Crawford报告的结果（折算成公制1cm截面为8.6kg）与笔者的相近。笔者也测试了实验动物筋膜的牵引韧力，犬与人的近似，兔为1.5～2.5kg。

筋膜具有弹性。笔者测试了人阔筋膜的弹性，如一条1.7cm长的新鲜筋膜，在重力牵引下15min，伸长至2.05cm，去除重力后5min，回缩至1.75cm，再次加大牵引力，至临界断裂的重力，筋膜伸长至2.20cm，去除重力后，回缩到1.85cm。结果表明，人腿筋膜有弹性，在未断裂前可拉长30%，临界断裂的重力使弹性恢复受到损害，比原长度增加了9%。

Crawford（1969）报道人大腿筋膜在断裂前可拉长15%，牛筋膜可拉长40%左右。

二、筋膜移植后的变化

1. 筋膜的愈合与再生 在叙述筋膜移植后的变化之前，先介绍一些关于筋膜切开和缺损的愈合与修复是有益的。Gallie等的实验结果表明，筋膜切口的愈合过程是炎症性的，即有血清、纤维素和细胞的渗出，随后，渗出物被来自周围的结缔组织所充满，最后毛细血管长入，形成肉芽组织。在正常愈合过程中，筋膜细胞和筋膜纤维几乎没有起作用。Foshee报告筋膜缺损可以再生，再生的筋膜只有内、外两层横行纤维，坚强的纵行纤维的中间层没有再生。但再生的纤维更加密集，6～12个月后再生的筋膜成熟。因此，筋膜切口或切取筋膜后的缺损可以自行愈合或修复。

2. 筋膜条作为缝合材料 Gallie等用家兔的游离筋膜条作为缝合材料的实验，每周取标本检查，查至1年。结果表明这些筋膜条带中的纤维细胞无改变，且有血管形成。人体资料与动物实验结果相同，Gallie检查了6年前埋入的自体筋膜条缝合物，发现胶原纤维排列正常，成纤维细胞有活力。自体筋膜条与血运良好的周围组织有密切接触才易存活。移植于血运贫乏处将不宜存活。

3. 筋膜片移植 筋膜作为缝合物或结扎物与作为片状移植物是否相同，需加以探讨，因为前者仅是少量的筋膜组织与受区组织广泛接触，而后者不完全如此。有人检查了放在疝修复部位2年之久的筋膜片，是正常的活筋膜片，又检查了形成心瓣膜后6年的筋膜片，它的细胞也是活的。但也有人持相反意见，他们通过动物实验表明自体筋膜移植物不能存活，而被纤维组织代替，虽然出现两种互相相反的意见，但主要的，还是以支持筋膜片移植后存活的观点为多。只有在筋膜片与受区接触很少的情况下才不成活，譬如用筋膜片修补中空的脏器，或修复硬脑膜等。家兔行自体筋膜移植试验表明自体筋膜移植后筋膜组织存活，但部份移植物有一定的吸收并较移植前小和薄，个别的甚至完全吸收，从而可以说前述两种相反的意见可能都是对的，即筋膜移植后，筋膜存活，但在条件不利时可以不成活，吸收消失。

筋膜移植前后强度增加可能与附带了少许筋膜周围组织有关。Peer（1955）在人体中进行试验，将筋膜小片放在腹壁脂肪内，经活检证明移植后2～3天筋膜在受植区建立了明确的血循环，4个月时已经是完全正常的筋膜，只是成纤维细胞比正常筋膜多2倍。

4. 筋膜条移植 筋膜移植物常常作为组织悬吊用，所以经常处于张力状态下，与其他组织的移植不同。因此，我们设计了筋膜在紧张、牵拉条件下移植并经一定时间后观察其变化。

（1）持续紧张的筋膜条移植：将筋膜条穿在间隔约 4cm 的两个脊突的骨质上，拉紧后两端结扎固定。结果 5 只家兔的筋膜条在持续紧张的条件下移植亦能成活，且在强度方面也保持了原有水平。这是一种静止的，张力固定的牵拉，而实际中，筋膜悬吊是在动态的、不断地受到肌肉或重力牵拉。故结合临床实践设计了下面的实验。

（2）持续弹力牵拉的筋膜条移植：将筋膜条固定在事先制作并经消毒的有机玻璃弹力架上。用乳胶条形成拉力，拉力为 250g 左右，然后埋在经剥离形成的皮下袋囊内，做皮下缝合，使筋膜条与受植区紧密接触无间隙。术后 1～6 个月检查标本，每一条都被拉长，但清晰可见。有的变细，强度下降，仅被牵拉 3 天和 9 天的未下降。没有一例被吸收。因此，筋膜在持续弹力牵拉下移植都能存活，同时都有不同程度的拉长和强度下降。

筋膜在各种不同条件下移植后，经组织学检查，筋膜组织仍保持正常结构，个别的筋膜移植物内有灶状炎症、筋膜细胞增生等。筋膜的周围可见轻度慢性炎症反应、轻度小血管增生和缝线反应。

Crawford（1969）利用安全别针两个腿的远端向外张开力量（强度为 200～400g）持续牵拉埋于家兔皮下及人和牛的筋膜。结果认为人和牛的筋膜在持续牵拉下不能伸长，与我们实验结果不同。可能由于被测的筋膜不同，我们测的是未经任何处理的新鲜家兔和犬的筋膜，而 Crawford 用的是经照射（^{60}Co2.4～3.2Megarads，γ 线 24h，相信筋膜内细胞已死亡）后的人、牛筋膜。而最重要的是我们用的是自体筋膜移植，Crawford 的实验是异种移植。异种筋膜移植后受体纤维组织置换，最终形成瘢痕组织，而无伸长可能。Crawford 在文中提到未经移植的人和牛的筋膜均有弹性，前者可拉长 15%，后者可拉长 40%，既然可被拉长，那么若此牵拉的力量不解除，筋膜不能回缩、久之，便失去了弹性，在机体内，筋膜与周围的组织粘连愈着，使筋膜固定在被拉长的情况下。综上所述，笔者认为新鲜自体筋膜在持续弹力牵引下移植是可以伸长的。

第十一节 毛发移植

毛发移植术是将健康的毛发植入秃发区，临床上常用来治疗永久性脱发、瘢痕性秃发及脱眉等。

一、毛发在美容中的重要性

众所周知，毛发分布很广，除手掌、足底、唇红部、龟头、包皮内面、大小阴唇内侧及阴蒂、乳头等处外，几乎遍及全身。该生长毛发处不长毛发，会给人们有不美的感觉，有时会造成很大的心理及精神压抑，在中青年病人尤甚，故毛发在美容中有很重要的地位，而毛发移植就是给秃发者造美。

毛发移植技术在经历了小片移植、环钻移植等阶段后，目前多采用单株毛囊单位移植。这种方法的效果更为自然，尤其适用于亚洲人种。据统计，亚洲人种的毛发密度是 80～150hair/cm^2，而高加索白种人的毛发密度为 130～280hair/cm^2；亚洲人种单根毛发的比例是 46%，束状发的比例是 54%，对于高加索白种人来说，单根毛发仅占 10%～20%，束状发达到89%～90%。上述数据说明亚洲人种更需要单株毛囊单位毛发移植技术。

二、毛发的解剖

要移植毛发，首先要对毛发的解剖和生理有所了解。每株毛发分毛干与毛根两部分，毛干是露在皮肤外的部分；毛根是在毛囊内的部分，位于皮内，其膨大的末端称毛球。毛球底部凹陷处称为毛乳头，有结缔组织、血管和神经末梢等（图 22-3）。毛发在身体的不同部位，生长方向也各不相同，其与皮肤有一定的夹角，故在移植毛发时应注意其生长方向保持一致。

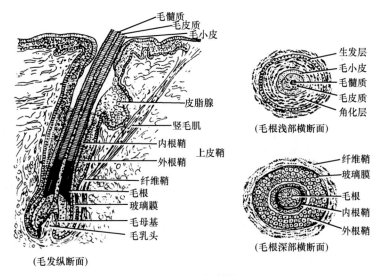

图 22-3 毛的结构

三、毛发移植的原理与适应证

毛发移植的原理基于三点：①枕部毛发不受雄性激素的调节，一般不会脱落，即使移植到受雄性激素调节的其他头皮区域，也不会发生脱落。②正常的头发密度远远大于人肉眼可分辨的密度，即在少于正常毛发数量的情况下，如果均匀栽种，仍可以达到"浓密秀发"的效果。③头发美观效果与前额发际线密切相关，换言之，良好的发际线能在心理上部分满足病人对"浓密秀发"的需求。

毛发移植正是应用了上述三个原理：为病人设计符合年龄特征自然美观的发际线，然后从枕部切取毛发，将毛发分割成单株毛囊单位后，再均匀地栽种于脱发区，如此最终得到了"浓密秀发"。由此可见，毛发移植仅是一种塑形手段，不是治疗措施。对于雄性激素型脱发的病人，毛发移植可以帮助病人"重获"一头令人满意的秀发，但是病人的实际毛发数量并没有增多，脱发区域原有毛发的继续脱失更没有被阻止。故此在毛发移植的同时还要建议病人配合其他治疗。当然，随着时间的推移当第一次毛发移植效果丧失时，还可以考虑进行第二次毛发移植。从理论上讲，每个病人可以进行大约3次毛发移植。

常见的毛发移植有以下几种：①单株毛发移植术；②柱状毛发移植术；③游离皮片毛发移植术；④转移皮瓣毛发移植术、皮瓣修复术和皮肤减少术。后两种不属于毛发移植，仅仅是通过切除患处，修复后，达到美容效果，故不详细描写。

毛发移植的最佳适应证是雄性激素型脱发，其中男性病人多是进行发际线的重新设计和脱毛区的毛发加密；女性病人则多是进行脱发区域的毛发加密。除此以外，顽固性斑秃、瘢痕性脱发，白癜风植皮后都可以尝试毛发移植。从美学角度说，还可以采用毛发移植弥补眉毛、睫毛、胡须、阴毛的稀少和缺如。

具体可分为以下四类：①脂溢性秃发、早秃和瘢痕性秃发；②后枕部供区发源良好；③供区和受区无感染性炎症；④受术者健康状况良好，无系统性疾病。

四、毛发移植术操作步骤

（一）单株毛发移植术

1. 术前准备 包括：①主要器械，7号注射针头若干，手术刀1把，无齿镊2把，植毛针2只，推毛器2把；②术前以肥皂水清洗头面部，供区头发剪短（露出头皮0.3cm）；③常规消毒；④局部以普鲁卡因（先作皮试，阴性可用）或利多卡因浸润或阻滞麻醉。

2. 手术方法

（1）在枕后供毛区切取皮片，助手用手术刀将皮片毛发分割成单株（分割时注意勿损伤毛根），即毛根带有完整的毛囊及毛乳头，将其置于生理盐水纱布上备用。

（2）受毛区（植眉时需用美蓝溶液绘成眉的图形，其他植毛则画出区域图，如前发际定位等）用7号针头顺毛发生长方向（一般针与皮肤呈50°夹角）打孔（眼），刺入皮肤0.3～0.5cm，孔眼间距为1mm，用镊子夹住单株毛发顺势植入孔眼内，毛干外露0.3mm左右。如用植毛器，则同打眼孔手法一样，刺入皮肤后，将单株毛发置于植毛器槽内，用推毛针将毛干顶住，慢慢抽出植毛针，毛干外露0.3mm左右即可。

3. 术后处理 包括：①术后用凡士林纱布覆盖，再覆消毒纱布，弹力帽固定，一周后移去敷料，注意切勿将植入的毛发拉出；②术后可用抗生素3～5天，预防感染；③10天后可见少量毛发脱落，或者术后3周全部脱落，3个月后大部分新发长出，此时可再进行第二次手术。

（二）柱状毛发移植术（又称自体打孔皮瓣毛发移植术）

1. 术前准备 包括：①主要器械，微型电机，环钻刀（直径3.75mm和4.25mm），眼科虹膜剪，镊子（有、无齿），持针器，缝针，线；②术前以肥皂水清洗头面部，供区头发剪短（露出头皮0.3cm），常规消毒；③局部以普鲁卡因（先作皮试，阴性可用）或利多卡因浸润或阻滞麻醉。

2. 手术方法

（1）在供区（枕后）用4.25mm环钻刀顺毛发生长方向钻入皮肤达脂肪层，孔眼间距为0.5cm，用虹膜剪剪取皮柱（注意剪取时勿损伤毛根）。如此自上而下逐排剪取皮柱，一般取50个左右，置生理盐水纱布备用。助手逐个连续缝合供区创面，覆盖消毒纱布，压迫止血。

（2）受区（植眉时需用美蓝溶液绘成眉的图形，其他植毛则画出区域图，如前发际定位等）按术前标图，用3.75mm环钻刀逐个钻孔（间距为4mm），方法同前。剪去皮柱后，将备用有毛发皮柱逐个植入孔内，并压平。清洁创面，敷以凡士林纱布，消毒纱布包扎，弹力帽固定。

3. 注意事项及术后处理　包括：①取毛时要顺毛发生长方向，植毛时也应注意皮柱毛发生长方向要与植毛区原来毛发生长方向一致；②术后 3～5 天受术者取半卧位休息，避免剧烈运动，可用抗生素预防感染；③术后 48h 打开敷料，用过氧化氢溶液喷洒头发，温水清洗，动作要轻柔，以防移植面松动，以后每日或隔日洗头，一周后拆除供区缝线；④所植皮片的毛发可在 2 个月内大部分脱落，常于术后 3 个月新发开始生长，故 3 个月后才可进行第二次移植。一般进行 4 次左右的移植才是最理想的。

（三）游离皮片毛发移植术

1. 术前准备　包括：①主要器械，外科手术包一套；②术前以肥皂水清洗头面部，供区头发剪短（露出头皮 0.3cm）；③常规消毒；④局部以普鲁卡因（先作皮试，阴性可用）或利多卡因浸润或阻滞麻醉。

2. 手术方法

（1）制图：受区制图与对侧一致（对称），眉毛有时要分两列植毛，因为眉毛走向是上列向外下方，下列向外上方。同时供区制图应与受区相一致。

（2）切取带毛发皮片，植眉时供区应在受毛区同侧耳后上方缘。切取后供区直接缝合，覆盖消毒纱布，包扎。

（3）先将受区皮片切除，然后将带毛皮片植入受区。其方法与外科游离皮片移一样，作浅层缝合（注意毛发生长方向要与现实的走向一定要一致）。敷以凡士林纱布，消毒纱布加压包扎，一周后拆线。

（四）转移皮瓣毛发移植术

此法要求尚高，皮瓣必须带有颞浅动脉，要在有一定临床操作经验，解剖熟练的情况下进行。

五、面部毛发缺失的分类和治疗

（一）根据毛发缺失的严重程度分类

1. 毛发稀疏　系指单位面积上毛发的数量较正常明显减少。主要由先天发育不足和后天皮肤病变引起的脱发所致。临床上常见的毛发稀疏部位有头顶部和眉毛。对于头顶部的毛发稀疏，最好采用单根毛发移植；对于眉毛稀疏，随着文饰美容技术的提高，已很少采用毛发移植的方式。

2. 毛发缺失　系指正常毛发浓密的部位完全没有毛发或残存数量有限，主要由先天皮肤病变和后天外伤所致。临床上常见的毛发缺失部位有头皮、眉毛和睫毛。

（1）秃发的治疗：对于小面积秃发，可通过局部带蒂皮瓣转移来修复，由于头皮紧，缺乏弹性，一般采用局部旋转皮瓣，很少采用推进皮瓣。对于面积较大的秃发，在采用局部皮瓣转移困难时，可先用皮肤扩张器扩出多余的皮肤，再行扩张皮瓣转移术。

（2）眉毛缺失的治疗：主要采用游离毛发移植和文饰手术相结合的方式进行修复。

（3）睫毛缺失的治疗：主要通过游离毛发的移植方式进行修复。

（二）毛发稀疏或缺失的治疗

1. 眉再造 眉的美除了与眉的外形、色彩有关外，很大程度上依赖于眉的立体感。虽然人们通过不同的文刺方法来提高文刺眉的立体感，但往往宣传与实际效果不相符。文刺眉仍缺乏自然眉的立体美感。因此，眉毛完全缺失最好采用游离毛发移植和文刺相结合的方法，这是由于游离毛发移植的毛发生长率不高，毛发稀疏与自然的眉毛稀疏程度相近。另外，缺损较大的部位可通过文刺技术来弥补，使再造的眉毛更贴近自然眉毛。

（1）手术前设计：①按病人的脸型和眼型进行眉型设计。②根据眉型和标准眉毛的生长方向设计供区皮肤的大小。③一般选择耳后发际及枕部发际边缘的短小毛发为供区，该部位的毛发细而短，与眉毛相近。

（2）麻醉：用 2%利多卡因行局部浸润麻醉，注射麻药时应紧贴皮肤，使局部肿胀以利手术中剥离皮肤。

（3）手术操作：①按手术前设计，顺毛发的方向切开供区全层皮肤，然后提紧皮肤边缘，紧贴毛囊游离皮肤，注意不要损伤毛囊。皮片取下后，用眼科剪刀仔细修剪皮片上残留的脂肪，形成带有毛囊的全厚皮片。游离供区周围皮瓣，直接拉拢缝合消灭创面。②按手术前设计的眉形，切除受区瘢痕或其他病变。彻底止血后，将修剪好的皮片缝合于受区创面处，缝合时按自然眉毛的生长方向调整皮片的毛发方向，具体操作方法：将一侧真皮面与受区深部的组织固定，然后将另一侧表皮面与周围皮肤缝合后，与深部组织固定，这样，毛发就会顺皮片的张力方向生长。然后打包加压包扎。

（4）手术后处理 包括：①一般处理同全厚植皮术；②眉再造成功后，由于再造的毛发比较长，需要定期修剪；③手术后 3 个月，根据毛发再生情况，拔掉过多的毛发，或通过文眉修补毛发过于稀疏的部位。

2. 睫毛再造

（1）供区选择：一般选择眉毛浓密的一侧为睫毛供区，该处的毛发长度与睫毛相似。

（2）麻醉：用2%盐酸利多卡因行局部浸润麻醉。

（3）手术操作：①按再造睫毛的长度，沿眉毛长轴顺眉毛生长方向切取两排眉毛，以防止毛囊受损伤。注意不要切断相邻眉毛间的皮片。切取毛发后，直接拉拢缝合供区。②沿睑缘切开皮肤至睑板，将皮片两端用针固定在切口两端，使其展平，然后缝合切口，加压包扎。

（4）手术后处理：手术后 7 天拆线。

3. 单根毛发移植手术 主要适用于治疗头顶部毛发稀疏的病人。

（1）手术前设计：理发后，根据打孔器的大小在病人毛发稀疏区用甲紫标记毛发移植点，然后在枕部或耳后头发茂密的部位标记相同数量的点作为毛发供区。

（2）麻醉：用2%利多卡因行局部浸润麻醉。

（3）手术操作：①麻醉后，手术者用打孔器顺毛发方向斜行切取瘢痕，深达骨膜浅面，然后用一特制的支撑钳插入创口内，撑开创口彻底止血。②在供区用同样的方法斜向切取一块头皮，并立即嵌入受区创口内，这样供植的头皮离体时间短、损伤小、成活率较高。③供区创面不需要止血，可直接缝合。受皮区不必缝合。④移植完成后，用无菌敷料覆盖毛发移植区，加压包扎。

（4）手术后处理：①将毛发移植区加压包扎 5 天。②口服抗生素 3～5 天，以预防感染。③手术后 7 天拆线。④如果手术效果不满意，可于手术后 1 个月进行二次手术。

4. 秃发的治疗 分为单纯皮瓣转移术和头皮扩张术两种。

（1）单纯皮瓣转移术：主要用于治疗小面积头皮秃发。

1）手术前设计：根据头皮缺损的部位与大小设计头皮旋转皮瓣。

2）麻醉：用 2%盐酸利多卡因行局部浸润麻醉。

3）手术操作：按手术前设计切开皮肤至骨膜，在骨膜上游离头皮皮瓣，然后将皮瓣旋转后缝合创面。缝合时，先缝合皮瓣张力最大的一针。然后再缝合其他创面。不要切除皮瓣蒂部的"猫耳朵"，只将皮瓣对合即可，切口处放置一根橡皮引流条。

4）手术后处理：加压包扎 2 天；常规口服抗生素 3～5 天，以预防感染；手术后 3 天拔除引流条，7 天拆线；如果手术后 3 个月"猫耳朵"仍未展平，可予以切除。

（2）头皮扩张术：适用于头皮缺损大，皮瓣转移无法修复者，分为头皮扩张器埋置术和头皮扩张器取出及扩张皮瓣转移术两个步骤。

1）手术前设计：①测量头皮缺损的面积，根据头皮缺损的面积确定头皮扩张器的大小。一般头皮扩张器的容量大小为头皮缺损面积乘以 5；②据头皮缺损的形状选择扩张器的类型。③根据头皮缺损的长轴方向及缺损的位置与发际的关系，确定扩张器的埋置部位。并用甲紫进行标记。④切口一般设计在病变的边缘，长度以能置入扩张器为宜。

2）麻醉：用 2%盐酸利多卡因行局部浸润麻醉。

3）手术操作：麻醉后，按手术前设计的切口切开皮肤至骨膜，在骨膜上按手术前标记的游离范围进行分离；腔隙游离完成后，通过注射壶向扩张器内注入 5ml 生理盐水，观察扩张器注水是否通畅，扩张器有无渗漏；彻底止血后，将扩张器置入游离的腔隙内，根据扩张器导管的位置和长度，在头皮下游离出一个腔隙，将注射壶置入其内，注意不要让导管折叠；缝合切口，切口处放置一个橡皮引流条。缝合时，不要损伤扩张器。切口缝完后，再从注射壶向扩张器内注水 10ml，看注水是否顺利。如果不顺利，应重新调整扩张器囊和注射壶的位置直至注水无阻力。

4）手术后处理：加压包扎 2 天；手术后 2 天拔除引流条；手术后 7 天拆线；一般自手术后 10 天开始注水，3～5 天一次，每次注液量为扩张器容积的 5%～10%。扩张器注水完成后，可考虑将其取出，做扩张皮瓣转移术。

六、毛发移植的注意事项

1. 严重秃发者 严重的秃发者，仅有一个狭窄的枕颞部发区作为供区，若头皮紧，供区头发数目不多，头发质地细软则不宜手术。但若头皮松弛尚可手术。若本人要求仅仅稍有改善即可，可采用头皮减少术结合"L"植发和设计较后的发际，能使病人心理上获得安慰，在外形上也有所改观。供区头发质量好，取其 50%的头发也不会带来明显的外容损害者，即可先后两次手术，每次取皮条宽不超过 1.2cm。

2. 细而柔软的头发 供区头发虽然数目尚可，但往往毛囊小而浅，多见于年老受术者，这类头发经移植后生长差而稀疏。对这类受术者应事先告知手术后不会达到满意的结果，可建议其先做小面积试植，半年后分析结果，受受区的头发生长较多，则质量尚好，可再做第二次手术。

3. 术前戴假发的受术者 首先应让受术者明白，植发一次最多 2000～3000 根，外观肯定不能与假发相比，移植在秃发区的皮片，术后需要流通的空气和正常的湿度，以利新发生长，假如手术后长时间戴假发，会对新发生长不利，导致新生头发稀疏、脆而易折断、缺少光泽，所以应该说服受术者术后尽量不戴假发，否则应予拒绝手术。

4. 受区瘢痕 一个带发皮片的厚度为5～7mm，若受区头皮的瘢痕厚度明显低于移植皮片厚度时，不仅皮片固定困难，更会因皮片突出头皮而影响存活。对这类瘢痕应做与发际平行的横切口，长4mm，然后在其后缘沿骨膜上做潜行分离，将条片嵌入也可获得良好效果。也有人将皮片之表皮削去减少厚度后再种植。

5. 发际鬓角区瘢痕秃发 由灼伤或感染所造成的头皮瘢痕，往往伴有发际缺损和鬓角瘢痕，在鬓角瘢痕区上绝对不可做打孔皮片移植术，由于瘢痕薄和其下之颞肌的收缩活动会影响皮片固定和存活，就是存活时所长的束状头发，也不能造成一个正常鬓角之感觉，因此应该采用单根移植。

6. 皮片移位 术后48h打开敷料发现皮片移位甚至脱落，其原因主要有：①供区皮片厚而受区头皮薄；②洞穴大而皮片小；③术毕加压包扎绷带过程中用力不均呈左右拉锯状，致使皮片在敷料下移动。因此主要在于防止其发生，一旦发生只得以后重新补植。

7. 皮片失踪 由于种植过程中（主要是条片或小片）用力过大、种植太深，以致皮片被"活埋"在头皮下，以后可造成表皮囊肿，应用镊子探查并取出。

8. 皮片存活，但毛发生长差 原因是多方面的。如供区皮片本来毛发质差量少、皮片切割中没有与毛发长轴平行致使毛囊受损伤、皮片太大致血运不良、剪去脂肪太多损伤毛囊、受区皮片间距过近造成循环障碍而使毛发生长不良并导致瘢痕增加等。

9. 再次手术时间 再次手术最佳时间一般应在前次手术后4个月以上为好，此时种植之头发已长出，可防止第2次手术中误伤第1次种植入的皮片。

10. 隐瞒病史 某些受术者急于要求植发，而隐瞒自体疾病，如血友病、心血管疾病等。因此若有怀疑，应仔细询问病史，并做全面的检查，以保手术安全。

第十二节 指甲移植

指甲是指端的保护组织。甲缘具有一定强度，可以保护指端免受损伤，并且在指腹部承受压力时起支持作用。指甲可向指髓提供反作用力，使指尖能拣拾细小物件。此外指甲可以增强指髓部各种精细感觉的灵敏度。当从甲根部截指后，残端就失去了指甲的各种功能，或在皮管植骨法等再造的手指，由于不能同时重建指甲，功能也受到影响。在这些情况下适于行指甲移植术（nail graft）。

1929年Sheehan首创了指甲游离移植术（free nail graft），得到成功。1955年McCash对指甲游离移植术作了总结，认为自体指甲[至少包括一部分甲床、甲根和甲基质（germinal matrix）]可以游离移植，术后1～2周建立血运而成活，如甲基质成活良好，则生长的指甲的外形和功能较好。

一、甲的应用解剖

甲是皮肤附属器之一，由甲板及其周围皱襞和下面的甲床组织组成。甲板又可分为甲根、甲体和甲板远端的游离缘（图22-4）。甲根是埋在皮肤下面的甲板近侧部，由后甲皱襞向后下方伸延于皮肤的楔形凹中，深约 5mm。甲板与甲床之间有纵嵴和沟纹相互嵌合。甲沟是甲皱襞与甲板间形成的空隙，甲沟旁皮肤形成的褶，称为甲皱襞（侧甲皱襞和后甲皱襞）。甲近端白色半月形区域称为甲半月，是甲母质生发细胞的远端标志；甲床是紧贴于甲板下的软组织，位于甲半月和甲下皮之间。

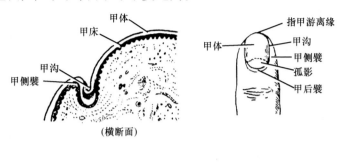

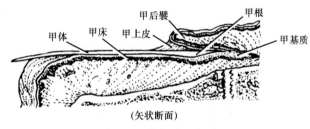

图 22-4　指甲的结构

甲的血液供应来自于侧部的两支指（趾）动脉。两条腹侧动脉在腹侧髓腔形成十字形吻合。在两个动脉弓吻合处，血管向背侧分支围绕末端指（趾）骨，在到达背侧面时，产生近端和远端分支，它们与从对侧来的血管吻合，形成近侧弓和远侧弓。甲的神经与血管伴行。甲床上还有环层小体和 Missner 小体。

甲的功能除保护其下方的皮肤不受损伤外，还可帮助指（趾）完成一些精细动作，其次在美容方面亦有重要作用。

二、指甲游离移植术

1. 部分指甲移植术　从碍趾趾甲切取其中间的一部分甲板及相应的甲床、甲根、甲基质，但不包括甲缘，移植到手指的受区创面上。

2. 复合指甲移植术　从拇趾以外其他足趾切取复合趾甲组织，包括全部甲板、甲床、甲根、甲基质、两侧的甲襞及末节趾骨背侧的一薄片骨质，移植到手指受区的相应创面上。

3. 全指甲移植术　从拇趾以外其他足趾切取全部甲板、甲床、甲根、甲基质，但不包括甲侧襞和趾骨片，移植到手指的相应受区创面上。

这三种手术的效果大致相同，移植成活的指甲不会脱落，其生长速度仍为每日 0.1mm 左右，与正常无异。

手术可在局部麻醉或全身麻醉下进行。在指根上绑橡皮条作为止血带。术中运用无创技术进行细致的解剖。指甲移植片的底面和手指受区创面要做得光洁整齐，互相密切吻合。移植的指甲片必须有良好的固定。较可靠的方法是从移植甲板的背侧到指腹掌面作上下对穿的褥式缝合。缝线两侧各系一个纽扣加压固定，外加敷料包裹，14 天后拆除，届时移植的指甲已建立血运而成活。供趾切取趾甲后如还遗留一些甲床或甲根，则可生成新的趾甲，但外形常不整齐。如进行复合指甲移植，将供趾的甲床、甲根、甲基质全部取除时，则可将供趾的末节趾骨切除，跖侧软组织包绕过残端，缝在甲根部创缘上。这样供趾虽稍有短缩，但功能并无影响。

然而指甲游离移植后成活的把握并不很大。有时移植的指甲虽然成活，但以后长出的指甲逐渐变形，甚至十分丑陋。因此自 20 世纪 60 年代以后指甲游离移植术已很少采用，而代之以 Esser(1917)的"甲袋手术"(nail pouch technique)或称"带模埋入植良法"(buried stent graft technique)。其操作步骤如下：

（1）用 61 号牙科自凝塑料（甲基丙烯酸甲酯）制作一个甲板模型。厚 0.0635cm（0.025inch），长度为宽度的 2 倍。在相当甲缘和弧影处加填一些白色自凝塑料，待聚合凝固抛光后浸泡消毒待用。

（2）在患指指端靠背侧处作一个鱼嘴状切口，通过此切口在指端背侧皮下分离，做成一个甲袋，其范围恰可容纳甲板模型。

（3）0.03048～0.03556cm（取 0.012～0.014inch）厚的中厚皮片，翻转后完全包裹甲板模型，皮片的组织面向外，四周缝合固定。然后将此带翻转皮片的模型嵌纳到甲袋中，缝合鱼嘴状切口。

（4）1 周后重新切开鱼嘴状切口，此时翻转植入的皮片已愈合在甲袋之内。将甲板填型取出，清洗后重新纳入，并告诉病人以后每日自行取出清洗后纳入。

（5）3 周后将甲袋背面远侧始的软组织全层切去，露出塑料甲板。以后由于相当甲上皮处的软组织游离缘退缩，塑料甲板可露出其远侧 1/2，成为一个外形很相似的指甲。

（6）待软组织伤口完全长好后，塑料指甲可用一种硅胶液制成的粘胶粘贴在甲袋之中，并可经常取下清洗后重新粘上。

用此种方法再造的指甲外形十分满意，但对功能的补偿无大作用。

三、拔 甲 术

拔甲术常用于治疗甲真菌病、顽固性甲沟炎和嵌甲症，有时为活检或治疗须暴露甲床时，也要将甲板拔除。拔除甲板必须分离甲床和近端甲皱襞两个附着点。其手术方法如下：

1. 清洗有病甲的手、足。

2. 常规消毒手术野。

3. 1%利多卡因作指（趾）神经阻滞麻醉，麻醉中不加肾上腺素。

4. 指（趾）根部用橡皮条或纱布围绕两圈后扎紧，以控制出血。

5. 用 11 号尖刀分离甲皱襞及甲床与甲板，用直式血管钳夹住甲板，沿水平方向左右旋转抽拔指（趾）甲，直至拔出。

第十三节 同（异）种皮肤移植

一、同种皮肤移植

同种个体间的相互移植称同种异体移植。遗传基因型完全相同的皮肤（如同卵双生个体间）移植后可以长期存活；遗传基因型不相同的皮肤移植存活生长 3～6 周后因受排异脱落。大量异体皮被排斥时临床上可见到体温增高，白细胞增多，以及其他中毒症状等全身反应。其适应证如下：

（1）深度大面积烧伤，自体皮源不足，为了达到切（削）痂后一次严密覆盖，消灭创面的目的，采用异体皮打洞移植后嵌皮；自体皮、异体皮混合移植；自体微粒皮、自体皮浆、自体皮肤细胞移植时覆盖创面。

（2）切痂、脱痂后创面尚有坏死组织或感染，不适于自体植皮时，可选用异体皮覆盖以减少渗出，清除坏死组织，控制感染与改善全身情况，为自体皮移植创造条件。

二、异种皮肤移植

不同种属个体间的皮肤称异种皮，其相互移植称异种皮肤移植。常用的有猪皮、羊皮、鸡皮等。当同种异体皮来源有困难时，可选用异种皮。与尸体皮肤相比，异种皮的适应证和作用相似，只是存活时间稍短。

异种皮肤移植可为活体移植，但大多数是非活体移植。最常用的异种皮为猪皮，因其大小、厚度、质地与人类相近，而且来源广，易获得。活体皮片直接取自活猪。临床上常用的为冻干皮、辐照皮、甘油皮、戊二醛皮等都是没有活力的储存皮，其只能作为生物敷料使用。

三、皮肤的保存方法

大量异体皮的长期保存是为了随时抢救大面积深度烧伤病人时使用。一般为有皮库条件的烧伤治疗中心所必备。少量自体皮保存一般是植皮手术后剩余小皮片，多为术后换药时补植残余肉芽创面而用。异种皮来源容易，多采用随用随取，一般较新鲜，不需长期保存。

1. 普通冰箱保存法　是临床上常用的简易储存皮片的方法。植皮手术后剩余自体小皮片，异体（种）皮片均可采用。将皮片肉面折叠，用生理盐水或凡士林纱布包裹，置消毒容器内密封，放入 0～4℃冰箱内储存，储存皮片在 1 周内使用。超过 1 周皮肤活力下降 50%，一般储存期为 2～3 周。

2. 深低温冰箱保存法　用−80～−20℃的低温冰箱保存皮片，要防止冷冻过程中组织内出现结晶水，以免复温后皮片不能成活。因此，储存前皮片要经抗冻液（林格磷酸缓冲液+10%二甲基亚砜+1∶5000 呋喃西林液）处理。应用前迅速置入 40℃水浴中快速复温。

3. 超深低温保存法　系将皮片储存于−196℃的液氮中，可长时间保存。各烧伤治疗中心皮库的皮肤多采用此法，保存长达 1 年多的异体皮也有移植成活的报道。储存方法烦琐，设备较多，不便于运送。无菌条件下把制备好的皮片浸于 10%～15%甘油林格液或 10%二甲基亚砜（DMSO）溶液中，储于 4℃的冰箱中 2h。然后把皮片取出置入无毒的聚乙烯塑料袋中密封；再放入−79℃的干冰（二氧化碳雪）中或−85℃的低温冰箱内 12h；取出后立即浸入−196℃的液氮中长期保存。近来有玻璃化法抗冻可直接放入液氮中储存，效果更优。

冷冻皮自液氮中取出后，应立即放入无菌的 40℃恒温水浴中快速（3min）复温，直至塑料袋内皮片变软为止。皮片复温后立即使用，避免搁置过久。

第十四节　复合皮肤移植
一、复　合　皮

及时合理地覆盖创面对成功治疗大面积深度烧伤至关重要。由于现代医学的发展，特别是复苏措施的改进、超广谱抗生素的应用、高能量营养品的问世及护理医学的进步，大大增加了大面积烧伤病人的生存率。然而，自体皮源不足仍是临床治疗中最为棘手的难题。为克服这一难题，人们于 20 世纪 70 年代发明了自体表皮细胞培养技术，并逐步加以改进，使之能应用于临床。但是，由于自体表皮细胞缺乏真皮结构，移植后很脆弱，抗感染能力差，导致其移植后成功率很不稳定，而且，体外培养周期一般需 3 周，不能及时满足临床需要，另外移植存活后易产生严重的瘢痕挛缩，因此，单纯的角质细胞培养与移植的方法目前已较少应用。

人们一直在寻求更加理想的皮肤替代物。它应具有以下特性：①与创面贴附；②耐磨；③有较好的柔顺性；④与正常皮肤的水蒸发量相近；⑤对细菌有屏障作用；⑥有一定的止血功效；⑦使用简便，伤后可立即应用；⑧在不引起异物反应或自身免疫反应的前提下，能诱导创面产生"再生样"反应；⑨移植后无明显收缩，且具有一定的生长潜力。此外，还应具有较低的成本、与表皮结构类似的良好的通气性能、能适用不同类型的创面、可以适用儿童的生长发育、自我更新周期较长等特性。因表皮在保持皮肤的水分和细菌屏障方面有重要作用，而真皮组织不仅可控制炎症反应和伤口收缩，还可激发移植后新生真皮的改建，在提高皮肤的柔韧性和耐磨性方面起决定性作用，因此，包含表皮和真皮的皮肤替代物——复合皮就孕育而生。

二、复合皮的种类及其特点

鉴于单纯自体表皮细胞膜片的移植效果不尽如人意，人们想到了在细胞膜片下方增加类似真皮的支持物，以提高创面愈合质量。20 世纪 80 年代以后，人们用真皮及应用组织工程技术制成各种真皮替代物，用于创面覆盖，而后在上面接种培养的自体表皮细胞膜片或自体断层皮片，以实现创面的永久覆盖。大量的研究发现，真皮及真皮替代物可为其上方贴附的表皮细胞提供附着和增殖的三维支架，影响表皮细胞的迁移，提高表皮细胞膜片的移植成功率，并改善愈合效果。目前主要有以下几种类型的复合皮。

（一）异体真皮+自体表皮

采用各种方法去除异体皮肤上的表皮层，而后将真皮部分覆盖创面，在上面移植培养的自体表皮细胞膜片或自体薄层皮片。其优点是可以立即应用，但真皮中残留的上皮成分仍可引发机体产生免疫排斥反应，且存在感染的潜在危险，故在临床上较少应用。

（二）脱细胞真皮基质+自体表皮

用新鲜异体或异种皮肤，先去除表皮层，再对真皮层进一步特殊处理，主要是去除真皮中的细胞成分，并用醛基进行交联，仅保留细胞外基质结构和完整的基膜，其表面覆盖自体刃厚皮或培养的角质细胞膜片。制备真皮基质的方法不同，所保留的细胞外基质和细胞决定簇（cell determinants）的量也不同，移植效果也有差异。这类真皮替代物的代表是由美国得克萨斯 Life Cell 公司生产的，经过特殊程序处理的同种异体脱细胞真皮基质，商品名为 AlloDerm。AlloDerm 支持宽而薄的网状自体皮覆盖，其效果相当于原来的自体皮移植。

此类产品的优点有：①真皮可提前预制，伤后可立即应用；②真皮基质的结构类似于体内真皮基质；③可抵抗创面胶原酶的消化，无明显的排斥反应；④宿主真皮细胞容易重新长入；⑤可减轻瘢痕的形成；⑥容易使用、消毒和储存。主要缺点有：①缺乏活的成纤维细胞，这可能延缓真皮重建；②无细胞异种真皮基质的胶原可能引起免疫反应；③市售产品只达到真皮替代，没有达到表皮重建，必须覆盖自体皮或培养的表皮细胞膜片；④有传播病毒的危险。目前，同类的产品已完全国产化。

（三）无细胞胶原海绵+自体表皮

它是利用组织工程技术，用 I 型牛胶原纤维和氨基葡聚糖类 6-硫酸软骨素制成的人工真皮支架，厚度为 2mm，可被生物降解。该支架结构为多孔隙状，孔径大小为 $70\sim200\mu m$，可诱导创面基底的成纤维细胞、毛细血管、内皮细胞长入，合成胶原和新生血管，形成与真皮结构相似的"新型真皮"。其外层是一层极薄的多聚硅氧醇（硅胶）膜，厚度约 $100\mu m$，孔径 $<5\mu m$，可控制水分流失和阻止细菌侵入，具有类似正常皮肤中表皮的屏障作用。它可移植在切痂后的烧伤创面上，$2\sim3$ 周后，"新生真皮"完全取代人工真皮。此时可去掉其表层的硅胶膜，换以超薄自体刃厚皮或自体表皮细胞培养膜片覆盖，实现永久性覆盖。

该类皮肤的优点有：①可立即应用；②允许移植超薄自体皮；③产生严重瘢痕的程度比单独移植中厚皮轻；④易于工业化生产和储存；⑤交联处理后提高了对创面胶原酶的抵抗力；⑥形状、大小和厚度易于改变；⑦有良好的机械性能。主要缺点有：①易感染，要求创面新鲜、清洁；②费用昂贵；③使用动物胶原可能有病毒感染和免疫反应的风险；④可能诱发自身免疫性疾病。

（四）合成网膜+自体表皮

该系列由双层结构构成，表层也是采用硅胶膜，内层则由尼龙纤维网或聚乳酸纤维网构成支架，将新生儿成纤维细胞种植于网孔之中。成纤维细胞在支架内繁殖，分泌胶原、氨基多糖、生长因子等，形成真皮基质，并将自身埋于基质中。临床应用表明，其效果优于或等同于异体皮。该系列中由不可降解的尼龙纤维构成网架的产品只能作为烧伤创面的暂时性覆盖物，而由可降解的聚乳酸纤维构成网架的产品可作为支持表皮重建的真皮基质。

还有一种真皮替代物为尼龙网+成纤维细胞+角质细胞。这个系统是由尼龙网状膜支撑，有代谢和分裂活性的真皮和表皮层复合而成，是在生物化学和形态学上模仿人类皮肤的一种三维立体人体皮肤组织模型。其特点为新生儿的成纤维细胞可分泌有功能的、有活性的细胞外基质蛋白，然后再种植新生儿的角质细胞。成纤维细胞+尼龙网膜，或成纤维细胞+可生物吸收网膜的主要优点有：①高度抵抗创面胶原酶消化；②允许移植到污染的烧伤创面；③允许烧伤清创后立即移植；④无病毒感染风险。但其也有缺点：①生产合成网膜真皮替代物需要大量成纤维细胞；②网膜难以改变的厚度；③市售产品只达到真皮重建。

（五）胶原三维立体凝胶替代物+表皮细胞

将成纤维细胞以一定密度种植于以Ⅰ型胶原为主的凝胶中，其表面再种植自体表皮细胞膜片。这种复合皮的特性与种植的成纤维细胞的密度、体外培养的条件有一定的关系。胶原凝胶替代物的优点有：①细胞凝胶的组织学表现接近正常真皮；②不必加入可能释放毒性物质的合成聚合体和交联剂；③所需细胞量相对较少；④市售产品达到一次外科手术同时重建真皮和表皮。主要缺点有：①胶原凝胶可收缩 80%左右，但可通过锚定凝胶（anchored gel）的方法来避免表面积收缩；②胶原凝胶抵抗胶原酶降解能力差；③使用同种异体细胞和牛胶原，易遭到病毒感染和免疫排斥反应；④脆性大，操作困难；⑤胶原凝胶工业生产过程相对复杂。

这类产品是体外培养的由同种表皮和同种真皮组成的与皮肤类似、有多种功能的双层、有活力的皮肤结构。其分化良好的表皮层由人角质细胞组成，真皮层由人成纤维细胞和含Ⅰ型牛胶原的基质组成。角质细胞和成纤维细胞来源于新生儿包皮，并经2～3代传代培养。其优点有：①伤后可立即应用；②它所携带的活细胞能适应伤口的微环境，这种"组织治疗法"可在适当的时间内提供适当量的基质、细胞因子和其他调节因子。不足之处是：①2～3 个月后，其表皮细胞被排斥，须进行自体刃厚皮移植；②在生产制作过程中，须经过严格检验以排除传染某些疾病（如 HIV、肝炎病毒）的可能。

三、复合皮移植的适应证

目前国内外采用复合皮移植的病例逐渐增多，应用范围也不断扩大，且收到良好效果。复合皮移植适用于各种外伤所致的全层皮肤缺损创面、瘢痕切除创面及各种原因所致软组织下陷的患者。

大面积深度烧伤后的创面愈合仍然是一个尚未完全解决的难题，尤其是特重烧伤者自体皮源奇缺，仅有的一点自体皮早期为了治疗深度烧伤，已反复进行取皮，供区已留下散在萎缩性瘢痕。由于皮源缺，则以微粒皮、混合植皮、网状植皮等移植方法进行修复。但上述方法不同程度地存在创面上皮化后质地脆弱、不耐磨、容易起水疱和瘢痕增生挛缩导致功能障碍，其原因是缺乏真皮成分。

真皮为皮肤提供机械保护和外观特征，在愈合、生长、抗菌、防御外伤方面发挥主要作用。而保留基膜（或其主要成分Ⅳ型胶原）的真皮基质对表皮细胞的分化成熟和移植皮肤的外观和功能起着重要的作用。在成年哺乳动物，真皮不能自发地再生。在缺少移植存活的真皮基质时，成纤维细胞便开始合成不成熟的基质，此基质经重塑形成瘢痕。

国内外不少研究人员为寻求真皮组织的替代物进行了一系列研究，包括脱细胞真皮的制作和复合皮移植方法、移植后基膜重塑、各种组织学的构建、真皮基质的稳定性、移植后的炎症、免疫反应和细胞外基质的变化等，取得了大量的实验数据和形态学的变化。其结果表明，真皮替代物与表皮结合形成复合皮移植后能够改善创面愈合质量，具有良好的稳定性和可降解性；有利于基膜的重塑，促进表皮和真皮之间的连接；降低胶原代谢的水平；增加局部透明质酸含量；早期促进纤维连接蛋白的表达，而后期抑制纤维连接蛋白表达，对于抑制瘢痕增生有重要意义。以上结果都较单纯自体刃厚或薄中厚植皮好。

复合皮是一种永久性覆盖创面的替代物，是由自体表皮和异体真皮或人工真皮组成的创面覆盖物。这种复合皮作为组织工程学皮肤的代表，一经应用至临床就显示了勃勃生机。由于脱细胞真皮抗原性很低，移植后不会被排斥，可永久地存在于宿主体内。有了真皮支架不仅可以快速血管化，还为上皮细胞的定植与上皮化提供了天然平台。创面愈合后无论是外观，还是柔软度与弹性，堪与厚中厚自体皮移植效果相媲美。美国 lifecell 公司生产的 AlloDerm 是最早见诸报道的脱细胞异体真皮。1997 年我国姜笃银等采用冷冻的异体胎儿真皮，用胰酶处理后与自体表皮复合移植在Ⅲ度烧伤切痂创面获得成功。1998 年孙永华等亦报道了脱细胞异体真皮与自体薄皮片复合移植成功。脱细胞异体真皮的国产化为国人提供了满意的组织工程学修复材料，其应用范围从烧伤早期扩大至晚期残余创面，继而又拓展至整形领域，是近年来创面修复具有代表性的重大进展之一。

四、复合皮移植的具体步骤

（一）脱细胞真皮基质的要求

脱细胞真皮基质（acellular dermal matrix，ADM）是异体异种皮，是用物理或化学方法经特殊处理，去除其细胞成分后得到的一种真皮替代品。

针对异体皮产生的免疫反应主要作用于表皮细胞、真皮中的成纤维细胞、内皮细胞等细胞成分，真皮的非细胞成分——细胞外基质蛋白和胶原（即 ADM）则相对无免疫活性，可永久地存在于宿主机体内。ADM 作为一种异体真皮，细胞成分及Ⅰ、Ⅱ类细胞相容性抗原已被完全清除，免疫活性很低，不会诱发针对异体组织移植所产生的特异性细胞免疫反应（即排异反应），亦不会诱发非特异性免疫反应。ADM 中保留了基膜复合物，形成基膜与真皮两个面，真皮面有利于 ADM 的快速血管化，基膜面可为上皮细胞的移行和定植提供一个天然平面，有利于 ADM 的上皮化。

真皮成分的多寡是创面愈合后弹性、外观是否良好的重要因素，瘢痕形成的量及挛缩程度与所植皮片中真皮的含量成反比。真皮含量不足时，成纤维细胞只能合成不成熟的基质，此种基质经改建后即成为瘢痕组织。ADM 作为一种真皮替代物可为创面提供足够量的真皮组织，从而减轻瘢痕的形成和挛缩。排列规则的胶原束和弹力纤维是真皮发挥正常功能所必需的结构，肉芽组织和瘢痕组织正是以胶原排列紊乱和弹力纤维缺乏为特征。ADM 中细胞外基质结构完整，可为组织细胞的再生提供一个良好的支架，细胞外基质蛋白可促进表皮细胞的附着和增生。自创面基底部移入 ADM 中的成纤维细胞仍具有产生成熟基质的能力。

脱细胞真皮基质具有良好的柔韧性，易于修剪，可以切割、重叠、搓成卷状，亦可制成微粉状进行皮内或皮下注射，均可见到成纤维细胞的移入及胶原的沉积。ADM 对代谢的要求很低。ADM 血管化后会出现不同程度的吸收，各家报道不一，从无吸收到明显吸收，多在 15%～20%，发生在术后 4～6 周内。ADM 的吸收可能与 ADM 受区组织血运差、ADM 暴露、脱水、干燥、活动、轻度的慢性感染有关。目前临床上常用的有异体和异种脱细胞真皮。

（二）移植方法

目前移植大致分为二步法和一步法。二步法是第一次手术使用异体真皮覆盖，1～2 周后再在异体真皮上移植自体表皮。而一步法是创面用异体真皮覆盖后，立即在其上移植自体表皮。初步的临床观察结果显示：只要掌握正确的手术方法和技巧，两种方法无显著性差异。

二步移植法最常见的有 Cuono 移植法和 Yannas 移植法。

1. Cuono 移植法 二步移植法最早由 Cuono 等（1981）首创。常规进行异体中厚皮片移植，2～3 周在完全排异现象出现前用细砂纸仔细打磨已成活的异体皮肤表面，可清除已经发生排斥的异体表皮层和其他免疫原性强的细胞，但又不损伤遗留下的异体真皮层在皮床上的贴附和已形成的血供供应。用温盐水纱布压迫止血后，移植自体培养表皮细胞膜片，妥善加压固定，移植物成活后能最大限度地发挥效能。该移植法的优点是能够通过异体皮肤早先的创面闭合，为离体扩增病人自体表皮细胞提供充足的时间（大约 3 周）。目前，这种移植方法仍是最有效的皮肤移植和大面积烧伤治疗方法。

2. Yannas 移植法 1980 年 Yannas 等将动物的胶原与葡糖胺聚糖(glycosaminoglycan, GAG）和硫酸-6-软骨素（chondroitin sulfate）共沉淀（coprecipitate），经冷冻干燥等理化措施制备成具有一定孔径的海绵状薄膜，经戊二醛交联后表面附着一层可适当透气的硅胶膜制成"Yannas 双层人工皮"。将这种人工皮移植于烧伤切痂创面上，与创基良好贴附并有毛细血管长入。待自体培养表皮细胞膜片制备成功后（约于术后 1 个月），将人工皮的硅胶膜撕去，将培养自体表皮细胞膜片贴在保留的海绵状胶原膜上，妥善压迫固定。

复合皮二步移植法虽然可提高移植成功率，但同时也增加了病人的痛苦和经济负担，因此研发适合一步移植法的复合皮就成为目前和今后相当长时间内的主要任务。Boyce 等（1988）和黑柳等（1990）对 Yannas 人工皮和 Bell 皮肤等同物进行技术改进。他们将自体的成纤维细胞接种在（预先冻结-交联微孔化处理的）海绵状真皮基质内，而把病人自体表皮细胞种植在无孔的膜表面，离体培养重构完整的复合培养皮肤，从而避免了 Yannas 的人工皮（artificial skin）的硅酮膜层设计和二步移植的步骤。该移植物动物实验和临床应用获得部分成功，移植失败主要与血管化和抗感染能力差有关。我们预先将异体/异种-ADM 进行细密打孔，然后与（培养的或断层的）自体表皮片即刻重叠移植，在动物和临床均取得满意的成活率和移植效果。进一步的改进包括真皮基质中应用多肽生长因子（bFGF、VEGF 和 PDGF 等）、真皮基质中添加基质蛋白黏附的精-甘-天门冬氨酸序列的多肽、生长因子基因修饰的培养皮肤和"血管化的"活性真皮构建等组织工程化皮肤设想和试验，并已经取得阶段性研究进展。对真皮替代物的网状打孔、微孔化（如基质海绵化/激光打孔等方法）和预血管化处理，以及表皮细胞（VEGF 和 PDGF 等）基因转染等技术，可以改善移植物早期营养和血管重建速度，提高复合皮一步移植法的成功率。这些技术无疑是目前和今后复合皮制作和移植的重要研究方向。国内大多数学者也倾向于用一步法，手术一次性完成，明显缩短治疗日程，又节省治疗费用。

五、复合皮肤的研制及临床应用

虽然对复合皮的研究已有约 30 年的历史，但将其真正用于临床却只是近些年的事。1981 年 Yannas 与 Burke 开始利用胶原膜和硅胶膜制成的人工复合皮来作为永久性的新型烧伤创面覆盖物，并应用于临床。同年，Sarber 等利用提取的天然胶原蛋白与成纤维细胞按一定比例混合，形成一个类似正常皮肤的复合皮。其后，国内、外采用复合皮移植的病例逐渐增多，取得了良好效果，其临床应用价值越来越受到人们的重视。

Bell 等（1981、1983）先后将新生儿包皮细胞和真皮的成纤维细胞与牛 I 型胶原制成 ECM，上面附于人体表皮细胞制成人工皮肤，并证明可为人体创面接受。Valle 等（1996）设计了另一种双层皮肤代用品（human bilayered skin equivalent，hse）。是在表皮细胞层下方加一层真皮结构，他们使用的是胶原和人体活细胞组成的三维结构的 SE；将自体的表皮细胞和真皮成纤维细胞培养增殖后，再种植于 SE 上繁殖，最终移植于人体创面。临床证明作为永久性的皮肤代用品，SE 的效果明显优于单纯的上皮细胞培养皮片。

1985 年，Heck 尝试以同种异体真皮作为自体表皮的移植载体并应用于大鼠和人体上。他采用经过冷冻处理过的天然同种异体皮肤，通过真空吸引法将所得的自体皮覆盖在异体真皮表面，将异体表皮细胞和成纤维细胞分别种植在膜的两面，放入 10% CO_2 培养箱内常规培养后，移植于 10 例深度烧伤创面，成活 7 例。随访 1 年，效果满意。组织学检查证实，该复合皮具有促进表皮细胞贴附与生长，利于创面血管及非炎性结缔组织修复的特点。1989 年，Coulomb 等将培养的自体成纤维细胞和角质细胞接种到胶原-糖胺聚糖上，待融合成膜片后移植在 13 例烧伤切痂后创面上，愈合后外观好，但有 4 例因感染而导致失败。

美国 Life cell 公司生产的 Alloderm 是早期商品化脱细胞异体真皮的代表。Lattar 等将 Alloderm 移植在 3 名四肢远端Ⅲ度烧伤病人的创面，其中移植于手部 2 例，足背部 1 例。成活后定量评估肢体的运动范围、握力、运动协调和功能运用。结果使用超薄自体皮片与 Alloderm 重组的复合皮，外观和功能被评为良好和优秀。Eaglstein 将复合皮移植于 15 位病人，结果发现，其具有典型的皮肤替代物移植成活的临床表现，15 例病人中的 12 例都出现了早期的皮片愈合。Hickerson 等复合皮临床应用表明，5 例自体角质细胞膜片组成复合皮移植最终的存活率为 87%～100%，平均 93.6%，仅 2 例移植覆盖的创面裸露，须再次移植。移植修复后偶尔起泡，但未见表皮破裂，愈后的皮肤柔软，有耐久性抵抗摩擦和感染的能力。Wainwright 等报道了开展无细胞异体真皮基质的临床应用研究，他们在Ⅲ度烧伤切痂创面上用 Alloderm 作为网状刃厚自体皮片移植的载体，结果获得较高的成活率和相当于薄中厚自体皮片的移植效果，而且供皮区只提供超薄皮片，供皮创面愈合快、不易产生增生性瘢痕和瘢痕挛缩。

Integra 于 1996 年试用于覆盖瘢痕切除后的创面，5 天后，角质形成细胞开始增殖、迁移。10 天时，真皮基质表面已完全被表皮细胞覆盖，在复合皮与创面间可见新生血管生成，交界面已不再清晰可辨。4 周后，可见人体复层鳞状表皮。8 周后，可观察到较好的皱褶和角化过度现象，这两点均为人体皮肤的特性。此时，人工真皮基质完全被自体结缔组织所取代。它基本上达到了最初设想的两个目的：①可用于烧伤早期创面；②同时提供信息给成纤维细胞和内皮细胞以满足产生新生真皮的需要。

目前最成功的人工皮肤 Apligraf（原名 Graftskin），由 Organogenesis 公司研制生产，其胶原蛋白胶是由牛肌腱胶原提取，内含成纤维细胞，表面种植上皮细胞，类似皮肤的结构。其细胞成分均来源于新生儿包皮，经体外培养所得，移植后受体接受率达 100%。移植后 28 天，收缩率为 39%，表皮细胞分化良好，移植后 14 天可见连续的基膜形成。该代用品 1997 年在加拿大已获准进入市场，1998 年进入美国市场被 FDA 批准用于治疗慢性伤口。此外，Dermagraft 也在临床上取得成功并已商品化。

随后，Zacchi 用一种透明质酸聚合物为支架材料，利用该材料制成厚度 20μm 薄膜，表面用激光打孔，上皮细胞接种在膜上，同时在该材料的无纺网内种植入成纤维细胞构成类真皮层，将上皮细胞融合后的薄膜固定在类真皮层上，气液界面培养 2 周，部分上皮细胞穿过膜的微孔在膜下方增殖，两者共形成厚为 10～15 层的细胞层，免疫组化显示上皮细胞与成纤维细胞之间存在着与正常皮肤结构类似的Ⅶ型胶原和层连素，表明该种材料为细胞生长提供了合适的支持，形成的组织类似皮肤。

第十五节　汗腺的种植

皮肤被覆于身体表面，是人体最大的器官。排汗是其众多功能之一，可排出机体 25% 的热量以保持体温的相对恒定。轻度烧伤时汗腺细胞可以其深部未受创的部分为模板而完全修复，但大面积深度烧伤病人因汗腺被毁或其分泌管道被瘢痕组织堵隔而丧失了分泌汗液的功能，严重影响了生活质量。近 10 余年来组织工程学的发展为大面积皮肤缺损的修复开辟了新的途径，并已研制出了几种人工皮肤，但令人遗憾的是其均不能重建汗腺等皮肤附属器，而对大面积深度烧伤的幸存者影响最大的莫过于丧失出汗功能。目前我国烧伤医学发展迅速，大面积深度烧伤的治愈率居全球之冠，幸存者的无汗问题尤为突出，亟待予以解决。通过共培养方式在体外成功诱导骨髓间充质干细胞（mesenchymal stem cells，MSCs）向汗腺细胞分化然后将具有汗腺表型的干细胞自体移植于病人瘢痕切除创面，再生具有功能的汗腺，有获得成功的报道。

皮肤是人体最大的器官，同时也是创（烧）伤后首先受损的器官。大面积烧伤病人存活后，由于出汗功能缺乏，常产生严重的生理与心理障碍，尤其在夏天由于丧失出汗功能，体温调节功能严重受损，生活质量显著降低，甚至拒绝出户和工作。因此，如何实现大面积深度烧伤后皮肤的功能修复与重建不仅是烧伤创面修复与组织再生研究的热点，同时也是再生医学、干细胞生物学及组织工程化皮肤必须攻克的难点。近 10 余年来，创伤修复与组织再生基础研究的突破，特别是组织工程学的发展为大面积皮肤缺损的修复开辟了新的途径，但主要精力仍集中在创面的覆盖方面，包括采用生长因子加速受创组织修复，应用自体、异体（种）和复合皮（包括人工皮）覆盖创面，以及采用酶学制剂提高清创速度等，对皮肤功能性修复关注较少，特别是对以汗腺、皮脂腺为代表的皮肤附件的再生了解不多。加之我国烧伤的治疗已臻成熟，大面积深度烧伤病人的成活率已居世界首位，如何提高这些幸存者的生活质量，以减轻个人、家庭和社会的负担已是迫在眉睫的课题。

干细胞理论的建立和发展，以及细胞生物学、组织工程、遗传和重组技术的发展，促进了新技术和新治疗策略的启动，也为这一难题的解决提供了新的思路。组织发育和再生的核心问题是细胞尤其是干细胞的分化，而干细胞来源的不足则是造成机体再生障碍的重要因素。大面积深度烧伤病人由于皮肤毁伤严重，自身表皮干细胞数量不足，难以自行完成皮肤及其附属器的再生；而通过自体皮肤移植固然可以向创面提供少量外源性的干细胞，但由于缺乏形成多种附件（包括汗腺）细胞所需的定向诱导条件，因而同样难以实现附件的再生。近年来，以骨髓间充质干细胞为代表的成体干细胞已被证实具有向骨、软骨、心肌、血管、脂肪、皮肤、神经等多个胚层细胞分化的多向分化潜能，并且自身的间充质干细胞具有免疫原性低、易大量获取等特点，因而可以作为新的干细胞来源以弥补原有干细胞数量上的不足。但是，如何诱导间充质干细胞定向分化并有效地参与皮肤及其附属器的再生修复是亟待解决的关键问题。

在完成大量有关汗腺发育及汗腺标志物研究的基础上，通过干细胞诱导和移植技术来促进大面积深度烧伤病人汗腺的修复与再生首先通过共培养方式在体外成功地诱导骨髓间充质干细胞获得汗腺细胞表型，之后在动物实验中证实这些经诱导后具有汗腺细胞表型的干细胞能显著地促进裸鼠烫伤脚掌创面受损汗腺结构与功能的修复。进一步的人体种植试验表明，在切除瘢痕的创面种植经诱导后具有汗腺细胞表型的自体骨髓间充质干细胞，不仅可以使这些移植的细胞存活，而且这些细胞还能转变为汗腺组织并发挥排汗功能。形态学观察显示创部真皮浅层有大量 CEA 阳性细胞，结构类似正常汗腺组织。同时功能学检测也表明再生的汗腺组织所分泌的汗液具有与正常汗液类似的 pH、渗透压和化学组分。目前认为已初步帮助人们寻找到了有效促进皮肤外分泌汗腺再生修复的途径，将为大面积重度烧伤的临床治疗提供新的思路和方法。但是否能在早期切除烧伤焦痂的创面应用这种方法来实现汗腺再生，尚需大量的实验室和临床实践证实。

第十六节　细胞移植

将有活力的细胞群落，制备成悬液，从一个个体种植到另一个体或自己体内称作细胞移植。细胞同种移植后必然发生不同程度的排斥反应。与器官移植不同的是，在预防细胞移植排斥反应时可采取免疫隔离的措施，即把供体细胞置于一个特殊的半透膜装置内以隔离宿主免疫识别细胞、效应细胞或抗体，防止排斥反应的诱导及对移植物细胞的攻击，而葡萄糖、水、电解质等物质及移植细胞的产物（如胰岛素）的穿透则不受影响。

在细胞移植中，最成功的例子是骨髓移植，但由于供者缺乏、移植排斥反应等问题的存在而影响了骨髓移植在临床上的广泛应用。到目前为止，仅在 HLA 配型相符者间进行，并需要输入足够的细胞数（一般为 $5×10^6/kg$），才有一定疗效。胎儿胰岛细胞移植治疗胰岛素依赖型糖尿病（1 型糖尿病）临床应用较广且疗效较肯定。在治疗大面积烧伤时可应用培养的皮肤角质细胞以解决覆盖创面皮源不足的问题。

第十七节　表皮细胞培养及其临床应用研究

一、培养皮肤的基本概念

顾名思义，培养皮肤（cultured skin）是指将小片皮肤组织分离细胞在体外培养扩增，构建部分皮肤组织结构和功能的皮肤替代物，是由不同皮肤细胞和基质材料离体构建的一类皮肤替代物的总称。从病人获取新鲜小片皮肤组织，在体外采用组织块培养法或（酶消化后的）细胞悬液培养法，获得大量扩增的表皮细胞、成纤维细胞和血管内皮细胞等，在体外与真皮基质重组、构建具有部分结构和功能的皮肤替代物，如果将其移植给同一病人可获得永久性成活。当然，利用手术多余的皮肤分离和培养上述细胞，同样可以制成适合于其他病人应用的异体皮肤替代物。如果将含异体成纤维细胞的真皮替代物与自体培养表皮复合移植，应该能够永久覆盖受体创面，而移植物中含有异体表皮细胞和（或）血管内皮等表达 HLA-Ⅱ类抗原的细胞成分，则将引发受体抗原提呈连锁的免疫排斥反应，导致移植物难以长久存活，因而通常被用作暂时性创面覆盖物。后者与一般意义上创伤敷料不同，在成活后的早期，该移植物能通过组成细胞合成和释放多种生理活性物质积极地促进创面愈合，常被称为"生物创伤敷料"（biological wound dressing）。

有关培养皮肤的名称会因研发者的使用目的、制作方法和材料的不同而不同。为统一用语，通常将培养的角质形成细胞移植物称为培养表皮（cultured epidermis），培养含成纤维细胞的真皮替代物称为培养真皮（cultured dermis），将表皮细胞中的黑素细胞进行选择性培养和应用则称为培养的黑素细胞（cultured melanocytes）。目前开展的皮肤细胞培养大致有表皮中的角质形成细胞、黑素细胞和朗格汉斯细胞，真皮中的成纤维细胞和微血管内皮细胞等。采用上述细胞和（或）真皮基质材料复合培养形成的皮肤替代物，可笼统地称为培养皮肤。

皮肤细胞培养移植因供-受体关系存在自体细胞培养、异体细胞培养、异种细胞培养和混合细胞培养四种不同的培养方法。依据皮肤细胞种类又可分为表皮细胞培养，真皮成纤维细胞培养和复合细胞培养或细胞共同培养。此外，根据培养目的又有暂时性创面敷料（temporary wound dressing）和永久性创面覆盖物（permanent wound covering）之分。前者通过移植的细胞分泌各种细胞因子、恢复细胞间相互作用等机制促进表皮再生，并使创面暂时性闭合，这是异体、异种或异体-异种（混合）细胞培养移植的主要机制和目的。后者是单纯自体表皮细胞、自体-异体或自体-异种表皮细胞（混合）培养移植，通过移植物中自体细胞增殖达到创面永久性闭合的目的。

培养皮肤替代物由于构建时更加注重细胞生物学和组织工程技术，因此目前不少人又将培养皮肤划归于组织工程化皮肤（tissue engineering skin）。基于不同学者、不同研究阶段和不同制作目的，该皮肤替代物还有许多称呼，如复合培养皮肤（cultured composite skin）、器官型培养皮肤（organotypic cultured skin）、培养皮肤等同物（cultured skin equivalents）等。而且，上述移植物又因应用对象的不同而使移植目的和功能发生根本性改变，同时要在原有名称前添加限定词，例如，当移植物被用于同一个体时，添加"自体"，被用于同种异体时则添加"异体"，而在不同种属中使用时，则添加"异种"。具体来说，培养的表皮细胞膜片如果移植给同一个体就称为自体培养表皮，若是用于其他个体则称为异体培养表皮（cultured allogenic epidermis 或 cultured epidermal allografts）移植。不仅如此，复合培养皮肤（co-cultured skin 或 cultured composite skin）根据真皮重架材料的不同，也可在原有名称前添加限定词，如使用[含有成纤维细胞和（或）血管内皮细胞的]胶原海绵、纤维蛋白凝胶构建的（活性）真皮支架，也可利用天然的无细胞真皮基质（acellular dermalmatrix，ADM）或小肠黏膜下基质制备培养皮肤移植物。虽然培养皮肤的方法和产品较多，但是被各国批准或经严格认证的产品很少。

二、表皮细胞培养的类型

鉴于临床大面积烧伤创面移植的需要，以及培养表皮膜片制作和移植中存在的实际问题，各国学者开展了多种多样培养表皮移植物制作的尝试。以下就常见的表皮细胞培养类型进行介绍。

（一）自体表皮细胞培养

自体表皮培养是应用目的最明确和最直接的一种培养方法。应用该技术，美国 Genzyme Tissue Repair 公司（原名是 Biosurface Technology）已形成向各个烧伤中心提供商业化的自体培养表皮移植物的网络，来自病人的邮票大小的正常皮肤经体外 3~4 周的调制，可较大面积地用于烧伤创面覆盖。该技术手段目前已得到绝大多数学者的认可，并被用于临床烧伤治疗的实践。缺点是自体培养表皮细胞膜片离体制备时间过长，难以满足大面积伤后早期切削痂植皮手术应用。

（二）异体表皮细胞培养

尽快构建加速创面愈合的培养表皮片，是所有科研人员最基本的设计理念和临床外科医师最迫切的要求。异体培养表皮片虽难以永久性覆盖创面，但是成活的异体表皮细胞释放的多种生理活性物质能明显促进创面愈合，这是其他非细胞性创伤敷料无法相比的。将这类表皮细胞膜片应用于烧伤病人的供皮区，已经获得满意的治疗效果。因此，作为人工表皮（artificial epidermis）的异体或异种培养表皮片，作为一种活性细胞敷料重新引起世人的关注。目前，在美国和日本已将该类移植物用于临床治疗，但尚未获得 FDA 认证。

用作生物学创面敷料的异体或异种培养表皮移植物究竟是哪部分细胞在发挥生物学作用？这就需要证实复层化角质形成细胞膜片中，合成和分泌细胞因子的是皮膜上层分化了的细胞还是皮片最下层有分裂能力的基底细胞。换句话说，如果是最下层的基底细胞在发挥主要作用，那就没有必要使培养的角质形成细胞复层上皮化。Rennekampff 等（1996）研究证实了上述假设，单层培养的表皮细胞能够释放充足的细胞因子，不需要经历表皮复层化的气-液界面培养过程，如此可缩短细胞培养时间。

（三）异种表皮细胞培养

异种培养表皮与异体培养表皮相同，虽然不可能在创面永久成活，但同样能借助于细胞培养中和移植创面后释放的多种细胞（生长）因子，加速自体细胞增殖和创面愈合。

（四）混合表皮细胞培养

与复合培养概念不同，通常将不同种属[自体、异体和（或）异种]来源的细胞和（或）组织一起培养的过程称为混合培养（mixed cultivation），例如，猪表皮细胞和人表皮细胞混合培养、人淋巴细胞-猪微粒混合培养等。在创伤修复领域，为研究不同起源细胞的免疫排斥反应，促进创面愈合或加速（永久性存活和生物学敷料）培养表皮片的构建，各国学者使用混合表皮细胞培养（mixed epidermic cell culture）方法研制出多种混合培养的表皮移植物，具体是将不同来源的表皮细胞按一定比例混合在一起培养形成的表皮移植物。

实验研究证实，在真皮基质上按一定比例混合培养自体-异种表皮细胞，可加速自体细胞增殖和培养皮肤结构形成，异种表皮细胞在表皮形成过程中，可能通过细胞间的直接接触，或释放细胞因子、合成细胞外基质等多种行为方式，诱导自体表皮细胞增殖和 DEJ 结构形成，尽管异体或异种表皮细胞最终被排斥和被自体细胞取代，但该过程发生缓慢，移植物外观和组织学都无明显免疫排斥反应。

根据供-受体关系，理论上存在四种混合表皮培养模式，具体包括自体-异体表皮细胞培养、自体-异种表皮细胞培养、异体-异种表皮细胞培养和自体-异体-异种表皮细胞培养，但依据移植目的和可操作性，通常采取前两种组合培养和移植方式。依据移植物的作用机制，我们认为凡是含有自体表皮细胞的混合培养表皮片，均应属于永久性创面覆盖物，反之，凡不含有自体表皮细胞的混合培养表皮片，应该属于暂时性创面敷料。

总之，表皮细胞混合培养方法，可显著提高自体培养表皮片的制作速度，尽管部分异源性表皮细胞最终被宿主细胞取代，但其分泌的细胞因子将极大地影响着自体表皮细胞和创面间质细胞的增殖、分化和成熟。

三、表皮细胞的移植

表皮组织的再生医疗是再生医学中最早被实用化的研究领域，已经获得先驱性的研究成绩，并且从表皮再生医疗获得人细胞培养、移植、在体组织再生、干细胞增殖分化、自我复制等相关的很多知识和技术进步。

1. 表皮细胞悬液移植 体外培养的自体表皮细胞用于创面移植所需周期长（大约 3 周），而临床大面积烧伤后急需可移植皮片覆盖，难以等到 3 周后再进行创面封闭治疗。因此，采取自体培养表皮悬液接种移植技术，可在一定程度上缓解这一问题。研究显示，离体培养的表皮细胞增殖和创面修复能力明显优于未培养的表皮细胞（Svensjo，2001），这可能与后者细胞分离时的损伤和表皮细胞中含有大量的衰老细胞有关。Matouskova 等（1997）设计了一种 Upside Down 的方法：先将培养的角质形成细胞种植在异种猪脱细胞真皮基质上，再将含有角质形成细胞的一面覆盖在创面上，使异种真皮基质朝外起保护作用。临床有效率在 93% 以上。国内夏照帆课题组采用 0.7% 透明质酸或纤维蛋白胶作为表皮细胞悬液的基质，以具有微孔结构的胶原海绵为载体，在其表面滴加表皮细胞悬液，移植到全层皮肤缺损创面，经过 2～3 周创面愈合，新生皮肤组织学显示复层表皮和真皮样结构。

2. 表皮细胞膜片移植 该移植方法最初由 Green 等创建，故又被称为 Green 移植法。表皮细胞在培养瓶/皿内接近融合时即可移植应用。可以用橡皮刮子或刮匙等机械方法使之与培养皿分离，但通常采用中性蛋白酶溶液 37℃ 孵育 40～60min，轻柔剥离即可获得整张表皮片。经中性蛋白酶消化，可获得整张半透明状表皮细胞膜片，面积一般缩小 1/3～1/2，具体依培养时间和表皮复层化程度而异。通常情况下表皮细胞培养时间越长，细胞复层化程度、皮片完整性和可操作性就越高，尽量分离的皮片收缩率减轻，但细胞生长活性和移植成活率将明显降低，反之亦然。

为了耐受植皮手术的操作强度，可将其反铺在凡士林纱布上。具体操作是将已游离的表皮细胞膜片用适量无血清培养液使之舒展平整后将培养液吸除，然后在其表面覆以油纱，略加轻压使皮片妥善贴附于油纱上，以此为载体小心移出培养皿；覆盖于已准备好的移植创面，连同油纱将皮片四周与创面之间略微缝合固定，外层覆以若干层干纱布加压妥善固定。当培养表皮存活后，创伤部位的凡士林纱布很容易被揭下。

Green 移植法是培养表皮片经典的移植方法。其缺点是移植的成活率仍明显低于自体断层皮片，移植于较清洁的烧伤切削痂创面或（其他生物敷料保护下的）新鲜肉芽创面，其成功率在 50%～70% 以上，整形手术的新鲜清洁创面可达到 90% 左右，而在普通的肉芽创面上其成活率在 30% 以下。除因皮片自身质量或创面包扎固定不佳造成的失败外其他由创面自身因素导致的移植失败均应进行特别的处理，否则再次移植的成功率不高。

四、载体上表皮培养物移植

从培养器皿上分离下来的培养表皮细胞膜片要受到中性蛋白酶和机械性损伤，加上自身结构脆弱、适应新环境的能力差和抗感染能力低，以及获取培养表皮膜片和移植技术不娴熟等因素影响，使其很容易被创面细菌、活性蛋白酶和细胞毒素等破坏而造成移植失败。除这些外在因素之外，表皮细胞膜片自身结构的不合理和细胞老化是重要的内在因素。加载体表皮培养是解决上述问题最直接的技术手段，即为培养的表皮细胞提供了一种（移植）载体或支架，既便于手术操作、避免细胞酶消化的损伤环节，又能提高皮片成活率和移植质量。

常用的表皮细胞移植载体有纤维蛋白胶、胶原膜和高分子聚合物（聚氨酯膜）等。其设计思路是，将表皮细胞在某种支持物上培养到一定程度（半融合或完全融合），再把载有表皮细胞培养物的一面朝向创面覆盖，其载体则作为培养细胞的覆盖物，有人把该过程简称为"Upside Down"。Harris 等（1999）在一种激光打孔的透明质酸膜（Hyaff-NW）上培养表皮细胞，制成的表皮移植物被称为激光皮（laser skin）。在烧伤病人切痂创面移植 Hyaff-NW 和异体皮肤 2 周后，将激光皮的表皮细胞面分别覆盖在已经血管化的真皮样移植物的表面，24 天后 Hyaff-NW-laser skin 复合移植的创面完全上皮化，而异体真皮-laser skin 复合移植的部位仅有 80% 的创面愈合。Rennekampff 等将表皮细胞-HydroDermTM 膜移植给裸鼠，愈合后形成的人表皮组织可表达层粘连蛋白（lami-nin）和整合素 $α6β4$ 等标志物。Rennekampff 等（1996）研究证实，培养在聚氨基甲酸酯（polyurethane）载体上的单层表皮细胞移植后释放充足的细胞因子，不需要经历表皮复层化的气-液界面培养过程。换句话说，加载体的培养表皮膜片可以在表皮细胞融合前移植应用。同样，Horch 等（2000）用表皮细胞-胶原膜覆盖创面，也证明该技术具有培养移植周期短、操作简便、覆盖在表皮细胞上层的胶原膜能发挥物理屏障作用等优点，可应用于包括异种表皮细胞在内的多种细胞培养移植，如果用于自体表皮细胞培养则能显著缩短细胞培养时间。结合微孔化载体的早期营养优势，也可将培养的表皮细胞悬液直接种植在其表面，通过所谓的"体内细胞培养"完成创面愈合。该移植物既可用于供皮区、浅度创面覆盖，也可以与真皮替代物一起复合移植治疗全层皮肤缺损创面。

五、培养表皮与真皮替代物的复合移植

1979 年，Bell 等将成纤维细胞与胶原混合制成人工真皮，然后在其表面接种表皮细胞悬液，成膜后用其覆盖Ⅲ度烧伤创面未见排斥反应。Mackenize 等（1983）研究发现，表

皮细胞与含有活性真皮细胞的组织复合培养，表皮细胞的成熟状况和空间构成与正常组织相似，进一步研究证实，移植前表皮细胞接种于含有真皮细胞的移植床或与真皮重组，可大大促进表皮细胞成活，且能防止瘢痕组织增生和挛缩。上述研究表明，真皮基质成分和真皮成纤维细胞可能通过真皮-表皮相互作用促进表皮再生、自我复制。培养表皮膜片的移植应用推进了真皮重要性的认识，并由此诞生了培养表皮与真皮替代物（dermal substitutes）相结合的产物——复合（培养）皮肤。其中，真皮替代物移植后血管化速率将直接影响到移植物的成活和植皮方法。

1. 二步移植法　真皮替代物和创面愈合可说是近代医学进步的典范，但现今商售的和实验室研究的产品仍不能替代天然的自体皮肤。它们主要为创面提供修复所必需的真皮结缔组织基质（connective tissue matrix）结构成分。人工的和天然的真皮替代物常被用于真皮重建，其中以胶原蛋白结构成分最常用。胶原是细胞附着、生长和分化的天然基质，并且促进细胞增殖和分化。在全层缺损创面上真皮重建一旦完成（10～14 天），即可重叠移植离体培养的表皮片或自体超薄断层皮肤，动物实验和临床应用证实该移植法可显著地提高移植物成活和创面愈合质量，是皮肤移植成功改良的范例（Ruszcza，2003）。下面介绍两种比较常见的复合皮二步移植方法。

Cuono 移植法，Yannas 移植法，详见第六篇第二十二章第十四节四复合皮移植的具体步骤。

2. 一步移植法　复合皮二步移植法虽然可提高移植成功率，但同时也增加了病人痛苦和经济负担，因此研发适合一步移植法的复合皮就成为目前和今后相当长时间内的主要任务。Bell 等将小鼠成纤维细胞接种在胶原支架上，然后再与角质形成细胞一起复合培养，成功构建活性皮肤等同物，动物自体移植术后 7 天血管长入，35 天全部血管化，49 天时移植物血管生长情况与周围正常皮肤极为相似。此后，虽然对这类活性皮肤等同物的特性开展了许多离体和动物在体研究，但临床应用效果不佳。复合皮真皮替代物内缺乏微血管及其功能相似的结构，是其血管重建缓慢和抗感染能力薄弱并导致移植失败的主要原因。对上述机制的认识，推动了真皮替代物的制作技术的不断进步。

Boyce 等（1988）和黑柳等（1990）对 Yannas 人工皮和 Bell 皮肤等同物进行技术改进。他们将自体的成纤维细胞接种在（预先冻结-交联微孔化处理的）海绵状真皮基质内，而把病人自体表皮细胞种植在无孔的膜表面，离体培养重构完整的复合培养皮肤，从而避免了 Yannas 人工皮（artificial skin）的硅酮膜层设计和二步移植的步骤。该移植物动物实验和临床应用获得部分成功，移植失败主要与血管化和抗感染能力差有关。我们预先将异体/异种-ADM 进行细密打孔，然后与（培养的或断层的）自体表皮片即刻重叠移植，在动物和临床均取得满意的成活率和移植效果。进一步的改进包括真皮基质中应用多肽生长因子（bFGF、VEGF 和 PDGF 等）、真皮基质中添加基质蛋白黏附的精-甘-天门冬氨酸序列的多肽、生长因子基因修饰的培养皮肤和"血管化的"活性真皮构建等组织工程化皮肤设想和试验，并已经取得阶段性研究进展。对真皮替代物的网状打孔、微孔化（如基质海绵化/激光打孔等方法）和预血管化处理，以及表皮细胞（VEGF 和 PDGF 等）基因转染等技术，可以改善移植物早期营养和血管重建速度，提高复合皮一步移植法的成功率。该技术无疑是目前和今后复合皮制作和移植的重要研究方向。

六、自体培养表皮片的临床应用

培养表皮是一种薄而脆弱的表皮，将其移植到伴有烧伤创面脓毒症的感染创面上数日即被溶解，不会有任何治疗效果。培养表皮片内含有一定数量的表皮干细胞，移植后应该能够恒久地维持创面表皮的完整性。

自体培养表皮移植物的适应证主要有：①全层性大面积皮肤创（烧）伤；②巨大色素痣、白癜风和皮肤巨大肿瘤等皮肤疾病；③创（烧）伤后大面积瘢痕挛缩、皮肤色泽异常；④大面积刺青或文身（包括外伤性文身）；⑤各种溃疡等。无论是大面积烧伤形成的供皮区绝对不足，还是巨大痣和大面积文身等手术切除后产生的正常皮肤相对不足，均应该是培养自体表皮片应用的重要对象。此外，以瘢痕挛缩为主的各种瘢痕或瘢痕挛缩和各种慢性溃疡等也可作为适应证，但慢性溃疡移植的成功概率相对较低，宜做好二次手术或补充植皮的准备。鉴于培养自体表皮移植物准备相对费时费钱，而且不属于医疗保险范围之内，因此实际应用中应根据各医疗机构培养皮肤制作和移植水平，及病人的病情、手术时机和接受程度而定。

1. 创（烧）伤的治疗　在烧伤治疗中至关重要的是如何解决面积超过70%以上的大面积Ⅲ度烧伤病人的皮源问题。培养表皮是皮肤替代物中最早被实用、最具代表性和能永久覆盖创面的细胞培养物。在皮肤再生或重建过程中，上皮-间质之间相互作用发挥着重要的作用。将自体培养表皮移植在薄断层皮肤的供皮创面上，术后1周内就有DEJ的基膜等结构再生，形成几乎完全成活的皮肤替代物。自体培养表皮移植在深达真皮网状层的深度烧伤创面上，也远比保守治疗的创面愈合时间短、瘢痕增生程度轻。与此不同，如果将自体培养表皮直接移植到全层皮肤缺损的Ⅲ度烧伤创面上，成活率明显下降（30%以下），而如果移植在脂肪组织上则几乎不能成活；而在Ⅲ度烧伤创面成活的培养表皮移植物，由于真皮不能再生，自体培养表皮移植后的外观、性状和组织学结构均与增生性瘢痕相似。因此，自体培养表皮的成活率、组织学和外观质地均明显地受移植床的影响。

1981年O'Connor等首先在38岁和61岁男性烧伤病人分别移植（3T3细胞培养的）自体培养表皮片，结果获得半数存活。1984年Gallico等应用离体培养表皮成功地覆盖两例大面积烧伤儿童（97%和98%TBSA）近一半的烧伤创面（分别为4521cm^{2}和6831cm^2），证实自体表皮片挽救重症烧伤病人生命的巨大潜力。1986年在美国成立了全球首家将体外培养自体表皮细胞膜片技术商品化的公司，目前已在全美建立了这样的技术服务系统。通过各烧伤中心提供大面积重症烧伤病人邮票大小的皮肤样品，经过2～3周（现在已缩短至16天）就能给病人提供所需的（100～10 000倍）培养表皮移植物。自体表皮细胞膜片可用于治疗难愈性肢体溃疡和烧伤创面，并且能够成功救治烧伤面积>95%的儿童病人。目前，国外应用自体培养表皮片治疗的烧伤病例已有千余例以上，其成活率平均在70%左右。我国表皮细胞培养技术几乎与其他国家齐头并进，但临床应用至今仍停留在科研院所小面积的临床试用阶段，未见利用该技术成功救治大面积烧伤病人的报道。

尽管培养表皮移植非常适合供皮区严重缺乏的烧伤病人，但表皮细胞从开始培养到移植前需要数周的时间，并且除自身因素外，至关重要的是需要或培植良好的移植床（血运丰富、创面新鲜无感染等）。因此，在控制创面感染的同时，积极准备能适合培养表皮成活的移植床是此前十分重要的工作。1987年Guono等临床应用发现，自体培养表皮与异体皮肤重组移植是深度烧伤病人十分有效的治疗方法。该方法就是所谓的Guono法，其优点是在异体皮肤成活期间既能有效预防烧伤创面脓毒症和离体培养自体表皮片，又能利用异体真皮提高自体表皮片的成活率（85%以上）和移植效果。培养表皮移植物成活后由白色逐渐增厚变成粉色，皮表光滑、平整，色素逐渐恢复正常，但如果移植的是纯化的角质形成细胞膜片则成活的皮肤将在较长时期内难以恢复正常色素。

2. 皮肤整形美容治疗　对于巨大痣、白癜风等脱色素性皮肤病，以及文身（刺青）和深度皮肤大面积创（烧）伤后色素沉着或脱色性瘢痕等，均可采用自体培养表皮片进行移植治疗。（未经纯化的）自体培养表皮移植物中含有黑素细胞，是其能够用于改善和治疗皮肤色素异常病变的主要原因。浅层切削瘢痕和白斑后进行自体移植，移植物几乎完全成活，白斑部位原先的白（毛）发将逐渐转黑，瘢痕部位的皮肤弹性和保湿度也都恢复到正常皮肤水平。经过半年到1年，表皮基底层有色素细胞排列，恢复后的皮肤色泽近似正常皮肤，组织学能再构筑皮嵴和皮沟等皮肤表面的微细结构，表皮下组织也近似于真皮组织。巨大色素痣可依照Ⅲ度烧伤的植皮方法进行。将色素斑从皮肤的脂肪层切除后，在其创面上先移植短期（半年以内）冻存的异体皮肤，术后10天前后剥除异体皮肤的表皮（移除异体抗原成分），在其表面上移植自体培养表皮膜片。熊谷等自1985年开始应用自体培养表皮，至今临床累计病例已超过500例，皮片成活率在73%以上，其中使用Cuono法成功地治愈了占体表面积一半的先天性巨大色素痣，除没有皮肤附件功能外，移植效果（色泽、弹性）近似于自体正常皮肤。

第十八节　异体或异种培养表皮片的临床应用

异体或异种培养表皮与自体移植物不同，不会因为取皮、分离细胞和培养过程而延误病人治疗，即可在病人入院前完成表皮培养工作。异体或异种培养表皮片是由增殖活性高的人胎儿或新生动物表皮批量制成，比病人自体培养表皮的制备效率高、质量恒定和影响因素少。由于移植排斥反应，这些移植物大多在数周内脱落，但在其成活和覆盖创面期间，表皮细胞不仅具有普通敷料的机械保护作用，而且能通过释放的多种细胞因子，促进创基残留的附件上皮细胞和创缘表皮细胞增殖和迁移，或加速创面肉芽组织形成。因此，异体或异种培养表皮移植物是创伤治疗中十分有用的生物活性材料，可应用于Ⅱ度烧伤创面、外伤后皮肤缺损、断层取皮创面、小面积烧伤溃疡、难愈性皮肤溃疡和褥疮等创面。断层供皮创面应用显示，异体或异种培养表皮能比市售的其他创伤敷料缩短大约一半愈合时间。目前主要有冷冻储存的异体或异种表皮片和冷冻干燥的异体或异种表皮片用于临床。

一、冷冻储存的异体或异种表皮片

同其他生物敷料一样，异体或异种培养表皮也可冷冻储存。具体方法是，将培养表皮用含10%甘油的培养基中，经在4℃下2h，–80℃过夜，然后置于–135℃下冷冻保存，移植前用37℃温水快速解冻和复温。Tamariz-Domingoez等（2002）通过免疫荧光技术，研究了冷冻培养的人角质形成细胞膜片在鼠全层创面愈合前后创面愈合相关因子的表达模式及其对愈合的刺激作用，结果冷冻培养表皮组创面愈合速度和愈合质量明显高于对照组，具体体现在新生组织中检测到鼠源性Ⅳ型胶原和细胞黏合素，鼠表皮下细胞 TGF-α 释放对鼠角质形成细胞增殖、迁移促进上皮化，并通过 TGF-β 刺激基膜蛋白（Ⅳ型胶原、层粘连蛋白和细胞黏合素）分泌。与新鲜异体培养表皮比较，冻存异体培养表皮在细胞活性和分泌 VEGF 水平方面略有下降，但不至影响临床应用效果。其移植方法与新鲜异体/异种培养表皮片相似，每 5～7 天重复进行异体/异种培养表皮移植直至创面上皮化或创基肉芽组织形成。伴随我国饮食习惯的改变和高龄化社会的到来，各种难治性溃疡（糖尿病足、压迫性溃疡和小腿静脉性溃疡等）呈现增加趋势，将对冻存异体/异种培养表皮移植物寄予厚望。

二、冷冻干燥的异体或异种表皮片

异体或异种培养的表皮细胞膜片也可以采用冻干方法储存。将冻干培养表皮片移植到供皮区和Ⅱ度烧伤创面，其促进创伤修复作用不亚于冷冻储存的异体或异种表皮片。

排异反应是异种移植必须考虑的问题。排异反应的发生主要是因为组织相容性抗原的存在。对于皮肤而言，免疫排斥反应主要与表皮中的朗格汉斯细胞有关。表皮细胞传代培养的过程中，朗格汉斯细胞会逐渐丢失。因此从理论上讲，培养的异体表皮组织能够为受体接受。从 1983 年这种异体移植物首次成功应用于烧伤病人，随后许多临床应用证实这种异体表皮膜片的作用。该种异体表皮细胞膜片可以大量预制、能够冻存，冻存后活力虽下降，但仍有很大活性，可为临床提供即时可用的创面覆盖物，解决了自体表皮膜片培养周期较长的缺点。在上皮细胞培养物中，免疫原性很强的细胞明显减少，对刺激异体淋巴细胞转化的能力明显减弱或消失。其抗原性降低有利于培养的异体表皮移植后存活时间的延长，临床观察存活时间可长达半年至 3 年。但这种表皮细胞膜片仍然存在真皮缺乏，愈合后创面收缩严重、起水疱、易于破溃等缺点，且异体细胞在创面上排异反应是否存在，至今仍有争议。

第十九节　临床应用存在的问题

自从 1979 年 Green 等成功地利用细胞饲养层制作培养表皮片以后，O'Connor 等（1981）和 Gallieo 等（1984）相继将该技术成功地应用于临床。表皮细胞离体培养和应用的成功极大地推动了临床皮肤再生医学和相关产业的技术革命。但临床推广应用该技术仍存在一些障碍成问题，有待深入研究解决。

一、单纯培养表皮膜片存在的问题

培养表皮和微粒皮是目前大面积烧伤治疗的先进手段，与微粒皮相比，培养表皮虽然理论上表皮扩增效率最高，但也存在难以回避的问题，具体包括以下几方面：

（1）存活率低下：高度理想条件下培育起来的培养自体表皮移植物难以耐受条件险恶（包括创基炎性因子、细菌毒素、温度、Ca^{2+} 和营养不良等因素）的创面环境，培养表皮膜片存活率仅 50%～70%。

（2）培养周期过长：从培养表皮到移植应用需要 3～4 周时间，难以适应早期大面积切/削植皮的需要。

（3）培养成功率低：病理情况下获取的表皮生长很慢甚至可能不增殖，并且常因病原微生物污染而导致细胞培养失败。

（4）皮片质量差：由于缺乏正常或接近正常的真皮替代物支持，勉强存活下来的培养表皮移植物耐磨性差，动辄发生水泡和破溃，容易形成增生性瘢痕和挛缩畸形，不及自体微粒皮移植效果。

（5）制作成本高：超过现行所有的其他治疗方法。

（6）可操作性差：2～3 层的表皮片十分脆弱，非常不便于移植手术。

二、培养表皮移植物的应用安全性

细胞培养和生物材料的进步促成了有商业价值的自体和异体皮肤替代物的日新月异的发展。最近 10 年，许多公司借助皮肤、软骨和骨等组织培养技术开始经营和代理组织工程化皮肤产品。这些产品大多由异体（纤维蛋白）或异种（胶原、透明质酸）基质材料和自体或异体角质形成细胞和（或）成纤维细胞构成，临床试验大多集中在大面积急性皮肤缺损（如烧伤）创面、慢性创面（如血管性小腿溃疡、糖尿病足部溃疡）和整形（巨大痣、瘢痕和白癜风等）手术创面。但是，其中仅有少数产品的治疗效果和适应证得到权威部门的认证，而未认证的绝大部分产品存在潜在的安全隐患，具体包括细胞培养过程中的过度增殖刺激、含有基因转染的细胞、异种 3T3 细胞及其蛋白、胎牛血清、异体或异种细胞及其基质成分等不确定因素，均有可能引起病人细胞突变和病毒等病原体感染，甚至影响到下一代。为合理利用有限的卫生保健资源、调节临床需要和使接受者获得有效赔偿，需要将这些产品与本单位确定的治疗方法进行对比，以正确评估和证明其临床治疗的成本-效果和安全性（Hunziker，2004）。

三、未来培养表皮的改进措施

为了增加培养自体表皮片的可操作性、移植成活率、耐磨性和抗挛缩功能，可采用如下改进：

（1）加载体细胞培养：在某种载体上培养自体（异体或异种）表皮细胞，可克服单纯培养表皮片移植物的许多不足，有广阔的应用空间。

（2）一步移植法：通过对真皮替代物微孔（激光打孔和海绵状）化处理，可以实现培养的自体表皮片与真皮替代物同步移植，避免二步法给病人带来的负担。

（3）二步移植法：是先移植真皮替代物（包括冷冻的异体皮肤、ADM、人工真皮替代物等），等到初步血管化（7～10 天）后再在其表面移植培养自体表皮片。

（4）复合培养法：是将自体表皮细胞接种在异体真皮、（含血管内皮细胞或成纤维细胞的）胶原膜或人工合成的膜片上，待培养的表皮细胞（接近）融合后再移植到创面。

（5）混合移植法：把混合培养的自体和异体（或异种）表皮细胞悬液种植在微孔化处理的真皮替代物表面，或将混合培养的表皮细胞与异体真皮微粒混合移植，通过异体或异种表皮细胞密植和早期释放促生长性细胞因子，提高自体表皮细胞存活和增殖，以实现早期应用和提高移植效率的目的。

通过上述技术改进，培养的自体表皮移植物能够获得较理想的移植效果。培养表皮由于制作要求高和可重复性低的缘故，临床上至今仍无法取代自体大张、邮票状或微粒植皮技术，换句话说，培养的自体表皮片要成为主流的植皮方法仍有许多问题亟待解决。

第二十节　组织工程皮肤

一、组织工程学的发展历史及主要研究进展

从古至今，组织器官的丧失或功能障碍一直是人类健康面临的主要难题之一。重建受损组织器官和修复其生理功能，一直是人类不懈追求的理想。随着现代科学技术的飞速发展，生命科学、医学和工程学的研究日益深入，可利用的技术手段日益丰富。在这样的背景下，20 世纪 80 年代末至 90 年代初诞生了一门新的学科——组织工程学（tissue engineering）。组织工程学综合应用细胞生物学和工程学的原理，将人体某部分的组织细胞进行体外培养扩增，然后将这些培养细胞种植在生物材料构成的支架上，再移植到人体所需要的部位，用以修复组织缺损，暂时或永久替代组织器官的一部分或全部功能，达到提高生存质量和延长生命活动的目的。组织工程学的发展提供了一种新的组织再生技术手段，将改变外科传统的"以创伤修复创伤"的治疗模式，迈入"无创修复"的新阶段。组织工程学研究的意义不仅在于挽救生命、减少伤残、延长生命活动，也标志着"生物科技人体时代"的来临，是一场意义深远的医学革命，开创了再生医学的新时代。

（一）组织工程学的发展历史及研究进展概况

组织工程相关最早的报道可追述至 1933 年，Bisceglie 等将肿瘤细胞用多聚物膜包裹移植到猪体内以抵御免疫系统的攻击。Langer 于 20 世纪 60 年代发明了高分子化合物控释系统，随后又发现了一类新型可降解聚合物材料，这可视为组织工程学的萌芽。80 年代初，Robert Langer 工程师和 Joseph P Vacanti 医生首次提出了"组织工程学"的概念，并初步阐述了组织工程学的基本原理和未来的发展方向与应用前景，标志着组织工程学的诞生。Vancati 为小儿外科医师，专门从事肝脏移植。缺乏可供移植的肝脏来源一直是困惑他的难题，曾设想能否取自身的细胞来再造一个有功能的器官。对此专门从事生物材料研究的麻省理工学院化学生物工程师 Robert Langer 向 Vacanti 建议把细胞种植在可降解和可吸收的合成材料中，当细胞逐渐生长时，这些生物材料可逐步降解而有可能使这些植入的细胞最终形成组织或器官。经过初步的实验研究探索后，两位科学家在美国《科学》杂志撰文，阐述了组织工程学的基本原理和未来的发展方向与应用前景。随后，在美国国家科学基金会（The National Science Foundation，NSF）资助下，成立了一系列组织工程学研究室。日本、加拿大、欧洲和澳大利亚等国家和地区也紧随其后开始了组织工程学研究，相继有组织工程产品的出现和临床应用的报道，标志着组织工程时代的到来。1987 年，随着细胞和分子生物学的深入研究，以及材料科学和生物技术的飞速发展，美国国家科学基金会在华盛顿举办的生物工程小组会上正式提出"组织工程"一词。这一学科的应用领域直接与临床医学和人类健康密切相关，随着近年来组织工程的飞速发展，其内涵逐渐扩大，并且成为再生医学（regenerative medicine）的重要手段。

组织工程学的发展可以大致分成两个阶段，即 20 世纪 80 年代至 90 年代初的初期阶段，其特点主要是提出组织工程的概念和证实利用细胞和生物材料构建组织的可行性。90

年代初到目前的 20 年中，组织工程学的发展突飞猛进，不仅体现在研究内容的不断深化和研究手段的不断提升，还表现在传统的组织工程概念得到不断的延伸和扩展，以及多学科的渗透和交叉的新的发展趋势。首先，组织工程化组织的构建已经不再局限于以裸鼠为代表的免疫缺陷型动物模型，而是更加趋向于采用与人体结构较为相似的具有免疫功能的大型哺乳类动物模型。同时，动物实验的目的也不再局限于仅仅证实能够在大型哺乳动物中形成组织，而是更加注重制造模拟临床情况下的组织缺损，用组织工程化组织来加以修复并达到类似于临床治疗效果的目的。组织工程化骨、软骨、皮肤、肌腱等组织已经成功地在猪、羊和犬等大型动物中成功构建，并修复了相应的组织缺损。更为可喜的是，部分组织工程化组织已经在初步的临床应用中获得成功，充分体现了组织工程技术在未来医学应用中的巨大潜力。其次，组织工程学的研究手段已经不再局限于初始阶段的细胞生物学和动物实验技术，分子生物学、基因克隆技术、转基因技术、移植免疫学、干细胞技术、遗传工程技术、生物材料合成与改良技术、生物材料编织技术、生物力学、三维打印、影像学和生物反应器等均被用于组织工程的研究，极大地提升了组织工程学的研究水平和其自身的发展速度。此外，近年来，传统的组织工程概念本身也得到了不断的延伸和扩展，能够引导组织再生的各种方法和技术均被引入到组织工程的范畴之内。如以往强调必须要有种子细胞和生物材料两者的同时介入来进行组织构建和再生才属于组织工程学的范畴，现也有不少学者提出仅用生长因子或转基因载体与生物材料复合来达到组织工程化组织构建目的。

组织工程的基本要素包括发挥主要功能作用的种子细胞（seed cells）、可供细胞进行生命活动的支架材料（scaffolding material）和调节细胞增殖分化的生物活性分子（bioactive molecule）。此外，还有今年来日益受到重视的组织器官发生的微环境等。①在种子细胞方面，用于某一种组织构建的细胞来源已不再局限于同一种组织。例如，骨组织构建的种子细胞可以用骨髓间充质干细胞来代替成骨细胞、肌腱组织构建的种子细胞可以用皮肤成纤维细胞来代替肌腱细胞等。以往十多年中，种子细胞来源受限一直是制约组织工程发展的瓶颈问题。以软骨组织工程为例，早期研究已证实利用软骨细胞和生物材料可构建出组织工程化软骨组织，但是要应用于临床还有着种子细胞来源问题。软骨细胞属终末分化细胞，体外很难大量扩增而不丧失其表型和功能，因此必须取大量自身软骨组织方能获得足够细胞来构建一块较大软骨组织，这违反了组织工程初衷。近年来快速发展的干细胞技术为这一问题的解决提供了希望。骨髓间充质干细胞是一种具有多项分化潜能的细胞类型，具有增殖能力旺盛和向软骨细胞诱导分化的潜能。采用少量骨髓干细胞（只需几毫升骨髓）经过体外扩增和诱导就能构建出大块软骨组织，从而充分体现组织工程技术的长处。未来免疫学技术的发展，有可能创造出通用型种子细胞来取代自体种子细胞。②在支架材料方面，生物材料的选择也不必局限于人工合成材料，可以采用纯天然脱细胞基质材料，或采用人工合成材料与天然细胞外基质分子复合的新型材料。作为组织工程重要组成部分之一，多学科渗透也为生物材料学的发展提供了重要动力。当代生物材料已不再局限于传统的单纯高分子可降解聚合物，天然生物材料如各种脱细胞组织已被广泛应用于各种相关组织构建。同时，将合成材料和天然材料有机结合可起到取长补短功效，并成为未来组织工程材料发展的新趋势。同样，以往所采用的不降解和慢降解的无机骨材料也正被有机和无机相结合及降解速率恰当的新型材料替代。三维打印技术发明和在材料学中的应用，已经使材料学家能够制造出与缺损组织三维结构完全匹配并有所需要的孔径和空隙率的组织工程材料，使得完美修复组织缺损有了可靠的材料学保障。③在生物调节因子方面，近 10 年取得了新突破。通过添加缓慢释放的生长因子或将相关基因整合到材料中形成具有生物活性的生物材料，使得种子细胞能够在更接近于体内环境的生物材料上增殖、分泌基质和最终形成相应的组织。④在组织器官发生的微环境方面，近年来新的发展趋势还表现在组织工程化组织的构建不再局限于体内构建，越来越多的实验结果显示在体外培养体系中，通过模拟体内的内环境可以构建出多种不同的组织工程化组织，如皮肤和软骨组织等。其中，生物反应器的发明与应用在组织工程化组织体外构建中起到了关键作用。体内内环境是一个复杂的综合体，包括了各种生长因子、局部酸碱平衡、代谢产物的运输及促进组织形成和再生的刺激信号。还有一个重要因素则是生物力学的作用。近年来的研究显示，对细胞施加合适的力学刺激是不同种类的细胞正常生长与功能发挥所必需的，如剪切力与血管内皮细胞生长和成熟有直接关系，而周期性扩张刺激可加速血管平滑肌形成等。此外，在体外组织构建过程中，往往存在组织块中间营养物渗入和代谢物排出的不足，而灌注型生物反应器的发明与运用有望解决此问题。

以上所述新成果和新的发展趋势均表明在未来的组织工程发展过程中，必需进一步加强多学科间的相互渗透、交叉与合作。基础科学研究的加强将带来发展的原动力；基础科学与应用科学的密切合作将组织再生从观念的层面提升至现实的阶段；组织工程化组织的临床应用将进一步改变现行的医学模式，将再生医学手段应用于疾病的治疗；而产业化发展将进一步推动组织工程研究的发展。

（二）皮肤组织工程学的发展历史及主要研究进展

皮肤是机体与外界的机械屏障，具有复杂的组织结构和多种生理功能，是人体最大的器官，是理想的干细胞库及最佳的基因治疗和器官组织工程研究的场所，蕴藏着巨大的医学潜能，在再生医学和基因治疗研究方面占据非常重要的地位。皮肤这一特殊构造可能受到各种因素的侵害而发生损坏，当机体皮肤遭受严重创（烧）伤，或糖尿病等并发的顽固性皮肤溃疡等损害时，创伤修复和皮肤重建成为临床医师必须解决而又非常棘手的难题。现有的治疗方法均不能实现皮肤结构和功能的有效重建，从而影响病人的体温调节和代谢功能，探寻毛囊和汗腺再生的新途径也一直是烧伤外科面临的难题和挑战。

组织工程化人工皮肤，是将组织工程这一新兴技术应用于皮肤创面的修复重建领域，制成的类人工复合皮肤等同物或人工真皮等同物。组织工程化人工皮肤的早期探索始于 1975 年 Rheinwald 所开创的工作——皮肤上皮细胞培养增殖技术，并在以后经过一系列的改进，包括 Green、Campton、Gallico 等的工作。上皮细胞成功地培养出来并用于创面覆盖，开创了以组织工程技术解决皮肤病损的新方法。尽管移植成活后的上皮组织分化良好，但很快即显示出其缺陷。首先，上皮组织片在移植操作中及其后均须十分小心地处理；其次，它缺乏机体真皮层所特有的柔软、弹性及抗压性能；再者，由于真皮重建过程缓慢，成年人上皮移植后起码 2～5 年才能出现完全皮肤再生。因此，这种方法难于推广使用。经研究发现，真皮层不但赋予皮肤特殊的物理性能，而且由于上皮层、真皮层间相互作用参与了创面修复，因而很可能有助于限制瘢痕组织形成及加快皮肤再生。胶原首先被选用于创造一种似真皮一样的三维结构以作为细胞生长的基质。Bell（1983）将新生儿真皮成纤维细胞与牛 I 型胶原制成 ECM，表层附以自体上皮细胞，成为人体创面可接受的人工皮肤。Yannas（1982）等将硅胶膜（可防止创面渗液）

与胶原及 6-硫酸软骨素复合材料作为人工皮肤先行移植，3 周后其诱导而新生的类似真皮组织表面再移植一层表皮皮片。

针对大面积烧伤病人短期内需要大量自体皮片的治疗矛盾，Green 等发明了一种将表皮角质层细胞在成纤维细胞营养基上进行培养而获快速增殖的体外培养方法，可在 3～4 周内得到大量扩增的自体上皮细胞。也有将组织工程技术同传统选择异体皮肤覆盖创面的方法结合起来，即采用异体冻干的去表皮真皮组织，再移植一层自体上皮细胞于表面。如此，移植物既取得了较好的皮质效果，又避免了主要由异体上皮细胞带来的免疫排斥反应。缺点是该种异体真皮细胞来源有限，故造价颇高。

经过以上的发展历程，通过各种不同方法的尝试与研究，组织工程化皮肤产品的研制开发已取得巨大进展，目前业已形成几个较为成熟的发展方向。组织工程化人工皮肤也是最先进入商业性应用开发的较为成熟的组织工程产品，目前其代表产品有 Dermagraft-TM、Dermagraft-TC、Skin2 及最新的 Apligraft super 等。

Hansborough 研究小组 1992 年报道了一种新方法。首先制备出 PGA 生物可降解性网状载体，将来自人类胎儿真皮的成纤维细胞于网状支架上进行体外培养。先以此包含细胞的移植组织覆盖深度皮肤创面上，再将自体上皮细胞移植于其上。此种移植物可诱导新生血管长入，并通过细胞生长、分裂、分化及分泌基质成分，最终形成与真皮性能极为相像的组织层。临床应用发现此组织工程化皮肤移植效果良好，无免疫排斥反应出现。需要特别指出的是，人类二倍体成纤维细胞具有明显的优点，易于培养传代，具有接近 60 代倍增的增殖能力。由于它不像角质细胞带有人类白细胞表面抗原系统，在同种移植后不产生免疫反应。有一研究小组进行了将人类新生儿包皮成纤维细胞传代后制成的组织工程化皮肤的植入试验，在 400 例临床病人中未发现一例出现免疫反应或排斥现象。另外，最新研究结果表明，采用一种 SALS 的成像手段，可以较好确认 PGA 网架中新生胶原纤维的大体构象，并发现其纤维具有几乎同支架物长轴完全平行的排列方向。

以 Naughton 为代表的研究小组已开发出一种称为"过渡性覆盖皮肤移植物"（Dermagraft-TC）的产品，以为严重烧伤病人提供一种比同种尸体皮肤更为长久且无病害威胁的替代物。他们将人类成纤维细胞种植于尼龙网上，后者为移植物生长及分泌天然组织基质提供三维支架，另外使用薄层硅橡胶膜形成一层人工表皮，不带抗原性，能防止表层水分丢失。临床试验初步提示 Dermagraft-TC 能为创面提供与同种尸体皮肤一样有效的创面覆盖，并且能够在局部维持 6 周左右（尸体皮肤一般在移植后 2～3 周内即被排斥）。另一种类似产品称为"皮肤溃疡移植物"，是以一种可降解性多聚物网（Vicryl TM）取代尼龙网，细胞增殖后即可长成三维组织，治疗糖尿病皮肤溃疡方面效果可喜。同时还发现，当移植时使其在相当的代谢活性范围内时，可以提高糖尿病皮肤溃疡的疗效，即在更短时间内皮肤溃疡完全愈合的病例显著增多。

近年 Naughton 小组已成功开发出一种三维结构人类皮肤组织模型，称为 Skin2（TM）。是以尼龙网作为支架，分两次复合培养新生儿包皮成纤维细胞及角质细胞，形成具有新陈代谢及有丝分裂活性的完整的表皮及真皮层，是从形态结构与生物化学功能上同时模拟人体皮肤的新产品。目前，该产品已被用来研究包括弹力微纤维的形成及胶原原纤维形成等多种超分子结构的形成过程，并用于化学用品光毒性的评价与毒理学研究。

Valle 等研制了一种类双层皮肤代用品（hSE）。方法是通过小的皮肤活组织标本分离出自体上皮细胞和真皮成纤维细胞，经培养而扩增后再种植于人类胶原制成的 SE（skin equivalent）体上繁殖成大量细胞后，移植于人体创面上，进而生长成为具有三维结构及表皮-真皮双层结构的活性组织，因而酷似人体天然的自体皮肤。将过去采用的牛胶原改为人类胶原，不但可以进一步减少免疫反应，而且研究发现随着移植时间延长出现的活性 SE 收缩现象也有所减轻，同时结合特殊的周边固定方法，能显著提高实际创面覆盖效率。

目前，我国大面积严重烧伤的治疗水平居于世界先进行列，人工皮肤替代物的研究和皮肤组织修复重建方面也在不断探索中。第三军医大学采用新鲜尸体制成的真皮组织，用乙酸提取胶原，经 Nacl 盐析纯化，冻干而成固体胶原膜。将异体表皮细胞和成纤维细胞分别种植于膜的两层，常规培养后移植于 10 例深度烧伤创面，其中 7 例移植物成活，随访 1 年疗效满意。该复合皮的独特之处：①延长了胶原膜在体内的框架效应。由于在胶原溶液中添加了 6-硫酸软骨素 C，并用低浓度戊二醛对胶原膜进行分子交联，降低了其对体内胶原酶的敏感性，对表皮细胞贴附与生长、创面血管及非炎性结缔组织的填充修复以促进创面愈合创造更好条件；②增加了移植灵活性。采用体外培养的异体表皮及成纤维细胞，故复合皮移植不受病人自体皮来源细胞培养时间的制约，也不用等待培养细胞融合成片，利于及时有效的治疗。

在以上各种皮肤组织工程化方法获得成功之后，为保证实际移植的成功率和有效性，使治疗效果不断提高，已有一些学者在进一步阐明作用机制方面进行了探索。最近较为突出的是，Naughton 等发现，他们所使用的 Dermagraft，如果能在移植时保证其"代谢活性"这一特定参数在一定范围之内，将会大为提高对糖尿病病人足部溃疡的疗效，即在更短时间内有更多病例获得完全治愈。Parenteau 等在报道一种称为"Apligraft super（TM）"的新型组织工程化皮肤产品时，其研究尚得出以下有意义的结论：①上皮层的重要功能是提供创面的生物学覆盖。②上皮细胞层在培养中逐步形成角质层，它提供屏障功能，也使 LSE（living skin equivalent）更具力学与可操作性能。③大量临床试用经验显示，角质层对提高 LSE 的临床效用可能意义重大。他们对比后发现，当 LSE 在体外培养尚未充分形成上皮层分化时，将其移植到裸鼠皮肤创面上，于规定的时间移去外层敷料，其不能耐受而终致移植失败。④角质层脂质成分与结构是影响其屏障功能的重要因素。他们尝试用修饰法改进角质层脂肪酸成分，并且造成无血浆而有充足脂质供给的条件，结果发现角质层发育不但迅速，而且良好，其脂质层更多出现类似人类皮肤所具有的"两宽夹一窄"的板层状结构，体外所表现出的通透性能为人类皮肤的 4～10 倍。

二、组织工程皮肤的支架材料

皮肤组织工程的核心内容是构建一种三维细胞生长支架。将由机体分离出的表皮细胞或成纤维细胞进行体外复合培养，形成人工再生的真皮等同物或皮肤等同物，移植于需要修复、重建的皮肤病损处。因此，支架材料的研制是组织工程研究的关键技术之一。支架材料为细胞提供了黏附、增殖和迁移的空间环境，在人工皮肤的构建中起着重要作用，是组织工程的三要素之一。理想的组织工程支架应具备以下特点：①良好的生物相容性，支架材料及其降解产物对组织细胞无毒性和致突变作用，植入体内时无抗原性和致畸作用。②具有可塑性和一定的机械强度，能够在体内外承受一定的压力，并在一定时限内保持其外形和结构的完整性。③合适的降解速度，且降解产物必须无毒，能被及时吸收或排出体外。④与组织、细胞的亲和性好，有利于细胞在支架上黏附和生长。⑤具有三维立体结构及合适大小的孔隙以利于种子细胞的增殖、迁移及血管化，等等。目前根据材料性质，组织工程支架材料大致可以分为天然高分子材料和合成高分子材料两大类。

（一）天然高分子材料

天然高分子材料是皮肤组织工程支架的重要来源。由于天然生物材料抗原性较弱，往往存在细胞表面受体的特异识别位点，不易引起免疫排斥反应，并可诱导调节细胞的生长和分化，同时也避免了人工合成材料在孔隙、空间结构等方面的制作难题，因此被广泛用于组织工程支架材料。从目前研究来看，此类材料来源丰富，制作较为简单，造价低廉，且在组织相容性、理化性能及生物降解性等方面显著优于人工合成材料，但存在抗原性消除不确定、疾病传播隐患及降解速率不易控制等不足。目前，用于皮肤组织工程支架的天然生物材料主要有脱细胞真皮基质（acellular dermal matrix，ADM）、胶原类、壳聚糖类、透明质酸类及羊膜等种类。

1. 脱细胞真皮基质 采用异体或异种皮肤经脱细胞处理后制备，由真皮胶原纤维和基膜等细胞外间质成分组成。由于完全脱去了真皮中包括附件上皮细胞、朗格汉斯细胞和微血管内皮细胞等细胞成分和可溶性蛋白，从而最大限度地降低了免疫原性，但却保留了天然真皮细胞外基质的微观构架，可以促进表皮细胞、成纤维细胞和血管内皮细胞的生长和分化等，具有良好的组织相容性。目前国内外都已经产业化，如美国的 Alloderm 和我国的桀亚真皮，这两种产品都是人尸体脱细胞真皮基质，由于异体皮来源十分有限、价格昂贵，且存在法律与伦理问题，限制了其临床的广泛应用。近年来用异种皮肤来获得脱细胞真皮基质的报道亦较多。由于猪的皮肤结构与人的皮肤相似，来源广、成本低，而且作为敷料应用于临床多年未见明显不良反应，因此，猪 ADM 的研究成为近些年国内外的研究热点。但也存在制备复杂、免疫原性较强、降解速度慢、生物活性低、不利于细胞黏附生长等缺点，仍需要进一步改进。

2. 胶原类生物支架材料 胶原是组织细胞外基质的重要组成部分。因其来源广泛，抗原性低而被广泛地用作组织工程支架。胶原类支架主要可以分为两类：胶原凝胶支架和胶原海绵支架。两种支架的制备工艺和用途也不尽相同。胶原类材料应有以下特点：①黏附性好，对成纤维细胞有一定生物诱导性，有利于细胞长入及基质沉积、新生血管生成，并有利于上皮细胞附着。②纯制的异种胶原抗原性很弱，即使产生免疫反应，也仅为轻微炎性浸润，可随胶原的降解而消退，少有局部或全身过敏反应的报道。用胃蛋白酶等处理过的胶原，抗原性会更加微弱。③胶原类材料降解情况受局部因素影响大，降解速度可控性不如人工多聚物。由于这种材料的降解速度较快，因此常常通过交联剂与其他成分进行交联，以调节其降解速度，增强力学特性。以胶原为主要构成的组织工程皮肤已有一些获得了许可应用于临床。其中最为著名的是由牛胶原、氨基葡聚糖共价交联后形成的0123456，该产品已经获得美国 FDA 批准应用于深度烧伤的治疗。

3. 壳聚糖类生物支架材料 壳聚糖是一种天然聚阳离子多糖，在体内可被降解为易被人体吸收的氨基葡萄糖。壳聚糖具有活化巨噬细胞、诱导免疫调节因子的表达等功能，其结构中含有可衍生化的活性羟基、氨基，正电荷密度高，有利于细胞的黏附，具有良好的生物相容性和生物可降解性，是一种较理想的组织工程支架材料。通常将其通过不同的交联剂与胶原或其他物质聚合成混合物，应用于生物医学领域。最常见的是通过戊二醛交联处理，制备胶原/壳聚糖多孔支架材料，并在支架上培养成纤维细胞，制作人工活性真皮。

还有利用胶原/壳聚糖复合物作为材料制作不同厚度的支架，并在支架上共同培养成纤维细胞与角质细胞。这种复合支架具有孔径不对称结构，水分吸收率高于单纯的壳聚糖支架，成纤维细胞与角质细胞生长良好，细胞在薄支架比在厚支架上增殖速度更快、死亡速度更慢，所制成的人工皮肤具有较好的弹性及机械性能。此外，还有二叔丁基过氧化物交联壳聚糖制成复合支架，以硫胺素为交联剂，通过冰冻溶解的方法制备的胶原/壳聚糖聚合物等。

4. 透明质酸类生物支架材料 透明质酸是一种蛋白多糖，广泛存在于哺乳动物细胞外基质中，其体内降解产物在伤口愈合，尤其在上皮细胞的增殖、迁移中有着重要的作用，具有良好的生物相容性和生物降解性。然而纯透明质酸易溶于水、吸收迅速和在组织中停留时间短等物理和生物特性，限制了它用于制备对硬度、机械强度和稳定性有一定要求的生物材料，因此，只有对透明质酸进行谨慎的化学修饰才能在保持其惰性和非炎性反应的同时，又便于制成更稳定的固态材料。其代表产品为 D69359E∶1，是一种由苯甲基酯化透明质酸构成的薄而透明的膜状物，经激光打孔后，在其上接种自体表皮细胞最终形成商业化产品。目前该产品已在欧洲部分国家应用。此外，处于研究阶段的有透明质酸与胶原/壳聚糖的复合支架，体外观察显示复合透明质酸后的胶原/壳聚糖支架具有两个不同孔径大小的板层，柔韧性和降解性都有了较大的提高，有希望作为下一代组织工程皮肤支架。

5. 羊膜类生物支架材料 羊膜是胎盘上最靠近胎儿的一种薄膜状组织，这种半透明薄膜由单层立方上皮、较厚的基膜及一层无血管的间质组成。羊膜所含成分主要有成纤维结合蛋白、层粘连蛋白、蛋白多糖等，上皮细胞层含有羊膜上皮细胞和由羊膜上皮细胞分泌的多种生长因子，因此羊膜不仅具有生物支架所必须的三维结构，而且具有促进细胞生长的生物活性分子。将羊膜中的细胞成分去除后所留下的无细胞结缔组织称为脱细胞羊膜或羊膜细胞外基质，具有免疫原性极低的特点。人羊膜细胞外基质是一种较理想的成纤维细胞载体。由于羊膜具有良好的生物学特性及来源广泛等特点，因此作为生物敷料应用于临床已有多年。目前羊膜主要应用于组织工程领域，最常见的是通过羊膜或羊膜细胞外基质修复角膜或结膜的缺损，亦有羊膜用于修复软骨缺损、肌腱缺损，以及构建组织工程膀胱的报道。

6. 其他天然支架材料 其他常用于组织工程皮肤的天然支架材料还包括氨基葡聚糖（主要成分为 6-硫酸软骨素）、纤维蛋白凝胶等，这些材料单独或与胶原混合构成真皮支架应用于人工皮肤的体外构建及移植实验均显示出一定的应用前景。

（二）合成高分子材料

合成高分子材料由于能在体内降解为小分子物质并通过机体代谢排出，且易于加工、具有良好的组织相容性、机械性能和降解速率的可控性，因此被广泛用作组织工程支架材料。目前用于构建合成支架的材料主要包括聚乳酸、聚羟基乙酸、聚乳酸-羟基乙酸等。

聚乳酸亦称聚丙交酯，在体内被降解成乳酸，最终以水和二氧化碳的形式排出体外。其降解速率和很多因素如植入物的尺寸、平均相对分子质量大小、异构特性、植入部位、植入物的应力状态、宿主动物类型及年龄有关。已商品化的人工真皮替代物 Dermagraft 就是将来自于新生儿包皮的成纤维细胞种植于聚乳酸支架上所形成的一种活性真皮替代物。Dermagraft 能明显缩短溃疡面愈合时间，并且减少溃疡相关并发症的发生。

聚羟基乙酸又称为聚乙二醇酸，由乙交酯开环聚合而成。植入体内后逐步降解为羟基乙酸，后者是机体的正常代谢中间产物，极易参加体内代谢。由于聚乳酸体内降解时间多在 12 个月以上，且具有较高的脆性，不宜进行复杂加工，而聚羟基乙酸机械性能较差，降解时间在 6～12 个月，且在降解过程中强度迅速衰减，因此多应用两者的共聚物作为组织工程皮肤的支架。

聚乳酸-羟基乙酸是由聚乳酸和聚羟基乙酸两种单体共聚而成。在合成支架材料质控要素中，支架孔径大小对细胞的黏附增殖有重要影响，过大或过小均不利于细胞增殖。Sun 等采用聚苯乙酸和聚乳酸-羟基乙酸制成不同孔径的支架并种植成纤维细胞，结果孔径在 10～200μm 的支架上见到细胞的增殖与黏附。Lee 等对比研究具有单一孔径、两种孔径和多种孔径的三种聚乳酸-羟基乙酸支架，显示成纤维细胞的增殖黏附程度在多种孔径支架上最好。美国 Advanced Tissue Sciences 在 Vicryl 网片上种植新生儿成纤维细胞，获得活性真皮替代物即 Dermagraft，该产品已获得美国 FDA 批准应用于糖尿病足溃疡、继发于大疱性表皮松懈症的皮肤溃疡。

此外，亦有用其他材料制作支架的报道。Chong 等采用电纺技术，制备了具有多孔纳米结构的聚己内酯/胶原三维支架，并在该支架上培养成纤维细胞，结果成纤维细胞在支架上黏附、增殖情况良好，提示这种具有纳米结构的三维支架是一种良好的真皮替代物。

总的来说，天然高分子材料和合成高分子材料各有优势，虽然人工合成的支架材料具有可调解降解速率、孔径大小等优点，但毕竟是一种人工合成的高分子材料，其细胞亲和性、组织相容性等均较天然材料差，降解产物对组织的影响亦较天然材料大。天然支架材料更加接近于生物机体的自然状态，因而越来越多的研究倾向于开发利用天然支架材料来构建人工活性皮肤。

三、组织工程皮肤的免疫原性

自组织工程皮肤问世以来，是否引起免疫排斥的问题一直备受科学家的瞩目。自体细胞移植后毫无疑问不会引起免疫排斥反应。异体皮肤直接移植到病人的创面上，必然会引起免疫排斥，这已被大家广泛认知，但是异体皮肤经体外分离成单个细胞后再行体外培养后，进而和其他一些天然或合成的材料共同构建成组织工程皮肤，还能否引起免疫排斥，一直是大家争论的焦点。

（一）异体移植排斥反应的机制

异体器官移植后，在不使用免疫抑制药的情况下，一般均会发生排斥反应，这已获共识，其排斥反应本质上属于免疫应答。在进行异体移植后，由于供、受者之间的组织相容性抗原不同，故移植物可刺激受者的免疫系统产生免疫应答，导致排斥反应。移植排斥反应发生与否及其强度如何，取决于供、受者间组织相容性抗原的差异程度、受者的免疫功能状态、移植物种类及排斥反应防治措施是否得当等因素。

（1）细胞机制：移植排斥反应中细胞免疫起着重要的作用。T 细胞是介导机体细胞免疫应答的主要效应细胞。现已证实，T 细胞的活化必须有双信号介导。第一信号是指 T 细胞表面的 T 细胞受体——CD3 复合体与抗原呈递细胞（antigen presenting cell，APC）上主要组织相容性复合体（major histocompability complex，MHC）-抗原间的相互识别；第二信号是由来自 APC 上共刺激分子，包括 CD80、CD86（与 T 细胞上 CD28、CTLA-4 间相互作用）和 CD40 等。

移植抗原可经直接呈递途径或间接呈递途径激发受者产生免疫反应。直接途径是移植物表面的完整分子被 T 细胞直接识别；间接途径是供体抗原被受体 APC 加工处理成多肽后被 T 细胞识别。一般认为直接识别在排斥反应早期阶段起主要作用，对移植物的免疫排斥反应是因为识别了浸润到受体淋巴组织的供体抗原而诱发的。直接识别可诱导强烈的排斥反应，体外观察到带有异体抗原的细胞可直接诱发强烈的混合淋巴细胞反应和产生细胞毒性 T 淋巴细胞。近年来，随着对免疫应答过程的研究深入，两种识别抗原的途径在排斥反应中的作用又有了新的认识。Yamada 等使用缺乏 MHC-Ⅱ抗原表达的小鼠，研究 CD4$^+$ T 细胞、CD8$^+$ T 细胞直接识别途径和间接识别途径对异体心脏移植物排斥反应的作用。结果表明：无论 CD4$^+$ T 细胞还是 CD8$^+$ T 细胞都能通过直接、间接识别途径介导急性移植物排斥反应。CD4$^+$ T 细胞能够通过直接、间接识别途径向急性排斥反应提供辅助信号。仅有 CD4$^+$ T 细胞和间接识别途径时无法产生急性排斥反应，但能引起慢性排斥反应。

（2）细胞因子的作用：同种异体反应性 T 细胞可以产生五种细胞因子，即 IFN-γ、TNF-α、IL-2、IL-4、IL-10。这五种细胞因子都是重要的免疫效应因子和调节因子，相互之间构成复杂的网络，近年来成为研究的焦点。Miyamoto 等将 IL-10 基因转入小鼠的 CD4$^+$ T 细胞或 CD8$^+$ T 细胞后发现，转入 IL-10 的 CD4$^+$ T 细胞、CD8$^+$ T 细胞能在小鼠体内分泌 IL-10，并且转染了 IL-10 的 CD4$^+$ T 细胞能明显延长移植的异体皮肤的存活时间。同样的实验结果显示转染了 IL-10 基因的树突状细胞在体外诱导异体 T 细胞的低反应性，同时，经转染了 IL-10 基因的树突状细胞处理过的动物能够明显延长移植异体小肠的存活率。

在 T 细胞产生的 Th1/Th2 细胞因子模式中，移植物的长期存活机制中，体内细胞因子产生由 Th1 向 Th2 转换具有重要意义。Th1 类细胞能产生 IFN-γ 和 TNF-α，可活化巨噬细胞，参与迟发型超敏反应。Th2 类细胞产生 IL-4、IL-5、IL-10、IL-13，引起强烈的抗体反应，并能抑制巨噬细胞的功能。早期出现的 IL-4 是 Th2 分化强有力的刺激物，而 IL-12 与 IFN 则有利于 Th1 的分化。免疫排斥反应与 Th1 免疫偏离有很密切的联系，但单个的 Th1 细胞因子（IL-2 或 IFN-γ）对排斥反应并非必需。Stremmel 等认为 Th2 类细胞因子在一定程度上避免异体移植物免疫排斥反应，但 Th2 类细胞因子的表达并不一定能避免排斥反应。Th1/Th2 的比例变化在移植耐受诱导中的重要性仍然争论不休。有的实验模型中，分泌 Th2 型的细胞因子似乎对诱导和维持无反应性至关重要；而其他的实验提示 Th2 类型与排斥反应有关。研究和控制细胞因子反应以探索诱导耐受将是今后研究的热点之一。

此外，其他与异体移植物排斥有关的因子还包括 IL-4、IL-9、IL-15 等。因此，推测尽管多种 T 细胞生长因子在低浓度时功能各异，但在高浓度时多与排斥反应有关。IL-4 并非耐受的标志，相反，IL-4 是通向耐受的障碍之一，尽管其作用较 IL-2 弱。根据细胞因子阻碍耐受和引发排斥的作用强弱，人们推测在细胞因子产生和同种异体移植排斥反应中，T 细胞生长因子的表达可能呈现分级模式。

（3）免疫耐受：随着手术技术的改进、器官灌注与保存、HLA 配型和免疫抑制药物的联合使用，极大提高了移植物的存活率和存活时间。但长期非特异性的免疫抑制将造成明显的并发症和高死亡率，特别是可能会引起感染和恶性肿瘤。如果能实现供者特异性的免疫抑制而同时完整保留免疫系统的全部功能，就能避免因为长期使用非特异性免疫抑制药物带来的诸多问题。

虽然有多种细胞参与排斥反应，但其中只有 T 细胞是必需的。Uehara 在研究心脏异体移植免疫耐受嵌合模型小鼠后发现，移植的异体心脏有血管病变。使用抗 NK 细胞抗体对上述血管病变无明显保护作用，但使用抗 CD4/CD8 单克隆抗体能显著降低血管病变。T 细胞不仅对 MHC 抗体产生反应，对非 MHC 抗体的反应，也可能导致免疫排斥反应。目前所有成功诱导出免疫耐受的实验都是针对 T 细胞的，有多种机制可能导致 T 细胞在移植中的耐受，但它们之间并没有严格的界限。一个成功的耐受诱导方案可能涉及多个机制；某一机制可能在耐受诱导的早期起主要作用，而另一个机制可能对维持长期耐受作用更大。目前研究较多的是无能和清除机制。

无能是指 T 细胞的功能性无反应或失活而不伴有细胞死亡。幼稚 T 细胞的活化至少依靠 2 个信号，信号 1 由 T 细胞受体与 MHC/特异抗原肽复合物相互作用组成；信号 2 是由相同 APC 呈递的共刺激信号。最具代表事件的共刺激分子是 APC 上表达的 B7 分子 B7-1（CD80）和 B7-2（CD86）及其 T 细胞受体 CD28。对 T 细胞的共刺激作用引起 IL-2 分泌和抗凋亡蛋白 Bcl 家族包括 Bcl-xL 的表达。在缺乏共刺激信号的抗原识别过程中，可能产生 T 细胞无能（即只有信号 1 而无信号 2）。无能 T 细胞最引人注目的特点是，一旦产生无能，该细胞今后将不能对完整的活化信号（即信号 1 和信号 2）起反应，因为它受抗原刺激后不能产生 IL-2。由于没有 IL-2，T 细胞就不能增殖和分化成为效应细胞。已诱导产生的无能 T 细胞若在体外给予 IL-2 可以恢复功能性激活状态。其中研究较多的是如何清除过客白细胞诱导 T 细胞无能和封闭 T 细胞共刺激信号导致免疫耐受。

清除机制是指通过凋亡去除特异性的 T 细胞或 T 细胞克隆，被认为是最强的耐受诱导机制，因为它能将 T 细胞从 T 细胞库中完全清除，包括耐受诱导的胸腺清除机制和耐受诱导的外周清除机制。

最近发现的调节性 T 细胞（regulatory T cells，Treg），使研究者对免疫耐受有了更新的认识。Treg 是不同于 Th1 和 Th2 的具有调节功能的 T 细胞群体，可分为 $CD4^+CD25^+$ Treg，Tr1Th3 等多种亚群。其中 $CD4^+CD25^+$ Treg 是调节性 T 细胞的主要组成部分。根据其来源和作用机制的不同，$CD4^+CD25^+$ Treg 可分为天然 $CD4^+CD25^+$ Treg 和获得性 $CD4^+CD25^+$ Treg。前者主要是指在胸腺发育成熟后进入外周淋巴组织的 $CD4^+CD25^+$ Treg，在预防自身免疫反应方面起作用。而后者是由成熟 T 细胞诱导产生的，在微生物感染和移植免疫中起作用。Treg 能够抑制免疫系统对自身和外来抗原的应答，在维持机体免疫耐受和免疫应答稳态方面具有非常重要的作用。

（二）组织工程皮肤免疫原性研究现状

目前，已有多种组织工程皮肤产品成功应用于临床，如 Epicel（培养的自体表皮移植物）、Dermagraft（采用有活性的异体 Fb）及 Apligraf（采用有活性的异体 KC 及 Fb）等。但决定异体组织工程化皮肤移植成功和长期存活的生物学和免疫学因素非常复杂，加之文献上有很多互相矛盾的地方，导致对组织工程皮肤免疫原性的认识仍未统一。

（1）移植细胞的免疫原性：目前，对表皮细胞的抗原性存在两种截然不同的观点。一种观点认为表皮细胞仍具有较强的抗原性，移植后数周甚至 1 周内就被排斥。受体朗格汉斯细胞可以进入移植的培养表皮细胞中，并将异体 MHC-Ⅱ类抗原或非 MHC 抗原呈递给受体淋巴细胞，引起特异性免疫排斥反应；另外一种观点认为在表皮细胞的培养过程中，表皮细胞的抗原性发生了改变，供体的 APC（朗格汉斯细胞及巨噬细胞）及白细胞减少或消失，产生免疫耐受，不能刺激受体的淋巴细胞发生免疫排斥反应，从而不引起受体的排斥反应。

　　不同的细胞引起宿主免疫反应的能力不同，即作为外来抗原被宿主免疫系统识别的能力不同。最大潜能介导同种异体反应的细胞被称为专职 APC，这种细胞包括树突状细胞、朗格汉斯细胞、B 细胞和内皮细胞等，这些细胞的共同特点之一是表面高表达 MHC-Ⅱ 分子。KC 和 Fb 不是专职的 APC，在正常情况下，两者均不表达 MHC-Ⅱ 类抗原。在体外长期培养或 IFN-γ 的诱导下 KC，Fb 可以表达 MHC-Ⅱ 类分子，因此有可能获得呈递抗原给 T 细胞的能力。但是 KC 和 Fb 缺少共刺激分子如 B7-1 等，且不能分泌 IL-12，所以由 KC，Fb 呈递抗原不会导致 T 细胞的活化，相反导致 T 细胞的不敏感。

　　（2）细胞群纯度问题：细胞群的纯度也非常关键，各个实验室细胞群纯度的差别可以导致研究结果的互相矛盾。低代的 KC 和 Fb 含有混杂细胞，其中包括专职抗原呈递细胞（如朗格汉斯细胞）、过客白细胞和内皮细胞等，还包括黑素细胞等免疫原性较强的细胞成分。朗格汉斯细胞是表皮中最重要的抗原呈递细胞，异体皮肤移植物是否被排斥与移植物内的朗格汉斯细胞密度相关，密度越高，越易被排斥。现已证明，在皮肤中刺激异源性 T 细胞反应并启动移植物排斥反应的主要是朗格汉斯细胞。在混合表皮细胞、淋巴细胞反应中，表皮细胞刺激有丝分裂反应的能力主要取决于朗格汉斯细胞的存在，清除供体皮肤的朗格汉斯细胞将延长异体移植物的存活时间。

　　移植物中的白细胞也是组织免疫原性的主要来源。这种细胞通常被称为"过客白细胞"，过客白细胞提供供者 MHC-Ⅱ 类抗原和共刺激分子，以激活异体反应性 CD4$^+$ T 细胞。一旦被激活，CD4$^+$ T 细胞返巢到移植物，分泌各种细胞因子，后者再激活同种异体反应性 CD8$^+$ T 细胞和巨噬细胞，活化的 CD8$^+$ 细胞毒性 T 细胞和巨噬细胞再引起对异体移植物的破坏。若无过客白细胞，虽然移植物组织表达同种抗原性 MHC-Ⅰ 类和Ⅱ类分子，但这些实质细胞缺乏共刺激分子。与同种反应性 T 细胞接触，因为在缺乏信号 2 的情况下接受信号 1 的刺激，T 细胞有可能被诱导成无能。

　　黑素细胞也是表皮中重要的细胞，现在认为黑素细胞不仅具有保护机体免受紫外线伤害的作用，还有一定的免疫原性。体外培养的黑素细胞表面可以表达 MHC Ⅰ/Ⅱ类分子。另外在白癜风和黑素瘤的研究中发现，黑素细胞表面和黑素瘤有特异性抗原表达。这些特异性抗原具有免疫原性，能够激活皮肤内树突状细胞，树突状细胞将抗原呈递给局部淋巴结的淋巴细胞，激活的淋巴细胞回到局部产生一系列免疫应答反应。

　　不同的分离方法、培养条件和传代次数都会影响细胞群的纯度。改进分离方法，如伍津津等分离表皮细胞时首先使用分离酶分离真皮和表皮，再用胰蛋白酶将表皮细胞消化为游离细胞，这种联合消化的方法，一方面有较好的表皮细胞分离效果，另一方面避免了 Fb 等细胞的污染。使用限制性培养基，如适合 KC 生长的无血清培养基如 K-SFM 等，能够抑制杂细胞的生长。在培养的过程中细胞不断传代，目的细胞呈优势生长状态，进一步去除杂细胞，通过以上途径能够提高培养细胞的纯度，减少杂细胞对实验结果的影响，尤其是免疫原性较强的细胞。有实验显示，表皮细胞分离培养至一定代数时，未检测到朗格汉斯细胞和黑素细胞，混合淋巴细胞反应也明显减弱，基本得到较纯的 KC，因此组织工程皮肤的工作细胞应选取较高代数的细胞，降低组织工程皮肤的免疫原性。

　　（3）三维培养条件下组织工程皮肤的免疫原性：IFN-γ 是一种可以介导 MHC-Ⅱ 类抗原和 CD40 抗原表达的物质。异体组织的急性排斥反应是始于受者 T 细胞受体与供体细胞 MHC-Ⅱ抗原结合。异体细胞的 CD40 与受者淋巴细胞 CD154 之间的相互反应能促使异体细胞 CD80 或 CD86 的出现，导致排斥反应。尽管 Fb 通常不表达 CD80、CD86 或者 MHC-Ⅱ，CD40 也是低水平表达，但有研究显示 IFN-γ 存在时诱导了 Fb MHC-Ⅱ类抗原和 CD40 的表达。真皮微环境无论在静息状态下还是炎症条件下，都存在大量的细胞因子和细胞分化信号。这些细胞因子已经被鉴定出来是真皮细胞的产物，其中包括内皮细胞、Fb 和肥大细胞等。在炎症环境下，上调炎性细胞因子，其中包含 IFN-γ 等，可能影响到上述 Fb 表面抗原的表达。

分析 Fb 在体外单层培养和三维培养对 IFN-γ 的不同反应让我们看到了事物的另一个方面。来源于新生儿包皮的 Fb 单层培养时，IFN-γ 能诱导其表达 CD40 和 HLA-DR；而在 Dermagraft 中三维培养时，很少能诱导出上述抗原表达；如将 Fb 从 Dermagraft 分离出来单层培养时，又能引导出上述反应。为了评价三维培养的免疫保护效果，将 Fb 培养于牛胶原凝胶中，加入 IFN-γ，同样观察到了与单层培养一样对 CD40 和 HLA-DR 的诱导效果。以上数据支持这样一个假说：通过将 Fb 种植在支架上，伴随有天然细胞外基质产生而制成的组织工程移植物，在异体移植时，比只有细胞或者将细胞种植在牛胶原中所介导的免疫反应更少。Dermagraft 对 IFN-γ 刺激缺乏反应也得到有关在体真皮 Fb 对 IFN-γ 缺乏反应的实验支持。肌内注射 IFN-γ 能诱导 KC 表达 HLA-DR，但不能诱导真皮 Fb 的反应。三维培养模式更接近细胞体内的正常环境，在这种情况下，细胞如何受到保护，减弱免疫反应，还需要进一步深入研究。

（4）角质形成细胞和成纤维细胞的相互作用：研究表明，树突状细胞的表型和功能的形成与诱导微环境关系密切。GM-CSF IL-4 体外诱导培养的树突状细胞属于成熟型，能够明显刺激异体 T 细胞增殖。GM-CSF+IL-4 与 TGF-β1 联合培养的不成熟树突状细胞，其细胞表面 MHC-Ⅱ类抗原呈中度或弱阳性，协同刺激分子 CD80 表达极弱，CD86 阴性，不仅不引起宿主 T 细胞免疫应答，且能诱导耐受。表皮朗格汉斯细胞属于未成熟树突状细胞，这种未成熟表型与表皮中 KC 组成性分泌 TGF-β1，关系密切。TGF-β1，显著影响 APC 刺激 T 细胞活化作用，明显减少 T 细胞分泌 IFN-γ 等细胞因子，虽然不能避免异体移植物的排斥反应，但是可以明显延长移植物的存活时间。树突状细胞的抗原呈递作用可受多种因素破坏，如培养中加入低浓度 GM-CSF、抗炎性细胞因子如 IL-10 或 TGF-β1 等，从而干扰树突状细胞与 T 细胞的相互作用。正常皮肤的表皮和真皮之间不是相互独立的，它们之间通过各自分泌的细胞因子相互联系。有实验显示，含表真皮的组织工程皮肤较单层培养 KC 和 Fb 分泌的 IL-6 明显增高。这与 KC，Fb 的 IL-1/IL-6 环路有关。KC 分泌 IL-1，Fb 生成 IL-6，IL-1 促进 Fb 生成 IL-6，IL-6 刺激 KC 增殖。体内 KC 和 Fb 各自分泌多种细胞因子，并相互作用，能下调炎性细胞因子（如 IFN-γ，IL-4），分泌的抗炎性细胞因子如 IL-10 等，是形成皮肤稳定微环境的重要因素之一。一旦皮肤内微环境被打破，朗格汉斯细胞很容易被激活，其 MHC-Ⅰ、MHC-Ⅱ类分子表达上调，CD80、CD86、CD54、CD40 等 T 细胞活化辅助分子的表达明显增加。此时，其摄取抗原的能力明显下降，而呈递抗原的能力显著增强。成熟树突状细胞不仅可以经 MHC-Ⅱ类分子途径呈递抗原肽段给细胞毒性 T 细胞，而且抗原经 MHC-I 类分子替代途径呈递抗原肽段给细胞毒性 T 细胞，分别刺激 CD4$^+$ T 细胞、CD8$^+$ T 细胞增殖，产生一系列免疫反应，而且这种激活很难再被 IL-10 逆转。

（5）支架材料：用于组织工程的支架材料主要有合成高分子和天然高分子两大类。天然高分子材料（胶原、纤维蛋白、海藻酸、透明质酸、甲壳素等）的细胞相容性良好，应用比较广泛，但缺乏必要的力学特性和性能可调性，因此往往与合成高分子材料（聚交酯类、聚乙二醇、聚己内醋及它们的共聚物等）复合，以利于改进材料的综合性能，满足应用要求。

胶原是由动物细胞合成的一种生物高分子，是细胞外间质的主要成分。由不同种类的动物分离出来的胶原极其相似，不易被人体免疫系统作为异体识别，因此具有低抗原性，且有良好的生物相容性。Integra 是由 Yannas 和 Burke 于 1980 年研制的一种胶原类真皮替代品。它是由牛胶原提取物与硫酸软骨素及氨基葡聚糖交联而成的基质与其上覆盖的一层硅胶膜组成，胶原基质的纤维直径约 7μm，孔径为 70~200μm，这种设计能使基质与创床基底较好地整合，有利于 Fb 的浸润及血管化过程。硅胶膜厚约 0.02cm，具有良好的通透性和屏障性。临床应用时，将 Integra 移植于创面上，经过 2~3 周，胶原基质已充分血管化，这时除去硅胶膜，在其上移植自体薄皮片。由于这种胶原基质几乎无免疫原性，因而不会诱发机体排斥反应。壳多糖是甲壳素的脱乙酰化产品，具有无毒、无味、生物相容性好，且无抗原性等优点，其降解产物对人体无害，是目前研究的热点。壳多糖分子中有许多氨基，带正电荷，与胶原结合后，有利于上皮细胞的吸附和生长。壳多糖的纤维刚性结构可以增强真皮基质的机械耐受力，延缓创面细菌胶原酶对真皮基质的降解。以此原理制备的壳多糖/胶原复合真皮替代物，动物实验表明移植物可以很好地覆盖创面，未出现炎症反应、排斥反应。

透明质酸是一种天然多糖，包含 N-乙酰葡糖胺和葡萄糖醛酸。广泛存在于脊椎动物结缔组织尤其是皮肤中的细胞外基质间，在体内发挥着保护组织、稳定结构和吸收冲击力的作用。由于其本身是一种天然的细胞外基质，具有生物相容性和无免疫原性等特点，使其广泛应用于临床，其中包括补充关节腔液，眼外科的手术辅料和促进手术后伤口愈合及再生。作为组织工程皮肤中细胞培养支架具有广阔的前景。

（6）培养基及冻存：目前，KC 所用的培养基主要分为两类，即有血清的培养基和无血清的培养基。血清的生物学效应已被证实，它含有多种生长因子和活性物质，能满足大部分细胞生长的条件。但由于动物血清成分极其复杂，对培养产物的分析、提纯及检测造成一定困难，且不明因子繁多，会影响 KC 生长调节机制及各项基因表达的精密调节。另外，动物血清蛋白对人体来说是异种蛋白，培养的细胞植入人体后可能引起排斥反应，因此国内外学者正在不断探索各种无血清培养基。如 K-SFM、MCDB153 等。这些无血清培养基具有商品化、易于购买、成分清楚等优点已被广泛应用，它的出现代表了今后培养基的发展方向。

组织工程皮肤种子细胞往往采用冻存的方法长期保存，冻存一般采用–196℃的液氮。一些学者发现经冷冻处理后改变异体组织、细胞的免疫原性，减轻或延缓移植后排斥反应的发生，从而提高移植效果。低温冷冻造成组织、细胞免疫原性下降的机制可能有：①低温冷冻破坏了移植物中残存的抗原呈递细胞，如表皮中的朗格汉斯细胞；②低温冷冻破坏了细胞表面的抗原结构；③低温冷冻造成 MHC 抗原丧失。通过冻存这一过程，种子细胞免疫原性进一步降低，减少了组织工程皮肤移植后免疫排斥的可能性。

（7）基因工程技术的应用：自 DNA 重组技术于 1972 年诞生以来，作为现代生物技术的核心基因工程技术得到飞速发展，基因工程技术应用于皮肤组织工程的研究，开创了新的局面。KC 是表皮最主要的细胞，也是组织工程皮肤最重要的种子细胞之一。KC 表面的MHC-Ⅰ分子是导致免疫识别和同种异体细胞和组织排斥的主要原因。如何下调其表面

MHC-I 分子的表达成为研究的热点之一。Annette 等用小鼠的 KC 转染抗 MHC-I 内源性抗体的基因，发现强表达内源性抗体的细胞显示 MHC-I 似乎被"敲除"了，同时细胞生长和其他细胞表面分子未受到影响。值得注意的是，表达内源性抗体的 KC 与正常 KC 相比，显示不易被同种异体细胞毒性 T 细胞攻击。这提示我们通过这种方法，可以减少同种异体组织工程皮肤移植物的免疫排斥反应。

（三）组织工程皮肤免疫原性临床观察结果

多个实验及临床观察显示组织工程皮肤移植后无明显排斥反应。严重联合免疫缺陷（severe combined immunodeficiency，SCID）小鼠缺乏功能性的免疫系统，能够成功地移植上有功能的人免疫系统，而没有发生排斥反应的危险。移植人淋巴细胞的 SLID 小鼠可作为受体模型来评估异体皮肤移植物的免疫原性。在这些研究中，移植的人皮肤被排斥了，但是异体组织工程皮肤存活率为 100%。

对 Dermagraft 的临床研究超过了 10 年，与其他的同种异体真皮移植物一样，未发现有排斥反应。由于来自任何移植物的细胞长期存活是关键，Dermagraft 真皮植入物中 Fb 来自常规环切术所得包皮，具有男性独特的 Y 染色体的性别决定区标记，可用来研究女性受者移植 Dermagraft 后数月内细胞在创面的存留情况。在静脉性溃疡病人单用 Dermagraft 移植后，通过 PCR 检测移植物来源的 Fb，在移植 6 个月后可以检测到移植的 Fb，这进一步支持了无免疫排斥反应或排斥反应较弱。

Organogenesis 公司研制生产的人工皮肤，商品名为 Apligraf，其真皮基质由含有 Fb 的牛胶原构成，表面种植 KC，类似皮肤的双层结构。移植于创面后，Fb 对蛋白胶原基质进行改建，KC 逐渐生长分化，形成多层分布的表皮层。多中心检测 Apligraf 对下肢静脉溃疡治疗的安全性、有效性及免疫学影响，没有发现免疫排斥的征象，未对牛胶原产生特异性的免疫应答，也没有表现出对 KC、Fb 的异体抗原产生应答。

组织工程皮肤涉及的免疫学问题非常复杂，很难完整、清楚地解释所有问题。现有的数据大多支持种子细胞体外培养后构建的组织工程皮肤移植后无明显的免疫排斥反应。另外，随着基因工程的兴起，降低异体细胞免疫原性又增加了新的手段，通过基因工程的方法修饰组织工程种子细胞，可能诱导移植物的长期存活。这一切都有理由让我们相信，在不久的将来，应用异体细胞包括 KC 和 Fb 等，对于治疗大面积烧伤、慢性皮肤溃疡等疾病将成为最佳选择。

四、组织工程表皮替代物

（一）组织工程表皮替代物的研究概况

从 1898 年开始，KC 的培养方法经历了一个较长的探索过程。直到 1975 年，Rhein-wald 和 Green 等首次把由胰蛋白酶分离获得的来自病人小块皮肤活检的表皮细胞培养在铺有 Fb 饲养层的塑料培养瓶上并成功传代，建立了生产活角质形成细胞膜片的滋养层培养法，使 KC 的体外培养实现了真正的突破；1982 年，Ham 建立了 KC 的无滋养层培养方法。目前，通过细胞培养在 3～4 周内可扩展活检皮肤面积 1000 倍以上，移植培养的自体 KC 技术在烧伤治疗中已常规应用于美国、加拿大、澳大利亚、欧洲等国家和地区。最知名的产品是美国 Genzyme 组织修复公司生产的 Epicel 和瑞士 Modex 公司生产的 EpiDex，且均已商品化。意大利的 La-serskin、韩国 Tego Science 公司的 Holo-derm、德国 BioTissue Technologies 公司的 BioSeed-S 也是在不同支撑物上培养的自体表皮片。

体外培养的异体角质形成细胞膜片具有可立即使用、供应不受限制等优点，曾被希望用来替代有创的、耗时的自体 KC 移植技术。国内外均有成功用于临床治疗烧伤和局部皮肤缺损等的报道，但关于移植培养异体 KC 的存活问题，意见分歧很大。一些人认为异体 KC 不引起受体的排斥反应，移植后可以长期存活。Cairns 等通过测定混合淋巴细胞反应及血清细胞毒抗体，认为不引起免疫排斥反应；Hammend 等发现经过培养的 KC 抗原性发生了改变，培养 8 天后，B 类抗原及朗格汉斯细胞消失，仅存含有 I 类抗原的 KC，认为同种移植物长期存活的原因是缺乏抗原呈递细胞而不能启动免疫系统。但 Aubock 等认为受体的朗格汉斯细胞可进入移植的角质形成细胞膜片内，并将异体供体的 MHC-I 类抗原或非 MHC 抗原呈递给接受移植者的淋巴细胞，10~22 天后引起特异性排斥反应，并认为 III 度烧伤创面由于没有自体表皮成分残留，移植异体表皮活存活率低，14 天后全部被排斥。国内多名学者也对此进行了研究。张万洲、张仕君、胡嘉念、赵雄飞、赵阳兵等的研究支持不发生排斥反应，异体角质形成细胞移植后可以短期或长期存活；崔正军、张余光等持相反观点。大多数研究发现，用培养的异体表皮细胞覆盖浅表创面，如供皮区、浅表溃疡肉芽组织及深 II 度烧伤切痂创面取得与移植培养的自体表皮相似的结果，但覆盖全厚伤口或 III 度创面很少成活。现在一般认为培养的异体 KC 通过刺激创面残余的或小创面边缘的自体 KC 迁移和增生而促进创面愈合，为暂时性创面覆盖物，最终会被自体 KC 所替代；它只适用于浅表创面，不适用于深度创面。异体角质形成细胞膜片作为一种昂贵的生物敷料，其临床应用价值已不大。

（二）组织工程表皮替代物研究的临床应用及性能评价

20 世纪 80 年代和 90 年代初期，自体角质形成细胞膜片曾在世界范围内进行了大规模的临床实验。使用方法是：用分离酶收获培养的自体角质形成细胞膜片，附在凡士林纱布（或其他黏性敷料）上，立即移植到创面。也可 -110℃ 冻存备用。已成功用于治疗烧伤、顽固性溃疡、白癜风、巨痣切除后的皮肤缺损等。

1. 治疗烧伤 1981 年，Ocornor 首次采用培养的自体表皮细胞膜片移植成功。1984 年，Gallico 等报道了用培养的自体角质形成细胞膜片治疗 2 例烧伤面积达 95% 的儿童，成功覆盖了 1/2 以上创面，使该技术在临床上得到验证。此后，培养 KC 技术开始了世界性的大规模临床应用。世界多中心治疗烧伤的临床应用研究表明，由于创面深度不同、有无创面感染等因素的影响，培养的自体角质形成细胞膜片移植成功率差别很大，为 0%~85%。

2. 治疗瘢痕 Matsuzaki 等用培养的自体表皮细胞治疗网状植皮后的瘢痕畸形，在削去瘢痕表层后用自体表皮细胞覆盖，获得良好的创面愈合和皮肤弹性。

3. 治疗白癜风 有人用胶原酶分离表皮，胰酶消化后得到黑素细胞和 KC 单细胞悬液，接种在生物膜上，生长成片后移植到白斑区移植床上。

4. 治疗其他疾病 还有成功治疗慢性小腿溃疡、先天性巨痣切除后的皮肤缺损、慢性乳突炎术后并发的耳漏、先天性尿道下裂、压力性溃疡、交界性大疱性表皮松懈症皮损、文身、坏疽性脓皮病等的报道。

移植培养的自体角质形成细胞膜片能用自体细胞提供大面积的永久性创面覆盖，成功重建表皮，阻止水分丢失和微生物感染，降低死亡率。作为重建皮肤的一种可选择手段，曾在澳大利亚、美国、欧洲等国家和地区作为烧伤治疗常规之一而广泛应用。然而，临床应用发现，由于角质形成细胞膜片薄、易碎，使操作、转运困难，移植后有起瘢倾向，对机械损伤高度敏感，不耐磨，不抗压，抗感染力差，而且移植成功率受伤口状况、宿主一般情况和手术经验等多种因素影响；创面愈合后达不到正常皮肤的韧性，创面瘢痕严重，挛缩明显，功能差。临床效果差于自体皮片移植。这些缺点几乎都与角质形成细胞膜片先天无真皮、创面大、缺乏真皮成分有关。从病人的角度来说，这种治疗手段不仅费用昂贵（每覆盖1%的体表面积需要13 000美元），还必须取病人皮肤的活检标本，这一有创的痛苦过程对正常皮肤所剩无几的严重烧伤病人及其家属，无论是心理上、还是情感上都是难以接受的。另外，病人的等待时间过长，培养和扩增细胞至少需要3周左右的时间，病人病情和创面情况可能发生意想不到的变化。此外，病人承受痛苦大，对深度大面积烧伤通常需3或4次外科手术，历时1～2个月才能完全覆盖。因而，专家认为，移植培养的自体角质形成细胞膜片在自体皮源不足，供皮区<5%～10%的病人值得一试，不适用于小或中等面积的烧伤创面。

有支撑系统的角质形成细胞膜片可克服上述部分缺陷。在这种有弹性的、生物相容的、可生物降解的HydroDerm、透明质酸酯膜等上培养KC，避免了移植前必须用蛋白酶从培养器皿分离细胞膜片，从而避免了分离酶处理过程对KC活力的损伤和基膜蛋白成分的丢失，更便于转运、手术操作和创面护理。由于KC在半融合或单层时即移植，可增强KC细胞的活力，并减少组织培养所需的时间和病人等待时间。

用病人头皮毛发细胞来制备表皮替代物，其优势在于创伤小，更易获得病人及家属的认可，另外，外根鞘细胞活力受病人年龄大小的影响较小。

20世纪80年代和90年代初期，学者们对移植单纯的自体角质形成细胞膜片进行了大规模的临床和基础研究，找到了其愈合效果不如期待满意的原因。组织学研究发现，在创面上单纯移植培养的角质形成细胞膜片，11个月后仍无表皮嵴形成。并发现基膜重组不完整，缺乏Ⅳ型胶原、7-S位点和锚着纤维，即缺乏成熟的和有功能的真表皮连接。而这对创面愈合至关重要。在正常皮肤，表皮嵴使表皮和真皮相互交错，显著增加真皮-表皮连接的表面积，从而赋予皮肤强度和耐力。分子水平的研究发现，真皮成分能影响KC的迁移、分化、黏附和生长，但全厚皮肤创面缺乏真皮，且真皮不再生或再生很缓慢（有人认为移植到皮肤深创面的角质形成细胞膜片可促进真皮的部分再生）。尽管如此，还是有人认为在缺乏自体皮肤移植物的情况下，最好的诱导大面积深度创面愈合的方法是移植培养的自体角质形成细胞膜片。有人用培养的自体KC移植做治疗组与创面切痂和异体皮覆盖后分期取自体皮移植做常规对照组比较，结果表明对照组病人住院天数、手术次数、入院手术率、住院费用均明显低于培养表皮组，手术并发症两组无差别，但治疗组死亡率明显低于对照组。认为自体培养表皮技术不能取代常规自体皮移植，但提供了一种可接受的创面永久覆盖方法。

五、组织工程真皮替代物

（一）组织工程真皮替代物的研究概况

组织工程真皮替代物是指将培养的成纤维细胞（fibroblast，Fb）接种在生物材料制成的可生物降解多孔支架上，利用 Fb 合成和分泌细胞外基质，在体外重建真皮替代物或制备可生物降解多孔支架材料，用于创面修复，为移植后创面床真皮成分细胞（Fb、内皮细胞）重新定植和表皮再生提供三维支架。

支架材料多来源于天然可生物降解聚合物，使用最多的是胶原［Ⅰ型和（或）Ⅱ型］，单独或与其他细胞外基质如糖胺聚糖（透明质酸及其衍生物、硫酸软骨素）、弹性蛋白等联合，经戊二醛等化学交联剂和壳多糖等生物交联剂交联成多孔材料，可以改善细胞黏附，促进细胞生长。如 Burke 和 Yannas 的胶原——糖胺聚糖多孔海绵（Integral）。但基于胶原的多孔材料吸收较快，机械耐受力较弱。使用生物合成的可生物降解材料，如聚乳酸（PLA）、聚左旋乳酸（PLLA）、聚羟基乙酸（PGA）、聚乳酸和聚羟基乙酸共聚物（PL-GA）及聚羟基乙酸内酯等，也可以支持 Fb 生长和分泌必需的细胞外基质，有良好的生物相容性和机械耐受力，也易于操作处理。如 Dermagraft 但合成聚合物存在表面疏水性和丢失接种细胞的问题，接种 Fb 后分泌的细胞外基质也不均匀，靠近合成纤维处厚，而孔隙中心薄。另外，使用合成材料易于引起宿主的异物型反应，纤维结缔组织沉积形成致密瘢痕和纤维化。将合成聚合物与天然聚合物杂化，即在合成聚合物多孔材料的空隙引入胶原微海绵制成杂合海绵，可提高细胞接种效率，有助于细胞均匀生长和分泌的细胞外基质均匀分布。

同种异体和异种细胞外基质也被用作真皮重建的支架材料。前者来源于尸体皮，最著名的产品是 Alloderm；后者多来源于猪皮肤、小肠和膀胱。它们经过去细胞和灭菌处理，保留了原来的三维构造和大部分生物学功能。但异种细胞外基质移植后的降解产物可能引起基于 Th2 限制的宿主反应。

真皮成分的有无和种类是影响人工皮肤愈合质量的关键因素。真皮的存在可促进 KC 成活，为血管新生和表皮覆盖提供支撑，有利于创面修复。Epicel 和 Epidex 都缺乏真皮支持，在修复大创面时存在的诸多缺陷几乎都与此有关。真皮替代物的种类与移植后创面真皮重建质量有关，无细胞真皮基质的修复效果优于合成真皮替代物。真皮替代物中有无活细胞也很重要。研究表明，含 Fb 的活真皮皮肤替代物可促进角质形成细胞生长和真表皮连接形成，改善移植物的机械性能和美容效果，使其柔软度更接近正常皮肤。Lamme 等也发现真皮替代物中 Fb 的数量会影响人工皮肤移植后的创面愈合质量。他们在猪全厚皮肤缺损上移植含不同密度自体 Fb 的真皮替代物，其上用网状自体皮覆盖，发现移植时真皮中 Fb 数量越多，瘢痕形成越少、创面收缩越小、成熟胶原束越多。主要与真皮替代物内 Fb 分泌的生物活性物质有关，它们可促进角质细胞贴壁与生长，促进接受移植者创面 Fb、内皮细胞的重建功能。

（二）组织工程真皮替代物研究的临床应用及性能评价

（1）Dermagraft：具有新生儿真皮乳头层的结构特性，组织扩增性优良，这种真皮移植物含有正常的基质蛋白（Ⅰ型与Ⅱ型胶原蛋白、纤维粘连蛋白、细胞整合素），在新形成的健康真皮中发现的多种糖胺聚糖（GAGs）如多能聚糖、核心蛋白多糖 Betaglycan、共结合聚糖（Syndecan）等也存在于 Dermagraft 中。Dermagraft 还具有优良的血管生成特性，移植后快速血管化能保持细胞的代谢能力，可产生大量生长因子，促进创面愈合。因此，Dermagraft 可用来恢复皮肤的真皮层并为正常伤口愈合过程提供必需的细胞因子。2001 年获得 FDA 许可，用于治疗病程超过 6 周、深达真皮的糖尿病性溃疡。

Dermagraft 移植后 3～4 周聚乳酸纤维网因生物降解（水解）而消失，在皮下经 52～90 周被完全吸收。因其不被蛋白酶和炎性细胞攻击，移植于创面后无炎症反应或炎症反应很小。它支持网状自体皮黏附和血管化，也支持接种的 KC 融合生长、层化、分化和早期完整基膜形成。临床已成功治疗糖尿病性溃疡和烧伤，并有用于前庭整形的报道。有研究证明其治疗效果与单纯的网状自体皮移植相比没有明显的长处。

Dermagraft 等 Fb 可生物吸收网膜的主要优点有高度抵抗创面胶原酶消化，允许移植于污染的烧伤创面；允许烧伤清创后立即移植；无病毒传染风险。但也有缺点，如生产合成网膜真皮替代物需要大量 Fb；难改变网膜的厚度；市售产品只达到真皮重建。

（2）AlloDerm：临床应用时，一般先移植 AlloDerm，成活后用自体薄皮片或自体角质形成细胞膜片覆盖。Rennekampff 等将 HydroDerm 支持的融合成单层的人 KC 与 AlloDerm 组成复合皮。AlloDerm 还支持宽而薄的网状自体皮覆盖，显著减少全厚皮肤烧伤中自体皮的需要量，降低供皮区的创伤和并发症（如疼痛、感染、瘢痕），缩短住院时间。其效果相当于厚的自体皮移植。移植后的组织学和电子显微镜证实 AlloDerm 有接受移植者的 Fb 浸润和新血管形成，组织学和淋巴细胞增生试验检测不到特异性免疫反应，临床上无令人不快的瘢痕形成和收缩。AlloDerm 在Ⅲ度和深Ⅱ度烧伤中起永久性真皮替代物作用，还有成功修复腭裂术后并发的瘘管、阴道直肠瘘、腹部皮瓣乳房重建术供皮区、鼻部整形等的报道。也有在脱细胞真皮基质上接种异体 KC 和 Fb 制备双层皮肤治疗烧伤的报道。

AlloDerm 等无细胞真皮基质的优点有可立即应用；真皮基质的结构类似于体内真皮基质；可抵抗创面胶原酶的消化；支持宿主真皮细胞重新长入；容易使用、消毒和储存。主要缺点有缺乏活的 Fb，这可能延缓真皮重建；无细胞异种真皮基质的胶原可能引起免疫反应；需要二次手术重建皮肤，市售产品只达到真皮替代，没有达到表皮重建，必须覆盖自体皮或培养的角质形成细胞膜片；制备同种真皮基质的尸体皮肤来源有限；有传播病毒的危险。

（3）Integra：应用于创面后，"真皮"可逐渐自行降解而病人自己的内皮细胞和 Fb 后长入形成新的真皮结构，2～6 周后用薄层网状自体皮或接种角质形成细胞膜片代替硅膜。在治疗烧伤中的美容效果优于单纯的网状自体皮移植。一例 19 岁 76% 烧伤病人，由于自体皮不足，其中 63% 用 Integra 覆盖，血管化后，用培养的自体 KC 和 Fb 悬液及 1:6 网状自体皮表皮化，观察 1 年，移植区的皮肤平滑、无瘢痕、关节功能好。一个回顾总结性研究报道也认为，Integra 有利于创面结缔组织的浸润生长，易于血管化，不容易降解，在治疗大面积烧伤创面有着明显的优势。Integra 对瘢痕疙瘩和增生性瘢痕、先天性巨痣切除术后创面也有显著的治疗效果。

Integra 等无细胞胶原海绵类真皮替代物的优点有可立即应用；允许移植超薄自体皮，产生的瘢痕比单独移植半厚自体皮少；与胶原凝胶相比，胶原海绵易于工业生产和储存，交联处理提高了对创面胶原酶的抵抗力；形状、大小和厚度易于改变；有良好的机械性能。主要缺点有易感染；费用昂贵；使用牛胶原可能有病毒感染和免疫反应的风险，可能诱发自身免疫性疾病；市售产品只达到真皮重建。

（4）其他：Kuroyanagi 等用异种胶原与透明质酸海绵接种 Fb 制备的真皮替代物在日本进行了大规模的临床研究，疗效满意。Transcyte 是用作创面床准备的一种生物敷料，FDA 批准用作烧伤创面的暂时性覆盖，功能同尸体皮。Hyalograft-3D 由多孔酯化透明质酸膜及其下的硅橡胶膜组成，在多孔醋化透明质酸膜接种 Fb 构成真皮替代物。与培养的角质形成细胞膜片或自体刃厚皮移植结合用于治疗糖尿病溃疡，支持基膜快速形成。

六、皮肤组织工程的附件再生要求

皮肤是再生能力较强的组织，皮肤外层的表皮终生不断自我更新，其基底部的表皮干细胞持续增殖分化以取代外层终末分化细胞，进行组织结构的更新。创（烧）伤修复失控将导致病理性瘢痕形成，通过常规促进组织修复或皮肤移植方法虽然可以实现创面正常瘢痕愈合，但还不是无瘢痕愈合，更没有满足正常皮肤的生理要求。因此怎样在控制瘢痕增生的同时，实现皮肤附件结构和功能的完美修复，可能就需要把皮肤的结构与功能修复作为一个整体问题来看待，这是临床医生和科研工作者必须面对的问题。其中组织工程化皮肤的研制和开发可能是未来重要的发展方向。

利用种子（干）细胞进行皮肤附件修复与再生，可能是未来皮肤外科最有潜力的研究方向。因为人体皮肤不属于血管化移植物，即移植后不依赖于移植物内血管而成活，这是其他器官培养所不具备的优势。

（一）皮肤附件再生的可能性

表皮及皮肤附件组织发生同源（外胚层），即皮肤附属器均由表皮干细胞增生和定向分化而成，故表皮干细胞在皮肤再生过程中举足轻重。如有人认为表皮干细胞是皮肤及其附属器发生、修复、改建的关键性源泉。MSCs 和 ES 细胞能向三胚层方向分化，具有充足的向毛囊和汗腺分化的潜能，甚至多种成体上皮细地在功能性真皮基质诱导下均能向毛囊-皮脂腺方向分化。基于胚胎发育过程和近年干细胞研究进展，推测毛囊等皮肤附件受损后也可以向表皮更新，实现结构和功能完全的再生。

（二）组织工程皮肤附件再生的研究现状

损伤后皮肤再生需要多种组织和细胞共同参与完成，浅表的皮肤损伤能通过伤口收缩、周围细胞的增殖迁移而较早期愈合，但大面积深度皮肤缺损后上皮的修复往往是瘢痕修复，皮肤的附属结构如汗腺、毛囊很难再生，不论从解剖上，还是功能上，都不能达到完美愈合。近年来随生物工程技术的发展和干细胞的广泛研究，可以通过表皮干细胞诱导分化来实现表皮和毛囊的再生。

在胚胎附件发生和离体干细胞调节[包括细胞与细胞、细胞与细胞（生长）因子、细胞与细胞外基质]机制研究的基础上，探讨离体和在体皮肤附件再生就成为必然趋势。目前，重建皮肤附件的相关研究工作大多集中在毛囊-皮脂腺方面，尽管有少数学者通过体外分离、培养汗腺的导管细胞、分泌细胞或肌上皮细胞，以及进行汗腺重建的动物实验研究，但收效甚微。究其原因可能主要是没有合适的实验动物模型，即绝大多数动物的汗腺均不发达，缺少诱导汗腺发育的潜能，而要在人体直接进行实验研究还存在许多困难，包括医学伦理等问题。皮肤组织工程的研究在干细胞的修复作用上已获得一些重要进展。

（1）毛囊干细胞：毛囊干细胞潜在的重要性就在于其在皮肤损伤修复中发挥着重要作用。Oshima 等将 LacZ 转基因小鼠毛囊的隆突区域置换成野生型毛囊，进行嵌合体移植实验和组织学动态研究，结果证实隆突区域的细胞参与毛发、表皮和腺体结构的形成，而且

β-连环蛋白在隆突区域细胞选择性形成表皮细胞或毛发过程中起重要作用。

（2）表皮干细胞：在毛囊重建方面，目前多数是将表皮细胞和真皮细胞混合移植或注射到裸鼠背部，由此评价毛囊形成能力。国内陈璧课题组通过分离单根胎鼠毛囊来培养毛乳头层细胞，并将之与表皮干细胞膜片共同培养，构建全层皮肤等同物，在覆盖裸鼠背部全层创面8～10周后，外观和组织学均一致显示新生毛囊形成，而单纯表皮干细胞的对照组只形成完整的表皮结构。提示离体毛乳头细胞和表皮干细胞复合培养不仅方法可行，而且毛乳头细胞特殊的排列方式及其分泌的多种细胞介质，可能在诱导表皮干细胞向毛囊干细胞定向分化及毛囊形态发生方面具有重要作用。

（3）骨髓干细胞：将标记GFP或BrdU的HSCs或MSCs移植到小鼠体内或注射到猪创面，以了解骨髓源性干细胞参与皮肤愈合的可能途径，结果发现这些标记的细胞不仅存在于微血管和再生上皮组织，而且还参与皮脂腺结构的构建，这些结果说明骨髓源性干细胞不仅能参与创面愈合过程，而且还参与了皮肤附件结构的组建，即这些干细胞在损伤刺激的诱导下参与皮肤结构的组建或分化成为皮肤组织细胞。

研究证实，MSCs具有多样性的分化方式，加之MSCs体外分离培养比较容易，临床应用便利，既可以全身注射应用，又可以制成移植物局部应用，且同种异体移植又没有排斥反应。因此，MSCs作为皮肤组织工程新的种子细胞，可能在汗腺和毛囊再生方面发挥作用。

（4）成体上皮（干）细胞：不仅毛囊干细胞和骨髓干细胞能参与表皮损伤的修复，成体多种上皮（干）细胞均有向毛囊-皮脂腺等附属器方向分化的潜能，如同造血干细胞与肌干细胞之间的可塑性依赖于环境刺激因素一样。将大量培养的上皮细胞（其中可能含有少量干细胞）注入到活体，在局部微环境影响下有可能形成皮肤附件（样）结构。Ferraris等研究显示，不仅培养的成人乳房表皮细胞能够形成毛芽并参加毛囊形成，而且可以通过儿童包皮的角质形成细胞建立毛囊内表皮干细胞，以形成毛发和皮脂腺等皮肤附件。

七、皮肤组织工程存在的问题及挑战

人类组织工程学科的迅速发展，已经显示出用移植体外工程化的人类组织进行医学介入，是一种有效可行的治疗方法。在皮肤组织病损创面的愈合方面，组织工程化皮肤既可以作为除开异种皮、同种尸体皮而外的新的一类创面暂时覆盖物，也可以像自体植皮那样成为新的一类创面永久覆盖物，在特定情况下，成为治疗各类皮肤病损的、同传统手段全然不同的一种重要选择。尤其是在提高严重烧伤和顽固性皮肤溃疡病人的治疗效果方面，组织工程化皮肤已显示出不同寻常的作用，具有巨大的发展潜能。虽然组织工程皮肤替代物的临床应用正在逐渐增多，但还不能取代自体皮肤移植修复皮肤缺损的金标准。目前面临的问题有整合性差、移植处边缘有瘢痕形成、完全缺乏毛囊皮脂腺等分化结构。

皮肤组织工程的最终目的是恢复创面创伤前的结构和功能特性。理想的组织工程化皮肤更应具备以下特征：①无抗原性、安全、不携带病毒；②容易获取，价格能为大多数病人接受；③储备时间长，能提供现货供应；④力学性能（韧性和机械耐力）好，应用方便；⑤有与正常皮肤相近似的组织结构，能防止体液丢失，有效阻止细菌入侵；⑥创面贴附性好，能促进血管生成，移植成活率高，能再生皮肤附属器和神经；⑦能以接近生理愈合的质量修复缺损创面，永久成活。

但是目前的皮肤组织工程技术还不能达成上述目标。自体来源细胞构建的组织工程皮肤，体外的制备过程周期较长，难以及时满足临床的需要；所培养的是成熟或比较成熟的细胞，其扩增次数、增殖能力有限；缺乏血管系统供给营养，表面的上皮容易坏死脱落，美容修复效果不满意；没有皮肤附件。另外，创面感染及移植之初表皮屏障不完全、缺乏血管和免疫成分等使得培养的移植物容易感染。而由于创面渗透不理想，全身使用抗生素不能发挥保护作用；外用传统的抗生素对培养的细胞有毒性并使细菌产生耐药性，容易并发严重感染和脓肿。对培养细胞无毒又能保护培养的皮肤移植物免遭感染的外用药正在研究探索中。

一步替代人表皮和真皮，并达到理想的接受率和令人满意的创面愈合效果，组织工程皮肤技术还有很多工作要做。因胶原海绵或聚乳酸网在接种细胞前都易消毒和储存，似乎是移植前体外支持表皮重建最好的真皮基质。仍需解决的问题是、必须花费 3 周时间培养足够数量的自体角质形成细胞和成纤维细胞以生产重组皮肤。使用同种异体细胞可克服培养所耽误的时间，但增加了免疫不相容性导致排斥反应的风险。有人设想用剔除了表达次要和主要组织相容性抗原基因的猪皮肤覆盖创面，然而异种蛋白可能诱导免疫反应。还有人设想用剔除次要和主要组织相容性抗原基因的非免疫性的同种异体角质形成细胞和成纤维细胞在体外重组皮肤，既可大量制备，又可立即用于烧伤病人早期切痂的创面。这些设想既需要大量的资金，还有赖于免疫学和分子生物学的进展。

胚胎或胎儿皮肤 MRL/MpJ 小鼠耳朵可实现完全无瘢痕再生，对它们的研究证明，炎症反应与纤维化程度和瘢痕形成密切相关。因此，可以通过控制组织工程皮肤的炎症反应来减少瘢痕形成，改善移植后的美容效果。DNA 微阵列和蛋白质组学技术的发展可能识别出参与无瘢痕再生的因子，再结合非病毒基因转染和干细胞技术及智能设计支架材料的进展，将这些成果与皮肤替代物结合，制造出智能基质材料，可能会实现组织工程皮肤的无瘢痕愈合。

目前的研究热点集中在如下几个方面：①最适于细胞生长基质的选择与开发，研制生物相容性、黏附性、血管化、柔韧性等良好的真皮支架材料。②种子细胞的研究：细胞因子（生长因子等）基因转染种子细胞、胚胎干细胞皮肤器官克隆、表皮干细胞体外或体内定向培植技术，建立既有增殖活力、又无免疫排斥的万能种子细胞库等。③表皮细胞与基质的相互作用。④同种异体 Fb，表皮 KC 的应用与转归。⑤组织工程皮肤的有效保存方法等。而目前皮肤组织工程的整体发展方向，一方面是研制更为接近人类皮肤天然形态与功能的"表皮-真皮复合物"类型的组织工程化皮肤新产品；另一方面是探索影响这种 LSE 产品移植成活率及远期疗效的诸多体外、体内因素；同时，也进一步降低研制成本，提高此类产品的商业开发价值。

第二十三章　注射外科治疗技术

第一节　局部封闭技术

局部封闭技术是采用局部麻醉药品或其他药物直接注射于病变部位的一种治疗方法，由于其易于操作，疗效确切，为皮肤外科常用疗法。局部封闭疗法在皮肤外科主要用于神经性皮炎、结节性痒疹、带状疱疹、瘢痕疙瘩及 Raynaud 病等，穴位封闭可用于白癜风、腋臭、斑秃等。

一、治疗方法分类与适应证

1. 皮损封闭　用 0.25%～0.5% 普鲁卡因注射液或 0.1%～1% 利多卡因注射液加入一定剂量的糖皮质激素混悬液（如醋酸泼尼松龙 10mg，曲安奈德或 1% 苯海拉明注射液等），用于皮损周围 1～2cm 处作皮下浸润注射，剂量可根据皮损范围确定，一般每次 5～30ml，每周 1 次，疗程视皮损的程度而定。

2. 神经周围阻滞封闭　多采用长效利多卡因注射于神经走行部位的两侧，每周 1～2 次，一般 3～5 次即可。

3. 四肢套式封闭　于患处的近心端 5～7cm 处，用 0.25% 普鲁卡因注射液 50～100ml 于皮下和肌肉层作环状注射。每周 2 次，5 次为一疗程，如双侧有病变应交替施行。

4. 股部封闭　注射部位选在股部前方和外侧，使用长针刺入皮肤后向深处推进，当触及骨膜时稍向后退针即可注射。0.25% 普鲁卡因注射液每侧注射 40～60ml，隔日 1 次，6～10 次为一疗程。

5. 胸交感神经封闭　病人俯卧，于第一胸椎棘突外侧 4cm 处垂直进针，当触及横突时，针头向上或向下在两横突间刺入，以 200° 角从正中线前进约刺入 3cm，抽无回血时，即可把 0.25% 普鲁卡因药液注入。一般用量 80～100ml/次，5～7 天 1 次。若注射成功，患者上腹部在 10min 左右会有温热感觉。

6. 肌肉封闭　2% 普鲁卡因注射液 2ml 肌内注射，每日或隔日 1 次，6～10 次为一疗程。

7. 穴位封闭（又称经络注射法）　依照经络学说原理和疾病情况，把药物注射到经络的穴位压痛点或复发点上，激发经络，调整机体功能，从而达到治愈疾病的目的。可用 2% 普鲁卡因注射液，每穴 1～2ml，每日或隔日 1 次，5～10 次为一疗程。

二、不良反应与注意事项

1. 药液应使用前新鲜配制，注射前测脉搏、血压，必要时应查验血、尿常规等。应严格无菌操作技术，严防医源性感染的发生，注射封闭时一旦出现头晕、恶心、寒战、面部潮红或苍白、出冷汗等晕针、或注药过量，或过敏反应症状，应立即停止操作，视情况迅速做相应处理，如麻药剂量过大发生中毒反应，可立即注射钠洛酮。普鲁卡因注射前皮试阴性者，也应警惕过敏反应的发生。

2. 对注射药物过敏者、严重肝病、重症肌无力、心肌炎、心内膜炎、低血压者及注射部位有炎症者均应禁用。

第二节　静脉曲张、血管瘤注射疗法

一、静脉曲张注射方法

静脉曲张注射治疗前，应对病人静脉系统做全面检查和评估。静脉曲张治疗宜小剂量注射，硬化剂与静脉接触时间不小于 1min，一次注射至多不超过 4 处，注射后弹力绷带包扎应大于 6 周并及早活动。硬化剂治疗主要并发症有溃疡形成、血栓性静脉炎、炎症后色素沉着及可能出现的过敏反应等。

二、血管瘤注射疗法

1. 硬化剂类　既往常用的治疗方法主要是促进血液蛋白的凝固，达到腔内栓塞硬化作用，如 5%鱼肝油钠、40%尿素、消痔灵（主要成分为鞣酸、医用明矾和 2%利多卡因）等，目前因其不良反应多已较少使用。

2. 平阳霉素注射　用于单纯型、海绵状及混合型血管瘤，此方法安全，使用广泛，血管瘤平阳霉素注射疗法治愈率可达 60%以上。一般采用平阳霉素 8mg 加利多卡因 5ml（深度太高容易引起肿瘤坏死），用 5 号针头注射器注射血管瘤内至苍白肿胀为度。操作时切勿在血管瘤表面进针，以避免针眼出血和药液渗漏，降低治疗效果。血管瘤面积较大时，可采取分次注射方法，一般先外周后中央，以防治疗期间血管瘤向周围进一步扩展。每次用药量最多不超过 8mg，总剂量不超过 40ml。

注射后 3 天内血管瘤局部肿胀，呈褐色，以后逐渐变白、变平、直至消失。一次注射未能完全消失者，每隔 1~2 周可重复用药，每次注射前应查血常规及胸透。初次注射平阳霉素后 24h 内可出现发热（发生率可达 40%~90%），48h 后可自行消退。重复用药后很少发热，用地塞米松 5ml 术前肌内注射可预防发热。

第三节　腋臭注射疗法

一、常用药物配方

1. 95%酒精 5~10ml、2%利多卡因 10ml、阿托品 0.5mg。

2. 消痔灵注射液与等量 2%利多卡因混合液。

3. 四环素 1g 溶于 1%普鲁卡因 30ml 中或 20ml 利多卡因溶液中。

4. 曲安奈德 40mg/ml 与等量 2%利多卡因混合液。

5. 复方亚甲蓝注射液 1g、硫酸铝 2g、普鲁卡因 1g、甘油 2ml，加蒸馏水至 100ml，配制成无菌注射液。

二、操作方法与注意事项

病人取仰卧位，手臂上举，腋窝皮肤常规消毒。取上述一种注射液注射于腋毛分布区域的浅层皮下，自外向内逐段呈扇形均匀注射，以皮肤表面隆起略呈橘皮样外观为佳，注射后轻揉，无菌纱布覆盖。

腋臭注射疗法必须掌握药液在皮下浅层，不可过深或过浅，以免引起血管神经损伤及皮肤坏死。药物注射分布要均匀，注射范围应超出腋毛区 0.5cm，每次注射治疗一侧，1周后方可注射另一侧。首次注射未愈者，1 个月后可再次注射，3 次未愈者应换用其他治疗方法。腋臭注射方法治愈率偏低，但操作简单方便，费用低廉，多在基层使用。

第四节 皮肤囊肿苯酚注射疗法

表皮样囊肿、皮脂腺囊肿、多发性脂囊瘤等均可采用液体苯酚注射法治疗。常规皮肤消毒，以 8 号针头在囊肿顶端穿破囊壁，用手或无齿镊将囊肿内容物挤出。取 1～2ml 液体苯酚注入囊腔内，注射后在囊肿穿刺口周围涂凡士林以保护皮肤，再用消毒纱布紧压囊肿穿刺口、并揉压局部以使液体苯酚充分到达囊肿内壁，最后将多余的苯酚挤出，1 个月后囊肿消失。苯酚注射疗法需将囊肿内容物清除干净，每次只宜注射 1～3 个囊肿。此法用于面部囊肿效果尤佳，一般愈合后不留瘢痕。

第五节 皮损内注射疗法

一、肾上腺皮质激素

肾上腺皮质激素是皮损内注射最常使用的药物之一，主要药物为曲安奈德注射液、泼尼松龙，可用注射用水或 2%利多卡因稀释至适当深度，每次根据皮损大小注射 5～10ml，每点注射 0.1ml。每 2～3 周 1 次。四川省人民医院皮肤病研究所常用的治疗方法为复方倍他米松 1ml+庆大霉素 4 万 U，每个皮损下注射 1ml。本法适用于结节性痒疹、神经性皮炎、盘状红斑狼疮、慢性湿疹、扁平苔藓、环状肉芽肿、结节囊肿性痤疮、疥疮结节、糖尿病类脂质渐进性坏死、结节病、局限性硬皮病、女阴瘙痒症等。

二、维生素类

维生素 C 0.5～1g，维生素 E 0.1～0.3g、维生素 B_1、维生素 B_2 注射于皮损内，每周 1 次，主要用于进行性特发性皮肤萎缩、偏侧面萎缩、皮下脂肪萎缩、带状疱疹遗留神经痛等。

三、生物制剂类

干扰素 100 万～300 万单位，用注射用水 1～5ml 溶解或利多卡因 5ml，可注射于反复发作的尖锐湿疣基底部，每周 1 次，连用 4～8 次，可减少其复发可能。

四、中　药　类

复方丹参注射液 2～6ml 注射于皮损内，每周 1 次，连用 2～6 个月。主要用于局限性硬皮病、扁平苔藓、进行性特发性皮肤萎缩、偏侧面萎缩、皮下脂肪萎缩、斑秃等。中药土贝母注射液 2ml，每周 1 次连续 1 个月，可用于扁平疣治疗。

五、抗病毒药物

利巴韦林、泛昔洛韦，主要用于顽固性扁平疣、多发性寻常疣。

第六节　肉毒杆菌毒素注射方法

一、概　　述

肉毒杆菌毒素（botulinum toxin A，BTXA）是一种嗜神经毒素，有 A、B、C、D、E、F、G 七个类型，目前最常用的是 A 型 BTXA。BTXA 特异作用于周围胆碱能运动神经元的突触前神经膜，抑制钙离子介导的刺激性及自发性乙酰胆碱的量子性释放，从而降低肌张力，缓解肌痉挛。BTXA 不阻断神经兴奋的传播，神经和肌肉都没有兴奋性和传导性的损害，这种作用称为化学去神经作用。机体对抗化学去神经作用的主要方式为神经轴突芽生，这种再生行为可以部分解释毒素作用时间的有限性，临床作用一般维持 3～6 个月。BTXA 在美容方面应用与手术相比，简便易行，起效快、效果明显、无痛苦、不良反应小，无严重并发症和后遗症等优点。安全而有效地应用 BTXA 取决于产品的保存、适合的浓度配制、准确的剂量和精确到位的注射等。使用 BTXA 必须熟悉有关的面部神经、肌肉的解剖位置和眼眶部的结构，其中也包括既往手术造成的解剖变异和组织结构的改变。

二、适应证和禁忌证

目前，BTXA 被广泛应用于眼科、神经科、骨科、整形美容外科等多个领域，其在皮肤整形美容外科应用的主要适应证、禁忌证如下。

1. 主要适应证　①眼睑痉挛；②面部皱纹；③眉毛下垂、上抬或不对称；④下眼睑肥厚；⑤单纯性咬肌肥大；⑥面部神经异常再生（BELL 麻痹之后）导致的面部畸形；⑦其他辅助治疗，如激光除皱术、软组织填充术的辅助治疗。

2. 主要禁忌证　重症肌无力、Lambert-Faton 综合征等疾病，由于存在严重的神经肌肉传递障碍，应列为禁忌证。妊娠期和哺乳期妇女禁用，BTXA 的作用可被奎宁、氨基糖苷类抗生素及环孢素等加重神经肌肉接头传递障碍的药物所增强，故对正在使用以上药物的病人谨慎使用。既往有肉毒中毒史的病人，其体内具有肉毒毒素抗体，故疗效不佳。人类 A 型肉毒素的中毒剂量约为 30U/kg，治疗剂量远低于此值，因此不会导致中毒症状。

三、方法与疗效

BTXA 须保存在 $-20℃～-5℃$ 的低温环境中，使用和操作过程中尽可能在低室温环境下进行，以减少 BTXA 生物学活性的减低和丧失。应用时一般用生理盐水 2～4ml 稀释至 2.5～5.0U/0.1ml，一般不需要局部麻醉。不同适应证所使用的剂量和注射方法有明显差别，头面部多采用多点注射，单点注射剂量 2.5～5.0U/0.1ml 为安全、有效的剂量和浓度（单点注射＞5.0U/0.1ml 时，麻痹效果不增加，反而因较多的邻近肌肉受累，导致不良反应增多，单点注射＜2.5U/0.1ml 时，麻痹效果差）。四肢肌肉则倾向于集中在肌腹中央注射，单点注射剂量较大。BTXA 治疗，多数病人从注射到起效 3～7 天，疗效持续 3～6 个月，有效率为 45%～99%，重复注射疗效可持续 10 年以上，没有明显的不良影响。

（一）单/双侧眼睑痉挛

注射点为患侧上、下睑的内 1/3、外 1/3 距睑缘 2～3mm 处的皮下，以及距外眦 5mm 的颞侧眼轮匝肌，部分病人可在眉弓内外侧各增加 1 个点，共注射 5～7 个点，每点注射 0.1～0.2ml（2.5U/0.1ml），双侧眼睑痉挛者的注射点与单侧相同。每人每次总剂量＜55U，一个月内总剂量＜200U，80%～99%的病人可有明显临床改善。

（二）面部皱纹

治疗动力性皱纹如额横纹、眉间纹及鼻背部横纹等，必须熟悉掌握面部肌肉和周围软组织的解剖关系及功能特点。

（1）额横纹：额肌收缩产生额横纹，适当使额肌肌张力减弱，在消除额部皱纹的同时保留眉的上抬功能。一般根据皱纹分布选择注射点，最低点距双眉上缘至少 1cm，皮下注射及肌内注射效果均可，单点注射 2.5～5.0U/0.1ml。

（2）眉间纹及鼻背部横纹，皱眉肌向下内侧牵拉产生垂直方向的眉面纹，降眉肌向下牵拉眉头产生横行的鼻背部皱纹，皱眉肌位置较深，需将 BTXA 直接注射到其肌腹才能发挥作用，降眉肌较表浅，皮下注射即可，两侧的皱眉肌分别注射 2 点，降眉肌所在的皮下注射 1 点，单注射 2.5～5.0U/0.1ml，3～7 天后眉间肌及鼻背部横纹明显减轻。

（3）鱼尾纹：眼轮匝肌环绕在睑板和眶隔前方，其眶部过度收缩引起外眦部放射状皱纹，将 BTXA 注射到外眦眼轮匝肌所在的皮下（注射范围控制在眉下区域和鱼尾纹所在的三角区域），单点注射 2.5～5.0U/0.1ml，根据鱼尾纹的数量和深度，确定注射的点数，每侧的注射总量在 15～50U，3～5 天达到最佳效果，作用可维持 3～6 个月。

（4）下眼睑皱纹：每侧下眼睑皮下注射 2U BTXA 以治疗下睑皱纹（注射点位于瞳孔中线、距睫毛缘 3mm），有效率为 86%。

（5）鼻唇沟动力性皱褶：颧大肌在发笑时牵动口角向上外后方，颧小肌的作用是提上唇，并和颧大肌一起产生动力性鼻唇沟，应用低浓度 BTXA（2.5U/0.1ml）注射在颧大肌起始点（下眼睑轮匝肌下缘水平），可以减轻鼻唇沟的皱褶。

（6）口周放射性皱纹，应用低浓度 BTXA（1.25U/0.05ml）治疗口周放射状皱纹，其中上唇红缘均匀注射 4 点（1.25U/点），在下唇唇红缘 1/3 分割点处各注射 1U，可以获得较满意的临床效果。

（三）眉毛下垂、上抬或不对称

眉毛的位置主要由额肌、皱眉肌及降眉肌决定。双侧眉毛下垂的病人，注射点选择为皱眉肌内和降眉肌所在的皮下。单侧眉毛下垂者可在患侧皱眉肌内注射。单侧或双侧眉毛上抬的病人，可在患侧眉毛上方的额肌所在皮下选择注射点，对于不对称的眉毛，主要是平衡拮抗肌的力量，使左右对称符合美学要求。

（四）下眼睑肥厚

采用低浓度 BTXA 直接注射在下眼睑肥大肌肉的肌腹或其所在的皮下组织中，即可获得满意的效果。

（五）单纯性咬肌肥大

注射前 B 超测量咬肌厚度，拍摄头颅正侧位 X 线片观察下颌角形态。双侧咬肌肥大者可采用 50U/1ml 的 BTXA，两侧分别注射 50U。每侧咬肌分两点注射，第 1 点位于咬肌膨隆最明显处，注射量为 0.7ml，第 2 点选择在第 1 点的斜上方（间隔 1cm 以上），注射量为 0.3ml。单侧肥大者注射剂量可适当加大，注射点同上。注射后第 2 周显效，咬肌收缩力减弱，注射后 1 个月观察到咬肌萎缩和面型的改变，治疗后 3 个月每侧咬肌厚度较治疗前减少 3～6mm，肌容积减少作用较持久（>6 个月）。对于下颌角骨质增生为主的病人，不可能期望通过注射 BTXA 使面型发生改变。

（六）辅助治疗

对某些眉间垂直纹较深并已形成凹陷的病人，最佳治疗方法是使用胶原蛋白或其他软组织填充剂的同时，局部注射低浓度的 BTXA 降低皱眉肌张力，以达到更完善、更持久的疗效。部分的眼外眦部和唇周的皱纹经 CO_2 激光磨削后很快复发者，术前或术中 BTXA，可以产生较持久的除皱效果。对于即将行眉毛提升术的病人，术前在眼轮匝肌外眦部注射 BTXA，将有助于维持提眉状态。

四、并发症与不良反应

（一）并发症

治疗剂量的 BTXA 临床应用迄今尚未见有严重不良反应的报道。但是由于其可向邻近组织扩散，可造成局部反应和并发症，较常见的有局部水肿和瘀斑、上睑下垂、眼睑闭合不全、眼眶脂肪疝、上唇下垂、鼻唇沟变浅、表情不自然、畏光流泪、视力模糊、头痛、额部紧绷感、邻近部位皱纹加深、眉下垂、轻度下睑外翻及暴露性角膜炎等症状，这些反应多在治疗后 1～7 天出现，一般在 1～6 周后逐渐消退恢复。

（二）不良反应

BTXA 局部注射未见发生明显的全身反应，这与其对神经组织有很强的亲和力，与神经末梢的受体结合而不进入血液有关。局部的不良反应因除皱部位不同而有差异，如除额纹时，额肌松弛造成提眉功能的减弱；除下眼睑纹时，下睑部眼轮匝肌松弛可造成眼袋加重；除嘴唇纹时，面部表情肌松弛使面肌收缩不协调；除鱼尾纹时，可能由于上提肌部分吸收了 BTXA 引起暂时性轻度上睑下垂。部分病人于除皱后因表情肌松弛，明显感到不自然等。以上这些不良反应多持续 1～2 周，随着时间延长可恢复。

（三）其他

BTXA 除皱效果好、安全、不良反应轻，但效果持续时间较短，大多数除皱后 3～5 个月皱纹开始复现，最迟不超过 7 个月，要保持效果需重注射。BTXA 作为一种新的治疗手段，在长期用药后是否会产生一些后期不良情况，需要进一步的临床观察，如面部肌肉在长期不间断地用药后是否会萎缩，抗体的产生和浓度、剂量的关系，延长其作用时间和药物浓度、间隔时间的关系，以及对抗不良反应的特殊药物配伍应用问题等。BTXA 不能替代手术、皮肤激光换肤、软组织填充和皮肤护理等。对于皮肤老化和过于松弛者，也不是明确的适应证。

最后，需要特别介绍的是 2011 年通过美国 FDA 认证的 Xeomin 肉毒素，也是目前唯一一种在配液前无须冷藏的肉毒素，储存、使用更加便利，该产品只有 A 型肉毒杆菌素而没有加入任何添加剂，这可以降低病人对 Xeomin 产生抗体的可能性，Xeomin 没有保护性蛋白，注射后弥散得更快更远，注射时可以削减精确度，注射操作更加简单方便。

第七节　注射性软组织填充技术

一、概　　述

注射性软组织填充技术是采用填充剂（fillers）又称软组织填充剂（soft tissue augmentation）注射到皮肤内，使皮肤凹陷、缺损得以填充，达到纠正缺陷、恢复完美皮肤目的的方法。注射性软组织填充技术以其治疗方法简单，效果立竿见影而获得临床上的广泛应用。市场上各种材料在填充效果、持续时间、并发症等方面有较大的差别，客观评价现有材料和寻求临床更为合适满意的材料，一直是值得关注和继续探索的问题。

二、填充剂分类

注射性软组织填充剂有多种分类方法，其中按材料来源分类有助于指导临床应用，可分为非生物源性、生物源性、人体源性三类。

（一）非生物源性

此类材料一般是永久性填充。在 20 世纪 40 年代开始应用液状石蜡，1965 年被美国 FDA 禁止使用。其后在 1966 年出现液体硅胶，1994 年 FDA 允许硅油使用，2001 年开始在欧洲使用的聚丙烯酰胺水凝胶（Aquamid 等），曾在我国广泛使用，对此材料争议很大，由于其严重的并发症，目前已极少使用。

（二）生物源性

此类材料一般填充持续时间为 3～18 个月，以胶原为代表，包括 1977 年开始应用的非交联牛胶原（Zyderm），1979 年出现的戊二醛交联的牛胶（Zyplast），主要应用于巴西的猪胶原（Fibroquel），美国生产的单分子牛胶原溶液（Resoplast、Atelocollagen 等），法国生产的胶原和弹性蛋白的混合物（Endoplast-50），还有一类动物来源的透明质酸（Achyal Hylaform）和来自链球菌发酵的透明质酸（Restylane）。

（三）人体源性

早在 1893 年开始的自体脂肪注射一直沿用至今，1998 年美国生产自体胶原蛋白（Autologen）应用于临床。在 20 世纪末出现的还有微粒化异体脱细胞真皮基质、异体皮肤脱细胞胶原、弹性蛋白和糖胺多糖的混合物、异体脱细胞阔筋膜基质、培养的人自体成纤维细胞和胶原的混合物等，保存的阔筋膜则来自异体尸体，其有较好的组织相溶性。

三、适应证与禁忌证

（一）适应证

1. 真皮浅层萎缩　痤疮、水痘、外伤后等遗留的凹陷瘢痕，细、浅的皱纹（如鱼尾纹等）。

2. 真皮深层萎缩　痤疮、溃疡、外伤后等遗留的深层凹陷，较深的皱纹（如眉间纹）。

3. 皮下脂肪缺损　特发性脂肪萎缩、艾滋病相关颊中部脂肪萎缩、替代性脂肪萎缩、局限性硬皮病、幼儿腹部远心性脂肪营养不良症、Weber-christian 病、偏面萎缩、Lawrence-seip 综合征。

（二）禁忌证

1. 对填充剂过敏者。

2. 活动性感染（如细菌、病毒、真菌等）疾病。

3. 特应性（atopy）病人。

4. 瘢痕体质者。

5. 自身免疫性疾病（如红斑狼疮、类风湿关节炎）病人。

6. 出血性疾病（如血友病、血小板减少性紫癜）。

7. 口服阿司匹林、非甾体类抗炎药，口服及皮损内注射外用皮质类固醇激素以及外用他克莫司（tacrolimus）。

四、操　作　方　法

（一）自体脂肪填充

1. 脂肪抽取（liposuction）　抽取应选择脂肪沉积较多的部位，如髋部、腹部和臀部。抽取前圈画出抽取范围，采用肿胀麻醉（tumescent　anesthesia），即含有 1% 利多卡因和 1：100 000 肾上腺素的混合溶液，注射后由于局部血管收缩，皮肤发白。用 16 号针头 10ml 注射器（如果抽取数管则需加用套管）在抽脂部位皮下来回移动抽吸，因加用肾上腺素一般不会出血，抽足后拔出针头，抽取部位加压包扎。注射针头用瓶塞堵塞，注射器垂直放置，让注射器内麻药、血性液体和破碎脂肪细胞的油脂分层。

2. 脂肪注射（lipoinjection）　注射器静置分离后，将麻醉药及血性液体推出弃之，将脂肪注入到需要填充的部位。不同部位注射量参考表 23-1。为保证注射取得满意的效果，多需过度注射 10% 左右，以使残留在脂肪中的麻药、血性液体和油脂吸收后剂量正合适。注射时注射器要采取垂直位置以免将上层残留油脂等注入。一次注射平均可维持 12 个月。面颊部脂肪填充注射后 3～4h 内不要进食、咀嚼和说话。

表 23-1　不同部位脂肪注射参考剂量

注射部位	注射剂量（ml）	注射部位	注射剂量（ml）
下颌角	8～16	眼睑	0.5～2.0
颊脂肪垫	4～20	眉间纹	1～3
面颧骨	3～18	唇	2～18
下颏	6～12	提拉木偶线	2～10
鱼尾纹	3～6	鼻唇沟线	1～10

（二）胶原填充

1. 胶原填充剂　胶原（bovine collegen）是整形美容外科应用最广泛的填充剂，其优点在于包装完备（30 号针头 1ml 注射器、消毒灭菌、密封包装）、一次性压缩注射、使用方便、操作简单、效果优良、价格较为低廉、病人痛苦小。目前主要有以下四种小牛胶原填充剂。

（1）Zyderm Ⅰ：含Ⅰ型胶原 95%、Ⅲ型胶原 5%、0.3% 利多卡因，1ml 含胶原 35mg。主要用于真皮浅层（乳头层）小凹陷和浅皱纹填充，如鱼尾纹。

（2）Zv.derm Ⅱ：1ml 含胶原 65mg，0.3% 利多卡因，主要用于真皮网状层以上稍大的凹陷和皱纹，如眉间纹、额头纹。

（3）Zyplast：1ml 含胶原 3mg，用 0.0033% 戊二醛交联而成，0.3% 利多卡因。用于真皮深层较大的沟纹和皱纹的填充，如额头纹和鼻唇沟线。注射后维持时间较长。

（4）Resoplast：由新西兰研制含小牛胶原 3.5% 和 6.5%。其优点是发生过敏反应更少，故可广泛用于各种适应证。

2. 胶原注射技术

（1）各种胶原填充剂均应放置冰箱冷藏，在运输过程中需冰盒保存，使用前从冰箱取出复温，必要时在手心中复温 5min 以上。

（2）凡是胶原填充剂均应作过敏试验。其方法是在前臂内侧皮内注射 0.1ml，观察 1 周，结果阴性，经 2～4 周后再注射第 2 次，观察 1 周，结果阴性。其过敏反应发生率＜0.01%。

（3）填充细皱纹时针头以 100～550 沿着皱纹的陷凹处进针，尔后一面退针一面注射，注射后皮肤发白说明胶原已注射进入真皮层。注射时防止过浅造成胶原溢出。采取多点注射时，一面注射一面轻揉以使胶原均匀分布。作唇部填充时，用 Resoplast 沿着唇缘的轮廓皮内注射，要注射均匀，使口唇增厚、稍稍翘起，称为巴黎唇（paris lip），待水肿消退后唇形优美。

五、不良反应及预防

（一）自体脂肪填充

自体脂肪填充可能发生的不良反应包括肿胀、疼痛、出血、皮肤瘀斑或血肿、局部皮肤感觉异常，极少数情况下会发生坏死、脂肪栓塞和继发感染等，只要严格无菌操作，规范操作规程，注射手法正确，不良反应是可以防止的。

（二）胶原填充剂

常见注射过量，红斑、风团、水肿、烧灼感。偶见注射过浅局部反应及潜在的单纯疱疹病毒感染。罕见可出现注射部位复发性、间断性水肿，局部坏死、脓肿形成甚或致盲。只要胶原填充剂注射前进行严格的两次皮内试验和严格规范操作，可有效防止不良反应及并发症的发生。

六、软组织填充剂应用评价

（一）作用机制的差异

了解和掌握软组织填充剂的性质和作用机制，有助于对其全面认识和合理选择。

（1）暂时的机械填充作用，如牛胶原作为异物通过刺激局部成纤维细胞等组织产生胶原和纤维结缔组织等的沉积，从而达到填充的效果。

（2）可作为永久性机械填充，如聚丙烯酰胺水凝胶。

（3）持续地产生填充物质，如自体成纤维细胞溶浆（isolagen）注射后其中的成纤维细胞可不断产生胶原，达到持久填充的目的。

（二）填充效果评价

1. 质感和外形改善的比较　填充后的质感与材料性质关系密切，如聚丙烯酰胺水凝胶因为其亲水性，植入后可不断地和组织液交换液体成分，所以可以持续地维持其柔软的质感。而胶原和 Artecoll 等注射后一般局部会变韧。Narins 等通过对 138 例鼻唇沟填充，比较了透明质酸和戊二醛交联的牛胶原的效果和持续时间，结果表明在需要注射的频率和持续时间方面相类似，但透明质酸只需要较少的剂量即可达到效果的改善，并且在维持效果方面比牛胶原表现更好。

2. 纤维素形成　异物注射到体内后，逐步被一层纤维膜包裹，是机体对异物刺激的一种正常反应，但对于整形美容外科较表浅精细部位会有一定影响。纤维裹的厚度、范围、挛缩程度等与填充剂的性质有直接关系。临床发现聚丙烯酰胺水凝胶很少形成纤维裹，也较少有炎症细胞聚集，这也是其容易游走的一个原因。

3. 降解率　生物来源的材料大多都会在注射后降解，胶原注射后一般多在 6 个月内吸收，自体脂肪的降解则主要是由于血供减少和脂肪细胞受损引起，其吸收率一般在 90%，一般需要间隔 2～4 周后重复注射。

4. 肉芽肿形成　早期很多注射剂因含有表面不规则的微粒，容易导致慢性肉芽肿的发生，现今常用的新材料经对微粒大小和表面结构改良后，则较少出现肉芽肿。

5. 游走性 早期使用的液体硅胶曾经有大量远处游走并造成严重并发症的报道。2002年 Suzuki 等曾报告 1 例 59 岁日本妇女在双侧乳房注射液体硅胶 30 多年后,出现全身多处的红斑肿胀,并在其下眼睑的肉芽肿活检中发现硅胶成分。对于注射剂的远处游走问题,Meclelland 等以为是因为巨噬细胞吞噬后,通过淋巴结而转移到远处。还有一种可能的解释是填充局部受力不均匀,并且其外周包膜不能很好地限制其游走。聚丙烯酰胺水凝胶隆乳后容易受到胸大肌运动的影响,并且包膜一般比较薄弱,所以容易在其周围分散形成一些结节,影响填充效果和引发并发症。

(三) 持续时间的评价

非生物来源材料可以长时间存在,生物来源的材料大多数最后会被吸收,但在时间上可有较大的差别。Sclafani 等通过在 20 名志愿者耳后分别植入异体真皮衍生物(dermalogen)和牛胶原,12 周后取活检,结果表明前者和后者在材料残留方面差异有统计学意义,后者的持续时间较长。自体成纤维细胞可以持续不断产生 I 型胶原,达到长久填充的效果。透明质酸配以从真皮中提取的成纤维细胞,可以明显延长其填充时间。Castor 等用微粒化的脱细胞真皮(alloderm)配合自体脂肪注射丰唇,比单用自体脂肪降解率明显减少。由此可见,在延长填充时间的探索中,材料的组合使用值得深入探讨。在我国曾广泛使用的聚丙烯酰胺水凝胶作为软组织填充被严格限制使用。未来的软组织填充剂可能的发展方向,寻找更为有效持久、安全和并发症更少的新型材料,寻找可以使用微创手段植入的材料及填充材料的有机组合使用。

附:新型注射填充类和溶脂类

(一) 填充类

目前,国内的玻尿酸只有短效可供使用,在美国有不少长效产品可供选择。其中乔雅登(Juvederm Voluma)在美国最为著名,乔雅登在美国根据使用的部位和维持的时间不同分 5 个型号(乔雅登 2 号 2015 年已得到国内 CFDA 认证),其中乔雅登 5 号最为流行,非常适合用来填充苹果肌,FDA 给它的认证是具有提升效果。乔雅登 5 号相比较大部分玻尿酸来讲,具有更长的维持时间,可以保持 18 个月,比很多玻尿酸产品长 6~9 个月,可以称为中效填充材料。贝丽菲尔(Bellafill)则是目前全球首款、也是唯一获得美国 FDA 认证的长效注射产品,2006 年 10 月美国 FDA 批准作为长效生物填充剂用于医学美容市场,2014 年 12 月再次批准可以用于治疗凹陷型暗疮瘢痕,2015 年 8 月 FDA 根据长时间的临床实验认证,贝丽菲尔的填充时效可以维持 5 年以上。贝丽菲尔具有:①质地细腻塑形效果好,当使用在鼻部和下颏等部位时,比传统玻尿酸类填充剂有更好的塑形;②填充时效持久,性价比高。虽然美国 FDA 临床实验证明其填充效果可以长达 5 年或更久,但根据临床医师的报告可以维持 7 年或者更久,贝丽菲尔目前正在我国申请备案中。

(二) 溶脂类

2015 年 4 月美国 FDA 批准了 Kybella(脱氧胆酸)用于治疗成年人下颏下方中、重度脂肪(颏下脂肪)。Kybella 也是目前全球首款、也是唯一一款美国 FDA 认证的面部溶脂注射针剂。Kybella 主要成分是一种人造的脱氧胆酸（Deoxycholic acid），这是人体内天然存在的一种物质，能够帮助分解脂肪。大部分病人注射 2～4 次后，即可取得满意的效果，少部分病人可能需要注射 6 次。由于脱氧胆酸能溶掉所接触到的脂肪细胞，FDA 仅批准 Kybella 只能用于颏下区脂肪组织，禁用于其他部位。而且，Kybella 只能由训练有素的医疗专业人员注射，当注射部位存在感染时禁止注射。

第八节 羊胎素注射

一、概 述

羊胎素是以新鲜羊胎盘为原料，采用现代科技，经超低温−196℃真空干燥升华技术以 20 倍的浓缩率提取、精制而成。羊胎素是通过其内含的众多高活性成分来激发人体皮肤和身体各器官细胞的活力，促进新陈代谢，全面提高人体皮肤和器官功能的年轻化程度，从而改善肤质，称之为"活细胞疗法"。

羊胎素中含有胸腺肽和 SISE-P、褪黑素等物质，能有效消除色斑、雀斑，含有丰富的玻璃质酸、超氧化物歧化酶（SOD）、表皮生长因子等，能强化皮肤再生能力。羊胎素中的磷脂酰胆碱和多种调节因子，具有较好的辅助消脂作用，其中还含有一种称为"维生素 X"的物质，它是羊胎素的主要成分，是一种促进生命力的物质，能强化卵巢功能，调节内分泌和激素水平，推迟更年期，达到保持"青春"的目的，目前治疗价格昂贵的羊胎素注射在各种美容院流行，但其有效性、安全性有待进一步深入的实验研究验证和临床疗效观察。

二、疗效与注射实施

1. 羊胎素注射治疗的疗效 主要有：①促进一般免疫系统的暂时性疗效，归因于胚胎素萃取原和接受者的生化组织差异；②长期疗效源自 5 个月羊胎素的萃取物质。就此而言，治疗后的疗效可延续 2 年左右，但也因人而异，一般施用后的活化疗效可延续一年以上。

2. 羊胎素注射治疗的标准疗程时间为一周，治疗开始之前先做一项完整透彻的身体检验和生化实验报告，如果没有其他疑问，接受治疗 2 天内接受 4 剂羊胎素活性因子注射。注射后通常需要留院观察 2h，以确定是否有过敏或其他不良反应，此后可以进行日常活动。

3. 羊胎素在第一次治疗 2 年后要再进行第二次治疗，此后根据个体情况，每 2～4 年进行一次追加针剂治疗，以期来维持长期效果。如因个别原因不能进行为期一周的标准治疗疗程，建议在第二次治疗后每年进行一次三天的治疗疗程，使用注射剂量为一半，这样也能保持相应效果。

三、不良反应与禁忌证

接受治疗后病人会感到疲倦，一般需卧床休息 2～3 天，卧床休息期间饮食要清淡，在一周内避免过多的体力活动。一个月内不可接受 X 线检查。羊胎素注射很少有禁忌证，在注射后 2h 内，除了一些少见的特例会引发过敏性休克外，通常会有一些轻微的不良反应，接受治疗者中有 1/1000 出现轻微发热，1/2000 在治疗后 1～2 周会出现发热伴风疹的反应，这些情况通常会自动消失，一般不会造成严重后果。

第九节　瘢痕注射疗法

瘢痕是体表皮肤创作正常愈合和非正常愈合的表现形成。由于细胞外基质过度沉积而形成的增生性瘢痕和瘢痕疙瘩是两种常见的病理性瘢痕。病理上瘢痕从形态和组织结构上来看不同于正常组织，常伴有疼痛、瘙痒、局部外形甚或功能受损，严重地影响病人的生活质量。瘢痕的治疗方法主要包括手术疗法和非手术疗法两大类，针对小面积的增生瘢痕或瘢痕疙瘩的治疗，皮质类固醇激素是目前国内外广泛应用的治疗药物，目前已从单一药物注射发展到多种药物联合应用。药物注射后大多数在 1～2 周后局部症状明显改善，瘢痕逐渐变软变薄，颜色与周围皮肤逐渐接近。

一、常用注射药物

常用注射药物包括皮质类固醇激素类药物、重组 γ 干扰素-7（γIFN-7）、玻璃酸酶、氟尿嘧啶（5-FU）胶原酶、苯海拉明、塞替派、丹参、乙基氰胺、积雪苷、平阳霉素、钙通阻滞剂如维拉帕米等。

瘢痕的药物注射剂量根据其大小、范围、年龄及病情的进展随时调整。如曲安奈德的剂量为 1cm^2 瘢痕用药 5～10mg，每次最大剂量不超过 120mg，6～10 岁儿童用量可为成人剂量的半量。玻璃酸酶及塞替派每次用量为 1 支，6～10 岁儿童或瘢痕面积<2cm×2cm者，塞替派可酌情减半。利多卡因主要是根据瘢痕面积的大小决定配用剂量的多少，一般每次用量 2～4ml。γ IFN-7 用量为每次 0.01～0.1mg，每周 1～2 次，5～10 次为一疗程。苯海拉明用量为每次 20～40mg，每周 1 次，4 次为一疗程。

二、治 疗 方 法

1. 注射药物配方、剂量

（1）曲安奈德与康宁克通：每次用量 80～120mg，每 1～4 周 1 次，6～8 次为一疗程。

（2）得宝松，每次用量 7～14mg 或 1.4mg/cm^2，每周 1～4 周 1 次，6～8 次为一疗程。

（3）胶原酶 100U+醋酸确炎舒松-A 25mg（1～3ml），每周 1 次，4 次为一疗程。

（4）曲安奈德-A 40mg/ml 混悬液，每次用量 40mg，3～4 周 1 次。

（5）曲安奈德-A 40mg/ml+2%利多卡因 1ml。

（6）曲安奈德-A 40mg/ml+5-FU 25mg/ml+2%利多卡因 1ml。

（7）曲安奈德-A 40mg/ml+5-FU 25mg/ml+玻璃酸酶 1ml+2%利多卡因 1ml。

（8）泼尼松龙 37.5mg/1.5ml+2%利多卡因 0.5ml。

（9）复方倍他米松注射液，含倍他米松磷酸钠和二丙酸倍他米松，瘢痕内注射。

（10）复方倍他米松注射液 1ml+5-FU 25mg/ml+玻璃酸酶 1500U/ml。

（11）平阳霉素每支 8mg，用前加生理盐水 8ml 配制成 0.1%溶液，即 1ml 内含 1mg，每次用量不大于 2mg。1～2mg+2%利多卡因 1ml，2～4 周 1 次，也可注射液内加入地塞米松 2mg，1～2 周 1 次。

2. 手术前后药物注射　手术前 1 周左右在瘢痕内注射 1 次复方曲安奈德混悬液，术中于切口两侧缘注射少量药物（可将药物用生理盐水稀释 2～3 倍）后缝合切口。一般术后 12～15 天拆线，3 周后巩固性注射，每周 1 次。

3. 激光烧灼后药物注射　常规消毒瘢痕后，选用手术刀削除高出皮肤的部分瘢痕，然后用光斑 2mm、功率 20W 的 CO_2 激光烧灼，其烧灼范围为皮损组织与正常组织的交界处，其基底达致密胶原层下面，以有齿镊夹持基底组织质地较软、有弹性即可。烧灼后在其周围注射药物，2～3 周后基底上皮化后再注射 1 次，3 周后凹陷缺损开始平复，视其硬度酌情注药。

三、注 意 事 项

1. 严格无菌操作　对注射后针孔有出血点应压迫止血，注射后用无菌纱布或创可贴包扎封闭注射点，以防感染。

2. 严格掌握注射层次　药物注入到瘢痕实质中，局部可见明显膨隆呈苍白色和橘皮样改变，避免注射的层次过浅或注入周围正常组织中。无高压注射器时，对于瘢痕疙瘩和部分增生性瘢痕最初的 1～2 次注射是较为困难的，可采用健康皮肤进针斜向紧贴瘢痕和基底注射，未发现有皮肤萎缩等现象。

3. 分点注射　对于瘢痕面积较大者应采取分点注射，每点间距 1 cm，进针时应与瘢痕表面垂直。

4. 逐渐减量原则　随着瘢痕的硬度改变，应遵循逐渐减量、减次的原则，由最初的每 1～2 周 1 次，逐渐延长为 2～4 周 1 次。

5. 防止不良反应　在注射皮质激素类药物时，女性病人 5%左右可发生月经紊乱，主要表现为月经提前或迟后、经期时间延长、经血量增多或出现断断续续的情况，症状明显时应及时停药或减量或延长注射间隔时间。女性病人还能出现胡须现象。这些不良反应是可逆的，一般多在停药后 1～2 个月恢复正常，对于反应明显的也可改用激素类药物注射。对于不适宜注射激素类药物的 6 岁以下儿童和月经紊乱或正处于哺乳、妊娠期的女性，应慎用激素类药物注射。

6. 综合治疗原则　瘢痕的主要非手术疗法包括加压疗法、放射疗法、硅凝胶贴敷、激光、冷冻、紫外线、超声、磁疗、直流电离子导入、等幅中频正弦电疗法、石蜡疗法及中医药疗法等，药物注射选配以上方法同步综合治疗，可提高治疗效果。

7. 其他　细胞生长抑制塞替派不良反应较大，目前已很少使用。玻璃酸酶溶液不稳定，需用前临时配制，对低血压、充血性心力衰竭病人忌用。

四、疗效判定标准

瘢痕药物注射疗效的差异和复发率与病例选择、个体差异、瘢痕部位、类型、用药时机、临床判定指标和随访时间的长短等均有密切关系，以下疗效判定标准可供临床应用参考。

1. 优良（临床治愈）　疼痛、瘙痒症状消失，瘢痕完全软化、扁平、无硬节或条索状瘢痕，治疗后 12 个月未复发者。

2. 较好（显效）　疼痛、瘙痒等症状减轻或基本消失，瘢痕组织 60%～70%软化，增生性瘢痕或瘢痕疙瘩由重度转为中度或轻度、或中度转化为轻度，治疗 12 个月未复发。

3. 差（无效）　疼痛、瘙痒等症状减轻或无明显变化，瘢痕质地、大小无明显变化，或曾经达到优良、较好的标准，疗程结束后 12 个月又复发者。

第二十四章 皮肤常见疾病激光治疗与并发症

激光治疗的种类发展非常迅速，光学技术的革新和现有设备的改良为皮肤外科治疗提供了众多的新技术，使越来越多的疑难杂症得到了有效的治疗。减少和降低激光治疗过程中可能出现的并发症，掌握激光的基本原理及如何与皮肤结构相互作用，有助于医生对不同类型激光的固有风险有更深刻的了解，有助于医生更好地选择病人和适应证。激光治疗的原理是激光的热损伤在空间上局限于皮肤中特定的色基，也就是治疗靶点，皮肤选择性的吸收光能量依赖于包括光的波长、穿透深度、脉冲宽度和特定靶组织，相对于周围组织的光学性质，当光的损伤作用超过了标靶色基，被非目标的或者竞争性的色基吸收时，就会产生不希望的热损伤，就会导致色素异常、水疱甚至瘢痕的出现。

第一节 表 皮 保 护

皮肤冷却技术的发展让皮肤在激光治疗中免于热损伤，可以承受更高能量的治疗，既提高了安全性，又提高了有效性。皮肤冷却的三种方式包括冷空气对流、接触冷却和冷却喷雾（动态冷却），可于治疗前、治疗中或者治疗后使用。接触式冷却可以是简单利用冰袋，也可以采用在无透明盘中传送冷却水的复杂系统。动态冷却是在激光治疗之前将一种制冷剂喷到皮肤表面，这种冷却剂具有很高的导热系数，是治疗前应用的最有效的冷却方法。

在激光治疗过程中，同时和之后仔细进行冷却非常必要，对于所有激光治疗，光疗和射频治疗之前进行预冷，对丁保护表皮很重要，在治疗过程中和之后进行冷却对于长脉宽和对真皮进行整体加热的治疗是必要条件。皮肤冷却失败的原因通常在于机器本身的故障或者使用方法不正确，这会导致冷却不充分，引发治疗时疼痛加剧和不必要的组织反应。治疗过程中过分疼痛、深度红斑及组织发灰，提示热损伤太大，也可能是冷却失败的征兆。因此，在每一次激光治疗开始之前检查冷却装置是否正常工作非常重要。

第二节 激光治疗失误

激光被归为第Ⅳ类医疗设备，表示在任何情况下，眼睛都不能接触到激光（包括直视或者散射）。激光还可能引起严重的皮肤损伤和潜在火灾，因此，激光治疗不要暴露于麻醉气体和氧气的环境，手术过程中慎用含乙醇的产品。激光机不使用时，要保持在待机模式，以避免意外的发射。

第三节 眼 部 安 全

在没有防护的情况下，眼睛对于激光的辐射是非常敏感的，眼睛的损伤部位和性质与激光的波长、照射时间和能量有关。可见光和近红外波段（400～1400mm）的光可以被视网膜色素上皮的黑素吸收，所以眼睛暴露于该波段的激光能导致部分或全部视力丧失，后果的严重程度与视网膜损伤程度和损伤位置距离视网膜中心小凹的远近有关。眼睛暴露于紫外线和远红外线（1400～10 600mm）时，光可以被眼睛内的水分吸收，导致角膜和晶状体损伤。激光治疗时，病人和操作者都必须佩戴波长匹配的防护镜。标准护目镜和塑料眼罩对于婴儿和儿童可能不合适，无法发挥充分的保护作用。

第四节 治疗良性色素性皮损的并发症

很多 Q-开关激光作用于黑素可以减轻或清除良性色素性皮损，常用于治疗良性色素性皮损的激光包括 694nm 红宝石激光、755nm 紫翠玉宝石激光、1064nm Nd：YAG 激光和 IPL 等。利用选择性光热解效应原理，Q-开关激光作用的靶点是黑素小体中的黑素，脉冲发射时的热效应局限于黑素，不伤害到周围结构。因为黑素的吸收光谱很广，有很多波段都可以用来治疗色素疾病，不同之处在于光的穿透深度和黑素的相对吸收量。常见的良性色素疾病如日光雀斑样痣和较平的脂溢性角化都可以用激光治疗，效果很好。Q-开关红宝石激光（694nm）可以用来治疗多种色素性疾病，如日光雀斑样痣、脂溢性角化和雀斑等。激光治疗良性色素性皮损时，25%～50%的病人会出现一过性色素减退，这主要是因为黑素在 694nm 有强的吸收峰。另有报道 50%的病人会发生表皮萎缩。永久性色素减退和增生性瘢痕可能出现在过度治疗之后和肤色较深的个体。Q-开关 Nd：YAG 激光发射 1064nm 的激光可以用来治疗真皮的色素性皮肤病，如黑素细胞痣、太田痣和伊藤痣。

治疗色素性皮肤病之前，首先要确保诊断的明确，常见的不良反应是治疗后红斑和色素异常，炎症后色素沉着通常是一过性的。用激光治疗黄褐斑和炎症后色素沉着，经常会使病情加重，一般不推荐此治疗方法，色素特异性的激光治疗对于有白癜风和其他色素疾病的病人是禁忌的。

第五节 强脉冲光治疗相关的并发症

光谱的强脉冲（IPL）治疗光老化，包括血管性和色素性的损害，尽管有冷却装置、选择性滤光片和正确的病人选择，提高了其安全性，但是出现水疱、色素异常和瘢痕的风险依然存在，而晒黑和较深色的皮肤对该光有更强的吸收能力，会使 IPL 的并发症风险增加。中度的疼痛、红斑和水肿是正常的，近距离观察组织对初始能量的反应非常重要，可以避免严重的灼伤，同时充分的接触冷却也是很必要的。发生炎症后色素沉着后应考虑避免再次进行 IPL 和激光治疗，因为通常会加重色素反应。

从事激光治疗的医师应该非常小心光斑之间的重叠程度，避免漏掉某些区域或导致叠加治疗，过度治疗会导致瘢痕形成。尽管 IPL 可以用于治疗浅表的色素问题，但不适应于文身治疗，能量吸收过多，脉冲不匹配可能致严重的瘢痕。对于老年人和特殊部位，如覆盖颧弓部位、生殖器附近等，需要更低的能量和充分的冷却来防止神经损伤，大多数情况下，出现的神经功能障碍、疼痛等，通常是暂时性的。

第六节　去除文身相关并发症

最常用来治疗文身的激光就是Q-开关激光，对于专业文身来讲，在重复多次治疗后，可能仍然去除不干净、或留有局灶的持久性色素减退斑。文身是否容易去除与墨水颜色有直接关系，紫色、黄色和亮绿色是最难去除的颜色。在治疗的难治性文身时，使用较大光斑很重要，应避免使用会增加表皮损伤的小光斑。难治性文身治疗需要更换不同波长的激光，而不是增加能量和减少光斑。

引起激光术后结痂和水疱最常见的原因是激光能量过大、光斑太小或者表皮中色基吸收能量过多，其中也包括深色肤色、晒黑的皮肤或者墨水过浓者。大部分色素特异性的激光系统都会出现短暂的色素减退，而发生萎缩性和增生性瘢痕可能与能量过大和吸收能量的色基数目有关。皮肤对文身色素的变态反应包括对墨水（朱砂）的Ⅳ型变态反应和对黄色墨水（镉）的光敏反应，在有光敏反应时应避免使用激光去除文身，因为有可能诱导系统性的超敏反应甚至过敏性休克。美容性文身含有氧化物，如氧化铁或氧化钛，会在Q-开关激光治疗过程中氧化变成黑色，因此治疗之前应进行认真观察和估测，必要时在正式治疗前先做小范围的试治。氧化性的文身可以用Nd：YAG激光治疗获得部分缓解，但通常治疗不彻底，完全消除需要补充治疗，如手术切除或CO_2激光磨削。

第七节　激光脱毛相关并发症

激光脱毛是最常用的激光治疗，脱毛激光有多种，包括长脉宽红色和近红外激光，如694nm红宝石激光、755nm紫翠玉宝石激光、800nm二极管、1064nm Nd：YAG激光和广谱IPL等。激光脱毛的机制是对终毛毛囊的热损伤，几个周期后导致毛囊的微小化。目前认为红色和近红外光谱的光被毛干和毛母质内黑素细胞中的黑素吸收，热量传导至毛囊的无色素区，这对于毛囊周期是非常重要的，因为该处直径相对较大，比周围的小色基冷却慢，最终靶位点的毛囊被选择性休止。与此同时表皮中的黑素细胞和角质形成细胞也会因同时吸收了能量，导致皮肤的热损伤进而引起色素改变、水疱和瘢痕。

虽然脱毛激光在疗效和并发症的发生率方面有所不同，但发生热损伤的机制是相似的。治疗后的红斑和水肿一般几个小时后消退，表皮冷却可以很大程度地减少疼痛和表皮热损伤。色素异常、水疱、结痂和浅表的溃疡很少出现。病人选择不当、使用过高的能量和冷却不足是产生色素异常甚至瘢痕的主要原因。激光脱毛只要使用合适的参数和慎重选择病人，大部分有着黑色终毛的病人都对激光脱毛的反应较好，但有一些病人对脱毛治疗效果不好或者根本无效，也有少见的脱毛并发症，如反常性多毛、网状红斑和白发等。

第二十五章　电外科与并发症

电外科治疗包括电烙术、电解术、电灼术、电干燥术、电凝术和电切割术等。电外科治疗设备是通过一个不加热的电极使用高频率可变交流电（500kHz～1mHz，电烙术和电解术采用直流电技术）产生热能穿透组织（焦耳效应，Joule　effect），使组织中的水分蒸发、蛋白质凝固。热能强度取决于组织的阻扰和电极面积，电极面积大，电荷分散，组织内温度上升幅度就小，反之则大。由于电外科治疗比激光技术更廉价而疗效相当，且操作技术简单、省时、易掌握，被外科领域广泛应用于止血和在出血最少的情况下去除病变组织。电治疗在切割组织的同时能有效控制出血等特点，被常规用在美容治疗中。

一、电　烙　术

烙（cautery）在希腊语中是"热烙铁"的意思，指将一个热的金属直接置于组织上。电烙术是利用热能量，没有任何电流通过人体。便携式手持电烙仪的金属尖端通过电流加热所产生的热量作用于组织，产生一个烧焦层。Shaw 式手术刀是电烙的一种变型，拥有可以同时切割和止血的加热刀片。

二、电　解　术

电解术是利用低安培和低电压的直流电，负极插入毛囊，正极握在病人手中，电流可引起毛囊内蛋白液化生成氯化钠和氯气。电解术多用于不适于做激光治疗的（深色皮肤，白色、金黄色或红色毛发）的多毛症病人。

三、电　灼　术

电灼术使用高电压（＞2000V）和低安培（0.50～0.75A，对组织损伤小），由于不使用接地板属于单极方式。电灼术能够不接触组织产生一个电火花，通过产生的电火花，穿过空间距离。其产生热量因能量设定而有所差异。电灼术由于在炭化的皮肤表面形成一个绝缘屏障，通常真皮网状层不受影响。电灼术主要用于止血和清除浅表皮肤的新生物。

四、电　干　燥　术

电干燥术不同于电灼术的是电极接触组织不产生火花，不但对浅表的皮损有效，而且可以插入增厚的角化皮损以使电流穿入更深。在用于止血时，将治疗电极的尖端直接置于出血的血管上或将治疗电极尖端接触夹住血管的镊子就能够发挥止血效应。

五、电　凝　术

电凝术因为使用接地板属双极方式，在电凝过程中，电流较之电干燥法是低电压高安培。由于电凝法的电流比电干燥法的电流穿透得更深，可以引起组织凝固，常常用于治疗已侵犯到真皮的良、恶性新生物。

六、电切割术

电切割术类似于电凝术，应用双极方式，同时又与其他电外科技术有区别，因为其使用无阻尼电流，其切割组织方式类似手术刀，但出血少。单纯、无阻尼的电流产生的凝固作用小，目前应用的多为有阻尼与无阻尼的混合波。可同时发挥切割和凝固效应。由于其高能量输出，容易干扰置入的心脏起搏器等。

七、电外科不良反应与并发症

（一）窜流

窜流是指沿着神经血管束传导的高频率电流引发的疼痛和组织损伤。大多发生在手术部位周边有神经时，使用双极镊或电烙仪及满足手术要求最低能量设定有助于预防窜流。

（二）疼痛

麻醉剂溶液中加入肾上腺素、电流窜流及皮肤烧伤可引起和加重疼痛。手术前的解释与安慰有助于减轻病人的心理压力、恐惧和焦虑，冰敷或抓捏周围皮肤分散注意力的方法也能减轻疼痛。目前，表面麻醉剂的使用较好地解决了疼痛问题。

（三）出血与感染

电外科引发的出血主要与应用抗凝药物有关，其主要见于阿司匹林、非甾体类抗类药、氯吡格雷、噻氯匹定、肝素、软骨素和维生素 E 等。另外，还包括一些常见的出血性疾病，如血友病、免疫性血小板减少症、骨髓恶性增生性疾病和维生素 K 缺乏症等。术前完整的病史采集对判断病人是否有出血倾向是需要的。电外科治疗对于大多数皮肤外科小面积局部治疗来讲，治疗性抗凝药物一般不需要停用，但对于广泛皮下游离或实施皮瓣手术时，个性化措施还是要认真考虑的，这就需要权衡利弊。一般来讲，确实需要时应在手术前 1～2 周停用阿司匹林，术前 2～3 天停用非甾体类抗炎药。

电外科治疗的手术刀柄和电极尖端要在无菌状态下使用。在治疗组织感染时，应该使用面罩和排烟系统。已经证实，人乳头瘤病毒和疱疹病毒会存在于电外科的烟雾中，切割产生的烟雾，传播感染和致癌颗粒的机会增大。

（四）色素沉着与瘢痕

电外科治疗后区域性色素沉着是常见的。虽然电外科治疗多数情况下伤口都能愈合很好，且瘢痕不易察觉，但对于有瘢痕形成有家族倾向者，可能会产生瘢痕甚至瘢痕疙瘩。过于强度的电源、皮损的部位和面积大小也是需要考虑的因素。

瘢痕的预防应力争采用最小能量设定取得希望的疗效，避免造成过多过深的组织炭化，能量越高，组织破坏越多，形成瘢痕的概率也就越高。同时，应准确皮损范围的治疗，避免烧伤健康皮肤创缘。一旦发生有瘢痕增生倾向时，应尽早进行预防和治疗。

(五) 烧伤与起火

电流强度过高、技术使用不当或接地电极故障，就会引发电烧伤，如现场有乙醇和氧气，则可能引发起火。在止血时若止血钳接触到周围健康皮肤，电流将会从止血钳传导到皮肤从而在接触部位引发皮肤的烧伤。

正确的病人接地、避免窜流、使用最低能量设定及氧气的鼻管和面罩远离手术野和使用非易燃性消毒剂（如聚维酮碘或氯己定），就可以有效避免烧伤和起火。

(六) 对心脏起搏器和除颤器的干扰

虽然新型的心脏装置都具有屏蔽机制和穿过性滤波器，以保证装置不易受到来自机电的干扰，但对心脏装置可能出现的抑制、超速起搏甚或冲击释放的情况应预高度重视，应视为高危人群。

预防措施包括对病人疾病的全面评估，心脏科的咨询，尽量避开安装装置的部位，使用可能的最低电流设定和短脉冲能量，使用双极设备及正确接地等，必要时请心脏科医生介入。

第二十六章 皮肤磨削并发症

第一节 概　　述

皮肤磨削术又称磨皮术、擦皮术，是应用砂纸、金属线刷、碳化硅或不锈钢磨头（其中以金属线刷和各种不同型号的磨头最为常用）等工具，去除表皮或部分真皮皮损的一种修复手术方法。磨削后通过存留的皮肤附件（毛囊、皮脂腺、汗腺）上皮再生，迅速形成新的表皮，并使真皮的胶原纤维和弹性纤维重新排布，创面几乎不留瘢痕。磨削术采用冷冻麻醉或局部膨胀麻醉，可使磨削部位皮肤紧绷，有利于磨削操作的可控性和准确度，特别适用于较浅的皮损和一些特殊部位，如颜面部凹凸不平处、手指和指蹼等部位较精准的操作。

由于皮肤磨削术是通过机械性有控制地破坏皮肤表皮层、真皮乳头层，偶尔为满足治疗需求可达到真皮网状层，因此，合适的病人选择和精准的操作技巧，对于提高疗效和预防并发症是非常重要的。术前要对病人皮损层次认真评估，要了解皮肤类型、增生性瘢痕和瘢痕疙瘩的倾向，有助于预测可能的并发症类型。同时，与病人深入交谈也是必要的，病人应清楚手术风险和接受并发症的可能很重要。照片可提供清晰准确的图像资料，术前拍照及记录术后恢复期的完整影像资料必须妥善保存备用。术前拍照时对术区一些特殊情况，如皮肤结节、皮炎、色素改变或瘢痕等，应做近距离拍照留存。

第二节 正常修复过程

皮肤磨削术后表皮再生通常需要 7～10 天，明显的红斑褪色峰值期在术后 1～2 周，淡红色斑可持续 2～3 个月。术后水肿改善持续可达 3 个月，当水肿完全消退后，深皱纹和既往的瘢痕在某些区域可重新显现。由此可见，皮肤磨削术后恢复期可达 3 个月以上。

第三节 并　发　症

（一）色素改变

色素改变是磨削术后最常见的并发症，以颧部、上颌部最为常见。时间多发生在术后4～6 周，受紫外线照射和服用雌二醇为诱因。临床上色素沉着相对容易恢复和治疗，而对于发生较晚、持续时间长、发生率在 10%～20% 的色素减退的治疗，相对棘手。术后避免日光照射和外用氢醌能减少色素沉着的概率，通常经过 6～8 周的治疗可逐渐消退，色素减退者 311nm 准分子激光治疗部分病人有效，遮瑕化妆品是一种有效的附加选择。

（二）瘙痒与炎症反应

瘙痒是创面愈合过程中的正常症状，但若出现红斑和伴瘙痒的水疱或脓疱，提示过敏性接触性皮炎的可能。术后立即肌内注射曲安奈德 40mg，可显著缓解磨削引起的水肿和肿胀，抗组胺药可减轻伤口愈合时的瘙痒。如可疑针对一些外用药膏而发生的过敏性接触性皮炎，应停用或更换其他品种和剂型，以预防和减少过敏性接触性皮炎的风险。

(三) 感染

磨削术后细菌感染相对少见，但疱疹发作是一大隐患，鉴于疱疹的高发生率，建议无论有无疱疹病史，可采用预防性用药，经典方案是口服万乃洛韦 500mg，一日 2 次，连续用药 10～14 天。对于疼痛伴有表皮糜烂者，应高度怀疑感染的发生，必要时应接受抗生素治疗。加强创面处理有助于促进愈合，一般多采用 0.25%冰醋酸湿敷，3～4 次/天，然后改用膏剂或霜剂。

(四) 粟丘疹和痤疮

粟丘疹可出现在正常愈合过程中，通常可能与敷料过度密闭和毛囊、皮脂腺损伤闭合有关，改善敷料的通透性和使用膏剂、霜剂有助于减少发作，较大的粟丘疹可采用锐器挑破挤出内容物，痤疮可发生在磨削术后，可持续 6～12 周，痤疮的发生可参照一般痤疮的治疗方法，但应与早期脓疱疮相区别，脓疱疮则能延迟创面愈合和瘢痕的发生。

(五) 皮肤结构改变

磨削术的毛孔粗大有时非常明显，且持续时间较久，其他包括皮肤外观改变、伴或不伴有轻度的表皮萎缩等，通常多出现在色素减退区域。控制磨削深度，可降低皮肤结构改变的可能性，皮肤结构改变不能再次采用侵袭性治疗受累区域。

(六) 瘢痕

瘢痕的风险因素包含有遗传易感性、磨削深度及术后感染等情况，曾经进行过化学剥脱、激光换肤或侵袭性换肤及使用异维 A 酸和创面愈合超过 3 周等，瘢痕风险明显增加。磨削手术同时进行面部提紧手术会影响血供，导致创面愈合不良和瘢痕化。因此，对于存在以上情况的病人，应延缓数月后进行磨削手术。

愈合创面持久红斑，通常是瘢痕化的早期表现，外用激素霜剂对初始充血阶段的治疗有效，一旦硬结出现，皮质类固醇局部封闭有更可靠的疗效。可每 2～3 周重复注射，还可使用硅胶贴或其他瘢痕治疗方法进行治疗。对于有瘢痕增生倾向者，应尽早预防治疗，有助于预防色素沉着和瘢痕增生。

第二十七章 皮肤软组织扩张术与并发症

第一节 概　　述

皮肤软组织扩张术（简称"皮扩张"）是将皮肤软组织扩张器（简称"皮扩器"）置于正常皮肤软组织下，通过增加皮扩器的液体容量对表面皮肤软组织产生压力，使其扩张产生新的"额外"的皮肤软组织，利用新增加的皮肤软组织转移修复创面缺损的一种方法。皮扩术已广泛应用于体表部位的各种先天性畸形、创伤后的畸形、体表肿瘤切除后创面的覆盖、压疮、放射性溃烂的覆盖、器官再造等，也包括供皮区、轴型皮瓣的预扩张等，皮扩术用于修复各种类型的瘢痕性秃发有着独特的疗效。

第二节 应 用 选 择

可根据临床需要修复的部位、范围及形态的不同，选择不同形状和容量的皮扩器，如圆形、椭圆形、长方形、香蕉形、马蹄形等，对于一些特殊部位还可选择一些特殊类型的皮扩器。皮扩器的容量一般取决于需要修复的面积大小和供扩张正常皮肤面积的大小，躯干病变范围较大者可用大容量的皮扩器或多个皮扩器联合应用，而颌面或眼睑部位一般选用较小容量的皮扩器。扩张新增加的皮肤面积靠扩张注液量来估算。艾玉峰、鲁开化等总结临床病例认为，扩张皮肤的修复面积与部位有关，每修复 1cm² 所需的注液量在头部需 3.4～4.0ml，面部需 6～8ml，颈部需 12～14ml，躯干部需 4～6ml，四肢需 6～8ml。皮扩术不足之处在于治疗需要两次手术，且两次之间需要一定时间的注射扩张，疗程较长。

第三节 并发症与禁忌证

（一）并发症

皮扩术的并发症主要包括：①感染；②血肿；③扩张及注射壶外露；④皮扩器渗漏与不扩张；⑤皮瓣修复时远端坏死等。其次，还可能伴有注液扩张引起的疼痛，以及皮扩器埋置于神经干周围时，由于牵拉、压迫作用造成神经麻痹症状及肢体水肿等。

（二）禁忌证

皮扩术的禁忌证主要包括：①急性感染、免疫功能低下者；②严重的皮肤病如剥脱性皮炎、过敏性疾病及瘢痕疙瘩体质者；③全身较严重的慢性疾病如血液性疾病、糖尿病、周围血管性疾病及血小板过低或功能不全者；④精神病或精神不太正常者；⑤对皮扩术治疗方法不理解，不同意手术者；⑥修复秃发其残留毛发面积不足 1/3 者；⑦1 岁以下婴儿和年老体弱者；⑧手掌、足底皮肤结构致密坚韧、伸展性差不能扩张者等。

第二十八章 吸脂术与并发症

第一节 概　　述

局部肿胀麻醉负压吸脂术（简称吸脂术）是通过局部麻醉下做皮肤小切口，用注液管插入皮下脂肪组织中，徒手或使用注射泵将配制的含有肾上腺素及利多卡因的溶液进行加压注射，使皮下脂肪组织变得肿胀与坚硬后进行负压抽吸的技术。吸脂术是皮肤美容外科针对健康成年人的非必需性的塑形手术。理论上吸脂术的最终目的是从皮下组织中移除过多的脂肪，而其他结构如结缔组织、淋巴管、血管和神经必须被保留。肿胀麻醉由于其安全性较高、组织损伤轻、出血少、麻醉时效长等优点，使吸脂术得到了更进一步的推广应用。

1. 术前的各种检验检查，应按常规择期手术要求进行，不可因健康成年人、手术相对简单或其较为迫切手术等原因，而忽略应有的检查项目或简化程序。出凝血功能检查对于评估是否具有出血倾向是重要的，应询问是否有出血倾向或家族史。术前还应了解受术者的用药情况，应停用可能会促进出血的阿司匹林及其他非甾体类抗炎药物，一般阿司匹林应在术前 7～10 天停止服用，布洛芬和其他同类药物在术前 4～7 天停止使用。但对于长期服用阿司匹林以预防心血管并发症的病人而言，停止服药的风险胜过手术期间的轻度出血时，此类人员不适合接受吸脂术。另外，亦应停止使用可能会促进凝血的药物，以防止术后肺栓塞和深静脉血栓的形成。

2. 中心性肥胖　血脂异常和高血压病人在吸脂病人中占有一定的比例，术前应常规进行血糖和必要的糖耐量检验。胰岛素依赖型糖尿病病人进行任何外科手术都可能是导致感染的高危因素。

3. 受术者须具备良好健康的生理和心理条件，必须重视受术者对手术效果的可能满意度和期望值。通过咨询，通常可预示出受术者对手术后的期望值和对手术后并发症的接受程度。因此，应详细告知术后即刻及之后持续时间的创伤愈合和恢复期各个阶段的情况、注意事项。应将有关治疗方法的详细宣传资料提供给病人参阅（包括既往治疗病例术前、术后、恢复阶段及随访的照片资料）。应强调吸脂手术是为了术后能产生更自然协调的体型曲线，脂肪抽吸是身体轮廓雕型手术，而非减肥手术。

4. 医学摄影是吸脂手术治疗过程中的一个重要组成部分，不同体位、角度的照相是不可缺少的。医学摄影可以使受术者对自身形体术前、术后有比较客观的认识和对比，对于客观评价手术效果有充分的说服力，也是解决受术者满意度和抱怨的有力证据。而对局部的皱褶、瘢痕（瘢痕形成的原因、时间、范围、质量、是否与皮下粘连、活动度和凹凸情况等）、腹部皮纹、小的炎症等都应详细记录和局部近距离拍照。

5. 受术者体型各不相同，脂肪堆积的程度也不一样，对抽脂塑身的要求也不一致，因而手术要根据具体情况选择最佳的个性化方案进行。手术设计应明确吸脂位置、范围和预抽量，以保持对称，从而产生协调的体型。因此，术前取站力位，根据吸脂部位突出的程度分别给予明确标示，以供术中区别对待。

6. 吸脂有可能增加手术风险的严重疾病,如心血管、消化、呼吸系统的慢性疾病,肝、肾功能损害及出血疾病的病人,瘢痕体质者,身体发育未成熟的青少年,长期服用激素、抗凝药物者,服用糖皮质激素引起病理性肥胖者,深静脉血栓形成或下肢静脉曲张者,严重的性格障碍或期望值过分夸大不能实现者均应列禁忌证。相对禁忌证和所有的择期外科手术相同,包括有急性全身或局部感染的病人,孕期、经期和哺乳期的女性,对于盲目追求纤细的身材或认为不应该有任何并发症及期望值过高者也不易手术。近期接受过腹部手术者吸脂应延缓进行。吸脂区应排除疝气或腹直肌分离的情况,必要时应辅以超声波检查协诊。50 岁以上年龄者应严格掌握适应证,对于皮下脂肪过多伴有皮肤明显松弛者应行脂肪切除手术。

第二节　脂肪解剖学基础与吸脂

一、解剖学基础

脂肪细胞是脂肪组织的结构单位,脂肪细胞的大小随所含脂类的多少而定,一般直径在 20~120μm,最大可达 200μm。正常人体的脂肪细胞有（2.5~5）×10^{10} 个,而肥胖者可达 9.05×10^{10} 个。女性皮下脂肪自上而下逐渐增大,面颊部脂肪细胞直径为（67.8±0.5）μm,上腹部为（76.3±15.1）μm,下腹部为（97.2±14.0）μm,臀部为（105.9±16.2）μm。

脂肪细胞、脂肪前体细胞和微血管内皮细胞等,为脂肪组织的主要成分。①成脂肪细胞（adipoblast）,具有分裂并分化为成熟脂肪细胞的能力,为脂肪细胞的干细胞,常存在于人体胚胎和发育期,新近研究认为成年人皮下脂肪含有成脂肪细胞。②前脂肪细胞（preadipocyte）,又称脂肪细胞前体（adipocyte precursor）即不成熟的脂肪细胞,具有分化发展为成熟细胞的能力。③脂肪细胞（adipocyte）为发育成熟的脂肪细胞,细胞内含有脂质,其直径为 20~120μm,是人体内最大的结缔组织细胞,每个细胞至少有根毛细血管,神经为无髓鞘神经,释放去甲肾上腺素,作用于 α 受体收缩血管、作用于 β 受体则使脂类水解,其功能为储能、供能、产热、参与代谢及免疫功能的调节。成熟的脂肪细胞在缺血和营养不足的情况下,可释放出胞内脂质成分,逆分化为前脂肪细胞。④其他细胞包括微血管内皮细胞（endothelicyte）、外膜细胞（peri-cyte）、成纤维细胞（fibroblast）、肥大细胞（mastocyte）等。

成年人脂肪组织有脂肪细胞及其周围基质成分构成,基质成分由胶原纤维、弹性纤维、基质细胞（吞噬细胞、肥大细胞、周皮细胞）及神经、血管组成,多个脂肪细胞被纤维组织包裹为脂肪小叶。纤维隔起支持和间隔脂肪小叶的作用。在皮下某些部位的脂肪组织被皮下筋膜包裹分隔为浅、深两层,这两层脂肪存在明显的差异,各具特征。

1. 浅层脂肪（aroelar layer）　又称晕状层（areolar）,浅层脂肪来源于外胚层,脂肪组织位置较浅,在真皮和浅筋膜之间,几乎分布于整个体表,由小的脂肪小叶组成,后者被垂直于皮肤的浅筋膜系统的纤维隔紧密包裹,由于其紧靠皮肤,可随皮肤移动。所谓真皮下脂肪,是浅层脂肪层的非常表浅的一部分,直接位于真皮下方。

2. 深层脂肪（lameller layes）　又称板状层（lamellar）,深层脂肪来源于中胚层,位置较深,在浅筋膜和肌肉筋膜之间,由大的脂肪小叶组成,后者被垂直或舒缓的纤维隔疏松地包裹在宽大的间隙内。深层脂肪仅在身体的特定部位存在,如腹部、髂窝大转子区、大腿上 1/3 内侧、上臂的前外侧和后侧、小腿后部及踝部等区域。深层脂肪较浅层脂肪组织更容易增厚，一般深层脂肪层增厚可达正常的 8～10 倍，而浅层脂肪仅为正常的 2～3 倍。肥胖主要表现为深层脂肪增厚。

二、吸脂的层次与注意事项

传统的吸脂术通常在深层脂肪组织内进行，不处理皮下 1～2cm 的浅层脂肪，在深层脂肪增厚的部位，传统的深层吸脂可获得良好的效果。多年来的实践证明，未处理的浅层脂肪可能会妨碍术后皮肤回缩，未触及的真皮下脂肪弓状结构可对抗皮肤的回缩力量，从而引起皮肤表面的凹凸不平，而浅层吸脂可以提高初次吸脂手术的效果，可以明显改善体型并且对皮肤松弛者起到紧缩的作用，浅层吸脂还能改善皮肤橘皮样变。浅层脂肪抽吸时，吸引管吸引口应向下方，严禁吸引口向上，以保护真皮下血管网和皮肤正常的血液供应。浅层抽吸为使皮肤更容易回缩和外观正常，要留下足够的与真皮直接相连的浅层脂肪1.0～1.5cm，以避免脂肪吸除太浅、太多而出现的不规则纤维化改变。

第三节　吸脂方法与技巧

一、切口选择与灌注

切口选择应遵循隐蔽和便于操作的原则，切口创缘应涂抗生素眼膏或使用切口保护器以减少摩擦造成的皮肤切口处机械性损伤，手术结束时如有必要也可切除受损的切口皮缘，确保切口一期愈合。

麻醉液注射速度以 50～80ml/min 为宜，灌注量根据吸脂面积大小和皮下脂肪厚度而定，一般认为不少于预计抽出量的 1～1.5 倍。大容量吸脂时，一次浸润肿胀液最大量为8L，通常吸出总量与注液量大致相当，正常情况下，浮于上层的脂肪占吸出液总体积的60%～70%。天冷时为防止低体温应加温肿胀液至38℃左右为宜。

二、吸脂管的使用与选择

吸脂管的粗细、形状、管孔的数量和孔径等均影响到吸脂效果和对组织的损伤程度，管径较小、头钝、侧孔少且孔径小的吸脂管能预防和减轻对血管、淋巴管、神经及结缔组织的损伤，有助于减少和预防并发症的发生。大多数情况下，吸脂管直径不宜越过 4mm。较大范围的腹部吸脂，发生出血和深部血肿形成的概率相对较高，因此，应考虑分次手术，两次抽吸手术至少应间隔 1～2 个月以上。

三、注 意 事 项

视抽吸需要，应从两处或多处进行抽吸，在同一平面形成扇形抽吸，避免在一个部位进行长时间的过度抽吸，禁忌抽吸管横向移动，以免过多损伤皮下纤维隔及血管神经。在抽吸过程中，注意观察抽出物的形状，当吸出物中血液多于脂肪时应改变抽吸方向，出现此种情况，多为浸润麻醉剂未注射到位或肿胀液中的肾上腺素未发挥作用之前过早开始抽吸。

　　手术结束前，可用较细的吸脂管进行修整抽吸，光滑平整、无凹凸情况即可结束抽吸。包扎前应挤压抽吸部位，排空皮下肿胀液，常规放置引流、缝合切口。术区覆盖纱布和棉垫适当加压包扎，外套紧身弹力服。正常情况下，术后 2 天更换敷料、拔除引流，引流物较多者可适当延长引流放置时间。术后一周拆线，继续穿戴紧身弹力服 3～6 个月，有条件者应配合理疗康复措施，以促进恢复。

第四节　并发症防治

一、并发症类型

　　虽然目前用于吸脂术的不同类型的新型设备发展很快，但并不能替代医生精细的操作水平。长期的临床应用证明，在单纯局部肿胀麻醉或辅以静脉或全身麻醉及局部阻滞下，只要严格术前检查和适应证选择，熟练掌握操作技术和规范手术流程，以及强化术后的观察与处理，肿胀吸脂术的并发症尤其是严重并发症的发生率是很低的，但同时必须强调，吸脂术毕竟是一项侵入性手术，潜在并发症依然需要防范。术中并发症可以归咎于麻醉（循环不稳定或中枢系统症状等）或吸脂本身（血管、神经损伤、腹壁穿孔等）。术后并发症主要包括皮肤瘀斑、血肿、血清肿、持久的淋巴水肿、疼痛、感染、皮肤坏死和少见的肺动脉栓塞、深部静脉血栓形成、脂肪栓塞、腹壁穿孔等。可能的美容并发症包括吸脂后局部区域暂时的皮肤感觉异常、皮肤表面缺陷（表面不规则、凹凸不平、发生在皮肤弹性差的区域的皮肤松弛等），客观效果欠佳应与病人不切实际过高的期望所致的主观不满进行区分。常见并发症通常能自行消退和恢复，或通过必要的康复措施和二次修复达到客观与病人主观的满意。

二、防止麻醉剂过量与过敏

　　利多卡因常规局部麻醉规定用量一次一般不超过 400mg，而局部肿胀麻醉技术中可用至 35mg/kg 甚或 55mg/kg，使用超剂量而不会产生中毒的原因主要是：①肾上腺素的应用使局部血管收缩，利多卡因吸收缓慢；②脂肪与利多卡因有亲和性可延缓吸收；③利多卡因浓度低（0.05%～0.15%）；④利多卡因皮下注射后大部分随脂肪抽吸而被吸出。虽然如此，术前应准确测量体重和设计手术范围大小，准确掌握使用利多卡因的总剂量，力争选择使用有效止痛的较小剂量是实现最佳局部麻醉效果的安全剂量（大多数手术部位可被浓度为 0.05%～0.075%利多卡因安全麻醉）。

　　吸脂术除常用的局部肿胀麻醉和辅以全身麻醉外，还可采用神经阻滞麻醉，如对于腰、腹和四肢部位吸脂时，可采用包括硬膜外麻醉、腰麻和臂丛麻醉及其他周围皮神经阻滞麻醉，但无论选用其他何种麻醉，吸脂区注射肿胀液是不可缺失的。全身麻醉下进行大容量吸脂的一个优点是利多卡因可减少至常规用量的 1/4。若按最大剂量 55mg/kg 计算，一个体重 80kg 的病人需要浸润 8L 麻醉液，能够承受的利多卡因最大剂量为 4400mg，相当于每个麻醉液体袋内含有 550mg 利多卡因，在全身麻醉下利多卡因剂量会减少到常规剂量的1/4，即每个麻醉液体袋内含利多卡因 137.5mg，大大低于常规安全剂量。因此，对于大面积吸脂病人，优先选择使用全身麻醉可以使用较少的利多卡因。

资料研究认为在肿胀液中加用碳酸氢钠可缓冲肿胀液的酸度，加快利多卡因的弥散能力，延缓吸收，增加麻醉效果并延长麻醉时效。过量使用可导致术后呕吐，严重者还可能出现代谢性碱中毒。肿胀液生理盐水改用复方氯化钠溶液可避免生理盐水可能导致的水中毒和电解质紊乱。

利多卡因麻醉剂中含有氨甲酸苄苯脂防腐剂，该成分可以引起变态反应，如怀疑是变态反应或出现类变态反应，应立即停止给药并视情况给予及时治疗。术中对于非常焦虑或对疼痛敏感者，给予附加药物治疗会增加药物的相互作用和可能的不良反应风险，其中也包括影响与手术因素引发的一些症状的鉴别判断，如苯二氮䓬类或其他静脉催眠药与罂粟碱类合并使用，可以引起呼吸抑制等。由于利多卡因在脂肪组织中吸收比较缓慢，所以利多卡因的血浆浓度高峰出现在术后 12～18h。利多卡因中毒的早期症状有定向力障碍、轻微的头痛、耳鸣、恶心呕吐、步态不稳及口周麻刺感等，因此，所有接受大面积吸脂者必须留院观察。

常规肾上腺素的安全剂量成人在 0.5mg/30min，而肿胀液中总剂量可能达到 2～3mg，但由于肾上腺素在肿胀液中的浓度较低[1：（1 000 000～2 000 000）]、同时在较短时间内又随同吸出，一般不会发生毒副作用，正常情况下很少出现心率增快和血压升高的表现。

第五节　客观效果欠佳对策

皮肤表面不规则、波纹或凹痕、皮肤充盈度丧失和松弛，多与过度抽吸、过快抽吸有关，为避免和预防出现以上情况，①在术前设计时必须考虑已存在的膨出或凹陷；②术中可提出进行皮肤测试；③术中应掌握去除脂肪＜70%。

吸脂术后应鼓励病人尽早适宜活动，紧身弹力服对于减少出血、皮肤瘀斑、血肿和血清肿的形成，以及促进创面愈合是重要的。紧身弹力服可促进皮肤均匀地收缩和保持皮肤在恢复期的正确位置。术后早期（1～2 周）应全天穿戴，其后的 3～4 周可在白天穿戴。紧身弹力服应保持压力均匀平衡，切记防止压力不均或移位滑脱形成紧捆状嵌入皮肤，导致持久的肿块或凹痕或凹凸不整的皮肤外观和瘀斑等。经皮用药、超声波治疗、按摩等物理治疗措施有利于康复和促进皮肤收缩。吸脂术后 2～3 周可做出初步的疗效评估，整个恢复过程至少需要 3 个月以上，需要二次修整手术应在术后半年后进行。对于抽吸过度明显的局限性凹陷，经一年观察亦可考虑采用脂肪填充的方法予以矫正。

第二十九章　皮肤局部用药相关问题与剂型

第一节　局部用药相关问题

皮肤病的发生和发展不仅与引起皮肤病的各种因素、个体内环境（如内脏器官和神经活动情况、遗传背景、免疫功能、年龄、性别、营养状况等）密切相关，还和一些外环境（如自然条件和社会因素）也密切相关。为此，在皮肤病的治疗时，外用药物疗法在皮肤病的治疗上占有重要地位。对于实际临床皮肤局部用药时，不仅要坚持正确的诊断和治疗原则，还需要对药物的剂型、浓度、性质、使用方法与治疗效果的关系非常清楚，如此可以达到预期理想的治疗效果。

一、性质与病期关系

皮肤病的不同性质（急性、亚急性、慢性）决定了选方用药的不同，即使同一皮肤病在不同病期（进行期、稳定期、退行期），其选方用药也有所不同。例如，在对湿疹的治疗中，急性湿疹与慢性湿疹的进行期与退行期，其用药大有差异。在急性进行期，皮肤敏感性增高，高级神经活动处于兴奋状态，此时应避免应用刺激性药物，以免病情加剧；而退行期则受此类药物的影响较小。

二、剂型与作用关系

皮肤科临床外用药剂型有许多种，经常用到的有油剂、霜剂和软膏剂。

（1）油剂：是以植物油（豆油、麻油、花生油、蓖麻油）或矿物油（液状石蜡）为溶剂混入不溶性药粉（如氧化锌、滑石粉、炉甘石粉、某些中药药粉等）制成的剂型，具有清洁、保护、润滑及消炎止痛的作用。

（2）霜剂：是油与水混合振荡再加入乳化剂、药物制成的半固体型，能够使一种液体较稳定地分散于另一种液体中，所以兼具亲脂性和亲水性，具有润滑不油腻、软化痂皮、消炎、保护及止痒作用，但渗透性较差。霜剂可分为水包油和油包水两种剂型，水包油型即水为连续相，油为分散相，常用阿拉伯胶、淀粉、琼脂、明胶、肥皂等作乳化剂；油包水型即油为连续相，水为分散相，易被油稀释，不易用水洗去，常用豚脂、羊毛脂、羊毛醇、蜂蜡、玉米蛋白等作乳化剂。

（3）软膏剂：是用适宜的基质与药物混合制成的一种均匀细腻的半固体外用剂型，具有保护、柔软皮肤、防止干裂、软化痂皮、促进肉芽组织形成的作用，软膏剂皮肤渗透性较强，但油腻性大，不易洗去，容易污染衣物。软膏剂的基质应具有一定的黏稠度和伸展性，具有吸水性、能释放药物并有穿透皮肤的性能、无臭无味、性质稳定、易于储存的特点，常用的基质有豚脂、植物油、羊毛脂、蜂蜡、凡士林、石蜡、硅油等。

局部用药的剂型与药物的药理作用有同等的重要性。同一药物的不同剂型，其治疗效果也不尽相同。如剂型选择不适当，不仅会影响药物的治疗效果，甚至引起不良反应。例如，急性湿疹的糜烂渗出期，渗出旺盛，应用湿敷（如 3%硼酸溶液）或蒸发罨包有显著疗效。如不适当地选用硼酸软膏外涂，虽应用的药物相同，但由于软膏缺乏对渗液的吸收作用，又阻碍炎症蓄热的放散，反而促使炎症加剧，渗出增多，导致皮损加重。

同时，在同一疾病的不同发病时期，应用同一种药物的剂型也不尽相同。另外，即使同一剂型，由于基质选择不当，其效果也不一样。如棉农对手部皲裂预防时，使用蛤蜊油由凡士林、白蜡、地蜡、冰片、香精组成的软膏）的润滑作用及防止皲裂的作用较好，用冷霜者其次，而雪花膏则对防治无效，反使局部干燥不适。另据生物药剂学研究，即使同一药物，同一剂型，由于生产条件不一样，药物的使用效果也不一样。因此，在外用药物治疗时，除选用适当药物外，必须熟练掌握药物剂型的组成、作用、适应证和禁忌证，根据疾病的具体情况选择适当剂型，方可达到理想的治疗效果。

三、浓度与作用关系

不同皮肤病其发病的病因和病理变化均不一样，要求因地制宜地选用对应作用的药物。不同药物固然起不同的作用，但同一药物不同浓度也能起到不同的作用，治疗作用大有差别，甚至可引起不良后果。例如，1%～2%浓度的水杨酸有止痒和恢复上皮作用；其浓度达到 5%时有剥脱角质的作用；而当其浓度达到 20%以上时，则有腐蚀作用。又如石炭酸低浓度（1%～2%）有止痒作用，而其高浓度或纯品则有强烈腐蚀作用。因此，在临诊时必须熟悉掌握外用药物不同浓度的药理作用，以免发生不良反应。

四、方法与疗效关系

用药效果的好坏除了与药物的浓度、性质和剂型等有关外，药物的使用方法也对治疗效果有着很大的影响。在使用药物时，应综合考虑病原、病因、病人高级神经活动情况、皮肤的反应性、周围自然和社会环境、劳动生活条件及疾病的具体情况等因素，采用科学规范的用药方法。在实际临床用药时，可以坚持中西医治疗相结合的方法；局部治疗和全身治疗相结合的综合治疗方法；既要注意药物的疗效，又要防止药物的不良反应等原则，灵活掌握，对症施药，力求用药方法科学化，用药效果理想化。

目前皮肤病治疗方法甚多，主要有外用药物疗法、内用药物疗法、外科疗法、物理疗法、放射疗法、针灸疗法、免疫疗法等。各种外用药物随疾病的病情不同，使用方法亦各有差异，如软膏用于表浅性皮损，可用涂布方法，而对慢性浸润肥厚苔藓化的皮损，则需用涂擦或加塑料薄膜封包。对于易于致敏或刺激性较强的药物，使用前应将用药方法及用药后可能发生的过敏或刺激现象，以及发生后相应的处理方法等，详细告诉病人。如对于糜烂渗液皮疹的急性阴囊湿疹病人，医务人员仅发给病人高锰酸钾而不作详细说明，病人因掌握不了药物不同浓度的作用，随意使用（如使用时浓度超过 1/2000，则可引起刺激而致皮疹恶化），会造成严重的不良后果。

五、个体差异与注意事项

在局部用药时，除考虑药物的剂型、浓度和使用方法外，还需要注意病人不同个体情况（如年龄、性别）及其机体反应性（如对某些药物、植物、化学物质等过敏，对某种抗生素耐药）等因素。同时，还需注意药物在使用过程中的具体用法和注意事项。一般来说，妇女皮肤对药物的渗透性和吸收性较男性强，儿童皮肤对药物的渗透性和吸收性较成人强。颜面、颈部、外阴、四肢屈侧及黏膜等处皮肤对药物较敏感，不宜用刺激性较强药物。在使用每种药物前，一定按照药物说明书进行使用，并详细阅读药品的注意事项，以避免出现不良反应和较大的不良反应。

第二节 局部用药剂型简介

因药物存在多种剂型，不同剂型的药物对疾患的治疗效果也不尽相同。在实际临床用药时，除正确地选用应用药物外，还需对药物剂型的组成、作用、适应证、用法和使用注意事项等方面了解清楚，不同疾患选用不同用药剂型，方可达到预期治疗效果。

一、粉（散）剂

粉（散）剂（power）是一种或多种细微、干燥、粉末状的药物均匀混合而成的剂型。药物以矿物性药物、化学药物和植物性药物常见，其中植物性粉剂以制备较细为宜，一般通过六号筛或更细为准（《中国药典》1977 年版）。

1. 粉（散）剂的作用

（1）粉剂由细小粉末组成，其作用面积较大，可吸收皮肤水分和扩大散热量，可起到干燥、清凉和止痒等功效。

（2）粉剂用于皮肤表面，可减少环境因素的干扰和刺激，起到保护皮肤和抑菌的作用。

（3）粉剂能够吸收少量外渗，促进创面愈合和治疗效果。

2. 常用基药 粉剂常用的基药有滑石粉、氧化锌、碳酸镁、炉甘石和寒水石等。常用的基方有氧化锌扑粉和 10%硼酸滑石粉，在此基方的基础上，可以根据临床的实际需要加入其他药物：如清凉止痒类（0.5%～1%薄荷脑、1%冰片、1%麝香草酚和 1%樟脑等）；抗菌类（5%～10%硼酸、5%～10%硫磺和 1%～2%水杨酸等）；以及其他各种具有收敛、止汗、祛湿、抗菌功效的中草药，均可制成粉剂外用。如软脚散（川芎 15g，细辛 15g，白芷 30g，防风 30g）、祛湿散（大黄 30g、黄芩 30g，寒水石 30g，青黛 30g，共研细粉）和苦参石膏粉（含 10%苦参、熟石膏粉，共研细粉）等。

附：常见单纯扑粉配方（硼酸氧化锌粉）

硼酸（acid borici）10g，氧化锌（zinci oxydi）20g，滑石粉（talci）70g，全量 100g。取硼酸、氧化锌研成粉末后与滑石粉混匀，过 80 目筛即可。

3. 应用范围

（1）该剂型多用于多汗症，特别在夏季用于趾间或皮肤皱褶或接触面。

（2）急性过敏性皮肤病早期，仅有潮红，无渗液、脓液时使用。

（3）其也可作为爽身粉或防护粉，在夏季或洗浴后扑撒皮肤。

（4）粉剂可撒在油膏或泥膏的外面，起到吸收渗液的作用。

4. 使用方法及注意事项

其用法以棉球或毛刷（笔）蘸粉剂，或包于纱布内，均匀地扑撒患处皮面，1 日多次。也可直接大量地扑于皱褶处，如腋窝、乳下、腹股沟、趾缝等处，可以减少摩擦和浸渍。

使用粉剂时应注意以下事项：

（1）粉粒越细越干燥，疗效越好。因此，配制应尽量地使植物性中药粉剂粉粒细小，除去粗粒，以免刺激皮肤。

（2）在皮肤存在渗出过多或有脓性分泌物时，勿用粉剂直接撒布皮损表面，以免凝成厚痂，利于细菌繁殖引起感染。

（3）毛发部及皮肤干燥者不宜用粉剂，皮肤有皲裂者忌用粉剂。

（4）淀粉类粉剂忌用于腋窝、腹股沟、乳下、外阴部及肛周等皮肤接触面、皱褶部或多汗区，以免发生黏着或腐败分解，刺激皮肤。

（5）如患处不易扑上粉剂，可以先搽一薄层无显著作用的乳剂或油脂物质再扑粉，则粉末即易于黏着，不致脱落。

二、液 体 制 剂

液体制剂是内容十分广泛的一大类制剂，在美容药物制剂中常用的液体剂型有溶液剂、洗剂、搽剂、涂剂、混悬剂、乳剂等，系指药物分散在适宜的分散介质中制成的液体形态的制剂。液体制剂通常是将药物（包括固体、液体、气体药物）以不同的分散方法（包括溶解、胶溶、乳化、混悬方法）和不同的分散程度（包括离子、分子、胶粒、液滴和微粒状态）分散在适宜的分散介质中制成的液体分散体系。

液体制剂的溶剂应该具备的条件是化学性质稳定、毒性小、成本低、无臭味并具有防腐性，并且不得影响主药的作用和含量测定等。极性小或非极性有机溶剂（氯仿、苯等）极易溶解多数的有机药物，而极性很强的水则可溶解盐类药物。

在液体制剂的制备过程中，通常还要添加具有增溶、乳化、润湿、去污、杀菌、消疱和起疱等性质的表面活性剂。表面活性剂是一类能使溶液表面张力急剧下降的物质，可用作增溶剂增大难溶性药物在水中的溶解度并形成澄清溶液；也用作乳化剂，目前阴离子型表面活性剂及非离子型表面活性剂都已广泛应用于药用乳化剂。一些含有表面活性剂或具有表面活性物质的溶液，如中草药的乙醇或水浸出液，含有皂苷、蛋白质、树胶及其他高分子化合物的溶液，当剧烈搅拌或蒸发浓缩时，可产生稳定的泡沫。使药物与泡沫液层争夺液膜表面而吸附在泡沫表面上。

（一）洗剂

洗剂（lotion）又称振荡剂、悬垂剂、或水粉剂，是以不溶解的粉剂混入水中（粉剂的比例占 30%～50%），同时加入 10%甘油混合而成。因其中粉剂的不容原因，使用前需摇晃均匀。

1. 作用

（1）一般洗剂都具有消炎、杀菌及清洁作用。

（2）在洗剂中可添加 10%甘油，可防止皮肤干燥，起到润肤和护肤的作用。

（3）洗剂配方灵活，可因治疗需要，加入止痒、收敛、角质剥脱剂等药物。

（4）在洗剂中也可添加适量的乙醇，起到促进蒸发、增强冷却和消炎效果。

2. 常用基方　常用的洗剂有炉甘石洗剂、氧化锌洗剂（含有适量乙醇）和复方硫磺洗剂等。在此基方可因治疗需要，加入止痒、消炎、收敛、角质剥脱剂等，如 1%石炭酸、

1%冰片、5%～10%鱼石脂、2%～3%间苯二酚、5%～10%硫磺、5%明矾等，可有相应的治疗作用。基方中的水亦可用具有止痒、消炎的中药煎液代替，如 10%黄柏水、10%百部水等。

此外，为提高洗剂的混悬均匀度、稳定性及渗透性，可在其中加入适量表面活性剂（如吐温类）、助悬剂（如皂土）、增溶剂（如二甲基亚砜、聚乙二醇）等，以促使其效果更加明显。

3. 应用范围 该剂型多用于急性过敏性皮肤炎症初期且无渗液者，或急性皮肤炎末期。也可加入适量止痒药用于瘙痒性皮肤病。

4. 使用方法及注意事项 其用法为在用前充分振荡，使其混合均匀，以小毛刷（或毛笔）蘸药液涂布皮损表面，每日多次。

在下列情况下不宜用洗剂：

（1）含乙醇的洗剂不能用于急性过敏性皮炎。

（2）亚急性皮肤炎症，局部血运不良者。

（3）慢性炎症皮肤病，皮肤干燥皲裂或有浸润肥厚苔藓样变者。

（4）浸润糜烂性皮损，有渗液和脓液者。

（5）毛发部位忌用。

（二）搽剂

搽剂（linimentum）有油溶液和乳浊液之分。油溶液系将药物溶于油中而成，乳浊液系按其药品性质，加用适当乳化剂而成。

1. 作用 搽剂具有清凉、镇静、收敛、止痒、止痛、保护及清洁等作用。

2. 常用基方 搽剂常用的基方有柏碘搽剂（亦称柏碘油）、樟脑搽剂、松节油搽剂、昆虫咬蛰搽剂、火伤搽剂（亦称清凉乳剂）等。

3. 作用范围 该类剂型作用表浅，适用于广泛性瘙痒性皮肤病和干燥性皮肤病。

4. 使用方法及注意事项 在使用时直接涂搽于皮肤患处或涂于敷料后贴于患处。除某些乳浊液，如清凉乳剂（火伤搽剂）可用于水火烫伤外，一般不宜用于皮肤破损处。

（三）醋剂

醋剂（acetum）即将生药切碎放在食醋或稀醋酸（15%～30%）内浸泡 5～7 日，过滤去渣或将生药加醋煎煮过滤所得溶液（所用的食醋以含醋酸量在 15%以上者较好）。亦可将药物粉末加醋调成糊状供外用。

1. 作用

（1）醋剂具有收敛、止痒、杀菌等作用。

（2）同时，可以配合杀虫、抗真菌、消炎等药，发挥相应的疗效。

2. 常用基方 常用醋剂有荆防醋剂、复方土大黄醋剂、复方土槿皮醋剂、鹅掌风醋剂。

3. 应用范围 该剂型多用于手足癣、汗疱及手足多汗症（特别是角化型足癣和汗疱）、神经性皮炎、银屑病等。

4. 使用方法及注意事项 其用法为用醋剂涂布或浸泡患部，每日 1 次，每次 20～30min。亦有将药物粉末加醋调成稀糊状供外用者。在使用时应注意，有急性炎症、糜烂及皲裂时禁用，黏膜皮损亦不宜用。

（四）溶液剂

溶液剂（solution）是一种或多种药物的非挥发性的澄明溶液，系将活性（有效）成分完全溶解于水性赋形剂中，制成药液后仍澄清。主要用于湿敷，一般为开放性冷湿敷。同时，还可作涂搽、熏洗及药浴等之用。

1. 作用

（1）湿敷的冷却作用可收缩末梢血管，使渗出减少。

（2）传导及放散炎症局部蓄热，减轻局部不适，从而发挥镇静、止痒作用。

（3）创面分泌物被敷料吸收，起到清洁、干燥、收敛作用。

（4）能够对外界刺激起到隔离作用，保护皮肤和免受微生物的污染。

（5）由于所用药剂常带有酸性、能够抑制细菌繁殖而不刺激局部，起到消炎、止痛的作用。

2. 常用基方 有 2%～3%硼酸溶液、2%～3%醋酸铅或醋酸铝溶液、复方硫酸铜溶液（达里波液，含 0.025%硫酸铜、0.1%硫酸、1%～2%间苯二酚溶液、复方间苯二酚溶液；0.025%间苯二酚、0.75%硼酸）、2%～3%单宁酸溶液等。同时，结合临床实践，中草药如生地榆、黄柏、土大黄（羊蹄根）、千里光、蛇床子、虎杖、甘草、明矾、棕榈炭、鬼箭羽、野菊花、徐长卿、桑叶、石榴皮及茶叶等，水煎为 2%～5%溶液，或用其水浸液，有抗菌、收敛、止痒和消炎等作用，对亚急性湿疹和皮炎具有很好的疗效。

附：硼酸溶液

硼酸 3g，蒸馏水适量；全量 100ml。将硼酸溶于蒸馏水即可，通常需要加热溶解，溶解后灭菌即可用。

3. 应用范围 其主要应用于急性湿疹或皮炎，有潮红、肿胀及糜烂渗出者。

4. 使用方法及注意事项 湿敷有四种方法，即冷敷、热敷、开放性和闭合性湿敷。一般均采用开放性冷敷。

开放式冷湿敷的用法：以 6～8 层脱脂纱布浸湿药液（药液不加热，拧至半干，以不滴水为度）贴敷患部，每隔 15～20min 取下，注意保持潮湿，不让其干；要保持清洁，不让其被分泌物饱和；重复浸湿药液，继续贴敷。亦可将药液频频滴于纱布上，使其保持一定的湿度。如急性炎症已消退，渗液减少，可改为间歇湿敷，即日间应用 3～4 次，每次 1～2h。夜间停用，改用氧化锌油膏，或中药甘草油调敷祛湿散外涂。

热湿敷具有使局部血循环加快、白细胞增多、吞噬作用加强等作用，适用于有感染性的红肿或化脓性损害。操作时，将湿敷溶液倒入消毒碗内，加热至手背能耐受的温度，取 4～8 层纱布（或毛巾一条）浸湿，然后将此纱布放在皮肤损害上，并轻压使之与皮损处密切接触，每 5min 更换纱布一次，纱布要保持潮湿。

使用湿敷，必须方法适当，否则可减低疗效，甚至可引起相反效果。通常使用该方法时，应注意以下事项：

（1）湿敷所用的药液应新鲜配制，且药水的浓度宜淡不宜浓，否则易过于吸收药物引起中毒。

（2）敷料更换必须定时，借以保持敷料的适当温度和湿度。冷湿敷要保持冷却状态，必要时可加冰袋；热湿敷要保持热度，必要时可加用热水袋。

（3）应用湿敷法必须使敷料紧贴于皮损面，且应用湿敷时面积勿过大，一般不应超过全身面积的 1/3。如面积过大，可将患处分为两处，每处单独敷液，以免中毒。

（4）在冬季，对老人、幼儿及颈胸等部位应慎用持续性冷湿敷。天气凉时，冷敷面积大，容易引起寒战。天气热时，敷液迅速挥发，药物浓度增高，可引起中毒。

（5）亚急性皮肤炎症有局部血运不良时，不宜用冷敷。

（五）酊剂和醑剂

酊剂（tincture）是由中草药用白酒或乙醇浸泡所得的浸液。醑剂（spiritus）是由挥发性药物配制而成。两者均为化学药物溶于不同浓度乙醇中所得的澄清液体，亦可用流浸膏加入规定浓度乙醇稀释而成。酊剂或醑剂习惯上亦称酒精剂或酒，如樟脑醑亦称樟脑酒精，百部酒浸液称为百部酒等。

1. 作用

（1）酊剂和醑剂均有乙醇配制而成，乙醇作用于皮肤，可扩张末梢血管，利于药物的吸收。

（2）同时，由于乙醇的灭菌作用，具有一定的清凉、杀菌和护肤作用。

（3）乙醇具有挥发作用，对神经末梢的病理性冲动具有一定的镇静止痒作用。

2. 常用制剂　一般主药浓度为 10%～20%，常用者如土槿皮酊、水氯酊（水杨酸 2%、氯霉素 1%）、百部酊、松柳酊（松馏油 10%、水杨酸 5%）、补骨脂酊、复方水杨酸酊（怀氏酊）、止痒酊、薄荷醑和复方樟脑醑等。

3. 应用范围　该两种剂型一般多用于局限性瘙痒性皮肤病、浅层皮肤真菌病及轻度浅层皮肤炎症（如头皮糠疹）等。

4. 使用方法及注意事项　在使用时直接涂搽于皮肤患处。

在使用时应注意以下事项：

（1）酊剂、醑剂因易于挥发，作用表浅，不适于深部皮肤疾患。

（2）有急性炎症及糜烂者禁用。

（3）干燥、皲裂皮损及黏膜部不宜应用。

（4）对广泛皮损应选用低浓度（＜5%）酊剂，并注意用后的药物反应。

（六）糊剂

糊剂（cataplasm）是大量粉末状药物与基质（脂肪性或水溶性基质）混合制成的制剂，主要应用于皮肤表面。

1. 作用

（1）糊剂含有大量的粉末成份，约占 1/4 以上，可吸收脓性分泌液，呈现干燥效能。

（2）糊剂中的粉末成分可以形成较多的孔隙，有利于皮肤的正常排泄。

（3）糊剂应用于皮表时，其可以避免外界干扰，起到保护和促进愈合作用。

2. 常用基方　糊剂由于其使用的基质不同，可以分为两大类：脂肪性糊剂和水溶性糊剂。

（1）脂肪性糊剂：基质大多采用凡士林、羊毛脂、蜂蜡、豚脂或其混合物等，所含固体粉末主要是淀粉、氧化锌、滑石粉或白陶土等。

附：毛囊虫糊配方

升华硫 20g，氯化氨基汞 10g，儿茶 20g，煅白矾 5g，大黄 10g，狼毒 10g，凡士林适量。

制作方法：取升华硫、氯化氨基汞、儿茶、煅白矾分别研成细粉，混合均匀。另取大黄、狼毒加水煎煮，过滤去渣，浓缩至 10ml，与上述粉末和凡士林调成糊状即得。

（2）水溶性糊剂：基质大多为甘油明胶、淀粉、甘油或其他水溶性凝胶等。所含固体粉末也主要是氧化锌、滑石粉或白陶土等，但其中固体粉末的含量一般较脂肪性糊剂少。此类制剂无油腻性，容易洗除，常用于保护皮肤。

3. 应用范围 适用于亚急性皮炎或湿疹等慢性皮肤病，对结痂、轻度渗出等病变均使用。

4. 使用方法和注意事项 糊剂的使用方法为可直接涂布于创面，如果损害较小，可以涂后盖上纱布，用橡皮膏固定；如损害较大，宜加以包扎。同时，毛发部位一般不用。

（1）水溶性糊剂在储存过程中容易失水干燥，可酌加适量的蒸馏水或甘油加以调节。

（2）在处理渗出液较多的创面时不宜使用脂肪性糊剂，其原因是分泌液不易混合，甚至阻留分泌液使之形成微生物繁殖的良好条件，影响创面愈合，此时可改用水溶性凝胶糊剂较好。

（3）脂肪性糊剂宜新鲜配制，配制时应混合均匀。

（七）乳剂

乳剂（emulsion）也称乳浊液，是由两种不相溶解的物质经乳化剂的乳化作用而形成的一种均匀混合乳状膏剂。其中一种液体往往是水或水溶液，另一种则是与水不相溶的有机液体，统称为"油"。分散的液滴称为分散相、内相或不连续相，包在液滴外面的液相称为分散介质、外相或连续相。水相用 W 表示，油相用 O 表示。乳剂的类型可分为两类：油成球滴分散在水中，称为水包油（即 O/W）型乳剂；若水为分散相，油为分散介质，称为油包水（即 W/O）型乳剂。

乳剂的特点：乳剂中的液滴的分散度很大，药物的吸收和药效的发挥很快，有利于提高生物利用度；油性药物制成乳剂能保证剂量准确，外用乳剂能改善对皮肤、黏膜的渗透性，减少刺激性。外用乳剂有搽剂、洗剂等。外用的 O/W 型乳剂易被水稀释，易清洗，不污染衣物，适用于油脂性皮肤、有少量渗出的皮损或表皮不完整的皮损。其缺点是易干燥、霉变，故常加保湿剂和防腐剂。外用的 W/O 型乳剂比较细腻，不易洗除，易污染衣物，适用于干燥的皮肤、角化过度的皮损或鳞屑脱落较多的皮损，其缺点是易于酸败，故常加入抗氧剂。

1. 作用

（1）乳剂的 pH 与皮肤的 pH 相近，其性质缓和，无刺激性，同时含有较大量水分，蒸发时可有一定的散热、清凉、止痒、消炎等作用。

（2）乳剂分散度较大，透入皮肤力较强，可增加药物疗效，减少配入药物的剂量。一般在乳剂中药量相当于油脂性软膏的 10%～20%。

（3）乳剂基质中的油质经乳化后，性质柔和，洁白细腻，用时舒适，易于除去，不油污衣服。

（4）乳剂与油相及水相均有亲和性，可根据实际治疗需要，加入相应的油溶性及水溶性药物。

2. 常用基方　乳剂因乳化剂不同，可分为水包油型（油/水，O/W）及油包水型（水/油，W/O）。

水包油型，通称霜剂，即水包于油滴之外，其是以油为分散相，水为连续相。常用的基质为亲水性基质（可洗性基质），常见的有硬脂酸的钠、钾、铵盐和三乙醇胺盐、十二烷基硫酸钠、吐温类等。此种乳剂无油腻性，可以由水任意稀释，易为水所洗去。一般所用雪花膏即属此型。

油包水型，即油包于水滴之外，该剂型是以水为分散相，油为连续相。常用的基质有羊毛脂、胆固醇、司盘类及多价金属皂类等乳化剂。油包水型乳剂外观常呈半透明蜡状，可与多种油溶性药物配伍，但不能用水稀释。市售的香脂（油冷霜）属于此型。

3. 应用范围　该类剂型一般适用于各种急慢性炎症性皮肤病，如急性湿疹或皮炎的潮红、丘疹、落屑而无渗出的各阶段，慢性湿疹或皮炎的轻度浸润肥厚型皮损、皮肤瘙痒症等。

4. 使用方法及注意事项　在使用时直接涂于皮肤患处。

在使用时应注意以下事项：

（1）由于乳剂易发生分解和酸败，在配制乳剂时应加入适量防腐剂，如 0.1%～0.2%尼泊金甲酯或 0.05%～0.1%羟苯乙酯，以防止其分解和酸败。

（2）乳剂基质配入治疗性药物时，通常的做法是一般将水溶性药物先溶于水相，油溶性者先溶于油相，然后经乳化作用而成。皮肤常用的外用药，如某些抗生素、皮质类固醇激素、抗组胺药、氯化氨基汞和中药汞剂（如轻粉、红粉）、硫磺、苯唑卡因、达克罗宁、氢醌、二氧化钛、樟脑、黑豆馏油、冰片、薄荷脑等，均可配入乳剂。但某些治疗性药物如其治疗作用仅限于局部，如间苯二酚、焦性没食子酸等，经皮肤吸收过多时，有一定毒性，可不必先溶解，直接配入即可。另外，对于破坏乳化作用的药物，如水杨酸、硼酸，其他如各种强酸、强碱、电解质两相共溶的溶媒（如乙醇、丙酮）、吸水性药物（如枯矾）等，不宜加入。某些乳化剂如硫酸化高级醇类的月桂硫酸钠、鲸蜡醇硫酸钠及硬脂酸硫酸钠等所配成的乳剂，因系阴离子表面活性剂，故不能与某些阳离子药物及电解质如季铵盐、依沙吖啶、盐酸普鲁卡因等药物配伍，又与鞣酸或碱式次没食子酸铋配伍时，可使基质黏稠，亦不宜配入。用吐温作乳化剂时，不能加入水杨酸、鞣酸、间苯二酚、麝香草酚等（可破坏乳化作用）。

（3）乳化在形成后，不宜加入过量的不同连续性液体；在加入同相的液体时，合适范围为25%～70%。

（4）不溶性粉剂如氧化锌，因其可破坏乳化作用，不宜加入。添加其他粉剂药物时，应将加入的药物先与少许甘油或液状石蜡混匀，待研细后再行加入，否则易破坏乳化作用。

（5）在此类药物配制时，切勿剧烈搅拌及水浴冷却，以免影响乳剂质量。

（6）乳剂作用表浅，易于洗去，保护皮肤的作用较差，应注意防护。

（7）乳剂储藏时间过久时，容易发霉，使用时需注意。

（八）油剂

油剂（Oleum）是以植物油或矿物油类为溶剂，或以不溶性粉末混于上述油类而制成的剂型。常用的油类有植物油（如花生油、芝麻油等）、动物油（如鱼肝油）、矿物油（如液状石蜡等）。可单独应用亦可制成油溶液、药油或调配为油膏。油溶液系药物溶于油中而成。药油是植物类生药浸入植物油中，3～5 日，然后以文火将药煎枯，离火去渣，此称为药油。油膏相当于中医的油调剂，系以植物油或上述的药油为基质，调入适量（30%～50%）粉剂混合而成。

1. 作用

（1）油剂涂于皮损，由于油的作用，可以起到润泽皮肤及软化、清除皮损部痂皮及残药。

（2）药油视其所溶入药物的不同，性质亦有不同，一般均具有消炎、消毒、止痒、收敛、清洁或保护创面等作用。

2. 常用基方

（1）常用油溶液，如 2%～5%水杨酸油剂，用于退痂。

附：处方

水杨酸 2～5g，蓖麻油 20ml，花生油适量，全量 100ml。将水杨酸加入到蓖麻油和部分花生油中，加热溶解后（约 60℃），添加花生油至全量，搅拌均匀即可。储存时应避免光和铁质容器。

（2）常用药油，如甘草油、紫草油等。

（3）常用油膏，如氧化锌油膏，系氧化锌与植物油等量混合而成。

氧化锌油膏是皮肤科临床常用的剂型，作用类似于泥膏，但性质更缓和，有清凉、吸收渗液、干燥、收敛、消炎等作用，易于涂展，但附着性及透入性较差，适用于急性、亚急性而有少量渗液的皮损。其可单用亦可作为基方，因治疗需要可加入止痒、消炎、收敛、抗生素、皮质类固醇激主等类药物，如 5%～10%鱼石脂（消炎）、5%～10%黑豆馏油或糠馏油（角质促成、消炎）、10%代马妥（收敛）、1%氯霉素（抗菌）、1%氢化可的松（消炎）等。或加入具有上述作用的中草药，如紫草、生地榆、黄柏、黄连、虎杖等中药药粉。

3. 应用范围　适用于浅在性急性皮肤炎症，或轻度糜烂皮损。

4. 使用方法及注意事项　用时须搅拌均匀，以小毛刷（笔）蘸药涂布皮损面，再撒少量滑石粉，以利于附着，并可加强吸收皮损面渗液作用。在以氧化锌油膏作为基方加入其他治疗用粉剂药物时，应减去相应的氧化锌剂量或加入相应的植物油，使粉剂含量保持在30%～50%；单纯中药的油调剂中，最好加入适量氧化锌，可有较好黏着性，易于附着；毛发丛生部不宜用油膏或油调剂。

（九）气雾剂

气雾剂（aerosol）系借助于压缩气体或液化气体压力的作用，将药物从特制容器中喷出而形成的雾状制剂。

1. 作用

（1）药物经喷射装置喷出后，药物分布均匀、渗透性好，可大大提高药效。

（2）药物经雾化后适用于较大面积的皮损，其操作简便、清洁舒适。

（3）药物储存于容器中，不易被氧化和污染，保存性好，稳定性高。

2. 常用处方　氢化可的松（hydrocortisone）0.25g，成膜材料（PVP/PVA）5.0g，丙酮（acetone）44.75ml，氟利昂-12（freon-12）100.0ml。成膜材料[PVP（即聚乙烯吡咯烷酮）：

PVA（为聚乙酸乙烯酯）为 40∶60 的比例配制]和氢化可的松加入到丙酮中溶解，然后灌装喷涂容器中，将阀门系统装上，抽空后将抛射剂氟利昂通过阀门注入，按上推动钮即可。

3. 应用范围　该剂型主要适用于神经性皮炎、局限性皮肤瘙痒症。

4. 使用用法及注意事项　气雾剂在临用前应清洁患部，待干燥后喷雾。手持容器上下摇匀，揿压阀门喷头，均匀将药液喷涂于患处。可每日或隔日喷射 1 次，药物喷涂后很快挥发干燥即形成薄膜，起到治疗作用。该类药剂应存放于阴暗处，避免受热、暴晒、撞击等。

（十）凝胶剂

凝胶剂（gel）也称透明软膏，是药物和一些高分子化合物及有机溶剂混合制成的一种新型剂型，为无色、透明、半固体的胶状分散体。

1. 作用

（1）由于凝胶剂干后形成非阻塞性的薄膜，感觉舒适，凉爽滑润，起到清凉止痒之功效。

（2）因所溶入药物的不同，一般均具有消炎、收敛、清洁或保护创面等作用。

2. 常用制剂　常用的凝胶剂如 2.5%～10%过氧化苯甲酰凝胶剂等。

3. 应用范围　凝胶剂适用于无糜烂渗出的各种皮损。

4. 使用方法及注意事项　由于凝胶剂干后形成无油腻的非阻塞性的薄膜，感觉舒适，凉爽滑润，易被病人接受。使用时可直接涂抹在皮肤上，也可用于有毛部位。

（十一）涂膜剂

涂膜剂（plastics）是用含高分子化合物的有机溶媒或火棉的醇醚溶液溶解药物而制成的外用液体涂剂。应用时涂于患处，溶媒挥发后形成薄膜，逐渐释放所含药物起治疗作用。

1. 作用

（1）涂后迅速干燥形成薄膜，由于薄膜对皮肤的吸附作用，所产生的张力使皮肤的紧张度增加，致使松弛的皮肤绷紧，有助于消除和减少皱纹。在剥离或洗去薄膜时，可使皮肤的分泌物、皮屑、污垢等随面膜一起被除去，达到满意的洁肤护肤和美容目的。

（2）涂后将皮肤密封，使局部保持一定温度，末梢血管扩张，促进局部血运，使炎症浸润易于吸收消散。同时可抑制水分的蒸发，从而膨润、软化表皮角质层，扩张毛孔与汗腺口，使皮肤表面温度上升，促进血液循环，使皮肤有效地吸收药物，可延长并提高疗效。

2. 常用方剂　常用的涂膜剂有两种：即涂膜剂和火棉胶剂。

（1）涂膜剂：由聚乙烯醇（PVA）、聚乙烯缩丁醛等高分子成膜剂加入邻苯二甲酸二乙酯、甘油等增塑剂与治疗性药物共溶于有机溶媒（如乙醇、丙酮）中所制成的外用涂膜剂，涂布于皮肤形成薄膜。

附：复方聚乙烯醇缩丁醛防护液、稻田皮炎防护剂配方：

聚乙烯醇缩丁醛 4.8g，邻苯二甲酸二乙酯 3.9g，松香 3.9g，漆片 2.0g，苯酚 1.0g，乙醇加至 100ml。可预防浸渍糜烂型皮炎、尾蚴皮炎。每次下田前，用毛刷均匀刷于浸水手足部，约 5min 后可干燥成膜，即可下田劳动。

在涂膜剂中加入氟氢可的松、苯佐卡因等，外用有止痒、消炎等作用。

（2）火棉胶剂：系以弹性火棉胶为基质，加入治疗性药物，涂布于皮损处形成薄膜后发挥治疗作用。这类涂膜剂是由火棉的醇醚溶液制成，其中火棉是棉花浸于硝酸与硫酸混合液中作用而成的四硝基纤维索，能溶于一份乙醇与三份乙醚的混合液中。

附：弹性火棉胶配方

蓖麻油（olei ricini）3.0g，松香（coloplonii）2.0g，火棉胶95.0g。在此基方中可加入消炎、角质松解、角质剥脱、皮质类固醇等各种治疗性药物，常用者有20%～30%水杨酸火棉胶、10%水杨酸、10%乳酸火棉胶、1%樟脑、2%薄荷脑火棉胶等。

3. 应用范围

（1）涂膜剂一般用于慢性无渗出的损害，多用于职业性皮肤病的防护，也可用于皮肤日常防护，如防护袜、防护手套等。

（2）火棉胶剂多用于局限性或少数孤立的角质增生、浸润肥厚显著的慢性炎症，如胼胝、鸡眼、跖疣、结节性痒疹、神经性皮炎等。

（3）亦可用于扁平疣、寻常疣、扁平苔藓等。

4. 使用方法及注意事项 涂膜剂的在使用时，直接用毛刷将药物刷在患处即可。

以上两类涂膜剂均易着火，溶媒易挥发，应远离火源，必须避火、避热、置阴凉处，密塞保存，使用后立即密塞。此外，在配制火棉胶时，容器、用具及室内必须保持干燥，以避免火棉的析出。

三、膏　　剂

（一）软膏剂

软膏剂（ointment）系将治疗药物与适量基质均匀混合后涂布于皮肤、黏膜或创面的半固体剂型。软膏在常温下呈半固体状态，具有一定黏稠性，涂布于皮肤或黏膜上，能逐渐软化或溶化释放出其中药物以发挥其疗效。软膏一般透入皮肤只作用于局部，不被吸收进入血行。但某些皮质类固醇激素软膏，则可被吸收进入体内。

良好的软膏剂应具备以下几个主要的质量要求：①均匀、细腻，涂于皮肤上无粗糙感；②有适当的黏稠性，易涂布于皮肤或黏膜上；③性质稳定，应无酸败、变质现象，储存时应不发生分层或油水分离，能够保持药物疗效；④应无刺激性、过敏性及其他不良反应；⑤用于创面的软膏还应无菌。

1. 软膏的作用

（1）因涂布于表皮，可防止皮肤干燥皲裂，起到润肤和保护的作用。

（2）涂布于皮损表面，可软化松解表皮角质层，有利于药物的渗入。

（3）有较强而持续深入作用，故适用于皮肤深层炎症，可促使炎症浸润吸收或促其局限化，起到局部治疗的功效。

（4）保护肉芽组织，促进肉芽生长和上皮修复，并可防御外界刺激和干扰。

2. 软膏基质的种类 软膏剂皂由主药和基质两部分组成。基质不仅是软膏的赋形剂，同时也是药物的载体；它对软膏剂的质量及药物的释放和吸收都有重要影响。基质的要求是：①润滑无刺激，易于涂布；②性质稳定，不与主药发生配伍变化；③具有吸水性，能吸收伤口分泌物；④不妨碍皮肤的正常功能，具有良好的释药性能；⑤易洗除，不污染衣物。然而，目前并没有一种基质能同时具备上述要求。因此，在实际应用中根据需要来选择某一类基质。常用的基质主要分为油质性基质、乳剂型基质及水溶性基质三种。最常用者为油质性基质。

（1）油质性基质：常用者有油脂类、类脂类及烃类。

1）油脂类中常用的动物脂肪有猪脂、牛脂、鱼肝油等，传统用法采用豚脂作为基质，但临床上已少应用。而植物油基质中，常用者有花生油、菜籽油、芝麻油、棉籽油等。用其做软膏基质时，须加入固体脂肪，或固体石蜡、蜂蜡等，以调整其硬度。植物油基质透入皮肤力不如动物脂肪，且易氧化腐败、稠度差，有疏水性，但其性质缓和，无刺激性。目前，氢化植物油的开发使其缺点得到了完善。氢化植物油系植物油经过不同的氢化作用所得的固体或半固体物，其性质较一般植物油安定，不易氧化腐败，与加入的药物不易发生化学变化。但存在质较硬缺点，应用时必须加入少量液状石蜡，以保持适宜的硬度与涂展性。

2）类脂类基质常用者有羊毛脂及蜂蜡。前者是绵羊毛上蜡质经提取精制而成。其主要成分为胆甾醇、氧化胆甾醇及此类高级醇的酯类。羊毛脂的精制品为羊毛醇，为棕黄色块状物，较羊毛脂的吸水性强大，无不良气味。如凡士林中加入羊毛醇可使吸水量增大 3 倍，同时可增加其稳定性。后者蜂蜡亦称黄蜡，其主要成分亦为高级醇及脂肪酸所形成的酯类及少量游离醇类，有弱吸水性。其皂化后的生成物，亲油性较大，能吸收少量水分，制成粗的油包水型乳剂。蜂蜡由于质较硬，不能单独作软膏基质，须加液体油脂如植物油以调整其硬度。

3）烃类基质也是经常使用的一类，其主要成分为石油分馏而得的各种烃的混合物，其中大部分为饱和烃。该基质在常温时有三种形态：即固体（如石蜡）、液体（如液状石蜡）及半固体（如凡士林），其常用者为凡士林。凡士林的黏稠度及涂展性适宜，可润泽皮肤，软化表面鳞屑痂皮，促进上皮恢复。但涂布皮肤后，可阻碍皮肤炎症蓄热的放散及汗液散发，同时吸水性差，因此在急性皮肤炎症早期及有渗液时，不宜应用。烃类软膏基质除凡士林外，尚有固体石蜡及液状石蜡，其两者性质类似凡士林。用作配制软膏时，应加入适量液体或固体油脂，以调整其硬度。

（2）乳剂型基质：此种基质不含水，但能使水或水溶液乳化，有较好的吸水性。

乳剂型基质是由含固体的油相加热液化后与水相借乳化剂的作用在一定温度下混合乳化，最后，在一定温度下形成半固体的基质。形成基质的类型和原理与乳剂相似，不同之处是所用的油相多数是固体。常用的有高级醇、硬脂酸、蜂蜡、石蜡等，有时为调节稠度而加入液状石蜡、凡士林、植物油等。常用的乳化剂有皂类、多元醇的脂肪酸酯（如单硬脂酸甘油酯）、十二烷硫酸钠、壬烷基酚、聚乙二醇醚（简称乳化剂 OP）等。

乳剂型基质有 O/W 型与 W/O 型两类。乳化剂的作用对形成乳剂基质的类型起主要作用。不同类型的乳膏在皮肤治疗及滋润、营养、保护皮肤等方面起着重要作用。O/W 型基质由于能与大量水混合，基质含水量较高，其色泽洁白如雪花，故又称为"雪花膏"。而 W/O 型基质在皮肤表面，由于水分蒸发吸热，使皮肤有凉爽的感觉，故有"冷霜之称"。乳剂型基质不阻碍皮肤表面分泌物的分泌和水分蒸发，对皮肤的正常功能影响较小。O/W 型基质软膏中药物的释放和透皮吸收较快。并且由于基质中水分的存在，增强了润滑性，易于涂布。但是 O/W 型基质外相含水量多，在储存过程中可能霉变，需加入防腐剂；同时水分也易蒸发失散而使软膏变硬，常加入保湿剂，如丙二醇、甘油、山梨醇等。但应注意，O/W 型基质制成的软膏在用于分泌物较多的皮肤病，如湿疹时，其吸收的分泌物可重新透入皮肤（反向吸收）而使炎症恶化，因此，要注意适应证的选择。

（3）水溶性基质：由天然或合成的水溶性高分子物质所组成，此类基质可在水中溶解成凝胶状，并能与水溶液或组织液混合。

常用者有聚乙二醇、甘油淀粉、甘油明胶、甲基纤维素（MC）、羧甲基纤维素钠（CMC-Na）等。此类基质的优点是性质和缓，无刺激性；对水的溶解度大，可任意与水混合；有高度的吸水性，适用于湿润糜烂面，对上皮新生及肉芽清洁效果较好；易涂展，释放药物较快；清洁、不油腻，易于洗去。缺点为易失水干燥，久储易发酵。

常用基质如下：

1）聚乙二醇（PEG）：为高分子聚合物，无毒性，性质较稳定，不同相对分子质量的本药，其物理性状亦有不同，分子质量为 200～700Da 者为液体；1000Da 以上者为固体，商品名碳蜡，通常在其名称之后标有分子质量数字。不同熔点的聚乙二醇互相混合，可得硬度适宜的基质。此类基质易溶于水，能与渗出液混合并易洗除，能耐高温，不易霉败，但对皮肤的润滑、保护作用较差，长期应用可引起皮肤干燥，不宜用于遇水不稳定的药物的软膏，对季胺盐类、山梨糖醇及羟苯酯类等有配伍变化。

附：水溶性软膏基质

聚乙二醇 4000 45.0g，甘油 6.0g，聚乙二醇 400 45.0g，尼泊金 0.1g，水 4.0g。配法：先将聚乙二醇 4000 置容器中在水浴中熔化，加入聚乙二醇 400 等，搅拌至凝即得。甘油系保湿剂。可根据治疗需要加入一定治疗性药物。

2）甘油淀粉：亦称甘油软膏，性质缓和。常用于对脂肪基质过敏的病人。

附：甘油软膏

甘油 75.5g，淀粉 8.5g，水 17.5ml。配法：将上药共置容器中，搅拌成糊状，加热至半透明状即成。可根据治疗需要加入一定的治疗性药物。

3）甘油明胶：此种基质在水中溶解后呈凝胶状，应用时须加温，涂后可形成一层薄膜，并具有弹性，如制锌明胶绷带所用的锌甘油明胶。

附：锌甘油明胶

白明胶 22.0g，氧化锌 22.0g，细滑石粉 22.0g，甘油 37.0g，水 100ml。配法：将明胶置容器中加水，放于水浴中加热（约 50℃）使溶，然后加入氧化锌、滑石粉、甘油充分搅拌均匀即成。作用：本方中的白明胶有保护作用，可隔绝刺激，吸收局部分泌物。甘油除作赋形剂外，并有营养创面，促进上皮形成等作用。上方中可因治疗目的酌加一些治疗药物，如 5%～10% 鱼石脂、10% 硫磺、5%～10% 焦馏油类、5% 间苯二酚、1% 麝香草酚等。

适应证：小腿湿疹、慢性小腿溃疡等创面清洁。分泌物不多时，亦可用于小腿静脉曲张。

3. 软膏基质的选择　不同的软膏基质，其临床的疗效亦有差异。因此，必须选择适宜的基质，方可发挥较好的疗效。通常从药物的性质、软膏的性质及病人皮肤状态情况等几方面考虑：

（1）药物的性质方面，一般对脂溶性药物应选择油质性基质，水溶性药物应选择水溶性基质或吸水性基质。前者混合易于透入皮肤，发挥较好的疗效；后者由于水相分散均匀，释放药物较快，使用效果进而得到了提高。

（2）软膏的作用：如治疗作用只限于表皮者，不需选用穿入皮肤力较强的基质，如氧化锌软膏只对表皮有安抚、保护作用，一般用凡士林作基质即可。

（3）病人皮肤及皮肤病的情况：如病人皮肤干燥，有落屑、皲裂时，可选择类脂类基质如凡士林、羊毛脂或油包水乳剂，可使皮肤柔润，防止皮肤因水分蒸发而失水，而不要选择水溶性基质。水溶性基质既不能使皮肤柔润，还可导致水分继续损失，使皮肤更为干燥。患脂溢性皮炎病时，不宜用油质性基质，以免阻塞毛孔，使皮肤炎症增剧。对于糜烂、溃疡或水疱等皮损，因其表皮屏障已不存在，外表为水性膜，此时可选用水溶性基质，则药物较易渗入。如溃疡或糜烂表面清洁，炎症基本消退，为促进上皮恢复或溃疡愈合，则选用凡士林作基质即可。如需要药物作用深入，则需选用透皮作用较强的基质，如各型乳剂。

4. 不同性质的药物加入软膏中的一般方法及相关要求

（1）加入不溶性固体粉末时，粉末药物应先磨成细粉，过 100 目筛，再与少量基质研匀后加至全量。软膏中如加入不溶性粉剂，一般不超过15%，过多即成为泥膏。若处方中含有液状石蜡、甘油、植物油等成分，可先用此与细粉研磨成糊状后再与其余基质混匀。

（2）当向软膏中加入挥发性药物时，如薄荷脑、麝香草酚、水合氯醛等，可先将此类药物先溶于少量溶媒中，若两种以上共存时，可使其共熔成液体再与基质混合，处方中尚有其他液体物质时（如挥发油）可与共熔物先混合。

（3）添加具有生物毒性的药物时，应注意使用方法。如加入结晶性剧毒药物如生物碱盐、汞溴红等时，可先将毒性药物溶于水中，再与基质混合；又如鞣酸、酚等物质应先溶于甘油中，再与基质混合。

（4）有些药物不能加水溶解使用，原因为溶解后渗入皮下为血液所吸收则会失去其应有的作用而产生毒性，如皮肤表面的杀菌剂如间苯二酚；收敛剂如焦性没食子酸。

（5）当加入半固体黏稠性药物时，可在混入基质前先用等量蓖麻油或羊毛脂混合。煤焦油亦可加吐温（用量为煤焦油的 1/4～1/2 量）等表面活性剂促使其与基质混合均匀。流浸膏则应先在水浴上蒸发至呈糖浆状再混合。浸膏应先加溶媒，如稀乙醇使之软化或研成糊状，再加入基质中混匀。

软膏剂在配制时，应满足以下要求：全质均匀软滑，容易均匀涂布，涂布后不熔化，但能软化；有黏着性，但无败油性与刺激性；四季的稠度很少变化，保有治疗上固有的功效。

5. 软膏的应用范围、使用方法及注意事项　用法视适应证而有所不同。一般有下列各种方法：

（1）涂搽法：一般皮肤病多用此法，直接涂搽于皮损表面，无须包扎。涂布后可稍稍用力按摩，以促进基质渗透皮肤，提高药效。

（2）封包法：将软膏或乳剂薄涂于皮损表面，外包塑料薄膜，周边以胶布粘封或以绷带包扎。亦可以将药物薄涂于皮损表面之后，直接以胶布封粘。本法可增强药物的渗入及吸收作用，且作用持久，并可节省药物。但皮损面积过大、数目过多者慎用，以免因药物吸收过多，招致不良反应；同时封包时间不宜过久，时间过久，易继发毛囊炎、皮炎等。每隔 2～3 日换药 1 次。适用于慢性炎症性皮肤病如银屑病、局限性神经性皮炎、结节性痒疹、扁平苔藓等。对于急性炎症尤其是有糜烂渗出者禁用。

（3）厚敷封包法：对于明显角化的皮肤病，如掌跖角化、角化过度型足癣、毛发红糠疹等，应该使用含有较强的角质松解剂的软膏。用软膏厚敷患部后，周围厚涂氧化锌泥膏，以保护周围健康皮肤，然后再包以塑料薄膜或油纸，以绷带包扎，每日或隔日交换1次。

6. 软膏剂的质量评定　质量评定，主要包括含量测定、理化性状的评定。

（1）主药含量测定：一般软膏制成后应按《中国药典》或其他规定的标准和方法测定主药含量，合格后方可应用。测定方法多采用适宜溶剂将药物从基质中溶解提取，再进行含量测定。

（2）基质与软膏的物理性状检查：软膏剂的物理性状在相当程度上取决于所用的基质，因此，对所用基质和原料的物理性状也应进行检查，合格后才能应用。

1）熔点：油脂性基质或原料可用熔点（滴点）法检查或控制质量，一般软膏以接近凡士林的熔点较适宜，测定方法可用《中国药典》方法或显微熔点测定仪测定。

滴点是样品在标准条件下受热熔化而从管上落下第一滴时的温度；生产上滴点标准多采用45～55℃。

2）酸碱度：一般的软膏以近中性为宜，可取样品加适当溶剂（如水或乙醇）振摇，所得溶液再用pH计测定。

3）物理外观：软膏和基质的物理外观要求色泽均匀一致，质地细腻，无粗糙感，无污物。

4）稠度：软膏的稠度关系到制剂的稳定性和皮肤的涂敷性。理想的软膏稠度应不受气温变化的影响。稠度的测定方法用插入度计测定。在一定温度下，将重量为150g的金属锥体的锥尖放在供试品的表面上，于一定温度下锥体以5s的时间自由垂直落下插入供试品中，以插入的深度评定供试品的稠度。以0.1mm深度为一个单位，计算插入度。稠度大者插入度小，反之则大，一般乳膏常温时插入度在200～300单位。

（3）稳定性：将软膏装入密封容器中，分别置于烘箱（40℃±1℃）、室温（25℃±3℃）及冰箱（5℃±2℃）中至少储存一个月。检查其稠度、失水、酸碱度、色泽、均匀性、霉败等现象，以及药物含量的改变等。乳膏剂耐热、耐寒试验是分别于55℃恒温6h及−15℃放置24h应无油水分离。一般W/O型乳剂基质耐热性差，油水易分层，而O/W型乳剂基质则耐寒性差，质地易变粗。

（4）刺激性：软膏剂涂于皮肤或黏膜时，不得引起疼痛、红肿或产生斑疹等不良反应。刺激性的测定可在动物及人体上进行，如将软膏0.5g涂在剃去毛的家兔背部皮肤上，24h后观察皮肤有无发红、起疹、水泡等现象。对人体皮肤做刺激性试验时，将软膏涂敷于手臂或大腿内侧等柔软的皮肤面上，24h后观察涂敷部位的皮肤有何反应。

（二）泥膏剂

泥膏剂（paste）是利用处方中某一成分或某一成分的汁、油脂等与不溶性药粉剂（30%～50%）混合调成的一种泥状多孔性半固体膏剂。

1. 作用

（1）泥膏剂性质温和，作用较表浅，无刺激性，有保护创面的作用。

（2）因其含有较多量粉剂，可吸收皮损的少量渗液或分泌物，起到清洁创面的作用。

（3）因粉剂含量较多，形成多数孔隙，不阻碍皮脂及汗液的排泄与蒸发，并能散发一定的炎症蓄热，起到消炎、止痒等作用。

（4）因含有适量油脂，可润泽皮肤，软化皮损，除去皮损表面鳞屑、痂皮。

（5）由于其黏着性较强，涂于皮肤，不易除去，可使药效保持较久。

2. 常用处方

（1）鸡眼糊 I(pasta pro clavi NO. I)：鸦胆子(fructius bruceae)10g，水杨酸(acidi salicylici) 40g，乙醇 95%（alcoholis）32ml。取鸦胆子，去外皮捣碎，加水杨酸、乙醇研合成糊状即得。

（2）氧化锌泥膏（氧化锌糊剂，pasta zinci）：组成为氧化锌、细滑石粉各 25%，凡士林加到 100.0g。在此方中的氧化锌、滑石粉亦可各 15%（软性氧化锌泥膏）。凡士林亦可用凡士林与羊毛脂等量，可使之透入皮肤之力增强。

泥膏基方中可因治疗需要加入角质促成、止痒、剥脱、消炎等类药物，如 10%硫磺、10%鱼石脂、5%水杨酸、10%代马妥、5%～10%松馏油、糠馏油、黑豆馏油或煤焦油等。

以上泥膏基方中加入治疗性药物时应注意其中所含粉剂总量勿超过 50%，否则调配时困难。一般加入粉剂药物时，须相应地减去其中氧化锌和滑石粉的含量，或同时加入等量的油脂基质。

3. 应用范围

（1）泥膏剂所含粉剂较多，通常多用于亚急性渗液或分泌物较少的皮损。

（2）由于其黏着性强，能够持续性发挥药效，常用于慢性浸润肥厚的皮损（最好加入等量的羊毛脂）。

（3）根据实践经验，对于外科慢性窦道、瘘管，周围厚敷氧化锌泥膏，可防止继发湿疹样皮炎。

4. 使用方法与注意事项

（1）本类处方均含有腐蚀作用的药物，使用应注意药物用量、使用时间及用药面积的大小等方面。

（2）泥膏剂中因粉剂含量较高，且黏着力强，不宜用于毛发部位。若必须应用，可加入 20%钾肥皂。

（3）同时，注意对药品进行避光，密闭保存。

（三）硬膏剂及膏药

硬膏剂系治疗用药物与高级脂肪酸铅盐、树脂或生橡胶等基质混合，摊涂于裱背材料上，供贴敷于皮肤上的一种黏柔有弹性的固体制剂。

中药硬膏剂称为膏药（emplastrum），系我国中医医药宝贵遗产之一。膏药是广大劳动人民长期以来所喜用的外用药剂。其制法也颇为讲究、科学，一般系先将芝麻油加热炼制至滴水成珠，再加入适量铅丹（主要成分为四氧化三铅）而成。可因各种治疗目的，加入各种治疗药物，其用法简便，便于携带储藏，不腐败分解.

硬膏剂按其作用性质可分为三类：①表皮硬膏，在表皮上起固定敷料、保护创伤的作用，如橡皮膏等；②皮内硬膏，硬膏内含有药物，主要作用于皮内，进而产生止痛、收敛、镇静或刺激等作用；③皮下硬膏，硬膏中含有的药物，能透过表皮，产生深部或全身作用。

1. 硬膏剂的作用

（1）硬膏剂贴在皮肤时，可将皮损密封，限制水分蒸发，加上对角质层的软化与皮脂的溶解作用，有利于药物的透皮吸收，更好发挥药效。

（2）密封皮损可限制局部蓄热的放散，使局部末梢血管扩张，促进血液循环，有利于炎症的消散。

（3）硬膏中可灵活加入某些引药（如姜、葱、芥子等），这些引药具有刺激作用，能够促进药物吸收。同时，也可根据病症的不同灵活配比，如应用中医膏药时可辨证地加减某些掺药，外症初起时，常增掺消散性药料，而在肿毒溃破之初，又可掺以拔毒去腐生肌药料。

（4）硬膏剂能够隔绝外界刺激和感染，避免继发感染和促进创伤的愈合。

2. 常用制剂　黑豆馏油膏药，以及市售的慢性皮炎硬膏、伤湿止痛膏（均可用于神经性皮炎及皮肤皲裂）、拔毒膏、独角莲膏药（用于疖肿）等。

3. 应用范围

（1）慢性局限性浸润肥厚皮肤病，如局限性神经性皮炎、扁平苔藓、皮肤淀粉样变、结节性痒疹等。

（2）局限性、孤立性、角化性皮肤病，如鸡眼、胼胝、跖疣等。

（3）皮肤皲裂。

（4）疖肿，早期应用可促使炎症消散，晚期应用可促使其局限化早日成脓。

4. 使用方法与注意事项　用法为用稀乙醇或清洁剂清拭皮损面，然后将硬膏或膏药略加温，贴于患部，每2～3日更换1次。亦可先将药物（如黑豆馏油、鱼石脂、皮质类固醇软膏等）涂于皮损，然后再黏敷硬膏。急性、亚急性皮肤炎症，特别是有糜烂渗出者禁用。

附：皮肤疾患不同时期选用剂型参考（表 29-1）

表 29-1　皮肤疾患不同时期剂型选用参考

期别	症状	首选	次选
急性期	潮红、轻度肿胀	湿敷	洗剂、粉剂
	丘疱疹	湿敷	油膏
	糜烂渗出	湿敷、蒸发罨包	油膏（用于轻度）
亚急性期	痂皮	油剂、膏剂	泥膏、软膏
	无糜烂渗出液	乳剂	洗剂、油膏
慢性期	有少量渗液	蒸发罨包	油膏、泥膏
	轻度浸润肥厚	软膏	硬膏、泥膏、乳剂
恢复期	苔藓化显著	硬膏、软膏	泥膏、乳剂
	落屑瘙痒	乳剂	洗剂、酊剂

第三节　常用外用药物及性能

皮肤科外用药物的种类繁多，性能各异，同一种药物，常因浓度和剂型的不同其作用也有所不同。按其作用性能分为如下几类。

1. 清洁剂（clearing agents）　具有清洁皮肤的作用。主要用于清除皮肤的渗出物、痂及残留的药物，如生理盐水、3%硼酸溶液、1∶8000 高锰酸钾溶液、1∶5000 呋喃西林溶液、植物油和液状石蜡等。较厚痂皮可用软膏凡士林封包使其浸软，易于清除。残留的药物等较多时还可用温水、肥皂清洗除去。

2. 止痒剂（antipruritics）　通过表面麻醉或局部清凉作用替代痒感而达到止痒的效果。如 1%达克罗宁、5%～10%的苯唑卡因、1%薄荷脑、5%～10%樟脑、1%～2%冰片、1%苯酚等。抗组胺药、各种焦油制剂也有止痒作用。

3. 保护剂（protective agents）　具有保护皮肤减少摩擦和防止外来刺激的作用，本身无刺激性。如 20%～50%氧化锌粉、10%～20%炉甘石、滑石粉、植物油等。

4. 收敛剂（astringents）　有使蛋白质凝固、减少渗液、消肿、促进上皮恢复等作用。如 5%明矾、1‰～3‰醋酸铅、2%～5%鞣酸、0.1%～0.2%硫酸锌、0.5%硫酸铜及中药地榆等煎剂。

5. 角质促成剂（keratoplastics）　能促进表皮角质层正常角化，能使皮肤小血管收缩，减少炎性渗出，促进吸收，使表皮得以恢复正常角化功能。如 1%～3%焦油类（煤焦油、松馏油、糠馏油、黑豆馏油等）、0.1%～1%蒽林、3%～5%硫磺、3%水杨酸、1∶（10 000～20 000）芥子气、钙泊三醇等。

6. 角质松解剂（keratolytics）　又称角质剥脱剂，能使过度角化的角质层细胞松解脱离。如 5%～10%水杨酸、5%～10%间苯二酚、10%～30%冰醋酸、20%尿素、10%硫磺等。

7. 抗菌剂（antiseptics）　具有杀灭和抑制真菌生长的作用，如 3%～4%硼酸、0.02%呋喃西林、1∶（5000～80 000）高锰酸钾、0.1%依沙吖啶、0.5%～1%新霉素、2%莫匹罗星、2%甲紫。

8. 抗真菌剂（antimycotics）　具有杀灭和抑制真菌生长的作用。如 6%～12%苯甲酸、10%～20%十一烯酸、10%～30%冰醋酸、2%～3%克霉唑、2%酮康唑、1%联苯苄唑、1%特比萘芬。

9. 抗病毒剂（antiviral agents）　能抑制或阻止病毒复制。如 3%～5%阿昔洛韦、5%～10%碘苷、0.1%～3%酞丁胺、足叶草酯等。

10. 外用细胞毒性药物（topical cytotoxic agents）　如 0.5%～1%氟尿嘧啶，用于扁平疣、脂溢性角化症等治疗。

11. 腐蚀剂（caustics）　具有破坏和去除局部增生的作用。如纯石灰酸、20%以上水杨酸或间苯二酚、25%～50%三氯醋酸、20%硝酸银、10%～20%乳酸。

12. 遮光剂（sunscreen agents）　具有吸收紫外线或阻止紫外线通过而起到遮光、防晒作用，使皮肤免受紫外线损伤。如 2%～5%二氧化钛、3%～5%对氨基苯甲酸、5%喹啉、10%～15%鞣酸、1.4%～8%二甲氨基苯甲酸辛酯乙醇液、3.5%二苯甲酮软膏，较新的遮光剂还有 N-乙酰半胱氨酸、绿茶多酚、二羟丙酮、硒化钠、维生素 E 等。

13. 脱色剂（depigmenting agents）　有去除色素的作用，可使色素斑减轻。如 3%～10%过氧化氢溶液、3%氢醌霜、20%壬二酸霜、1%～2%曲酸及内皮素拮抗剂等。

14. 润肤、抗皲裂剂　丙二醇、羊毛脂、液状石蜡、凡士林、5%～10%尿素、尿囊素、玻璃酸酶等。

15. 保湿、抗衰老剂　透明质酸、硫酸软骨素、胶原蛋白、胎盘蛋白提取液、维生素（A、E、C）及中草药（当归、川芎、灵芝等）。

16. 糖皮质激素制剂（corticosteroid）　可降低毛细血管通透性，减少渗出，具有抗炎、抗免疫、止痒等作用。按其作用的强弱可大致分为低、中、强效三类。低效：有 0.5%～1%氢化可的松、0.25%～1%甲基泼尼松龙；中效：0.025%氟轻松；高效：0.1%～0.2%倍他米松、0.05%卤美他松（适确得）等。

第四节　外用药物剂型及主要组方

常用剂型的主要组成、作用及适应证见表 29-2。

表 29-2　外用药物剂型的主要组成、作用及适应证

剂型	主要基质及其组成	作用	适应证
溶液 （solution）	水+水溶性药物	散热、抑制渗出、收缩血管、消炎及清洁	急性皮炎伴渗液者（湿敷）
粉剂 （powder）	氧化锌 10%～20% 滑石粉 70%　⎫ 干燥粉+药物 淀粉 10%～20%	干燥、散热、保护	急性或亚急性皮炎，无糜烂渗液者
洗剂 （lotion）	炉甘石 氧化锌　干燥粉 30%～50%+水+药物 滑石粉	散热、干燥、消炎、保护及止痒，黏附性较粉剂强	急性皮炎、无渗液者；毛发部位不宜用
酊剂 （tincture）	乙醇+溶于乙醇的药物	消炎、杀菌及止痒	慢性皮炎无糜烂、渗液者，瘙痒症
油剂 （oil）	植物油（花生油、橄榄油、蓖麻油） 动物油（鱼肝油）　+药物 矿物油（液状石蜡）	滋润、保护、消炎、止痒	亚急性皮炎无糜烂、渗液者
乳剂 （emulsion） 脂（w/o） 霜（o/w）	油和水经乳化而成 油包水（油为连续相、水为分散相）　+药物 水包油（水为连续相、油为分散相）　（10%～20%）	滋润、保护、清凉、消炎、止痒，较油剂清洁舒适、不污染衣服	亚急性或慢性皮炎无溢液者、瘙痒症
软膏 （ointment）	凡士林 羊毛脂　+药物	滋润、保护、软化痂皮、消炎及止痒，较乳剂透皮作用强	慢性皮炎无溢液者
糊剂 （paste）	软膏+粉剂（主要为氧化锌、30%～50%滑石粉、淀粉）+药物	干燥、保护，药物透皮吸收比软膏弱而刺激性低	亚急性皮炎有少量渗液者，毛发部位不宜用
凝胶 （gel）	有机聚合物的 丙二醇凝胶　半固体+药物 聚乙二醇	同霜剂，但感觉舒适、清洁透明	亚急性皮炎或慢性皮炎
硬膏 （plaster）	黏着性基质（如一氧化铅、橡胶、树脂等）+药物	保护、消炎、促进药物吸收，作用持久，使用方便	慢性皮炎无渗液者
涂膜剂 （film）	成膜材料（如羧丙基纤维素钠、羧甲基纤维素钠、干酪素、玉米朊等）　高分子化合物 挥发性溶剂（如丙酮、+药物 乙醇、乙醚等）	保护、减少摩擦，防止感染，可促进药物透入皮肤，作用持久	慢性皮炎无渗液者
气雾剂 （aerosol）	成膜材料（如聚乙烯醇、缩丁醛）　+药物 液化气体（如氟利昂）	同涂膜，使用简便，局部清爽	寻常疣及跖疣等慢性皮炎无渗液者，增生性皮损
皮肤渗透促进剂	二甲基亚砜液（10%～70%） 丙二醇（30%～70%） 甘油（30%～100%）　+药物 氮酮（1%～5%）	溶解药物，促进药物透皮吸收	慢性皮炎无渗液者

第五节　糖皮质激素的应用

该类药物具有抗炎、免疫抑制、抗核分裂、抗毒和抗休克等药理作用。长期大量使用可出现不良反应，如并发感染、消化道溃疡或合并出血及穿孔、糖尿病、骨质疏松、低钾血症、精神障碍；此外还可引起满月脸、食欲和体重增加、痤疮、多毛和萎缩纹等，因此要严格掌握该药物的适应证，根据病情分别选用短程、中程、长程、冲击疗法及局封疗法。

1. 短程　适用于急性过敏反应，如药疹、接触性皮炎、急性荨麻疹等，症状明显改善后，可较快减量或停药。

2. 中程　用于病期较长的疾病，如过敏性紫癜、多形性红斑，症状明显改善后需继续用药1～2个月后，逐渐减量或停药。

3. 长程　用于慢性疾病，免疫功能异常性疾病，如大疱性皮肤病、结缔组织病、淋巴瘤等。应早期、足量、持续用药，待病情控制后缓慢减量，每次减量为5%～10%，病情稳定后，需持久用泼尼松5～10mg/d，维持6～12个月以上。

4. 冲击疗法　用于危重抢救病例，如过敏、喉头水肿、SLE累及肾损害或脑损害。用甲基泼尼松龙0.5～1.0g加入5%葡萄糖液500ml中静脉滴注，3～10h滴完，持续用药5～7天后，改用口服泼尼松40～80mg/d，维持治疗一段时间。

5. 局封疗法　用于瘢痕、神经性皮炎、慢性增生性皮肤病等。用泼尼松龙悬浊液和0.5%～1%的利多卡因混合后，注射于皮损内或距皮损边缘1cm处，每周一次，4～6周为一疗程。

糖皮质激素应避免滥用，种类、剂量及用法见表29-3。

表 29-3　常用糖皮质激素的种类、效能及用量比较

类别	制剂	等效剂量（mg）	规格	成年人用量（mg/d）	血浆半衰期（min）	用法
低效	氢化可的松（hydrocortisone）	20	100mg/安瓶	100～400	90	静脉滴注
	可的松（cortisone）	16	25mg/安瓶	100～400	30	静脉滴注
	泼尼松（prednisone）	5	5mg/片	10～60	60	口服
	泼尼奈德（prednisolone）	5	5mg/片	10～40	60	口服
中效	曲安西龙（去炎松）（triamcinolone）	4	4mg/片	8～40	2300	口服
	甲泼尼龙（甲基泼尼松龙）（methylprednisolone）	4	0.75mg/片	1.5～9	2300	口服
			2mg/安瓶	2～5		肌内注射
高效	地塞米松（dexamethasone）	0.75	5mg/安瓶	5～10		静脉滴注
	倍他米松（betamethasone）	0.6	0.5～0.6mg/片	1～6	2300	口服

护理上应注意：①长期应用糖皮质激素时，要密切观察有无继发感染发生，如病人出现发热、毛囊炎、疖、咳嗽、咳痰等；②由于糖皮质激素能抑制蛋白合成，加速其分解，故治疗中应给予高蛋白、高钾、低钠饮食，多吃新鲜蔬菜。应适当控制饮食热量，以免体重增加；③观察有无消化道溃疡出血等症状发生，如腹痛、便血等；④要告诫长期服用糖皮质激素治疗的病人不可骤然停药，以免病情反复或加重；⑤注意观察血压、体重的变化

和精神状态的变化并及时报告医生；⑥长期服用糖皮质激素治疗者在安排病床时应注意与感染性疾病病人隔离。

外用糖皮质激素，不宜大面积和长期使用，长期外用糖皮质激素可引起局部激素性依赖皮炎，表现为皮肤萎缩、老化、毛细血管扩张、痤疮样皮炎及色素沉着等，严重影响美容，此外还可通过皮肤吸收引起全身性不良反应。因此，在外用糖皮质激素时，一定要注意适应证，仅适用于过敏性皮肤病、免疫性皮肤病，禁止把糖皮质激素当作化妆品使用，面部及婴儿不宜长期使用。

第三十章 皮肤外科相关接触性皮炎

第一节 概　　述

接触性皮炎是皮肤外科经常遇见的一种炎症性皮肤病，急性期表现为红斑、水肿和水疱，慢性期表现为红斑、鳞屑、片状苔藓样变及皲裂等。接触性皮炎发生的基础取决于化学品的固有性状（如浓度、酸碱度、湿度、溶解度、持续时间和重复接触等）与外因（如皮肤屏障功能、湿度、接触时间和个体免疫易感性等）。皮肤外科若不能及时发现和预防与过敏原的进一步接触，手术和美容疗效可能被随后发生的接触性皮炎所损害。

第二节 接触性皮炎的类型

一、刺激性接触性皮炎

刺激性接触性皮炎（ICD）的发生是皮肤屏障对刺激物敏感的结果，常发生于短时间的强烈刺激（如酸、碱）和接触后，或发生于长时间反复的低等级或最低限度的刺激接触后，当这些刺激性化学品穿透角质层后将引起表皮和真皮的炎症。急性 ICD 通常是意外的强刺激性接触的结果，接触后出现临床症状和体征的时间间隔很短，一般容易判断出刺激物。累积性 ICD 是轻型刺激物最终引出的反应。反复不断地接触弱的刺激性使亚临床炎症持续存在，直到最后皮肤屏障完整性被破坏，以至出现临床可见的皮炎发生，通常鉴别出刺激物较为困难。ICD 可诱发二次重复感染或者接触性皮炎通过弱化皮肤屏障，从而使细菌和过敏原更容易穿透皮肤。器械洗涤剂、橡胶类制品、胶水、甲醛、金属和苯酚等化学制品是常见的刺激物。

二、过敏性接触性皮炎

过敏性接触性皮炎（ACD）是对小相对分子质量化学制品的迟发型超敏反应，其发生需要预先接触和致敏，ACD 在所有接触性皮炎病例中至少占 10%～20%。该类型的超敏反应是明显的 T 细胞介导的迟发性（Ⅳ型）反应，一般初始致敏过程约需 3 周，随后的接触将在 48～120h 引发过敏反应，由于 ACD 表现为延迟性炎症反应，所以对临床诊断形成挑战，当先前的致敏从表面上看鲜有关联或者不相关时，更易忽视、误诊。

三、接触性荨麻疹

接触性荨麻疹（CU）表现为速发型超敏反应的症状和体征，其通常在接触后数分钟至几小时内发生，其发生原因和临床表现较为复杂，即不能用一个非免疫学现象解释，也不能用 IgE 介导的速发型（Ⅰ型）超敏反应来解释。在少数高度敏感的病人中，严重的变态反应可导致呼吸循环衰竭甚至死亡，已知外科手套、导尿管甚至血压计袖带等就可引发CU。

第三节　常见接触性过敏源

一、橡胶化学类制品

对皮肤外科医生来说，接触手套等橡胶化学制品是普遍的。橡胶产品制造过程中所用的添加剂（稳定剂和加速剂）通常是引起 ACD 的原因，如橡胶手套中最常见的变应原是化学加速剂——秋蓝姆。橡胶制品能致敏病人和医务人员的另一些来源是注射器、血压计袖带、心电图电极、气管导管、导尿管和弹性绷带等。

二、防　腐　剂

最常用的防腐剂包括醇类、苯扎氯胺、氯化物、过氧化氢碘伏和硫柳汞等。

（1）醇类：从结构上被分为三级，初级醇类如乙醇、甲醇可以引起职业性 ACD，虽然乙醇和其他初级醇类间可有交叉反应的发生，但是不同级别的醇类间很少发生交叉反应。

（2）苯扎氯胺：这种季铵阳离子表面活性剂由烷基二甲基苄基溴化铵和氯化物的混合物制成，其在商业上有许多产品可以应用，如消毒剂、消毒器、隐形眼镜溶液和以丙烯酸酯为基础的液体绷带、熟石膏等。作为致敏物，苯扎氯铵的患病率大概在 1.8%。

（3）氯化物：葡萄糖氯己定（葡萄糖酸氯乙定和异丙醇制剂）是一种应用广泛的广谱杀菌剂，与碘伏相比，其起效更快、保持杀菌时间更长和杀菌能力更强，虽然与之相关的 ACD 报道较少，但有报道指出其对眼睛和中耳有刺激性。次氯酸盐类也在此范畴内，与水接触后，次氯酸盐类可释放次氯酸和次氯酸根阴离子，次氯酸钠（家用漂白粉）除有严重的刺激反应外还有致敏作用。

（4）过氧化氢：虽然没有发现对动物和人有致敏性，但它是一个众所周知的皮肤、黏膜和眼睛的刺激物，当用于新愈伤面和新形成的皮肤时，则会形成水疱和溃疡。

（5）碘伏：是常用广谱消毒剂，用于破损的皮肤时有强烈的刺激性，也是 ACD 的最常见原因。有趣的是，大约 50% 的碘伏所致 ACD 病例表明，其致敏作用并非碘伏中的碘所致。碘伏成分与含碘造影剂和药品中碘化物有交叉过敏反应。

（6）硫柳汞：作为手术前的杀菌剂和化妆品、皮肤用药、隐形眼镜溶液，以及眼睛、耳、鼻部用药的防腐剂，致敏作用的发生要归咎于硫柳酸盐或者有机汞混合物。

三、麻　醉　剂

表 30-1　局部麻醉药分类

酯类	酰胺类
苯佐卡因	阿替卡因
普鲁卡因	布比卡因
氯普鲁卡因	依替卡因
可卡因	利多卡因
丁卡因	甲哌卡因
丙胺卡因	

皮肤外科麻醉剂的使用多以局部为主（如皮肤表面麻醉、局部注射麻醉），不管是酯类还是酰胺类，局部麻醉剂的基本分类主要依靠化学结构骨架（表 30-1）。酯类伴随着更高的过敏和交叉反应发生率。苯佐卡因常用在许多止痛乳膏或软膏等非处方药内，可对易感人群致敏是证实的，由于存在交叉反应性，对易感人群还应避免使用丁卡因和普鲁卡因。

酰胺类麻醉剂（如利多卡因、丙胺卡因）并不是对氨基苯甲酸衍生物，此类麻醉剂的致敏率较低。利多卡因自 1954 年起临床使用至今，现已广泛应用于椎管内麻醉及各个部位的局部麻醉、浸润麻醉。利多卡因为酰胺类局部麻醉药，非蛋白类物质本身不能致敏，但有时可作为一种半抗原，同蛋白质或多糖结合形成抗原致过敏反应。利多卡因的药物反应原因包括：①过量；②低耐量；③过敏反应。利多卡因的过敏表现类似中毒反应，可以速发也可以缓慢发作，主要表现为中枢神经系统、心血管方面的症状，严重的全身不良反应可危及生命，利多卡因若误注入静脉，有引起心搏骤停的危险。利多卡因虽然没有要求作皮试，但对于个别一般常用药有过敏史的病人应考虑做皮试。用药后出现下述症状：①晕倒、神志丧失、大小便失禁等。②循环系统症状如面色苍白、出冷汗、脉搏细弱、血压下降。③由喉头和支气管水肿及痉挛引起的呼吸道症状，胸闷、气短、呼吸困难、窒息、发绀等，应判断利多卡因过敏和过敏性休克的发生。

四、金　属　镍

在手术器械的制造中，许多金属都被利用，包括由碳合金、铬、镍、碳化钨组成的不锈钢。虽然手术器械中镍的释放量很少，但接触医疗设备中镀镍器械应用后，出现荨麻疹等镍过敏症是频繁发生的现象。镀镍的牵引器、金属合金假体等在镍致敏的个体可诱发ACD。口腔正畸中汞、镍和铬是常见过敏物质。

镍作为常见的金属致敏物，可用二甲基乙二肟做斑点试验来检测金属物体中镍的存在，当金属与二甲基乙二肟摩擦后，粉红色显影表明是阳性反应，证实镍的存在。已致敏的病人应使用不含镍的不锈钢手术器械，如果对配备器械不能确定其含镍否，就应该做斑点试验。

五、缝　合　线

在新的合成线应用前，丝线、肠线和铬制肠线常引起变态反应，伤合愈合不良，影响手术效果。新的合成可吸收线如 Vicryl（乙交酯的共聚物）反应小，已成为一个新的选择。通过斑贴试验证实，在新的合成不可吸收缝合线中，聚丙烯（聚丙烯纺织纤维）的全同立体晶状异构体可以引起变态反应。聚合己内酰胺（生产聚尼龙-6 纤维的原料）可得到蓝色聚酰胺-6 缝合线，它们也能导致可被斑贴试验证实的变态反应。另一个不可吸收聚酰胺纤维（尼龙）线（Ethilon），也含有己内酰胺的单体，也是一个潜在的致敏剂。

六、甲　醛

甲醛作为防腐剂用在化妆品、澄清剂和工业产品中，是一种非常常见的致敏剂和强刺激物。外科在消毒器械、消毒房间和固定组织标本后均可发生皮肤接触，打开的标本瓶可以导致对甲醛高度敏感的个体发生皮炎。甲醛和别的含醛基的物质如乙二醛、戊二醛、琥珀酰乙醛和苯乙烯乙醛有交叉反应。

七、外用抗生素

在外科处置中，抗生素导致了大部分的接触性皮炎，长期和频繁地在损伤的皮肤局部应用抗生素者，如慢性溃疡和复杂的皮肤外科患者，是发生接触性皮炎的高危人群。在外科抗生素中，新霉素是最为常见的致敏物，其外用发生率为 1%~6%，它与沙弗霉素及庆大霉素有显著的交叉反应。杆菌肽、多黏菌素 B 和莫匹罗星也可引起 ACD。由于杆菌肽在医院、非处方急救包和化妆品中的频繁使用，它作为与临床相关的致敏物，发生接触性皮炎的频率在迅速增加。硝酸银、磺胺嘧啶银等含银制剂，极易引起局部的银沉着证。

八、敷　　料

敷料常导致各种过敏和 ICD，不同的敷料可能含有不同的致敏原且极易混淆与创面的一些反应症状而造成漏诊或误判，敷料皮炎的病因通常难以寻找。关于敷料致敏性参照第十九章第四节。

第四节　接触性皮炎诊断

接触过敏原后较短的时间间隔内即发生典型反应相对容易诊断为 ICD 和 CU，而慢性累积性 ICD，临床表现可能和 ACD 很相像，因此给诊断带来困难，通常，ICD 的诊断多依靠于临床怀疑和排除，ACD 行斑贴试验可以观察到很明显的阳性刺激反应，这些反应会在斑贴试验清除后炎症反应逐渐减弱。相反，变态反应的检出通常滞后，并且炎症反应会在斑贴试验清除后逐渐增强。CU 的诊断是依据临床上接触过敏原后局部或全身快速发作的荨麻疹（包括血管性水肿和过敏性反应）。在很短时间得出结果（20min 内）的点刺试验对过敏原的确定是有效和具有特异性的。放射吸附测试也可以用作过敏原的测定，这种体外试验对病人的风险最小。

第五节　预防与治疗

一、预　　防

皮肤外科相关接触性皮炎的病因确定有时是困难的，消毒剂、麻醉剂、各种类型的一次性手术衣和消毒铺巾、局部应用抗生素、包扎敷料、黏合剂、缝合线、橡胶制品、含有镍成分的手术器械、牵引器、内固定材料等，都是常见的诱因。ICD、ACD、CU 的发生取决于化学物质、接触时间、接触量、个体的阈值和免疫易感性及其他相关的可能因素。避开已知过敏原是预防 ACD 的最主要的方法，预防 ICD 最好是减少与刺激物的接触，并常规戴手套或者使用皮肤润滑剂。CU 的病人应携带含有他们过敏信息的医疗卡并告知如何恰当地使用抗组胺药物和可挽救生命的肾上腺素试剂盒。屏障保护乳膏、皮肤润滑剂、增湿剂、防护手套和衣物等对于可能发生的易感人群都有良好的保护作用。

二、治　疗

1. ICD 的基本处理方法　应当快速脱离致敏物和使用富含油脂的保护剂以修复表皮的屏障功能。在急性期高效的局部应用皮质类固醇药物对严重的急性病症是有效的，但对皮质类固醇的一些标志性的赋形剂成分如丙二醇作为一种已知的刺激物和致敏剂应引起重视，特别是高浓度使用时。此外，UVB 和 PUVA 疗法也被认为可以用于 ICD 的治疗。TNF-α 拮抗药（依那西普、英夫利昔单抗、沙利度胺）已被发现-可以减轻由 ACD 和 ICD 产生的皮肤炎症。

2. 发现并避开变应原　也是 CU 处理的基础，对于局限性反应，局部类固醇或口服抗组胺药（如苯海拉明、羟嗪、氯雷他定、西替利嗪等）通常就已足够。慢性荨麻疹和严重系统性反应，就需要上述的 H_1 类抗组胺药和短期的皮质激素联合治疗，同时也有许多可供选择的药物和治疗方法（如白三烯拮抗药受体，如孟鲁司特）、氨甲环酸（止血环酸）、达那唑、H_2 抗组胺药（如西咪替丁、雷尼替丁）、甲氨蝶呤、硫唑嘌呤、静脉免疫球蛋白（IVIG）、光疗或抗-IgE 单克隆抗体（如奥马佐单抗）。

3. 使用局部类固醇　是 ACD 的辅助疗法，由于局部类固醇接触致敏的发生率为 0.2%～5%，因此，对于接触性皮炎在皮质类固醇疗法无效或者使用高效同结构的皮质激素治疗而皮炎加重者，则应质疑皮质激素的使用。

4. 抗组胺药可用于严重瘙痒症的治疗，钙通道拮抗药（如他克莫司软膏、吡美莫司乳膏）是有效的。0.1%他克莫司软膏在治疗镍导致的 ACD 中效果显著。

5. 对于全身泛发且播散的情况，给予短期的静脉或口服类固醇冲击治疗、光疗（UVB＞PUVA）和系统性免疫调节治疗（如环孢素、硫唑嘌呤、甲氨蝶呤等）。

6. 临床出现气急胸闷、头晕、心悸、面色苍白、四肢厥冷、出冷汗、脉搏细弱、心跳快而无力、血压下降等过敏性休克症状时，肾上腺素是首选药物，没有绝对禁忌证（过敏休克的抢救参见第一章的第三节。

第三十一章 皮肤外科常用物理治疗技术

第一节 概　述

应用自然界和人工的各种物理因子与物理方法（如电、光、声、磁、冷热、机械和放射性等）作用于机体，以预防和治疗疾病的方法，称为物理疗法。物理疗法对人体的作用可分为直接作用和间接作用。直接作用是指各种物理因子与物理方法直接引起局部组织的生物物理和生物化学的变化。间接作用是指物理因子与物理方法作用于人体后，通过热、电化学或光化学的变化，而引起体液改变，或通过神经反射与经络穴位而发挥作用。

物理治疗多数都可以引起局部或全身产生热量、血液循环旺盛和代谢增强，周围血管扩张等，同时许多物理因素对于核酸、酶、生物膜及能量代谢有显著的影响或某种作用。

基于上述原因，物理因子治疗存在一些相对禁忌证和绝对禁忌证。如活动性出血期疾病或有出血倾向、高热、妇女月经期下腹部、体内金属存留部位、带有人工心脏起搏器、机体极度衰弱、皮肤感觉丧失等，高频电疗、超声波、热疗等为绝对禁忌证，病人对某些物理因子治疗过敏时，也视为禁忌证。

第二节 冷 冻 疗 法

采用冷冻剂作用于靶组织，达到破坏局部病损组织的方法称冷冻疗法，其效果等同于导致坏死的局部冻伤。冷冻剂的温度、降低速率和接触时间等是临床治疗重要的治疗参数，临床使用的冷冻剂主要为液氮。冷冻剂名称与温度见表31-1。

表 31-1　冷冻剂的名称与温度

名称	温度（℃）
氟利昂 12	−29.8
氟利昂 22	−40.8
固体 CO_2	−79.0
液态 NZO	−88.5
氨	−185.0
液态 N_2	−195.8

（一）使用技术的方法

皮肤外科使用的技术主要有棉签、喷雾和探针三种方法。棉签蘸液氮方法只能获得表浅的（2~3mm）的冷冻深度，但是棉签加上一个储液罐就能在深度上取得与其他冷冻方法相近似的冷冻效果。由于病毒能存活于液氮中，每位病人只能使用一次性棉签，以防交叉感染。喷雾方法是通过一个尖端将罐中的液氮直接喷至靶组织的表面。冷冻探针技术是通过循环的冷冻剂降低探针表面的温度、冷冻剂间接接触组织的治疗技术，在大多数装置中，探针中空，可有不同大小和形状不一的探针供选用，不同形状的探针可以在靶组织中形成不同形状的冰球。冷冻探针技术可以获得冷冻深度与作用扩散高比率的临床效果。

冷冻治疗一般不需要麻醉，但是针对恶性皮损或需要做较长时间治疗时，给予局部麻醉还是需要的。额部、颞部、手指尖、鼻尖及黏膜疼痛较为敏感的部位，治疗时予以冰敷可以减轻疼痛。

（二）临床反应与并发症

1. 即刻反应　首先是数分钟内出现的红斑和风团，随之是水肿。水肿可在 12～36h 达高峰，继而是浆液性或血性渗出。如果冷冻比较浅，常会形成小疱或大疱，在被冷冻的组织周围常伴有不同程度的红斑和炎症反应。冷冻治疗可以损伤表面看起来距冷冻区域较远的组织。

2. 疼痛与水肿　大多数情况下伴随的疼痛都比较轻，有的可伴有烧灼感，这些感觉在融冻过程中会加剧，冷冻越深疼痛就越显著。冷冻后出现不同程度的水肿是必然的，其程度因冷冻的强度、范围、皮损的部位，以及病人对冷的反应性而有所差异。水肿可以持续数日，在皮肤松弛的部位如眼周区域、额部、下颌部有时水肿会很剧烈且持续时间较长。

3. 水疱形成　一般表浅冷冻造成表皮和直接交界处分离而形成水疱，这种情况正是治疗浅表性皮损所需要获得的效果，有时水疱会变得较大，有时还会出现血性水疱，抽出水疱内容物可减轻不适感。深层冷冻水疱很少发生，而是形成一种凝胶样厚度的局部反应。

4. 出血　急性出血很少见，但是如果活体组织病理学检查的部位靠近冷冻治疗部位就有可能发生出血。一些溃疡性皮损在冷冻后可能会有少量出血，因血管破裂引起的深层出血非常罕见。

5. 其他

（1）晕厥：可以在治疗过程中或治疗后发生，对老年病人或在疼痛敏感部位治疗时要特别警惕，病人会出现头晕、冷汗、恶心等反应。

（2）色素改变：冷冻后色素沉着是常见的，典型的色素性改变包括中心区域色素减退而周围色素增加。色素脱失是可以预料的，因为色素细胞在-7～-4℃会被破坏，可能发生的永久性色素脱失应事先告知病人。

（3）假上皮瘤样增生：冷冻治疗数周会偶发不常见的假上皮瘤样增生，一般数月后能改善。

（4）粟粒疹：深层冷冻治疗后偶尔会发生，其不严重也不是永久性的。

（5）感觉异常：冷冻区域可出现不同程度的麻木、感觉迟钝或丧失或敏感，通常在数月后自行恢复。

（6）脱发与斑秃：如果冷冻作用涉及毛囊并将其损伤、破坏，就会引起脱发或斑秃。

（7）瘢痕形成：随着冷冻深度的增加瘢痕形成的危险性也随之增加，因此，深层冷冻后不可避免地会有某种程度的瘢痕形成，增生性瘢痕容易发生在背部、胸部等部位。

（8）治疗不彻底：治疗较为保守的情况下，治疗不彻底并不是真正的问题，一般简单的重复治疗就可以解决。

第三节　超声药物透入

声源的机械振动能引起周围弹性介质的振动，振动沿着介质由近及远地传播，形成机械波——声波。超声波是一种声波，是超出人耳的听觉界限的声波。应用超声波治疗疾病的方法称为超声波疗法（ultrasound therapy）。超声与声波的本质相同，都是物体的机械振动在弹性媒质中传播形成的机械动波，当它在媒质中传播时，媒质质点发生振动运动，形成交替的疏密变化，构成压力波而传递声能。当振动频率在 16～16 000Hz 时，人的耳朵能听到，称为声音，超过 16 000Hz 时则不能被人听到，称为超声波。频率在 20 000Hz 以上的超声波，具有一定治疗作用。一般所采用的超声波频率在 800～1000kHz，声强多在 3W/cm^2 以下，一般对组织不产生损害。

超声波在介质中的传播速度与介质的弹性、密度、温度和压力等因素有关。在不同的介质中超声波的速度有很大的差异，在固体中的传播速度最快，液体次之，气体最慢。因此，在人体骨骼组织中转播速度最快。超声波在介质中传播的过程，增加了介质的分子震动与碰撞，并产生热量，使得声能转换为热能，温度增高，超声波的传播速度增快。超声波的频率越高，介质对超声波的吸收能力越强，频率固定的超声波在气体中吸收最多，固体中吸收最少，液体中吸收则介于固体与气体之间。

一、功效与作用原理

1. 超声波的作用 超声波的生物物理作用，主要体现在以下三方面。

（1）机械作用：是超声最基本的原发性效应。超声的机械振动作用施于细胞时，相当于对细胞内物质及微小的细胞结构进行"微细按摩"，可以改变细胞内部结构，引起细胞功能的变化。在治疗剂量内，可增强半透膜的弥散作用，提高细胞的代谢功能，增强细胞的活力，改善血液和淋巴液的循环，对损伤组织有促进血管形成的作用，提高组织的再生能力。临床证明超声波能使坚硬的结缔组织变软。

（2）温热效应：超声波在人体或其他媒质中均能显著产热，这是机械能转变的热能，是由于超声在媒质中传播时，声能在媒质中被吸收而产生的一种内生热。超声温热效应可增强血液循环，加强代谢，改善局部组织营养，增强酶的活力，增强细胞吞噬作用，促进炎症的消除，还能降低肌肉和结缔组织张力，缓解痉挛及减轻疼痛。

（3）理化效应：超声理化效应继发于以上两种效应，其作用是多方面的。①对生物组织和细胞代谢的影响：低强度超声起刺激作用，可加速和激活组织细胞代谢，而高强度的超声主要起抑制和破坏作用。②弥散作用：超声可以提高细胞膜的通透性，促进组织代谢和营养，有利于超声药物透入病变部位。③触变作用：超声作用可使凝胶状态转化为溶胶状态，因此对肌肉、韧带、肌腱和瘢痕组织有软化作用。④空化效应：超声波在液体介质中传播时产生声压，当产生的负声压超过液体的内聚力时，液体中出现细小的空腔，称空化现象。超声雾化吸入疗法就是利用了超声的空化效应。

总之，上述三种效应可引起局部组织细胞内物质运动，使生物膜弥散过程增强，膜电位改变，离子和细胞膜通透性增强，还能促进血循环，软化组织，刺激细胞功能，加速化学反应，加强新陈代谢，影响酶的功能和生物活性物质含量，改变组织 pH 等。对于皮肤组织而言，超声可改善皮肤营养，促进真皮再生，增强汗腺分泌。

2. 药物的作用 在超声的作用下，药物更容易进入皮肤甚至体内组织发生药效作用，其作用基础如下：

（1）由于超声提高细胞膜的通透性，使生物膜的弥散过程增强，故有利于营养物进入细胞内，同样也可使药物更易进入病菌体内，加强药物的杀菌效能。

（2）超声作用于组织细胞时，在细胞内产生声流，由于声流的作用，细胞结构发生相应转变，呈现新的酶的变化，使催化过程的趋向性发生改变，细胞对药物的敏感性因而发生变化。

（3）超声的解聚作用，可使大分子化学键断裂，从而使药物大分子分解为小分子，有利于药物进入体内。

二、方　　法

声透法目前较普遍用于医学美容中。由于其所用药物不限于电离物质，故药源广泛，又具超声和药物的双重作用，深受美容界的欢迎，常用于治疗痤疮、面部色素沉着性皮肤病及改善黑眼圈。

1. 直接接触法　是直接将声头放在要治疗的部位进行治疗的方法。①移动法：声头与皮肤密切接触，接触剂为液状石蜡或凡士林，治疗时，声头轻压体表缓慢环形移动，移动速度为 1~2cm/s，强度为 0.5~1.5W/cm^2，治疗 5~10min。这种移动式治疗在超声波治疗中最常见，适宜大面积病灶的治疗。②固定法：适合小面积、痛点治疗，常用强度为 0.2~0.5W/cm^2，将声头以适当压力固定于治疗部位，每次治疗时间为 3~5min。

2. 间接接触法　是将治疗部位和声头侵入 36~38℃的温水中，声头有防水装置，距离体表 1~5cm，对准治疗部位，强度为 0.5~1W/cm^2，适宜表面不平的部位，如手、足、踝、肘等部位。

3. 穴位治疗法　是采用超声治疗机所配备的特制微型声头，按照针灸穴位治疗，强度为 0.25~0.5W/cm^2，每穴 2~3min，取 2~6 个穴为宜。穴位治疗的特点是无痛、操作简便、易于掌握且病人易于接受。

4. 超声药物透入疗法　将药物直接加入接触剂，治疗时采用直接接触法。强度为 0.5~1.5W/cm^2，时间 5~10min，特点是不仅将药物透入体内，同时保持原有药物性能。常用的药物有激素类药物、局部麻醉药、解热镇痛药等。

5. 超声雾化吸入疗法　利用超声的空化作用，使液体在气相中分散，将药液变成微细的雾状颗粒，通过吸气直接作用于呼吸道治疗疾病的方法。常用药物即雾化液，由湿润剂、化痰药、抗生素等组成，常用配方如生理盐水 40ml 加入庆大霉素 8 万单位、地塞米松 5mg、糜蛋白酶 4000 单位，每日 1~2 次，每次 15~20min。雾化液须当日新鲜配制，病人使用面罩吸入，做慢而深的呼吸，缓慢地呼气，使药雾能沉淀在呼吸道深部。

6. 超声波的治疗剂量　与超声波的波形、治疗方式、治疗时间、治疗频率及治疗次数有关。疾病的急性期一般采用脉冲超声波治疗，多采用小剂量。超声波治疗的时间一般每次 5~15min，脉冲超声波比连续超声波的治疗时间稍长，固定法治疗比移动法治疗时间稍短。治疗频度多为每日 1 次也可隔日 1 次。治疗疗程根据疾病的病程来定，急性期 5~10次为一个疗程，慢性期 15~20 次为一个疗程。

三、注　意　事　项

1. 注意保护声头，切忌碰撞与空载，否则易使声头中晶片破裂或过热损坏。

2. 避免烧灼伤，受治者如感觉局部有烧灼疼痛感或其他不适时，应立即关闭机器，在未查明原因前不得继续治疗。

3. 眼周只能采取小剂量超声治疗，不要超过 $1W/cm^2$，每眼时间不超过 5min。声波方向不要直对眼球，以免造成眼球的损伤。

4. 对皮肤有较强刺激的药物禁用；注意药物过敏。

第四节　直流电药物离子导入

直流电药物离子导入法是借助直流电将药物离子经皮肤、黏膜或伤口导入组织内治疗或美容的方法，简称电-药物离子导入法。该法在临床各科较广泛应用，美容界应用的时间也较早，在超声药物透入法用于美容之前，该法是美容院的常规方法之一。

一、功效与作用原理

某些药物在溶液中可以离解为离子，在直流电场力的作用下，带电荷的药物离子产生定向移动。在阴极垫中，带负电荷的药物离子向人体方向移动进入人体组织内；在阳极垫中，带正电荷的药物离子向人体方向移动进入人体组织内。皮肤表面有大量的毛孔和汗腺管口，是药物离子进入人体组织的入口。药物一般只能导入皮肤内 1～1.5mm。药物进入皮肤组织后，在皮内形成离子堆，可缓慢地通过血液、淋巴循环分布全身。药物离子在皮内可停留数小时至十余天，故药物离子导入法的药物作用持续时间比其他给药途径的持续时间长。

药物离子导入法不会破坏药物的药理作用，且只导入其有效成分。药物进入组织内，在局部表浅组织中的药物浓度高，对表浅病灶的治疗特别适用。药物和直流电作用可互相加强。直流电的生理作用是可使局部小血管扩张，促进血液循环，并使细胞膜通透性提高，从而可加强物质代谢，加强组织营养，提高细胞的生理功能。低电流密度（0.03～$0.06mA/cm^2$）具消炎和促进肉芽组织生长作用。此外，直流电对神经系统功能有显著的影响，能调节自主神经（自主神经）紧张度，使之趋向平衡。直流电刺激皮肤或黏膜的感觉神经末梢和内脏感受器，经相应节段到达自主神经高级中枢，或通过节段反射途径，使远隔部位、内脏组织发生功能变化。

二、方　　法

将脱脂棉浸透药液，裹于电极棒上。带正电荷的药棉裹于阳极棒上，带负电荷的药棉裹于阴极棒上，然后置于面部皮肤缓慢移动。非作用极握于受治者手中。剂量以电流密度为指标（单位：mA/cm^2），一般选用 0.1～$0.2mA/cm^2$。每次治疗时间为 15～25min，每日或隔日治疗 1 次。

三、注意事项

1. 带正电荷的药物一定要从阳极棒导入，带负电荷的药物一定要从阴极棒导入，否则药物不能导入。美容常用导入药物的极性如下：黄芩+，川芎–，毛冬青–，五味子–，陈醋–。

2. 配制药物所用之溶剂一般为蒸馏水、乙醇、葡萄糖溶液等。

3. 易引起过敏的药物，导入前须做皮肤过敏试验。

4. 急性湿疹、出血性倾向疾病、对直流电过敏者禁用此法。

第五节　光　疗　法

利用光线的辐射能治疗疾病的理疗法称为光疗法（phototherapy）。光具有电磁波和粒子流的特性，光子是组成粒子流的物质微粒。光波是电磁波谱的一部分。光波的波长短于无线电波，波长为1000μm～180nm。按波长排列，光波依次分为红外线、可见光、紫外线三部分。光波的波长和频率与其能量有关，光的频率越高，波长越短，光的能量就越大。因此，光的能量与其频率成正比，而与其波长成反比。常用的光疗法有可见光疗法、红外线疗法、紫外线疗法和激光疗法。近年来，有人应用光因子治疗肿瘤、紫外线照射血液回输（ultraviolet blood irradiation and oxygenation，UBIO）治疗心脑缺血缺氧性疾病、感染性疾病和提高人体免疫能力等，均取得一定进展。

一、红　光　疗　法

（1）概述：红光疗法是应用波长600～760nm的红色光线治疗疾病的方法。红光对组织的穿透能力较强，可深达机体4cm左右；大部分在真皮层被吸收，主要是热作用。

（2）治疗作用：有消炎、镇痛、缓解肌痉挛、促进组织愈合和周围神经再生。红光照射使细胞膜及内部结构发生变化，线粒体吸收红光，过氧化物酶活性增加，促进蛋白质合成能量代谢。动物实验证明，红光照射可以增强吞噬细胞的功能，提高机体免疫功能。红光照射使机体深部血管扩张，血流加快，并可降低血浆黏度，改善微循环。

（3）治疗技术：红光治疗仪光谱波段约有90%在600～700nm，10%在近红外波段。红光的输出功率密度可达30～50mW/cm²，移动灯头，使灯头中心对准患处，距离治疗部位30～50cm，每次治疗15～30min，每日1～2次，15～20次为一个疗程。

（4）临床应用

1）适应证：软组织损伤、烧伤、术后组织粘连、皮肤溃疡、压疮、浅静脉炎、关节炎、慢性胃炎、慢性肠炎、气管炎、肺炎、慢性盆腔炎、周围神经损伤、神经炎、神经痛、神经性皮炎、斑秃、湿疹等。

2）禁忌证：恶性肿瘤、高热、急性化脓性炎症、活动性出血或有出血倾向、活动性结核。

（5）注意事项：①治疗过程中病人不要随意变换体位，防止身体触及灯泡，引起烫伤；②避免红光直射眼部，头面部治疗时，病人可以戴墨镜防护。

二、蓝紫光疗法

（1）概述：20世纪60年代末利用蓝紫光治疗核黄疸，效果明显且无不良反应，因而，广泛应用于临床。核黄疸是新生儿溶血致血液中胆红素水平过高，导致的胆红素性脑病，蓝紫光治疗在于使体内的胆红素排出体外。

（2）治疗作用：蓝紫光照射患儿皮肤后，血液中的胆红素吸收光线，产生光化学效应，变成水溶性的低分子产物，通过胆汁、尿液、粪便排出体外，从而降低了血液中的胆红素浓度。

（3）治疗技术：目前国内常用的蓝紫光的波长是 335～600nm，功率密度可达 0.25～0.4mW/cm²。

单面蓝紫光疗（单光照射）：用 20～40W 的蓝色荧光管 6～9 支平行排列在上方，患儿全裸于箱子中央，箱盖面为五色有机玻璃盖，照射患儿正面皮肤，灯管距皮肤约 35cm。

双面光疗（双光照射）：患儿全裸于无色有机玻璃板上，在患儿上下方均有蓝色荧光管 6～9 支，照射患儿，正面灯距 35cm，下面灯距 20～25cm。

光导纤维光疗毯：将患儿包裹于毯中，特点是可以保温和适宜家庭光疗。

蓝紫光照射时间视病情而定，可以照射 6～12h，间隔 2～4h 再照。或照射 8～12h 停 2h。注意观察患儿体温、肤色、尿粪颜色，检查血胆红素。如患儿黄疸不退或血胆红素不下降，则应考虑改用其他疗法。

（4）临床应用

1）适应证：蓝紫光疗法只适用于未结合胆红素增高的患儿，如同族免疫性溶血性病（母婴 Rh、ABO 血型不合）、G-6-P-D 缺乏、感染、血肿等。当血清胆红素超过 225μmol/L（14.9mg/dl）或生后 48h 内足月儿超过 222μmol/L（12.98mg/dl），早产儿超过 185μmol/L（10.82mg/dl）时给予蓝紫光治疗。超低体重儿（小于 1000g）皮肤淤血、新生儿溶血症等胆红素增高趋势较明显时，即使未达到上述指标也应给予预防性治疗。

2）禁忌证：有阻塞性黄疸或肝脏疾病引起的高胆红素血症禁用蓝紫光治疗。

（5）注意事项：①照射过程中注意观察患儿情况，如呼吸、体温、眼睛、皮肤等的变化；②注意更换眼罩，保持眼睛清洁，防止感染；③注意骶尾部皮肤及臀部皮肤护理，避免擦伤破损；④蓝紫光照射后皮肤黄疸消失快，但血清胆红素下降较慢，应定时复查血清胆红素以确定是否继续照射。

三、红外线疗法

（1）概述：红外线是人眼看不见的光线，用红外线治疗疾病的方法称为红外线疗法。其波长较红光长，为 760nm～1000μm。目前医疗用红外线分为两段：波长 1.5～1000μm，为长波红外线（又称远红外线），穿透力较弱，只能穿透表皮；波长 760nm～1.5μm，为短波红外线（又称近红外线），穿透力较强，可穿透真皮和皮下组织。红外线作用于人体组织的主要生物学作用是产生热效应，故又有热射线之称。治疗应用的红外线强度一般为 0.07～0.49W/cm²，治疗时皮肤因充血而发红，出现斑纹或网络状红斑，可以持续 10min 至 1h。反复多次照射后皮肤将出现分布不均的脉络网状色素沉着，而且不易消退。

（2）治疗作用

1）改善局部血液循环：红外线辐射于人体组织，可穿透表皮和皮下组织，其能量转化为热能，通过热传导或血液传送可致较深层组织温度升高，使血管扩张，血流加速，从而使局部血液循环得到改善。用放射性同位素 ^{24}Na 研究下肢的皮肤、肌肉、关节在红外线作用下血液循环变化时证明：平均升温 6℃，皮肤对 ^{24}Na 的清除率平均增加 50%，胫前肌内 ^{24}Na 清除率增加 100%，膝关节 ^{24}Na 清除率增加 37%。皮肤温度的升高与波长有关。相同强度的长波、短波及可见光照射后皮温的升高依次为长波＞短波＞可见光。

2）降低肌张力，缓解痉挛：温热作用可使骨骼肌张力降低，内脏平滑肌松弛，胃肠蠕动减弱。

3）促进肿胀消退：由于循环的改善，可加快局部渗出物吸收，从而促进肿胀的消退。

4）镇痛作用：热作用可以降低感觉神经的兴奋性，同时热作用作为一种刺激传入中枢神经系统，与疼痛信号互相干扰，减弱了痛觉。另外热可以扩张血管，加速致痛物质的排出而止痛。

5）加速组织修复和再生，改善免疫功能：红外线热能可以增加吞噬细胞的活力，增加血管壁的通透性，改善机体的免疫功能。同时增强组织营养和代谢，促进水肿吸收，炎症消散；加速组织修复和再生。

（3）治疗技术

1）发光红外线灯：即白炽灯和钨丝红外线灯，功率为 150～1500W，多为 300～500W，最好加防护罩，适用于局部治疗。对于病灶较深的部位更好。

2）不发光红外线灯：由电阻丝或有涂料的辐射板构成，功率为 50～600W，亦可至1500W，如特定电磁波谱辐射器、频谱仪等，适用于局部治疗。

3）光浴器：即多个白炽灯泡安装在半圆筒状光浴器内，适用于躯干、双下肢或全身治疗。

局部照射红外线时要暴露治疗部位，使病人位于舒适体位，灯头或灯泡距离治疗部位 30～50cm，每次治疗时间为 15～30min，每日 1～2 次，15～20 次为一个疗程；光浴治疗时，将光浴器置于治疗部位上方，两端开口处用厚毛巾遮盖保温，病人取舒适体位，暴露需治疗的部位，每次治疗时间为 15～20min，每日 1 次或隔日 1 次，10～15次为一个疗程。

（4）临床应用

1）适应证：红外线疗法的适应证广泛，主要用于缓解肌痉挛，改善血运，止痛。常用于亚急性及慢性损伤和炎症。如软组织挫伤恢复期（24h 后）、肌纤维组织炎、肌痉挛、关节炎、关节纤维性挛缩、神经炎、神经痛；疖、痈、蜂窝织炎、丹毒、乳腺炎、淋巴结炎等炎症浸润吸收期；延迟愈合的伤口、冻疮、压疮等。

2）禁忌证：恶性肿瘤、高热、急性化脓性炎症、活动性出血或出血倾向、活动性结核。

（5）注意事项

1）首次照射前必须询问并检查局部知觉有无异常，如果有感觉障碍，一般不予治疗，必须照射时须观察，以免烫伤。

2）新鲜的植皮、瘢痕区，照射时宜拉开距离，以免烫伤，对于水肿增殖的瘢痕，不用红外线照射，以免促进其增殖。

3）急性外伤后，一般不用红外线照射，24～48h 后局部出血、渗出停止后可小剂量开始照射，以免肿痛、渗出加剧。

4）红外线照射时需保护眼睛。因红外线照射眼睛易引起白内障及视网膜灼伤。照射头部时，应戴绿色防护镜或用浸水棉花敷于眼睛上。

5）动脉阻塞性病变，不宜用红外线照射。

6）皮炎时忌用红外线照射，以免炎症加剧。

四、紫外线疗法

（1）概述：利用紫外线治疗疾病的方法称为紫外线疗法（ultraviolet therapy）。紫外线是紫光以外的看不见的光线，用于医疗的紫外线波长在 180~400nm，通常分为三段：长波紫外线（UVA），其波长为 320~400nm，生物学作用较弱，适用于进行光化学疗法治疗某些皮肤病等；中波紫外线（UVB），其波长为 280~320nm，能调节机体代谢，抗佝偻病、增强免疫、刺激组织再生和促进上皮愈合；短波紫外线（UVC），其波长为 180~280nm，具有强烈杀菌作用，对各种耐药的铜绿假单胞菌、枯草杆菌、金黄色葡萄球菌等，均有很好的杀灭效果。紫外线作用于人体组织后主要产生光化学效应，故又有光化学射线之称。

（2）紫外线的治疗作用

1）引起皮肤红斑：紫外线红斑实质上是一种光化学无菌炎症，它引起的组织学变化主要是血管扩张、充血、白细胞增多、血浆蛋白质渗出等。紫外线红斑的产生机制较复杂，一般认为紫外线照射皮肤后引起组胺增多，毛细血管渗透性增强，皮肤充血，出现红斑。红斑的特点是界限清楚、均匀一致的鲜红色，持续数天后出现色素沉着，并有脱皮。

2）消炎作用：紫外线红斑量照射，引起皮肤血管扩张，血液循环加快，血管通透性增加，促进代谢产物和病理产物的排出；同时吞噬细胞活跃，免疫功能增强，从而使炎症局限、消散。尤其对皮肤浅层的急性感染性炎症效果显著。

3）镇痛作用：紫外线红斑量照射可产生镇痛作用，主要表现为降低感觉神经兴奋性，局部痛阈升高，感觉时值延长。另外，紫外线照射部位血液循环增加，致痛物质的清除加快，从而缓解疼痛。

4）杀菌作用：短波紫外线具有明显的杀菌作用，紫外线的杀菌机制是细胞吸收紫外线后，在 DNA 中形成胸腺嘧啶二聚体，使细胞核肿胀，核破裂，蛋白质变性，导致细胞生长、代谢、繁殖能力受到抑制而死亡。

5）脱敏作用：组胺是引起过敏反应的主要因素，紫外线照射可使组织产生少量的组胺，当组胺不断进入血液后，可刺激细胞产生组胺酶。大量的组胺酶，可以分解过敏反应时血液中的组胺，从而起到脱敏作用。

6）抗佝偻病作用：由于体内缺乏维生素 D，致使钙磷代谢异常，可致小儿佝偻病，在成人则可导致软骨病。用波长 272~297nm 的紫外线照射后，人体皮肤内的 7-脱氢胆固醇转化成维生素 D_3，维生素 D_3 可促进肠道和肾小管对钙磷的吸收，促进钙盐沉着，因而起到治疗佝偻病的作用。

7）促进愈合作用：小剂量紫外线照射可以促进肉芽组织及上皮的生长，加速伤口愈合；大剂量则抑制或杀死细胞，促进坏死组织脱落，控制感染，有利于伤口愈合。

8）其他：紫外线具有调节机体免疫功能和光敏作用，长期大剂量的紫外线照射有可能引起组织癌变。常规治疗剂量的紫外线无癌变的危险。

（3）治疗技术

1）紫外线治疗灯有两类：高压汞灯（高压水银石英灯），主要产生中波和长波紫外线，功率为 300~500W，用于局部与全身体表照射；低压汞灯（冷光水银石英灯），主要产生短波紫外线，并有少量中波紫外线，功率 10~15W 者用于体表照射，5~8W 者用于体腔照射。

2）生物剂量（最小红斑量）测定：①紫外线照射剂量，以"最小红斑量"（MED）表示，一个生物剂量是指紫外线在一定距离内垂直照射皮肤引起的最弱红斑（阈红斑）所需的照射时间。②将生物剂量测定器置于裸露的皮肤上，选下腹两侧或上臂内侧正常皮肤区作为被测定区。③病人平卧，暴露被测定区。移动紫外线灯，使灯管中心垂直对准测定的部位，高压汞灯灯距为50cm，低压汞灯几乎接近测定器或距离1～2cm。④操作者抽动测定器盖板，每隔一定时间（高压汞灯5s，低压汞灯1s）露出一个小孔，直至6个孔都照完。高压汞灯6个孔依次照射时间为30s、25s、20s、15s、10s、5s。⑤成人照射后6～8h观察测定结果，小儿照射后4～6h观察测定结果，观察最弱红斑反应出现在第几孔，则该孔为一个生物剂量的数值，若在最后一个孔出现最弱红斑，则1个MED =5s。以此类推，如果照射后6个孔均未出现红斑或全部出现红斑，则应更换部位，重新测定，酌情增加或减少每一个孔的照射时间。⑥确定平均生物剂量的方法：在1～2天内以同等条件，按以上操作程序对20名健康青壮年男女进行测定，求其平均数。采用平均生物剂量，然后再照射。

3）紫外线剂量分级

0级红斑量（亚红斑量）：照射剂量小于1个MED，局部皮肤无红斑反应。可用于全身照射。

Ⅰ级红斑量（弱红斑量）：照射剂量1～3个MED，照射后6～8h，皮肤出现微弱的红斑反应，界限清楚，约24h消退，皮肤无脱屑。照射面积不超过800cm^2。

Ⅱ级红斑量（红斑量）：照射剂量3～5个MED，照射后4～6h皮肤有明显的红斑反应，稍肿，轻度烧灼痛，2～3天后红斑消退，有斑片状脱屑和轻度色素沉着。照射面积同Ⅰ级红斑量。

Ⅲ级红斑量（强红斑量）：照射剂量6～10个MED，照射后2h皮肤有暗红色斑；水肿，灼痛，1～2周红斑消退，皮肤大片状脱皮，伴明显色素沉着。照射面积以不超过250cm^{2}为宜。

Ⅳ级红斑量（超红斑量）：照射剂量10个MED以上，皮肤红斑反应比强红斑量更重，出现水疱，脱皮，剧烈灼痛，主要用于炎症及感染的创面。照射面积以不超过30cm^{2}为宜。

（4）临床应用

1）适应证：①局部照射适用于痛风性关节炎、疖、痈、蜂窝织炎、丹毒、淋巴结炎、乳腺炎、静脉炎等急性炎症，以及伤口感染、伤口愈合迟缓、压疮、冻疮、溃疡、烧伤创面、慢性气管炎、支气管炎、肺炎、支气管哮喘、慢性胃炎、风湿性关节炎、类风湿关节炎、神经炎、神经痛等。②体腔照射适用于口、咽、鼻、外耳道、阴道、直肠、窦道等腔道急性感染、溃疡等。③全身照射适用于佝偻病、骨软化病、骨质疏松症、过敏症、玫瑰糠疹、银屑病、白癜风、瘙痒症等。

2）禁忌证：心、肾衰竭，出血倾向，活动性结核病，红斑狼疮，日光性皮炎，光过敏症，应用光过敏药物（光敏治疗者除外），着色性干皮症，中毒，伴有发热、皮疹的传染病，恶性肿瘤。

（5）注意事项

1）紫外线治疗室应保持空气流通，便于臭氧消散，保持室温18～22℃。

2）治疗前应检查紫外线灯管是否破裂，支架安装是否牢固。灯管启燃后，要给予预热，如高压汞灯需要 10～15min，低压汞灯需 5～10min。

3）操作者应穿长袖衣服，戴防护眼镜，戴手套，避免操作过程中反复过多地接受紫外线照射。病人眼镜不要直视紫外线灯，须遮盖眼部。只裸露照射野，其他部位必须用治疗巾遮盖。

4）紫外线照射如与产生温热效应的物理因子配合治疗时，应先作温热治疗，后照紫外线。如紫外线照射过量，可立即用温热疗法中和。

5）紫外线治疗过程中，不要用光敏药物和吃光敏食物。对应用光敏疗法，使用光敏剂的病人应先测定使用光敏剂后本人的生物剂量，再开始治疗，以防紫外线过量。治疗中不宜饮酒及涂化妆品，并避免日光直射皮肤。

6）紫外线灯管的照射强度可随着时间的延长而衰减，高压汞灯应用 500～1000h 后应更换，一般每隔 3 个月测定一次生物剂量。

7）紫外线灯管不要用手触摸，经常用 95%乙醇擦拭污垢。导子用后每次必须用 75%的乙醇浸泡消毒。

五、激 光 疗 法

（1）概述：激光（laser）是受激辐射放大产生的光。其本质和普通光一样，既是电磁波，又是粒子流。利用激光器发射的光治疗疾病的方法称为激光疗法（laser therapy）。激光的特点是单色性好、亮度高、易于聚焦和相干性好，所以被广泛用于临床。

（2）治疗作用

1）热作用：主要是可见光区和红外光区的激光所引起。激光的能量越大，产生的温度越高，例如，热对皮肤和软组织作用后，相继出现热致温热（37～39℃），热致红斑（43～45℃），热致水疱（47～48℃），热致凝固（55～60℃），热致沸腾（100℃），热致炭化（300～400℃），热致燃烧（500℃以上），热致气化（5000℃以上）。根据临床需要选择适当的激光能量。采用大能量激光的高温热至气化作用，可以破坏肿瘤组织。采用激光的热致炭化和热致燃烧作用，可以治疗皮肤病变和妇科疾病。

2）压强作用：高能量激光辐射产生压强，称为一次压强；机体组织吸收高能量的激光后再次产生压强，称为二次压强。利用激光压强可治疗白内障、青光眼、泌尿系统结石等疾病。

3）光化作用：生物大分子吸收激光分子的能量而被激活，产生受激原子、分子和自由基，引起机体内一系列的化学改变，称作光化反应。光化反应可导致酶、氨基酸、蛋白质、核酸等活性降低或失活，引起机体内一系列的化学改变，从而产生相应的生物学效应，如杀菌、红斑效应、色素沉着、维生素的合成。

4）电磁作用：激光是一种电磁波，利用其高聚焦产生的高温和高电场强度，可以使细胞损伤、破坏，用于治疗肿瘤。

5）生物刺激作用：激光照射到生物组织时，可以引起生物组织生理、生化的改变，称为激光的生物刺激效应。其效应与激光的照射强度有关。小功率低强度激光对生物组织起刺激作用，相反起抑制作用。

（3）治疗技术

1）医用激光器的种类

A. 气体激光器：①氦-氖（He-Ne）激光器，是医学上用途最广的激光器，波长为

632.8nm，为可见光，输出功率一般为 5～25mW，临床常用于局部照射、穴位照射和血管内照射。②二氧化碳（CO_2）激光器，属于高功率激光器，波长为 10.6μm，是不可见红外光，常用输出功率为 10～200W，用于外科手术切割肿瘤或美容消除瘢痕。

B. 固体激光器：①红宝石激光器，输出激光波长 694.3nm 的红色激光，皮肤科应用于色素病变的治疗，可以击碎色素颗粒，然后被体内吞噬细胞吞噬，使色素变浅和消失，由于没有热效应，所以皮肤不留瘢痕。②Nd：YAG 激光器，又称掺钕钇铝石榴石激光器，波长 1.06μm，常用输出功率为 50～100W，用于治疗血管瘤。通过光导纤维传输可以治疗体腔内的疾病，如耳鼻喉、食管、胃、膀胱疾患。③Ho：YAG 激光器，又称掺钬钇铝石榴石激光器，波长 2.1μm，为红外光，其特点是组织的水分吸收后，有稳定的穿透深度，临床常用于切除膀胱肿瘤和前列腺病变。

C. 准分子激光器：临床最多用于角膜成形术（PRK 术），消融角膜表面几十微米的厚度即可达到矫正屈光的目的，且热损伤很小，能保持角膜透明。

D. 半导体激光器：波长 630～980nm，常用输出功率从几毫瓦到十几瓦不等，具有工作电压低、电光转换功率高、体积小、重量轻、易于调制、不需水冷、寿命长等优点。临床用于穴位治疗、切割、凝固、气化等。

2）高强度激光：是指激光作用于生物组织后造成不可逆的损伤，这种激光称为高强度激光。其输出功率在瓦级以上。用高强度激光使受照组织凝固、止血、融合和气化，或者将病变组织切除掉。①切割术：作为手术刀切割组织，最大的优点是不出血或出血极少。②气化术：用于烧灼皮肤赘生物、慢性溃疡的清创等。③凝固术：用于组织凝固、止血、抑制血管的异常增生。

3）低强度激光：又称低功率、低能量或弱激光。常用氦-氖激光照射，输出功率小于50mW。治疗作用有消炎、止痛，加速溃疡愈合和伤口愈合，加速骨痂形成，促进骨折愈合。激光穴位照射可以调节机体免疫功能。低强度激光局部照射每次 10～20min，穴位或伤口照射每个部位 3～5min，每日或隔日 1 次，5～10 次为一个疗程。

（4）临床应用

1）高强度激光疗法适用于：外科疾患，如食管癌的治疗，肝脏手术止血，肝血管瘤的手术治疗，痔、肛门裂、瘘管的切开、烧灼治疗；皮肤科疾患，如扁平疣、传染性软疣、血管痣、色素痣、皮肤肿瘤、瘢痕增生等；妇科疾患，如宫颈糜烂、尖锐湿疣、子宫颈癌等；内科疾患，如冠状动脉粥样硬化应用准分子激光行腔内冠状动脉成形术。

2）低强度激光疗法适用于：外科疾患，如肩周炎、颈椎病、腰椎间盘突出症、肌纤维、组织炎、软组织损伤、乳腺炎等；皮肤科疾患，如带状疱疹、荨麻疹、神经性皮炎、皮肤感染、湿疹、斑秃、白癜风等；妇科疾患，如外阴白斑、外阴瘙痒症、白塞病、痛经、慢性盆腔炎等；神经系统疾患，如面神经麻痹、神经衰弱、周围神经损伤和神经痛等；内科及小儿科疾患，如支气管炎、支气管哮喘、高血压、小儿遗尿症等；其他炎症，如牙周炎、口腔溃疡、腮腺炎、外耳道炎、中耳炎、咽喉炎、扁桃体炎、睑腺炎（麦粒肿）、睑板腺囊肿（霰粒肿）等。

（5）皮肤外科应用注意事项

1）激光被归为第Ⅳ类医疗设备，表示在任何情况下眼睛都不能接触到激光（包括直视或者散射），在没有防护的情况下，眼睛对激光的辐射是非常敏感的，眼睛的损伤部位和性质与激光波长、照射时间和能量有关。可见光和近红外波段（400～1400mm）的光，可以被视网膜色素上皮的黑素吸收，眼睛暴露于该波段的激光能导致部分或全部视力丧失。眼睛暴露于紫外线和远红外线（1400～10 600mm）时，光可以被眼睛内的水分吸收，导致角膜和晶状体损伤。因此，激光治疗时，病人和术者都必须佩戴波长匹配的防护镜，标准护目镜和塑料眼罩对于婴儿和儿童，大小可能不合适，无法发挥充分的保护作用。

2）激光治疗应特别注意光斑间的重叠情况，避免漏掉某些区域或导致明显的重叠损伤。激光治疗室应光线充足，治疗过程中，病人不得随意变换体位，激光治疗应远离麻醉气体和氧气环境，以及手术过程中使用含乙醇的产品。

3）掌握激光的基本原理、功能和与皮肤结构相互作用的特征，有助于更准确地选择适应证和降低并发症。皮肤选择地吸收光能量依赖于光的波长、穿透深度、脉冲亮度和特定靶组织相对于周围组织的光学性质。当光的损伤作用超过了标靶色基，被非目标的或者竞争性的色素吸收时，就会产生不希望出现的热损伤，导致红斑、水肿、水疱、色素异常、浅表溃疡和瘢痕等。

为避免激光治疗出现不良反应和并发症，使用合适的参数，慎重选择病人以及注意观察组织对初始能量的反应，都是十分重要的，如对于老年病人和特殊部位的治疗（如颧弓部位、颜面部各器官周围及生殖器附近等）则需较低的能量和充分的冷却来防止可能出现的损伤与并发症。

4）皮肤冷却技术的发展，让皮肤在激光治疗中，可以承受更高能量的治疗和免于热损伤，冷却治疗可以在治疗前、治疗中和治疗后使用。接触冷却可以是简单利用冰袋，也可以采用较为复杂的传递冷却水系统。动态冷却是治疗前应用最有效的冷却方法，是在激光治疗之前将具有很高导热系数制冷剂喷到皮肤表面。

对于所有激光治疗，包括光疗和射频治疗之前进行预冷，对于保护表皮很重要的，在治疗过程中和之后进行冷却对于长脉宽和对真皮进行整体加热的治疗是必要的。治疗过程中过分疼痛、深度红斑及组织发灰，提示热损伤太大，可能是冷却失效的原因。

5）很多 Q-开关激光作用于黑素，可以减轻或清除良性色素性皮损，常用于治疗良性色素皮损的激光包括 694nm 红宝石激光、755nm 紫翠玉宝石激光、1064nmNd：YAG 激光和 IPL 等。

Q-开关激光作用的靶点是黑素小体中的黑素，脉冲发射时的热效应局限于黑素，不伤害到周围结构。694nm 红宝石激光可以用来治疗各种色素疾病，如日光雀斑样痣、脂溢性角化和雀斑等。1064nmNd：YAG 激光可用来治疗真皮的色素性皮肤病，如黑色素细胞痣、太田痣和伊藤痣等。治疗色素性皮肤病常见的不良反应包括治疗后红斑、色素异常和表皮萎缩等。炎症后色素沉着通常是短暂的，永久性色素减退和增生瘢痕可能出现在过度治疗之后或肤色较深的病人。用激光治疗黄褐斑和炎症后的色素沉着，经常会使病情加重。对于文身的治疗，与其染料颜色有很大关系，紫色、黄色和亮绿色是难去掉的颜色，对于难治性文身，需要更换不同波长的激光，而不是增加能量和减少光斑。即便如此，在重复多次治疗后，可能仍然去除不净或留有局灶的持久性色素减退斑。

6）不同的激光用于脱毛治疗，虽然其光的穿透和吸收能力不同，但发生热损伤的机制是相似的，大多数病人对脱毛反应较好，但会有一些疗效较差甚至无效。

第六节　磁　疗　法

磁力作用的范围称作磁场，利用磁场的物理性能作用于人体以治疗疾病的方法称为磁疗法。磁疗的机制比较复杂，但磁场对体内生物电流分布、电荷运动状态和生物高分子的磁矩取向等的影响，是产生磁生物效应的基础。

一、磁　场　分　类

（1）恒定磁场：磁场的大小和方向不随时间而变化，如磁铁、电磁铁通直流电所产生的磁场。

（2）交变磁场：磁场的大小和方向随时间而变化，如异名极旋转磁疗器所产生磁铁的磁场。

（3）脉动磁场：磁场的强度随时间而变化，而方向不随时间发生变化，如同名极旋转磁疗器所产生磁铁的磁场。

（4）脉冲磁场：用脉冲电流通入电磁铁线圈所产生各种形状的脉冲磁场，如各种磁疗机所产生的磁场，其频率、波形和峰值可根据需要进行调节。

二、作　用　机　制

（1）调节体内生物磁场：人体内存在生物电流，生物电流产生生物磁场，正常生理情况与病理情况人体内的生物磁场是不同的。在病理情况下，应用外加磁场对机体内的生物磁场进行调节，使体内生物磁场趋向正常。

（2）产生感应微电流：磁场作用于人体时可改变人体生物电流的大小、方向，并可产生微弱的涡电流，影响体内电子运动的方向和细胞内外离子的分布、浓度和运动速度，改变细胞膜电位，影响神经的兴奋性。

（3）对体液的影响：磁场可以改善血流，促进致痛物质的清除，激活内分泌激素、微量元素的作用。磁场可以影响酶的活性和机体内的生物学反应。磁场还有清除体内自由基的作用。

（4）对生物膜的影响：磁场改变细胞膜的通透性、细胞内外的物质交换和生物化学过程，影响膜受体和膜蛋白分子的取向。

三、治疗作用与方法

1. 治疗作用

（1）消炎、消肿：磁场作用于人体组织，可扩张血管，增加组织通透性，促进血液循环，加速炎性渗出物的吸收和消散；并能降低组织间的胶体渗透压，消除肿胀。

（2）止痛作用：磁疗的止痛机制之一是磁场降低了感觉神经末梢对外界刺激的反应，减少感觉神经的传入而止痛；机制之二是在磁场作用下机体血液循环增加，使致痛物质（如钾离子、组胺、缓激肽、5-羟色胺、乙酰胆碱等）随炎症消散而缓解疼痛；机制之三是磁场作用下平滑肌痉挛缓解而缓解疼痛；机制之四是在磁场的作用下，吗啡样物质（甲硫氨酸脑啡肽、β-内啡肽等）增多，而起到止痛作用。

（3）镇静作用：磁疗的镇静作用主要是改善睡眠、延长睡眠时间，减低肌张力，缓解肌肉痉挛，其机制与中枢的抑制有关。

（4）降低血压：磁场抑制中枢神经系统的兴奋性，扩张周围血管，降低外周循环阻力，从而降低血压。穴位治疗降低血压效果较好。

（5）促进创面愈合作用：磁场能促进创面愈合，其机制是在磁场的作用下，血管扩张，血流加快，血液循环改善，为创面提供了更多的血液，提供了更多的营养物质和氧，有利于加速创面的愈合。

（6）软化瘢痕：磁场具有防止瘢痕形成和软化瘢痕的作用，其机制是在磁场的作用下血液循环改善，渗出物吸收和消散加速，为减少瘢痕形成创造了条件；磁场作用下成纤维细胞内水分和盐类物质增加，分泌功能障碍，成纤维细胞内溶酶体增加，促进细胞吞噬作用，阻止了瘢痕的形成。

（7）促进骨折愈合：磁场可以改善骨折断端的血液循环、营养和氧供，有利于骨组织细胞的生长。磁场对软骨细胞和骨有直接促进生长的作用，加快纤维软骨骨痂的密度，促进骨折愈合。

（8）对良性肿物的作用：磁场对良性肿物有治疗作用，经磁疗可使良性肿物缩小或消失。其机制为异名磁极相吸产生的压力作用，使肿物缩小或消失；磁场可减少渗出，消炎消肿，使肿物缩小或消失；磁场对内分泌的影响，可使与生殖系统相关的良性肿物缩小或消失；磁场可使肿瘤内血管形成血栓，引起肿瘤血供中断，使肿瘤缩小或消失。

2. 治疗方法

（1）静磁疗法

1）直接贴磁法：是将磁片直接贴敷于病人体表部位或穴位上，用胶布固定以治疗疾病的方法。常用的方法有单块磁片贴敷法、两块磁片贴敷法、多块磁片贴敷法。

2）间接敷磁法：是将磁片缝制在特定的材料中用于治疗的方法，如磁疗枕、磁疗帽、磁疗腰带、磁疗腹带、磁疗背心、磁疗护膝、磁疗护腕等。每天保持贴敷 12min 以上，2～3 个月为一个疗程。

3）磁针法：将皮针或耳针刺入体穴或痛点上，针的尾部在皮肤表面，其上放一磁铁片，然后用胶布固定。这样可以使磁场通过针尖集中作用于深层组织。磁针法适用于活动少的部位，每次选取 2～3 个穴位或痛点，每个治疗部位 2～5min，每天 2～3 次。

4）耳磁法：是用胶布将小磁片或磁珠固定在耳穴上治疗疾病的方法。磁珠是直径很小的圆形磁粒，直径为 3～8mm，多用稀土合金制成。根据不同的疾病选取不同的穴位。每次选取 2～4 个穴位，每 5～7 天更换穴位。

（2）动磁疗法

1）电磁法：使用电磁治疗机所产生的低频交变磁场和脉冲磁场进行治疗。病人取舒适体位，暴露治疗部位，将磁头放置在患处，病人有振动感和温热感为宜，每次 20～30min，每个部位 15～20min，每天 1～2 次，15～20 次为一个疗程。

2）旋磁法：使用旋磁法治疗仪进行治疗。将一个或多个机头对准治疗部位或穴位，每穴 5～10min，每个部位 15～20min，每天 1～2 次，15～20 天为一个疗程。

（3）磁处理水疗法：用于治疗尿路结石、胆结石、萎缩性胃炎等。病人每天饮水 2000～3000ml，早晨空腹饮 1000ml，其余分次饮用。

（4）磁疗的剂量：磁场强度用特斯拉（T）表示。

1）剂量分级

小剂量：磁场强度 0.02～ 0.1T。

中剂量：磁场强度 0.1～ 0.2T。

大剂量：磁场强度 0.2T 以上。

2）剂量选择：原则是疾病急性期或严重疼痛选大剂量；神经衰弱、高血压宜选小剂量；年老体弱和小儿选小剂量；头、颈、心前区宜选小剂量；腰、背、腹部和四肢宜选中剂量；臀部可选大剂量。

第七节　药物蒸汽法

药物蒸汽法是利用电热装置将水加热产生水蒸气，蒸气通过中草药，将其中的挥发油成分带出，与蒸汽一起喷射到皮肤，从而起到治疗或养肤美容作用的一种美容方法。

一、功效与作用原理

蒸汽美容器是美容界使用的仪器中最重要的一种，市售品种较多。草药蒸汽美容器是在此基础上发展起来的，它在一般蒸汽美容器蒸汽排出的通路中，加一个带筛孔的容器，内盛中草药，蒸气通过中草药时，则将其中的挥发油成分带出。目前美容院常用的有紫外光负离子草药喷雾器，蒸气通过药物后，再通过装有 5W 紫外灯光的金属管喷射出来，这时的雾气除带有药物成分外，还因被离子化而含有丰富的氧离子。一般家庭用的小型蒸面器则无离子化装置，有便携式和面置式两种类型。

（1）有助于深层清洁：水蒸气能补充皮肤水分，软化角质层，使堆积在皮肤表面的衰老细胞、油垢、灰尘及化妆品残留物易于清除，故在用深层清洁霜清洁皮肤前，一定要先蒸面。此外，水蒸气可渗透到毛孔中，其温热作用可软化毛孔中堆积的油脂及化妆品残留物等污垢，并使毛孔和汗腺管口张开，故有利于各种污垢及粉刺、炎性物的排出，达到深层清洁的目的。

（2）促进血液循环，改善代谢功能：水蒸气的温热作用，可使皮肤浅层毛细血管扩张，循环加快、血流量增加，促进皮肤的新陈代谢，从而利于药物有效成分的吸收。

（3）按摩作用：喷出的水蒸气有一定的冲击力，使皮肤发生轻微的振动，对神经末梢产生柔和的按摩作用，有利于受治者情绪的稳定及消除倦容。

（4）药物的治疗或营养作用：随水蒸气喷出的药物多是芳香性挥发油成分，本身即易被皮肤吸收，在水蒸气上述诸多作用之下，更易被吸收，从而起到较好的治疗或营养作用。

二、方　　法

先将皮肤清洗干净，在清洗皮肤时，可先预热蒸汽美容器，此时不能将喷雾口对着受治者的面部，等蒸气喷出很稳定且呈均匀的细雾时，再开始为受治者蒸脸。喷雾口须距受治者脸部 30cm 左右，使蒸汽到达皮肤时已呈现微温，不致因温度太高而使皮肤发汗，否则过后会增加皮肤的缺水状况。一般熏蒸 10min 左右。美容院的蒸汽法可随受治者美容时间 1 周或 10 天 1 次，家庭用蒸气法，可每天或隔天 1 次。

三、注 意 事 项

（1）喷雾器盛水容器内水不能太满，一定要在警戒线之下。使用时随时注意喷雾情况，如容器内起密集的水泡且机器发出咯咯声，预示将会有水珠随蒸气喷出，若溅到受治者脸上将会烫伤皮肤。遇此情况须马上将喷雾器管转向，使喷雾口离开受治者面部，然后关机，再将容器内水倒出一部分，或将已溶有药物的水换成干净的蒸馏水，再继续使用。

（2）在进行面部按摩时最好不要用蒸气喷面，以防按摩霜中的不良成分进入皮肤，除非按摩霜是专用的营养或治疗性的。

（3）过敏性皮肤病人，要慎用蒸汽喷面，若用，则要距离面部较远，使蒸汽到面部的温度尽量低一些。

（4）容器内的水必须是蒸馏水或过滤水，一般自来水含有矿物质，会造成机器故障，应避免使用。盛水容器及电热装置应定期用弱酸性溶液去除沉积的污垢，可将弱酸性溶液倒入容器内，隔夜后再倒掉，并用清水冲洗干净后备用。

第八节　水（药）浴

中草药药浴，是在水中加入中草药或直接采用中草药的煎液浸浴或药浴、蒸浴全身或局部，利用水的温热、按摩等物理作用，以及药物的治疗、保健作用，达到防治损容性疾病及护肤养肤、护发养发目的的一种美容方法。

在我国，早在春秋战国时期就有"头有疮则沐，身有疮则浴"（《礼记》）的记载。现存最早古医书《五十二病方》就有药浴治病的记载，如用黄芩等药物的水溶液外洗治"夕下"病（一种剥落性皮肤病），用桃叶煎汤浸浴治瘙痒病等。洗浴也是最早的美容行为，2000年前我们的祖先就已知用兰草等芳香植物煎汤沐浴，用以香身辟秽爽身。如《神女赋》中就有"沐兰泽，含若芳"的诗句。历代医籍中有大量沐浴方、洗头方、洗面方、洗手方，用于防治损容性疾病或美肤、美发。近现代，随着西方医学的传入和现代科技的发展，药浴治疗法的应用日益广泛，研究更深入。中药药理学的发展为药浴的配方选药提供了科学依据，如日本研究证明用含川芎和当归的生药提取物浸浴可扩张血管，增加皮肤血液量及组织灌流率，升高体温（万秀宪，1993）。近年，药浴作为中医美容的一种有效方法受到美容界的关注。

一、水 浴 作 用

（1）洁净作用：水具有洗涤作用，可洗掉堵在皮表和毛孔的污物，使皮肤亮丽。使用含有磨料的溶剂时，通过适度摩擦，还可除去皮肤表面粗糙老化角质层，使皮肤光滑洁白。污垢的祛除可使毛孔通畅，利于皮肤的排泄和吸收功能，增强皮肤的代谢能力。

（2）温热作用："血得热则行，得寒则凝"，故水浴能温经通络，行气活血。吴尚光《理瀹骈文》说："外治者，气血流通即是补"，故可认为水浴有补益作用，对全身，尤其是皮肤，有很好的保健作用。现代研究认为温热的水能扩张局部或全身皮肤的血管，促进肌肤组织的血液循环，加强皮肤的吸收营养和排泄代谢废物的功能。此外，一般热水浴对身体有轻微刺激作用，可略微减轻体重，但对血热性质的一些皮肤病如粉刺（痤疮）、过敏性皮炎等，应采用凉水浴。

（3）巴浮力作用：当全身浸浴时，借助于水的浮力，肢体、关节易于活动，有助于对关节、肌肉粘连、僵硬性疾病的治疗。

（4）静脉压作用：当全身浸浴时，水可以压迫体表的血管和淋巴管，促进血液和淋巴液的回流，可起消肿减肥作用。

（5）冲击作用：当利用水泵使浴池内水流呈现漩涡状运动时，水流的冲击力可对皮肤产生按摩作用，可疏通经络，调和气血，使人浴后感到轻松舒适。

（6）软化角质作用：浸浴可增加皮肤角质层的含水量，从而可使皮肤润泽柔嫩，不易产生皱纹，并易于吸收溶于水中的药物，更好地达到治疗或保健作用。

二、药 浴 作 用

在浴水中加入中草药后，其有效成分充分溶解于水中，洗浴时药物有效成分直接作用于体表，或经皮肤、黏膜吸收进入体内发挥作用。在药浴中，散布在水蒸气中的药物有效成分可通过口鼻黏膜吸收到体内，溶于水液中的有效成分则通过角质层、毛囊等进入体内，然后通过血液循环分布到机体各组织与器官而产生药效。皮肤自身具有一定的吸收、渗透作用，某些中药也具有一定的透皮吸收作用，如日本发现川芎醚提取物明显促进在透皮吸收实验中常用的安息酸的透皮作用。在药浴液的加工过程中，有时也加入透皮吸收剂，以促进皮肤对药物成分的充分吸收。此外，近年一些草药浴香料的疗效作用受到化妆品学家的关注和重视。国外学者对香料气味的生理作用和对人心境、情绪及行为的影响进行了研究，甚至出现了"芳香心理学"新学科，它阐明了通过气味对大脑嗅觉系统的刺激和传递，可以产生各种特殊的感觉和情绪的变化，如松弛、兴奋、性欲、愉快、幸福等。若在浴液中添加专门的草药香料，会在浴池中形成芳香的气氛，相应的神经末梢会对气味做出反应，对浴者的心理状态将产生实质的影响。

（1）浸浴：头以下全身或身体的某一部分浸入药浴液中，每次浸泡10～30min。

（2）蒸浴：煎煮药液时或药液煎后倒入盆中时，让水蒸气熏蒸局部。一般在洗浴之前用蒸浴法，待水温适宜后再洗浴。美容院常用中草药离子喷雾机熏蒸面部。蒸浴法可加速局部血管的扩张，利于药物的吸收。但此法不适宜于热证及皮肤敏感者。局部皮损蒸浴，日1～2次，面部保健美容可1周1次。

三、注 意 事 项

（1）据水温高低，药浴可分为热水浴（39～45℃），触水烫热，但能忍受；温水浴（37～38℃），触水不烫但热，与皮温相当；平温浴（34～36℃），触水稍温；凉水浴（25～33℃），触水觉凉。临床应根据病情，按"寒者热之，热者寒之"的治疗原则，选择相应温度的药浴法。

（2）药浴的时间依药浴液温度而定，水温越高，时间越短。

（3）热水全身浸浴一般是在浴室的浴盆中进行，浴室的湿度相对较大，而氧气的含量相对较少，易使人心胸憋闷，呼吸急促、气短，故严重肺功能不全或低下者不宜采用。此外，热水浴可使全身皮肤血管扩张，血液循环加快，回心血量增加，心室搏出量增加，故将加重心血管系统的负担，再加之浴室中缺氧，故严重心力衰竭、冠心病、主动脉瘤、动脉硬化、重症高血压、有出血倾向者禁用39℃以上的热水全身浸浴。

（4）皮肤有伤口者、对药浴液过敏者及正处月经期的妇女，禁用药浴法。

（5）饭前、后半小时内不宜全身浸浴。因饭前空腹，洗浴时大量汗出易发生虚脱；饭后药浴，则可造成内脏血液减少，不利于消化。此处，过于劳累或大量饮酒后，均不宜全身浸浴。

（6）全身浸浴时和浴后，注意避免风寒，秋冬尤须避风。

（7）药浴液用后，可加热烧沸灭菌后，连用数天。一般冬季一剂药可用 5～7 天，夏季用 2～3 天。

第三十二章 瘢　　痕

第一节 概　　述

瘢痕是一个一直困扰着所有外科医生，特别是整形外科医生的临床难题。

值得提出的是，瘢痕组织的研究，包括它的发生机制和防治问题，迄今仍然是困扰着从事整形外科及其他外科专业认识的一个基本课题，它是联结整个生命科学领域的一个重要问题。胎儿畸形修补后可获得无瘢痕愈合，但是一旦胎儿诞生，脱离母体，他的组织修复过程却被另一修复程序所替代。此外，从人类学观点来审视，人与人之间的差别，又存在着相互不同的基因差异，白色人种手术后瘢痕较少，或极其隐蔽，黑色人种则大多发生瘢痕增生，甚至形成瘢痕疙瘩，介于两者之间的黄色人种，则往往因人而异，在大多数东方人种中，手术切口瘢痕往往比较显著，造成不少后遗症，而较少数皮肤细洁嫩白的东方男女则趋于手术后少见切口瘢痕及其相关并发症。这三者之间的异同，似乎存在一个重要的环节，犹未被人们所重视而较少进行探讨。

目前我国虽有不少青年学者对瘢痕形成进行研究，并发表了不少有价值的论文，但迄今仍少见有一个专门为这个课题投入毕生精力进行大梯队的研究中心，进行有计划的长期探索研究。

瘢痕是临床上常见而多发的病症之一，有生理和病理性两类。人出生后皮肤真皮层发生损伤或其他部位发生较深处损伤时，愈合过程中均会伴有瘢痕形成。适度的瘢痕形成是一种生理性和自卫性表象，而过度增生则属病理性改变。

瘢痕病理性增生有两种，即增生性瘢痕和瘢痕疙瘩，两者在病理表现、临床特点、在治疗方法和预后等方面均有所不同。增生性瘢痕通过手术等方法常可获得满意的疗效，而瘢痕疙瘩至今仍无十分有效的治疗方法。

病理性瘢痕常对病人的形象和局部功能产生不良的影响，心理上也会造成一定的压力和负担。现代社会中，随着经济的发展和生活水平的提高，人们对生活质量和美容的要求越来越高，因此，对治好病理性瘢痕的社会需求也更为强烈。

瘢痕可以发生于身体的任何组织，但通常都指当皮肤受到较重损伤后，在愈合过程中发生的病变组织。该组织不断演化，有的趋于萎缩，有的则持续增生形成所谓的增生性瘢痕和瘢痕疙瘩，个别趋于恶性变，轻者妨碍外观，重者影响功能甚至危及生命，给人的健康带来较大危害。

瘢痕的形成是组织损伤修复的正常过程，是各种组织较重损伤均可发生的常见并发症。适度的瘢痕形成是一种生理性和自卫性表现，而过度增生则属于病理性改变。由于瘢痕形成机制复杂，组织损伤后往往过渡到瘢痕增生，造成瘢痕挛缩、癌变及瘢痕疙瘩，既给病人造成巨大痛苦，同时也给医疗工作带来了巨大负担。尤其是现代社会中，随着经济的发展和生活水平的提高，人们对生活质量和美容的要求越来越高，对治好病理性瘢痕的需求更为强烈。

目前，治疗病理性瘢痕的方法很多，包括手术治疗、加压治疗、药物治疗、放射治疗、医用硅凝胶应用、激光治疗、冷冻治疗、物理康复治疗等，但尚无一种理想的方法。瘢痕是医学领域的常见病和多发病，是医学研究的重要课题。为此，研究瘢痕课题，促进瘢痕问题的解决也就成了医学界的重要工作和研究热点之一。

第二节　瘢痕的形成及其影响因素

一、形 成 过 程

瘢痕的形成可因有无皮肤软组织缺损而不同。

（一）直接闭合性伤口

直接闭合性创口，一般无皮肤软组织缺损，或缺损不多。经剥离松动创缘后能直接缝合，其愈合历经三个阶段：

1. 炎症阶段　历时 4～5 天，主要为急性炎症的表现。创口部有血浆、淋巴液、白细胞、吞噬细胞等渗出。通过吞噬、移除、吸收等作用及受损细胞释放的酶所引起的自溶过程，清除坏死组织和沾染的细菌、异物等，并由纤维素形成的网状结构将创口的表层和深层初步黏合在一起。临床表现为轻度红肿。

2. 增生阶段　临床表现为瘢痕色淡红，稍隆起，常有痒痛，触之质硬韧。其发生机制为随炎症性渗出之后，逐渐出现成纤维细胞和毛细血管内皮细胞的增殖。

3. 塑形阶段　胶原纤维不断合成的同时，由于创口组织内所含胶原酶的作用，胶原纤维也在不停地进行分解，但合成大于分解。21～28 天以后，合成代谢与分解代谢渐趋于平衡，成纤维细胞转变为纤维细胞，胶原纤维逐渐成为排列整齐有序的束状，毛细血管闭塞，数量减少，瘢痕逐渐退化。临床表现为瘢痕呈淡褐色，或淡白色，较平坦，痒痛症状缓解，触之质柔韧。

（二）皮肤缺损性伤口

皮肤缺损性创口，皮肤软组织缺失，由于创缘互相远离，不能直接对合，其瘢痕愈合过程比较复杂，病理组织变化过程除与闭合性创口基本相同外，还包括以下三个步骤：

1. 肉芽组织的形成　创伤部位由于成纤维细胞和毛细血管芽的增殖，形成大量肉芽组织，将创腔逐渐填满，将创面铺垫平整，为从四周皮肤表皮新生的上皮向创面中心生长提供良好的血管床。

2. 创缘的向心性聚缩　皮肤具有弹性，破损后创缘退缩，呈现较实际皮肤缺损为大的创面，其后经渗出阶段，由于纤维的作用使创缘与创面基底组织黏合固定，创缘向心性聚缩随即进行。这是完成皮肤缺损修复过程中极为重要的步骤，但也会因此导致皮肤的过度紧缩，引起瘢痕挛缩畸形。

3. 上皮再生　随着肉芽的形成，创缘的向心性聚缩，源于创缘皮肤表皮的新生上皮向创面中心推进，逐渐覆盖肉芽组织，形成皮肤瘢痕，创面最终愈合。

二、形 成 机 制

当人体皮肤遭受外伤或其他原因破坏时,伤口修复过程同时开始,后者主要包括止血、炎症、肉芽组织形成和重塑阶段,最终形成皮肤瘢痕。伤口修复过程中任何阶段的异常均可能导致病理性瘢痕的产生。

(一)止血阶段

创伤后,血小板迅速聚集在伤口处,通过止血和产生富含纤维蛋白的凝血块来防止血液流失,后者充当了伤口修复的临时支架。

(二)炎症阶段

损伤激活凝血系统、激肽系统和补体系统,进而导致大量血管活性介质和趋化因子的释放,同时刺激炎症细胞的游走。中性粒细胞和巨噬细胞对伤口进行清理,释放一些生长因子。对于一些大的损伤,如烧伤和感染性伤口,炎症反应增强,局部的促纤维化细胞因子,如 PDGF、TGF-β 和 TGF-Ⅰ 的浓度增加,导致增生性瘢痕和瘢痕疙瘩的形成。

1. 巨噬细胞　在炎症反应和肉芽生长的过程中起着重要的作用。除了释放上述的促纤维化细胞因子外,巨噬细胞也可以产生白介素(IL)-1α 和 1β,后者不仅仅诱导炎症细胞黏连和游走,更重要的在于细胞外基质的降解。

2. 免疫细胞　表皮的朗格汉斯细胞、角质形成细胞、T 淋巴细胞和外周淋巴结组成一个完整的系统,为皮肤提供了一个独特的免疫监视功能。在增生性瘢痕的表皮和真皮中,朗格汉斯细胞和 T 淋巴细胞数目明显增多。在增生性瘢痕真皮浸润的炎症细胞,均为 HLA-DR 强阳性,可激活 T 淋巴细胞和巨噬细胞。同时,在角质形成细胞和成纤维细胞中有 HLA-DR 的异常表达。

3. 肥大细胞　不同种族、性别、年龄病人过度增生瘢痕的发生率与血清 IgE 水平直接相关。瘢痕疙瘩病人较增生性瘢痕病人相比过敏症状发生频率更高。此与肥大细胞有关。

(三)肉芽形成阶段

1. 新血管形成　在增生性瘢痕和瘢痕疙瘩中,新生的微血管较正常瘢痕病人过度增生。内皮细胞过度增生导致微血管向伤口裸露的表面生长,并使管腔闭塞胶原沉积在新生微血管侧枝之间聚集。肉芽形成阶段晚期,微血管闭塞,缺氧刺激血管生成,在瘢痕成熟过程中,微血管逐渐降解、吸收,与胶原结节的形成和增大密切相关。

对于瘢痕疙瘩,成纤维细胞可能来源于不同于真皮成纤维细胞的细胞,缺氧环境下,外膜细胞持续增生,最终导致血管腔闭塞。

2. 基质产生　伤口由凝血块转变为肉芽组织过程中,只有基质降解和合成之间达到精细平衡,才能完成最理想的伤口愈合。基质降解不充分或合成过度或两者同时存在,均可引起增生性瘢痕和瘢痕疙瘩的产生。

3. 伤口收缩　在瘢痕组织形成的同时,伤口通过收缩减少表面积。成纤维细胞在这一过程中发挥着重要作用。

4. 再上皮化　如果创面完成再上皮化的时间超过 3 周,瘢痕增生极可能发生。研究表明,角质形成细胞在增生性瘢痕中有一定的作用,但确切作用机制还不清楚。

（四）重整阶段

在早期细胞外伤口基质沉积后，通过细胞凋亡和成熟过程，基质中的胶原骨架和蛋白聚糖填充物开始重塑，以获得瘢痕张力。

三、影响因素

（一）细胞成分

1. 成纤维细胞 是创面愈合的主要修复细胞，它在创面修复过程中活化、增殖、合成胶原，其分化的异常直接导致增生性瘢痕和瘢痕疙瘩的形成。

2. 肌成纤维细胞 也称成肌纤维细胞或肌纤维母细胞，其具有成纤维细胞和平滑肌细胞的特征和功能，在创伤愈合和瘢痕形成中具有重要作用。

3. 肥大细胞 瘢痕组织中肥大细胞密度增大，幼稚型多于成熟型。脱出的颗粒散在胶原基质中，分泌颗粒中含有多种活性物质，如 5-羟色胺、肝素和组胺，肝素是构成结缔组织基质的物质；5-羟色胺、组胺可导致血供障碍、炎细胞浸润，促进瘢痕增生。

4. 其他细胞 在创伤愈合中，中性粒细胞吞噬病原微生物，分解坏死的组织，分泌炎性介质；巨噬细胞在创面早期愈合中起重要作用，因其被葡聚糖激活后细胞内容酶体增加，充分发挥清创作用，尤其是在局部氧张力下降、白细胞积聚、乳酸含量增高的情况下可产生一系列物质，促进成纤维细胞分裂增生，胶原合成增加，表皮及血管内皮增生，从而加速创面愈合，同时它可消化同种类的胶原，平衡胶原代谢。血小板有凝血作用，其释放的血小板生长因子有很强的促进成纤维细胞分裂的作用。

（二）基质成分

1. 纤维粘连蛋白的改变 纤维黏连蛋白是高分子糖蛋白，广泛分布于结缔组织细胞外基质和细胞表面，具有很多生物学功能，并对胶原蛋白具有特别的亲和力，与瘢痕增生密切相关，在增生性瘢痕中含量增高。

2. 黏多糖的改变 组织化学研究证实，瘢痕疙瘩和增生性瘢痕中黏多糖的含量较正常皮肤和成熟瘢痕明显增高。

（三）微循环因素

有人研究证实，增生性瘢痕增生活跃期，毛细血管增生，组织为高度充血状态，可见较多大而弯曲、缺乏交通的微血管，这些血管大部分处于闭合或部分闭合状态，又可因其内皮细胞增生突入管腔而造成堵塞，加上肌成纤维细胞的收缩，更增加了微循环的阻塞，继而引起缺氧，导致了瘢痕增生。

（四）免疫因素

在瘢痕疙瘩和增生性瘢痕组织中存在着大量免疫球蛋白，表明瘢痕过度增殖与免疫有密切关系。免疫细胞的数量不同于病损区类型及年限有关。

（五）细胞因子调节机制

在创面修复过程中，细胞因子是细胞与细胞外基质间重要的信号传导物质。众多研究表明，TGF-β、PDGF、胰岛素样生长因子-1（IGF-1）、白介素-1（IL-1）、TNF-α、bFGF等的异常表达，均可导致皮肤创面正常愈合过程的紊乱。

（六）基因表达因素

通过原位杂交技术探测增生性瘢痕与瘢痕疙瘩中的胶原基因表达时发现，主要是 α_1（Ⅰ）与 α_1（Ⅲ）型胶原基因在增生性瘢痕中呈上行调节作用。这种基因的活性表达主要位于皮肤真皮乳头等部位，而瘢痕疙瘩中则主要表达 Ⅰ 与 Ⅵ 基因，活性区域主要在皮下、成纤维细胞聚集处及瘢痕疙瘩扩张的边缘。此外，瘢痕疙瘩中的微血管内皮细胞也表达 Ⅰ 型胶原基因，同时在活性的基因表达区域内也可检测出较高水平的 TGF-β 及其 mRNA。因此，该结果将有助于解释为何瘢痕疙瘩的生长会超出最初的创伤范围。

（七）自由基因素

有人研究表明增生性瘢痕内氧自由基含量极其明显，提示氧自由基可能是增生性瘢痕胶原合成异常增加的原意之一。

（八）皮脂腺及其分泌物

病理性瘢痕边缘均可发现数排新鲜粟粒状皮脂腺及其分泌物，大量皮脂腺管呈现扩张改变，管腔内积聚大量分泌物；正常瘢痕基底及边缘则很少发现皮脂腺及其分泌物，因此皮脂腺及其分泌物是刺激病理性瘢痕形成的重要原因，控制皮脂腺的活动，促进其分泌物的排除是预防瘢痕生长的重要手段。

总之，瘢痕形成是机体创伤修复的必然产物。当机体组织特别是皮肤组织受到一定深度的损伤后，创面先出现炎症反应，白细胞、巨噬细胞、肥大细胞等浸润，释放出多种细胞因子（生长因子），成纤维细胞和肌成纤维细胞大量增生并合成大量胶原和基质，造成胶原代谢与排列的异常，异常基质的沉着，加上微循环和自由基等因素的影响，促进了瘢痕的形成。以上诸多因素又以个体的差异，其表达有所不同。

第三节 瘢痕的发生与临床特点

一、瘢痕发生率

关于瘢痕的发生率，目前尚无确切的临床统计资料，但瘢痕是临床上的常见病与多发病，是医学界的共识。究其原因，在于人皮肤受到深及网状层的损伤时，任何创面的愈合都伴有不同程度的瘢痕形成，瘢痕是机体修复创面的必然结果，是创面愈合的产物和象征。因此适度的瘢痕形成，是机体修复创面正常的表现，是人体自卫系统的一个重要组成部分。

二、瘢痕的临床危害

综合来讲，瘢痕对人体有以下几个方面的危害：①影响外观，瘢痕表现为局部组织增厚，表面不平滑，有色素沉着和色素脱失等变化；②感觉异常，瘢痕局部常有痒、痛不适等自觉症状，有时可达到难以忍受的程度；③发生挛缩，造成畸形，影响功能；④发生溃疡，继发癌变，重者造成截肢和生命危险；⑤给病人造成较重的心理负担，导致心理障碍，影响病人心理健康。

三、瘢痕的发生与致伤

当皮肤受到深及网状层的任何致伤因素损伤时，都有可能造成不同程度的瘢痕形成。据鲍卫汉 3000 例瘢痕门诊病人的统计，结果表明车祸、碰撞、切割、刺砸、抓咬等外伤为第一致伤原因。其中以车祸伤最为常见。

而颈、胸、腹、四肢手术及各种门诊小手术是第二致伤原因。因此各位外科医师加强对瘢痕的防治十分必要，以免手术治病遗留瘢痕的遗憾。

烧伤是第三致伤原因。无论平时或战时，烧伤均常见。有关对烧伤引起的瘢痕的防治一直受到临床烧伤学家们的重视，也取得了较好的效果。但是，目前大面积烧伤造成的广泛性瘢痕，临床处理仍十分困难，需要进一步深入研究。

四、瘢痕与人种肤色的关系

瘢痕和瘢痕疙瘩在各种人种都会发生。但有色人种发生率高，其中黑种人最高，白种人相对较轻，这说明瘢痕发生与种族不同有关。

五、瘢痕与性别年龄的关系

人出生后到死亡的任何时间内，均有可能发生瘢痕，但以青少年阶段易于发生。

瘢痕在不同的性别和年龄群体中发生情况有所不同。男性与女性均可发病，通常女性病人多于男性。据国内鲍卫汉统计 3000 例瘢痕就诊病人，女性与男性病人就诊比例是 3∶2，这与女性病人爱美欲望较强，希望完美的形象有关。

六、瘢痕与受伤部位的关系

人体不同部位受到损伤，发生瘢痕的情况有较大的差别。胸骨前、前胸部、上臂三角肌部、肩部、上背部、双下颌部、耳垂、腹部及关节部位等易于发生瘢痕，被称为瘢痕易发部位。这些部位手术或外伤应当高度重视瘢痕的发生和防治。头部、眼睑部、结膜、红唇、乳头、生殖器、掌跖部则不容易形成瘢痕。

七、瘢痕与病变特点的关系

瘢痕病变形态多样，如具有凹陷、凸起、溃疡、线状、碟状、蹼状、桥状、圆形、椭圆形或不规则片状；大小不一，自看得见到累及身体多个部位；厚薄不均，自扁平到数厘米不等；色泽不定，有色素脱失、色素沉着、血管充血等改变；质地和柔韧性不同等，特点复杂，这与受伤原因、程度和部位等因素密切相关，对治疗方法选择具有较大影响。

八、瘢痕与组织损伤程度的关系

1. 组织损伤深度　有学者研究证实，瘢痕发生的概率和程度与组织损伤的深度成正比。

2. 创面失活组织　创伤和手术不可避免地致使局部组织失活，感染又可加重组织失活的程度，失活组织必须通过组织细胞的吸收而清除、肉芽组织形成填充修复，最后形成的瘢痕与失活组织的程度和量密切相关。创伤处理中应将失活组织和不整齐的创缘去除，以减少瘢痕增生。

九、瘢痕与体质的关系

通常认为瘢痕体质具有以下特点：①家族中有多个病人，具有遗传倾向；②每个病人身体的不同部位、不同时期的受到不同原因的损伤均可出现瘢痕瘤样增生，即使是不经意的轻微损伤。因此，真正具有瘢痕体质的病人是比较少见的。然而，瘢痕的发生的确存在易发倾向，如年龄方面易发于青少年，部位方面易发于前胸部、上臂三角肌部、肩部、上背部、双下颌部、耳垂及关节部等，称为瘢痕易发部位。

十、瘢痕与家族性的关系

瘢痕疙瘩的发生已被公认为与家族有关，常见到一个家族直系或旁系中三代、二代或同代的兄弟姐妹内同时有瘢痕疙瘩病人。据报道，瘢痕疙瘩病人有家族遗传倾向的约占25%，黑种人家族遗传因素更为明显，欧洲人有家族史者较少，只占5%～10%。非瘢痕疙瘩的瘢痕病人尚未确认有明显的家族遗传倾向。

十一、瘢痕与创伤和手术切口的关系

1. 伤口与手术切口方向　研究表明皮肤有张力松弛线，凡伤口与手术切口平行于该线者，所受张力小，瘢痕发生率低；凡垂直于该线者，张力大，瘢痕发生率高。

2. 伤口与手术切口形状　伤口与手术切口直线形者易出现瘢痕挛缩，尤其是跨关节的直线创伤或切口，更易挛缩，以致影响关节功能。

3. 伤口与手术切口角度　成90°垂直于皮肤平面的切开或裂开，利于创口的整齐对合，愈合后瘢痕小而轻；相反，斜形切口则导致创口不易对合，愈合后瘢痕较为明显。

第四节　瘢痕的临床分类

瘢痕的分类在目前还比较混乱，尚无统一的分类。常见的分类方法我们介绍如下：

一、按瘢痕组织牢固程度分类

按瘢痕组织是否牢固，瘢痕可分为稳定性瘢痕与不稳定性瘢痕。前者瘢痕组织较牢固，不易发生破损，多见于瘢痕时间较长者；后者瘢痕组织脆弱，容易破损，多见于新鲜瘢痕及萎缩性瘢痕。不稳定性瘢痕容易形成慢性溃疡，进而发生恶变，形成瘢痕癌。

二、按瘢痕组织有无疼痛症状分类

按瘢痕有无疼痛症状，瘢痕可分为疼痛性瘢痕和非疼痛性瘢痕。前者无痛，后者有疼痛症状。大多数瘢痕没有疼痛，只有少数瘢痕有疼痛，如部分扁平瘢痕有刺痛，深的凹陷性瘢痕累及神经干可产生放射性疼痛等。

三、按瘢痕组织表面形态分类

按瘢痕表面形态不同分类，瘢痕可分为凹陷性瘢痕、扁平瘢痕和增生性（肥厚性或隆起性）瘢痕；碟状、线状、蹼状、桥状、赘状、圆形、椭圆形、不规则形瘢痕等。

四、按瘢痕组织对机体功能状态的影响分类

按瘢痕对机体功能状态的影响，瘢痕可分为挛缩性瘢痕和非挛缩性瘢痕。前者瘢痕发生挛缩，可造成关节部位的功能障碍，腔道部位的变形，外观和功能受到影响；非挛缩性瘢痕虽然也有瘢痕组织的收缩，但没有造成机体的功能障碍。挛缩性瘢痕和萎缩性瘢痕是不同的概念。

五、按瘢痕组织性质不同分类

按瘢痕的性质不同，瘢痕可分为一般性瘢痕、瘢痕疙瘩和瘢痕癌。一般性瘢痕又可分为增生性、萎缩性、挛缩性、扁平等类型。增生性瘢痕与瘢痕疙瘩、瘢痕溃疡和瘢痕癌应进行鉴别。

六、按瘢痕组织学及临床特点分类

按组织学及临床特点不同，瘢痕可分为扁平（表浅性）瘢痕、增生性瘢痕、萎缩性瘢痕、瘢痕疙瘩和瘢痕癌。

七、按瘢痕病因不同分类

根据病因分类命名，如外伤后瘢痕、烧伤后瘢痕、感染性瘢痕、手术后瘢痕等。

八、按瘢痕部位不同分类

按瘢痕所在的解剖部位分类命名，如头皮瘢痕、颈部瘢痕、腹部瘢痕、大腿瘢痕、鼻翼瘢痕、眼睑瘢痕等。

九、按瘢痕面积大小不同分类

瘢痕面积小，能直接切除缝合，称为小面积瘢痕；反之，称为大面积瘢痕。

第五节　常见瘢痕类型特征与治疗原则

一、扁 平 瘢 痕

临床特征：扁平瘢痕是指皮肤浅表的一种瘢痕，由于皮肤受轻度损伤，或浅Ⅱ度烧伤，或表浅的感染所引起。特点是除外表稍异于正常皮肤、表面粗糙、有色素沉着外，一般都无功能障碍，多不需要处理，少数有碍美观，可行手术切除或磨削术治疗。

治疗原则：注意此类病人要求较高，治疗效果不一定达到病人满意，尤其是采用手术治疗时应持慎重态度，权衡治疗可能达到明显的改观效果后才决定手术。

二、增生性瘢痕

临床特征：常发于深Ⅱ度烧伤后、感染性创面和化学性烧伤的创面。病变局限于创口范围内；早期灼痛奇痒，色红质硬，常呈过度角化、溃疡和挛缩；一般于一年后变萎缩、稳定，显微镜下可见胶原纤维方向与瘢痕长轴平行，排列整齐，胶原结节较少，缺乏胶原纤维透明样变，成纤维细胞及黏液性基质较少；大面积的增生性瘢痕肥厚而硬，有时可厚达 2cm 以上，但其与深部组织不粘连，可以推动，持续加压数月治疗效果好；手术切除治疗后不复发或复发程度明显减轻。

治疗原则：是根据瘢痕所处的不同时期采用相应的方法，增生期以预防措施为主，成熟期以手术治疗为主。

三、萎缩性瘢痕

临床特征：常发生于较大面积的Ⅲ度烧伤，特别是深达脂肪层的创面，没有经过植皮治疗，仅依靠边缘上皮生长而使创面愈合者，小腿、足底等处慢性溃疡愈合后的瘢痕也是萎缩性瘢痕。这种瘢痕组织很薄，表面平坦，色素减退，质地坚硬，局部血液循环极差，浅表仅覆盖一层萎缩的上皮细胞，易受外力作用而破裂出现溃疡，经久不愈，或时愈时好，晚期有发生恶变的可能。

治疗原则：据瘢痕面积大小决定是直接切除缝合，还是采用植皮或皮瓣移植修复。

四、挛缩性瘢痕

临床特征：多见于深度烧伤愈合后，由于瘢痕收缩，常导致外形改变和功能障碍，称为瘢痕挛缩畸形。不同部位的挛缩性瘢痕所引起的功能障碍和形态改变的程度是不同的。临床上常见的因瘢痕挛缩造成的畸形有睑外翻、唇外翻、颏胸粘连、手部瘢痕挛缩畸形及各关节的屈侧或伸侧挛缩畸形等。其中在关节屈面的条索状瘢痕挛缩，如经较长时间，挛缩瘢痕两侧的皮肤及皮下组织可以逐渐伸长，成为蹼状的瘢痕挛缩，称蹼状挛缩瘢痕，影响正常功能。

治疗原则：切除瘢痕，彻底松解挛缩，恢复肢体和器官的解剖位置和功能。轻度直线型挛缩瘢痕或蹼状挛缩瘢痕均可采用"Z"字成形术原理进行修复。面积大者需采用植皮或者皮瓣移植修复。

五、凹陷性瘢痕

临床特征：当瘢痕组织在体表造成凹陷畸形时，称之为凹陷性瘢痕。简单的凹陷性瘢痕仅是线状瘢痕及其区域的低陷，广泛的凹陷性瘢痕则可合并有皮下组织、肌肉或骨骼组织的缺损，要纠正这种畸形不但要处理皮肤上的瘢痕，而且还要按照凹陷程度的轻重采用不同的方法来修复缺损，以恢复正常外形。

治疗原则：浅表凹陷性瘢痕可采用磨削、切除缝合、胶原蛋白或自体脂肪注射填充、二氧化碳激光或铒激光剥脱治疗，面积大者或较深凹陷性瘢痕可采用植皮或皮瓣移植修复。

六、瘢 痕 疙 瘩

临床特征：其最易出现在前胸、上颈部、外耳部、肩部及上臂等部位，有特定部位多发倾向，且可以在身体的不同部位同时出现。瘢痕疙瘩常与皮肤损伤的轻重程度无明显关系，甚至轻微外伤，如蚊虫叮咬、预防接种等针刺伤都可引起。瘢痕疙瘩实质上是皮肤上的一种纤维组织肿瘤，是以具有持续性强大增生力为特点的瘢痕，主要病理表现为瘢痕组织内胶原及基质成分的大量沉积，侵犯周围正常皮肤，且短期内无愈合倾向。

治疗原则：目前较常采用药物注射治疗和放射治疗。药物注射治疗通常用类固醇类药物直接注入瘢痕疙瘩，使其缩小，并减轻充血、瘙痒及灼伤感。当瘢痕疙瘩面积大，影响功能和美观时，可采用以手术为主的综合治疗。

七、瘢 痕 癌 变

临床特点：瘢痕组织可以发生恶变为瘢痕癌，其多发生于不稳定性瘢痕，尤其是瘢痕出现破溃，经久不愈时。本病也可发生于放射线溃疡、慢性骨髓炎窦道的瘢痕组织。临床特点为瘢痕发生恶变的时间长短不一，短者 3 个月，长者 60 年；一般发生于中老年人，平均年龄在 50 岁以上；好发于下肢，也可见于躯干等部位；瘢痕癌变前一般都有较长的慢性溃疡病史和奇痒的症状，病程缓慢；瘢痕癌变后多不发生扩散转移；组织学检查多为鳞状细胞癌，少数为基底细胞癌。

治疗原则：目前主张对慢性不愈合的溃疡应多次、多部位、反复切取深部组织进行病理检查及早确诊其是否癌变；对慢性不愈合的溃疡宜早期切除以防止其癌变。瘢痕癌变一旦确诊后，应及早手术切除病变，必要时术后配合放疗或化疗。

第六节　常见的瘢痕治疗药物

瘢痕治疗的目的在于消除瘢痕，并防止复发。瘢痕疙瘩单纯用手术治疗，复发率高达50%～80%。因此，药物治疗占有重要地位。临床上往往采用药物、手术和放射治疗联合疗法，以提高疗效。对增生性瘢痕，药物治疗也可取得良好效果。

一、促进瘢痕胶原降解抑制胶原合成药

1. 肾上腺皮质激素类药物 如曲安西龙、得宝松等。将药物注射在瘢痕内，可使瘢痕变平软、痒痛消失。作用机制主要是抑制皮肤结缔组织中成纤维细胞 DNA 合成和 PDGF 基因表达，抑制成纤维细胞增生；抑制胶原蛋白的合成并抑制 α-抗胰蛋白酶活性，增加胶原蛋白降解，使其成为可溶性胶原；另外，可调节 P33、Bax/Bcl-2 等基因表达，从而引起成纤维细胞的凋亡。

临床应用：可治疗各种瘢痕疙瘩和增生性瘢痕。瘢痕形成数月或数十年者均可使用。

不良反应及防治：用注射器向瘢痕内注射时，随药液中加有局部麻醉药物，但仍可能疼痛。若误注入皮下，可能发生皮下组织萎缩、色素沉着和毛细血管扩张等。若经皮下吸收过多，对极少数女性可影响月经周期和月经量；对少数男性可能出现阳痿。停药后均可恢复正常。用无针头注射器注射，不至于注射入皮下，可防止上述不良反应。

注意事项：严格无菌操作；严格掌握层次；瘢痕过大应分点注射，点距 1cm 左右；采用逐渐减量原则；注射 2～3 次后发现有明显不良反应或无效，应停药或变更药物品种。

2. 积雪苷 是从中草药积雪草中提取出来的无色晶体，具有抑制成纤维细胞增殖的作用。临床上有积雪苷片、霜两种剂型，通过内服外用，协同增效。广泛应用于治疗瘢痕、创伤、烧伤、整形、溃疡、粘连、硬皮病等。

3. 干扰素 是在特定诱生剂作用下，由细胞基因组控制产生的多种蛋白质。其具有抑制瘢痕的作用。

瘢痕疙瘩内注射干扰素，可使原有的瘢痕有不同程度的萎缩、变平、质地变软、痛痒等症状改善，并可抑制瘢痕浸润、增生，使瘢痕明显缩小。瘢痕生化成分的分析结果表明，干扰素可使成纤维细胞的胶原蛋白和葡胺聚糖的生成量由异常增多变为正常。起作用机制为抑制成纤维细胞增殖、促进凋亡；减少胶原合成，加速胶原降解。其不良反应主要表现为发热、畏寒、肌肉酸痛等流感样不适，局部皮肤干燥，但并不影响治疗效果。

4. 胶原酶 包括细菌胶原酶与组织胶原酶，同属于金属蛋白酶，具有特异性水解胶原纤维三螺旋区肽链结构的能力。

其作用机制是胶原酶是 I、III 型胶原降解的关键酶，它能分解 I、III 型胶原，产生一个 1/4 片段和一个 3/4 片段，从而被其他蛋白酶进一步分解。它具有消除瘢痕、促进上皮细胞生长、加快创面愈合的作用，在临床上用于瘢痕疙瘩、灼伤创面、慢性溃疡和褥疮的治疗。

5. 透明质酸酶 又称为玻璃酸酶，为蛋白分解酶，能分解组织基质中的玻璃酸黏多糖，使氨基葡萄糖的 C1 和葡萄糖醛酸的 C4 间的氨基己糖键断裂。通过此酶的作用，透明质酸等黏多糖的黏滞性可显著降低，对减少组织黏连起到解聚作用，病变组织中的黏多糖降解，含量降低，使局部组织变平，恢复正常。此外，此酶能暂时降低细胞间质的黏连，从而使注入的药液与病变局部的渗出液易于扩散和吸收。鉴于透明质酸酶对胶原及基质的这些生物学特性，有望用此酶来预防瘢痕的形成。

二、抑制成纤维细胞增生药

1. 维 A 酸 具有广泛的药理作用，在治疗瘢痕方面，已收到一定的临床效果，可使瘢痕组织痛痒缓解、色泽改善、瘢痕减少。其作用机制可能与抑制成纤维细胞生长增殖，阻止成纤维细胞的 DNA 合成及影响胶原的合成有关，并呈剂量效应与时间效应关系。

2. 秋水仙碱 是细胞毒类药物，可以破坏细胞内的微管系统，干扰前胶原蛋白分子的代谢，切断胶原合成环节，使胶原形成受阻。另外还可增强胶原酶的活性，从而使细胞外胶原的净积减少。

用于治疗瘢痕的复方秋水仙碱瘢痕软化液内含有去甲肾上腺素、二甲亚砜、蜈蚣、五倍子等中西药物。

3. TGF-β 抗体 研究表明，TGF-β 表达增加与瘢痕过度形成密切相关。TGF-β 刺激成纤维细胞胶原蛋白和纤维连接蛋白的表达明显增高，此外还有促进血管化和抑制胶原酶合成的生物学作用。另外，体外研究证实培养的增生性瘢痕来源的成纤维细胞较正常皮肤来源的成纤维细胞对 TGF-β 的反应高。因此，瘢痕的形成不仅与 TGF-β 的过度表达，而且还可能与 TGF-β 信号转导途径发生紊乱有关。

4. 抗组胺药 抗组胺药中具有抗炎和抑制瘢痕作用的是 H_1 受体阻滞药，如苯海拉明、异丙嗪等。

抗组胺药可以抑制成纤维细胞毒增生和胶原蛋白的合成，苯海拉明还有抑制免疫反应、局部麻醉的作用。

三、改变瘢痕的药物硅酮

硅酮治疗瘢痕是一种有效而安全的方法。其抑制瘢痕作用的机制与其降低瘢痕表面水的蒸发有关，起到一种皮肤角质层的作用。由于减少水的通透性，从而可以减少局部对毛细血管的需求，抑制了毛细血管的再生，也就减少了胶原的沉积。另外，使用硅酮后，皮肤角质层含水量增加，发生水化作用，从而使间质中水溶性蛋白及水溶性的炎性渗出物通透性增加，迅速在瘢痕表面得到扩散，这样，可使瘢痕内蛋白减少，压力下降，瘢痕软化。

硅酮可用于治疗增生性瘢痕和瘢痕疙瘩，对前者的疗效优于后者，有效率在 80% 以上。医用硅酮制品无毒、无刺激性、无抗原性，也无致癌及致畸性，具有良好的生物相容性。除少数病人在开始使用时有瘙痒现象外，尚未发现其他不良反应。

四、其　　他

1. 维生素类 维生素 E 可短期预防增生性瘢痕和瘢痕疙瘩；1, 25-（OH）$_2$-VD$_3$ 可抑制成纤维细胞生长。

2. 细胞因子 巨噬细胞所产生的一种单因子具有抑制成纤维细胞增殖的作用；TNF-α 在瘢痕形成的过程中，一方面直接抑制纤粘连蛋白的产生，另一方面增加成纤维细胞内胶原酶和蛋白聚糖酶的活性，而对成纤维细胞表现出抑制效应；酸性成纤维细胞生长因子在有肝素存在的情况下，不仅抑制成纤维细胞合成胶原，同时也抑制 I 型胶原的 mRNA 表达。

第七节　瘢痕主要非手术疗法

一、加 压 疗 法

1. 治疗原理　加压治疗的病理组织学改变的机制尚不清楚。Lamberty 等认为，当加压后毛细血管压力＞3.3kPa 时会造成局部组织相对缺血，从而使螺旋状胶原重新排列，组织二氧化碳分压上升，氧分压下降，血管数量减少，水肿减轻。Baur 等指出，加压治疗一个月还看不到细胞与超微结构的变化，6～8 个月可见成肌纤维细胞减少，但未见血管有何特殊改变，亦未见细胞自溶现象。郭振荣等用弹力套加压法治疗 284 例，选择 5 例烧伤后增生性瘢痕病人，切取瘢痕组织进行光镜与电镜观察，见长期加压处表现为血管数量减少，官腔变细，瘢痕组织的血液供应减少，另一方面血管内皮细胞发生退变，使血管壁损伤加重，造成组织缺血，限制了瘢痕增生。在缺氧状态下细胞内的氧分压降低，线粒体的功能减退甚至停止，同时发生形态学改变，如线粒体肿胀、空泡变性等。这样，承担细胞生物氧化主要作用的线粒体就不能很好地在一系列氧化磷酸化过程中释放能量，致使成纤维细胞的增生受到阻抑，最后发生变性坏死，生成胶原纤维和基质的功能大大降低，从而导致瘢痕变薄，软化。

2. 治疗适应证　本法适用于瘢痕面积大、不适宜放疗或局部药物治疗者。对活动性瘢痕疙瘩无效，但在瘢痕切除之后，应用本法可降低复发率及减少放疗或注药剂量。

3. 治疗原则　①尽早开始治疗；②加压要紧张适度；③保证加压治疗的持续性。

4. 治疗方法与操作

（1）弹力衣加压法：压力衣是用合成纤维织成的弹力布料经过自行设计、裁制加工而成，是瘢痕加压治疗较好的方法。加压治疗时需维持瘢痕与压力衣之间的压力。

压力衣有上衣、背心、短裤、长裤、上肢袖套、下肢裤套、颈围、头围、面罩、手套、袜子等，可根据瘢痕的部位予以选择制作。

（2）海绵加压固定法：选用聚丁二烯盐海绵，其一或两面带有黏胶，修剪成与瘢痕近似的形状，借助黏胶将海绵固定于瘢痕表面，外用弹力绷带或压力套持续压迫，4～7 天观察并更换一次，治疗达到瘢痕充血消退，颜色变浅、质地变软，局部变平后，再继续压迫 1～2 个月，以免复发。

（3）弹力衣套压迫法：由苯二甲酸、乙二酯纤维及含 88% 以上聚氨基甲酸乙酯长链聚合体纤维构成，被称为珠罗纱的立体织物，根据病人不同部位瘢痕的需要，专门制成面罩、背心、手套、裤子、袜子等。此法对面部、四肢、指、趾的瘢痕效果明显，还可以在创面愈合后立即开始使用，以预防瘢痕的形成。

（4）可塑性塑料夹板固定法：可塑性塑料夹板具有加热在 72～77℃ 时变软，可随意塑形的特点。夹板浸泡在 70℃ 热水中，2min 后可随意塑形，软化后从热水中取出，在 20℃ 室温中很快冷却至 40℃，可在人体上塑形，10min 后硬化定型。该产品目前常用的有 1，4 异戊二烯塑料夹板、氯酸夹板等国产夹板。使用时，应先将选择好的夹板按治疗需要剪裁好，加热变软后放置于所要治疗的瘢痕处塑形，冷却后定型，同时用弹力绷带稍加压包扎。

（5）硅胶模贴敷加压法：硅油有抑制和治疗增生性瘢痕的作用。将硅胶模按瘢痕形状修整后贴于患处，再用弹力绷带或弹力衣裤加压包扎，可以收到较单纯使用加压或硅胶模贴敷治疗更好的效果。

二、药物注射疗法

1. 治疗原理 用瘢痕内注射药物的方法治疗增生性瘢痕和瘢痕疙瘩可追溯到 20 世纪 50 年代，那时人们发现肾上腺皮质激素有多种复杂的药理作用，特别是它对成纤维细胞成熟和肉芽组织生长的抑制作用，使其很快就被整形外科医生用来预防和治疗瘢痕增生。

2. 治疗适应证 随着新药物的不断开发，将药物注射到瘢痕内进行治疗的研究成为研究的热点，目前已从注射单一药物发展到多种药物联合用药，并与手术、激光、冷冻、外用药物和加压等方法相结合，使治疗效果不断提高。此方法广泛适用于各种瘢痕治疗中。

3. 治疗方法 药物注射治疗瘢痕常用药物可归纳为五大类：肾上腺皮质激素类、化学类制剂、生物制剂类、中药类及复合制剂。具体的方法有：

（1）单一药物注射：根据瘢痕大小，选用普通注射器或高液压注射器抽取 1～5ml 曲安奈德混悬液加 2% 利多卡因 1～5ml，瘢痕内注射，以瘢痕变白为宜。也可选用苯海拉明 20～40mg 瘢痕内直接注射。

（2）复合药物注射：用注射器抽取利多卡因 1～2ml 注入玻璃酸酶中，将其溶解稀释，再取 1～2ml 利多卡因将塞替哌稀释，然后与摇匀的曲安奈德混悬液 2～5ml 一起抽吸到注射器中，根据瘢痕大小抽取四种药液的总量为 5～10ml，然后将注射器套入高液压注射助推器中。检查针头是否牢固，将针头穿刺于瘢痕内，并确定不是在瘢痕下或皮下后即可缓慢扭转助推器后面的手轮，将药液注入瘢痕实质内，可每间隔 0.5cm 多点注射，每点注入药液 0.5～1ml，以使瘢痕呈现苍白色或出现橘皮样外观为度。注意在转动助推器手轮时一定要缓慢。

（3）手术切除加手术前后注射药物疗法：手术前 1 周在瘢痕内注射一次复合曲安奈德混悬液。术中于切口两缘内注射少量药物后缝合刀口，术后 12～15 天拆线，3 周后巩固性注射药物，每周一次，到刀口变软即可，不必到发生凹陷才停药。

（4）激光烧灼药物注射法：常规消毒瘢痕后，先用手术刀削除高出皮肤的部分瘢痕，然后用光斑 2mm、功率 20w 的二氧化碳激光烧灼，其烧灼范围为病变与正常组织的交界处，其基底正好达致密胶原层下面，以有齿镊夹持基底组织质地较软、有弹性即可。烧灼治疗后在其周围同时注射药物，2～3 周后基底上变化后注射药物 1 次，3 周后凹陷缺陷开始平复，视其硬度，酌情再注药。

（5）冷冻后药物注射法：对于较大的增生性瘢痕和瘢痕疙瘩，治疗时先用外科手术切除大部分瘢痕，然后再冷冻治疗，冷冻治疗后用药物方法同激光烧灼药物注射法。

三、放　射　疗　法

1. 治疗原理 放射线照射到瘢痕组织后，其辐射能量向组织传递，使瘢痕造成损伤，从而抑制、破坏瘢痕的生长，达到治疗瘢痕的目的。放射线作为一种治疗方法，已经应用了近一个世纪。放射治疗的射线种类有 X 线、γ 射线、β 射线。早期应用穿透力较强的 X

射线对瘢痕疙瘩直接照射，但作用缓慢，不良反应大。γ射线由于射线波长短，穿透力强，难以控制照射深度，一般不予选用，未用于临床。目前已改进为瘢痕疙瘩或增生性瘢痕切除后再应用只照射浅层的β射线照射，缩短了治疗时间，也大大降低了不良反应。

2. 治疗适应证 放射疗法适用于瘢痕疙瘩和增生性瘢痕。

3. 治疗方法 用射线治疗瘢痕时，单次剂量及总剂量是一个重要因素，这个因素因个体差异而变化，又因部位不同而改变，在临床上选择一个最佳剂量是十分困难的。第一次照射时宜采用较小剂量作为"试探剂量"，如无红斑等不良反应，可在以后照射中加大剂量；头、面、颈部等及儿童宜采用小剂量、长疗程方案；照射瘢痕的剂量要求准确；对瘢痕区域内照射剂量的分布要求均匀；尽力提高瘢痕内照射剂量，降低正常组织受量；保护瘢痕周围重要器官不受或少受照射。

在制订放射治疗方案时，依据是否与手术相配合为准，一般分为两类：

（1）治疗：对不愿手术或不宜手术者，可采用以治疗为目的的方案。根据组织细胞的增殖及组织损伤后的修复特点，建议采用每1～2周照射一次，连续4～6次为一个疗程，如有必要，间隔1～2个月可重复。

（2）预防：手术切除瘢痕后2～5天作第一次照射，拆线后作第二次照射，第三次照射在术后3～4周进行，第四次照射在术后2个月左右进行。以上为一个疗程，根据具体情况可以重复以上疗程。

亦有学者采用术后3～7天连续照射方法，也获得了较满意的疗效。

四、硅凝胶应用

1. 治疗原理 根据人类皮肤及其功能形成的胚胎学及生理学资料，皮肤受损伤后的修复过程类似于基本发育过程。皮肤受损伤后，首三周为基本修复阶段。该阶段又分为三部分：①发炎阶段；②重建皮肤表层阶段；③功能形成阶段。由于修复阶段细胞分裂无方向性，其愈合过程是向不同的方向愈合，这样就导致了增生性瘢痕和瘢痕疙瘩的产生。硅凝胶的使用在受伤皮肤的表面敷贴了一层类似于皮肤组织的结构的膜片，为受伤部位提供了良好的环境，也预防了增生性瘢痕及瘢痕疙瘩的形成。

2. 治疗适应证 任何年龄，任何部位的瘢痕；由于疼痛、瘢痕挛缩而限制关节功能活动的瘢痕，使用硅凝胶可以促进关节的早期活动而无疼痛，改善关节活动功能，软化瘢痕；皮肤移植愈合后的创面，可防止皮片的收缩；深Ⅱ度烧伤创面愈合后有潜在性瘢痕增生的部位，愈合后6～8周内使用，防治瘢痕增生效果良好；晚期的增生性瘢痕，可促进其软化；瘢痕疙瘩；包扎烧伤创面，抑制细菌生长，促进上皮形成，防止瘢痕增生。

3. 治疗方法 治疗步骤为：①依照瘢痕大小、形状剪下瘢痕敌，余下部分放回包装盒，存放于低于25℃的干燥之处。②揭去贴面的塑料纸，将有黏性的一面贴在瘢痕上，尽管硅凝胶有自黏性，但在睡眠或剧烈运动时，可用绷带或胶布固定，防止脱离，注意不可太紧。③每天用中性肥皂在温水中清洗两次。晾干后再次贴在清洁干爽的瘢痕上，避免纸巾毛巾擦拭。④为增加皮肤适应性，开始的2天，每天贴4h，接下去的2天每天8h，以后每天加2h，依此类推，直至每天贴满24h为止。⑤当天难以清洗时便需要更换。

硅凝胶非常柔软耐用，表面有伸展性，可贴伏在身体任何部位。其具有黏性，可自贴于瘢痕上。为防止日常生活中，或在睡眠中将其蹭掉，同时增加对瘢痕的压力，最好用胶布固定，用和硅凝胶配套的超薄透明硅胶膜效果更好。硅凝胶非过敏性硅膜，可重复用肥皂和温水洗。

五、激光治疗

1. 治疗原理 应用于治疗瘢痕的主要是 CO_2 激光，利用其光热反应对瘢痕组织进行烧灼治疗：在聚焦点外 5～15mm 处，以中等功率密度，使皮肤损害气化、碳化。激光束使组织凝固变性的特性可使组织中直径<0.5mm 的血管闭塞，产生局灶性坏死，从而缓解肥厚性瘢痕，但因其设备昂贵，难易大面积应用，未能广泛应用。

2. 治疗适应证 本疗法适于治疗面积在 $20cm^2$ 以下的较局限的瘢痕疙瘩，且须配合药物注射或放疗同时进行，若瘢痕面积过大则创面中央难以完全上皮化，治疗后的瘢痕疙瘩容易复发。此外瘢痕过大，需注射药物量增多，则药物的不良反应会明显突出。因此对 $20cm^2$ 以上的瘢痕治疗禁忌单纯用激光治疗瘢痕疙瘩。

3. 治疗方法 先用亚甲蓝沿瘢痕边缘画出要烧除的瘢痕轮廓，在瘢痕基底部和周围注射 0.5%利多卡因浸润麻醉。然后用 CO_2 激光烧灼瘢痕组织（光斑直径 2mm，使用功率 20W），同时将碳化的组织不断用酒精棉球擦去。激光烧灼的组织范围包括周边达瘢痕和正常组织的交界处，基底以刚好达到瘢痕全部胶原致密组织的下层为度。其检验方法为：用有齿镊夹住基底层组织以适当的角度牵拉，若感到张力很大则说明还没将这层致密组织清除。烧除全部瘢痕组织后用凡士林油纱布覆盖创面，外再辅以多层纱布适当加压包扎，术后每 2～3 天更换一次辅料。一般术后 2～3 周创面的基底完全上皮化并形成一层致密的纤维层，此时应开始在创面的基底和边缘注射药物（确炎舒松 A 混悬液、透明质酸酶、塞替哌和 0.5%利多卡因混合液）。确炎舒松 A 的用量为每 $1cm^2$ 的瘢痕 5～10mg，每次最大剂量不能超过 80mg，14 岁以下儿童减半。透明质酸酶每次 1500U。塞替哌每次 10mg；儿童或瘢痕面积<$4cm^2$ 者可酌情用 1/3～1/2 剂量。注射第一次后观察 2 周，若发现基底胶原纤维层持续存在或新生则需重复注射，一般注射 5～6 次为一个疗程（每 2 周注射一次）。

六、冷冻治疗

1. 治疗原理 目前临床上的制冷源多是液氮，它来源广，无毒，无味，安全，价廉，性能稳定。组织冷冻后的损伤机制一般归纳为：①细胞内外冰晶形成引起的细胞死亡；②冻晶因其细胞膜脂蛋白变性，导致细胞破坏，引起细胞损伤与死亡；③细胞脱水和电解质细长浓缩导致细胞严重损伤；④冰晶使组织产生低温性休克，造成微循环衰竭，导致组织缺血性坏死。

2. 治疗适应证 冷冻治疗瘢痕，主要是治疗瘢痕疙瘩和增生性瘢痕等高出皮面的瘢痕组织，对于扁平瘢痕或萎缩性瘢痕则不宜采用。因疗效较差，单纯冷冻创面又易致瘢痕增生，目前临床已经较少应用，因其方法简便易行，现在主要是在一些基层和缺乏其他治疗条件的医院使用。

3. 治疗方法 目前临床上常用的制冷剂液氮的使用方法有两种：

（1）接触冷冻法：即用棉签蘸上液氮，立即涂于病变处。要注意涂药面积不可超过病变范围。从病变处制冷变白到它恢复原色，称为一个冻融周期。接着再用棉签蘸液氨涂于患处。可根据不同病变所需的不同冻融周期决定涂药次数。

（2）喷雾冷冻法：将液氨先倒入持式液氨喷雾器内，按压开关，将液氨急速喷至病变处。根据病变的大小可选用大小不同的喷头。液氨喷到病变处即使之发生变化，待自行复温或用手指加压帮之复温后，称为一个冻融周期。可根据不同病变所需的不同冻融周期决定喷雾次数。

七、紫外线治疗

1. 治疗原理　紫外线系不可见光线，波长为 180～400nm，根据紫外线的生物学特点可分为三个波段：长波紫外线（400～320nm）、中波紫外线（320～280nm）、短波紫外线（280～180nm）。紫外线光能较大，可以产生较强的光化学反应和复杂的生物学效应。紫外线照射之前在皮肤涂布光敏剂，当光敏剂吸收光量子后本身受激呈单线激发态，而后转为三重激发态，与细胞基质结合，将能量传给基质，使细胞基质与氧结合而剧烈氧化引起细胞膜的损伤，致使细胞分裂受到抑制，可以使增生性瘢痕和瘢痕疙瘩的增生受到抑制，甚至萎缩。

2. 治疗适应证　创面愈合后早期应用紫外线照射治疗，可以不同程度地减轻瘢痕增生，对已经形成的瘢痕，经照射治疗后，可以增加胶原酶的活性，使瘢痕内胶原的分解增强，从而减轻瘢痕的增生，软化瘢痕，减轻痛痒。

3. 治疗方法　常用于治疗瘢痕的是用竹红菌素加全波紫外线照射，将感光剂竹红菌素涂于瘢痕表面，红斑量紫外线照射，每日一次，每次照射剂量比前一次增加 25%，6 次为一疗程。

八、超 声 治 疗

1. 治疗原理　振动频率在 20 000Hz 以上的声波称为超声。超声的生物学作用是以超声的机械作用、化学作用、温热作用为基础的。超声在介质中传播时，如果行程中不发生发射现象，则形成以能量转移为特征的行波，当超声波垂直射入两种声阻不同的界面时，若声路长度为 1/4 波长的奇数倍时，则反射波与前进波相遇，两束超声波在峰点、谷点等处完全重合而形成驻波。行波和驻波是超声机械作用的两个来源。在超声行波场中，机体组织的质点受到交变的压力，得到一定的加速度。超声驻波可影响组织的压力、张力，使机体质点得到更大的加速度，并使体液中质量不同的质点和离子获得不同的运动速度，由于其间的速度差，导致点和离子间产生相对运动，刺激细胞半透膜的弥散过程，使结缔组织延长、变软。适量的超声治疗可使胶原纤维支分裂，结缔组织基质分离。超声还可诱发许多化学变化，在超声作用下，触变作用可使凝胶转化为溶胶。超声场中质点的摩擦力引起化学键的断裂，影响蛋白质的解聚反应和聚合反应，使胶原组织变成弹性蛋白。上述作用均可使增生瘢痕得到软化。

2. 治疗适应证　超声治疗法在瘢痕形成后的早期有很好的治疗效果。

3. 治疗方法　由于超声波被空气强烈吸收及发生界面反射，在治疗时，声头和皮肤之间需应用接触剂，又称耦合剂，常用的耦合剂有煮沸水、甘油、蓖麻油、液体凝胶、凡士林等。具体的治疗办法有：

（1）接触移动法：用于体表较为平坦的部位，声头与治疗部位的皮肤垂直接触，做缓慢往返运动或圆圈式均匀移动，常用剂量为 $1.0\sim2.0W/cm^2$，每次治疗 8min，瘢痕部位大者可 $10\sim15min$，每日 1 次。

（2）水下辐射法：在煮沸后的温水中进行治疗，适用于瘢痕小并有骨骼突出的部位，如指间关节、掌指关节、踝等，剂量为 $1.0\sim1.5W/cm^2$，8 分钟，每日 1 次。

（3）超声药物透入疗法：将药物加入到耦合剂中，利用超声的作用，使药物经皮肤或黏膜透入体内的治疗方法。治疗瘢痕时一般用 0.1%醋酸氢化可的松乳剂 1ml，加凡士林 $1\sim2g$，涂于瘢痕区，导入激素、丹参等，以 $0.5W/cm^2$ 的剂量，移动治疗法，每次 $7\sim10min$，每日 1 次。

九、直流电离子导入疗法

1. 治疗原理 根据电学上的同性相斥、异性相吸的原理，利用电流电将药物离子或带电胶体微粒经皮肤或黏膜导入机体以治疗疾病。由于是离子导入，所以欲导入的药物必须能电离，其有效成分电离后的电性亦应明确。具体治疗原理是在直流电场作用下，带电粒子发生迁移，产生电解、电泳和电渗现象。直流电离子导入治疗瘢痕时，对局部组织细胞膜的通透性发生影响，加之导入的药物离子，共同对瘢痕起治疗作用。

2. 治疗适应证 直流电离子导入法具有较好的软化瘢痕和松解黏连的作用，用于早期瘢痕的治疗。

3. 治疗方法

（1）碘离子导入疗法：5%的碘化钾溶液，均匀地撒在面积和衬垫大小相等的滤纸或纱布上，再将滤纸或纱布放于直流电的负电极衬垫上。阳极衬垫不放任何药物，其衬垫面积可略小于阴极，以便阴极的电流密度相对大些。电流密度为 $0.05\sim0.1mA/cm^2$。每次治疗 20min，每日一次，$10\sim15$ 次一个疗程。。

（2）丹参导入法：丹参注射液均匀涂布于滤纸或纱布上，治疗方法同碘离子导入疗法。

（3）电水浴疗法：电水浴是将直流电与水浴联合应用的一种治疗方法。进行电水浴时，利用水作介质，使电流经水浴进入机体。该疗法实用于四肢远端部位烧伤后瘢痕增生的防治。

十、等幅中频正弦电疗法

1. 治疗原理 等幅中频正弦电疗法是应用频率为 $1000\sim5000Hz$ 的正弦电流进行治疗，又称"音频电疗法"。国内常用频率是 2000Hz。

多数学者用闸门控制学来解释其作用机制，认为中频电流刺激了有髓鞘的粗大的 A 类纤维，使其发生冲动，兴奋脊髓后角胶质细胞，进而抑制传递细胞的突触前部，使闸门关闭，产生止痛效果。

2. 治疗适应证 本疗法对烧伤和创伤后瘢痕有明显的镇痛、止痒和消炎消肿作用，有较好的软化瘢痕和松解黏连的作用，常用于瘢痕的早期治疗。据临床观察，术后早期用等幅中频正弦电流有预防瘢痕增生的作用,因瘢痕引起的痒痛症状治疗数次或十几次后可减轻或消失。

3. 治疗方法　电极由板状或条状铅板或其他金属薄片制成,套上绒布垫。电极大小视治疗瘢痕的大小而定。一般条状电极宽 1.2cm,长 5～30cm,绒布垫用温水浸泡后将电极装入其内。两电极分别置于瘢痕的两侧,电流强度以病人能忍受为宜,每次治疗 20min,每日 1 次,15 次为一疗程。

十一、石　蜡　疗　法

1. 治疗原理　液状石蜡具有温热、机械压迫和促进创面愈合的作用。对于皮肤表浅的慢性溃疡,可在食物中加适量维生素或 20%～30%的鱼肝油,以加速创面愈合,减轻愈合后的瘢痕增生。石蜡的机械压迫作用可增加瘢痕的弹性和柔软性,温热作用可增加纤维组织的可延伸性,松解瘢痕黏连,有利于对挛缩关节进行功能锻炼,增加关节活动范围。

2. 治疗适应证　石蜡与身体各部位能够紧密接触,蜡疗温热作用明显,可改善由瘢痕挛缩而导致的关节活动范围受限。

3. 治疗方法

(1)蜡饼法:将溶化的石蜡导入 30cm×20cm×3cm 的特定盘中,蜡液的厚度以 2cm 为宜。待自然冷却至表面温度 45～50℃,估计无液体状石蜡时,将蜡盘扣在治疗部位,用手轻扣盘底,蜡饼即可脱出。蜡饼上覆盖油布及毛巾被以保温,治疗时间 20～30min,每日 1 次,15 次为一疗程。

(2)浸蜡法:一般用于手或足部的瘢痕,让病人手或足迅速伸入蜡浴槽中,立即提起,这时即在患处形成一层很薄的蜡膜,反复几次,约 0.5cm 厚时,即可将患处放于蜡浴槽中。每次治疗 20～30min,每日 1 次,10～15 次为一疗程。

十二、综　合　疗　法

传统的单一治疗方法,不仅治疗时间长,显效慢还存在着停止治疗后的复发及由于治疗引起的不良反应等问题,很难达到满意的治疗效果。将药物、手术、理疗、体育疗法适当地结合起来,各种治疗方法相互取长补短,可以避免单一方法治疗的不良反应,增强单一方法的作用,取得最佳的治疗效果。

1. 手术后的综合治疗　瘢痕的单纯手术切除,特别是增生性瘢痕和瘢痕疙瘩,由于手术后切口的张力、缝合技术的限制及个人体质等因素,往往会复发,甚至会加重,如果通过手术松懈痉挛或切除绝大部分瘢痕后,再辅助类胆固醇药物、β 射线或同位素锶 90 的治疗,既可以减少单纯药物、放射性或同位素治疗的剂量,降低其毒副作用,又可以降低单纯手术切除的复发率,提高治愈率。

2. 医疗体育与物理疗法的综合治疗　医疗体育可以通过病人的主动和被动运动的动态治疗,对身体各部位的各种不同瘢痕达到不同程度的治疗。单纯采用运动疗法需要较长的治疗时间,显效慢,如果在运动治疗的基础上辅加浸蜡、温水浴、脉冲或水按摩、超声波、各种体疗器械或其他物理治疗,或在物理治疗的基础上,开展适当的运动治疗,都可以取得较单一方法治疗更好的效果，并能缩短治疗时间。

3. 药物和物理疗法的综合治疗 治疗瘢痕的药物很多，但是没有一种药物被一致公认为唯一有效的。目前临床最常用的瘢痕局部直接使用类胆固醇类药物，用药途径主要是瘢痕局部注射或配制成霜、膏、涂抹、贴敷。除此之外使用环磷酰胺、博来霉素、硅油类药物钙拮抗剂和提炼后的中药治疗瘢痕，无论选用哪一种药物，都存在用药后的不良反应、停药后瘢痕复发和治疗时间过长等问题。促使局部吸收，增强作用强度，也较单纯物理治疗疗效显著。常用的方法有药物与直流电离子导入法、药物与超声疗法、药物与浸浴治疗。

参 考 文 献

柏宏亮，白转丽，何佑成，等，2013. 医学美容摄影浅谈[J]. 中国美容医学，22（15）：1641-1644.

蔡景龙，2008. 现代瘢痕等[M]. 2 版，北京：人民卫生出版社.

曹谊林，2008. 组织工程学[M]. 北京：科学出版社.

曹谊林，祁佐良，王炜，2014. 整形外科学高级教程[M]. 北京：人民军医出版社.

曹谊林，周广东，刘伟，等，2005. 组织工程与创伤医学[J]. 中华创伤杂志，21（1）：25.

陈壁，贾赤宇，2004. 复合皮移植[M]. 西安：第四军医大学出版社.

陈金宝，1991. 医学摄影[M]. 沈阳：辽宁科学技术出版社.

陈匡仁，1988. 紫外线治疗学[M]. 重庆：科学技术文献出版社重庆分社.

陈其庆，黎小间，姜平，等，2013. 数码人像摄影在整形美容外科的应用[J]. 中国美容医学，22（18）：1894-1896.

成令忠，1998. 组织学与胚胎学[M]. 4 版，北京：人民卫生出版社.

程代薇，彭毅志，岑瑛，2004. 美容整形外科学[M]. 北京：人民军医出版社.

程金龙，2005. 微创美容外科手术技巧[M]. 沈阳：辽宁科学技术出版社.

戴耕武，潘宁，2006. 皮肤外科学[M]. 北京：科学出版社.

方方，张国成，2008. 协和皮肤外科学[M]. 北京：中国协和医科大学出版社.

付小兵，2004. 参与创面愈合调控的神经因素[J]. 中国危重病急救医学，16（2）：65.

付小兵，程飚，2006. 重视神经、内分泌与免疫机制在皮肤修复与再生中作用的研究[J]. 中国修复重建外科杂志，20（4）：331.

付小兵，程飚，盛志勇，2004. 进一步重视脂肪新功能对创面愈合作用的研究[J]. 中国修复重建外科杂志，18（6）：447.

高景恒，2012. 美容外科学[M]. 2 版，北京：北京科学技术出版社.

郭志坤，文小军，杨文亮，1999. 人体表面解剖学及图谱[M]. 郑州：河南科学技术出版社.

韩洁，张诚，2015. 摄影在医学美容中的应用实践[J]. 大家健康，9（7）：287-288.

何黎，刘玮，2008. 皮肤美容学[M]. 北京：人民卫生出版社.

胡晋红，2008. 皮肤药理学[M]. 北京：化学工业出版社.

雷万军，2013. 皮肤美容与损容性皮肤病 346 问[M]. 北京：中国中医药出版社.

雷万军，崔磊，2013. 皮肤美容学基础与应用[M]. 北京：中国中医药出版社.

雷万军，代涛，2011. 皮肤学[M]. 北京：人民军医出版社.

李博鑑，2006. 皮肤病防治[M]. 北京：中国中医药出版社.

李航. 皮肤外科系列讲座（一）——皮肤外科的概念、范畴及相关理念[J]. 中国美容医学，17（8）：1220-1222.

李荟元，鲁开化，郭树忠，2003. 新编瘢痕学[M]. 西安：第四军医出版社.

李勤，余文林，苑凯华，2008. 激光美容外科图谱[M]. 北京：人民军医出版社.

刘辅仁，2005. 实用皮肤科学[M]. 3 版，北京：人民卫生出版社.

鲁开化，艾玉峰，郭树忠，2007. 新编皮肤软组织扩张术[M]. 上海：第二军医大学出版社.

马琳，2014. 儿童皮肤病学[M]. 北京：人民卫生出版社.

马琳，2016. 儿童皮肤病学[M]. 北京：人民卫生出版社.

倪颖，艾玉峰，郭树忠，2000. 美容医学摄影体会[J]. 中国医学美容，9（1）：59-60.

潘柏林，李建宁，薛红宇，等，2007. 整形美容外科简易摄影技巧[J]. 中国美容医学，16（12）：1735-1739.

上海第一医学院，1980. 组织胚胎学[M]. 北京：人民卫生出版社.

邵同先，雷万军，赵文增，2013. 低温医学[M]. 北京：人民军医出版社.

邵象清，1985. 人体测量手册[M]. 上海：上海辞书出版社.

盛志勇，柴家科，谷斌，1993. 烧伤整形外科[J]，中华医学杂志，73（12）：726.

孙翔，2006. 医学美容技术[M]. 北京：人民卫生出版社.

汪琴，吴溯帆，2014. 整形美容的医学摄影[J]. 中国美容整形外科杂志，25（12）：765-767.

王炜，1999. 整形外科学[M]. 杭州：浙江科学技术出版社.

王正国，1998. 创伤愈合与组织修复[M]. 济南：山东科学技术出版社.

翁孟武，2007. 皮肤病诊断与鉴别诊断[M]. 上海：复旦大学出版社.

吴钟琪，2017. 医学临床"三基"训练医师分册[M]. 5 版. 长沙：湖南科学技术出版社.

伍津津，朱堂发，2009. 皮肤组织工程学[M]. 北京：人民军医出版社.

席焕久，陈昭，2010. 人体测量方法[M]. 2 版，北京：科学出版社.

谢书敏，雷万军，2001. 医院消毒技术实用手册[M]. 郑州：郑州大学出版社.

徐国成，韩秋生，王志军，等，2011. 美容外科解剖图谱[M]. 沈阳：辽宁科学技术出版社.

薛广波，1986. 实用消毒学[M]. 北京：人民军医出版社.

杨华明，易滨，2008. 现代医院消毒学[M]. 2 版. 北京：人民军医出版社.

杨天籁，1985. 小儿皮肤病学[M]. 上海：上海科学技术出版社.

杨彤，2005. 美容药物学[M]. 北京：人民卫生出版社.

杨志明，2000. 组织工程基础与临床[M]. 成都：四川科学技术出版社.

于淞，杨发枝，马烈，1999. 皮肤医学美容学[M]. 北京：中国医药科技出版社.

张朝武，2007. 卫生微生物学[M]. 北京：人民卫生出版社.

张涤生，2001. 整形外科手术图谱[M]. 2 版，武汉：湖北科学技术出版社.

张涤生，冷永成，2012. 整形及美容外科手术彩色图解[M]. 南京：江苏科学技术出版社.

张胜利，武军，王亚荣，2006. 整形外科医师的临床摄影实践[J]. 中国美容医学，15（11）：1037-1038.

周展超，2005. 皮肤美容激光与光学治疗[M]. 北京：人民卫生出版社.

周展超，2009. 皮肤美容激光与光子治疗[M]. 北京：人民卫生出版社.

朱学骏，涂平，陈喜雪，等，2016. 皮肤病的组织病理学诊断[M]. 3 版，北京：北京大学医学出版社.

朱兆明，柴家科，贾晓明，2002. 皮肤储存基础与应用[M]. 北京：人民卫生出版社.

DavidJ，Goldberg，2016. 皮肤科激光治疗学[M]. 黄威，译. 北京：北京大学医学出版社.

FoadNahai，2014. 美容外科学[M]. 2 版. 曹谊林，祁佐良，译. 北京：人民卫生出版社.

GregoryR，D. Evans，2001. 整形外科手术学[M]. 戚可名，译. 北京：人民卫生出版社.

KeyvanNouri，2009. 皮肤外科并发症[M]. 李航，邓军，译. 北京：人民军医出版社.

LuigiRusciani，PerryRobins，2012. 皮肤外科学[M]. 李毓，刘伟，译. 北京：人民卫生出版社.

RonaldP，Rapini，2016. 实用皮肤病理学[M]. 2 版. 王家壁，刘跃华，译.北京：人民卫生出版社.